神经血管介入视频与图谱

Video Atlas of Neuroendovascular Procedures

主　编 ｜ [美] Leonardo Rangel-Castilla
　　　　 [美] Adnan H. Siddiqui
　　　　 [美] Elad I. Levy

重要编者 ｜ [美] Giuseppe Lanzino
　　　　　 [美] L. Nelson Hopkins
　　　　　 [美] Jason M. Davies

主　译 ｜ 徐　斌

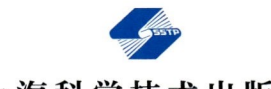

上海科学技术出版社

图书在版编目（CIP）数据

神经血管介入视频与图谱 /（美）莱昂纳多·兰格尔-卡斯蒂利亚（Leonardo Rangel-Castilla），（美）阿德南·西德基（Adnan H. Siddiqui），（美）埃拉德·利维（Elad I. Levy）主编；徐斌主译. -- 上海：上海科学技术出版社，2025. 1. -- ISBN 978-7-5478-6907-9

Ⅰ. R651-64

中国国家版本馆CIP数据核字第2024SN8304号

Copyright © 2020 of the original English language edition by Thieme Medical Publishers，Inc.，New York，USA
Original title：
Video Atlas of Neuroendovascular Procedures
by Leonardo Rangel-Castilla / Adnan H. Siddiqui / Elad I. Levy
Contributors：Giuseppe Lanzino / L. Nelson Hopkins / Jason M. Davies

上海市版权局著作权合同登记号 图字：09 - 2020 - 1086 号

神经血管介入视频与图谱

主　　编　　［美］Leonardo Rangel-Castilla
　　　　　　［美］Adnan H. Siddiqui
　　　　　　［美］Elad I. Levy
重要编者　　［美］Giuseppe Lanzino
　　　　　　［美］L. Nelson Hopkins
　　　　　　［美］Jason M. Davies
主　　译　　徐　斌

上海世纪出版（集团）有限公司 出版、发行
上海科学技术出版社
（上海市闵行区号景路159弄A座9F-10F）
邮政编码201101　　www.sstp.cn
山东韵杰文化科技有限公司印刷
开本 889×1194　1/16　印张 30.75
字数：900千字
2025年1月第1版　2025年1月第1次印刷
ISBN 978 - 7 - 5478 - 6907 - 9/R · 3150
定价：348.00元

本书如有缺页、错装或坏损等严重质量问题，请向工厂联系调换

内容提要

本书共8个部分、40个专题,全面阐述了神经血管介入手术的关键步骤与技术细节,从血管通路的精准建立到并发症的识别与处理,深度剖析了颅内动脉瘤、脑动静脉畸形等脑血管疾病的诊断路径与介入治疗策略,特别强调了动脉成形术及急性卒中紧急介入治疗的前沿技术。本书亮点在于,通过丰富的实战病例,结合高清图片、视频、动画及示意图,直观展示手术过程,病例典型且具有教学价值。无论是对神经血管介入领域的新手还是寻求进阶提升的专家,本书均是不可多得的实用指南,能够助力提升专业技能,深化神经血管介入的临床实践能力。

献　辞

本书献给我亲爱的儿子 Leonardo——他是我生命中最宝贵的存在，我们共同生活的点点滴滴构成了一系列令人惊叹的奇迹。此外，我还要将本书献给我的妻子 Andrea，无论是在顺境还是逆境，她始终无条件地给予我关爱、宽容与耐心，对此我怀有无限的感激之情。

Leonardo Rangel-Castilla

本书致敬所有前来 Buffalo 深造血管内治疗技术的学员们。他们对专业的投入和激情为本书提供了源源不断的动力，他们的活力与热情在所涉及的病例中得以显现，而他们的直觉与求知欲则是学术前进的原动力——这正是"Buffalo 计划"所秉持的精神。衷心感谢 Buffalo 项目所培养的所有女士们和先生们。

Adnan H. Siddiqui

谨以最崇高的敬意将本书献给我的妻子 Cindy，她不仅给予我无限的支持，还以慷慨无私和深沉的情感陪伴我；同时献给我们可爱的子女——Bennett、Hannon 和 Lauren，他们的爱心与善举为我提供了坚持不懈的动力。此外，我还要向我的父母表达最高敬意，感谢他们以身作则地教导我，让我知道热情、毅力和奉献是实现一切成就的基石。

Elad I. Levy

译者名单

主译

徐　斌　复旦大学附属华山医院　神经外科

译者（按姓氏笔画排序）

刘创宏　江苏省常熟市第一人民医院　苏州大学附属常熟医院　神经外科
刘佩玺　复旦大学附属华山医院　神经外科
沈文俊　复旦大学附属儿科医院　神经外科
张　毅　复旦大学附属儿科医院　神经外科
顾　晔　复旦大学附属眼耳鼻喉科医院　神经外科
徐　宏　江苏省常熟市第一人民医院　苏州大学附属常熟医院　神经外科
徐　斌　复旦大学附属华山医院　神经外科
殷义明　江苏省苏州市立医院　神经外科
廖煜君　复旦大学附属华山医院　神经外科
Mohamed H. Alriashy　复旦大学附属华山医院　神经外科

编者名单

主 编

Leonardo Rangel-Castilla, MD
Assistant Professor
Department of Neurosurgery and Radiology
Mayo Clinic
Rochester, Minnesota, USA
Consultant Neurosurgeon
Private Practice
San Luis Potosi, SLP, Mexico

Adnan H. Siddiqui, MD, PhD, FACS, FAHA, FAANS
Professor and Vice Chair
Director
Neuroendovascular Fellowship Program
Department of Neurosurgery and Radiology
State University of New York
Buffalo, New York, USA

Elad I. Levy, MD, MBA, FACS, FAHA
Professor and Chair
Department of Neurosurgery and Radiology
State University of New York
Director of Interventional Stroke Services
Kaleida Health Network
Buffalo, New York, USA

重要编者

Giuseppe Lanzino, MD
Professor of Neurological Surgery and Radiology
Mayo Clinic
Rochester, Minnesota, USA

L. Nelson Hopkins, MD, FACS
SUNY Distinguished Professor
Founder, Gates Vascular and Jacobs Institute
CSO, Jacobs Institute
UB Neurosurgery
SUNY Buffalo
Buffalo, New York, USA

Jason M. Davies, MD, PhD
Assistant Professor
Cerebrovascular and Skullbase Neurosurgery
Departments of Neurosurgery and Biomedical Informatics
Director of Cerebrovascular Microsurgery
Director of Endoscopy, Kaleida Health
Research Director, Jacobs Institute
State University of New York, Buffalo
Buffalo, New York, USA

编 者

Jason M. Davies, MD, PhD
Assistant Professor
Cerebrovascular and Skullbase Neurosurgery
Departments of Neurosurgery and Biomedical Informatics
Director of Cerebrovascular Microsurgery
Director of Endoscopy, Kaleida Health
Research Director, Jacobs Institute
State University of New York, Buffalo
Buffalo, New York

Enrico Giordan, MD
Research Fellow
Department of Neurosurgery
Mayo Clinic
Rochester, Minnesota

L. Nelson Hopkins, MD, FACS
  SUNY Distinguished Professor
  Founder, Gates Vascular and Jacobs Institute
  CSO, Jacobs Institute
  UB Neurosurgery
  SUNY Buffalo
  Buffalo, New York

Willem Jan van Rooij, MD, PhD
  Interventional Neuroradiology
  Elisabeth-Tweesteden Ziekenhuis
  Tilburg, The Netherlands

Giuseppe Lanzino, MD
  Professor of Neurological Surgery and Radiology
  Mayo Clinic
  Rochester, Minnesota

Elad I. Levy, MD, MBA, FACS, FAHA
  Professor and Chair
  Department of Neurosurgery and Radiology
  State University of New York
  Director of Interventional Stroke Services
  Kaleida Health Network
  Buffalo, New York

Stephan A. Munich, MD
  Assistant Professor
  Department of Neurosurgery
  Rush University Medical Center
  Chicago, Illinois

Alexander Neary, BS
  Medical Student
  Department of Neurosurgery
  Jacobs School of Medicine and Biomedical Sciences
  Buffalo, New York

Jo P. Peluso, MD, PhD
  Interventional Neuroradiology
  Elisabeth-Tweesteden Ziekenhuis
  Tilburg, The Netherlands

Gary B. Rajah, MD
  Neurovascular Fellow
  Department of Neurosurgery
  Jacobs School of Medicine and Biomedical Sciences
  University at Buffalo
  Department of Neurosurgery
  Gates Vascular Institute at Kaleida Health
  Buffalo, New York

Leonardo Rangel-Castilla, MD
  Assistant Professor
  Department of Neurosurgery and Radiology
  Mayo Clinic
  Rochester, Minnesota, USA
  Consultant Neurosurgeon
  Private Practice
  San Luis Potosi, SLP, Mexico

Lorenzo Rinaldo, MD, PhD
  Resident
  Department of Neurosurgery
  Mayo Clinic
  Rochester, Minnesota

Hussain Shallwani, MD
  Resident
  Department of Neurosurgery
  Jacobs School of Medicine and Biomedical Sciences
  University at Buffalo
  Buffalo, New York

Adnan H. Siddiqui, MD, PhD, FACS, FAHA, FAANS
  Professor and Vice Chair
  Director
  Neuroendovascular Fellowship Program
  Department of Neurosurgery and Radiology
  State University of New York
  Buffalo, New York

Michael K. Tso, MD, PhD
  Fellow
  Department of Neurosurgery
  University at Buffalo
  Buffalo, New York

Kunal Vakharia, MD
  Endovascular Fellow
  Department of Neurosurgery
  University at Buffalo
  Buffalo, New York

Muhammad Waqas, MBBS
  Endovascular Fellow
  Department of Neurosurgery
  University at Buffalo
  Buffalo, New York

中文版前言

在神经介入医学这个日新月异、充满挑战与机遇的领域里，每一分技术的进步都凝聚着无数医疗工作者的智慧与汗水。作为本书的主译，我深感荣幸能够参与并引领这样一项翻译出版工作，将国际神经血管介入的前沿知识与实践经验分享给广大同仁和学生。

本书旨在为读者提供全面、系统、深入的神经血管介入指南。从基础的血管通路建立到复杂的并发症处理，详细解析了每一步操作的技术要点与注意事项。同时，针对颅内动脉瘤、脑动静脉畸形等常见脑血管疾病的诊断与介入治疗，本书不仅介绍了最新的诊疗理念，还分享了丰富的临床经验与技巧。

尤为值得一提的是，本书通过大量实际病例的图片、视频、动画和示意图，生动直观地展示了神经血管介入的具体实施过程。这些病例经过精心筛选，旨在让读者能够更好地理解手术原理、掌握手术技巧，并从中汲取宝贵的经验。

我相信，无论是对于刚刚踏入神经介入领域的初学者，还是已经具有一定基础并寻求进一步提升的医生，本书都将是一份宝贵的参考资料。它不仅能够帮助大家系统地掌握神经血管介入手术的知识与技能，还能激发大家对于这一领域的浓厚兴趣与探索热情。

在此，我要感谢所有参与本书翻译工作的同仁和朋友，是你们的辛勤付出与无私奉献，才使得本书顺利面世。同时，我也要感谢广大读者对于本书的关注与支持，希望你们能够从中受益，共同推动神经介入医学的发展与进步。

让我们携手共进，在神经介入医学的广阔天地中不断探索、不断前行！

徐 斌

2024 年 9 月于上海

英文版序

在过去的 25 年,脑血管外科学领域经历了剧烈的变革。自 1995 年我开始从事神经外科实践以来,GDC 线圈获得美国食品药品管理局(FDA)的批准,这对我个人来说是一个惊叹的时刻,也是对我个人职业生涯的深刻启示。自那以后,血管内介入治疗领域不断涌现出创新的技术、革命性的精神和高超的技艺。可以肯定地说,神经外科的任何亚专科分支都未曾在如此短时间内经历过如此巨大的变革。年复一年,我们目睹了神经血管学领域的概念性突破、设计的巧妙革新以及技术的不断提升。该领域一直以追求微创治疗手段,以期获得更佳治疗成果的愿景而受到赞誉。在大多数情况下,这些理念已经得到实现,并且为全球成千上万的患者带来了实际利益。

现代血管内、外科医生是一群充满进取心、才智、创新精神并在学术领域取得显著成绩的专业人士。他们自职业生涯早期便对脑血管解剖学、生理学及病理学产生了浓厚兴趣。如今,这一充满活力的学科领域已汇聚了神经外科学、神经放射学和神经病学的专家,共同致力于脑血管疾病的治疗,尤其是在缺血性和出血性卒中、脑动脉瘤以及脑血管畸形的治疗上。这些专家虽拥有不同的专业背景,但均在血管内手术这一交集领域内找到了共同语言和目标。他们熟练掌握专业术语,包括介入导管系统的命名和规格、最新平板成像技术、放射剂量计算、导丝操作的精细技巧,以及血管再通技术的评分标准。这些医生紧跟医疗器械行业的创新步伐,主导或参与大量临床研究,将随机对照试验的高级别科学证据应用于临床实践,以提高血管内治疗的安全性和有效性。除了在临床和研究领域的杰出工作,他们也在全球范围内进行学术交流,通过专业讲座、解剖实验室的解剖操作课程以及高级血管内手术模拟器培训,传授先进的介入技术。部分国际课程因其卓越的教学质量和重大的影响力而被视为血管内医师教育的标杆,成为血管内治疗专业学员的必修课程。

Rangel-Castilla 医生、Siddiqui 医生和 Levy 医生堪称当代血管内手术领域的杰出代表。他们在 Buffalo 与 Mayo 的脑血管外科实践中,对于该学科理论与技术的发展做出了不可磨灭的贡献,推动了多项概念与手术技术的革新与完善。20 世纪 70 年代,Nick Hopkins 医生在 Buffalo 所建立的卓越学术平台,培养出了一批在美国对血管手术领域产生深远影响的顶尖人才。在 Levy 医生的带领下,Hopkins 的传奇事业正焕发着新的活力,新编纂的《神经血管介入视频与图谱》便是在此背景下产生的独特创作成果。该作品凝聚了作者们多年来在血管内手术领域积累的丰富经验，并以实际案例的形式，将它们高度浓缩。本书不仅提供了全面覆盖血管内、外科领域的专题性阅读材料，还包含了具体案例分析的视频资料和每个案例血管造影总结的精美图解。理论与实践并重，详尽阐述了所有相关的技术细节，并就每一种疾病情况，告诉读者何时应采用特定手术，何时不应该采用，如何操作，并通过实际案例，手把手地指导读者理解他们的操作过程。书中 8 个部分对应的各类病例，都得到了非常深入的解析。

本书的编纂确实是一个卓越的创意。它巧妙地融合了理论教学与临床实践，全面地实现了知识的综合性分析、示范和视觉表达。这一资源对于不同层次的学习者均有益处。必须承认的是，随着医疗技术的快速进展和新医疗设备的不断出现，书中介绍的某些技术手段可能会逐渐落后于时代。尽管如此，这不应妨碍医学生或年轻医师学习本书，仔细研究每一处细节，并将其作为日常临床操作的参考。通过移动设备快速扫描，即可查阅相关案例，这不仅便于临床实践，也便于在医学教育和同行间进行交流和讨论。展望未来，也许有一天所有的脑血管疾病都能通过口服药物或基因治疗手段得到治愈，传统的血管夹闭技术和血管栓塞技术将被淘汰。但即便如此，即将退休的医师们仍然拥有着一段宝贵的经历。他们将有机会向后代展示，21 世纪初期，血管内治疗领域的先锋们如何运用他们的创新精神、坚毅的勇气和精湛的技艺，与复杂多变的血管疾病进行斗争。

在此，我要向著作团队致以崇高的敬意。团队所投入的心血和热情可见一斑，贯穿于案例研究的每一处细节之中，时而明显，时而细腻。但读者在研读每一个案例的精湛处理时必须意识到，这背后是巨大的经验积累，是通往技艺精湛之路上的种种发现，不论是意料之中的喜悦，还是出乎意料的挑战。这样的成长与积累，需要像作者们这样无比投入和具有敏锐洞察力的外科医师，在每一个成就的喜悦和每一个挑战的考验后都能不断进步与成长。本书无疑将成为神经血管内、外科学习者迈向技术熟练之路的宝藏。

Jacques J. Morcos, MD, FRCS, FAANS
Professor and Co-Chairman
Department of Neurosurgery
University of Miami

英文版前言

在 20 世纪 90 年代，神经血管内技术迎来了革命性的发展。这些技术从起步阶段迅速发展，功能上的大幅提升甚至根本性地改变了对多数神经血管疾病的治疗策略。

《神经血管介入视频与图谱》旨在呈现从基础到复杂的神经血管内手术过程，其方式区别于传统教材所常规强调的自然病史、生理机制和形态学。相对而言，我们的作品旨在简洁地展示临床案例、相关的无创性神经影像学结果、神经血管内手术的规划以及进行血管内介入治疗的理由。每一病例都详细列出了完成手术所需的器械及材料，并根据患者特定的血管解剖和病理状况，解释了特定工具的选用理由。最重要的是，每一病例都配有经过编辑并添加旁白的高清视频，逐步展示了手术过程。本书具有高度的互动性，每个视频均通过可扫描的二维码来呈现，读者可以通过智能手机或平板电脑即时播放，实时在掌中观看。读者在阅读文本和说明的同时，可以在电子设备上观看与之对应的视频。每个病例还包括一幅专业绘制的插图，以单幅精致的图像全面总结了手术流程。

本著作汇集了至今为止脑血管外科的专业知识，旨在成为领域内从业人员的参考手册以及新入行者的教科书。它既是一部全面性的资料汇编，也是一本针对具体问题的操作指南。本书不仅可以系统地进行阅读，也适合作为处理特定病例时的首选参考资料。无论读者身处何种学习或实践阶段，本书都旨在为医学生、实习医生和研究生提供快速检索关键信息的途径。全书分为 8 个部分，依据诊断类型、专题和治疗程序来编排内容，覆盖了目前已知的所有神经血管介入治疗。第 1 部分详述了多种血管通路，包括自传统的股动脉通路到越来越常见的桡动脉和直接颈动脉通路。第 2 部分讨论了各类诊断性程序，如脑动脉造影、脊髓动脉造影、静脉造影、球囊闭塞试验以及岩下窦采血。第 3 部分涉及颅外血管的血管成形术和支架植入术，包含带远端或近端保护装置的颈动脉支架植入术、血流阻断技术，以及较为少见的椎动脉和静脉窦支架植入术。第 4 部分关注急性卒中的介入治疗，包括用或不用支架的机械性取栓，适用于前循环或后循环、颅内或颅外的紧急情况下的支架植入术，以及颅内动脉硬化的血管成形术。第 5 部分详尽介绍了颅内动脉瘤的各种血管内治疗技术，如弹簧圈栓塞术、球囊或支架辅助栓塞术、血流导向技术、液态栓塞剂，以及新兴设备，比如动脉瘤颈部重建和囊内扰流装置等。第 6 部分阐释了颅内和脊髓动静脉畸形以及瘘的血管内栓塞术——治疗上富有挑战性且相对罕见的病变。第 7 部分讨论了头颈部富血供肿瘤、鼻出血和颈动脉破裂的栓塞疗法。最后，第 8 部分可能是最吸引人的部分，它讨论了神经血管介入手术中的常见并发症及其处理方法。

我们期望本书不仅能激发读者的兴趣，也希望读者能够在阅读本书的过程中，体会我们在编纂此书时的热情和乐趣。

Leonardo Rangel-Castilla

致　　谢

在此，我们对所有投入热情的神经外科专家、介入放射学家、神经病学家、研究员以及住院实习医师在本书编写过程中所做出的宝贵贡献表示衷心的感谢。若缺少了他们的积极参与，本书的问世将无从谈起。

特别感谢医学插图师 Jennifer Pryll 女士，她不仅是一位极具天赋的艺术创作者，更能够将神经血管内手术的复杂性通过插图形式生动而清晰地呈现。凭着对解剖学的深入了解，她为我们提供了精确的神经血管插图，封面设计亦是出自她手。对于助理编辑 Elaine C. Mosher MLS、W. Fawn Dorr BA 以及 Debra J. Zimmer，我们也必须表达谢意，她们对文本的修订和润色确保了作品的精准度和连贯性。同时，我们也感谢医学插图师 Paul H. Dressel BFA 在视频拍摄方面所提供的专业协助。

我们还要向 Mayo Clinic，Rochester MN 以及 Gates Vascular Institute，Buffalo NY 的神经介入血管造影室工作人员和护理团队致以崇高敬意，他们在紧急且复杂的情境中协助完成了视频记录工作。

对于我们尊敬的 Thieme 出版社合作伙伴们的长期承诺和他们对高标准出版工作的不懈追求，我们表示由衷的感激。特别感谢团队负责人 Tim Hiscock 先生，他的支持让这项工作得以实现，以及 Sarah Landis 女士在材料整理和编辑过程中所展现的耐心和鼓励，她的支持使我们得以顺利完成这项出版项目。

最后，我们要对那些允许我们为其服务的患者表示最深刻的感激，是他们的信任和启示激励我们不断前进，在不明的前路中寻找并照亮真理。对于日复一日与我们肩并肩投身于本书所述护理工作中的同仁们，我们同样怀有深厚的感激之情。对于我们的家人，我们要表达无尽的爱和感激，是他们的支持和耐心让我们能够坚持到最后。当然，我们还要感谢您——尊贵的读者，正是为了您，我们才将这部作品带到了这个世界。

目 录

第 1 部分

血管通路
Vascular Access

1　股动脉通路和封堵 ……………… 003
2　股静脉通路 ……………………… 015
3　肱动脉通路 ……………………… 019
4　桡动脉通路 ……………………… 022
5　颈动脉直接通路 ………………… 025

第 2 部分

诊断过程
Diagnostic Procedures

6　诊断性脑血管造影 ……………… 031
7　诊断性脊髓血管造影 …………… 040
8　诊断性脑静脉造影 ……………… 044
9　球囊闭塞试验 …………………… 047
10　岩下窦采血 ……………………… 053

第 3 部分

颅外段脑血管的血管成形术与支架植入术

Extracranial Vessel Angioplasty/Stenting

11 远端保护下的颈动脉支架植入术 …………… 061	14 再狭窄或复发性狭窄 …………………………… 099
12 近端保护下（断流）的颈动脉支架植入术 … 080	15 椎动脉支架植入术 ……………………………… 106
13 血流逆转下的颈动脉支架植入术 …………… 094	16 静脉窦支架植入术 ……………………………… 110
14 联合或不联合支架的血管成形术治疗支架内	

第 4 部分

急性卒中处理流程

Acute Stroke Procedures

17 前循环单纯抽吸机械取栓 …………………… 119	21 前循环机械取栓及颅外动脉支架/血管成形术 …………………………………………… 176
18 使用支架取栓的前循环取栓 ………………… 126	22 颅内动脉粥样硬化——颅内血管成形术 …… 185
19 后循环机械取栓 ………………………………… 158	
20 机械取栓及颅内动脉支架/血管成形术 …… 168	

第 5 部分

颅内动脉瘤

Intracranial Aneurysms

23 单纯的动脉瘤弹簧圈栓塞 …………………… 197	27 瘤内扰流装置治疗颅内动脉瘤 ……………… 290
24 球囊辅助栓塞 …………………………………… 225	28 新型的瘤颈重塑装置 …………………………… 300
25 支架辅助栓塞 …………………………………… 235	29 液体栓塞剂治疗动脉瘤 ………………………… 315
26 血流导向装置治疗颅内动脉瘤 ……………… 260	30 血管痉挛的腔内治疗 …………………………… 326

第 6 部分

大脑动静脉畸形和瘘

Brain Arteriovenous Malformations and Fistulas

31　Onyx 栓塞大脑动静脉畸形　333
32　NBCA 栓塞动静脉畸形　355
33　血管腔内栓塞治疗硬脑膜动静脉瘘　362
34　脊髓动静脉畸形及瘘的栓塞　375
35　颈动脉海绵窦瘘的栓塞　384

第 7 部分

头颈部血管栓塞

Head and Neck Embolization

36　鼻出血的介入治疗　393
37　中枢神经系统肿瘤　399
38　颈动脉体瘤的栓塞　409
39　颈动脉爆裂综合征，血管牺牲与重建　414

第 8 部分

血管内治疗的并发症及处理

Endovascular Complications and Management

40　血管内治疗的并发症　421

索引　459

视频目录

视频1.1　股动脉通路示例1。 ··· 005
https：//www.thieme.de/de/q.htm？p=opn/cs/19/8/10029649-70874049

视频1.2　股动脉通路示例2。 ··· 007
https：//www.thieme.de/de/q.htm？p=opn/cs/19/8/10029650-ac220b3b

视频1.3　儿科股动脉通路建立示例。 ··· 009
https：//www.thieme.de/de/q.htm？p=opn/cs/19/8/10029651-34026701

视频1.4　经皮闭合装置（AngioSeal）示例。 ··· 010
https：//www.thieme.de/de/q.htm？p=opn/cs/19/8/10029652-d6dc06cf

视频1.5　经皮封堵装置（Mynx）示例1。 ·· 012
https：//www.thieme.de/de/q.htm？p=opn/cs/19/8/10029653-b960428e

视频1.6　经皮血管封堵装置（Mynx）示例2。 ·· 014
https：//www.thieme.de/de/q.htm？p=opn/cs/19/8/10029654-b24ce646

视频2.1　股静脉通路。 ··· 017
https：//www.thieme.de/de/q.htm？p=opn/cs/19/8/10029655-c9509273

视频3.1　肱动脉通路。 ··· 021
https：//www.thieme.de/de/q.htm？p=opn/cs/19/8/10029656-89e60156

视频4.1　桡动脉通路。 ··· 024
https：//www.thieme.de/de/q.htm？p=opn/cs/19/8/10029657-bb182952

视频5.1　颈动脉直接通路。 ·· 026
https：//www.thieme.de/de/q.htm？p=opn/cs/19/8/10029658-de4925a2

视频 6.1　诊断性脑血管造影（单弯导管）。 034
https：//www.thieme.de/de/q.htm? p＝opn/cs/19/8/10029659-09b9ef73

视频 6.2　诊断性脑血管造影（复合弯导管）。 036
https：//www.thieme.de/de/q.htm? p＝opn/cs/19/8/10029660-dc1a0492

视频 6.3　儿童的诊断性脑血管造影（单弯导管）。 039
https：//www.thieme.de/de/q.htm? p＝opn/cs/19/8/10029661-3aec5e3d

视频 7.1　诊断性脊髓血管造影（Cobra 导管）。 043
https：//www.thieme.de/de/q.htm? p＝opn/cs/19/8/10029662-9574a2b3

视频 8.1　诊断性脑静脉造影。 046
https：//www.thieme.de/de/q.htm? p＝opn/cs/19/8/10029663-7f268913

视频 9.1　球囊闭塞试验（前循环）。 049
https：//www.thieme.de/de/q.htm? p＝opn/cs/19/8/10029664-782f5fba

视频 9.2　球囊闭塞试验（后循环）。 052
https：//www.thieme.de/de/q.htm? p＝opn/cs/19/8/10029665-7f35e6a8

视频 10.1　岩下窦采血。 056
https：//www.thieme.de/de/q.htm? p＝opn/cs/19/8/10029666-f4e63bb3

视频 11.1　用血管内超声评估颈内动脉支架血管成形术。 064
https：//www.thieme.de/de/q.htm? p＝opn/cs/19/8/10029667-fdb2dc54

视频 11.2　使用网状覆盖支架（支架试验）进行颈动脉支架血管成形术。 067
https：//www.thieme.de/de/q.htm? p＝opn/cs/19/8/10029668-dae7acd6

视频 11.3　颈动脉支架植入术和血管成形术治疗颈动脉内膜切除术后复发性狭窄示例1。 069
https：//www.thieme.de/de/q.htm? p＝opn/cs/19/8/10029669-b5399179

视频 11.4　颈动脉支架植入术和血管成形术治疗颈动脉内膜切除术后复发性狭窄示例2。 072
https：//www.thieme.de/de/q.htm? p＝opn/cs/19/8/10029670-be1412ba

视频 11.5　颈动脉内膜切除术急性期并发症后抢救性颈动脉支架植入术。 075
https：//www.thieme.de/de/q.htm? p＝opn/cs/19/8/10029671-2f6b0370

视频 11.6　肱动脉通路的颈动脉支架植入术和血管成形术。 078
https：//www.thieme.de/de/q.htm? p＝opn/cs/19/8/10029672-dba8414e

视频 12.1　限流下颈动脉管腔内血栓的处理以及支架植入——双重保护。 084
https：//www.thieme.de/de/q.htm? p＝opn/cs/19/8/10029673-4d4c3a7f

视频 12.2	使用双球囊导管保护下的颈动脉极重度狭窄支架植入术。	086
	https://www.thieme.de/de/q.htm?p=opn/cs/19/8/10029674-0a9e78d8	
视频 12.3	断流下的颈动脉近全闭塞的支架植入术示例1。	089
	https://www.thieme.de/de/q.htm?p=opn/cs/19/8/10029675-3532dd32	
视频 12.4	断流下的颈动脉近全闭塞的支架植入术示例2。	092
	https://www.thieme.de/de/q.htm?p=opn/cs/19/8/10029676-962e315f	
视频 13.1	血流逆转下串联狭窄的颈动脉支架植入术——Enroute 支架系统。	097
	https://www.thieme.de/de/q.htm?p=opn/cs/19/8/10029677-6b134f25	
视频 14.1	球囊扩张血管成形术治疗颈动脉支架内再狭窄。	101
	https://www.thieme.de/de/q.htm?p=opn/cs/19/8/10029678-34296b39	
视频 14.2	球囊（药物洗脱球囊）血管成形术治疗复发性颈动脉支架内狭窄。	103
	https://www.thieme.de/de/q.htm?p=opn/cs/19/8/10029679-948f5965	
视频 15.1	椎动脉开口狭窄用支架置入术和双球囊扩张血管成形术进行治疗。	107
	https://www.thieme.de/de/q.htm?p=opn/cs/19/8/10029680-2392645d	
视频 16.1	支架植入术治疗左侧横窦狭窄。	112
	https://www.thieme.de/de/q.htm?p=opn/cs/19/8/10029681-f51cdc13	
视频 16.2	支架植入术治疗右侧横窦狭窄。	115
	https://www.thieme.de/de/q.htm?p=opn/cs/19/8/10029682-060f2f6c	
视频 17.1	ADAPT 技术机械取栓治疗急性 MCA 闭塞示例1。	122
	https://www.thieme.de/de/q.htm?p=opn/cs/19/8/10029683-f1357ca3	
视频 17.2	ADAPT 技术机械取栓治疗急性 MCA 闭塞示例2。	123
	https://www.thieme.de/de/q.htm?p=opn/cs/19/8/10029684-8672dbfe	
视频 18.1	SOLUMBRA 机械取栓治疗急性 MCA 闭塞。	130
	https://www.thieme.de/de/q.htm?p=opn/cs/19/8/10029685-4fadf555	
视频 18.2	急性 ICA 闭塞 SOLUMBRA 机械取栓。	133
	https://www.thieme.de/de/q.htm?p=opn/cs/19/8/10029686-83688e32	
视频 18.3	直接抽吸和 SOLUMBRA 机械取栓治疗急性 ICA 闭塞。	136
	https://www.thieme.de/de/q.htm?p=opn/cs/19/8/10029687-fb892114	

视频 18.4　球囊导引导管和 SOLUMBRA 机械取栓治疗急性 ICA 闭塞。⋯⋯⋯⋯⋯⋯⋯⋯⋯⋯⋯⋯⋯138
https：//www.thieme.de/de/q.htm?p=opn/cs/19/8/10029688-bf6ffcf1

视频 18.5　直接颈动脉通路行急性 MCA 闭塞机械取栓术。⋯⋯⋯⋯⋯⋯⋯⋯⋯⋯⋯⋯⋯⋯⋯⋯141
https：//www.thieme.de/de/q.htm?p=opn/cs/19/8/10029689-79c348fe

视频 18.6　急性 MCA 闭塞的 SOLUMBRA 机械取栓术和亚满意的血管成形术。⋯⋯⋯⋯⋯⋯143
https：//www.thieme.de/de/q.htm?p=opn/cs/19/8/10029690-6386d593

视频 18.7　卒中干预中使用多条并行导丝（ZigiWire）处理颅内困难通路。⋯⋯⋯⋯⋯⋯⋯⋯146
https：//www.thieme.de/de/q.htm?p=opn/cs/19/8/10029691-74cff072

视频 18.8　球囊导引导管和 EmboTrap 机械取栓治疗急性 MCA 闭塞。⋯⋯⋯⋯⋯⋯⋯⋯⋯149
https：//www.thieme.de/de/q.htm?p=opn/cs/19/8/10029692-fb939ce8

视频 18.9　急性单支大脑前动脉闭塞的机械取栓术。⋯⋯⋯⋯⋯⋯⋯⋯⋯⋯⋯⋯⋯⋯⋯⋯⋯⋯152
https：//www.thieme.de/de/q.htm?p=opn/cs/19/8/10029693-dde970b1

视频 18.10　Solitaire Platinum SOLUMBRA 机械取栓治疗急性 MCA 闭塞。⋯⋯⋯⋯⋯⋯⋯154
https：//www.thieme.de/de/q.htm?p=opn/cs/19/8/10029694-ae3e9fec

视频 18.11　球囊导引导管和 SOLUMBRA 机械取栓治疗急性 MCA M2 段闭塞。⋯⋯⋯⋯⋯155
https：//www.thieme.de/de/q.htm?p=opn/cs/19/8/10029695-1a354f8d

视频 19.1　急性基底动脉闭塞的机械取栓。⋯⋯⋯⋯⋯⋯⋯⋯⋯⋯⋯⋯⋯⋯⋯⋯⋯⋯⋯⋯⋯⋯161
https：//www.thieme.de/de/q.htm?p=opn/cs/19/8/10029696-f3e2d829

视频 19.2　急性基底动脉闭塞的亚满意血管成形术。⋯⋯⋯⋯⋯⋯⋯⋯⋯⋯⋯⋯⋯⋯⋯⋯⋯⋯164
https：//www.thieme.de/de/q.htm?p=opn/cs/19/8/10029697-ed352660

视频 19.3　急性大脑后动脉闭塞的机械取栓。⋯⋯⋯⋯⋯⋯⋯⋯⋯⋯⋯⋯⋯⋯⋯⋯⋯⋯⋯⋯⋯167
https：//www.thieme.de/de/q.htm?p=opn/cs/19/8/10029698-8bece663

视频 20.1　亚急性颈内动脉夹层/闭塞的支架血运重建。⋯⋯⋯⋯⋯⋯⋯⋯⋯⋯⋯⋯⋯⋯⋯⋯170
https：//www.thieme.de/de/q.htm?p=opn/cs/19/8/10029699-cb30f350

视频 20.2　颅内支架置入术治疗复发的症状性颅内血管狭窄。⋯⋯⋯⋯⋯⋯⋯⋯⋯⋯⋯⋯⋯⋯175
https：//www.thieme.de/de/q.htm?p=opn/cs/19/8/10029700-1c420168

视频 21.1　MCA 和颈段 ICA 急性串联闭塞的血管内治疗。⋯⋯⋯⋯⋯⋯⋯⋯⋯⋯⋯⋯⋯⋯⋯180
https：//www.thieme.de/de/q.htm?p=opn/cs/19/8/10029701-ec5c9b11

视频 21.2　急性串联 MCA 和颈段 ICA 闭塞的血管内治疗。⋯⋯⋯⋯⋯⋯⋯⋯⋯⋯⋯⋯⋯⋯⋯183
https：//www.thieme.de/de/q.htm?p=opn/cs/19/8/10029702-3cbc6766

视频 22.1　用于症状性颅内血管狭窄的亚满意血管成形术。 189
　　　　　https：//www.thieme.de/de/q.htm？p=opn/cs/19/8/10029703-66227dbc

视频 22.2　用于症状性颅内血管狭窄的亚满意血管成形术。 191
　　　　　https：//www.thieme.de/de/q.htm？p=opn/cs/19/8/10029704-a164fc11

视频 22.3　用于症状性颅内狭窄的亚满意血管成形术。 193
　　　　　https：//www.thieme.de/de/q.htm？p=opn/cs/19/8/10029705-e1bdb89b

视频 23.1　弹簧圈栓塞 ICA 海绵窦段动脉瘤。 200
　　　　　https：//www.thieme.de/de/q.htm？p=opn/cs/19/8/10029706-1547bf51

视频 23.2　三轴系统弹簧圈栓塞治疗 ICA 终末端动脉瘤。 203
　　　　　https：//www.thieme.de/de/q.htm？p=opn/cs/19/8/10029707-c113792b

视频 23.3　弹簧圈栓塞破裂的 ACA 动脉瘤。 205
　　　　　https：//www.thieme.de/de/q.htm？p=opn/cs/19/8/10029500-a1597aa1

视频 23.4　弹簧圈栓塞前交通动脉瘤示例 1。 206
　　　　　https：//www.thieme.de/de/q.htm？p=opn/cs/19/8/10029571-7371976a

视频 23.5　前交通动脉瘤的弹簧圈栓塞示例 2。 209
　　　　　https：//www.thieme.de/de/q.htm？p=opn/cs/19/8/10029572-8f676aa3

视频 23.6　破裂后交通动脉瘤伴复杂主动脉弓的弹簧圈栓塞。 212
　　　　　https：//www.thieme.de/de/q.htm？p=opn/cs/19/8/10029573-5619d64b

视频 23.7　颅内多发动脉瘤的弹簧圈栓塞。 213
　　　　　https：//www.thieme.de/de/q.htm？p=opn/cs/19/8/10029574-6a9731c8

视频 23.8　PICA 动脉瘤的弹簧圈栓塞。 217
　　　　　https：//www.thieme.de/de/q.htm？p=opn/cs/19/8/10029575-486a2636

视频 23.9　复发 PICA 动脉瘤的弹簧圈栓塞。 219
　　　　　https：//www.thieme.de/de/q.htm？p=opn/cs/19/8/10029576-7abe5425

视频 23.10　基底动脉瘤的弹簧圈栓塞。 221
　　　　　　https：//www.thieme.de/de/q.htm？p=opn/cs/19/8/10029577-d2a346f5

视频 23.11　大脑前动脉远端夹层动脉瘤的弹簧圈栓塞。 222
　　　　　　https：//www.thieme.de/de/q.htm？p=opn/cs/19/8/10029578-dfc5dfb2

视频 24.1	球囊辅助栓塞治疗破裂的前交通动脉瘤示例 1。	229
	https：//www.thieme.de/de/q.htm? p=opn/cs/19/8/10029579-ff6fed0c	
视频 24.2	破裂 MCA 动脉瘤的球囊辅助栓塞。	231
	https：//www.thieme.de/de/q.htm? p=opn/cs/19/8/10029580-5b936298	
视频 24.3	球囊辅助栓塞破裂的前交通动脉瘤示例 2。	234
	https：//www.thieme.de/de/q.htm? p=opn/cs/19/8/10029581-a515fc2d	
视频 25.1	支架辅助栓塞 ICA 动脉瘤。	239
	https：//www.thieme.de/de/q.htm? p=opn/cs/19/8/10029582-3b731632	
视频 25.2	支架辅助栓塞前交通动脉瘤。	241
	https：//www.thieme.de/de/q.htm? p=opn/cs/19/8/10029583-019b4168	
视频 25.3	支架辅助栓塞复杂的前交通动脉瘤。	244
	https：//www.thieme.de/de/q.htm? p=opn/cs/19/8/10029584-5f5d835e	
视频 25.4	支架辅助栓塞和血流导向装置治疗复发的复杂后交通动脉瘤。	248
	https：//www.thieme.de/de/q.htm? p=opn/cs/19/8/10029585-8666a97e	
视频 25.5	支架辅助栓塞 MCA 动脉瘤。	251
	https：//www.thieme.de/de/q.htm? p=opn/cs/19/8/10029586-a988796a	
视频 25.6	支架辅助栓塞复发的 BA 尖端动脉瘤。	252
	https：//www.thieme.de/de/q.htm? p=opn/cs/19/8/10029587-2f626ec8	
视频 25.7	Y 型支架辅助栓塞 BA 尖端动脉瘤。	256
	https：//www.thieme.de/de/q.htm? p=opn/cs/19/8/10029588-035f5c9c	
视频 25.8	Y 型支架辅助栓塞治疗复发的基底动脉尖动脉瘤。	259
	https：//www.thieme.de/de/q.htm? p=opn/cs/19/8/10029589-188e72f7	
视频 26.1	血流导向支架治疗颈段 ICA 动脉瘤。	264
	https：//www.thieme.de/de/q.htm? p=opn/cs/19/8/10029590-54217290	
视频 26.2	血流导向支架治疗 ICA 床突旁段动脉瘤。	266
	https：//www.thieme.de/de/q.htm? p=opn/cs/19/8/10029591-c178970a	
视频 26.3	血流导向支架治疗后交通动脉瘤。	268
	https：//www.thieme.de/de/q.htm? p=opn/cs/19/8/10029592-d707289d	
视频 26.4	支架手术同期治疗颈动脉狭窄和后交通动脉瘤。	271
	https：//www.thieme.de/de/q.htm? p=opn/cs/19/8/10029593-a0cc90de	

视频 26.5	血流导向支架治疗迂曲颈动脉的后交通动脉瘤。	274
	https://www.thieme.de/de/q.htm?p=opn/cs/19/8/10029594-e04746f5	
视频 26.6	血流导向支架治疗复杂的 ICA 眼动脉段动脉瘤。	278
	https://www.thieme.de/de/q.htm?p=opn/cs/19/8/10029595-9dc74a3f	
视频 26.7	血流导向支架治疗残留的 MCA 梭形动脉瘤。	280
	https://www.thieme.de/de/q.htm?p=opn/cs/19/8/10029596-c5daa12e	
视频 26.8	血流导向支架治疗复发的 MCA 梭形动脉瘤。	281
	https://www.thieme.de/de/q.htm?p=opn/cs/19/8/10029597-1a99d77d	
视频 26.9	血流导向支架治疗椎动脉梭形动脉瘤。	283
	https://www.thieme.de/de/q.htm?p=opn/cs/19/8/10029598-4ad900ab	
视频 26.10	血流导向支架治疗 BA 动脉瘤。	286
	https://www.thieme.de/de/q.htm?p=opn/cs/19/8/10029599-e0c13760	
视频 27.1	瘤腔内分流装置治疗前交通动脉瘤。	293
	https://www.thieme.de/de/q.htm?p=opn/cs/19/8/10029600-af02a216	
视频 27.2	瘤内扰流装置治疗 MCA 动脉瘤。	296
	https://www.thieme.de/de/q.htm?p=opn/cs/19/8/10029601-2ef3e65b	
视频 27.3	瘤内扰流装置治疗后交通动脉瘤。	297
	https://www.thieme.de/de/q.htm?p=opn/cs/19/8/10029602-0efbcfe2	
视频 28.1	瘤颈重塑装置辅助栓塞 MCA 动脉瘤。	303
	https://www.thieme.de/de/q.htm?p=opn/cs/19/8/10029603-695218b6	
视频 28.2	瘤颈重塑装置辅助栓塞治疗复杂的 MCA 动脉瘤。	304
	https://www.thieme.de/de/q.htm?p=opn/cs/19/8/10029604-0a3a4aee	
视频 28.3	瘤颈重塑装置辅助弹簧圈栓塞基底动脉尖动脉瘤。	308
	https://www.thieme.de/de/q.htm?p=opn/cs/19/8/10029605-341716f8	
视频 28.4	瘤颈重塑装置辅助弹簧圈栓塞治疗基底动脉尖动脉瘤。	311
	https://www.thieme.de/de/q.htm?p=opn/cs/19/8/10029606-f499fd17	
视频 28.5	瘤颈重建装置辅助弹簧圈栓塞治疗宽颈的基底动脉尖动脉瘤。	312
	https://www.thieme.de/de/q.htm?p=opn/cs/19/8/10029607-6944a96d	

视频 29.1　液体栓塞剂治疗 MCA 霉菌性动脉瘤。 318
https://www.thieme.de/de/q.htm?p=opn/cs/19/8/10029608-03b3865f

视频 29.2　液体栓塞剂治疗 AVM 相关的破裂动脉瘤。 320
https://www.thieme.de/de/q.htm?p=opn/cs/19/8/10029609-0ebfb357

视频 29.3　液体栓塞剂治疗超快速形成的感染性动脉瘤。 323
https://www.thieme.de/de/q.htm?p=opn/cs/19/8/10029610-e482bc71

视频 29.4　液体栓塞剂治疗新发且破裂的 AVM 相关性动脉瘤。 325
https://www.thieme.de/de/q.htm?p=opn/cs/19/8/10029611-81da5cb7

视频 30.1　球囊扩张血管成形术治疗严重的颅内动脉痉挛。 329
https://www.thieme.de/de/q.htm?p=opn/cs/19/8/10029612-12d5aee1

视频 31.1　经眼动脉通路栓塞额叶 V 级 AVM。 337
https://www.thieme.de/de/q.htm?p=opn/cs/19/8/10029613-d182a8a7

视频 31.2　栓塞枕叶 III 级 AVM。 340
https://www.thieme.de/de/q.htm?p=opn/cs/19/8/10029614-aa097a2f

视频 31.3　栓塞小脑 II 级 AVM。 342
https://www.thieme.de/de/q.htm?p=opn/cs/19/8/10029615-6c3afd91

视频 31.4　栓塞破裂的丘脑 V 级 AVM。 343
https://www.thieme.de/de/q.htm?p=opn/cs/19/8/10029616-63214a82

视频 31.5　面部复发的动静脉畸形。 347
https://www.thieme.de/de/q.htm?p=opn/cs/19/8/10029617-f956b7cd

视频 31.6　心脏停搏辅助经静脉栓塞丘脑中脑 AVM。 350
https://www.thieme.de/de/q.htm?p=opn/cs/19/8/10029618-5a283032

视频 31.7　左侧颞部 AVM 栓塞。 353
https://www.thieme.de/de/q.htm?p=opn/cs/19/8/10029619-b5b5d8ac

视频 32.1　栓塞额叶 II 级 AVM。 358
https://www.thieme.de/de/q.htm?p=opn/cs/19/8/10029620-f517f60b

视频 32.2　治愈性栓塞破裂的微小 AVM。 361
https://www.thieme.de/de/q.htm?p=opn/cs/19/8/10029621-0febc37d

视频 33.1　筛板 DAVF 的栓塞。 366
https://www.thieme.de/de/q.htm?p=opn/cs/19/8/10029622-a8dbdb75

视频 33.2　Ⅳ型 DAVF 的栓塞。　　　　　　　　　　　　　　　　　　　　　　　　　　　　369
　　　　　　https：//www.thieme.de/de/q.htm？p＝opn/cs/19/8/10029623-cf2c747c

视频 33.3　Ⅲ型 DAVF 的栓塞。　　　　　　　　　　　　　　　　　　　　　　　　　　　　371
　　　　　　https：//www.thieme.de/de/q.htm？p＝opn/cs/19/8/10029624-580a1ee0

视频 33.4　大型天幕 AVF 的栓塞。　　　　　　　　　　　　　　　　　　　　　　　　　　　373
　　　　　　https：//www.thieme.de/de/q.htm？p＝opn/cs/19/8/10029625-dd014c1e

视频 34.1　Ⅳ型脊髓 AVM 栓塞。　　　　　　　　　　　　　　　　　　　　　　　　　　　　378
　　　　　　https：//www.thieme.de/de/q.htm？p＝opn/cs/19/8/10029626-ecf8bcc4

视频 34.2　高流量脊髓硬膜外动静脉瘘栓塞。　　　　　　　　　　　　　　　　　　　　　　380
　　　　　　https：//www.thieme.de/de/q.htm？p＝opn/cs/19/8/10029627-7253c915

视频 34.3　小儿巨大胸段动静脉瘘栓塞术。　　　　　　　　　　　　　　　　　　　　　　　381
　　　　　　https：//www.thieme.de/de/q.htm？p＝opn/cs/19/8/10029628-fd9a5d25

视频 35.1　间接型颈动脉海绵窦瘘经面静脉栓塞术。　　　　　　　　　　　　　　　　　　　387
　　　　　　https：//www.thieme.de/de/q.htm？p＝opn/cs/19/8/10029629-e2527f7e

视频 35.2　双侧直接型高流量 CCF 栓塞术。　　　　　　　　　　　　　　　　　　　　　　389
　　　　　　https：//www.thieme.de/de/q.htm？p＝opn/cs/19/8/10029630-df7cbcb6

视频 36.1　蝶腭动脉栓塞治疗严重鼻出血。　　　　　　　　　　　　　　　　　　　　　　　396
　　　　　　https：//www.thieme.de/de/q.htm？p＝opn/cs/19/8/10029631-1bebb720

视频 36.2　蝶腭动脉和上颌动脉栓塞治疗复发性严重鼻出血。　　　　　　　　　　　　　　　398
　　　　　　https：//www.thieme.de/de/q.htm？p＝opn/cs/19/8/10029632-97e21edb

视频 37.1　富血供小脑肿瘤栓塞术。　　　　　　　　　　　　　　　　　　　　　　　　　　403
　　　　　　https：//www.thieme.de/de/q.htm？p＝opn/cs/19/8/10029633-bfbd4d0c

视频 37.2　后颅窝富血供肿瘤栓塞术。　　　　　　　　　　　　　　　　　　　　　　　　　404
　　　　　　https：//www.thieme.de/de/q.htm？p＝opn/cs/19/8/10029634-671a188c

视频 37.3　颅底巨大富血供肿瘤栓塞术。　　　　　　　　　　　　　　　　　　　　　　　　408
　　　　　　https：//www.thieme.de/de/q.htm？p＝opn/cs/19/8/10029635-3ab1f4c0

视频 38.1　颈动脉体瘤栓塞术。　　　　　　　　　　　　　　　　　　　　　　　　　　　　412
　　　　　　https：//www.thieme.de/de/q.htm？p＝opn/cs/19/8/10029636-06616b48

视频 39.1　急性颈动脉爆裂栓塞术。 417
　　　　　https://www.thieme.de/de/q.htm?p=opn/cs/19/8/10029637-65a611aa

视频 40.1　并发症——股动脉穿孔。 430
　　　　　https://www.thieme.de/de/q.htm?p=opn/cs/19/8/10029638-9ad7ef06

视频 40.2　并发症——支架机械取栓术中颅内血管穿孔。 433
　　　　　https://www.thieme.de/de/q.htm?p=opn/cs/19/8/10029639-48eafaea

视频 40.3　并发症——支架机械取栓过程中血栓碎裂/逃逸。 435
　　　　　https://www.thieme.de/de/q.htm?p=opn/cs/19/8/10029640-d88fa332

视频 40.4　并发症——支架辅助栓塞术中动脉瘤破裂。 438
　　　　　https://www.thieme.de/de/q.htm?p=opn/cs/19/8/10029641-4d98a6f5

视频 40.5　并发症——动脉瘤在栓塞时再次破裂。 439
　　　　　https://www.thieme.de/de/q.htm?p=opn/cs/19/8/10029642-50b9eafc

视频 40.6　并发症——破裂动脉瘤栓塞时急性血栓栓塞形成。 443
　　　　　https://www.thieme.de/de/q.htm?p=opn/cs/19/8/10029643-bd5bdc40

视频 40.7　并发症——血流导向装置短缩。 446
　　　　　https://www.thieme.de/de/q.htm?p=opn/cs/19/8/10029644-471ac368

视频 40.8　并发症——急性致死性基底动脉动脉瘤破裂。 447
　　　　　https://www.thieme.de/de/q.htm?p=opn/cs/19/8/10029645-7b9b3571

视频 40.9　并发症——Onyx 栓塞 AVM 后微导管残留。 451
　　　　　https://www.thieme.de/de/q.htm?p=opn/cs/19/8/10029646-a2c2c616

视频 40.10　并发症——血流导向装置治疗医源性椎动脉夹层。 453
　　　　　https://www.thieme.de/de/q.htm?p=opn/cs/19/8/10029647-c5ade56d

视频 40.11　并发症——主动脉弓移位后锁骨下动脉支架抢救。 457
　　　　　https://www.thieme.de/de/q.htm?p=opn/cs/19/8/10029648-624c89b4

第 1 部分
血管通路
Vascular Access

1	股动脉通路和封堵	*003*
2	股静脉通路	*015*
3	肱动脉通路	*019*
4	桡动脉通路	*022*
5	颈动脉直接通路	*025*

1 股动脉通路和封堵
Femoral Artery Access and Closure
Gary B. Rajah and Leonardo Rangel-Castilla

概 述

最常见的用于诊断性脑血管造影和神经血管内介入治疗的手术入路是股动脉通路。理解股动脉及其相关结构的解剖对每个神经介入医师而言非常重要，可尽量减少血管通路建立过程中的相关并发症。

适 应 证

股动脉通路可用于任何诊断性脑血管造影。它也适用于需要使用7F或更大鞘的大多数神经血管介入手术。

神经血管解剖

股动脉是髂外动脉的延续。从髂前上棘到耻骨结节走行的腹股沟韧带标志着髂外动脉到股动脉的过渡。股动脉从腹股沟韧带开始延伸并跨过股骨头的内1/3。股动脉在股骨颈与股骨小粗隆交界处分叉为股浅动脉和股深动脉。应注意识别髂外动脉的小分支（如旋髂动脉、腹壁深动脉等），从而避免将穿刺鞘置入其中，以免造成血管破裂和腹膜后血肿。

具体技术和关键步骤

了解患者以前的股动脉通路史、股动脉搭桥史、支架置入史或腹股沟区域的手术史是非常重要的。对腹股沟区域进行完整的检查并记录股动脉、腘动脉和足动脉搏动是必要的。为了最大限度提升神经血管介入手术的效率，我们常规采用右侧经皮股动脉通路手术（图1.1～图1.3，视频1.1～视频1.3），除非存在禁忌证（例如以前的手术瘢痕、没有股动脉搏动、多次穿刺/封堵装置手术史、假动脉瘤的形成）。

（1）在腹股沟区域消毒铺巾后，使用骨性标志确定穿刺位置，并通过透视进行确认（图1.2、图1.3，视频1.2、视频1.3）。髂前上棘和耻骨联合连线是腹股沟韧带，其标志着股动脉的上边界。这个部位的股动脉搏动在大多数人中都能触诊到。

（2）股动脉在股骨头中心内侧。此部位可在透视下使用血管钳进行定位并标记。股骨头的下1/3是进行血管穿刺的理想位置。

（3）触摸确定股动脉搏动，局部麻醉浸润皮肤和皮下组织。用微针（21号微针套件）以45°角、斜面朝上进行股动脉的单壁穿刺。我们采用单一前壁穿刺技术。

（4）穿刺见到搏动的鲜红色血液后，将微导丝通过穿刺针（直径0.010英寸，Cope Mandril，Cook Medical）送入血管。如果发现有阻力，则停止送入过程，透视下确认导丝的轨迹。在轨迹确定后，将导丝向上、向左朝向髂动脉和腹主动脉推进，注意避开小的侧支。

拔出穿刺针，插入中间扩张器（4F～5F微鞘）。取出微导丝，插入30 cm的J形导丝。接着用鞘（4F～6F）替换中间扩张器。在诊断性脑血管造影中，成人用5F鞘，儿童用4F鞘。对于肥胖或血管解剖结构非常扭曲的患者，可以考虑使用较长的股动脉鞘（>25 cm）（图1.1，视频1.1）。

（5）如果需要使用更大直径的股动脉鞘（7F～

9F），则应使用中间扩张器和更长、更硬的导丝（图1.2，视频1.2）。

（6）在动脉通路建立后，在继续治疗操作前先行股动脉血管造影。我们可以借此评估股动脉是否通畅、有无狭窄和夹层，以及是否存在造影剂外渗。腹股沟检查是需要的，以确定动脉穿刺处是否可以通过封堵装置经皮封堵（例如：AngioSeal，St. Jude Medical；Perclose，Abbott Vascular；Mynx，Cardinal Health；或者 Catalyst，Cardiva Medical）（图1.1～图1.6，视频1.1～视频1.6）。

器械选择

（1）4F～6F 股动脉鞘需要以下器械。
 a. 微创穿刺套件（微穿刺针、微导丝、微鞘、中间鞘、J 形导丝）。
 b. 4F～6F 股动脉鞘。

（2）7F～9F 股动脉鞘需要以下器械。
 a. 微创穿刺套件（微穿刺针、微导丝、微鞘、中间鞘、J 形导丝）。
 b. 中间扩张器（7F）。
 c. 更长、更硬的导丝（如短 Amplatz 导丝、硬导丝）。

封堵装置的选择

（1）AngioSeal 装置在血管内、外壁中间放置了胶原蛋白海绵（图1.4，视频1.4）。通常用于较大的动脉鞘穿刺后（例如 8F～9F）以及患者有止血相关问题的情况。

（2）Mynx 经皮闭合装置用于更小的（即 5F～6F）动脉鞘穿刺后，通常在单纯造影后进行（图1.5、图1.6，视频1.5、视频1.6）。该装置利用血管外密封胶，使用后通常需要一些手动压力。对于非常瘦的患者，这种密封胶会渗到皮肤上，必须擦掉后用更大的力量压迫。Catalyst 装置也可用于较小的动脉穿刺；放置10分钟后移除，随后再手动按压20分钟。

（3）Perclose 装置设计用于在穿刺部位进行缝线缝合。该设备通常用于 6F 鞘穿刺的开口缝合。由于缝线是不可吸收的，我们通常会使用一次抗生素。

注 意 点

- 对于股动脉搏动微弱或触摸不到或可能难以进入的患者（如肥胖或周围血管疾病），应双侧腹股沟消毒铺巾（图1.2，视频1.2）。利用超声成像，识别股动脉；为此应使用一个超声显影的穿刺针。
- 如果在推进微丝或针线时遇到阻力，请停止！当遇到微丝阻力时，无意中可能是在夹层中或小口径血管中向前推进。在透视下推进导线。使用镍钛诺金属丝，这些导丝更长、更牢固。
- 对于儿科病例，可使用超声成像识别股动脉（图1.3，视频1.3）。在这些病例中，由于动脉直径小，无意间刺穿后壁是很常见的。一些介入医师不喜欢使用导管鞘，而是直接使用诊断导管。
- 对于肥胖患者，使用长鞘。短鞘可能会扭结或在不经意间拔出。
- 避免穿刺股动脉支架。建立通路时，可取支架上方或下方或对侧股动脉的通路。穿刺移植的血管是可以接受的，但应特别注意无菌技术和缝合。如果通过移植血管获得通路，封堵通常需要额外的手动压迫。我们不建议对这类病例使用任何闭合装置。
- 以往穿刺部位的搏动性肿块应通过骨盆或腹部的 CTA 扫描来判断是否存在假性动脉瘤。评估这些肿块的另一种可能方法是穿刺对侧腹股沟，并对可疑侧进行正式的股血管造影。假性动脉瘤的治疗方法包括超声压迫、超声压迫联合凝血酶注射、支架植入以及血管重建。
- 术后背部疼痛应予以重视，因为这可能是腹膜后血肿的一种迹象，通常来自难以止血的高位穿刺。立即行 CT 扫描评估是必要的。

病例概览	病例 1.1　股动脉通路

- 35 岁女性，未破裂脑动静脉畸形。她没有明显的既往病史。
- 患者需要进行诊断性脑血管造影以做进一步评估。

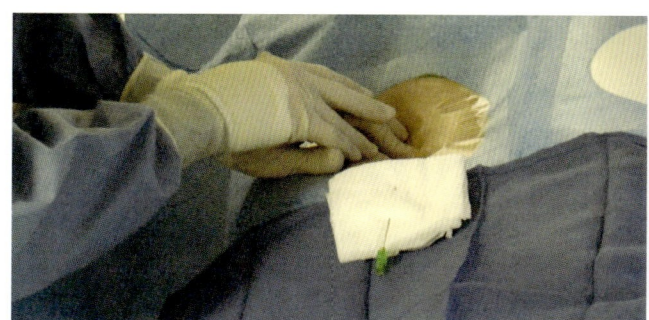

图 1.1a 双手技术确认股动脉搏动。

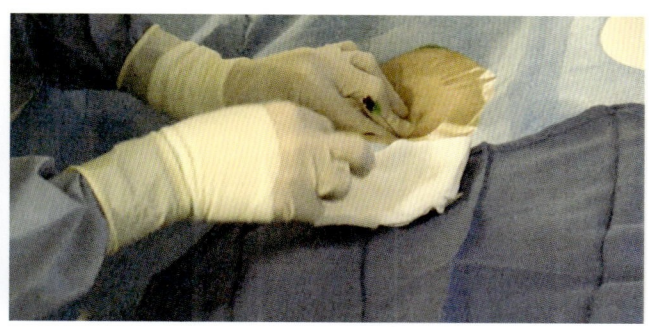

图 1.1b 用 21 号针以 45°角穿刺右侧股动脉。

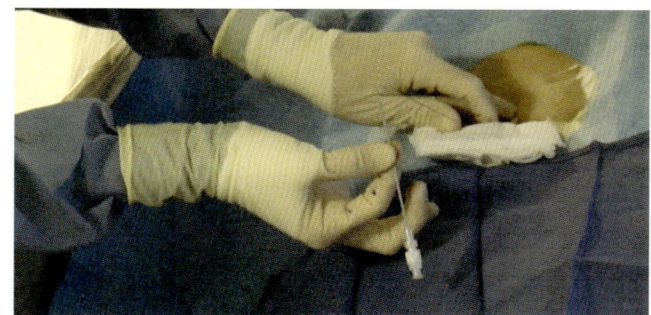

图 1.1c 微导丝(直径 0.010 英寸)穿过微针,然后放入 4F 微扩张器。

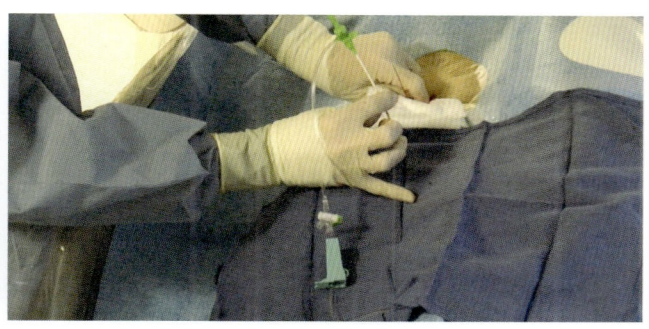

图 1.1d 中间扩张器/微鞘被替换为血管鞘(4F~6F)。对于诊断性脑血管造影,成人病例使用 5F 鞘。

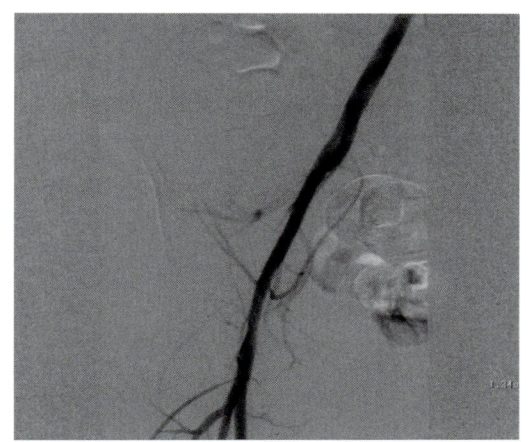

图 1.1e 在手术操作前进行股动脉造影,从而确认血管鞘位置正确、血管无损伤或穿孔。

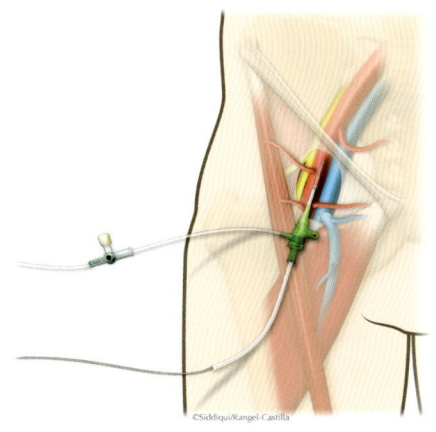

图 1.1f 股动脉通路示意图。

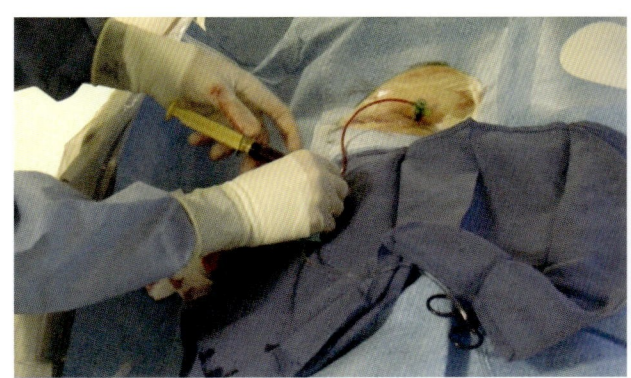

图 1.1g 股动脉通路术中图像。

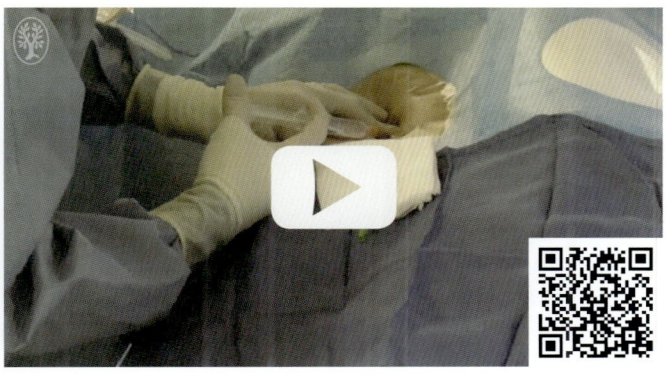

视频 1.1 股动脉通路示例 1。

器械清单

- 标准股动脉通路。
- 微创穿刺套件：微穿刺针（21-gauge）；微丝[0.010英寸（1英寸≈2.54 cm）直径，Cope Mandril，Cook Medical]；微鞘（4F）。
- 中间鞘（如果需要更大的鞘，则选择8F或9F）。
- 30 cm J形导丝，用于将扩张器更换为更大的血管鞘。
- 4～6F股动脉鞘。

器械说明

建立标准股动脉通路是神经血管内手术的常规操作。可以使用不同的技术。我们倾向于使用微创穿刺套件，即使意外刺穿较小的分支或穿刺部位在腹股沟韧带上方，其比大规格针头更容易止血。

提示、技巧和避免并发症

- 双侧腹股沟区消毒铺巾。
- 对于儿童患者、周围血管疾病患者、肥胖患者或脉搏难以触及的患者，使用超声成像辅助。
- 如果在推进微丝或血管鞘时遇到阻力，停止操作并重新评估。
- 对于肥胖患者，使用较长的血管鞘。
- 血管移植物穿刺是可以接受的，但需要特别注意采用无菌技术，手动压迫封堵。
- 应采用无创成像技术评估既往穿刺部位的搏动性肿块，从对侧股动脉穿刺行造影评估。

病例概览 病例1.2 股动脉通路

- 68岁女性，评估颈动脉狭窄和可能的闭塞。既往有高血压、糖尿病和高胆固醇血症病史。
- 患者曾接受过右髋关节置换手术。
- 患者需要进行诊断性脑血管造影以进一步评估。

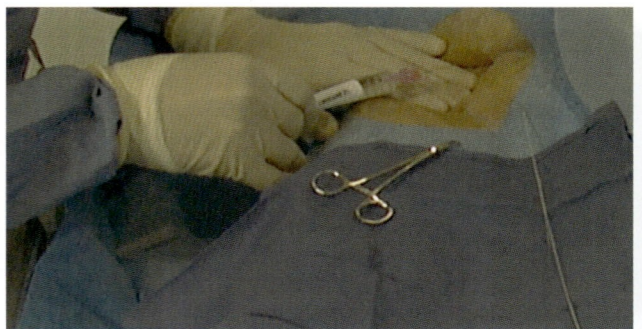

图 1.2a 识别右侧股动脉脉搏及局部浸润麻醉。

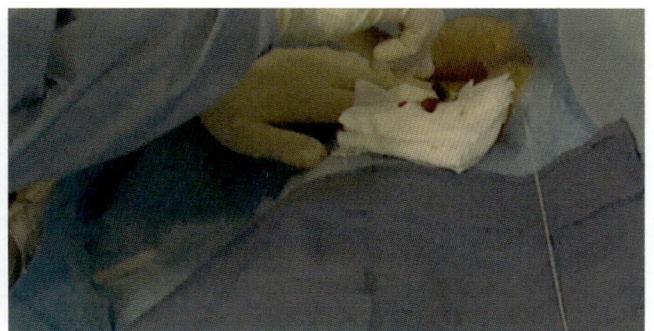

图 1.2b 一根微导丝（直径为0.010英寸）通过微针推进。

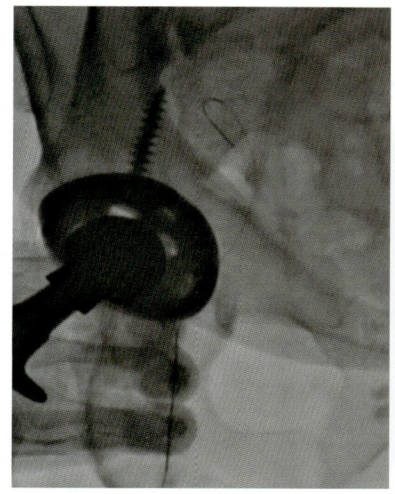
图 1.2c 在透视下插入微丝。

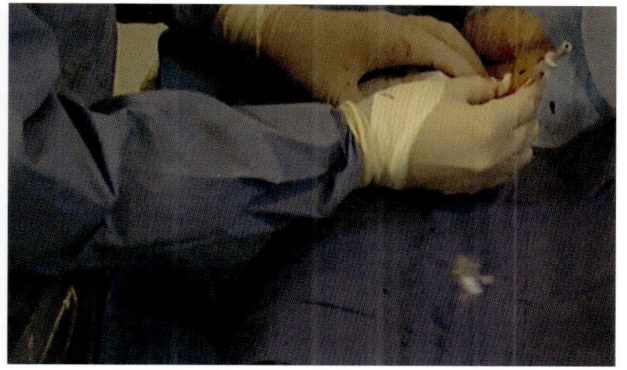
图 1.2d 置入 5F 血管鞘。

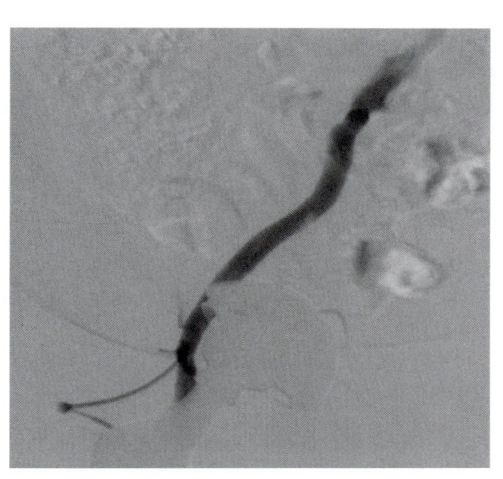
图 1.2e 进行股动脉血管造影。

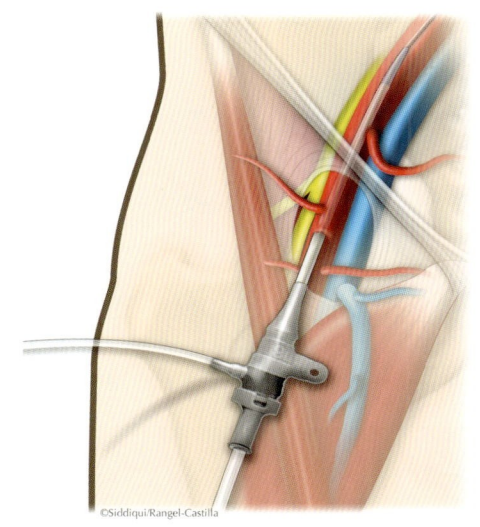
图 1.2f 既往接受过髋关节手术患者的股动脉通路建立示意图。

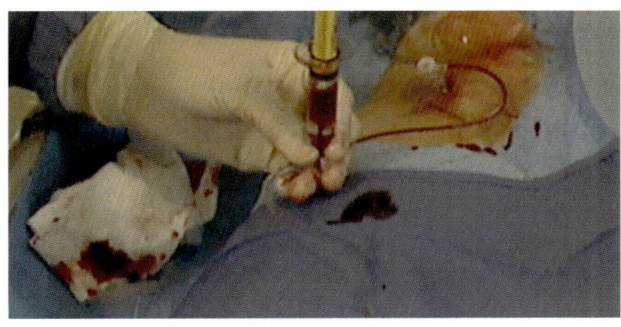
图 1.2g 建立股动脉通路的术中图像。

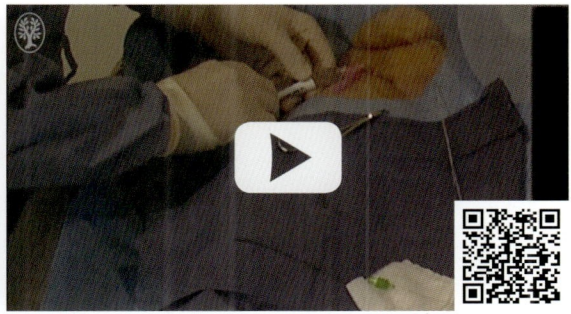
视频 1.2 股动脉通路示例 2。

器械清单

- 标准股动脉通路。
- 微创穿刺套件。
- 微针(21-gauge)。
- 微丝(0.010英寸直径,Cope Mandril,Cook Medical)。
- 微鞘(4F)。
- 中间鞘(如果需要大的血管鞘,则选择8F或9F)。
- 30 cm J形导丝,用于将扩张器更换为更大的血管鞘。
- 4F～6F股动脉鞘。

器械说明

标准股动脉通路是神经血管内手术的常规操作。以前在股动脉周围做过手术(髋关节置换术、股动脉旁路术)的患者并不少见。推荐在透视下直接观察导丝。我们倾向于使用微创穿刺套件,即使意外刺穿较小的分支或穿刺部位在腹股沟韧带上方,其比大口径针头更容易止血。

提示、技巧和避免并发症

- 在穿刺困难的情况下,将针头留在原地并观察。当针靠近动脉时,针会出现搏动,通常指向动脉。
- 如果在推进微丝或J形导丝时感到任何阻力,考虑在透视下推进并使用镍钛诺丝。镍钛诺金属丝更长、更牢固,有时可以穿过狭窄或走行扭曲的血管。
- 股动脉通路难以建立的危险因素包括:既往髋关节或股动脉手术史、肥胖、局部动脉粥样硬化斑块和钙化血管。
- 请记住,服用抗血小板或抗凝药物的患者很容易发生血肿,同样,接受静脉溶栓治疗的患者也是如此。

病例概览 病例 1.3 小儿股动脉通路

- 一名2岁的儿童因精神状态改变和躁动被送进急诊室。患儿清醒,但嗜睡,没有局灶性神经功能缺陷。
- 没有重要的既往病史。
- CT显示弥漫性蛛网膜下腔出血。
- 患儿需要做诊断性脑血管造影以做进一步评估。

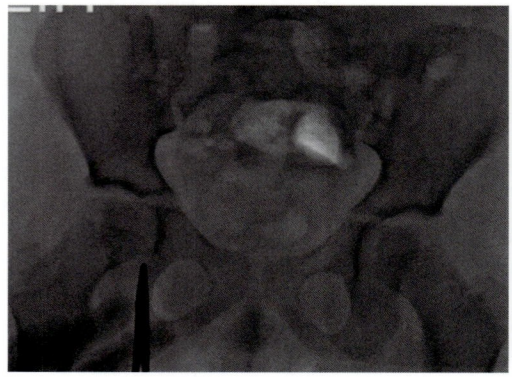

图 1.3a 确认右侧股骨头和股骨颈。

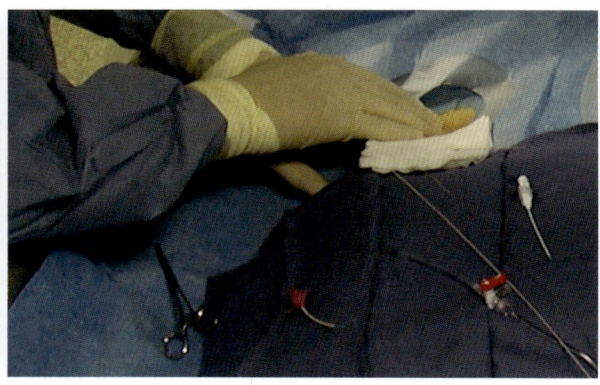

图 1.3b 识别右侧股动脉搏动。

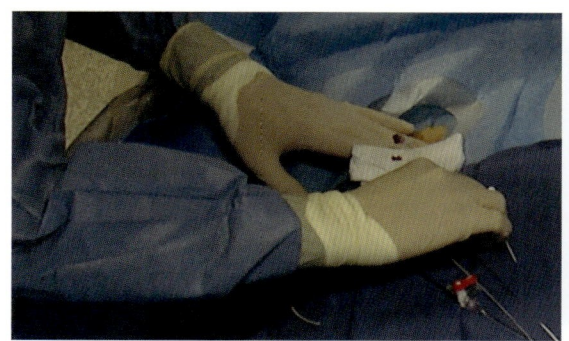

图 1.3c 微导线（直径 0.010 英寸）穿过微针。

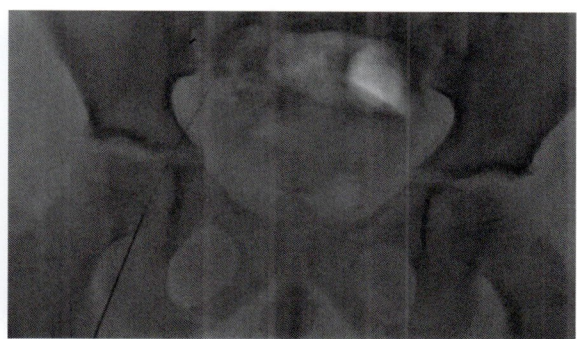

图 1.3d 在直接透视下插入微丝。

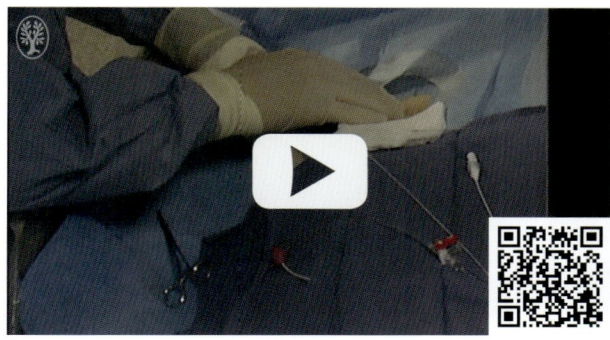

视频 1.3 儿科股动脉通路建立示例。

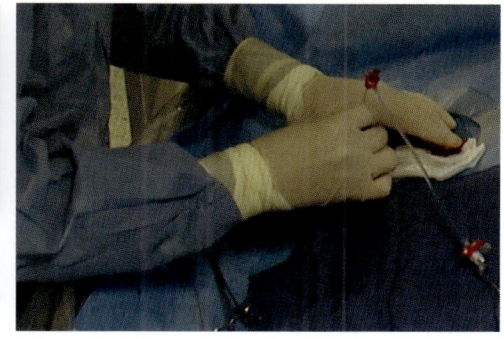

图 1.3e 置入 4F 血管鞘。

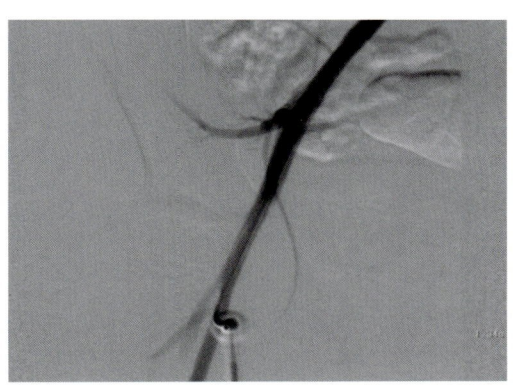

图 1.3f 股动脉血管造影。

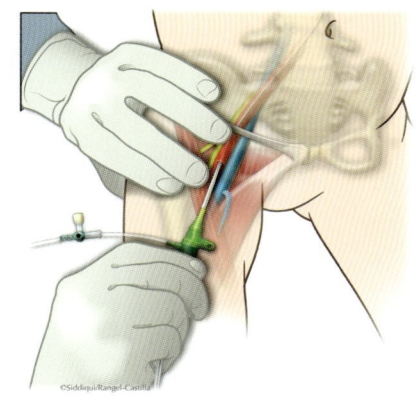

图 1.3g 儿童股动脉通路示意图。

器械清单

- 标准股动脉通路。
- 微创穿刺套件：微针（21-gauge）；微丝（直径 0.010 英寸 Cope Mandril，Cook Medical）；微鞘（4F）。
- 中间鞘（如果需要更大的血管鞘，则选用 8F 或 9F）。
- 30 cm J 形导丝，用于将扩张器更换为更大的血管鞘。
- 4F~6F 股动脉鞘。

器械说明

标准股动脉通路是神经血管内手术的常规操作，包括儿科患者。我们常规使用超声来识别股动脉。强烈推荐给儿科患者操作是直接在 X 线透视下显示的。和成年人一样，我们支持使用微创穿刺套件。

> **提示、技巧和避免并发症**
>
> - 与成人相似，总是在两侧腹股沟区消毒铺巾。
> - 在小儿患者中使用超声识别股动脉。
> - 在直接透视下观察金属丝的推进。穿孔或肌肉分支损伤可能在不经意间发生。
> - 使用股鞘是合理的，但不使用股鞘的直接引导或诊断导管也是可接受的选择。
> - 准确计算使用的造影剂。造影剂的剂量取决于患儿的体重。
> - 尽可能降低辐射剂量。

病例概览 | 病例 1.4 经皮血管封堵术

- 一名 59 岁男性接受诊断性脑血管造影评估为多发性颅内动脉瘤。
- 在评估期间，其中有一个动脉瘤接受了血管内栓塞治疗。
- 使用 6F 血管鞘和 6F 导管进入。手术过程中使用了 5 000 单位的肝素。
- 手术完成后，使用经皮闭合装置闭合股动脉。

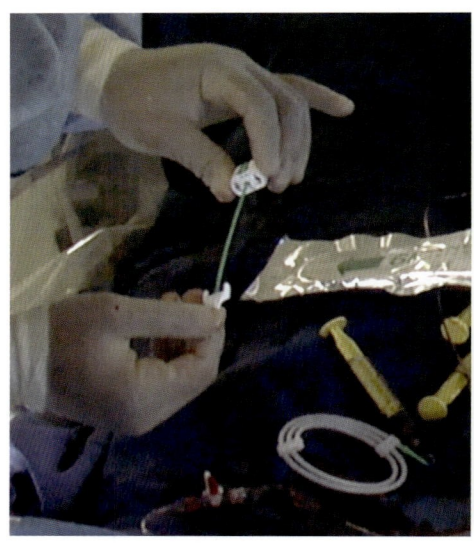

图 1.4a 装配装置。

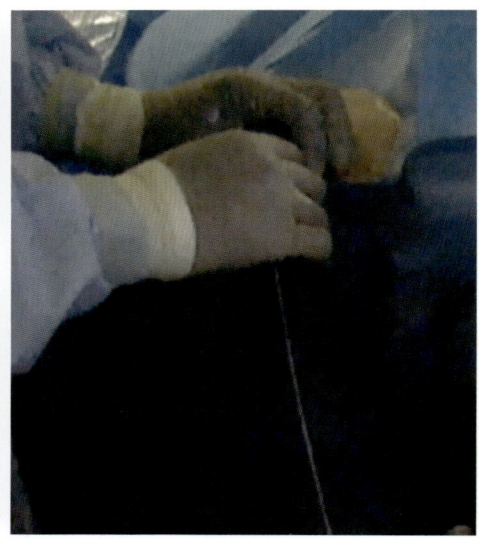

图 1.4b 交换导丝。

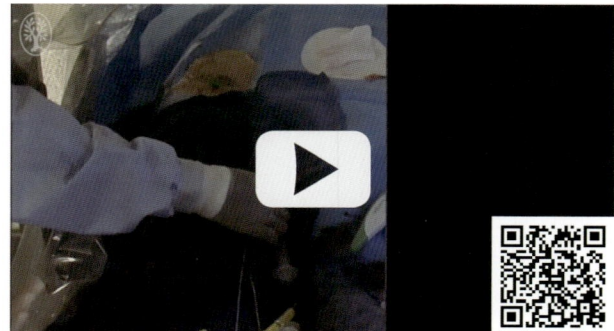

视频 1.4 经皮闭合装置（AngioSeal）示例。

| 股动脉通路和封堵

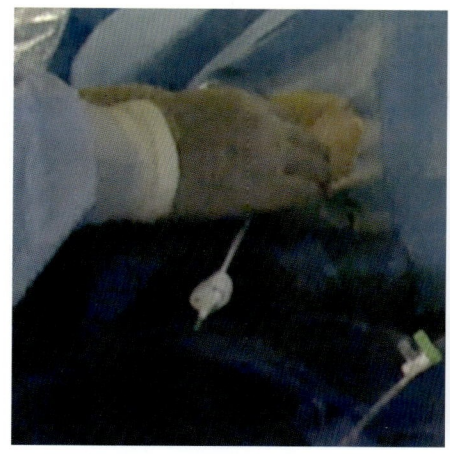

图 1.4c 闭合装置鞘。

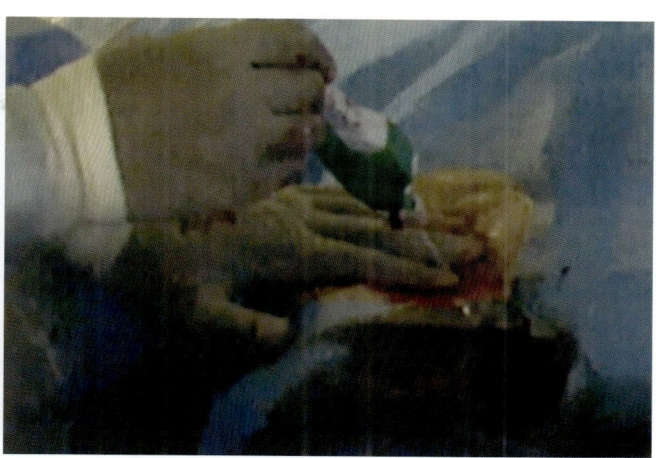

图 1.4d 闭合装置使用。

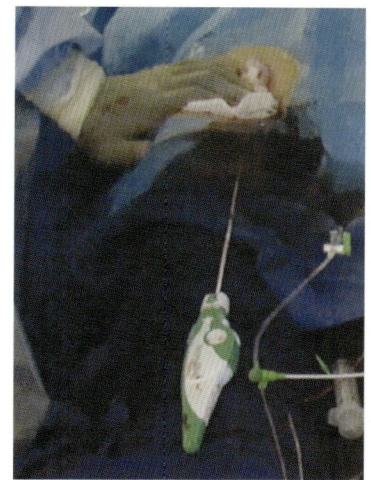

图 1.4e 闭合装置使用完毕。

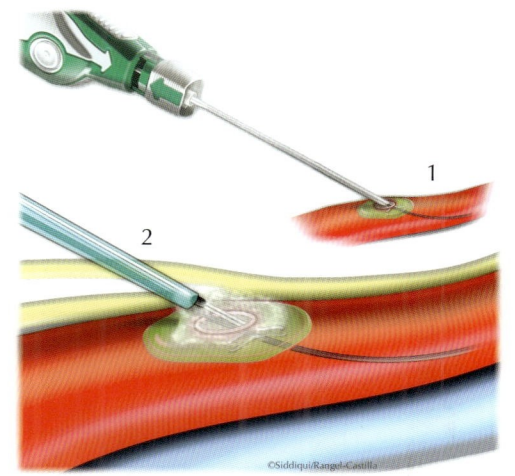

图 1.4f 经皮闭合装置（AngioSeal）的示意图。

器械清单

- AngioSeal 血管封堵装置。
- 局部麻醉。

器械说明

AngioSeal 是应用最广泛的胶原蛋白止血穿刺封闭装置。该组件包括一个矩形锚、一个胶原蛋白塞和一条缝线。所有这些成分在 60~90 天内可以被吸收。

提示、技巧和避免并发症

- AngioSeal 血管封堵器使用标准。
  - 股动脉直径应大于或等于 3 mm。
  - 动脉切开术部位应在股动脉分叉处以上或以下不超过 2 cm。
  - 动脉切开术应在股动脉，而不是在其分支。
- 确保在使用 AngioSeal 之前至少有 2~3 mm 的皮肤切口，否则胶原蛋白塞可能会被皮肤卡住，患者可能会出现大血肿。

病例概览 病例 1.5　MynxGrip 经皮血管封堵装置

- 一名 66 岁男性接受了诊断性脑血管造影评估为颅内动脉粥样硬化。
- 使用 5F 血管鞘和 5F 导管进行血管造影。手术过程中使用了 1500 单位的肝素。
- 手术完成后,使用经皮封堵装置闭合股动脉。

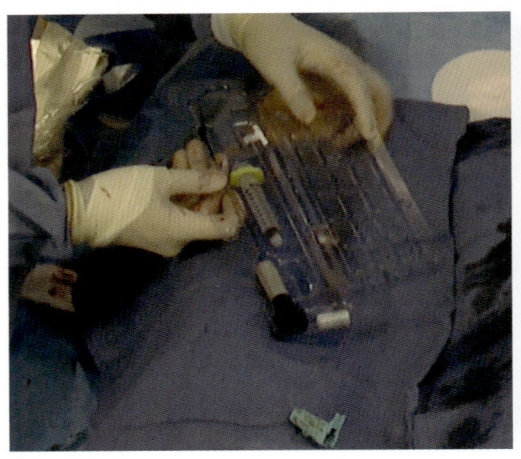

图 1.5a　MynxGrip 装置。

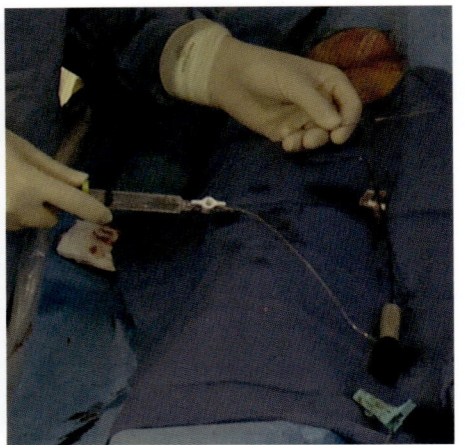

图 1.5b　准备远端球囊。

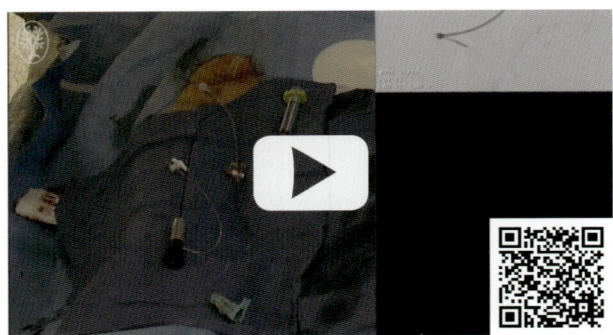

视频 1.5　经皮封堵装置(Mynx)示例 1。

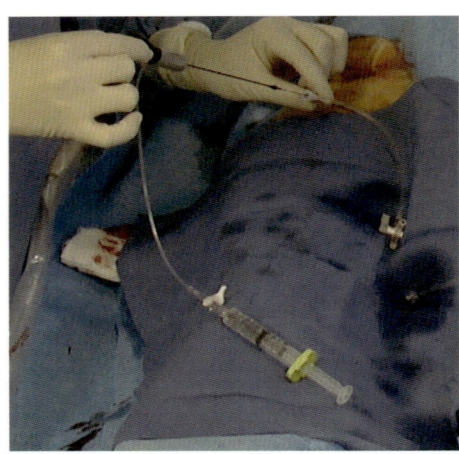

图 1.5c　通过已置入的股动脉鞘置入装置。

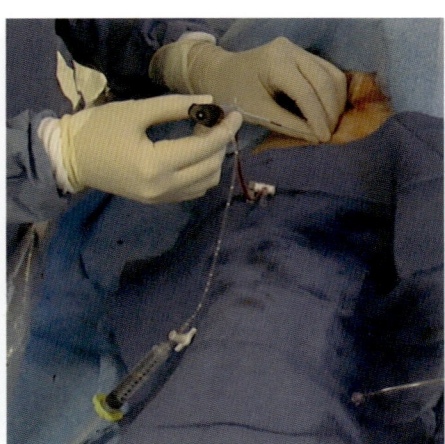

图 1.5d　封堵装置的使用。

| 股动脉通路和封堵

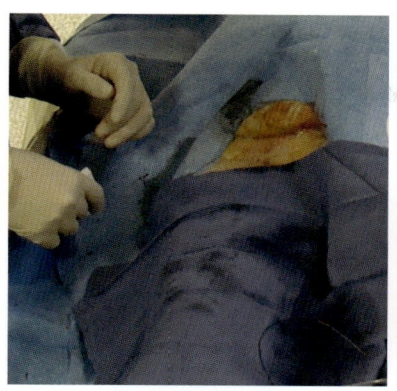

图 1.5e 封堵装置使用完毕。

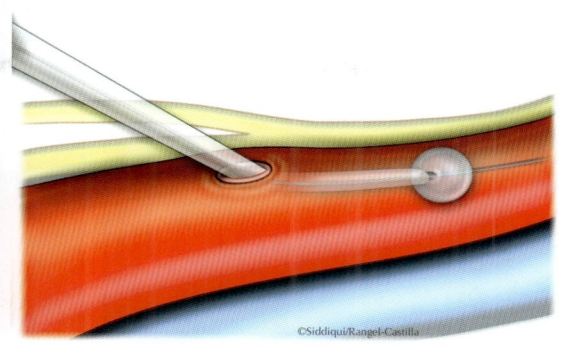

图 1.5f 经皮封堵装置（MynxGrip）的示意图。

器械清单

- Mynx 血管封堵装置。
- 局部麻醉。

器械说明

最新开发的 Mynx 血管封堵装置由聚乙二醇密封胶组成，这是一种水溶性、生物惰性、非血栓性聚合物。该密封胶被放置在动脉外，而动脉穿刺部位暂时被这套系统中的半顺应性球囊阻塞在动脉内。Mynx 密封胶可以在 30 天内完全吸收。

提示、技巧和避免并发症

- 与其他经皮封堵装置相比，MynxGrip 在动脉上操作是轻柔的，在放置过程中引起的疼痛更少。
- 我们建议在使用 Mynx 后在动脉穿刺部位保持轻柔的压力 1～2 分钟，特别是如果在手术过程中使用了肝素的情况下。

病例概览　　病例 1.6　MynxGrip 经皮血管封堵装置

- 一名 31 岁女性接受了诊断性脑血管造影评估为脑动静脉畸形。
- 使用 5F 血管鞘和 5F 导管进行血管造影。在手术过程中使用了 1000 单位的肝素。
- 手术完成后，使用经皮血管封堵装置封堵股动脉穿刺点。

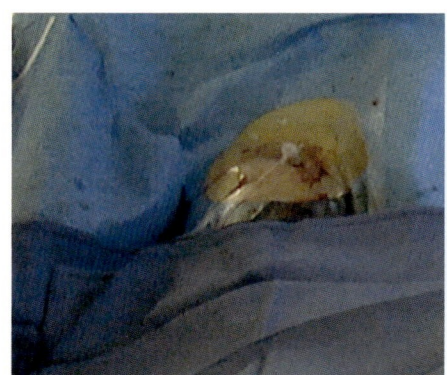

图 1.6a　股动脉内置入 5F 血管鞘。

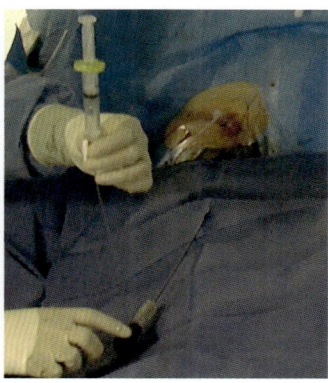

图 1.6b　准备远端球囊。

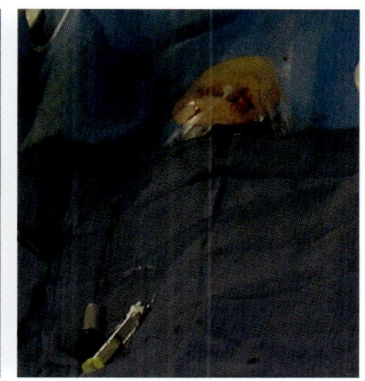

图 1.6c　股动脉鞘内置入封堵装置。

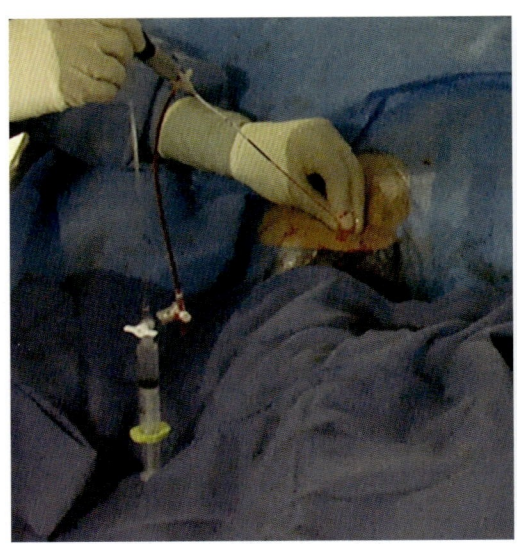

图 1.6d　使用血管封堵装置。

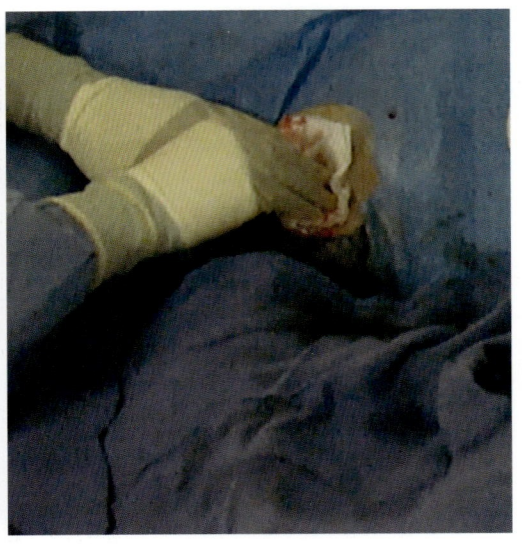

图 1.6e　血管封堵装置使用完毕。

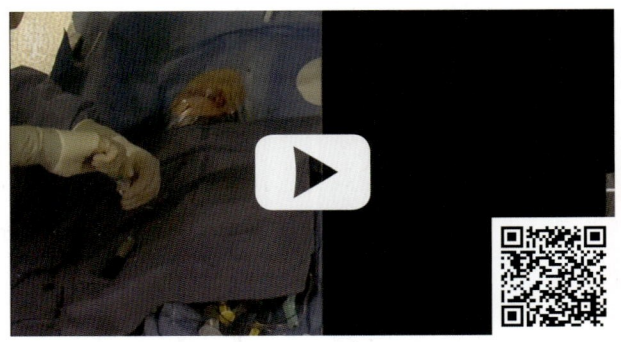

视频 1.6　经皮血管封堵装置（Mynx）示例 2。

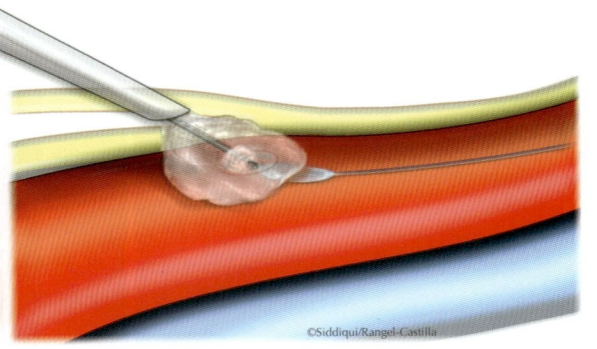

图 1.6f　经皮血管封堵装置示意图（MynxGrip）。

器械清单

- MynxGrip 血管封堵装置。
- 局部麻醉。

器械说明

　　MynxGrip 有 5F、6F、7F 三种不同的型号。它适用于介入和诊断性手术，并推荐用于封堵直径 4.5～5.0 mm 的动脉。充气直到膨胀指标上的黑色标记完全可见，然后放气，从而检查球囊是否存在泄漏。

提示、技巧和避免并发症

- 血管封堵装置是一种更简易、更方便的替代人工局部按压的选择，可以节省时间和精力，并使患者更舒适，也不增加并发症的发生率。
- 虽然罕见，但经皮血管封堵装置依然有感染的可能。在放置之前，请适当清洁腹股沟区域。
- 使用血管封堵装置后，检查足背动脉搏动。

2 股静脉通路
Femoral Vein Access

Gary B. Rajah and Leonardo Rangel-Castilla

概 述

用于诊断性脑静脉造影和神经血管内静脉介入的最常见的血管通路是股总静脉。神经介入医师必须了解股静脉及与其相关的解剖结构,以减少血管通路建立相关的并发症。

适 应 证

股静脉通路适用于任何诊断性脑静脉造影。最常见的临床适应证包括动静脉畸形或硬脑膜动静脉瘘静脉栓塞、岩下窦采血、静脉窦压力监测、静脉窦血栓形成介入治疗、静脉窦支架置入术等。

神经血管解剖

股总静脉是髂外静脉的延续;该血管过渡在解剖学上以从髂前上棘延伸至耻骨结节的腹股沟韧带为标志。股总静脉从腹股沟韧带处延伸,穿过股骨头内侧 1/3 处。在股骨颈和股骨小粗隆交界处,股总静脉分叉为股浅静脉和股深静脉。

我们需要认识髂外静脉的小分支,如旋髂静脉和腹壁深静脉,以避免将通路鞘置于这些小分支之内,导致血管破裂和腹膜后血肿。股总静脉位于股动脉的内侧,可以通过触诊动脉的脉搏和穿刺动脉内侧来定位。值得注意的是,股总静脉与脊柱右侧的下腔静脉相通,下腔静脉又与上腔静脉和左、右头臂静脉相通。

具体技术和关键步骤

了解患者既往有无股动脉或股静脉通路建立、股动脉搭桥、支架置入术或任何腹股沟区手术史是很重要的。对腹股沟区域进行全面检查,并记录股动脉、腘动脉和足动脉搏动是必要的。

为了获得最大的疗效,我们常规使用右股静脉,除非有禁忌证(例如既往手术瘢痕,未触及股动脉搏动,既往多次穿刺/血管封堵装置使用史,假性动脉瘤,瘘管形成或下肢深静脉血栓形成史)(图 2.1,视频 2.1)。

(1) 在腹股沟区域消毒铺单后,通过骨性标志确定穿刺部位。然后用 X 线确认该部位。髂前上棘和耻骨联合由腹股沟韧带连接,腹股沟韧带标志着股总静脉的上边界。这在大多数个体中都可以触诊到(图 2.1,视频 2.1)。

(2) 股总静脉在股动脉内侧走行。此部位可在 X 线下使用血管钳发现并标记。股骨头的 1/3 是血管穿刺的理想位置,因为这里的静脉是可压迫的。股总静脉在股动脉搏动的内侧和尾部 2 cm 处。超声对于鉴别股动脉和股静脉是有用的。

(3) 局麻浸润股静脉上的皮肤和皮下组织。使用微针(21 号微创穿刺套件),针尖斜面朝上,以 45°角对股静脉进行单壁穿刺。

(4) 当遇到无搏动的暗红色血液时,将一根微导线(0.010 Cope Mandril,Cook Medical)穿过针头。如果发现有阻力,停止置入。用 X 线片确认微导线轨迹。导丝应向上,朝向患者右侧髂静脉和下腔静脉上行,避开小的侧支。拔出针头,置入中间扩张器(4F～5F 微鞘)。将微导线撤出,置入 J 形导丝。将微鞘更换为 4F～6F 血管鞘。对于诊断性脑静脉造影,我们首选 5F 血管鞘。我们更喜欢使用较长的股血管鞘(>25 cm)用于肥胖患者或血管解剖结构非常扭曲的患者。对于治疗,我们考虑 80 cm 长的 Cook 长鞘(Cook Medical)。

(5)在静脉通路建立后,我们在继续做治疗操作前会进行股静脉造影。评估 CFV 的通畅度、有无狭窄、夹层和可能造影剂外渗(视频 2.1)。静脉穿刺时我们不使用血管封堵装置,通过人工压迫止血。

器械选择

4F～6F 股血管鞘要求如下。

a. 微创穿刺套件[微针、微丝、微鞘(中间鞘)、J 形导丝]。

b. 4F～6F 股血管鞘或 Cook 长鞘。

注 意 点

- 对于股动脉搏动微弱或摸不到的患者或可能难以建立通路的患者(如肥胖患者或周围血管疾病患者),行两侧腹股沟消毒铺巾。使用超声辅助识别股静脉和股动脉。股静脉是可压缩的;股动脉是不可压缩的。推荐使用超声下显影的超声针。
- 如果在微丝推进过程中遇到阻力,立即停止!当推进微丝遇到阻力时,可能是在夹层中或小口径血管中向前推进。在透视下推进导丝。使用镍钛诺金属丝,它们比标准的微线更长、更结实。
- 在儿科病例中推荐常规使用超声辅助。由于孩子的静脉较小,有可能在无意中刺穿后壁,一些介入医师不喜欢使用导管鞘而直接使用诊断导管。
- 对于肥胖患者使用较长的鞘(>25 cm)。短鞘可能会扭结,或在不经意间拔出。
- 手动压迫不当仍可导致腹膜后血肿。它的临床表现通常比动脉穿刺出现的慢。

病例概览　　　　病例 2.1　股静脉通路

- 48 岁女性,临床诊断为特发性颅内高压,磁共振成像显示为横窦/乙状窦交界处狭窄,需要评估是否具有静脉窦支架置入的可能性。
- 她有肥胖和偏头痛的病史。
- 患者需要做诊断性脑静脉造影以进一步评估和静脉压测量。

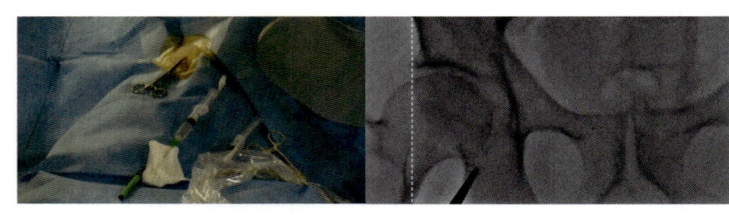

图 2.1a　识别股动脉和股静脉。

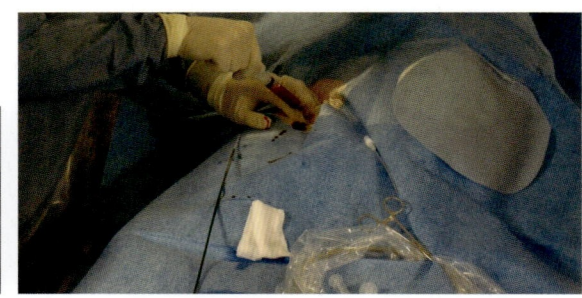

图 2.1b　穿刺进入股静脉。

2 股静脉通路

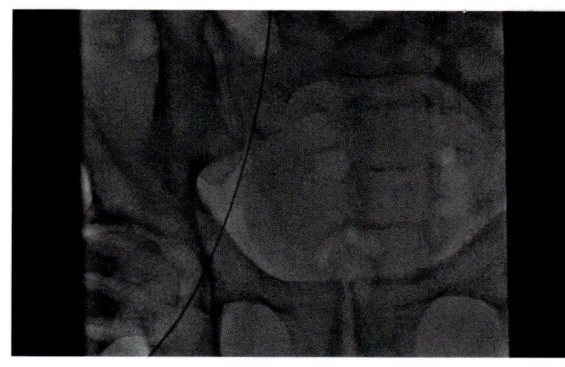

图 2.1c 透视下于股静脉内置入导丝。

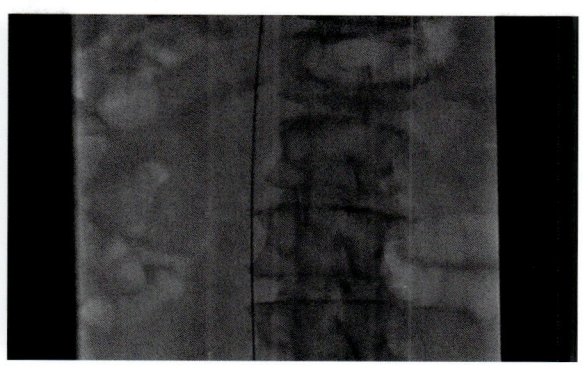

图 2.1d 导丝进入下腔静脉。

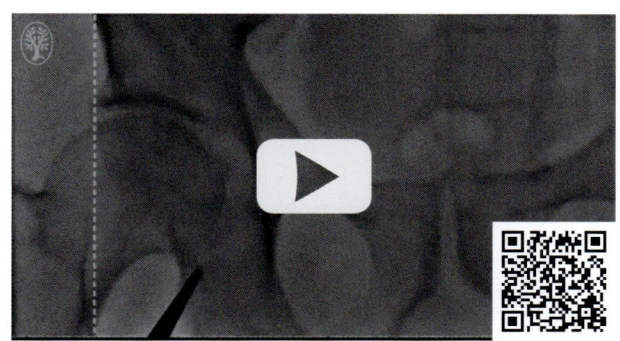

视频 2.1 股静脉通路。

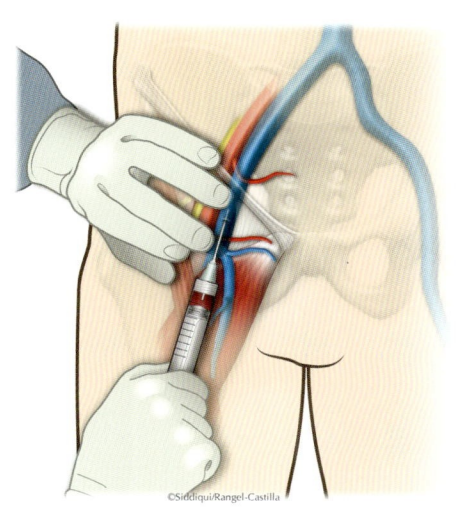

图 2.1e 股静脉通路示意图。

器械清单

- 标准股静脉通路。
- 微创穿刺套件。
  - 微针(21-gauge)。
  - 微丝(0.010 英寸直径；Cope Mandril, Cook Medical)。
  - 血管鞘(4F)。
- 中间鞘(如果需要更大的血管鞘，可选择 8F 或 9F)。
- 30 cm J 形导丝，用于将扩张器更换为更大的血管鞘。
- 4F～6F 股血管鞘。

器械说明

在涉及静脉系统的神经血管内手术中常规采用股静脉通路，包括静脉窦支架置入术、岩窦取样、动静脉畸形和动静脉瘘瘘口的经静脉栓塞。Seldinger 技术用于静脉通路建立时类似于股动脉通路。超声对识别股静脉很有用。另一种替代超声识别股静脉的方法是通过解剖标志定位。在成人患者中，静脉在股动脉内侧和尾侧各 2 cm 处，用针头连接注射器进入静脉。闭合股静脉总是用手压，不能使用经皮血管封堵装置。

> **提示、技巧和避免并发症**
>
> - 对于2~3次仍无法准确找到静脉的患者、肥胖患者、既往腹股沟区域接受过手术治疗的患者或服用抗凝药物的患者，强烈建议使用超声。
> - 如果在置入导丝过程中感觉到有任何阻力，建议透视下推进导丝。导丝可能无意中进入了小静脉，或方向指向尾侧而不是头侧方向。

3 肱动脉通路
Brachial Artery Access
Jason M. Davies

概 述

由于患者的身体状况、复杂的解剖结构以及与传统股动脉通路相关的风险，神经介入医师正在转向使用其他的替代血管通路。这遵循了一个总的趋势，即神经介入越来越多地采用心脏介入的方法。理解上肢的解剖结构、肱动脉通路的适应证和潜在的缺点，将使神经介入医生通过该通路获得最佳疗效。

适 应 证

当介入治疗需要使用大口径导管时，如果患者的体质使股动脉进入困难或存在较高的风险，则建议采用肱动脉通路。此外，从解剖学上考虑，有时如进入椎动脉或主动脉弓钙化严重时，经肱动脉通路优于经股动脉通路。

神经血管解剖

肱动脉是上臂的主要血管，它是穿过肘窝的腋窝动脉的延续。在远端，其分为桡动脉和尺动脉。正中神经靠近肱动脉并穿过肘部前方动脉的内侧。

具体技术和关键步骤

应对上肢血管系统进行全面检查，包括触诊肱动脉、尺动脉和桡动脉，以及检查毛细血管充盈情况（图 3.1，视频 3.1）。基于医生手术舒适度的考虑，通常选择右肱动脉；然而当进入左侧椎动脉时，经左侧肱动脉可能更可取。

（1）上臂消毒铺巾后，结合触诊和超声检查，确定肱动脉脉搏。理想情况下，应在肱二头肌肌腱上方入针，避开正中神经。超声有助于避免正中神经穿刺损伤，避免血管损伤。一旦穿刺部位选定，行局部麻醉（视频 3.1）。

（2）使用微针（即 21 号微创穿刺套件），以 45°角斜面朝上对肱动脉进行单壁动脉穿刺。

（3）一旦穿刺出搏动的鲜红色血液，使用一根 0.010 英寸的微导丝穿过针头进入血管。如果发现存在阻力，医生应停止进针并重新调整针尖方向。当导丝前进了几厘米后，用 X 线透视来确认导丝的位置。拔出穿刺针，插入一个 4F~5F 的中间扩张鞘。然后移除导丝与鞘扩张器的内芯，插入 J 形导丝。然后根据需要更换不同的血管鞘。对于诊断性造影，通常选择 5F 血管鞘。然而，肱动脉通路可以支持高达 9F 的血管鞘。插入较大的血管鞘（8F~9F）通常需要使用中间扩张器和更长、更硬的导丝（图 3.1，视频 3.1）。

（4）在动脉通路建立后，在继续进行治疗操作之前，我们常规进行肱动脉血管造影。主要评估肱动脉的通畅、狭窄、夹层和可能的外渗（视频 3.1）。

器械选择

（1）4F~6F 股血管鞘插入要求如下。

a. 微创穿刺套件［微针、微丝、微鞘（中间鞘）、J 形导丝］。

b. 4F~6F 股鞘。

(2) 7F~9F 股血管鞘插入要求如下。

a. 微创穿刺套件[微针、微丝、微鞘(中间鞘)、J 形导丝]。

b. 中间扩张器(7F)。

c. 支撑导丝(即短 Amplatz 超硬短导丝,Boston Scientific; Stiff Glidewire Terumo)。

d. 7F~9F 血管鞘。

动脉封堵

我们通常不在肱动脉通路中使用血管封堵装置,因为封堵相关并发症会导致缺血和骨筋膜室综合征。相反,我们会手动按压 20~30 分钟。如果患者在手术中接受了肝素治疗,我们将鞘保留在原位,并连续检查部分凝血活酶时间,直到数值恢复正常(通常在 25~30 秒)之后可以移除血管鞘。

注意点

- 如果在推进导丝过程中遇到阻力,请停止!当微丝遇到阻力时,常提示在夹层或小口径血管内前进。在透视下推进导丝。使用镍钛诺金属导丝,它们更长、更结实(视频 3.1)。
- 使用长鞘治疗椎动脉、头臂干或锁骨下动脉狭窄,因为它们可以为治疗部位提供良好的支撑,而不需要长导管。
- 在选择肱动脉通路时应谨慎,因为血管损伤可能会引起手或手指缺血。

病例概览 | 病例 3.1 肱动脉通路

- 75 岁男性,颈动脉狭窄,可能闭塞。既往有高血压、冠状动脉和外周动脉疾病的病史。几年前,他做了双侧股动脉搭桥和移植手术。
- 患者需要进行诊断性脑血管造影以进一步评估。
- 由于其既往史和手术史,血管造影和可能的干预将通过肱动脉通路进行。

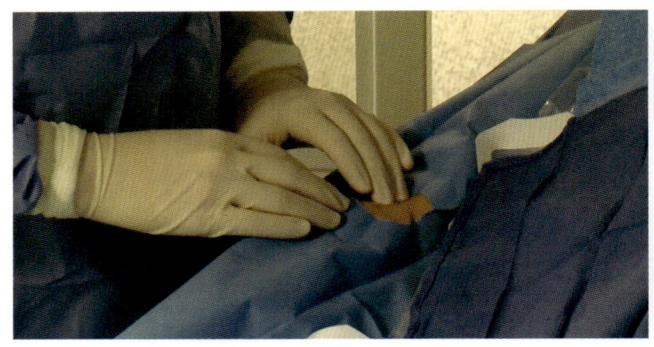

图 3.1a 肱动脉识别。

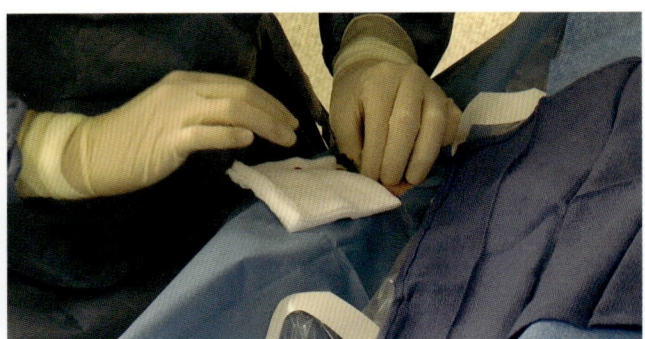

图 3.1b 微针进入肱动脉。

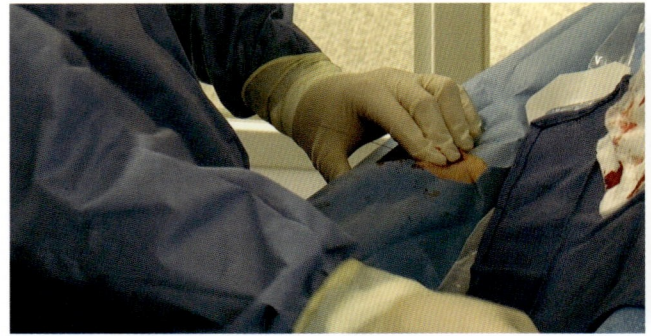

图 3.1c 微导丝。

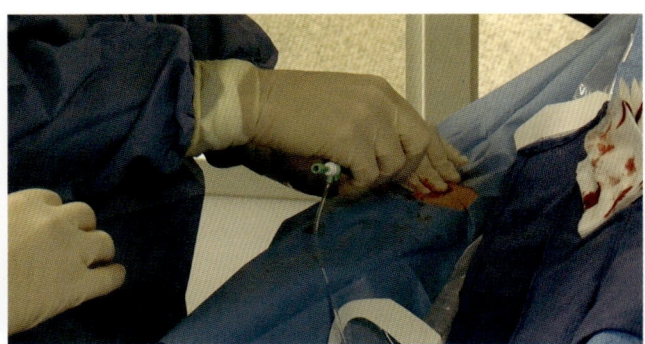

图 3.1d 6F 鞘进入肱动脉。

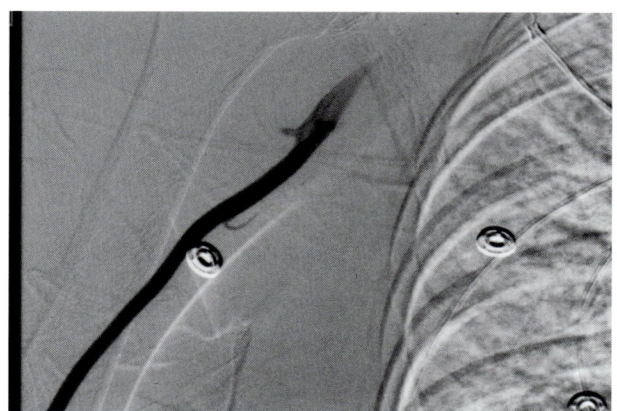

图 3.1e 肱动脉血管造影。

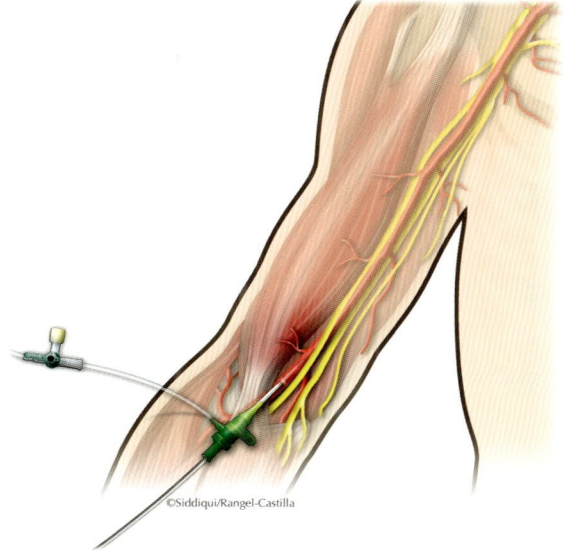

图 3.1f 肱动脉通路示意图。

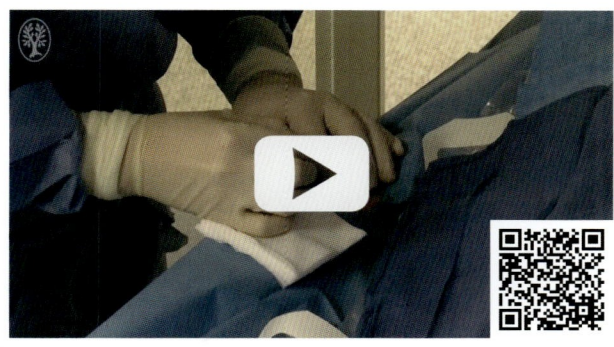

视频 3.1 肱动脉通路。

器械清单

- 标准动脉通路。
- 微创穿刺套件。
  - 微针（21-gauge）。
  - 微丝（直径 0.010 英寸；Cope Mandril，Cook Medical）。
  - 4F 血管鞘。
- 中间鞘（如果需要大鞘，则使用 8F 鞘）。
- 30 cm J 形导丝，用于将扩张器更换为更大的血管鞘。
- 4F～6F 股血管鞘。

器械说明

为了识别肱动脉，在肘前窝触诊肱二头肌肌腱，肱动脉位于肱二头肌腱的内侧。在上臂内侧，触诊肱二头肌腱的下缘，距肘前窝近 5～10 cm。将 21 号穿刺针以 45°角度向前推进，直至红色血液流出，然后推进 J 形导丝，更换血管鞘。

提示、技巧和避免并发症

- 强烈建议超声引导下建立动脉通路。
- 始终在透视下观察微丝和 J 形导丝进入肱动脉，以防止进入小动脉肌支和潜在的破裂。
- 请记住，服用抗血小板或抗凝药物的患者很容易出现血肿。与股动脉通路相关的血肿不同，肱动脉周围的血肿很容易引起骨筋膜室综合征，需要手术清除。
- 肱动脉通路的一个好处是患者不需要卧床数小时。

4 桡动脉通路
Radial Artery Access
Jason M. Davies

概　述

桡动脉通路长期以来一直是心脏介入治疗的首选通路，因为其易于进入，并且与之相关的致死率和死亡率都很低。神经介入医师越来越多地学习与桡动脉通路相关的技术，并将其转化为所有神经介入治疗都适用的技术。避免了困难的弓和复杂腹股沟区解剖结构的影响，简化了后循环的通路建立方式，使得患者可以早期起床活动，增加了满意度，这些都是显著的好处。

适　应　证

桡动脉通路适用于所有的神经介入手术。手腕可以很容易地用于需要 6F 血管鞘的手术，在需要更多支撑的手术中，可以在大多数桡动脉中插入无鞘的 0.088 英寸导引导管。一般情况下，医师会进行 Allen 试验以评估掌弓的通畅程度，但心脏病学文献中有研究表明，即使 Allen 试验阴性（异常），其相关的并发症发生率也很低。

神经血管解剖

桡动脉是前臂外侧的主要动脉。它是肱动脉的延续，肱动脉在肘窝分叉成桡动脉和尺动脉。在大多数人中，桡动脉和尺动脉形成掌浅弓，作为手掌的吻合供应。Allen 试验用于验证这个弓的通畅性，首先压缩尺动脉和桡动脉，然后分别松开、桡动脉后记录血液流向远端的情况。

具体技术和关键步骤

应该对上肢的血管状况进行全面检查，包括触诊桡动脉和尺动脉，以及检查同侧手的毛细血管充盈情况。许多介入医生会进行 Allen 试验来验证手部的血供是否丰富。出于医生手术舒适度的考虑，通常选择右侧桡动脉通路（图 4.1，视频 4.1）；然而，当选择左侧椎动脉或锁骨下动脉进行后续治疗操作时，左侧桡动脉可能是更好的选择。在左侧椎动脉或锁骨下动脉手术中，通常只需简单地将左臂搭在患者的腹部，以便使介入医师可以从常规的患者右侧进行手术。

（1）手腕部准备消毒铺巾后，结合触诊和超声检查确定桡动脉位置。

（2）一旦确定穿刺部位，就会通过 30 号针头进行局部麻醉，并在预定的穿刺部位上方形成皮丘。

（3）使用单壁或双壁动脉穿刺技术，超声引导下将显影的短微针（即 21 号微创穿刺套件）以 45°角斜面向上穿入。

（4）一旦微穿刺针中有搏动的鲜红色血液涌出，使用一根微丝通过针进入桡动脉。如果发现有阻力，医师应停止操作并尝试改变导丝的方向。当导丝前进了几厘米后，就用透视检查来确定位置。然后取出针头，插入 5F 或 6F 的细长血管鞘（视频 4.1）。

（5）一旦动脉通路建立，即注入抗凝/解痉混合药剂，由 2 000 单位肝素和 10 mg 维拉帕米组成。

（6）在继续治疗前，我们常规进行桡动脉血管造影，以评估桡动脉和肱动脉是否通畅、狭窄、夹层和可能的外渗情况（视频 4.1）。

(7) 如果需要更大的通道,我们用超声波或血管造影测量血管。3 mm 的血管可以很容易地支撑 0.088 英寸的导管。将一根交换丝推进弓内并拔出鞘,将无鞘导管通过导丝推进至桡动脉内。

器械选择

(1) 5F～6F 桡血管鞘放置要求如下。
a. 桡动脉微创穿刺套件(微针,微丝)。
b. 4F～6F 细长桡血管鞘。
(2) 7F～9F 桡血管鞘通路要求如下。
a. 桡动脉微创穿刺套件(微针,微丝)。
b. 4F～6F 细长桡血管鞘。

动脉封堵

桡动脉穿刺可以使用放置在穿刺部位的充气压力手腕束带来封堵。根据手术过程中是否使用全身肝素化,束带放置 30～120 分钟。

注 意 点

- 桡动脉容易发生血管痉挛。超声引导有助于避免多次穿刺造成血管损伤或痉挛。
- "混合剂"包括利多卡因,将有助于防止手术期间痉挛。
- 铺巾时应能同时触及桡动脉和尺动脉。如果其中一条动脉进入困难或发生血管痉挛,则使用另一条动脉建立通路。
- 如果在推进导丝时遇到阻力,立即停止!当遇到导丝阻力时,提示是进入了夹层或小口径的血管。在透视下推进导丝。使用镍钛诺金属丝,因为它们更长、更牢固。
- 在治疗椎动脉、头臂干或锁骨下动脉狭窄时使用长鞘,因为它们将在介入操作部位提供良好的支撑,而不需要长导引导管。

| 病例概览 | 病例 4.1　桡动脉通路 |

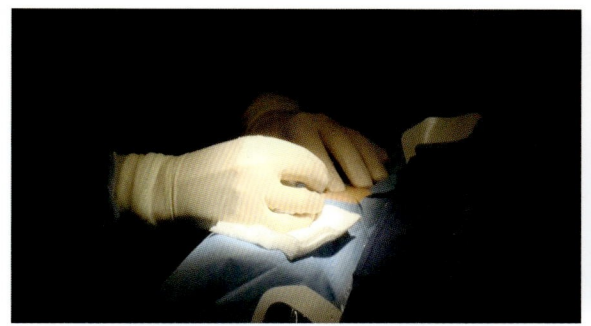

图 4.1a　微针进入桡动脉。

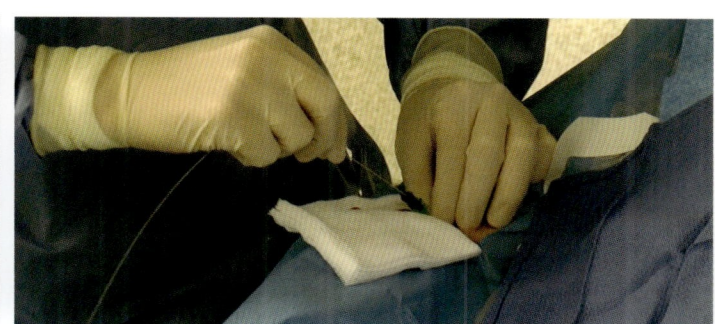

图 4.1b　微导丝通过穿刺针进入。

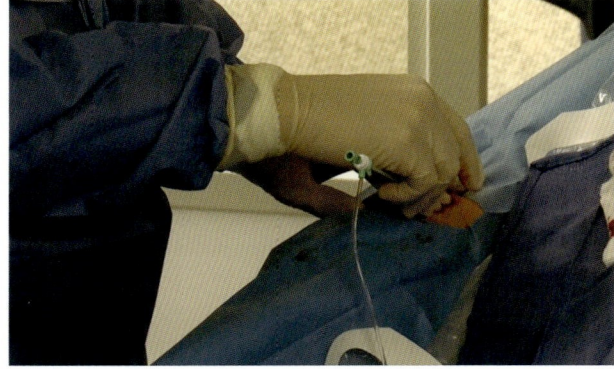

图 4.1c　5F 血管鞘。

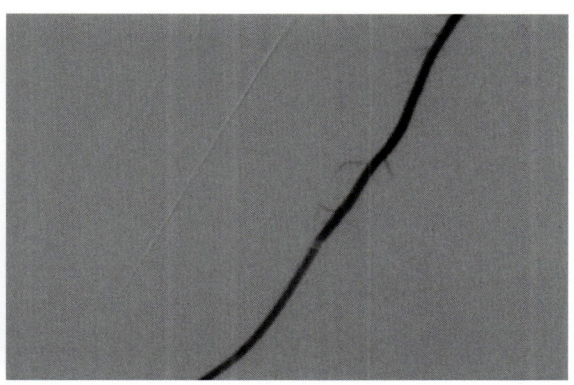

图 4.1d　桡动脉血管造影。

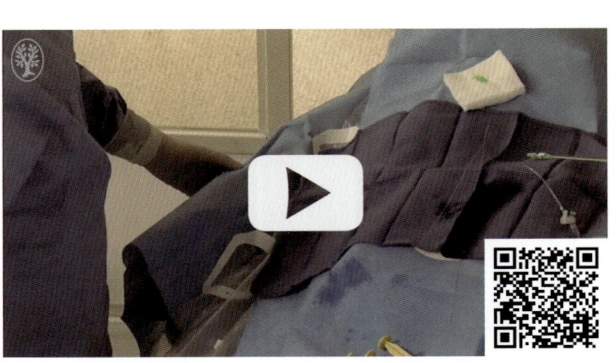

视频 4.1 桡动脉通路。

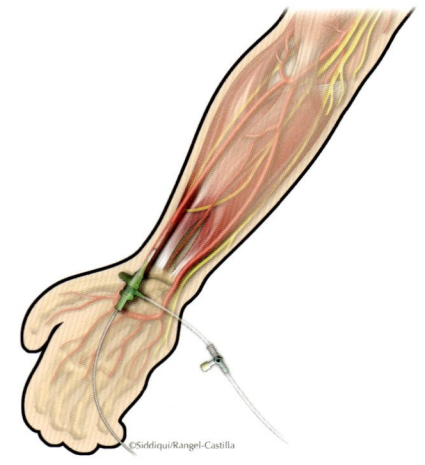

图 4.1e 桡动脉通路示意图。

器械清单

- 标准动脉通路。
- 微创穿刺套件。
  - 微针（21-gauge）。
  - 微丝（直径 0.010 英寸；Cope Mandril, Cook Medical）。
  - 4F 血管鞘。
- 4F～6F 股血管鞘。

器械说明

与肱动脉相似，桡动脉通路在涉及前、后循环的神经外科介入手术中是股动脉通路的极佳替代选择。桡动脉通路技术类似于股动脉或肱动脉通路，采用 Seldinger 技术。超声可以用来识别动脉，通过触诊的经验也是足够的。

提示、技巧和避免并发症

- 在直接透视下观察微导丝和 J 形导丝进入桡动脉和肱动脉，防止进入小动脉肌支和潜在的破裂。
- 考虑到患者仰卧位时右臂离临床医生较近，首选右臂。
- 对于锁骨下动脉狭窄或闭塞的患者，使用未受影响的部位。
- 监测所有患者的远端（手）是否缺血。
- 如果有血管痉挛的表现，使用 10～20 mg 维拉帕米通过桡血管鞘缓慢注射。

5 颈动脉直接通路
Direct Carotid Artery Access

Jason M. Davies

概 述

颈动脉通路提供了最直接进入前循环的通路，但充满了潜在的危险，应该非常小心地进行，并适当权衡预期手术的风险和获益。通过直接经皮穿刺进入颈动脉具有避免困难的主动脉弓解剖结构和颈总动脉近端弯曲的优点。直接穿刺的风险包括夹层、狭窄或可直接导致卒中的钙化斑块破裂。对于介入医生来说，由于离 X 线源太近，还存在增加辐射的额外危险。

适 应 证

当主动脉弓或颈动脉解剖结构复杂，经其他通路不适合进入前循环进行手术操作时，使用颈动脉通路。

神经血管解剖

颈总动脉是四对进入颅内血管之一。颈总动脉从主动脉弓（左）或头臂干（右侧，或与左颈总动脉共干）延伸，通常在 C3 - C4 椎体水平附近分叉为颈内动脉和颈外动脉，但有一些变异情况存在。严重血管病变的患者往往在分叉处或分叉附近积聚动脉粥样硬化斑块，这些斑块可能会发生严重钙化。

具体技术和关键步骤

颈动脉穿刺是顺行通路治疗同侧病变的最佳方法。触诊颈动脉搏动以识别从锁骨上方约 2 cm 开始的目标血管，向头侧追踪至约舌骨软骨的水平。尽管远端部位穿刺可在清醒镇静下进行，但颈动脉穿刺最好在全身麻醉下进行（图 5.1，视频 5.1）。

（1）在颈部准备好并消毒铺单后，使用超声确定颈动脉位置并尽可能向近端追踪。

（2）确定穿刺部位后局部皮下浸润麻醉。

（3）使用超声引导下的单壁动脉穿刺技术，用超声下显影的穿刺针（即 21 号微创穿刺套件）以 45°角斜面朝上穿刺颈动脉。

（4）一旦穿刺针中涌出鲜红色血液，用一根 0.010 英寸的微丝进入穿刺针。如果发现有阻力，介入医师应停止并改变微丝的方向。当导丝前进了几厘米后，透视确定位置。拔出针头，插入一个 4F～5F 的中间鞘扩张器。然后移除导丝，用 J 形导丝通过鞘插入颈内动脉。然后，将鞘换成治疗操作需要用到的血管的鞘。对于诊断操作，通常选择 5F 血管鞘；颈动脉可放入 9F 血管鞘。插入 8F～9F 的鞘通常需要使用中间扩张器和更硬的导丝将动脉穿刺口扩大至最终治疗用血管鞘的尺寸（视频 5.1）。

（5）在继续进行治疗操作之前，通常会做一次颈动脉造影以评估颈动脉是否通畅、狭窄、夹层和可能的外渗。

器械选择

（1）5F～6F 桡血管鞘插入要求如下。
 a. 微创穿刺套件（穿刺针，微丝）。
 b. 4F～6F 血管鞘。

(2）7F～9F 桡血管鞘要求如下。
a. 微创穿刺套件（穿刺针，微丝）。
b. 4F～6F 血管鞘。
c. 7F 扩张器。
d. 7F～9F 血管鞘。

动脉封堵

颈动脉穿刺点应直接加压封堵。由于栓塞和卒中的风险，不建议使用血管封堵装置。另一种选择是，颈动脉切开可以在手术开始或完成时进行，随后使用 6-0 尼龙缝线以 8 字形荷包缝合的方式直接封堵动脉穿刺部位。

注 意 点

- 靠近近端进入颈动脉，避免在鞘放置过程中导致颈动脉分叉处的斑块脱落。
- 血管鞘的作用类似于导引导管，因此应该在规划血管鞘的尺寸时考虑到通过它的中间系统或微系统，而不是传统的导引导管。
- 术前进行 CTA 检查，观察颈动脉的解剖结构、分叉部位，以及是否存在狭窄、钙化、血栓等情况。

病例概览　　病例 5.1　直接颈动脉通路

- 88 岁女性患者，表现为左大脑中动脉闭塞所致的急性缺血性卒中。患者接受急诊机械取栓治疗。
- 患者的主动脉弓和大血管因钙化和弯曲使得常规通路无法进入左侧颈内动脉（ICA）。使用多个导引导管和导丝均未成功。
- 随后选择进行颈动脉直接通路。

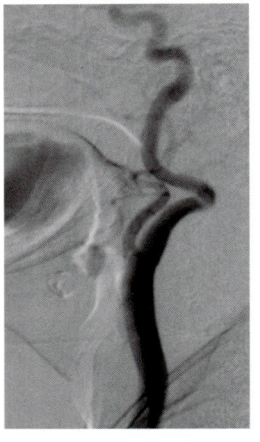
图 5.1a　颈内动脉严重急弯。

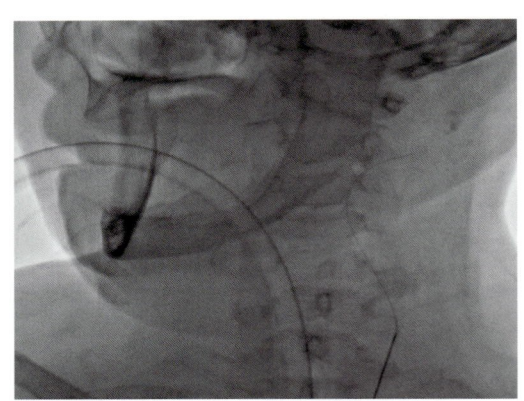
图 5.1b　颈总动脉内 21 号穿刺针和导丝。

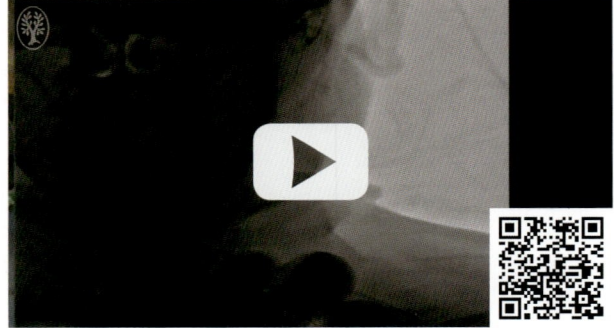
视频 5.1　颈动脉直接通路。

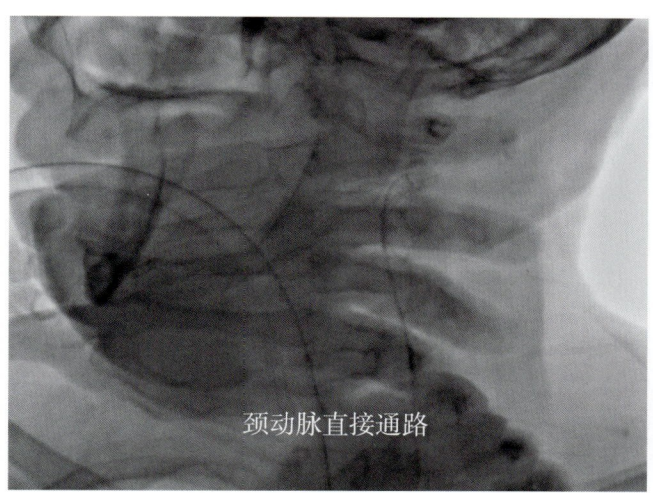

图 5.1c 握针推进导丝。

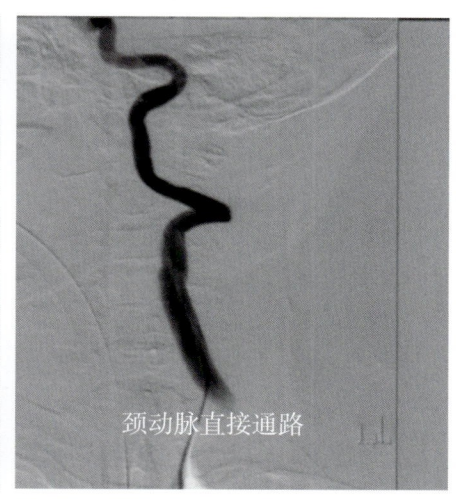

图 5.1d 颈动脉造影排除夹层或血管损伤。

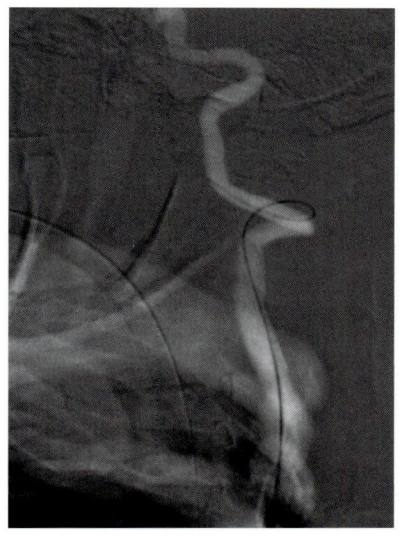

图 5.1e 使用导引导管的颅内通路血管造影路图。

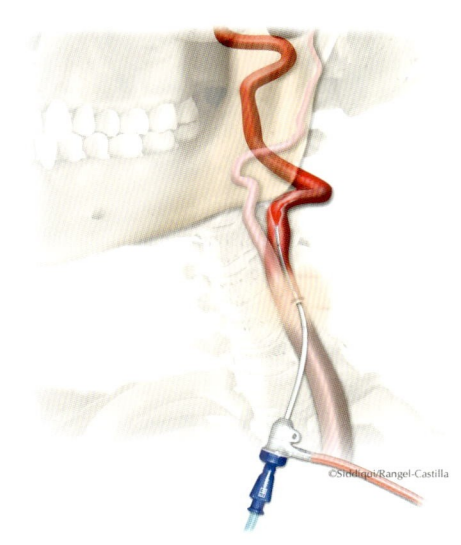

图 5.1f 颈动脉直接通路示意图。

器械清单

- 标准动脉通路。
- 微创穿刺套件。
  - 穿刺针（21-gauge）。
  - 导丝（直径 0.010 英寸；Cope Mandril, Cook Medical）。
  - 4F 血管鞘。
- 30 cm J 形导丝，用于将扩张器更换为更大尺寸的血管鞘。
- 4F~6F 股动脉鞘。

器械说明

经皮直接进入颈动脉可通过超声引导或手术暴露颈动脉。当 ICA 暴露时，选择穿刺部位，用 6-0 缝线缝合荷包线。使用 Seldinger 技术进行穿刺并置入导丝和导管。在手术结束时，完善荷包缝合。为了达到充分止血，可能需要再加缝一针。

提示、技巧和避免并发症

- 直接进入颈动脉的通路增加了血管内介入治疗病例的复杂性。精细的外科手术技术，特别注意止血和遵循自然组织间隙的操作，可预防大多数通路相关并发症。
- 如果是经皮穿刺而不是切开，我们建议做一个2～3 mm的皮肤刺入切口，以便让导引导管在没有阻力的情况下进入动脉。

第2部分
诊断过程
Diagnostic Procedures

6	诊断性脑血管造影	*031*
7	诊断性脊髓血管造影	*040*
8	诊断性脑静脉造影	*044*
9	球囊闭塞试验	*047*
10	岩下窦采血	*053*

6 诊断性脑血管造影
Diagnostic Cerebral Angiography
Gary B. Rajah and Leonardo Rangel-Castilla

概　述

诊断性脑血管造影，或其他任何神经血管内介入治疗，都开始于以恰当的方式进入主动脉弓和颅颈交界区的血管。识别正常和变异的解剖结构是至关重要的。诊断性脑血管造影可以提供诸多信息，包括血管异常、灌注以及代偿情况等。而这些信息是开展各种血管内介入技术的基础，例如动脉内注射化疗药、解痉药和其他治疗性药物，以及 Wada 试验。

适应证

诊断性脑血管造影主要用于罹患颅内或颅外脑血管疾病的患者。这些疾病包括颈动脉和椎动脉病变、与大血管闭塞相关的卒中、血管炎、颅内动脉瘤、动静脉畸形和动静脉瘘、富血管的颅外和颅内肿瘤、严重的鼻出血以及其他情况。静脉造影将另立专题介绍。

主动脉弓的解剖

股动脉是首选的血管通路；当然，桡动脉和肱动脉也是可供选择的（指征和细节详见桡动脉和肱动脉通路专题）。诊断性导管在导丝引导下进入主动脉弓。胸、腹主动脉包含众多分支，包括腰动脉、肾动脉、肾上动脉和肋间动脉。神经介入医师必须小心保护这些分支，以免错误的插管导致意外的夹层或血管破裂。有 3 枚重要分支自主动脉弓发出，从左到右分别是左侧锁骨下动脉、左侧颈总动脉（CCA）和头臂干（或无名动脉）。正常的主动脉弓解剖见于 60%～70% 的患者。最常见的解剖变异包括牛角弓、左椎动脉直接起自弓上，以及右侧锁骨下动脉缺如。

随着年龄增长，主动脉弓会逐渐拉长、扩张、钙化，顺应性也会下降。大血管开口的平直度下降，并向近心端偏移。大血管的置管难度和并发症的发生与主动脉弓延长程度的分型（1～4 型）具有相关性。牛角弓是最常见的变异，在这种变异中，左侧颈总动脉和头臂干（无名动脉）共干（"真牛角弓"）；或者最为常见的是左侧颈总动脉直接起自无名动脉本身。

具体技术和关键步骤

神经介入医师应当了解主动脉弓解剖的复杂性（图 6.1～图 6.3，视频 6.1～视频 6.3）。如果有可能，在任何神经介入操作之前应当先对主动脉弓进行无创检查，例如 CT 血管造影（CTA）或者磁共振血管造影。这些检查有助于理解主动脉弓和大血管的解剖。这些结果可以提供有效信息，明确是否存在解剖变异，以及血管开口处是否存在动脉粥样硬化性斑块等。

（1）股动脉造影以排除夹层等异常，透视下将诊断性导管在弯头导丝（0.035 英寸弯头的超滑导丝，Terumo）引导下置入主动脉弓。重要的是导丝应超过导管头足够的长度。否则，导丝的弹性会下降，甚至会刺破血管（视频 6.1～视频 6.3）。

（2）年轻患者的血管更为平直，单弯导管是很好的选择（图 6.1、图 6.3，视频 6.1、视频 6.3）。超滑导丝先跨越主动脉弓进入升主动脉，再顺势推送导管。旋转导管头使其呈垂直位。轻柔回撤导管直至其"敲击"弹入大血管的开口。先将导丝推进大血管(无名动脉、左颈总动脉或左锁骨下动脉),然后再顺其推送导管。对其他血管重复相同的操作。在回撤导管的过程中,可通过最小剂量造影剂持续推注的方法来观察"敲击",代替"冒烟"(轻柔、快速地注射0.5～1 mL 的造影剂)。一种表面光滑的导管(Glidecath, Terumo)可以通过"冒烟"/推送结合的技术,或借助导丝引导来推进。对大多数患者来说,颈动脉壶腹部远端的导管推送首选在路图下进行;当然,单纯根据解剖指引来推送导丝也是可行的。

(3) 对高龄或者解剖结构更复杂的患者,复合弯导管(例如 Simmon2 或 3, Terumo)是有帮助的(图 6.2,视频 6.2)。在大血管置管前,需先对复合导管的远端进行塑形(或重构)。完成这一步后,推送导管跨越主动脉弓。为超选无名动脉,轻柔回拉导管,同时持续推注造影剂以寻找其开口。当导管头进入血管开口后,进一步的回撤会使导管推进至其远端,同时打破 Simmons 导管的弯曲,并使其操作变得更像传统的直头导管。为进一步推进导管,应当使用路图。超滑导丝先向前推进,再推送导管。针对其他血管重复上述操作(视频 6.2)。Simmon 导管的回撤与置入过程相似。向前推送导管使其回疝入主动脉弓。如要直接回拉导管来超选其他血管,则需对其重新塑形。

(4) Simmon 导管的重构或塑形可通过以下操作来实现(视频 6.2)。首先,将导管在导丝支撑下置入主动脉弓内,回撤导丝至弯曲近端。逆时针旋转导管形成 Ω 形。然后,轻柔回撤以减少张力并将 Ω 形的导管移至主动脉弓最窄处。采用快速推送方法使导管达成初始形状。然后,回撤导丝,二次冲洗管腔。Simmon 导管还可以通过主动脉瓣"反弹"和疝出锁骨下动脉的方法来塑形。

(5) 采用复合弯导管对牛角弓之左侧颈总动脉进行插管,需采用"剪刀法"或"8 字"法。当导管头位于头臂干时,旋转导管使其形成 8 字形。这将使导管头指向左侧颈总动脉的开口。然后,轻柔推送导管使其头端回撤并掉入左侧颈总动脉开口的窝内。当导管头被卡住后,回拉导管并反向旋转解开"8 字"袢并锁定导管头的位置。

器械选择

诊断性导管的选择主要基于患者的年龄。单弯导管用于 50 岁以下者,复合弯导管用于 50 岁以上者。

(1) 单弯导管。
a. 成角的超滑导丝。
b. 0.035 英寸弯头导丝。
c. 持续的肝素化滴注。
(2) 复合弯导管。
a. Simmon 2 导管(Terumo)。
b. 0.035 英寸弯头导丝。
c. 持续的肝素化滴注。

注 意 点

- 对于动静脉瘘,或者不明原因的出血性疾病,完整的脑血管造影应当包括所有的 8 根血管(双侧颈总动脉、颈外动脉、颈内动脉和椎动脉)。对于大多数的动脉瘤性蛛网膜下腔出血,通过双侧颈动脉和左侧椎动脉的造影即可完成诊断,当然,后者应当具有足够好的血流,以反向充盈对侧椎动脉直至小脑后下动脉。如若不然,则需行右侧椎动脉造影(肿瘤和其他疾病将在其他专题讨论)。
- 最严重的并发症是斑块脱落导致的卒中。术前的主动脉弓 CTA 有助于识别这些斑块的存在与否。导管越过颈内动脉壶腹之前,对颈总动脉进行造影有助于减少这种卒中。如发现主动脉弓处的大型斑块,应放弃手术。这种大型斑块是诊断性脑血管造影的禁忌证。如造影非常有必要,应先静脉使用肝素(1 500～2 000 单位),尽可能采用简单的直头导管。
- 50 岁以下没有动脉粥样硬化的患者,首选单弯导管(图 6.1、图 6.3,视频 6.1、视频 6.3)。
- 50 岁以上有动脉粥样硬化、近端血管迂曲或存在主动脉弓变异者(牛角弓),首选复合弯导管。使用复杂导管对大血管进行插管前,都需塑形(重构)其远端弯曲部(图 6.3,视频 6.3)。
- 诊断性血管造影中最常见的困难是主动脉弓迂曲导致的目标血管置管失败。标准导管失败时,硬质导管是另一选择。此时需格外小心,因为更硬的复杂导管有可能捣毁钙化斑导致栓塞。其他选择包括 VTK 导管(Cook Medical)和猎人头导管(Terumo)。
- 腔内血栓形成是脑血管造影的一个风险。我们推荐在所有诊断性血管造影过程中使用持续的肝素化滴注。
- 即使导管导丝操作技术应用得当,结缔组织疾病

(如马方综合征)的患者仍具有更高的血管夹层风险。
- 导管诱发的痉挛必须与血管损伤进行鉴别；前者通常在导管撤出后即缓解。必要时可以使用维拉帕米。
- 每次撤出导丝或连接注射器进行手推造影后，都应当对导管进行抽吸冲洗。这样做的目的是排气和清除杂质。我们更喜欢选用双腔阀(Abbott Vascular)。如回抽时不见血，可能是导管头顶住了血管壁，应当缓慢回撤，直至见到回血。如仍无回血，需考虑导管内血栓的可能。绝对不能推注！撤出导管并灌洗之。
- 应当始终旋转弯头导管以使其角度顺应血管弯曲。这可以预防痉挛和损伤。
- 高压注射器主要用于三维旋转造影，高血流病变时应提高帧数。必须时刻确认高压注射器的参数设置。主动脉弓内的注射一般在 600＋psi，颅内造影通常设定在 300 psi。
- 评估患者的肾功能状态及是否存在造影剂过敏情况，以确保操作的安全性。

病例概览　　病例 6.1　诊断性脑血管造影

- 46 岁男性，出现亚急性眩晕、头晕和头痛。
- 既往史无殊。
- CT 血管造影(CTA)显示患者患有小脑蚓部的动静脉畸形(AVM)。
- 有必要行诊断性脑血管造影以进一步评估。

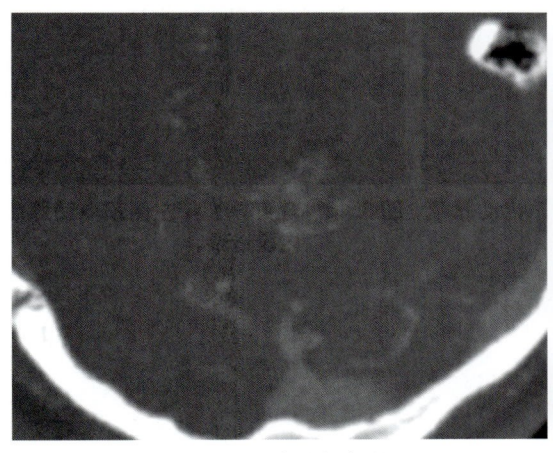

图 6.1a　轴位 CTA 显示小脑蚓部的 AVM。

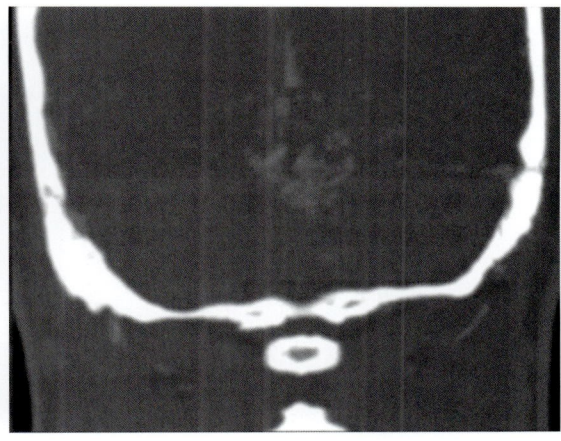

图 6.1b　冠状位 CTA 显示小脑蚓部的 AVM。

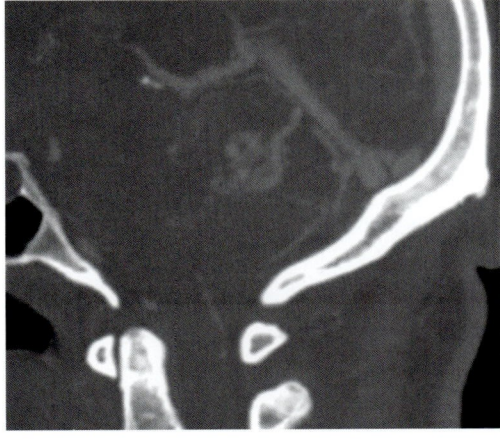

图 6.1c　矢状位 CTA 显示小脑蚓部的 AVM。

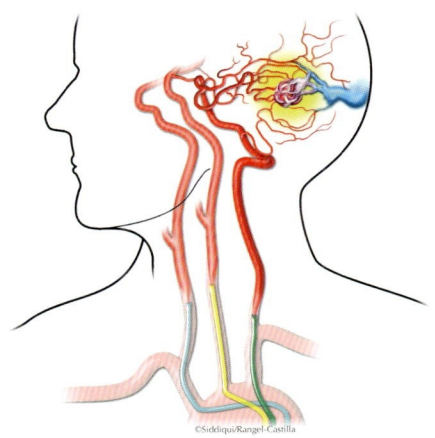

图 6.1d　诊断性脑血管造影的示意图。

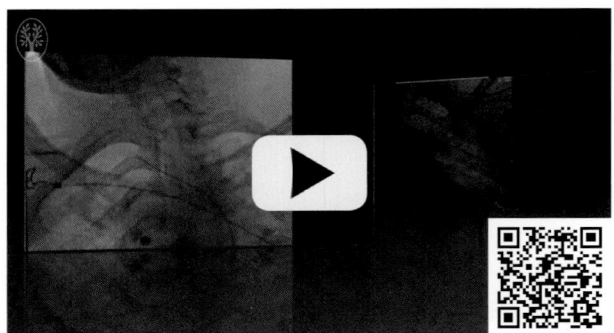

视频 6.1　诊断性脑血管造影（单弯导管）。

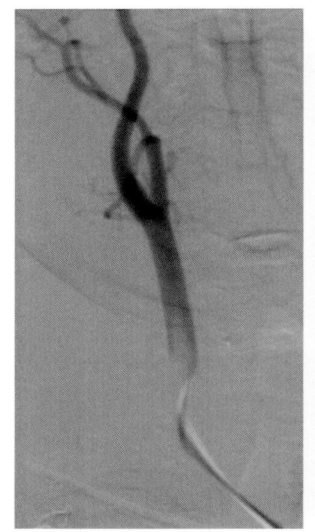

图 6.1e　弯头导管行右侧颈总动脉造影。

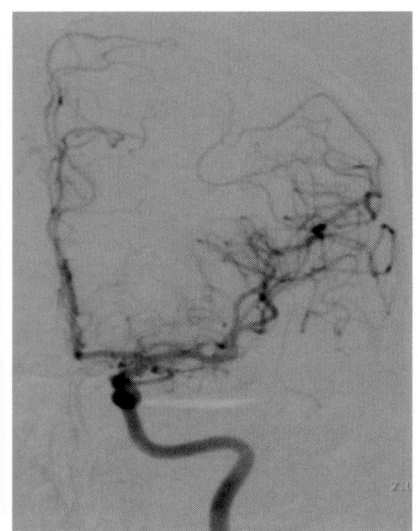

图 6.1f　弯头导管行右侧颈内动脉颅内段造影。　　图 6.1g　弯头导管行左侧颈内动脉颅内段造影。

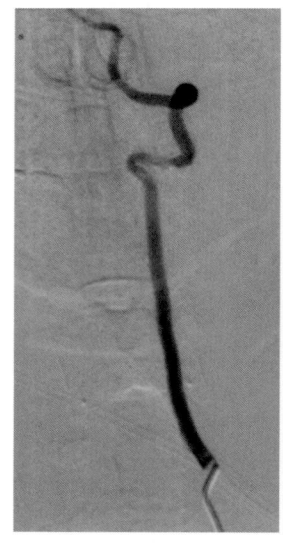

图 6.1h　弯头导管行左侧椎动脉造影。

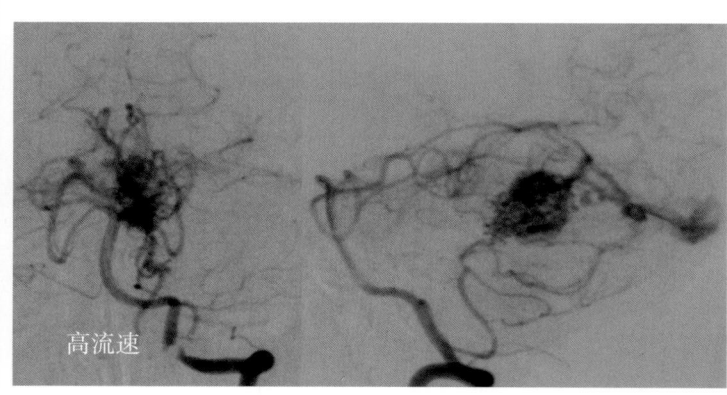

高流速

图 6.1i　椎动脉颅内段造影。

器械清单

- 标准的诊断性脑血管造影。
- 建立通路的微创穿刺套件。
- 5F 股动脉鞘。
- 弯头导管(Terumo)、Cobra 导管。
- 0.035 英寸弯头超滑导丝。
- 持续的肝素化滴注。

器械说明

诊断性脑血管造影是神经介入的常规流程,需要用到各种不同的技术。我们常规采用标准的经股动脉通路置 5F 血管鞘。我们喜欢采用弯头的光滑导管,弯头可以让导管更轻易地进入年轻患者的颈内、颈外和椎动脉,因为其血管迂曲度很小或几乎没有。相比于非光滑导管,光滑导管不容易损伤血管内皮,因此血管痉挛和夹层的风险也很小。

提示、技巧和避免并发症

- 针对 AVM 的完整脑血管造影应当包含双侧颈内、颈外动脉和椎动脉。
- 年轻患者血管迂曲度很小或几乎没有,单弯导管是首选。
- 我们建议在诊断性脑血管造影过程中进行持续的肝素化滴注。
- 为了预防导管相关的栓子和卒中,每次撤出导丝或连接注射器进行手推造影后,都应当对导管进行抽吸冲洗。这样做可以排出空气和杂质。
- 我们推荐 Copilot Valve(Abbott Vascular),而非标准的 Tuohy Valve(Cook Medical),以便导丝装填和减少空气进入导管。

病例概览 | 病例 6.2 诊断性脑血管造影(复杂的主动脉弓)

- 79 岁女性,出现一过性的左侧肢体乏力。当她在急诊室评估时所有症状均已消失。既往有高血压和冠心病病史。
- 磁共振成像(MRI)显示左侧大脑中动脉区域的急性缺血性卒中。
- 有必要行诊断性脑血管造影以进一步评估。

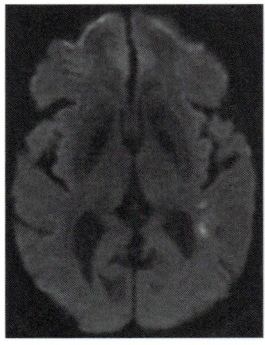
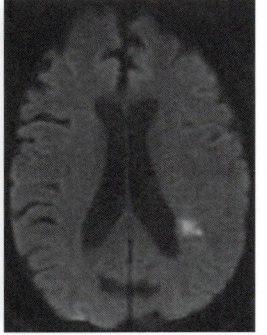

图 6.2a MRI 提示急性脑梗死。

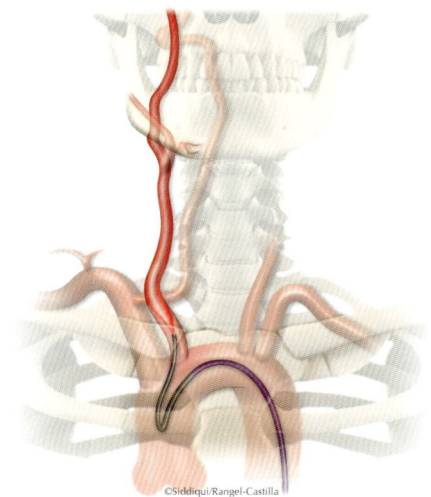

图 6.2b 采用 Simmon 2 导管进行诊断性脑血管造影的示意图。

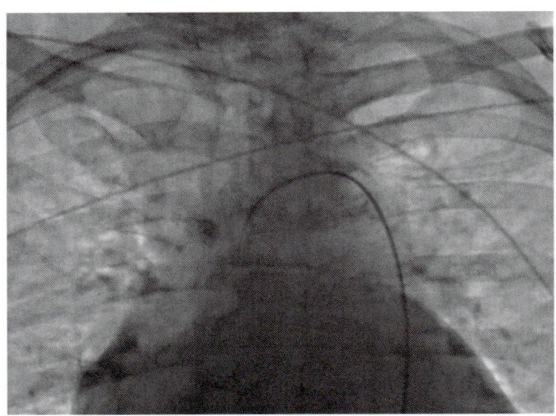

图 6.2c　Simmon 2 导管在主动脉弓内。

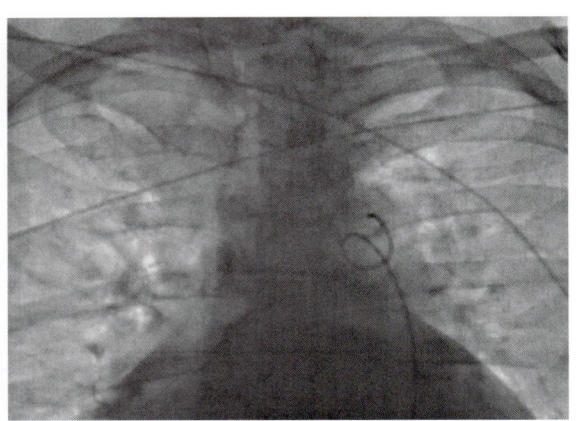

图 6.2d　Simmon 2 导管呈 alpha(α)型。

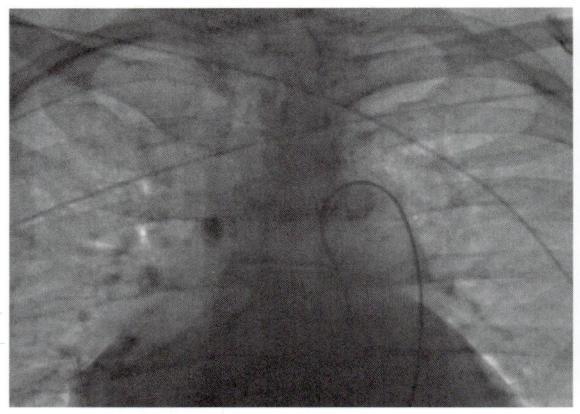
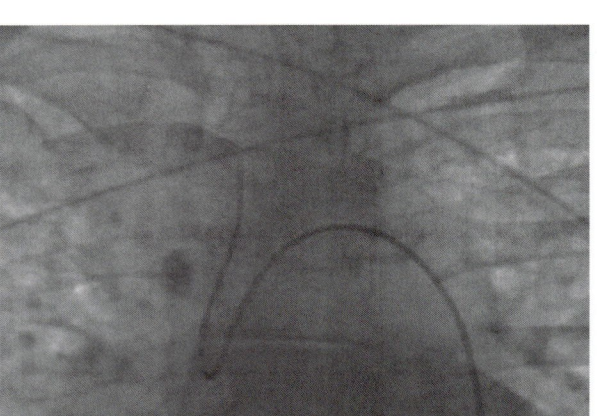

图 6.2e　Simmon 2 导管的塑形。

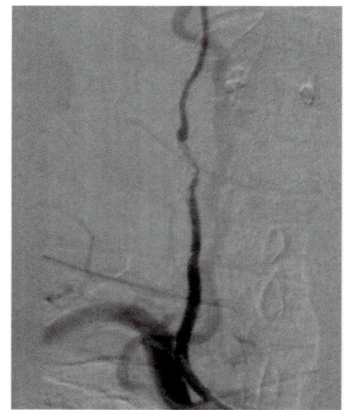
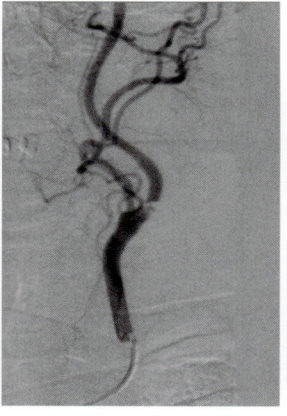

图 6.2f　右侧和左侧颈动脉造影显示双侧的严重狭窄。

视频 6.2　诊断性脑血管造影（复合弯导管）。

器械清单

- 标准的诊断性脑血管造影。
- 建立通路的微创穿刺套件。
- 5F 股动脉鞘。
- Simmon 2 光滑导管（Terumo），Vitek 导管（Cook Medical）。
- 0.035 英寸弯头超滑导丝。
- 持续的肝素化滴注。

器械说明

罹患血管性疾病的老年患者，其主动脉弓常合并动脉粥样硬化、钙化、3 型弓、严重迂曲和顺应性下降等异常。Simmon 2 和 Vitek 导管是解决这些困难的理想选择。Vitek 导管也可用作大尺寸导引导管（如 Neuron MAX）的支撑导管。更硬或更粗的导丝有时也是有必要的（如硬质的 0.035 英寸或 0.038 英寸的导丝）。在该病例中，Simmon 2 导管足以跨越主动脉弓，并建立进入双侧颈总动脉和左侧椎动脉的通路。

提示、技巧和避免并发症

- 与复杂主动脉弓置管相关的常见并发症包括：介入治疗时通路丢失、大血管损伤、血栓栓塞以及卒中。
- 我们推荐在复杂弓进行脑血管造影过程中进行持续的肝素化滴注。
- 诊断性造影之前先行颈部 CT 血管造影以评估解剖结构，同时了解是否存在动脉粥样硬化，尤其是在老年患者中。
- 采用伙伴导丝（V-18：0.018 英寸的硬质导丝）以获得额外的支撑。
- 球囊锚定技术也是协助导管跨过主动脉弓的有效方法。

病例概览 | 病例 6.3 诊断性脑血管造影（儿童）

- 3 岁女孩，出现进展性的右侧偏瘫和可疑的癫痫发作。
- 既往史无殊。
- 磁共振成像（MRI）显示左侧额、颞叶血管畸形。
- 行诊断性脑造影以进一步评估。

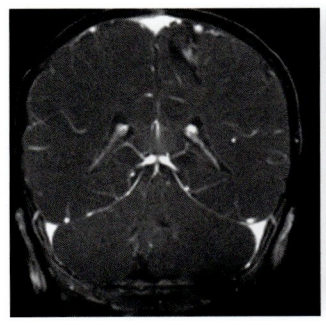
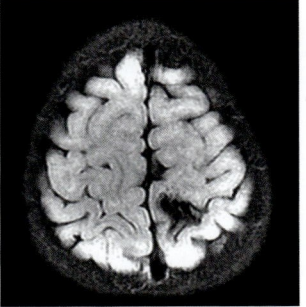

图 6.3a　MRI 显示左侧额、颞叶血管畸形。

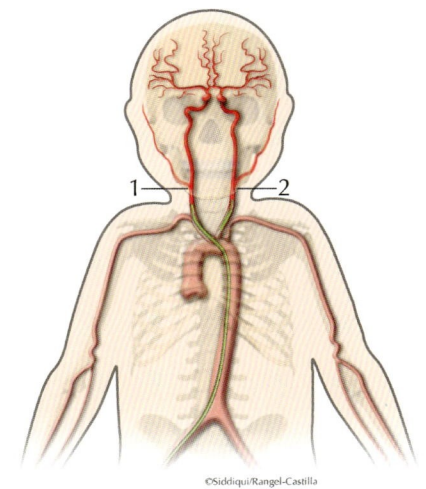

图 6.3b　儿童患者诊断性脑血管造影的示意图。

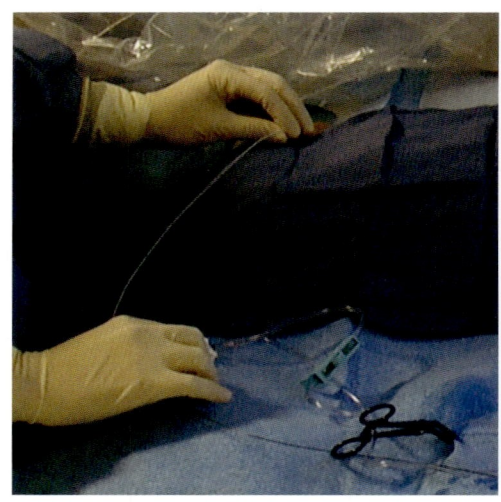

图 6.3c　4F 的弯头导管。

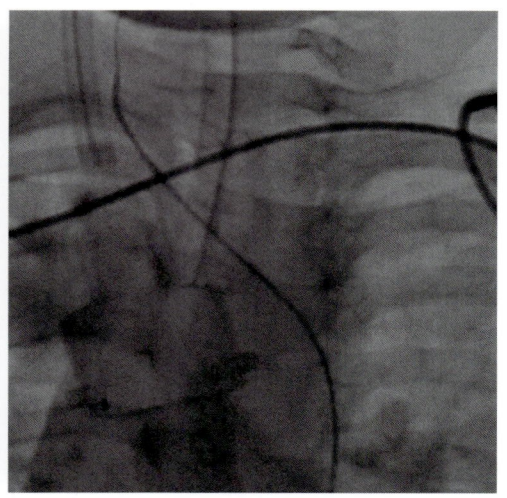

图 6.3d　弯头导管进入右侧颈总动脉。

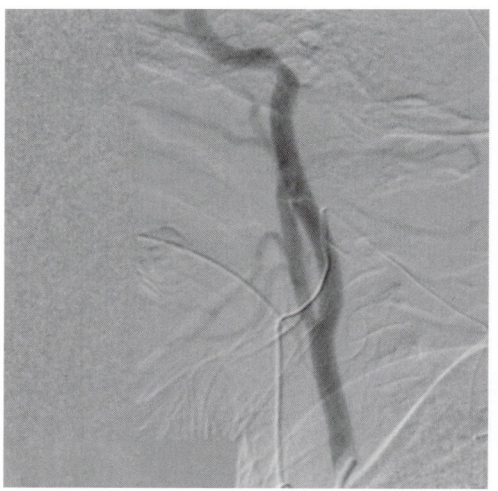

图 6.3e　右侧颈总动脉造影。

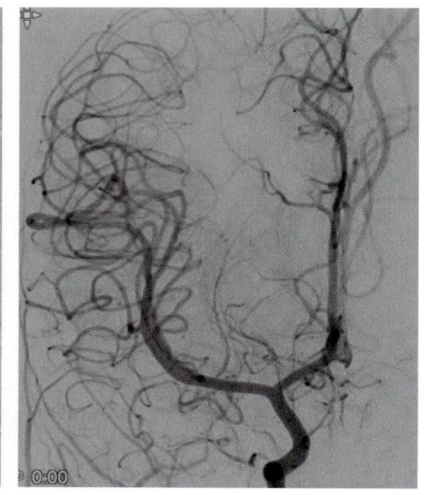

图 6.3f　右侧颈内动脉颅内段造影。

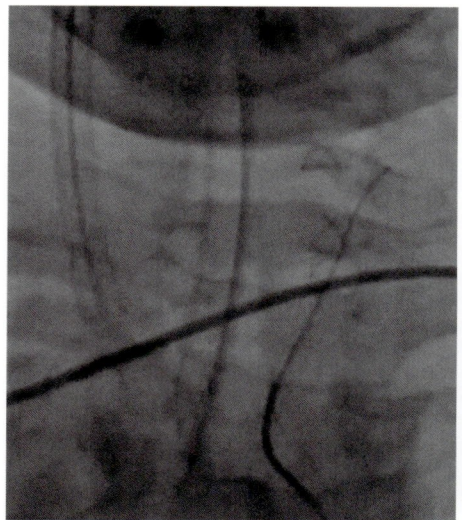

图 6.3g　左侧颈总动脉造影。

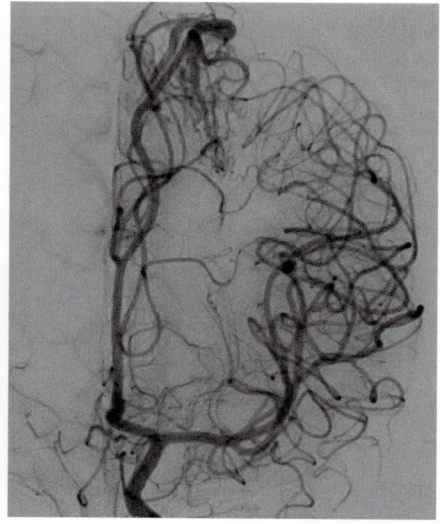

图 6.3h　左侧颈内动脉颅内段造影显示动静脉畸形。

6 诊断性脑血管造影

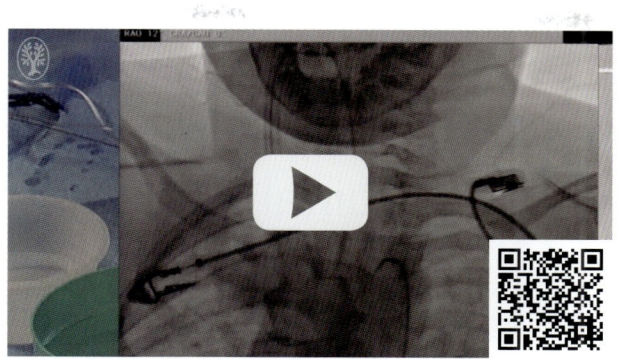

视频 6.3　儿童的诊断性脑血管造影(单弯导管)。

器械清单

- 标准的诊断性脑血管造影。
- 建立通路的微创穿刺套件。
- 4F 股动脉鞘。
- 弯头导管(Terumo)。
- 0.035 英寸弯头超滑导丝。
- 持续的肝素化滴注。

器械说明

儿童患者的诊断性脑血管造影,在技术上与成年人相似。血管平直,容易超选。股动脉是常规通路,可以使用或不用股动脉鞘。弯头的光滑导管和导丝是儿童患者的首选,因为与非光滑材质相比,其创伤更小。单弯导管是选择性脑血管造影的首选。

提示、技巧和避免并发症

- 时刻关注并记录儿童患者的造影剂用量。
- 尽可能减少放射线暴露。
- 诊断性脑血管造影在全麻下进行,因为患者的配合度较差。
- 轻柔注射造影剂,以免损伤内膜,导致夹层。

7 诊断性脊髓血管造影
Diagnostic Spinal Angiography

Gary B. Rajah and Leonardo Rangel-Castilla

概　　述

诊断性脊髓血管造影，或其他任何脊髓神经血管内介入，都首先开始于以恰当的方式进入成对的节段间动脉（或根动脉）。认识正常和变异的解剖是至关重要的。诊断性脊髓血管造影可以提供血管异常的信息，例如脊髓动静脉瘘、脊髓原发性或转移性肿瘤的血管构筑。脊髓血管造影是开展各种血管内介入技术的基础，例如肿瘤栓塞、动静脉畸形（AVM）和动静脉瘘（AVF）的确诊和治疗。

适　应　证

诊断性脊髓血管造影可用于罹患富血供脊髓肿瘤的患者。肿瘤可以是原发（如血管母细胞瘤）或转移性的（如肾细胞癌）。造影可用于术前栓塞时的评估，也可用于怀疑 AVM 或 AVF 的患者。

神经血管解剖

股动脉是脊髓血管造影和介入治疗的首选血管通路。在寻找脊髓动静脉瘘（sAVF）时，应当对整个神经轴进行成像。神经介入医师应当熟悉从颅腔至骶管的与神经系统相关的完整血管解剖。

动脉系统

必须识别的血管包括骶外侧血管（自髂内动脉开始）、骶正中动脉以及从 L5 到 T2 的成对的节段间动脉。这些成对动脉之开口位于主动脉背侧，距离仅数毫米，这与大多数示意图里的描述是不同的。肋颈干是最高节段的肋间血管，主要供应 T1 水平的血管。主动脉弓附近有时会碰到一些变异，如开口缺失并通过邻近节段供血。Adamkiewicz 动脉（T10 - L1；通常位于左侧，也被称为脊髓前根大动脉）在任何栓塞或外科手术前都必须加以识别和确认，因为其通过脊髓前动脉为胸段脊髓提供主要血供，该动脉的损伤可能导致脊髓梗死。颈髓主要由双侧椎动脉供血，这些血管起自甲状颈干（颈升动脉）。椎动脉发出根髓分支，这些分支常见于 C6 和 C3（颈部动脉膨大处）并供应脊髓前动脉。病理状态下肌支也可能为脊髓供血。脊髓前动脉和成对的脊髓后动脉起自枕大孔附近的椎动脉（V4 段），并在硬脊膜的最低处形成吻合。脊髓前动脉走行于脊髓前中央沟，通过穿支供应脊髓的前部，而后柱则由两条脊髓后动脉供血。

总共有 62 根节段动脉（左、右各 31 根），每根节段动脉都对应一个脊神经根。根动脉与脊神经伴行，在椎弓根下方进入相应的神经孔。在每节椎骨的神经孔附近，根髓动脉和根软膜动脉共干，起自成对的节段动脉。之后，这些成对的动脉移行为肋间动脉和后肌皮动脉。根动脉是胚胎时期节段动脉的残留，形成硬膜外动脉丛。通常情况下可借助脊髓正中动脉和根动脉发出的上升的"牧羊杖"样结构来确认根髓动脉。脊髓后根动脉通常都较为迂曲，脊髓后动脉并不位于中线。

静脉系统

脊髓通过成对的静脉引流。通常有 1 根脊髓前静脉、1 根脊髓后静脉和 2 根位于后外侧的纵向静脉。在腰段，根静脉向后引流汇入脊髓静脉和腰静脉。在胸段，根静脉引流汇入半奇静脉（左侧）和奇静脉（右侧），继续向后汇入腔静脉系统。根动脉进入神经根袖套，引起附近的根静脉充血（高压），这是脊髓动静脉瘘的标志。

硬膜外静脉丛负责引流脊髓和附近的骨性结构。硬膜外静脉没有静脉瓣，不可扩张。在颈部，椎静脉通过枕下静脉系统（Batson 静脉丛）引流入上腔静脉。Batson 静脉丛是硬膜外静脉丛，与脊髓转移性或感染性疾病的扩散有关。在靠近颅腔处，颅内静脉窦也会参与脊髓的静脉引流，尤其是在静脉高压的情况下会出现扩张。脊髓静脉丛与斜坡静脉丛、边缘窦、横窦和海绵窦相通。

具体技术和关键步骤

神经介入医师应当了解脊髓解剖结构的复杂性（图 7.1，视频 7.1）。如果没有详尽的计划，脊髓造影和介入手术可能会变得冗长，并承受大剂量的放射线和造影剂负荷。应当准备一张表格用以记录已经成像的脊髓层面和侧别，这样可以避免遗漏或者重复成像。应当先获得脊髓的非侵袭性成像（如 MRA）帮助定位病变层面，并确定需要成像的节段数量。sAVF 要求全脊髓造影。肿瘤栓塞则只需病灶上、下各 3 个节段成像即可。

（1）股动脉造影后，透视下将诊断性导管在弯头导丝支撑下置入主动脉弓。必须将导丝超过导管头足够的长度，否则导丝会变得僵硬并容易刺破血管。

（2）在前后位透视下将诊断性导管送入主动脉弓和主动脉背侧成对的血管开口处。通常采用"冒烟技术"。一旦锁定血管开口，立即进行造影（轻柔地手推造影以防踢管或血管损伤）。应警惕导管头嵌顿于开口的情况，因其有可能导致血管痉挛或破裂。要做的是脱离血管开口，然后继续推进。有些术者喜欢从头部开始向下推进（视频 7.1）。

器械选择

诊断性导管的选择主要基于患者的年龄。单弯导管用于 50 岁以下者，复合弯导管用于 50 岁以上者。

（1）根据术者的喜好来选择脊髓诊断性导管。Cobra、Shetty、Mikaelsson 和 Simmon 1 是常用的选择。椎动脉、甲状颈干和肋颈干的置管与诊断性脑血管造影相似。

（2）单弯导管用于诊断性血管造影。
 a. 上述任意一种导管。
 b. 与 0.035 英寸弯头导丝配合使用。
 c. 持续的肝素化滴注。

注 意 点

- 任何怀疑脊髓动静脉瘘者，都应行 8 根血管（双侧颈总动脉、颈外动脉、颈内动脉和椎动脉）的脑血管造影（脊髓和骶部血管造影的补充）。
- 应追踪记录造影剂的用量、放射线暴露和脊髓层面。否则很容易出现造影剂或放射线超量，以及遗漏或重复造影的情况。
- 一枚根动脉可能供应超过一个脊髓层面。
- 胰高血糖素可用于抑制肠蠕动以提高成像清晰度。
- 患者的呼吸可能会影响成像质量。对无法充分配合的患者，推荐采用全麻和呼吸暂停。
- 每次撤出导丝或连接注射器进行手推造影后，都应当对导管进行抽吸冲洗，这样做的目的是排气和清除杂质。我们更喜欢选用双腔阀 Copilot valve（Abbott Vascular）而非标准的 Tuohy valve（Cook Medical）。如回抽时不见血，可能是导管头顶住了管壁，应当缓慢回撤直至见到回血。如仍无回血，需考虑导管内血栓的可能。绝对不能推注！撤出导管并灌洗之。
- 微导管可置入诊断性导管进行介入手术。应先进行微量注射以评估根髓动脉、软膜动脉及其侧支代偿。
- sAVF 的解剖定位并不一定在影像学上的病灶位置，也不一定与患者的体格检查相符（例如，患者的腰椎神经根病变或腰部脊髓肿胀可能是由胸椎水平的 sAVF 引起的）。
- 如计划手术切除病灶（如 AVM 或者 AVF），可以在诊断性脊髓造影时填塞弹簧圈，作为后续手术切除时的 X 线定位的标记点。
- 静脉早显或静脉充血的识别辨认是寻找 sAVF 的关键。静脉高压可以通过影像学（如 MRA）上软膜表面迂曲扩张的静脉来确认，因为正常的离心性引流模式被动脉化的血流打破了。最终，动脉化的血流逆转或超过了正常的引流，导致脊髓静脉扩张。脊髓静脉会通过根髓静脉来尽可能地释放压力。然而，这些静脉最终都将被不断升高的压力破坏，脊髓静脉需"募集"更多的远端根静脉来缓解压力。
- 我们采用脊髓前动脉来作为中线的解剖标志。如果该动脉出现移位，则需考虑病变的可能性。

病例概览	病例 7.1　诊断性脊髓血管造影

- 13 岁女性，出现进展性的背痛和腿痛，伴双下肢无力。
- 既往史无殊。
- 磁共振（MRI）显示胸段脊髓血管畸形。
- 有必要行诊断性脊髓血管造影，以进一步评估。

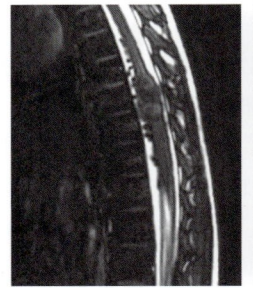
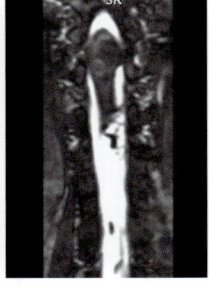
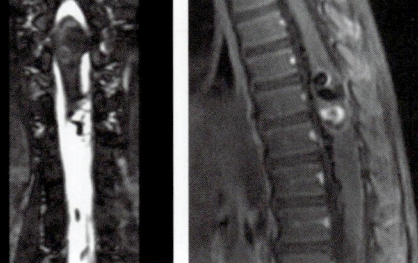

图 7.1a　胸部 MRI 显示脊髓血管畸形。

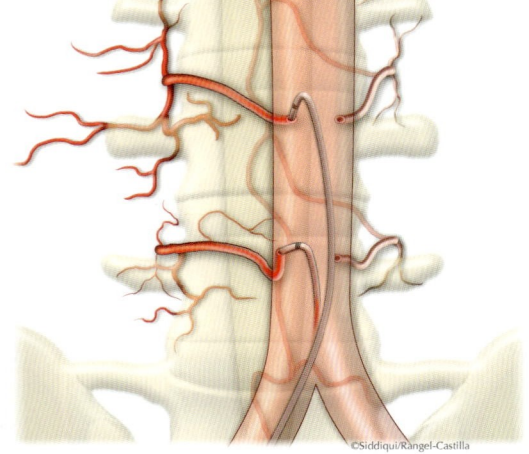

图 7.1b　诊断性脊髓血管造影的示意图。

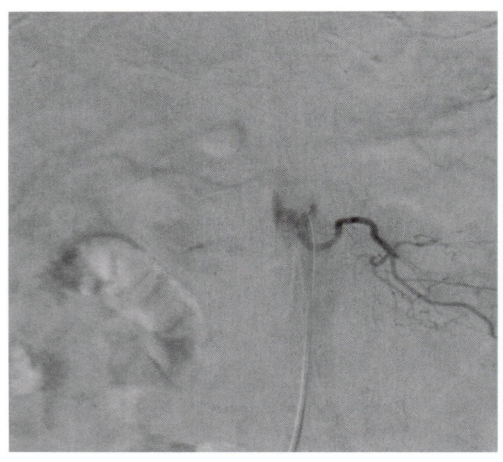

图 7.1c　左侧 L2 根动脉。

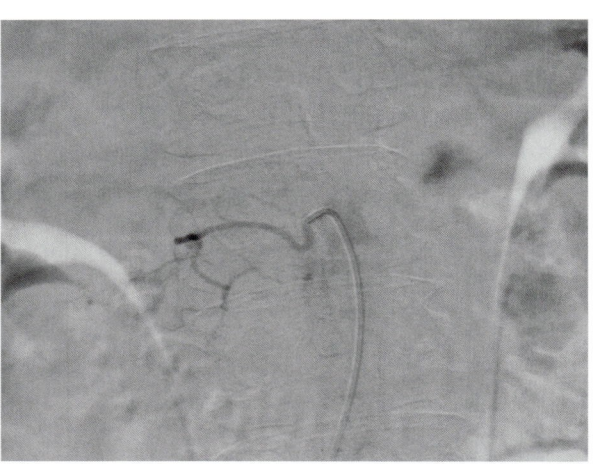

图 7.1d　右侧 L1 根动脉。

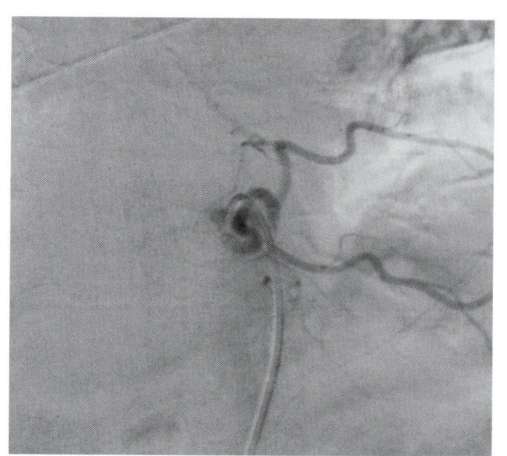

图 7.1e 左侧 L3 和 L4 根动脉。

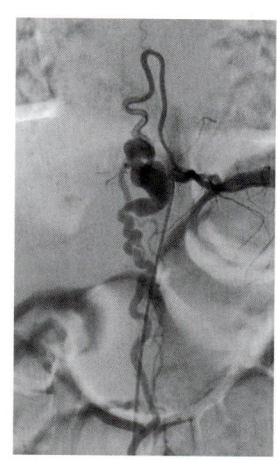

图 7.1f 左侧 T9 根动脉供应动静脉瘘。

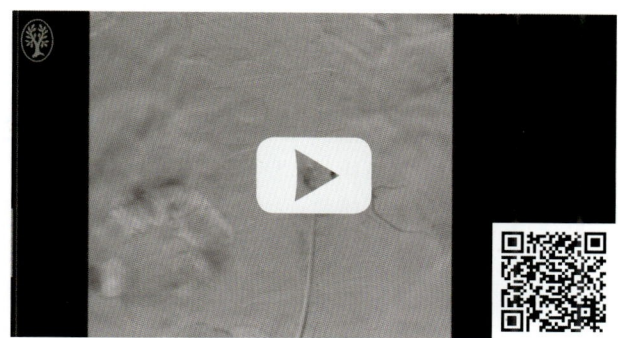

视频 7.1 诊断性脊髓血管造影（Cobra 导管）。

器械清单

- 标准的诊断性脑血管造影。
- 建立通路的微创穿刺套件。
- 5F 股动脉鞘。
- 弯头导管（Terumo），Cobra 导管。
- 0.035 英寸弯头导丝。
- 持续的肝素化滴注。

器械说明

弯头导管和 Cobra 导管是诊断性脊髓造影的两种常用导管。双侧根动脉的开口离得很近，可以通过导管的轻柔操作较容易地被找到。病理性的根动脉通常会增粗，在需要介入治疗时可以容纳 6F 的导引导管。

提示、技巧和避免并发症

- 时刻关注放射线暴露时间和造影剂的用量。
- 大多数时候应当重点关注感兴趣的区域；然而，完整的脊髓血管造影应当包括椎动脉、锁骨下动脉、胸段、腰段、髂段的动脉和骶正中动脉。动静脉畸形或动静脉瘘之供血动脉来自上、下 2 个或 3 个层面者并不少见。
- 造影时让患者屏住呼吸可以提高成像质量。如果患者无法配合，可以考虑全麻和间歇性的呼吸暂停。成像质量欠佳时，小型或微小病变可能会被遗漏。

8 诊断性脑静脉造影
Diagnostic Cerebral Venography

Jason M. Davies

概 述

一直以来，我们对脑血管系统静脉端的关注很少。然而，随着对其病理学（如特发性颅高压中的狭窄，动静脉畸形的引流）的理解加深，提高了我们研究和评估静脉系统的需要。大多数情况下，静脉系统可以在动脉造影的后期清晰显影；但若论及精确的细节（如压力设定等），诊断性静脉造影将成为我们武器库中的重要组成部分。

适 应 证

诊断性脑静脉造影最常用于直接评估静脉窦的狭窄，通常是出现症状的特发性颅高压患者，并在MRA上出现狭窄的证据时。有时更小的血管或静脉窦在动脉造影的晚期难以评估，也可以采用诊断性脑静脉造影。

神经血管解剖

股静脉位于股三角内，与股动脉和股神经伴行并位于其内侧。股静脉引流下肢血液并向上汇入髂外静脉，继续移行为下腔静脉后汇入心脏。心脏向上延伸发出上腔静脉，引流上肢和头颈部血流。上腔静脉分为成对的锁骨下静脉引流颈内静脉，后者是头部的主要静脉流出道。静脉窦是脑静脉造影的最常见评估目标。它起自上矢状窦（SSS），汇入窦汇并向双侧横窦和乙状窦引流，最终进入颈内静脉。

具体技术和关键步骤

（1）腹股沟区消毒铺巾，触摸股动脉搏动，定位股静脉于其内侧。

（2）腹股沟区皮肤和皮下组织局部浸润麻醉。

（3）显微针头（如 21-gauge 微创穿刺套件）连接充满生理盐水的 10 mL 注射器。斜面向上，以 45°角穿刺进入股静脉后轻微负压抽吸（图 8.1，视频 8.1）。

（4）一旦出现暗红色、无搏动的回血，置入 0.010 英寸的微导丝。导丝进入数厘米后透视确认位置。移除穿刺针，插入 4F～5F 的扩张器。移除鞘芯后将 J 形导丝插入股静脉。更换扩张器鞘壳为手术所需型号的血管鞘。诊断性手术通常选用 5F 鞘，但如果要做静脉窦测压，我们通常选用 6F 鞘以便置入导引导管和微导管（图 8.1，视频 8.1）。

（5）进一步操作之前，进行股静脉造影以评估通畅性、狭窄程度、夹层或造影剂外渗等异常。

（6）带有闭塞器的诊断性或导引导管在 0.035 英寸导丝支撑下进入静脉系统。我们倾向于插管至右侧颈内静脉，考虑到头臂静脉到上腔静脉之间更为平直的解剖。静脉瓣有时会给插管带来困难。将导管头带至靠近瓣膜处可以在跨越瓣膜时提供额外的支撑力（视频 8.1）。

（7）静脉窦测压时，我们会将导引导管靠近乙状窦，移除闭塞器和 0.035 英寸导丝，并引入微导管和 J 形导丝。将微导管和 J 形导丝推进并依次通过乙状窦、横窦和上矢状窦，最终到达 SSS 的前 1/3 至中点处。撤除 J 形导丝并注射造影剂以评估静脉解剖。

（8）为测量、记录静脉压强,将灌洗后的压力换能器连接至微导管转接口,回拉导管的同时周期性地测量设定部位的静脉窦压力,包括 SSS 的远中近端、窦汇、横窦的远中近端、乙状窦的远中近端以及颈静脉。

（9）窦汇通畅时,可以调整微导管和 J 形导丝的方向,跨越窦汇进入对侧,以逆向的方式,从对侧颈静脉开始向窦汇方向推进。

（10）压强测量和静脉造影完成后,小心撤出导引导管或诊断性导管。

器械选择

（1）5F～6F 静脉鞘的置入需要以下器械。
a. 微创穿刺套件(微穿刺针、微导丝)。
b. 5F～6F 血管鞘。
（2）诊断性静脉造影需要以下器械。
a. Simmon 2 诊断性导管(Cordis)。
b. 0.035 英寸的导丝。
（3）诊断性静脉造影联合测压需要以下器械。
a. 6F 软质诊断性导引导管,带有 Berenstein 型闭塞器。
b. 0.035 英寸的超滑导丝(Terumo)。
c. 0.035 英寸的微导管。
d. 0.014 英寸的微导丝(Synchro-2,Stryker)。
e. 压力换能器。

静脉封堵

股静脉穿刺点应当采用直接压迫的方法来封闭。与动脉系统相比,静脉的低压只需要数分钟的直接压迫即可达到封闭止血效果,血肿的风险也较低。

注 意 点

- 应先行无创影像学检查以制订手术计划,因为在横窦和乙状窦水平很可能会出现明显的不对称性。
- 通畅的窦汇可用于经单侧通路评估双侧解剖。
- 动脉通路的延迟造影可在困难静脉路径时作为路图使用。
- 皮质静脉很容易被偏移的导丝操作刺破,因此必须时刻保持导丝的轨迹于管腔的中线位置。

病例概览 病例 8.1 诊断性脑静脉造影

- 43 岁肥胖女性,出现进展性头痛,突发加重伴双侧视物模糊。体检发现双侧视乳头水肿;其余神经系统功能检查无殊。既往有高血压和肥胖病史。
- 磁共振(MRI)提示横窦狭窄。诊断性和治疗性腰穿提示颅内压升高以及大量引流后的症状改善。
- 该患者被诊断为特发性颅高压;需行脑静脉造影来评估静脉窦支架的必要性。

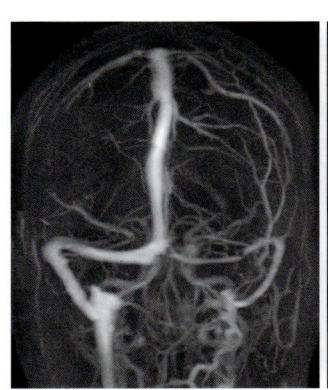
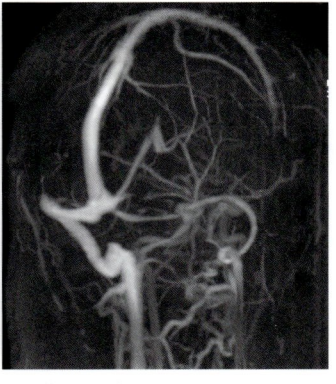

图 8.1a　MRI 静脉造影提示右侧横窦狭窄。

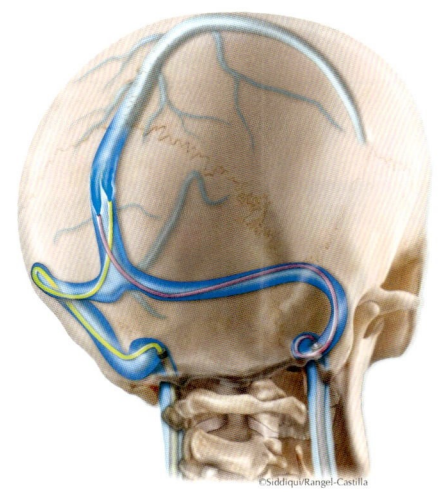

图 8.1b　诊断性脑静脉造影的示意图。

的神经功能,则被认为通过试验。球囊泄压,导管回撤至颈总动脉(视频 9.1、视频 9.2)。

(12) 复查造影以评估颈部和颅内血管树,排除夹层或血栓等异常。

器械选择

(1) 6F~7F 动脉鞘的置入需要以下器械。
  a. 微创穿刺套件(微穿刺针、微导丝)。
  b. 6F~7F 血管鞘。
(2) 诊断性动脉造影需要以下器械。
  a. Simmon 2 诊断导管(Cordis)。
  b. 0.035 英寸的超滑导丝(Terumo)。
(3) BTO 需要以下器械。
  a. 6F 或 7F 球囊导引导管。
  b. 0.035 英寸交换长度的超滑导丝(Terumo)。
  c. 充盈 50%的造影剂的具有止血阀的 3 mL 注射器。
  d. 注射用降压药(如硝普钠)。

注意点

- 选用顺应性最高的球囊。
- 避免过度充盈或反复充盈球囊,充盈状态下不要移动球囊。
- 总是在透视直视下充盈球囊(视频 9.1、视频 9.2)。
- 肝素抗凝并维持 ACT 于 300 秒以上。
- 重要的是在整个检查过程中维持血压的稳定,因为患者的血压有自然提高的趋势,以对抗降低的血流。由于年轻患者具有很好的心血管功能,维持低血压尤其困难。
- 如球囊出现泄漏,应当重新充盈,神经功能的记录应当重新计时,以免出现假阴性结果。
- 严重动脉粥样硬化的患者不适合进行 BTO。作为代替,如果该区域的病变程度更轻的话,可以将小的顺应性球囊导管推进至颈内动脉的岩骨段。岩骨段的颈内动脉更容易出现夹层,因此必须避免过度充盈球囊。
- 在准确实施的 BTO 中,即使患者不出现任何神经功能障碍,也无法保证其在永久牺牲病变动脉后不出现缺血症状。据报道,其假阴性的概率高达 20%。

| 病例概览 | 病例 9.1　球囊闭塞试验 |

- 56 岁女性,发现巨大的颅底肿瘤,疑似脑膜瘤。神经系统检查没有明显的功能障碍。主诉是头痛和平衡失调。既往史无殊。
- 磁共振(MRI)显示巨大的颅底肿瘤压迫脑干。右侧颈内动脉(ICA)和基底动脉被肿瘤包绕。
- 该患者需行诊断性脑血管造影以进一步评估,还应包括球囊闭塞试验(BTO),评估在牺牲 ICA 情况下的侧支代偿。还应评估肿瘤血供,为可能的术前栓塞做准备。

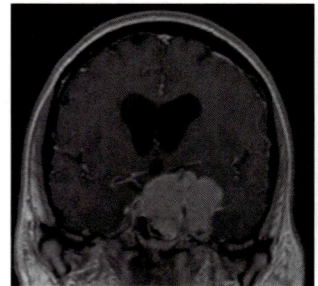
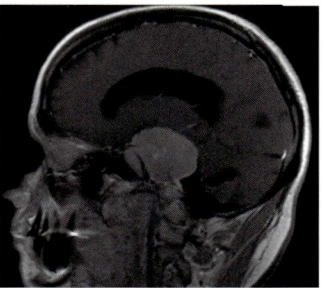

图 9.1a　脑部 MRI 显示累及 ICA 和椎动脉的巨大颅底肿瘤。

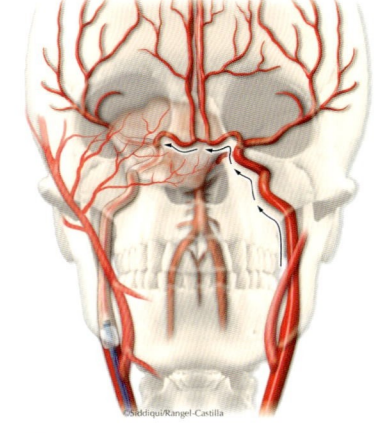

图 9.1b　球囊闭塞试验的示意图。

的神经功能,则被认为通过试验。球囊泄压,导管回撤至颈总动脉(视频9.1、视频9.2)。

(12) 复查造影以评估颈部和颅内血管树,排除夹层或血栓等异常。

器械选择

(1) 6F～7F 动脉鞘的置入需要以下器械。
  a. 微创穿刺套件(微穿刺针、微导丝)。
  b. 6F～7F 血管鞘。

(2) 诊断性动脉造影需要以下器械。
  a. Simmon 2 诊断导管(Cordis)。
  b. 0.035 英寸的超滑导丝(Terumo)。

(3) BTO 需要以下器械。
  a. 6F 或 7F 球囊导引导管。
  b. 0.035 英寸交换长度的超滑导丝(Terumo)。
  c. 充盈 50%的造影剂的具有止血阀的 3 mL 注射器。
  d. 注射用降压药(如硝普钠)。

注 意 点

- 选用顺应性最高的球囊。
- 避免过度充盈或反复充盈球囊,充盈状态下不要移动球囊。
- 总是在透视直视下充盈球囊(视频 9.1、视频 9.2)。
- 肝素抗凝并维持 ACT 于 300 秒以上。
- 重要的是在整个检查过程中维持血压的稳定,因为患者的血压有自然提高的趋势,以对抗降低的血流。由于年轻患者具有很好的心血管功能,维持低血压尤其困难。
- 如球囊出现泄漏,应当重新充盈,神经功能的记录应当重新计时,以免出现假阴性结果。
- 严重动脉粥样硬化的患者不适合进行 BTO。作为代替,如果该区域的病变程度更轻的话,可以将小的顺应性球囊导管推进至颈内动脉的岩骨段。岩骨段的颈内动脉更容易出现夹层,因此必须避免过度充盈球囊。
- 在准确实施的 BTO 中,即使患者不出现任何神经功能障碍,也无法保证其在永久牺牲病变动脉后不出现缺血症状。据报道,其假阴性的概率高达 20%。

病例概览 病例 9.1 球囊闭塞试验

- 56 岁女性,发现巨大的颅底肿瘤,疑似脑膜瘤。神经系统检查没有明显的功能障碍。主诉是头痛和平衡失调。既往史无殊。
- 磁共振(MRI)显示巨大的颅底肿瘤压迫脑干。右侧颈内动脉(ICA)和基底动脉被肿瘤包绕。
- 该患者需行诊断性脑血管造影以进一步评估,还应包括球囊闭塞试验(BTO),评估在牺牲 ICA 情况下的侧支代偿。还应评估肿瘤血供,为可能的术前栓塞做准备。

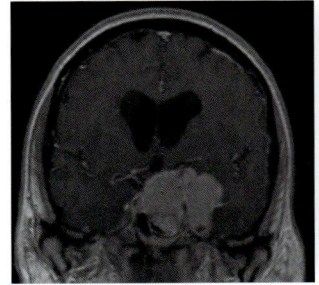
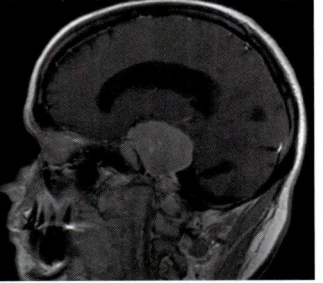

图 9.1a 脑部 MRI 显示累及 ICA 和椎动脉的巨大颅底肿瘤。

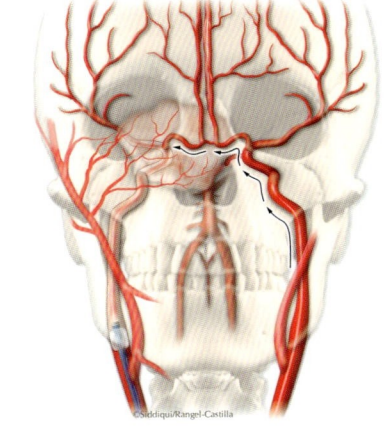

图 9.1b 球囊闭塞试验的示意图。

9 球囊闭塞试验
Ballon Test Occlusion

Jason M. Davies and Leonardo Rangel-Castilla

概 述

理论上讲，Willis 环可以提供重要且足够的侧支代偿血流。在需要牺牲重要的病变脑动脉之前，球囊闭塞试验（BTO）可以确认侧支代偿是否充分。这种方法通过暂时性地闭塞特定血管来测试是否会出现永久的、显著的神经功能障碍。

适 应 证

BTO 在多种疾病的治疗计划中扮演重要角色。头部和颈部的肿瘤可能侵犯、包绕颈动脉，甚至造成管腔狭窄或闭塞，有时需要一并切除。预知这些动脉能否被牺牲有助于简化治疗策略，或制订备用方案。巨大和复杂的动脉瘤，尤其是靠近颅底者，虽然越来越多地采用血流导向装置治疗，然而牺牲载瘤动脉仍然是一种治疗选项，只要介入医师能通过BTO 明确有充足的颅内代偿。

神经血管解剖

颈部的颈内动脉（ICA）是 BTO 的最常见目标。为了阻断流向颅内的血流，BTO 应在颈动脉分叉部远端进行。因为颈外动脉会通过代偿或反流干扰试验结果。

具体技术和关键步骤

颈动脉穿刺是位于同侧病灶前向通路的最佳选择。通过颈动脉搏动来确认目标血管节段，一般从锁骨上 2 cm，往头端追踪至舌软骨水平。然而，更远端病灶的通路建立，可以在全麻下进行（图 5.1，视频 5.1）。

（1）通过 6F 或者 7F 血管鞘建立远端通路。

（2）采用诊断性导管进行完整的脑血管造影，以了解潜在的解剖结构（图 9.1，图 9.2，视频 9.1，视频 9.2）。

（3）诊断性导管超选进入目标血管，通常是颈部 ICA，0.035 英寸交换导丝进入目标血管，进入远端足够长度以保证支撑性，撤出诊断性导管。

（4）根据非病变血管节段的管径选择 6F 或 7F 的球囊导管，并推进至颈动脉分叉部远端的合适位置，用以阻断感兴趣区的血流。

（5）全身肝素化，记录活化凝血时间（ACT）。

（6）球囊充盈之前，在正常血压下进行基线神经功能检测。

（7）双手技术充盈球囊，一边通过导管冒烟，一边轻柔充盈球囊。球囊充盈到足够引起颈内动脉或椎动脉内的血流停滞即可。应避免过分的充盈以免夹层形成。整个试验过程中，淤滞的造影剂将作为血管完全闭塞的标志。

（8）在 15 分钟的全过程中，术者应在前 3 分钟内完成的工作包括：①透视以评估造影剂的状态，期望其被前向的肝素化滴注缓慢清除。②进行神经功能检查。如果出现改变，提示闭塞的血流是至关重要的，应当终止试验（视频 9.1，视频 9.2）。

（9）如在正常血压下持续 15 分钟没有观察到神经功能改变，静脉注射降压药（如硝普钠），目标是将平均动脉压（MAP）降至基线的 75%。

（10）达到目标血压后，术者重复第 8 个步骤内的神经功能检查。

（11）如患者能在整个低血压过程中维持良好

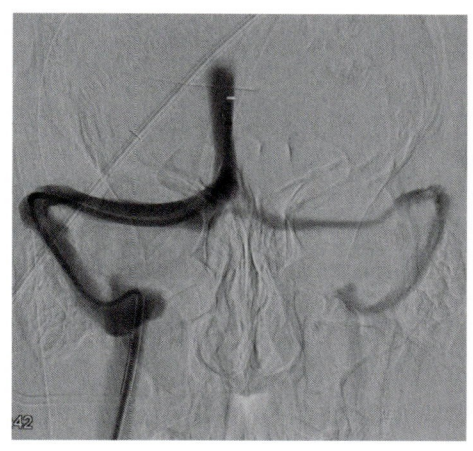

图 8.1c 包含上矢状窦、右侧横窦和乙状窦的静脉造影。

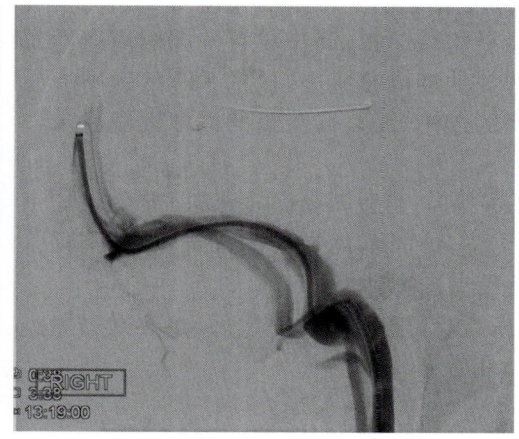

图 8.1d 侧位静脉造影。

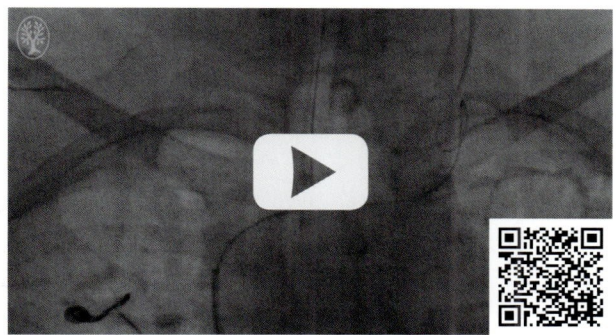

视频 8.1 诊断性脑静脉造影。

器械清单

- 标准的诊断性脑静脉造影套装。
- 建立通路的微创穿刺套件。
- 5F 股鞘。
- 弯头导管（Terumo）。
- 0.035 英寸弯头导丝。
- 持续的肝素化滴注。

器械说明

诊断性脑静脉造影常规选择弯头的诊断性导管。该导管在 0.035 英寸导丝支撑下分别进入双侧颈静脉。静脉瓣有时难以跨越，更大的导引导管或者 0.035 英寸导丝可用于提供更多的支撑。在建立横窦或上矢状窦通路时，需采用长的中间导管与 0.035 英寸导丝配合。

提示、技巧和避免并发症

- 有时跨越横窦-乙状窦结合部时会出现困难。采用更硬或更粗的导丝（0.038 英寸导丝）可以提供更多的支撑。
- 导丝在横窦和上矢状窦行进时应当小心，警惕意外损伤皮质引流静脉，这会导致颅内出血。
- 时刻关注侧位造影以免错误插管或穿透深静脉系统或皮质静脉。

（8）为测量、记录静脉压强,将灌洗后的压力换能器连接至微导管转接口,回拉导管的同时周期性地测量设定部位的静脉窦压力,包括 SSS 的远中近端、窦汇、横窦的远中近端、乙状窦的远中近端以及颈静脉。

（9）窦汇通畅时,可以调整微导管和 J 形导丝的方向,跨越窦汇进入对侧,以逆向的方式,从对侧颈静脉开始向窦汇方向推进。

（10）压强测量和静脉造影完成后,小心撤出导引导管或诊断性导管。

器械选择

（1）5F～6F 静脉鞘的置入需要以下器械。
a. 微创穿刺套件（微穿刺针、微导丝）。
b. 5F～6F 血管鞘。

（2）诊断性静脉造影需要以下器械。
a. Simmon 2 诊断性导管（Cordis）。
b. 0.035 英寸的导丝。

（3）诊断性静脉造影联合测压需要以下器械。
a. 6F 软质诊断性导引导管,带有 Berenstein 型闭塞器。
b. 0.035 英寸的超滑导丝（Terumo）。
c. 0.035 英寸的微导管。
d. 0.014 英寸的微导丝（Synchro-2，Stryker）。
e. 压力换能器。

静脉封堵

股静脉穿刺点应当采用直接压迫的方法来封闭。与动脉系统相比,静脉的低压只需要数分钟的直接压迫即可达到封闭止血效果,血肿的风险也较低。

注 意 点

- 应先行无创影像学检查以制订手术计划,因为在横窦和乙状窦水平很可能会出现明显的不对称性。
- 通畅的窦汇可用于经单侧通路评估双侧解剖。
- 动脉通路的延迟造影可在困难静脉路径时作为路图使用。
- 皮质静脉很容易被偏移的导丝操作刺破,因此必须时刻保持导丝的轨迹于管腔的中线位置。

| 病例概览 | 病例 8.1　诊断性脑静脉造影 |

- 43 岁肥胖女性,出现进展性头痛,突发加重伴双侧视物模糊。体检发现双侧视乳头水肿;其余神经系统功能检查无殊。既往有高血压和肥胖病史。
- 磁共振（MRI）提示横窦狭窄。诊断性和治疗性腰穿提示颅内压升高以及大量引流后的症状改善。
- 该患者被诊断为特发性颅高压;需行脑静脉造影来评估静脉窦支架的必要性。

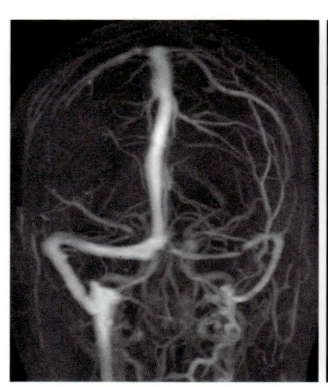
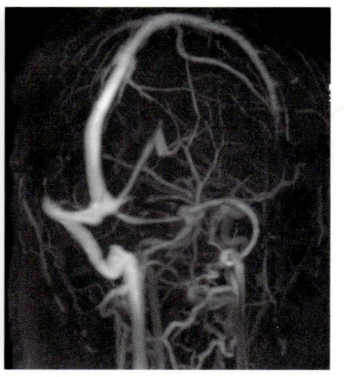

图 8.1a　MRI 静脉造影提示右侧横窦狭窄。

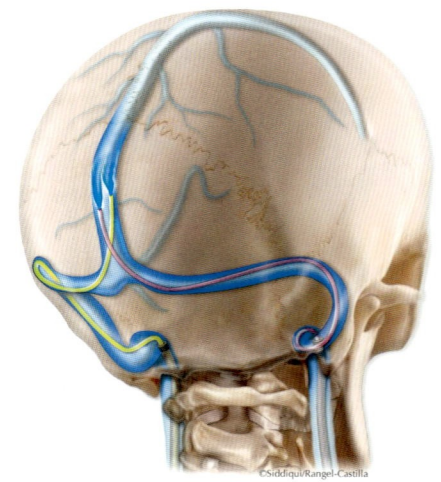

图 8.1b　诊断性脑静脉造影的示意图。

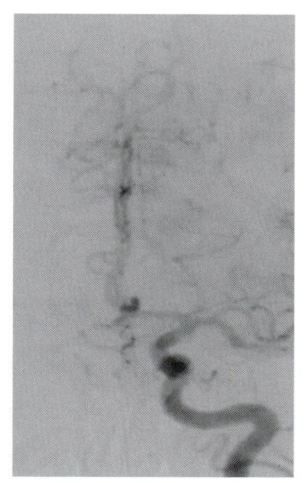
图9.1c 左侧ICA造影提示没有向右侧半球的代偿血流。

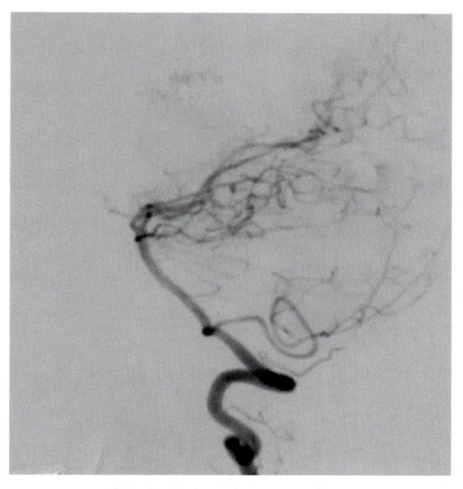
图9.1d 椎动脉造影提示没有向前循环的代偿血流。

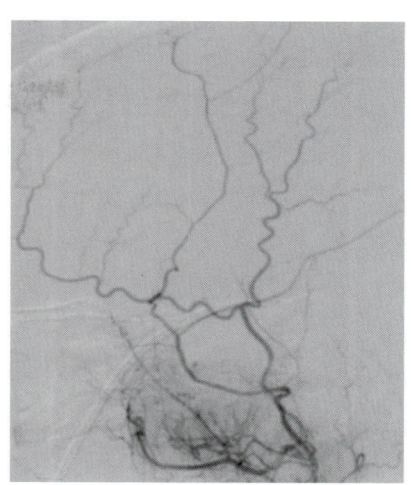
图9.1e 右侧颈外动脉造影显示肿瘤丰富血供。

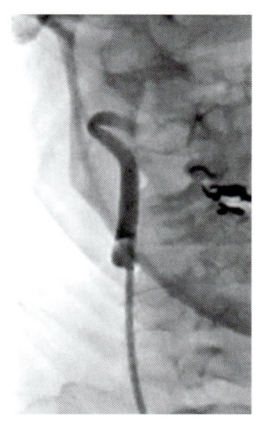
图9.1f 球囊充盈后阻断右侧ICA。

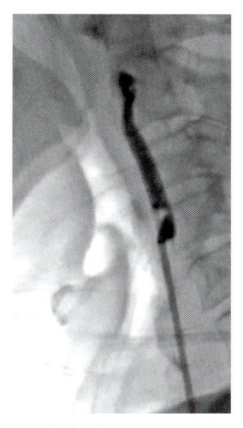
图9.1g 球囊首次充盈后10分钟。球囊仍充盈阻断ICA。

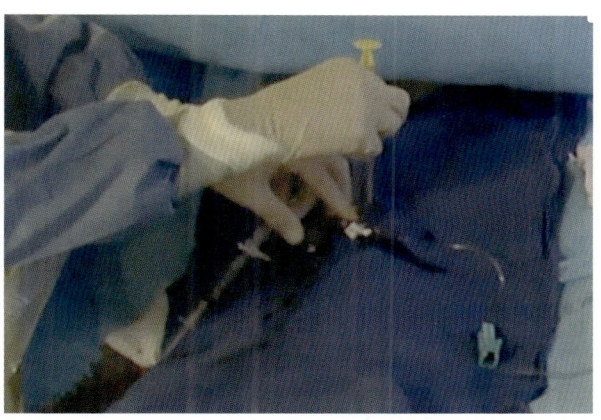
图9.1h 持续确认球囊和血流停滞。

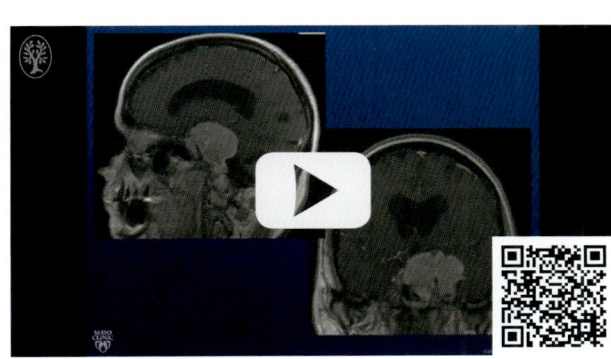
视频9.1 球囊闭塞试验(前循环)。

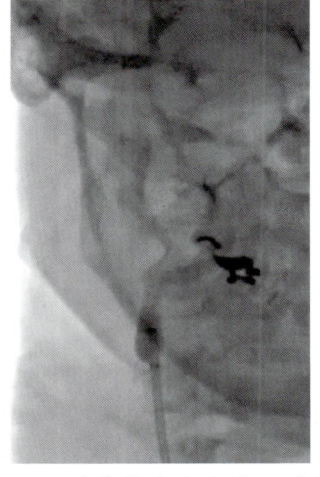
图9.1i 球囊首次充盈后20分钟。球囊仍充盈阻断ICA。

器械清单

- 标准的诊断性脑血管造影。
- 建立通路的微创穿刺套件。
- 8F 股动脉鞘。
- 弯头的光滑导管(Terumo)。
- 0.035 英寸弯头的超滑交换导丝。
- 8F FlowGate 球囊导引导管(Stryker)。
- 持续的肝素化滴注。

器械说明

为完成这一巨大颅底肿瘤的术前评估,诊断性脑血管造影和 BTO 是必要的。球囊充盈前后,分别进行对侧颈内动脉和椎动脉的造影,以评估侧支代偿。如可行,该手术可以采用球囊导引导管(如 FlowGate),也可以选用导引导管(如 Neuron MAX)和球囊(如 Hyperform,Hyperglide)。总是首选顺应性球囊,而不是非顺应性球囊。微导管球囊更适合颅内动脉或者后循环。

总是在持续的 X 线透视下充盈球囊,一旦球囊远端的造影剂出现停滞,提示其已被完全充盈。此后每隔 5 分钟透视确认血流停滞。

提示、技巧和避免并发症

- 在准确实施的 BTO 中,即使患者不出现任何神经功能障碍,也无法保证其在永久牺牲病变动脉后不出现缺血症状。据报道,其假阴性的概率高达 20%。
- 我们建议整个过程中维持活化凝血时间在 300 秒以上。
- 我们强烈推荐进行简单的(语言、运动和感觉功能)和细致的(神经心理学测试)神经功能检查,并联合低血压考验(血压下降至平均动脉压的 2/3)。
- 每隔 5 分钟进行神经功能检查,持续 15 分钟。15 分钟后如没有神经功能异常,降压至基线平均动脉压的 2/3,继续观察 15 分钟。
- 任何神经功能的改变都被视为 BTO 失败,应当立即泄压球囊。
- 充盈状态下绝对不可以移动球囊。

病例概览 | 病例 9.2 椎动脉巨大动脉瘤:球囊闭塞试验

- 48 岁女性,因生气时头痛和颈部疼痛检查发现后颅窝巨大动脉瘤。既往有严重高血压和肥胖病史。
- 头颅 CT 和磁共振显示一枚巨大的、部分血栓形成的动脉瘤,导致明显的占位效应压迫脑干(延髓)。没有脑积水或明显的脑干水肿。
- 脑血管造影证实一个右侧椎动脉(VA)的巨大的、部分血栓形成的动脉瘤。基底动脉和对侧 VA 并未受累及。

9 球囊闭塞试验

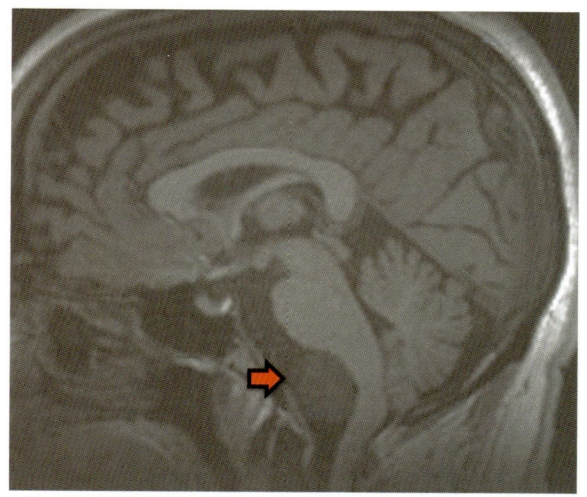

图 9.2a 脑部 MRI 显示椎动脉的巨大动脉瘤。

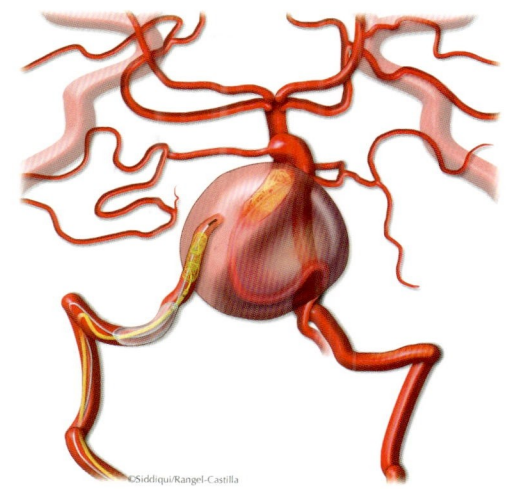

图 9.2b 对椎动脉巨大动脉瘤进行球囊闭塞试验的示意图。

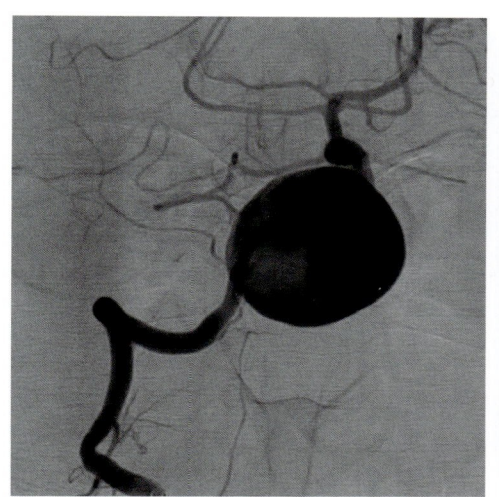

图 9.2c 椎动脉的巨大动脉瘤。

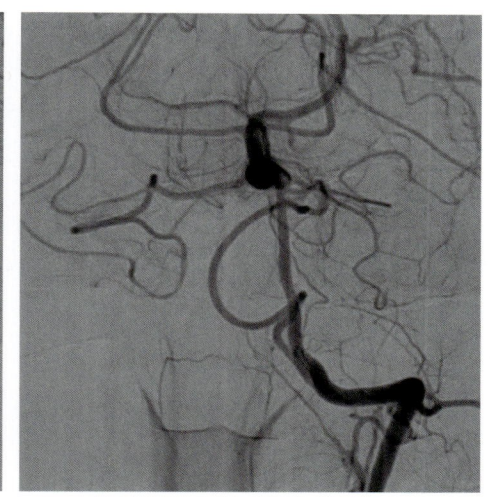

图 9.2d 左侧椎动脉供应所有的后循环分支。

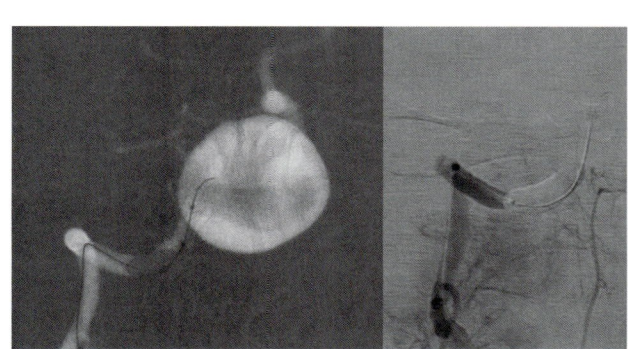

图 9.2e 右侧椎动脉球囊闭塞试验。

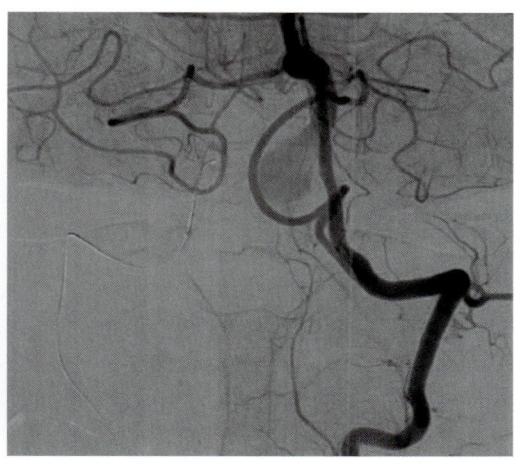

图 9.2f 球囊闭塞试验中的左侧椎动脉造影。

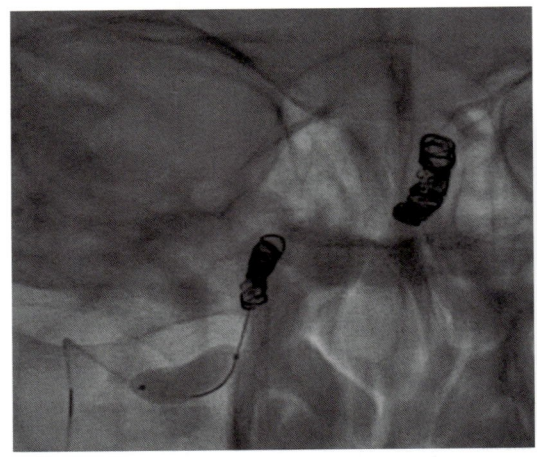 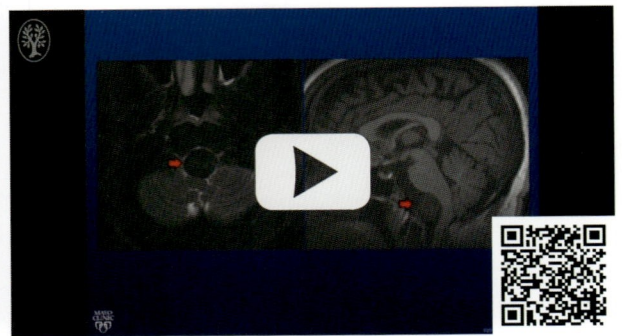

图 9.2g　右侧椎动脉载瘤动脉闭塞和动脉瘤孤立。　视频 9.2　球囊闭塞试验(后循环)。

手术过程

该患者进行右侧椎动脉的球囊闭塞试验和载瘤动脉闭塞。手术在全麻下通过右侧股动脉和桡动脉通路进行。使用 5 000 单位肝素维持 ACT 在 300 秒以上。

器械清单

- 标准的经股和经桡通路套件。
  - 微创穿刺套件。
  - 6F 血管鞘。
- 0.035 英寸弯头导丝。
- Benchmark 071 导引导管(Penumbra)。
- 诊断性弯头导管(Cook)。
- 4 mm×15 mm 的 Scepter C 闭塞球囊导管。
- 0.017 英寸的 Excelsior SL10 微导管(Stryker)。
- 0.014 英寸的 Synchro-2 微导丝(Stryker)。
- 多枚弹簧圈。
- 6F Angioseal 经皮血管封堵装置。

器械说明

全麻下建立右侧经股和经桡动脉通路。071 导引导管和弯头的诊断性导管分别进入右侧和左侧椎动脉。一个半顺应性球囊置于右侧椎动脉巨大动脉瘤的近端。充盈球囊阻断右侧椎动脉并通过造影确认。在 20 分钟过程内和低血压(平均动脉压 65 mmHg)的考验中,患者神经功能保持完好并通过 BTO。然后将动脉瘤孤立,并被证实不再显影。

提示、技巧和避免并发症

- 在颅内动脉瘤的治疗中,载瘤动脉闭塞是一个可行的选项。最常采用这种治疗方法的动脉瘤包括椎动脉夹层动脉瘤、大型或巨大动脉瘤,以及远端的小动脉瘤。
- 在大血管的 BTO 中,我们强烈推荐进行简单的(语言、运动和感觉功能)和细致的(神经心理学测试)神经功能检查,并联合低血压考验(血压下降至平均动脉压的 2/3),同时维持 ACT 在 250~300 秒。

10 岩下窦采血
Inferior Petrous Sinus Sampling

Enrico Giordan, Giuseppe Lanzino and Leonardo Rangel-Castilla

概 述

岩下窦采血(IPS)是用于评估库欣病(Cushing's disease，CD)的一种血管内手术。该手术主要用于在高糖皮质激素血症中鉴别垂体或异位来源的促肾上腺皮质激素(ACTH)。也可用于定位患者的垂体微腺瘤部位(如中线，左侧或右侧)，平均准确度约78%(50%～90%)。

在采用促肾上腺皮质激素释放激素(CRH)刺激前后，分别对垂体附近静脉血和外周血中的ACTH水平进行比较。预计的结果是，距离肾上腺越近，则浓度越高，反之则下降。因此出现ACTH浓度梯度，暗示患者为垂体性CD，没有则提示为异位CD。在CD背景下，静脉使用CRH会诱导垂体释放更多的ACTH。ACTH由垂体的前部分泌，通过IPS进入海绵窦和颈静脉系统。

岩下窦采血最初以单侧的形式于1977年开始使用，后于1991年起被纳入库欣综合征的诊断性评估中。迄今为止，双侧岩下窦采血是CD的鉴别诊断中最接近参考标准的方法，比临床表现、生物化学和影像学分析都更为精确，敏感性和特异性分别为88%～100%和67%～100%，CRH刺激后可上升到96%～100%。成功的双侧采血可以在90%以上患者中实现，假阴性率为1%～10%。

适 应 证

双侧岩下窦采血应当被用于以下情况。
- 具有CD的临床和生物化学证据的患者，但没有或只有模棱两可的磁共振(MRI)表现(MRI上没有异质性病灶)。
- 对激素测试模棱两可的患者，或生物化学与影像学表现不一致者。
- 既往垂体手术失败后持续存在库欣综合征，为进一步确诊。
- 对CRH测试有ACTH或皮质醇的反应，但与CD不相符，与大剂量地塞米松抑制试验不相关，MRI上没有垂体腺瘤的证据。

以下情况不应进行双侧岩下窦采血。
- CRH呈阳性反应，尤其是与地塞米松抑制试验有一致反应的病例，即使MRI上没有垂体腺瘤的证据。
- 出血性疾病。
- 造影剂过敏。

神经血管解剖

熟悉静脉解剖对成功施行该手术是至关重要的。来自垂体前叶的血流，流经垂体静脉进入覆盖于垂体前部表面的静脉网，后者向外引流入海绵窦，并由此汇入岩下窦，继续向后下方，于颅底处越过颈静脉孔前方。双侧海绵窦位于垂体窝的外侧，两者之间的沟通包括：①分别位于垂体腺前后方的前、后海绵间窦。②在垂体前后叶之间流经鞍底的后海绵间窦。③位于鞍背的基底丛。随着岩下窦穿越硬脑膜，还接收来自硬膜、脑桥、延髓、内听道以及髁前静脉(ACV)的回流，后者与舌下神经管内围绕第12对脑神经的静脉丛之间存在沟通。正常情况下垂体的静脉引流是单侧性的，双侧岩下窦采血可用于 ACTH 分泌性腺瘤的侧别定位,这就是其解剖基础。

大约 75% 的患者具有较大的、双侧对称的岩下窦;18% 的患者不对称,一侧较细;另外 7% 的患者则双侧都很细。通常情况下,岩下窦于颈静脉孔下缘水平汇入颈内静脉,大约距颈静脉孔入口约 6 mm 处。汇入点可能位于颅外或颅内,某些情况下,它会直接汇入乙状窦。

解剖变异并不少见,会形成不同的回流通道,被分为四种类型。Ⅰ 型(45%),岩下窦直接汇入颈静脉球,没有或几乎没有与 ACV 的沟通。Ⅱ 型(24%),岩下窦在汇入颈内静脉之前与 ACV 形成吻合。Ⅲ 型(24%),岩下窦以静脉丛的形式而非单支静脉引流入颈内静脉。第 Ⅳ 型者,岩下窦取道 ACV 完全或大部流入椎静脉丛,与颈静脉之间并无沟通。这种情况出现在 1%～7% 的患者。在发育不良的患者中,双侧岩下窦采血大约有 1% 的假阴性结果。

手术准备

该手术在全麻下进行,通常耗时 60～90 分钟,包括 CRH 刺激后的 ACTH 采血。通过长期高皮质醇血症来抑制正常的皮质细胞,对于双侧岩下窦采血的准确性是至关重要的,因为这能确保所有的 ACTH 都是由肿瘤组织分泌的(垂体或异位性的)。由于 ACTH 的分泌是间断性的,如果标本采集落在两次分泌期之间,将会导致假阴性的结果(中枢与外周血中的 ACTH 浓度比);整个手术在 CRH 刺激下进行可以提高诊断的敏感性。我们通常进行全身肝素化维持活化凝血时间于 250～300 秒。

具体技术和关键步骤

(1) 患者平仰卧于造影检查床,双侧腹股沟区消毒铺巾。皮肤和皮下组织浸润局麻。

(2) 双侧股总静脉分别置入 5F 血管鞘(图 10.1,视频 10.1)。

(3) 静脉使用肝素(3 000～5 000 单位)以避免岩下窦和海绵窦血栓形成,血管鞘和导管均连接持续的肝素化生理盐水滴注以预防导管内血栓形成。应当注意的是,在双侧岩下窦同时置管的做法与单侧序贯采血并及时撤出导管的方法相比,可能会增加脑干骚扰的风险。预防性的抗凝治疗可预防术后深静脉血栓和肺动脉栓塞。

(4) 两根 5F 的诊断性导引导管分别超选进入双侧颈内静脉,进行静脉造影(图 10.1,视频 10.1)。

(5) 在 C1-C2 椎体水平,小心向前方和内侧旋转导管和导丝以进入岩下窦(视频 10.1)。

(6) 采用 0.027 英寸的微导管来超选右侧岩下窦。一旦插管成功,行静脉造影以观察同侧岩下窦、岩上窦、海绵窦和对侧岩下窦。此时,路图技术有助于引导导丝和导管在对侧的推进。左侧岩下窦的操作同前。每次都通过微导管来进行数字减影静脉造影,以确认导管的位置(视频 10.1)。

(7) 采用以下程序进行双侧同时采血:岩下窦的采血在 CRH 刺激前的 1 分钟和 5 分钟进行;CRH 刺激后的采血时间分别为 2、5 和 10 分钟;外周静脉血的采集在 CRH 刺激后的 30、45 和 60 分钟进行。

(8) 每次采血前对导管进行负压抽吸,丢弃被生理盐水稀释的血液。

(9) 一旦所有标本采集完成,先进行过静脉造影后再撤出导管,以排除静脉或静脉窦的医源性损伤或血栓形成。

(10) 采样完成,撤出导管和鞘,压迫腹股沟区 10 分钟。经皮血管封堵装置都不适用于静脉的闭合。

(11) 术后出院前应卧床休息 4～6 小时。

器械选择

根据作者的经验,以下是岩下窦采血常用的器械。
- 5F 血管鞘。
- 5F 诊断性导管。
- 0.035 英寸的超滑导丝(Marksman, Medtronic; Velocity, Penumbra)。
- 0.027 英寸的微导管。
- 0.014 英寸的微导丝(Synchro-2, Stryker)。
- 持续的肝素化滴注。

注意点

- 岩下窦采血的技术要求较高,即使有经验的介入医师也可能在 15%～20% 的患者中遭遇失败。

- 经股通路的岩下窦采血在解剖结构异常、下腔静脉滤器或血栓形成等情况下无法实现时,可以考虑直接进入颈静脉。
- 标本采集前后都应当进行双侧的数字减影静脉造影,以确认导管的位置准确。
- 如果颈内静脉和岩下窦之间的吻合缺失,可将导管置于C1-C2椎体水平进行采样。但这个水平的采血可能会受到横窦和乙状窦的混淆干扰。
- 插管进入发育不良或者丛状的岩下窦时,看起来位置是合适的,但可能同时改变引流路径或造成梗阻。
- 在岩下窦萎缩或丛状改变时,可通过直接进入海绵窦采血来解决这些困难。
- 包含基底静脉窦的完整的静脉造影,有助于静脉采样数据的结果解读,尤其是要根据窦间ACTH梯度来定位垂体腺瘤时。

病例概览　　病例 10.1　岩下窦采血

- 57岁女性,出现疑似库欣病的症状和体征。既往有高血压、糖尿病和向心性肥胖病史。实验室检查结果符合库欣病表现。
- 磁共振(MRI)显示一枚小的强化的垂体肿瘤。
- 进一步评估需要在促肾上腺皮质激素释放激素(CRH)刺激下行岩下窦采血,应明确诊断并确定侧别。

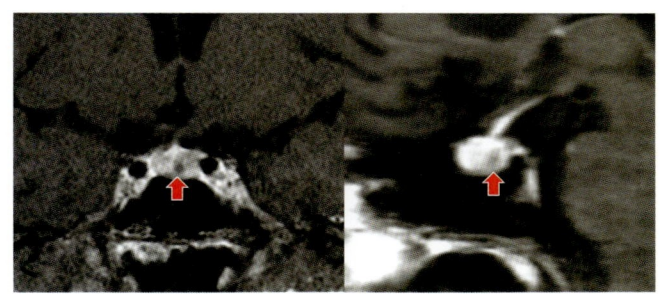

图 10.1a　MRI 显示一个可疑的 3 mm 的垂体微腺瘤。

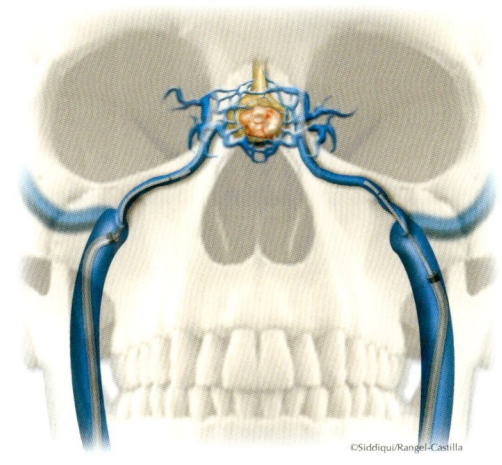

图 10.1b　双侧岩下窦采血的示意图。

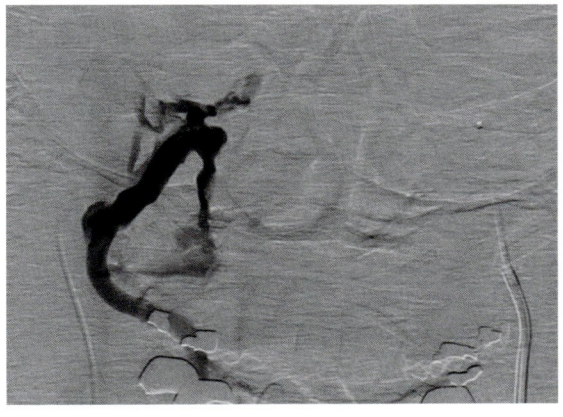

图 10.1c　右侧岩下窦。

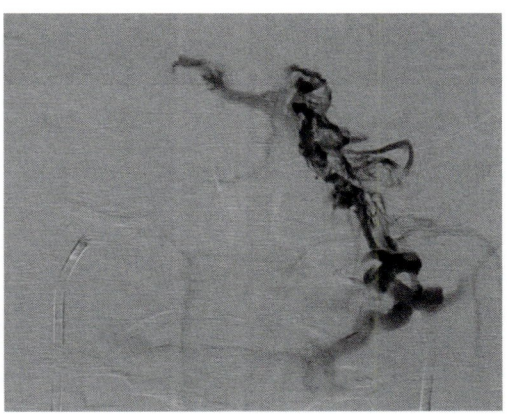

图 10.1d　左侧岩下窦。

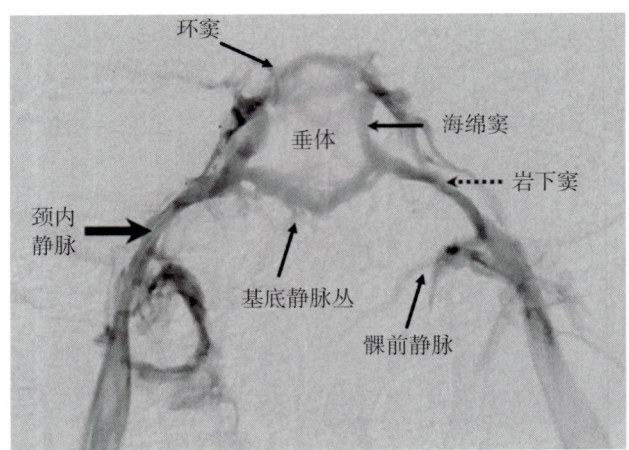

图 10.1e 深静脉引流系统。

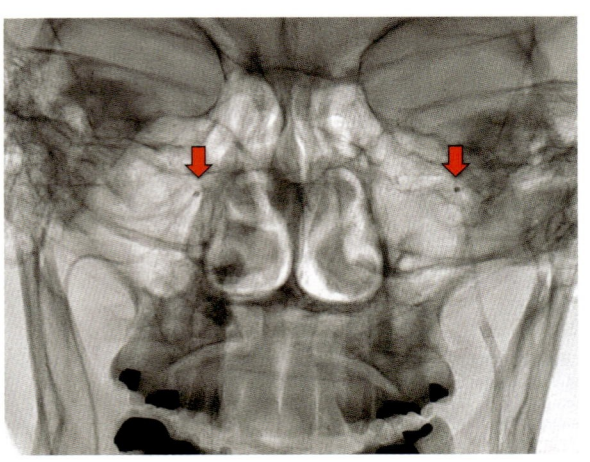

图 10.1f 双侧 IPS 插管。

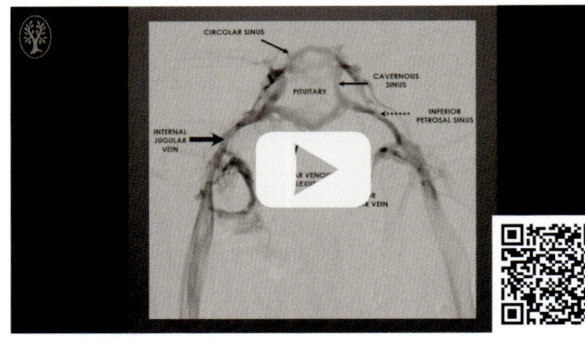

视频 10.1 岩下窦采血。

表 10.1 IPS 采血结果

时间	左侧 IPS	右侧 IPS
ACTH 前 5 分钟	667	16
ACTH 1 分钟	42	48
ACTH 2 分钟	4 244	291
ACTH 5 分钟	3 011	481
ACTH 10 分钟	1 657	169

器械清单

- 标准诊断性脑静脉造影。
- 建立通路的微创穿刺套件。
- 5F 股鞘。
- 弯头导管（Terumo）。
- 0.035 英寸弯头导丝。
- 0.021 英寸微导管（Headway DUO, MicroVention）。
- 0.014 英寸微导丝（Synchro 2 导丝, Stryker）。
- 持续的肝素化滴注。

器械说明

诊断性脑静脉造影常规选择弯头的诊断性导管。更大直径的微导管（0.021 英寸微导管）能让回抽血液更轻松。应当注意保持微导管头于 IPS 而不能进入海绵窦。

静脉采血流程：
- 同时采集股静脉鞘和双侧微导管内的血液。
- 第一次采血在使用 CRH 前 5 分钟。
- 第二次采血在使用 CRH 时。
- 第三次采血在使用 CRH 后 3 分钟。
- 第四次采血在使用 CRH 后 5 分钟。
- 第五次采血在使用 CRH 后 10 分钟。

> **提示、技巧和避免并发症**
>
> - 如果没有精确的计时和标本处理,该手术是毫无意义的。
> - 我们更喜欢首先超选右侧 IPS,因为路径更平直。
> - 一旦一侧 IPS 插管成功,立即行静脉造影。这能让对侧 IPS 的显影更清晰,并提供路图以利置管。
> - 如果双侧 IPS 均无法辨认,建立动脉通路行颈动脉造影。静脉期的成像有助于识别 IPS 于何处汇入引流静脉。

第3部分
颅外段脑血管的血管成形术与支架植入术

Extracranial Vessel Angioplasty/Stenting

11	远端保护下的颈动脉支架植入术	061
12	近端保护下（断流）的颈动脉支架植入术	080
13	血流逆转下的颈动脉支架植入术	094
14	联合或不联合支架的血管成形术治疗支架内再狭窄或复发性狭窄	099
15	椎动脉支架植入术	106
16	静脉窦支架植入术	110

11 远端保护下的颈动脉支架植入术
Carotid Artery Stenting with Distal Protection

Gary B. Rajah and Leonardo Rangel-Castilla

概 述

颈动脉血运重建对于经筛选的特定颈动脉狭窄患者而言是预防卒中的有效方式。颈动脉内膜切除术（CEA）是一种行之有效的血运重建手术方法。随着血管内技术的进步，保护性颈动脉支架置入术（CAS）已成为 CEA 的可行替代方案。保护性措施包括使用远端保护装置（例如过滤器和球囊）和近端保护装置（例如球囊导管和 Gore Flow Reversal System，Gore 系统）。为杂交手术专门设计的血管内手术新型装置也可置入颈动脉内作为保护装置。此外，CAS 还可用于急性缺血性卒中的串联（颅外和颅内血管闭塞）病变的治疗。

在远端保护下进行 CAS 的证据

（1）在动脉内膜切除术高风险患者的支架置入和血管成形术研究（SAPPHIRE）中，研究者对颈动脉狭窄＞50%的有症状或狭窄＞80%的无症状患者进行治疗，并对接受保护装置的 CAS 与 CEA 两组进行了比较。结果发现接受保护装置下的 CAS 是这类患者的有效的治疗选择，CAS 组与 CEA 组术后 1 年的总体并发症发生率（病变同侧的卒中发生率、手术相关或血管性原因死亡率）分别为 12.2% 和 20.1%。

（2）颈动脉血管内膜重建术与支架植入术试验（CREST）将 2 502 例有症状或无症状颈动脉狭窄（血管造影显示狭窄程度＞50%狭窄或超声检查＞70%）的患者随机分配至 CEA 或受保护的 CAS 组。

结果表明，两组之间在围手术期卒中发生率、心肌梗死发生率或死亡率方面没有显著差异。

（3）无症状颈动脉试验（ACT）将 1 453 例无症状重度（70%～99%）狭窄患者随机分组，发现受保护的 CAS 不劣于 CEA，30 天卒中发生率和死亡率分别为 3.8% 和 3.4%。

适 应 证

（1）CAS 适用于有症状的颈内动脉（ICA）狭窄＞70%或无症状的颈内动脉狭窄＞80%的患者。

（2）其他适应证包括 CEA 期间不能耐受全身麻醉、对侧颈动脉闭塞或喉神经麻痹、既往颈部手术或放射治疗史、CEA 后再狭窄以及颈部活动度差。

（3）如前所述，CAS 还可用于治疗夹层和急性卒中合并串联闭塞患者。医保对 CAS 报销也有特定的要求。

神经血管解剖

ICA 通常在颈椎 C3－C4 或 C4－C5 水平起源于颈总动脉（CCA）。少数情况下，ICA 起始部可能低至 T2 和高至 C1。ICA 是 CCA 最大的两个分支之一。颈动脉球（或窦）位于颈部 ICA 的最近端处，是 ICA 的局灶性扩张形成的。颈动脉球的直径约为 7.5 mm，其近端的 CCA 直径为 7.0 mm，其远端的 ICA 直径为 4.7 mm。ICA 近端最初位于颈外动脉（ECA）的后外侧，随后在向上走行时走向 ECA 的内侧。ICA 颈段通常没有分支。ICA 偶尔会出现扭曲、扭结或成环，尤其多见于老年患者。有 5%～

15%的患者发生 ICA 盘绕或完全成环。术者必须始终警惕异常解剖结构（例如永存寰前血管），这些解剖结构可能在支架植入过程中被破坏，从而导致后循环卒中。

围手术期药物处理

用于预防支架上血小板聚集以及在支架植入手术过程中或之后形成腔内血栓的常规双重抗血小板治疗方案为阿司匹林（每天 325 mg）和氯吡格雷（每天 75 mg）。该方案应在择期手术前 5~7 天开始。如果无法按该方案给药，应在手术当天术前给予负荷剂量的阿司匹林（650 mg）和氯吡格雷（600 mg），然后每天给予阿司匹林（325 mg）和氯吡格雷（75 mg）。双联抗血小板治疗在支架置入后维持 3 个月，此时停用氯吡格雷并无限期继续使用阿司匹林。应监测和管理阿司匹林和氯吡格雷服药期间的血清反应。患者可能对氯吡格雷耐受或过敏。另一种选择是替格瑞洛（60 mg，每天 2 次）。

术中血栓形成是始终存在的风险，因此在手术期间应进行全身肝素化。基于体重的肝素静脉推注旨在将活化凝血时间控制在 250~300 秒，这可限制血栓栓塞并发症的发生。在将远端保护装置跨越狭窄病变之前给予肝素可抑制 ICA 内装置血栓形成。对于手术过程中的急性血栓形成，可以使用糖蛋白Ⅱb/Ⅲa 抑制剂（例如依替巴肽）。

在颈动脉支架植入术和球囊血管成形术期间有时会出现血流动力学不稳定事件，以心动过缓、心搏骤停和低血压最为常见。在手术过程中，要求患者进行 Valsalva 动作（即咳嗽）通常可以逆转心动过缓。另一个好的做法是术前准备好血管加压药（例如多巴胺或去氧肾上腺素）和阿托品。我们通常在清醒状态（即清醒镇静）时进行 CAS，以进行准确的神经功能评估。

具体技术和关键步骤

几项临床试验已经证明了栓塞保护装置在预防术中缺血性并发症方面的有效性。使用远端栓塞保护装置的 CAS 的关键步骤如下（图 11.1~图 11.6，视频 11.1~视频 11.6）。

（1）将 6F 或 8F 动脉鞘置入股动脉。

（2）进行股动脉造影以确认没有任何动脉夹层等异常，在超滑导丝（0.035 英寸导丝，Terumo）导引下将导引导管推进主动脉中。该操作在透视引导下完成。

（3）根据主动脉弓的解剖结构，可以直接通过 0.035 英寸的导丝向上推进导引导管，或使用同轴导管技术在 4F~5F 中间诊断导管上将其向上推进，例如 Vitek（Cook Medical）或 Berenstein 导管（Cook Medical）。此过程中应极其小心以防止导丝、导管或导引器穿透狭窄病变。

（4）进行脑血管造影以获得颅内动静脉系统的基线图像。

（5）进行工作角度的放大的颈动脉造影。测量狭窄程度、狭窄长度以及 CCA 和远端 ICA 的直径，以便选择合适的支架尺寸。

（6）支架的选择（视频 11.1~视频 11.6）。

a. 闭环支架 Xact（Abbott Vascular）或 Wallstent（Boston Scientific）——通常用于急性症状性 ICA 狭窄或具有其他高风险特征的患者（出血或溃疡性斑块等）。

b. 开环支架如 Acculink（雅培血管）则适用于迂曲的解剖结构。

c. 高径向力支架——用于严重钙化的病变。

d. 锥形支架——用于 ICA 和 CCA 直径之间的差异大者。

（7）将远端栓塞保护装置通过狭窄处到达上颈部的 ICA 平直段并在透视下释放。不同装置的释放步骤不同，但通常包含从鞘中送出装置（视频 11.1~视频 11.6）。

（8）一旦保护装置成功释放，即可在路图下将支架推送至狭窄区域并释放。通常使用快速交换系统。支架尺寸超出 CCA 直径 1~2 mm 为宜（视频 11.1~视频 11.6）。

（9）进行颈动脉造影以评估支架置入术后残余狭窄程度以及是否需要进行球囊扩张（视频 11.1~视频 11.6）。

（10）非顺应性球囊用于支架释放后的球囊扩张血管成形术。球囊的尺寸比 ICA 的直径小 1 mm（视频 11.1~视频 11.6）。

（11）血管内超声可用于识别残余狭窄、腔内残余碎片或支架的贴壁情况（图 11.1，视频 11.1）。

（12）使用单独的远端捕获装置（导管）捕获并移除远端栓塞保护装置。

（13）始终建议在完成上述步骤结束手术前再

次进行脑血管造影（最终造影），以评估脑灌注情况，应该特别关注是否存在毛细血管充盈延迟或其他较大的动脉闭塞（血栓脱落）。

器械选择

在笔者的临床实践中，以下是用于远端保护下的 CAS 的常见装置。
- 6F 或 8F 动脉鞘。
- 6F 导引导管（如 Envoy XB 导管或 Cook Shuttle，Cook Medical）。
- 0.035 英寸成角的超滑导丝（如 Glidewire）。
- 5F 的诊断性中间导管（如 Vitek）。
- 远端栓塞保护装置（如 Emboshield NAV6 栓塞保护装置，Abbott 或 Gore）。
- 颈动脉支架［（闭环支架 Wallstent，Boston Scientific），网状覆盖支架（图 11.2，视频 11.2）］。
- 非顺应性球囊。
- 远端捕获装置（保护装置制造商定制）。
- 持续肝素化。

注 意 点

- CAS 技术上最具挑战性的部分之一是导引导管的放置。将导引导管锚定于颈动脉狭窄病变处常受到限制，因为通常此类患者存在复杂的血管解剖结构［牛角弓、扩张和钙化弓和（或）弯曲的大血管］。因此需要一根坚硬、坚固的导引导管（如前所述），这样当支架推进到位时，导管不会因为支撑力不足向下疝回至主动脉弓内。
- 为了超选通过病灶，使用可操纵的 0.014 英寸的微导丝。建议将微导丝尖端塑形成一定角度，以便于引导穿过狭窄区域。将微导丝塑形成符合患者病变的独特解剖结构是关键。
- ICA 的环状成袢或弯曲的解剖结构可能会使导引手术装置进入远端 ICA 变得复杂化。将导丝输送至颈段 ICA 中的一个点，使支架能够安全地穿过狭窄，可能需要更硬的导丝。在这种情况下，可以考虑使用近端保护导引导管（MoMA 导引导管）。
- 对于支架释放，我们建议选择一个骨性标志（即颈椎）作为支架的远端锚定点。因为支架或导引导管的定位会导致血管变形，或者由于患者的运动而导致路图变得不可靠。如果没有这样的骨性标志，可能会因不可靠的路图导致支架释放的位置不佳。
- 如果支架不容易经微导丝通过狭窄病变，则可以进行球囊预扩，注意应使用小尺寸的球囊以防止斑块破裂（图 11.3、图 11.4，视频 11.3、视频 11.4）。
- 对于释放位置不佳的支架，如果是闭环支架，部分释放的支架有重新被收回并调整位置的可能（大多数闭环支架的 80% 以内）。否则，只能将支架完全释放，使用多支架桥接技术完成手术。
- 在远端保护装置的回收过程中，在引导回收鞘穿过支架时可能会遇到困难。尤其在开环支架下多见。术者可以在尝试将回收鞘穿过支架时，要求患者将头部转向任一方向。在完全撤回保护装置之前，必须在连续透视下仔细监测支架是否发生移位。

病例概览 | 病例 11.1 颈内动脉血管成形术及支架植入术和血管内超声的应用

- 一例 71 岁男性因左上肢和下肢一过性麻木和刺痛就诊。重要既往史包括：高血压、糖尿病、高胆固醇血症、冠状动脉疾病，以及因左侧颈动脉狭窄而接受血管成形术和支架植入术。患者就诊时因冠心病正在服用阿司匹林和氯吡格雷。
- 颈动脉多普勒超声和计算机断层扫描血管造影（CTA）显示右侧颈内动脉重度狭窄（90%）。颈动脉多普勒超声显示血流速度为 360/160 cm/s。

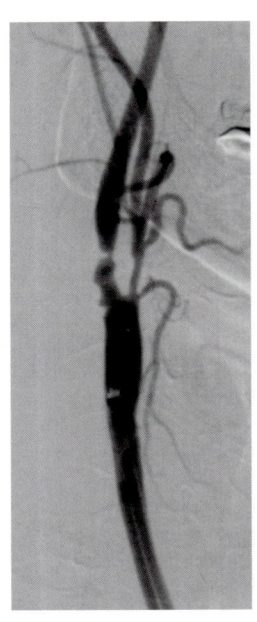 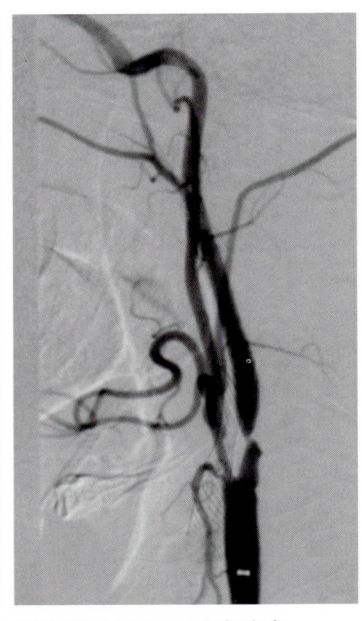

图 11.1a 正位及侧位血管造影显示 ICA 重度狭窄。

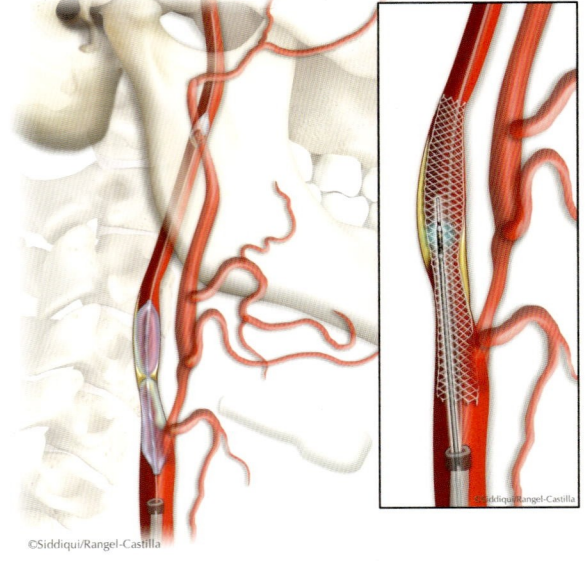

图 11.1b 颈动脉支架植入术和血管成形术的示意图。

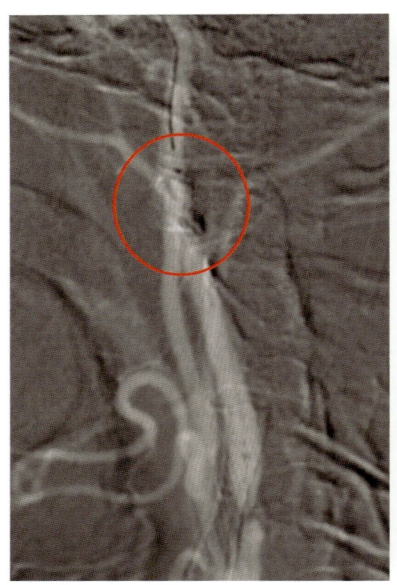

图 11.1c 放置在 C1 水平的远端栓塞过滤装置。

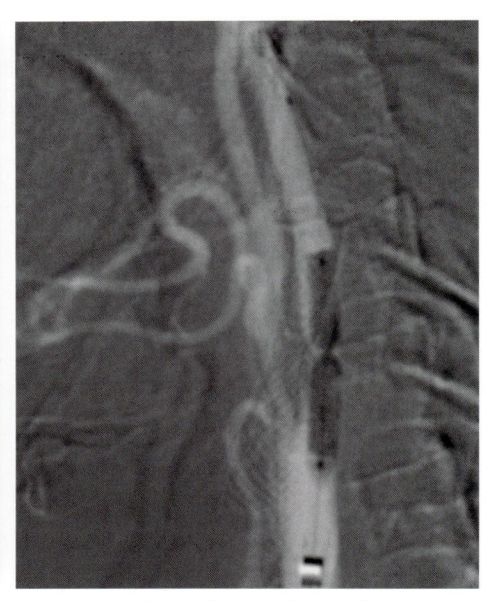

图 11.1d 球囊血管成形术。观察球囊中间的"腰身"（颈动脉重度狭窄）。

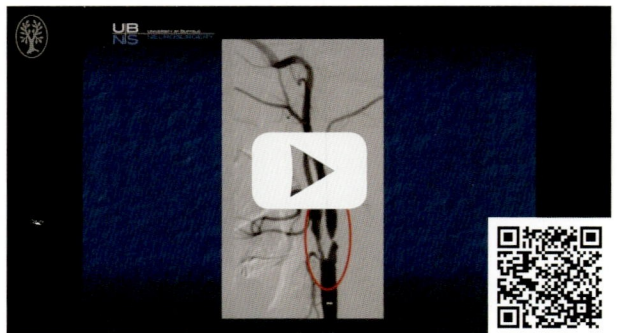

视频 11.1 用血管内超声评估颈内动脉支架血管成形术。

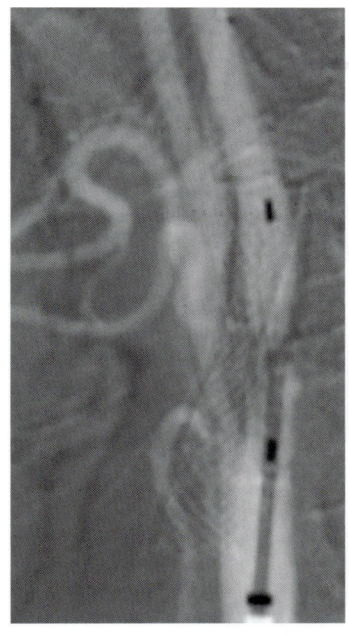

图 11.1e 释放颈动脉支架。

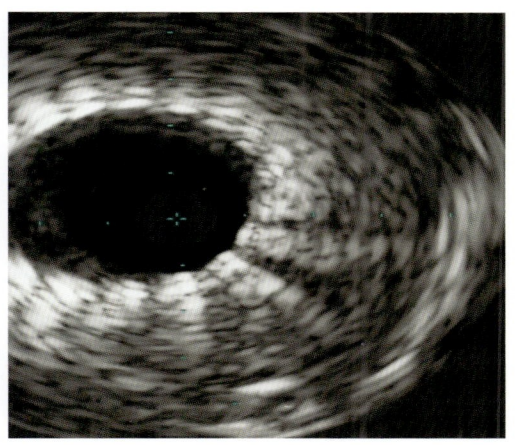

图 11.1f 血管内超声显示支架贴壁良好,狭窄较前显著改善。

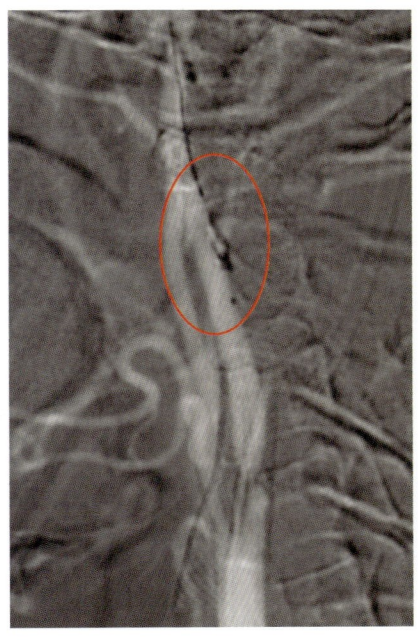

图 11.1g 回收远端栓塞保护装置。

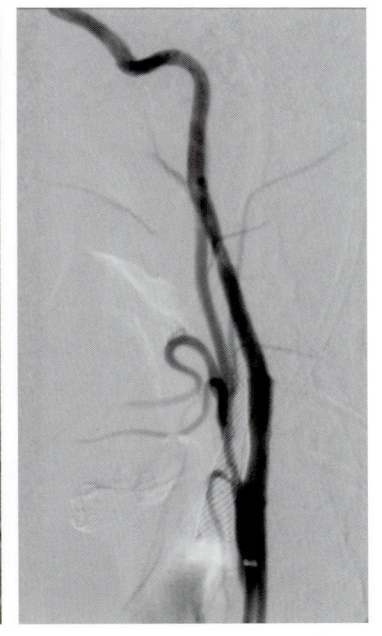

图 11.1h 成功的 ICA 血运重建。

手术过程

患者接受了右侧颈动脉血管成形术和远端栓塞保护下的支架植入术。该手术是在清醒镇静下通过右侧股动脉通路进行的。术中给予 5 000 单位肝素以使活化凝血时间超过 250 秒。

器械清单

- 标准股动脉通路。
  - 微创穿刺套件。
  - 8F血管鞘。
- Cook导引导管（Cook Medical）。
- 0.035英寸的超滑导丝（Terumo）。
- 远端栓塞保护装置NAV6（Abbott）。
- 血管成形用球囊Aviator 4.5 mm×30 mm（Abbott）。
- Xact支架 6 mm×8 mm×30 mm（Abbott Vascular）。
- 血管内超声（IVUS）。
- 远端栓塞保护装置回收装置。
- 8F AngioSeal经皮血管封堵装置。

器械说明

这是一例症状性颈动脉狭窄患者的病例。颈动脉的解剖结构有利于颈动脉血管成形术和支架植入术，ICA远端足够长且比较平直，有利于远端栓塞保护装置的释放。在这种情况下，选择导引导管Cook Shuttle作为通路可以提供足够的支撑，远端栓塞保护装置NAV6使用简单，使用尺寸小于ICA直径1 mm的非顺应性球囊行球囊扩张血管成形术，随后使用闭环支架（Xact）以减少栓塞事件的风险，IVUS用于识别管腔内的残余狭窄和碎片，以及支架的贴壁情况。

提示、技巧和避免并发症

- 当球囊、支架或IVUS推送到位时，必须使用支撑力足够的导引导管以避免导引导管疝回至主动脉弓内。
- 为了便于穿过病灶，使用可操纵的0.014英寸微导丝。根据患者狭窄病变的独特解剖结构，对微导丝尖端进行塑形，通常45°角的弯曲就足够了。
- 如果支架不容易经微导丝通过狭窄病变，则可以使用小尺寸的球囊进行支架植入前的球囊预扩。
- 闭环支架的一个优点是在初始支架位置需要调整的情况下，它可以重新回收后再释放。开环支架并非如此。

病例概览   病例11.2   颈内动脉支架植入术和血管成形术：网状覆盖支架（Scaffold试验）

- 57岁男性，在骨科手术前接受了医学评估。体格检查发现他有左侧颈动脉杂音，其他神经系统检查正常。
- 颈动脉多普勒超声显示右侧ICA闭塞，左侧ICA重度狭窄，血流速度＞350 cm/s。磁共振血管造影（MRA）显示左侧ICA重度狭窄（90%）。
- 由于对侧ICA闭塞，对该患者进行CEA的风险很高，但在择期骨科手术前需要针对颈动脉狭窄进行治疗。

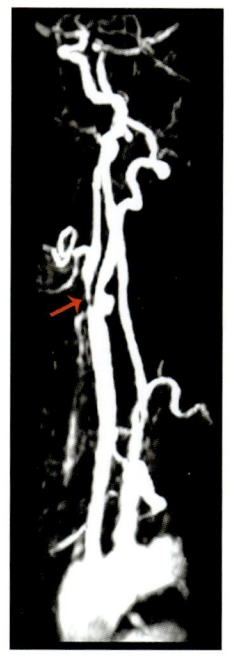
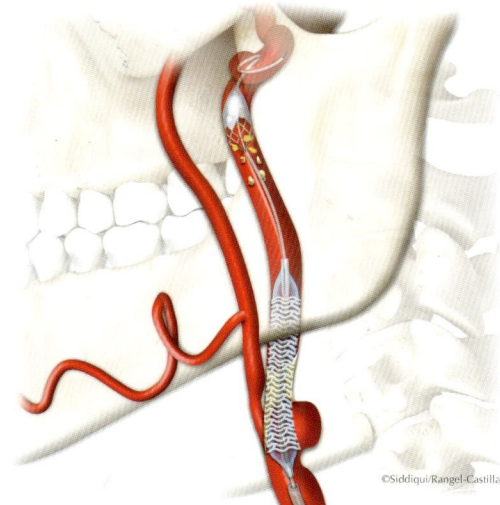
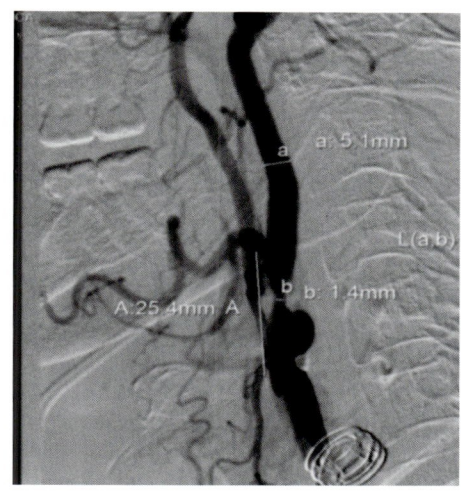

图 11.2a MRA 显示左侧颈内动脉重度狭窄。

图 11.2b 颈动脉支架（网状支架）植入术和血管成形术的示意图。

图 11.2c 获得血管测量值以选择合适的支架和血管成形用的球囊。

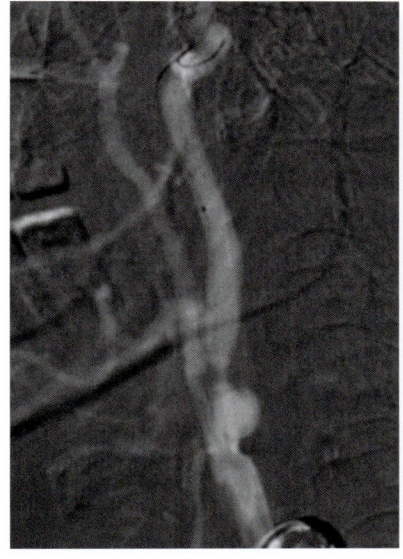
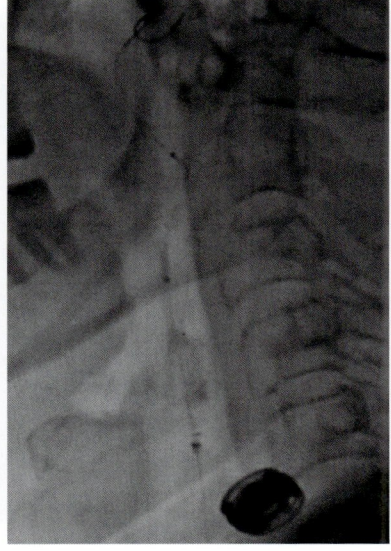
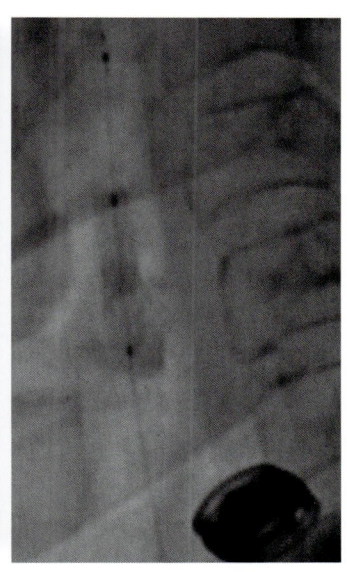

图 11.2d 释放远端栓塞保护装置。

图 11.2e 释放网状覆盖支架。

图 11.2f 支架植入后球囊后扩。

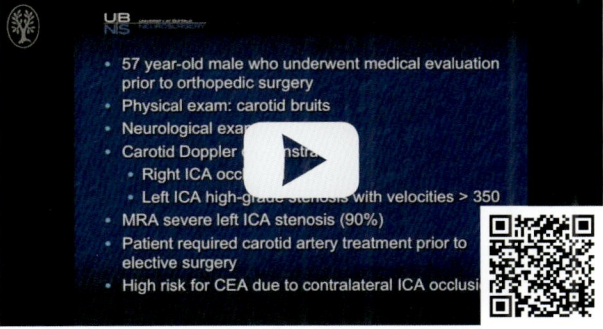

视频 11.2 使用网状覆盖支架（支架试验）进行颈动脉支架血管成形术。

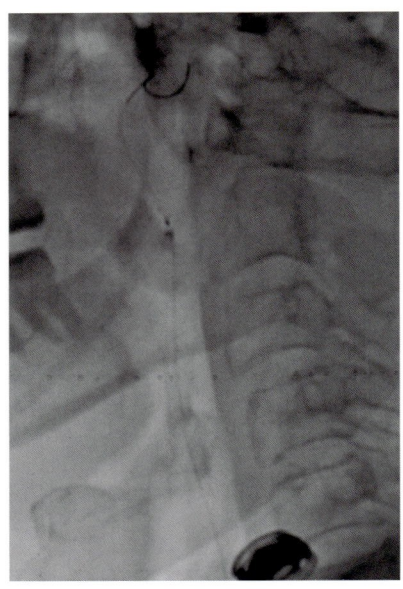
图 11.2g　回收远端栓塞保护装置。

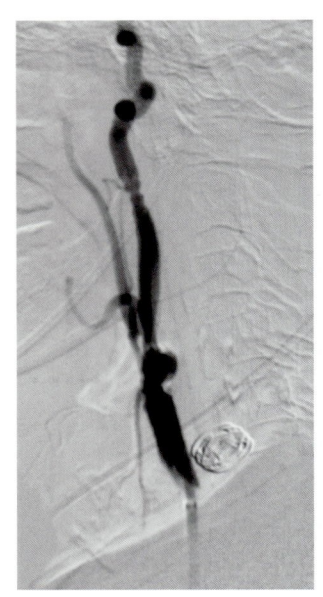
图 11.2h　最终颈动脉造影显示颈内动脉完全血运重建。

手术过程

患者接受了左侧颈动脉血管成形术和带有远端栓塞保护装置的支架植入术。该手术是在清醒镇静下通过右侧股动脉通路进行的。术中给予 5000 单位肝素以使活化凝血时间超过 250 秒。使用 Gore 过滤器和网状覆盖支架。

器械清单

- 标准股动脉通路。
  - 微创穿刺套件。
  - 8F 动脉鞘。
- Cook 导引导管（Cook Medical）。
- 远端栓塞保护装置 Gore（7 mm）。
- 网状覆盖支架 Gore 6 mm×8 mm×30 mm。
- 血管成形用非顺应性球囊 4.5 mm×30 mm（Abbott）。
- 远端栓塞保护装置回收装置。
- 8F 经皮血管封堵装置 AngioSeal。

器械说明

这是一例无症状的颈动脉狭窄伴对侧 ICA 闭塞患者，这使得颈动脉内膜切除术的风险很高。颈动脉的解剖结构适用于颈动脉血管成形术和支架植入术，并且有利于远端栓塞保护装置的放置。在该病例中选择了网状覆盖支架。第二代网状覆盖支架具有改善斑块稳定性和减少因斑块栓塞引起的术中和术后神经系统事件的潜在优势。该支架被设计为一种柔性开环镍钛合金支架，外侧有 500 μm 的网孔以稳定斑块。其表面还涂有具有肝素生物活性的物质，可降低血栓形成的风险。

> **提示、技巧和避免并发症**
>
> - 网状覆盖支架的一个优点是可以稳定斑块，减少斑块破碎或脱落所致的栓塞。
> - Gore 远端栓塞保护装置和网状覆盖支架在放置过程中可能难以观察，我们建议在这些步骤中使用更高的放大倍数。
> - 使用前请熟悉此远端栓塞保护装置和支架的原理。

病例概览　　病例 11.3　复发性右侧颈内动脉狭窄

- 69 岁女性，因频繁出现头晕、晕厥和失语而就诊。其神经系统功能检查正常。患者既往史包括：冠状动脉疾病、高血压、甲状腺功能减退和数年前双侧颈动脉内膜切除术（CEA）史。
- 颈动脉多普勒超声显示右侧 ICA 内血流速度为 550/130 cm/s。这是一例高风险手术病例，因其曾有 CEA 手术史。

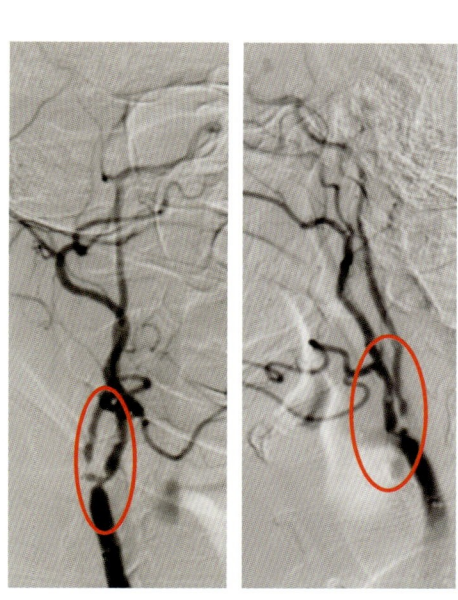

图 11.3a　血管造影显示右侧 ICA 重度狭窄。

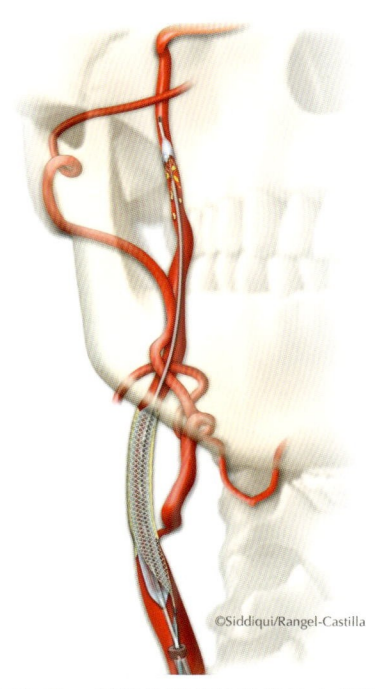

图 11.3b　复发性颈动脉狭窄的支架植入术和血管成形术的示意图。

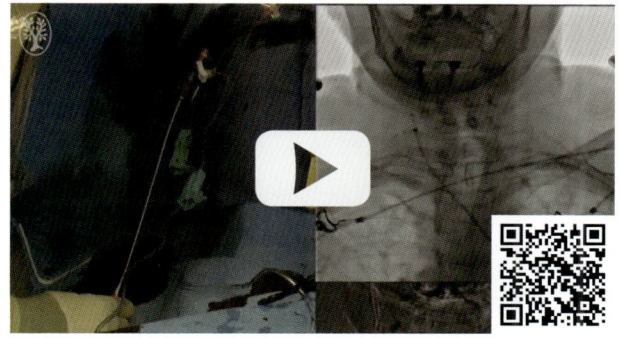

视频 11.3　颈动脉支架植入术和血管成形术治疗颈动脉内膜切除术后复发性狭窄示例 1。

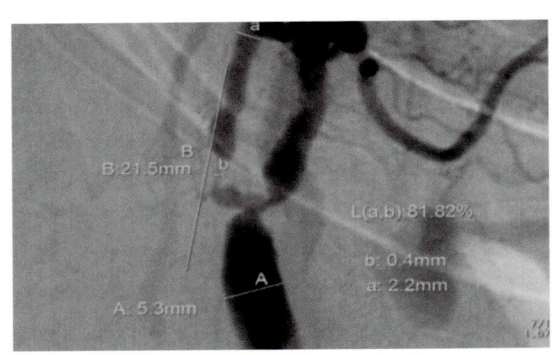

图 11.3c 测量血管以选择合适的支架和血管成形用的球囊。

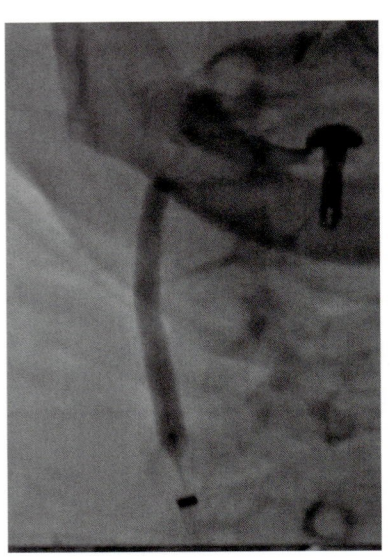

图 11.3d 支架植入前球囊预扩。

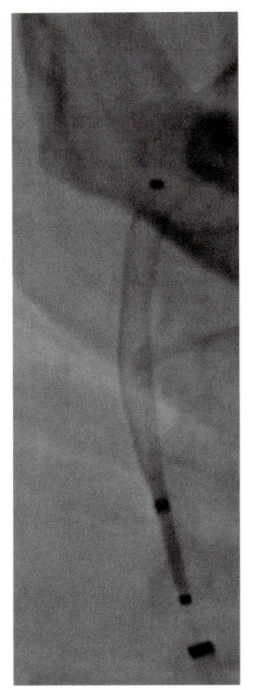

图 11.3e 释放支架。

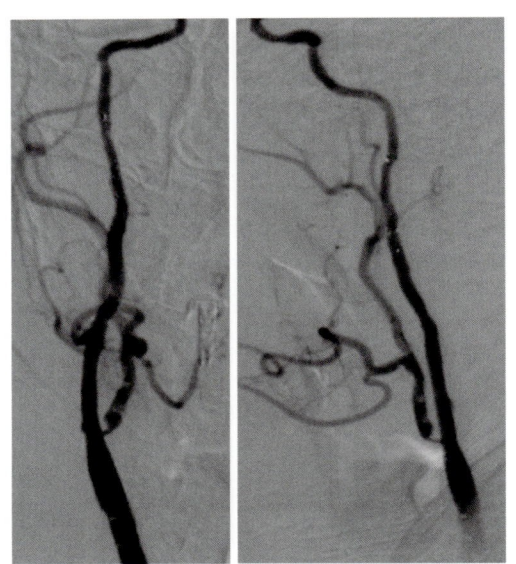

图 11.3f 最终颈动脉造影显示颈内动脉完全血运重建。

手术过程

患者接受了左侧颈动脉血管成形术和远端保护下的支架植入术。该手术是在清醒镇静下通过右侧股动脉通路进行的。术中给予 4 500 单位肝素以使活化凝血时间超过 250 秒。选用的远端栓塞保护装置为 SpiderFX。

器械清单

- 标准股动脉通路。
  - 微创穿刺套件。
  - 8F 动脉鞘。
- Cook 导引导管（Cook Medical）。
- 0.035 英寸超滑导丝。
- 微导管 SL-10（Stryker）。
- 足够长度的交换微导丝 Synchro 2（Stryker）。
- 远端栓塞保护装置 SpiderFX（5 mm, Medtronic）。
- 血管成形用非顺应性的球囊 Coyote 4.0 mm×40 mm（Abbott）。
- 颈动脉支架 Wallstent 8 mm×21 mm（Boston Scientific）。
- 血管内超声。
- 远端栓塞保护装置回收装置。
- 8F 经皮血管封堵装置 AngioSeal。

器械说明

这是一个复杂的病例，患者在既往颈动脉内膜切除术后出现复发的症状性颈动脉狭窄。由于既往的手术和再狭窄，颈动脉的解剖结构严重扭曲。在微导丝辅助下将微导管超选通过严重狭窄的病变。随后采用交换技术，将远端栓塞保护装置送达病变远端并放置。因为该患者的血管直径相对较小，故选用 SpiderFX 作为远端栓塞保护装置。在支架释放之前，选用 2 款大小不同的球囊进行预扩。血管内超声用于确认支架的贴壁情况和血管通畅性。

提示、技巧和避免并发症

- 当球囊、支架或 IVUS 推送到位时，必须使用支撑力足够的导引导管，以避免导引导管疝回至主动脉弓内。
- 为了便于穿过病灶，使用操控性能良好的 0.014 英寸微导丝。根据患者狭窄病变的独特解剖结构对微导丝头端进行塑形，通常 45°的弯曲就足够了。
- 如果支架不容易经微导丝通过狭窄病变，则可以使用小尺寸的球囊进行支架植入前的球囊预扩。
- 闭环支架的一个优点是在初始支架位置需要调整的情况下它可以重新回收后再释放。开环支架则并非如此。

病例概览 | 病例 11.4 颈动脉内膜切除术后严重复发性左侧颈动脉狭窄

- 69 岁女性，因频繁的头晕、晕厥和失语而就诊。其神经系统检查正常。重要既往史包括：冠状动脉疾病、高血压、甲状腺功能减退和数年前双侧颈动脉内膜切除术（CEA）史。
- 颈动脉多普勒超声显示右侧 ICA 内血流速度为 700/300 cm/s。由于既往 CEA 手术史，此患者是一个高风险病例。

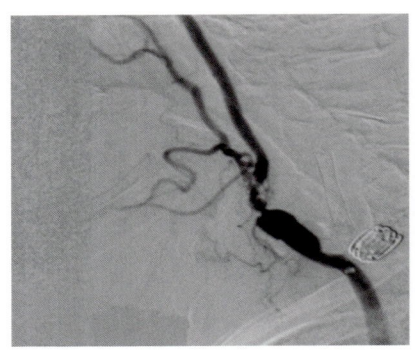
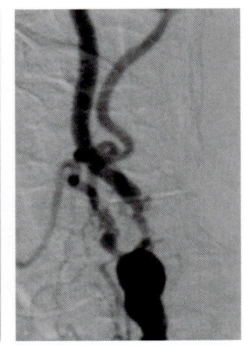
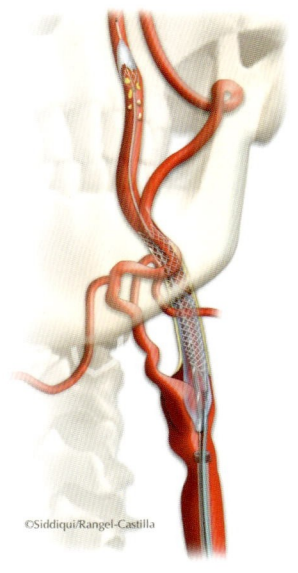

图 11.4a 血管造影显示左侧 ICA 重度狭窄。

图 11.4b 既往颈动脉内膜切除术后颈动脉支架植入术和血管成形术的示意图。

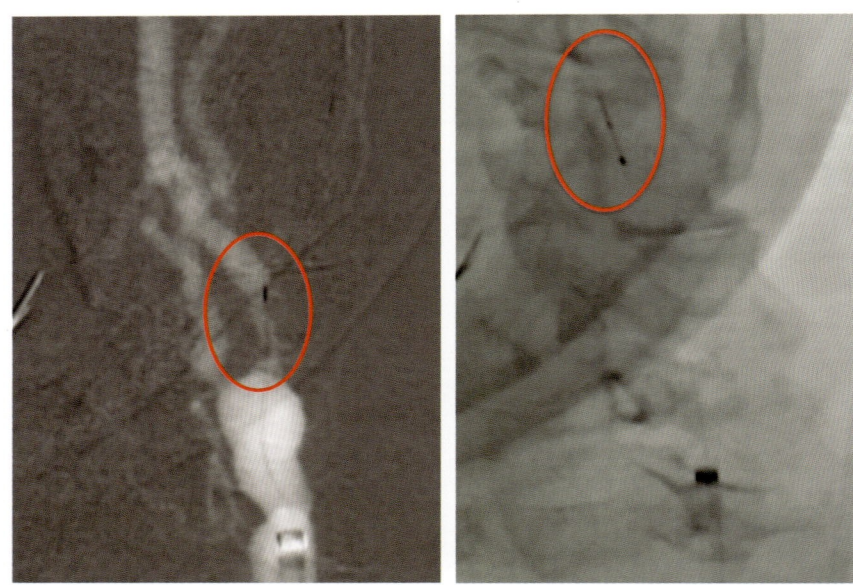

图 11.4c 微导丝超选通过严重狭窄的病变区域。

图 11.4d 放置远端栓塞保护装置。

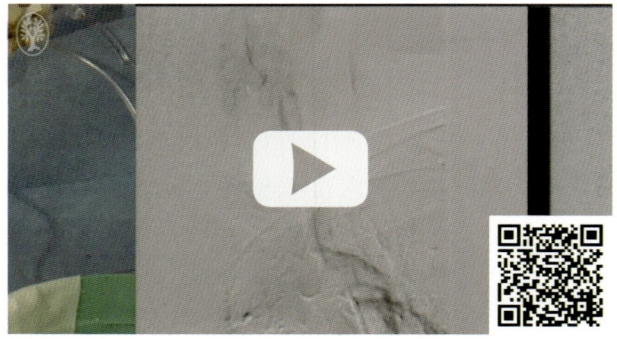

视频 11.4 颈动脉支架植入术和血管成形术治疗颈动脉内膜切除术后复发性狭窄示例 2。

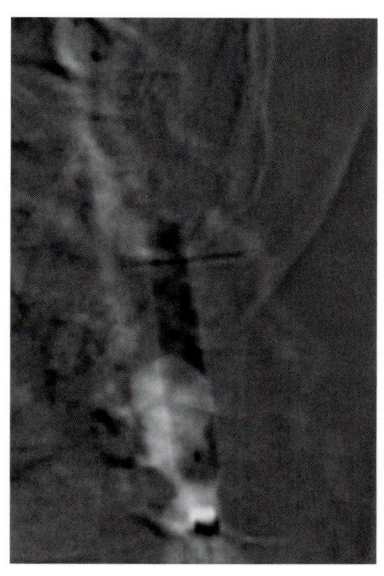
图 11.4e 支架植入前的球囊预扩。

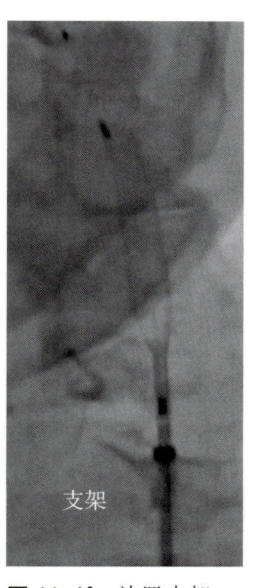
图 11.4f 放置支架。

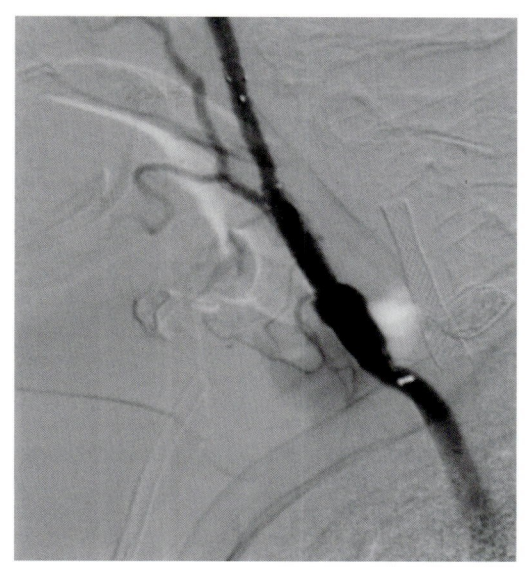
图 11.4g 完成左侧颈内动脉血运重建。

手术过程

患者接受了左侧颈动脉血管成形术和远端保护下的支架植入术。该手术是在清醒镇静下通过右侧股动脉通路进行的。术中给予 4 500 单位肝素以使活化凝血时间超过 250 秒。选用的远端栓塞保护装置为 SpiderFX。

器械清单

- 标准股动脉通路。
  - 微创穿刺套件。
  - 8F 动脉鞘。
- Cook 导引导管(Cook Medical)。
- 0.035 英寸的超滑导丝。
- 0.014 英寸的微导丝 Spartacore(Abbott)。
- 远端栓塞保护装置 SpiderFX(5 mm, Medtronic)。
- 血管成形用非顺应性球囊 Aviator 5.0 mm× 40 mm(Abbott)。
- 颈动脉支架 Xact 6 mm×8 mm×40 mm (Abbott Vascular)。
- 远端栓塞保护装置回收装置。
- 8F 经皮血管封堵装置 AngioSeal。

器械说明

这是一个复杂的病例,患者在既往双侧颈动脉内膜切除术(与病例 11.3 相同的患者)后出现双侧症状性颈动脉狭窄复发。与对侧类似,颈动脉的解剖结构由于既往手术和再狭窄而出现严重扭曲。必须在微导丝辅助下将微导管超选通过严重狭窄的病变血管。因为该患者的血管直径相对较小,故选用 SpiderFX 作为远端栓塞保护装置。在支架释放之前,使用球囊进行预扩张。使用锥形闭环支架(Xact)是因为与管径不匹配,而且与开环支架相比,它具有更大的径向支撑力。

> **提示、技巧和避免并发症**
>
> - 与开环支架相比,闭环支架具有较低的柔韧性和适应性,可以减少破碎斑块穿过支架网眼进入血管内;此外,其游离环面积较小,对破裂碎片的网络支撑作用更好,但可能会扭曲血管。
> - 支架的选择取决于血管弯曲度以及病变是否具有高危症状。有症状的血管迂曲最好用灵活的开环支架治疗,因为它更容易通过迂曲血管并且可以在这种情况下成功释放。有症状的高危病变(溃疡、出血)最好用游离环面积较小的闭环支架治疗。
> - 另一个要考虑的变量是颈总动脉和颈内动脉之间的血管大小不匹配。如当前病例所示,锥形支架是解决这种不匹配问题的绝佳替代方案。

病例概览 | 病例 11.5 颈动脉内膜切除术急性期并发症的抢救性颈动脉支架成形术

- 68 岁男性,因急性意识模糊、记忆丧失和构音障碍到急诊就诊。重要既往史包括:高血压、高胆固醇血症和冠状动脉疾病。神经系统查体:神志清、警觉、定向力强且无局灶性神经功能缺损症状。就诊时他的构音障碍已有所改善。
- 计算机断层扫描(CT)显示左额叶亚急性梗死,CT 血管造影(CTA)显示左侧颈内动脉(ICA)重度狭窄伴严重钙化。左侧 ICA 的多普勒超声显示血流速度为 350/110 cm/s。
- 患者接受左侧颈动脉内膜切除术(CEA)治疗。手术后,患者醒来时出现失语症和右侧肢体偏瘫。进一步检查 CTA 和 CT 灌注显示,左侧 ICA 内膜瓣游离导致管腔半闭塞和左侧大脑半球灌注达峰时间延长。

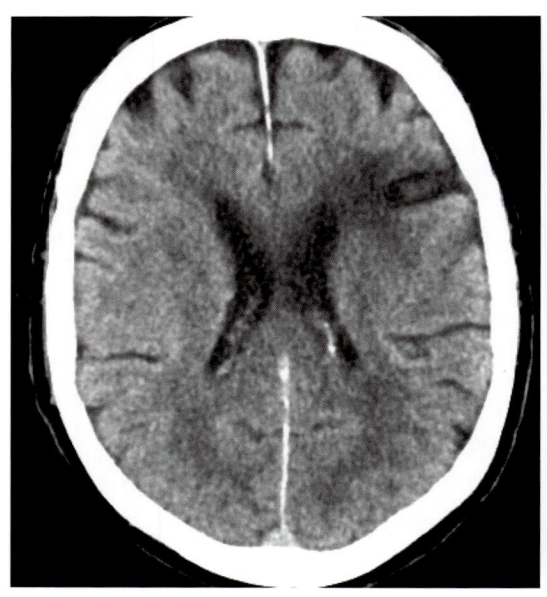
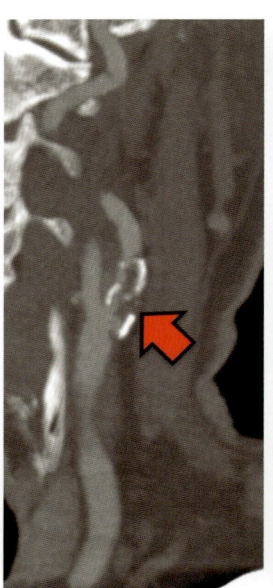
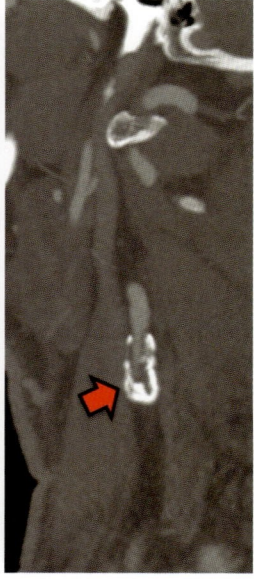

图 11.5a 初始 CT 显示左额叶亚急性梗死。

图 11.5b 初始 CTA 显示左侧 ICA 重度狭窄伴严重钙化。

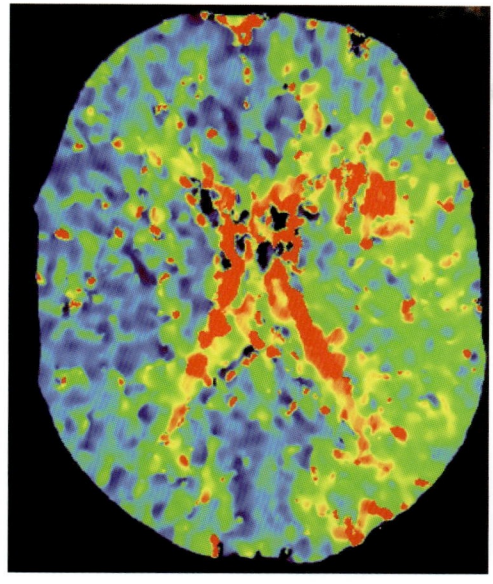
图 11.5c CEA 术后急诊 CTP 显示左侧大脑半球灌注达峰时间较对侧明显延长。

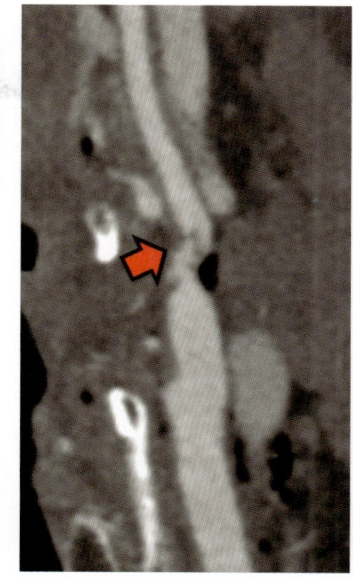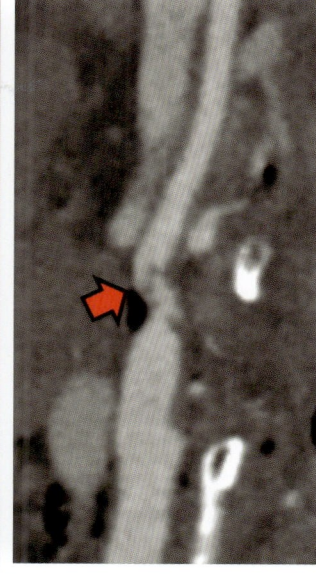
图 11.5d CEA 术后急诊 CTA 显示左侧 ICA 因内膜瓣游离导致管腔半闭塞。

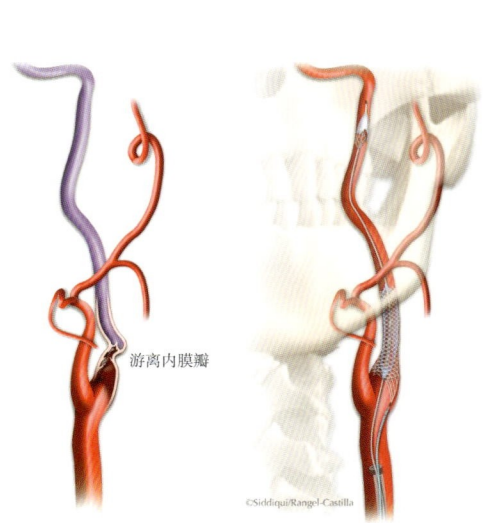
图 11.5e 颈动脉支架植入术和血管成形术的示意图。

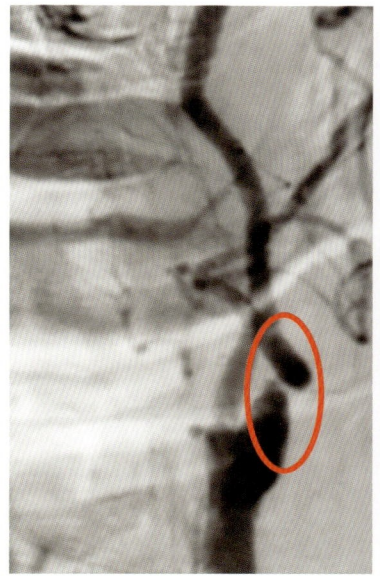
图 11.5f 由游离内膜瓣引起的严重狭窄区域。

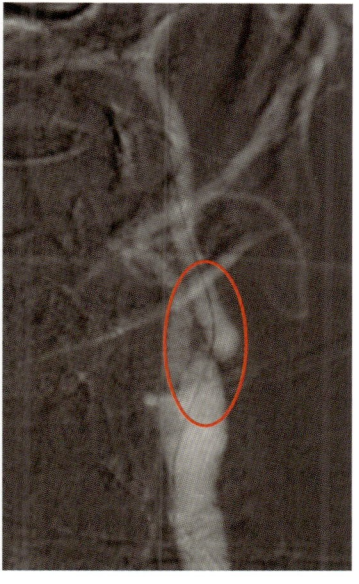
图 11.5g 用微导丝穿过游离内膜瓣导致的狭窄管腔。

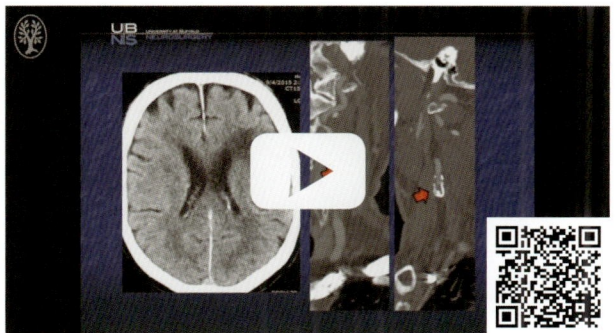
视频 11.5 颈动脉内膜切除术急性期并发症后抢救性颈动脉支架植入术。

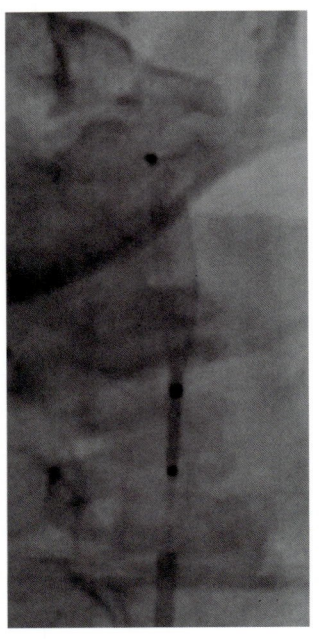
图 11.5h 释放支架。

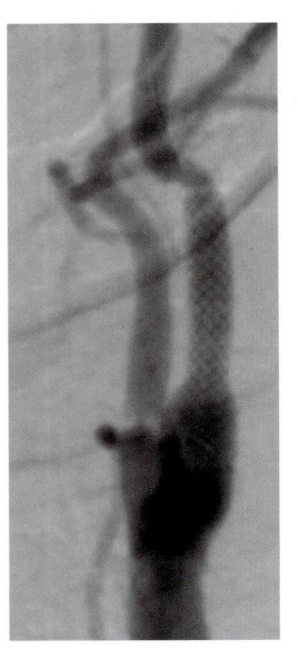
图 11.5i 最终颈动脉造影显示左侧 ICA 完全血运重建。

手术过程

患者接受了急诊左侧颈动脉支架植入术,未使用远端栓塞保护装置。该手术是在清醒镇静下通过右侧股动脉通路进行的。术中给予 5 000 单位肝素以使活化凝血时间超过 250 秒。

器械清单

- 标准股动脉通路。
  - 微创穿刺套件。
  - 6F 动脉鞘。
- 导引导管 Evnoy XB(Codman)。
- 0.035 英寸的超滑导丝。
- 颈动脉支架 Wallstent 6 mm × 22 mm (Boston Scientific)。
- 微导丝 Synchro 2(Stryker)。
- 6F 经皮血管封堵装置 AngioSeal。

器械说明

这种颈动脉内膜切除术后颈内动脉内膜损伤的急诊病例相对少见。患者被直接从手术室带到介入神经放射科。由于动脉粥样硬化斑块已经通过手术切除,栓子引起缺血事件的风险很小,因此未使用远端栓塞保护装置。将一根简单的 6F 导引导管快速超选置入颈总动脉,并释放支架以将游离内膜瓣贴在颈动脉壁上。6F Envoy 导引导管完美地与 6F 股动脉鞘匹配。

提示、技巧和避免并发症

- 如果 CEA 术后患者神经系统功能恶化，需立即进行头颈部 CTA 检查以排除内膜瓣游离、残余狭窄、动脉夹层或颅内动脉闭塞。
- CEA 术后游离内膜瓣或动脉夹层最好采用颈动脉支架植入术治疗。
- 虽然在文献中没有得到很好的证实，但根据病例报道以及笔者的经验，在 CEA 术后立即进行颈动脉支架植入术似乎是安全的。
- 此类型病例中不需要进行球囊扩张血管成形术；仅靠支架的径向力就足以矫正游离的内膜瓣或夹层。

病例概览　病例 11.6　严重颈动脉狭窄的颈动脉支架成形术：右侧肱动脉通路

- 67 岁男性，因左侧肢体一过性偏瘫到急诊就诊。重要既往史包括：高血压、外周动脉疾病、B 细胞淋巴瘤、颈部放疗和近期双侧股动脉搭桥病史。神经系统功能检查正常。
- CTA 显示右侧 ICA 重度狭窄伴严重钙化。颈动脉多普勒超声检查显示左侧 ICA 的血流速度为 459/126 cm/s。

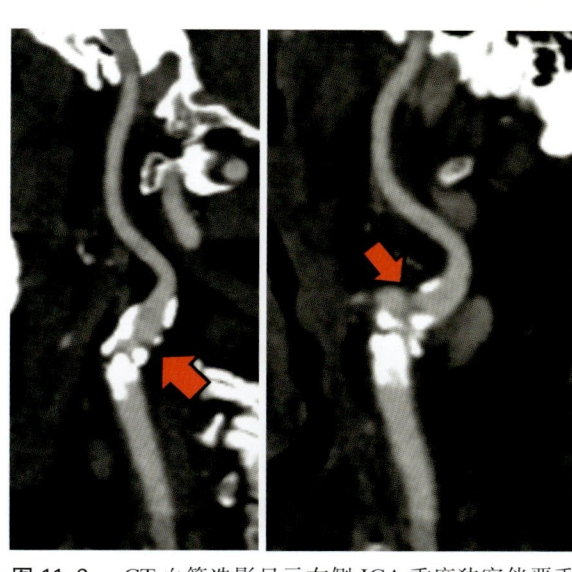

图 11.6a　CT 血管造影显示右侧 ICA 重度狭窄伴严重钙化。

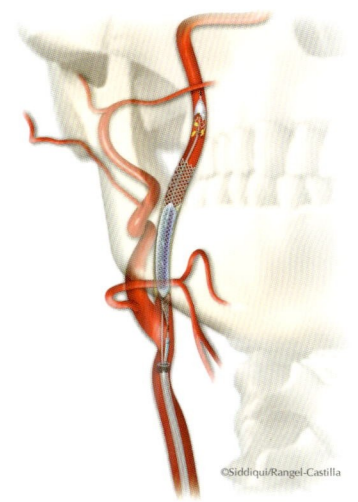

图 11.6b　通过肱动脉通路的颈动脉支架植入术和血管成形术的示意图。

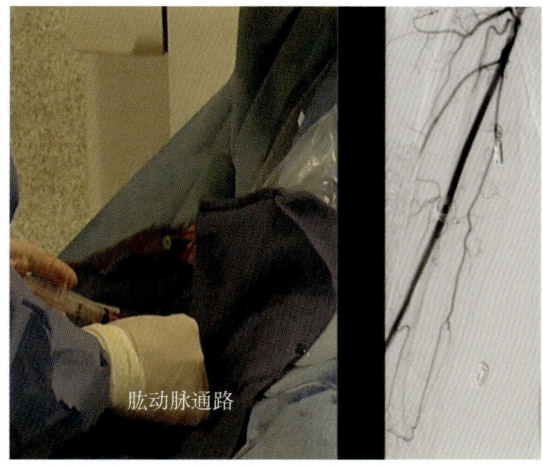

图 11.6c　右侧肱动脉穿刺建立治疗通路。

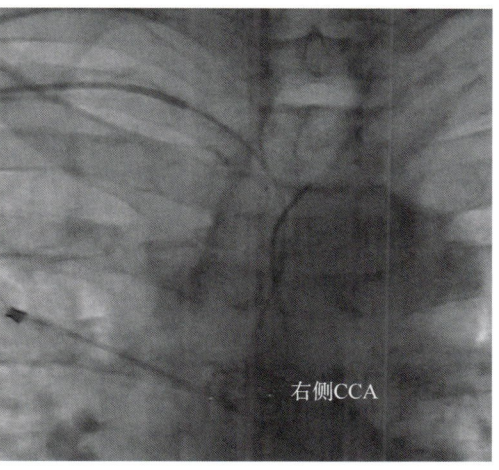

图 11.6d　操纵 Simmons 2 导管进入右侧 CCA。

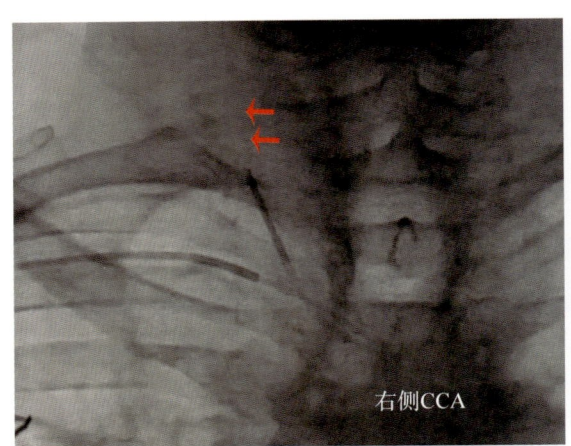
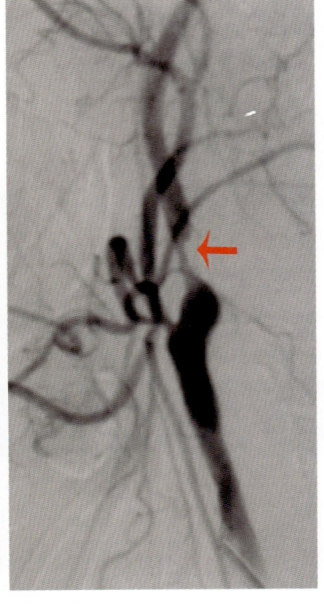
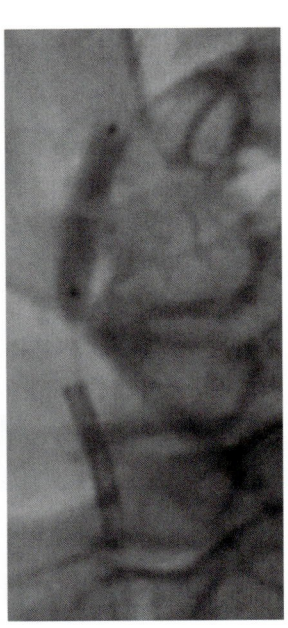

图 11.6e　Simmons 2 导管已进入右侧 CCA（箭头）。　　图 11.6f　右侧 ICA 狭窄（箭头）。　　图 11.6g　球囊扩张血管成形术。

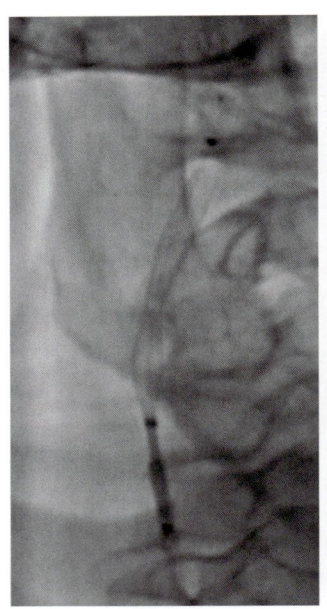
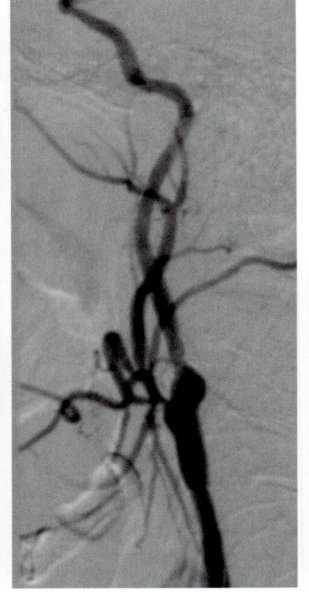
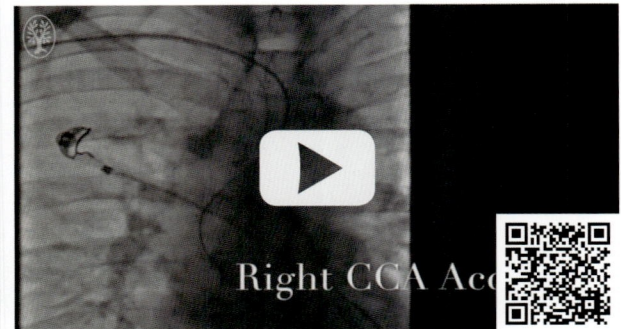

图 11.6h　放置支架。　　图 11.6i　右侧 ICA 的血运完全重建。　　视频 11.6　肱动脉通路的颈动脉支架植入术和血管成形术。

手术过程

由于颈部放疗史，患者是颈动脉内膜切除术的高风险患者。近期的双侧股动脉搭桥手术导致无法通过传统股动脉通路进行颈动脉支架植入术。

对患者接受了通过肱动脉通路进行的远端保护下的颈动脉支架植入术。该手术是在清醒镇静下通过右侧肱、股动脉通路进行的。术中给予 5 000 单位肝素以使活化凝血时间超过 250 秒。

器械清单

- 标准股动脉通路。
  - 微创穿刺套件。
  - 6F 动脉鞘。
- 导引导管 Envoy XB(Codman)。
- Simmons 2 导管(Cook Medical)。
- 0.035 英寸的超滑导丝。
- 远端栓塞保护装置 NAV 6(Abbott Vascular)。
- 颈动脉支架 Wallstent 8 mm × 21 mm (Boston Scientific)。
- 血管成形用球囊 Aviator 3.5 mm × 30 mm (Abbott)。

器械说明

肱动脉或桡动脉是股动脉通路的最佳替代方案。在这例特殊病例中，近期的股动脉搭桥术是股动脉通路的相对禁忌证。根据肱动脉的大小，它可以容纳一个 6F~8F 的血管鞘。我们强烈建议使用超声辅助穿刺肱动脉。我们建议使用滑动导管，例如 Simmons 2 导管，以便于进入颈总动脉(CCA)。

提示、技巧和避免并发症

- 建议使用超声辅助肱动脉穿刺。
- 在透视下使用导丝辅助导引导管进入肱动脉和锁骨下动脉，以防止无意中进入动脉分支。
- 在超选颈总动脉时，将滑动导管(Simmons 2)置入导引导管内(同轴导管技术)。一旦滑动导管进入所需的颈动脉，只需将引导导管顺势跟进即可将其超选进入颈动脉。
- 在透视下通过导引导管送入球囊和支架行球囊扩张血管成形术和支架植入术。从锁骨下动脉进入右侧颈动脉形成的锐角可能会产生阻力，并可能导致导管疝入主动脉弓。

12 近端保护下（断流）的颈动脉支架植入术
Carotid Artery Stenting with Proximal Protection (Flow Arrest)

Gary B. Rajah and Leonardo Rangel-Castilla

概 述

颈动脉血运重建对于经筛选的特定颈动脉狭窄患者而言是预防卒中的有效方式。CEA 是实现这一目标的常规方法。随着血管内技术的进步，保护性 CAS 已成为一种很好的 CEA 替代方案。

有两种不同类型的栓塞保护装置：远端和近端保护装置（通过中断血流或逆转血流实现）。也有一些关于近端和远端保护联合使用的报道。用于近端保护的装置包括：MoMa 栓塞保护装置（Medtronic）、球囊导引导管（未针对该适应证进行大规模试验证实）和 Gore 血流逆转系统（Gore）。本专题中将讨论使用 MoMa 装置进行阻流的近端保护技术。远端保护技术相关内容已在第 11 个专题中讨论。而使用 Gore 装置和球囊引导导管在逆流情况下进行近端保护的相关内容将在第 13 个专题中进行讨论。

Stabile 等人[1]报道了一组共 1 300 例患者的近端血管内闭塞（断流）保护下的手术结果：①该技术成功率高达 99.7%。②围手术期并发症包括 5 例死亡（0.38%）、6 例严重卒中（0.46%）和 5 例轻微卒中（0.38%），无急性心肌梗死事件发生。③在术后 30 天随访时，有另外 2 例患者死亡（0.15%），1 例患者出现轻微卒中（0.07%）；30 天卒中和死亡发生率为 1.38%（$n=19$）；与无症状患者相比，有症状患者的 30 天卒中和死亡发生率更高（3.04% vs. 0.82%；$P<0.05$）；在高风险（1.88%；$n=12$）和平均风险手术（1.07；$n=7$；$P=NS$）的患者之间观察到 30 天卒中和死亡率没有显著差异。④不良事件的独立预测因素包括操作者经验、有无症状和高血压。

循证结果

在颈动脉支架植入术（ARMOUR）试验中使用 MoMa 装置进行近端保护，该试验报道的不良事件发生率是迄今为止所有独立研究中最低的。该试验数据显示：有症状患者的 30 天时主要卒中发生率为 0.9%。近端保护装置的好处是可以在任何手术器械通过狭窄的病变之前就位。MoMa 装置能够在手术器械穿过动脉粥样硬化病变时阻止血流，有助于防止远端栓塞和卒中。此外，在血管解剖结构不规则或不确定患者能否耐受断流的情况下，该装置可与远端保护装置联合使用。

适 应 证

CAS 适用于症状性的颈内动脉狭窄＞70% 或无症状的颈内动脉狭窄＞80% 的患者。其他适应证包括在 CEA 期间不能耐受全身麻醉、对侧颈动脉闭塞或喉神经麻痹、既往颈部手术或放疗、CEA 后的再狭窄以及颈部活动度差。如前所述，CAS 还可用于治疗夹层和急性卒中合并串联闭塞的患者。

近端保护用于病变极度狭窄导致远端保护的微导管难以通过病变段的情形。近端保护的另一个指征是曲折的 ICA 或远端 ICA 成袢而没有足够的平直段可用于远端栓塞保护装置的放置。易碎的、症状性或出血性斑块也应考虑使用近端保护策略。

对于对侧 ICA 闭塞的患者或股动脉相对较小且无法容纳 9F 血管鞘的患者，禁止使用具有断流作用的近端保护装置。

神经血管解剖

ICA 解剖结构的简要概述见第 10 个专题。使用 MoMa 装置时需要考虑的解剖学因素比用于近端保护的其他装置（例如 Gore 系统或球囊导引导管）更具体。使用 MoMa 装置时将同时闭塞颈总动脉（CCA）和颈外动脉（ECA），从而使病变 ICA 内彻底断流。CCA 中的球囊充盈后将阻止顺向血流，而 ECA 中的球囊充盈后将阻止逆向血流。因此，颈动脉球附近的任何解剖变异理论上都可能导致 MoMa 装置断流作用的减弱。例如，若甲状腺上动脉从 CCA 或 ECA 的起始段附近发出（在球囊之间），这可能会导致其内血流反流至 ICA 内，进而导致血栓栓塞事件。ECA 和 CCA 内球囊之间的间距在 MoMa 装置上是固定的，因此必须确定是否存在相关解剖变异。过度曲折的颈动脉解剖结构会使僵硬的 MoMa 装置的放置变得困难。延伸到 ECA 内的颈动脉球斑块会阻止该装置的安全通过。识别异常解剖结构很重要，因为在支架植入或闭塞血管（断流）期间永存寰前血管可能会被破坏，导致后循环缺血性卒中，尤其是在使用球囊闭塞的情况下。

围手术期药物处理

与使用远端栓塞保护装置相同，为了预防支架上的血小板聚集以及在支架植入过程中或之后形成腔内血栓，常规使用双联抗血小板治疗方案，即阿司匹林（每天 325 mg）和氯吡格雷（每天 75 mg）。该方案应在择期手术前 5~7 天开始。否则，应在手术当天术前给予负荷剂量的阿司匹林（650 mg）和氯吡格雷（600 mg），然后每天给予阿司匹林（325 mg）和氯吡格雷（75 mg）。双联抗血小板治疗在支架植入术后维持 1 个月，随后停用氯吡格雷并无限期继续使用阿司匹林。应监测和评估阿司匹林和氯吡格雷的血清反应。部分患者可能对氯吡格雷耐受或过敏，此时的另一种选择是替格瑞洛（60 mg，每天 2 次）。

术中血栓形成是始终存在的风险，因此在术中应进行全身肝素化，目标是将活化凝血时间控制在 250~300 秒。在将微导丝等手术装置穿过狭窄病变之前给予肝素可能有助于抑制 ICA 腔内装置上的血栓形成。

在充盈近端保护装置的球囊以及病变部位球囊扩张血管成形术期间有时会出现血流动力学不稳定，以心动过缓、心搏骤停和低血压最为常见。此时，要求患者进行 Valsalva 动作（即咳嗽）通常可逆转心动过缓。另一个好的做法是术前准备好升压药（例如多巴胺或去氧肾上腺素）和阿托品。我们通常在患者处于清醒状态（即清醒镇静）时进行 CAS，以进行准确的神经功能评估。神经外科医师或介入医师应熟悉 MoMa 装置及其使用，包括球囊充盈和血流阻断时间的控制。

具体技术和关键步骤

几项临床试验已经证明了栓塞保护装置在预防术中缺血性并发症方面的功效。使用近端栓塞保护装置（MoMa）进行 CAS 的关键步骤如下（图 12.1~图 12.4，视频 12.1~视频 12.4）。

应在进行股动脉穿刺之前准备好 MoMa 装置。

（1）去除包装并取出 3 个过滤器/捕捉器备用。

（2）用生理盐水冲洗工作通道（中心）和空心芯轴。

（3）在旋转阀门的同时将空心芯轴插入工作通道。

（4）然后使用含有 50∶50 或 70∶30 造影剂稀释液的注射器竖直操作，给予一定的负压，使稀释的造影剂置换吸出装置内的空气，完成 ECA 和 CCA 球囊的排气准备。

（5）将安全连接器和双向阀连接到 Y 阀上。

MoMa 装置的放置如下。

（1）将 9F 血管鞘置入股动脉。

（2）首先进行股动脉造影以确认没有任何动脉不规则或夹层后，在超滑导丝（0.035 英寸成角导丝，Terumo）辅助下将诊断导管（Simmons 2 或成角度的导管如 Terumo）推进到主动脉中。该操作在透视引导下完成。

（3）在将导管推进 ECA 或使用交换技术将其送入 CCA 之前应进行放大的、工作角度的颈动脉造影。获得狭窄程度、长度以及 CCA 和远端 ICA 直径的测量值，以便选择合适的支架尺寸。

（4）建议在路图下将诊断导管超选送至 ECA 内。一旦诊断导管进入 ECA 或其大分支之一（上颌内动脉或枕动脉），就可以进行导管交换了。

（5）在路图指引下，更换诊断导管内的导丝为 300 cm 长的 0.035 英寸的硬导丝（例如 Supra Core 35，Abbott），随后使用导管交换技术将诊断导管更换为 MoMa 导管。应极其小心以防止导丝、MoMa 导管和诊断导管误穿过狭窄病变（视频 12.1～视频 12.4）。

（6）将预先准备好的 MoMa 装置的空心芯轴穿入前述加硬的导丝内，并将整个装置沿着导丝缓慢推送，越过主动脉弓送至上颈椎水平的 ECA 内。MoMa 装置远端的球囊置于 ECA 中，近端的球囊置于 CCA 中。球囊到位后方可移除空心芯轴和导丝（视频 12.1～视频 12.4）。

（7）支架的选择。

a. 闭环支架 Xact（Abbott Vascular）或 Wallstent（Boston Scientific）——通常用于急性症状性 ICA 狭窄或具有其他高风险特征者（出血或溃疡性斑块等）。

b. 开环支架如 Acculink（雅培血管）则适用于曲折的解剖结构。

c. 高径向力支架——用于严重钙化的病变。

d. 锥形支架——用于 ICA 和 CCA 的直径存在较大差异时。

（8）将支架或预扩用的球囊（如果需要）通过导引导管送至 MoMa 装置近端球囊处。

（9）然后在路图或透视下用 50∶50 或 70∶30 稀释造影剂充盈 MoMa 的球囊，将 ECA 和 CCA 闭塞，直到 ICA 内血流完全中断为止。

（10）在使用任何装置穿过病灶之前，应该确认 ICA 内血流完全中断（在 ICA 中注入少量造影剂，若造影剂滞留，可以确认完全断流）。将支架沿着一根 0.014 英寸的加硬导丝（例如 Spartacore 14，Abbott）送入 MoMa 装置内。然后将其从 MoMa 装置的 ECA 和 CCA 内的两个球囊之间的开口处送达已断流的病变 ICA 内。这个过程必须快速但安全地完成，因为血流被完全中断了（视频 12.1～视频 12.4）。

（11）在透视下行标准的支架释放。

（12）如果需要，使用非顺应性球囊进行支架植入后的球囊扩张血管成形术（后扩）。

（13）血管内超声可用于评估残余狭窄、腔内残余碎片或支架的贴壁情况。

（14）在支架放置结束时，使用 10 mL 注射器将 ICA 中的滞留血液（可能带有动脉粥样硬化斑块）吸出，重复操作 3 次，并在器械桌上对 3 个过滤器/捕捉器进行检查。在球囊泄压恢复血流之前必须保证 2 次抽吸均未抽出斑块或血栓（视频 12.1～视频 12.4）。

（15）始终建议在 MoMa 装置移除后进行最终造影，以评估脑灌注情况。由于股动脉鞘的尺寸较大（9F），使用 AngioSeal 血管封堵装置（Terumo）封堵股动脉穿刺点达到确切止血（视频 12.1～视频 12.4）。

器械选择

在我们的临床实践中，以下是用于具有近端保护的 CAS 术中的常用规范和器械。

- 9F 血管鞘。
- 0.035 英寸有角度的超滑导丝（如 Glidewire）。
- 5F 的诊断性导管（如 Simmons 2 或成角度的导管）。
- 0.035 英寸的加硬交换导丝（例如 Supra Core 35）。
- 0.014 英寸的交换导丝（例如 Sparta Core 14）。
- MoMa 导管（MoMa 系统）（视频 12.1～视频 12.4）。
- 颈动脉支架（闭环支架 Wallstent，Boston Scientific）。
- 非顺应性球囊。
- 持续肝素化。

注意点

- 与 MoMa 装置相关的近端保护有一些注意事项，包括需要使用 9F 血管鞘和额外的准备时间来准备 ECA 和 CCA 球囊。
- 一些患者在清醒时无法耐受 ICA 断流。在此情况下，不能使用 MoMa 装置，必须中止后续手术操作。
- 曲折的解剖结构会使 MoMa 装置的超选到位变得困难。可以通过将加硬导丝头端超选至 ECA 内并将其成袢以提供足够的支撑，从而辅助 MoMa 装置的输送到位。
- 为了穿过病灶，使用可操纵的 0.014 英寸的微导丝。建议将微导丝头端塑形成一定角度，以便于超选通过狭窄病变和从 MoMa 装置的导管中通过。
- ICA 的环状成袢或曲折解剖结构可能会使导引手术装置进入远端 ICA 变得复杂化。将导丝输送至颈段 ICA 中的一个点,使支架能够安全地穿过狭窄病变,可能需要更硬的导丝。
- 对于支架放置,我们建议选择一个骨性标志(即颈椎)作为支架的远端锚定点。因为支架或导引导管的定位会导致血管变形,或者由于患者的运动而导致路图变得不可靠。如果没有这样的骨性标志,可能会因不可靠的路图导致支架释放的位置不佳。
- 如果支架不容易经微导丝通过狭窄病变,则可以进行支架成形术前的球囊预扩,注意应使用小尺寸的球囊以防止斑块破裂(图 11.3、图 11.4,视频 11.3、视频 11.4)。
- 对于释放位置不佳的支架,如果是闭环支架,部分释放的支架有重新被收回、重新调整位置的可能(大多数闭环支架的 80% 以内)。否则,只能将支架完全释放,使用多支架桥接技术完成手术。
- 退出 MoMa 导引导管时要小心操作。在回收过程中,MoMa 导管远端含球囊部分可能会挂在支架上。必须在连续透视下仔细监测,小心将其退回至 CCA 内。
- 始终建议进行最终脑血管造影,以评估脑灌注情况,特别是注意观察是否存在毛细血管充盈延迟或其他较大的动脉闭塞、夹层。

参考文献

[1] Stabile E, Salemme L, Sorropago G., et al. Proximal endovascular occlusion for carotid artery stenting. *J Am Coll Cardiol*. 2010; 55:1661-1667.

病例概览 | 病例 12.1　近端与远端保护下的症状性颈动脉狭窄的血管成形术及支架置入术

- 40 岁男性,因急性右侧偏瘫和失语至急诊就诊。其症状开始于就诊前 12 小时。神经系统功能检查:患者清醒、警觉、失语,左侧肢体有遵嘱动作,右侧偏瘫(3/5)。既往有高血压和房颤病史。患者没有静脉溶栓适应证。
- CT 检查结果正常。CTA 显示左侧 CCA、ICA 与 MCA 被栓子部分栓塞。

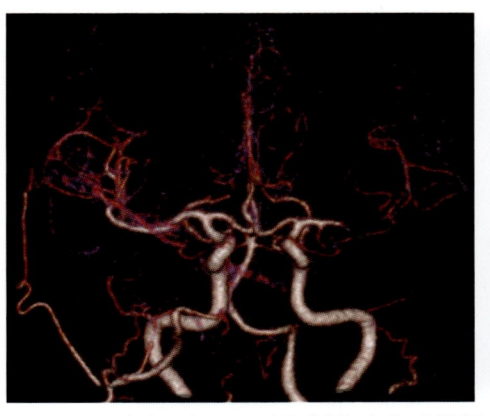
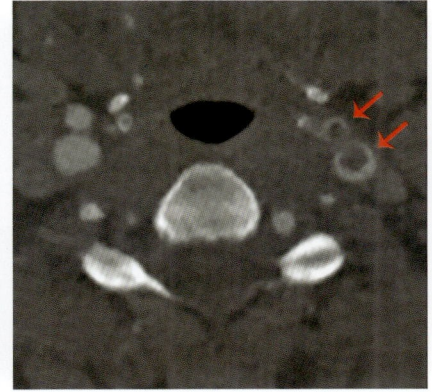
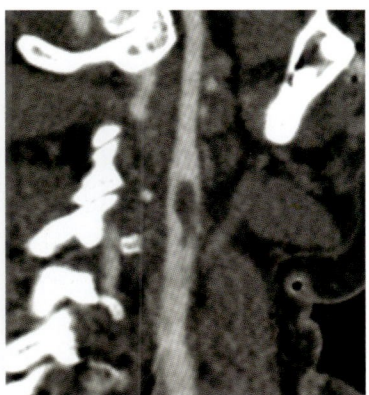

图 12.1a　头部 CTA 显示左侧大脑中动脉部分闭塞。　　图 12.1b　颈部 CTA 显示管腔内血栓导致 CCA、ECA 和 ICA 部分闭塞。

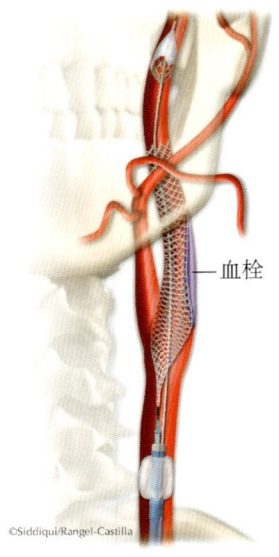

图 12.1c　球囊导引导管近端保护下的颈动脉支架植入术用于治疗大血管内血栓的示意图。

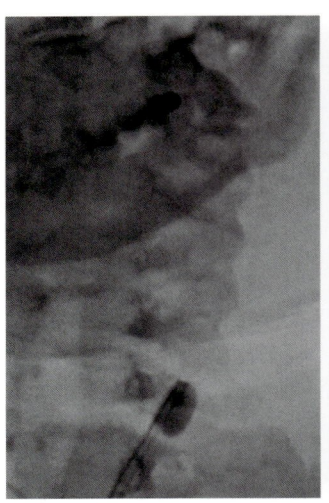

图 12.1d　充盈球囊阻断血流（造影剂滞留）。

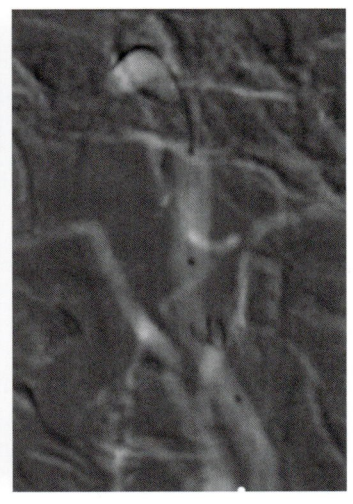

图 12.1e　放置远端栓塞保护装置。

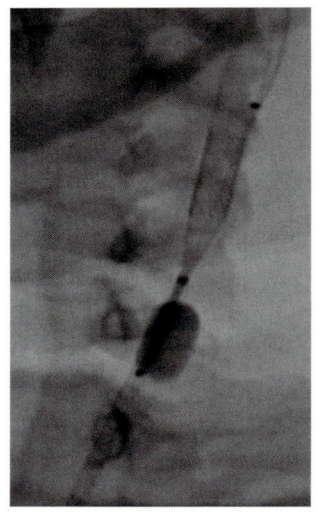

图 12.1f　支架植入。

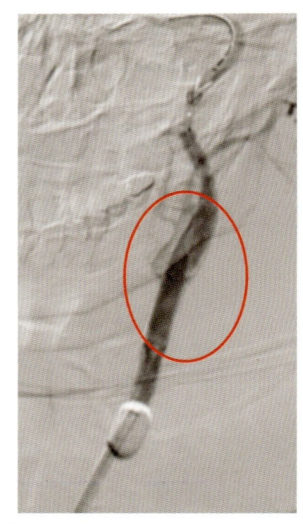

图 12.1g　首个支架近端的颈总动脉处残留的管腔内血栓。

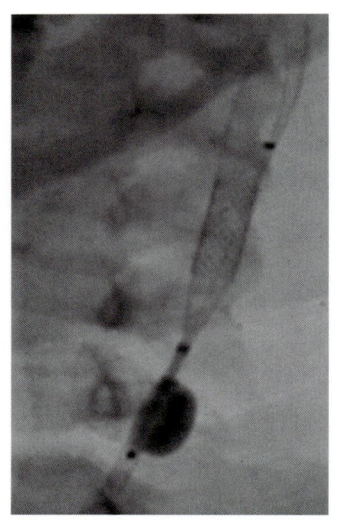

图 12.1h　放置第 2 枚支架以覆盖近端血栓。

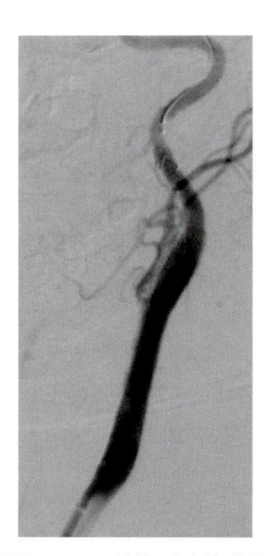

图 12.1i　最终颈动脉造影显示无管腔内血栓，动脉通畅。

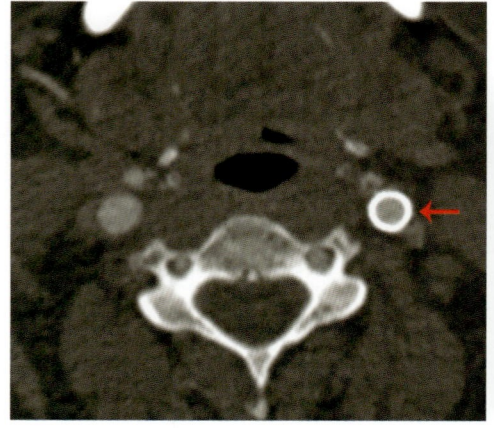

图 12.1j　术后复查颈部 CTA 显示无管腔内血栓，ICA 通畅。

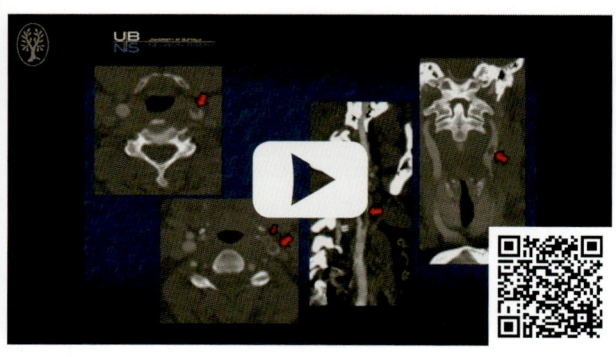

视频 12.1　限流下颈动脉管腔内血栓的处理以及支架植入——双重保护。

手术过程

患者入住重症监护室并开始静脉注射肝素治疗。经过几天的肝素治疗,复查头颈部 CTA 显示管腔内血栓没有改善。

患者接受了颈动脉支架植入术,通过将血栓压在支架和颈动脉壁之间缓解管腔狭窄。患者在术前服用了双联抗血小板药物。该手术是在清醒镇静下通过右侧股动脉通路进行的。术中给予 4 000 单位肝素以使活化凝血时间超过 250 秒。术中同时使用近端和远端栓塞保护装置。

器械清单

- 标准股动脉通路。
  - 微创穿刺套件。
  - 7F 扩张器。
  - 9F 血管鞘。
- 球囊导引导管(Concentric Medical)。
- 诊断性中间导管 Vitek(Cook Medical)。
- 0.038 英寸的超滑导丝。
- 远端栓塞保护装置 NAV 6(Abbott Vascular)。
- 颈动脉支架 Wallstent 2 枚(8 mm×26 mm 及 9 mm×29 mm,Abbott Vascular)。
- 远端栓塞保护装置回收装置。
- 8F 经皮血管封堵装置 AngioSeal。

器械说明

近端保护策略适用于颈动脉极重度狭窄、因远端 ICA 曲折而没有合适的远端栓塞保护装置着陆区和存在较大的管腔内血栓的患者。在该病例中,使用近端保护装置用于降低尝试通过远端血栓保护装置时发生远端血栓栓塞的风险。充盈球囊阻断血流,将远端栓塞保护装置穿过血栓并在 C1 水平释放。一旦我们有了双重保护,支架就会以标准的方式释放。没有必要进行球囊扩张血管成形术。因血栓较长,需要使用 2 枚支架来完全覆盖整个血栓。

提示、技巧和避免并发症

- 大多数球囊导引导管需要较大的(8F 或 9F)股动脉鞘。
- 对于病变对侧 ICA 闭塞的患者,禁止使用具有断流作用的近端保护装置。
- 熟悉球囊导引导管并知道如何正确地准备球囊。
- 一些患者在清醒时无法耐受 ICA 的血流中断,必须中止手术。

病例概览 | 病例 12.2 断流下症状性颈动脉狭窄的血管成形术及支架植入术(MoMa 导管)

- 一例 62 岁男性患者因一过性的左侧肢体麻木和无力被送至急诊。神经系统查体阴性。重要既往史包括:高血压、吸烟、冠状动脉疾病。患者就诊时正在服用阿司匹林和氯吡格雷。
- CTA 显示右侧 ICA 重度狭窄(>90%)。颈动脉多普勒超声显示局部血流速度为 418/140 cm/s。

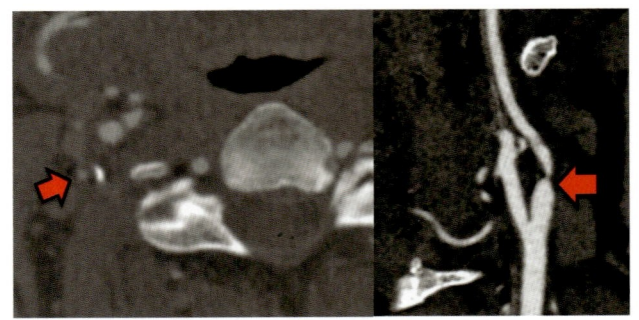

图 12.2a　颈部 CTA 显示 ICA 重度狭窄。

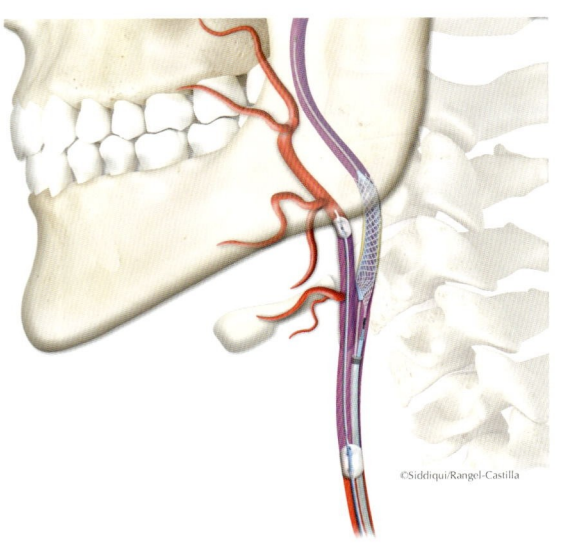

图 12.2b　球囊导引导管近端保护下的 CAS 示意图。

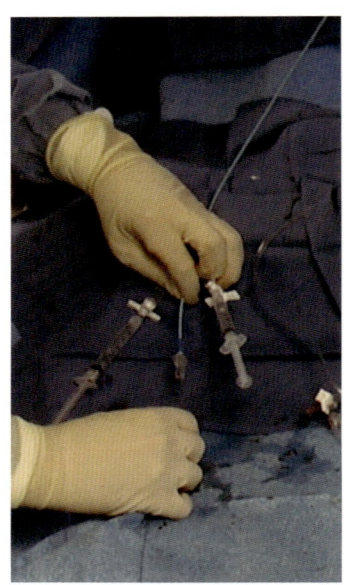

图 12.2c　双球囊导引导管（MoMa 导管）。

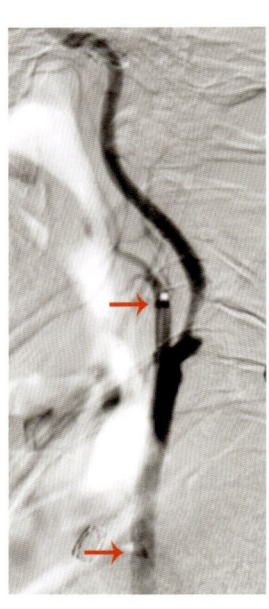

图 12.2d　MoMa 导管位于 ECA 和 CCA（箭头）。

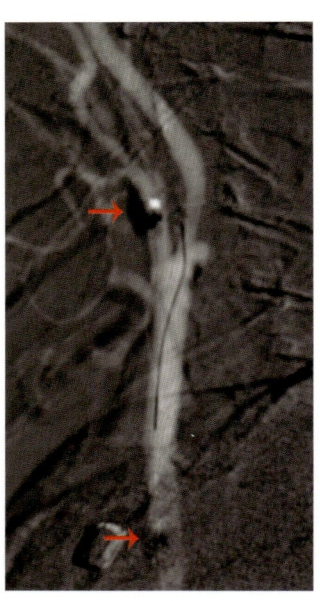

图 12.2e　将 ECA 和 CCA 内的两个球囊充盈，阻断血流。将导丝超选通过狭窄部位以获得远端通路。

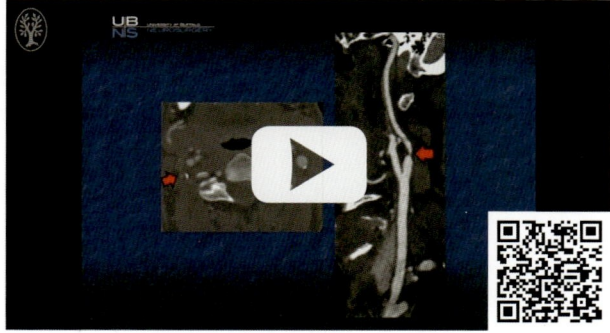

视频 12.2　使用双球囊导管保护下的颈动脉极重度狭窄支架植入术。

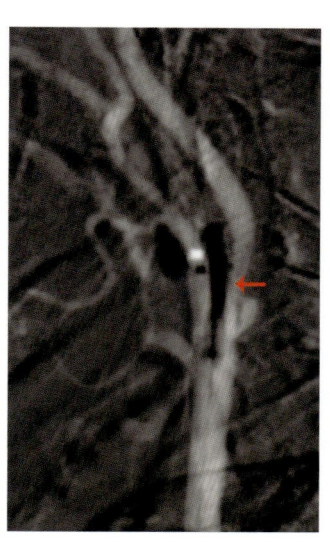
图 12.2f 球囊扩张血管成形术。

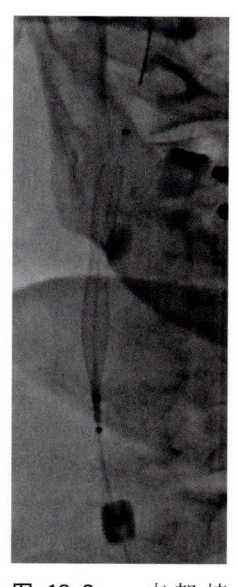
图 12.2g 支架植入。

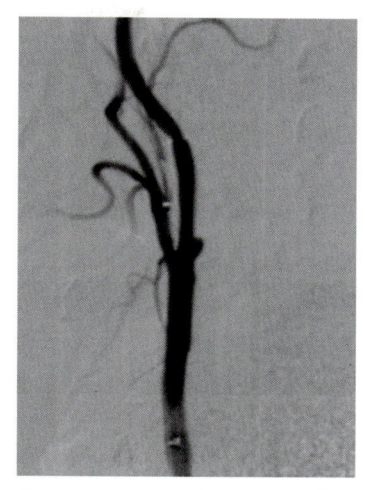
图 12.2h 最终颈动脉造影显示完全的 ICA 血运重建。

手术过程

患者接受了双球囊导引导管(MoMa)断流下的颈动脉支架植入术。该手术是在清醒镇静下通过右侧股动脉通路进行的。术中给予 5 000 单位肝素以使活化凝血时间超过 250 秒。

器械清单

- 标准股动脉通路。
  - 微创穿刺套件。
  - 7F 扩张器。
  - 9F 动脉鞘。
- Simmons 2 导管。
- 0.035 英寸的超滑交换导丝。
- 0.035 英寸的加硬超滑交换导丝(例如 Supra Core 35)。
- 0.014 英寸的交换导丝(例如 Supra Core 14)。
- MoMa 球囊导管。
- 颈动脉支架 Wallstent 8 mm × 21 mm (Boston Scientific)。
- 血管成形用非顺应性球囊 Aviator 3 mm × 20 mm(Abbott)。
- 血管内超声。
- 远端栓塞保护装置回收装置。
- 8F 经皮血管封堵装置 AngioSeal。

器械说明

近端保护策略适用于颈动脉极重度狭窄和 ICA 远端曲折且没有适合远端栓塞保护装置着陆的患者。在该病例中，病变段极重度狭窄，远端栓塞保护装置穿过病变有斑块破裂导致颅内栓塞的风险，故采用了近端保护策略。MoMa 装置能够完全阻断血流，有助于降低超选通过动脉粥样硬化病变时导致的远端栓塞和卒中风险。

提示、技巧和避免并发症

- 大多数球囊导引导管需要较大的（8F 或 9F）股动脉鞘。
- 患者的 ECA 应具有正常的管径（3 mm）且通畅，才能够使用 MoMa 导管。
- 对于病变对侧 ICA 闭塞的患者，禁止使用具有断流作用的近端保护装置。
- 熟悉将 MoMa 导管输送至 ECA 和 CCA 所需的步骤。
- 放置 MoMa 导管时，确保 ECA 球囊靠近 ECA 的第一个分支（甲状腺上动脉）以实现完全断流。

病例概览 — 病例 12.3 断流下颈动脉近全闭塞的血管成形术及支架植入术（MoMa 导管）

- 78 岁男性，因间歇性右上肢麻木、找词困难和平衡失调症状就诊。神经系统查体阴性。
- 重要既往史包括：高血压和冠状动脉疾病。
- 磁共振成像（MRI）未提示近期急性缺血性卒中，但有明显的陈旧性腔隙性梗死灶。
- CTA 和磁共振血管造影（MRA）显示右侧 ICA 极重度狭窄（>99%）。

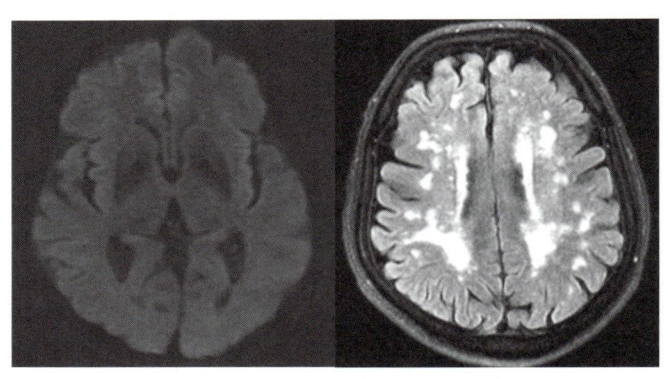

图 12.3a MRI 上无急性缺血性卒中的证据，但有明显的陈旧性腔隙性梗死灶。

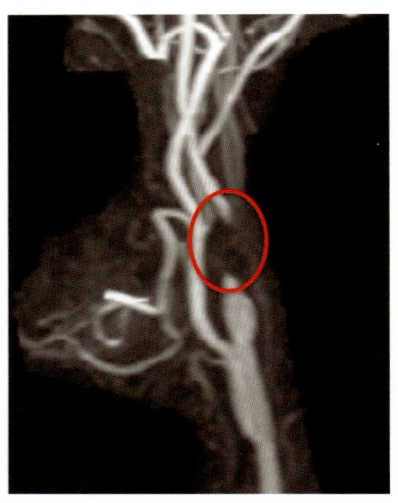

图 12.3b MRA 显示左侧 ICA 几乎完全闭塞。

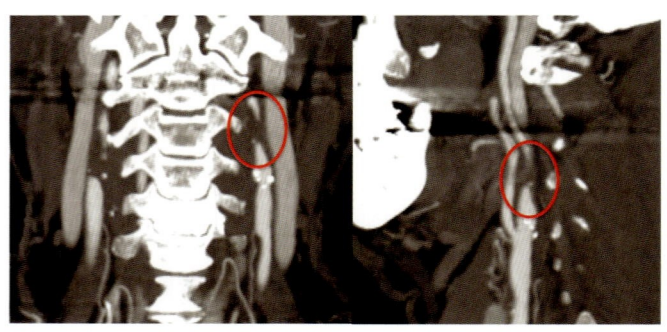

图 12.3c CTA 显示左侧 ICA 极重度狭窄。

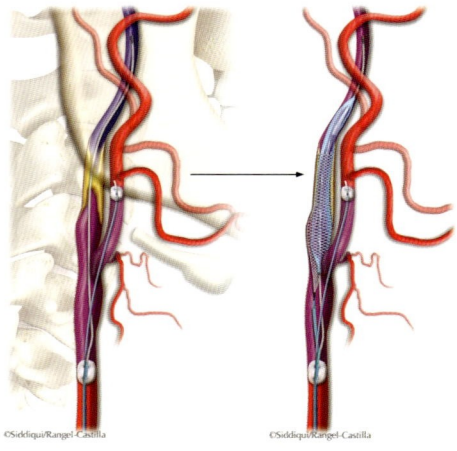

图 12.3d 具有近端双球囊导引导管保护的 CAS 的示意图。

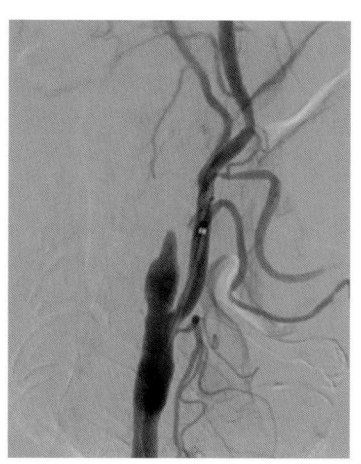
图 12.3e 左侧 ICA 造影提示 ICA 闭塞。

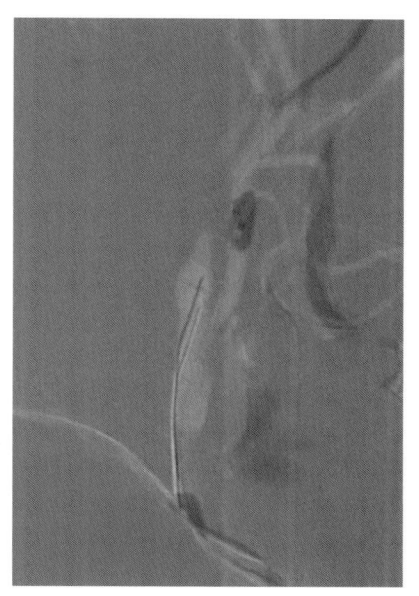
图 12.3f 在微导丝穿过狭窄之前，MoMa 导管已位于颈外动脉和颈总动脉。

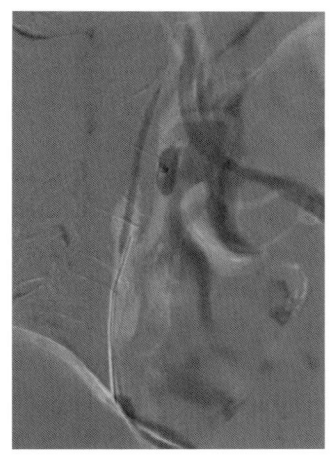
图 12.3g 首次球囊扩张血管成形术。

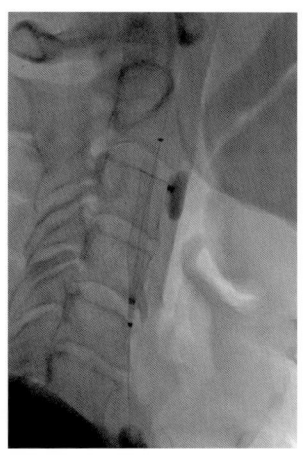
图 12.3h 支架植入。

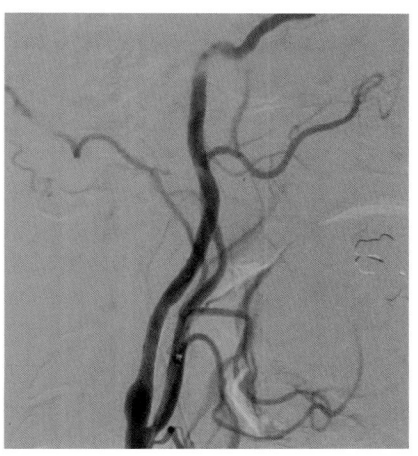
图 12.3i 成功的颈动脉血运重建。

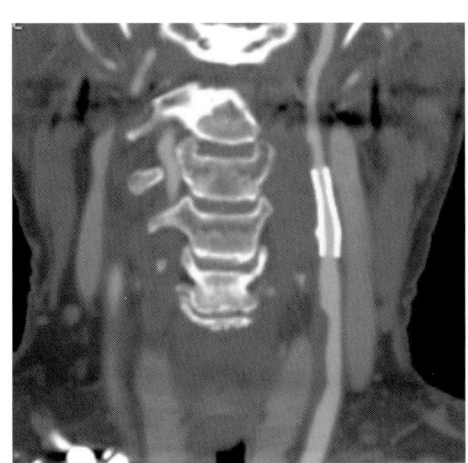
图 12.3j 术后 3 个月随访时的 CTA。

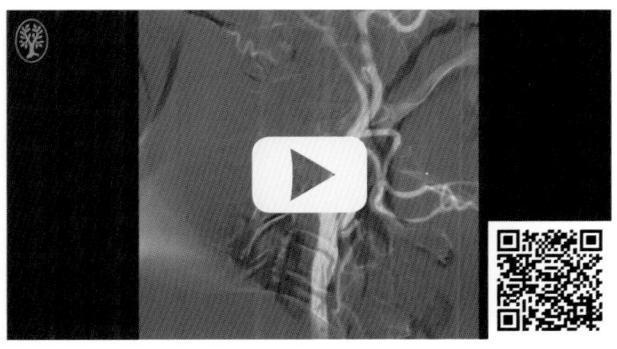
视频 12.3 断流下的颈动脉近全闭塞的支架植入术示例 1。

手术过程

患者接受了双球囊导引导管（MoMa）断流下的颈动脉支架植入术。患者在手术前已接受双联抗血小板治疗 7 天。该手术是在清醒镇静下通过右侧股动脉通路进行的。术中给予 5 000 单位肝素以使活化凝血时间超过 250 秒。

器械清单

- 标准股动脉通路。
  - 微创穿刺套件。
  - 7F 扩张器。
  - 9F 动脉鞘。
- Simmons 2 导管。
- 0.035 英寸的超滑交换导丝。
- 0.035 英寸的加硬超滑交换导丝（例如 Supra Core 35）。
- 0.014 英寸的交换导丝（例如 Supra Core 14）。
- MoMa 球囊导引导管。
- 颈动脉支架 Wallstent 8 mm × 21 mm（Boston Scientific）。
- 血管成形用非顺应性球囊 3 mm × 20 mm（Abbott）。
- 血管成形用非顺应性球囊 5 mm × 20 mm（Abbott）。
- 8F 经皮血管封堵装置 AngioSeal。

器械说明

对于颈动脉极重度狭窄（99%～100%）的患者，我们通常选用近端保护策略下手术，目的是在尝试将微导丝等手术器械通过狭窄病变之前获得完全断流的状态。有利于 MoMa 导引导管顺利放置的解剖结构包括恰当的颈总动脉和颈外动脉直径。建议使用微导丝（0.014 英寸）以将血栓栓塞的风险降至最低。球囊扩张血管成形术是在支架植入前进行的，以防止"西瓜子播种"现象。需要使用两个不同尺寸的球囊（3 mm × 20 mm 和 5 mm × 20 mm）才能实现充分的血运重建。

提示、技巧和避免并发症

- 多中心临床试验 Armour 试验（颈动脉支架植入术期间使用 MoMa 近端保护装置）评估了使用 MoMa 近端脑保护装置策略的 30 天的安全性和有效性。结果表明：装置放置成功率为 98.2%，手术成功率为 93.2%；术后 30 天症状性卒中发生率为 0.9%。这是所有颈动脉狭窄治疗研究中卒中发生率最低者。
- 手术装置通过病变导致的栓子脱落是栓子的明确来源。多项研究表明，在伴有致密、柔软和溃疡的斑块的患者中，此阶段的栓塞风险明显增加。
- 远端栓塞保护装置在穿过易损病变时可能导致斑块撕裂和破裂。
- 颈动脉血管痉挛是 CAS 手术的围手术期并发症之一。严重症状性血管痉挛可能会导致手术过程中出现急性神经功能缺损。严重血管迂曲、手术时间长和女性是 CAS 术中血管痉挛的独立危险因素。使用远端栓塞保护装置是另一个诱发因素。

病例12.4 断流下血管成形术及支架植入术治疗伴有腔内血栓的重度颈动脉狭窄

病例概览

- 67岁女性,因亚急性发作的左臂和腿部无力、构音障碍和右侧一过性黑矇就诊。神经系统查体结果:神志清,定向力强,左侧面瘫,左侧肢体轻度偏瘫。
- 患者既往有高血压和外周动脉疾病病史。
- CT显示右侧额叶和顶叶亚急性缺血性卒中。
- CTA以及MRA显示右侧ICA极重度狭窄(>99%)。

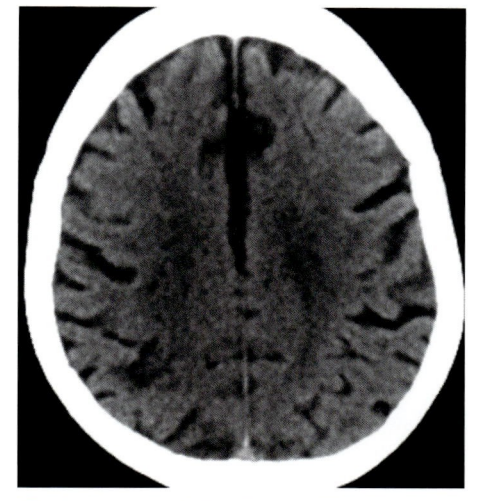

图12.4a CT显示右侧额叶亚急性缺血性卒中。

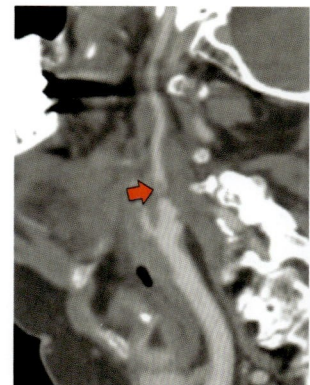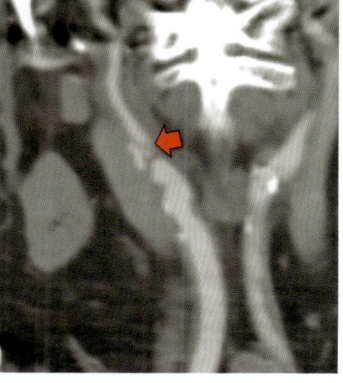

图12.4b 右侧ICA极重度狭窄,伴有腔内血栓(红色箭头)。

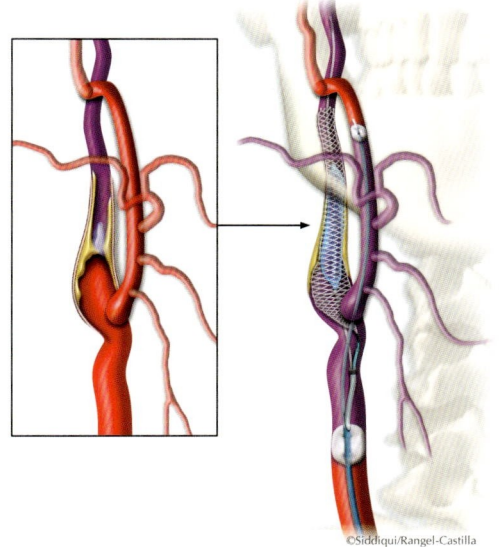

图12.4c CAS治疗伴管腔内血栓的颈动脉狭窄示意图。

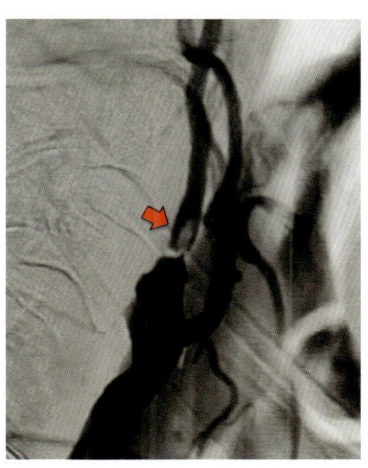

图12.4d 右侧ICA造影显示伴有腔内血栓的ICA极重度狭窄(红色箭头)。

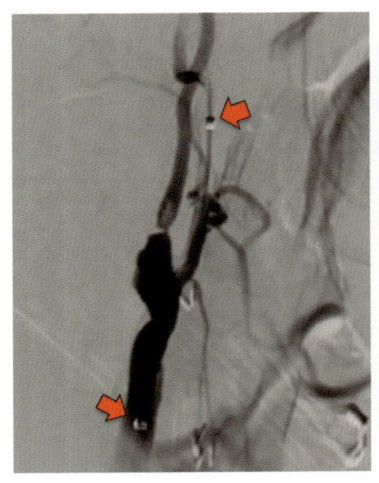 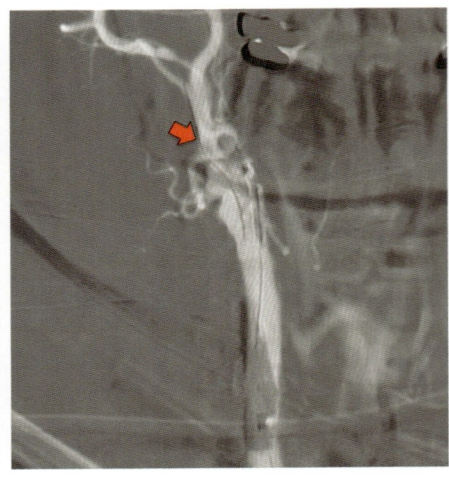 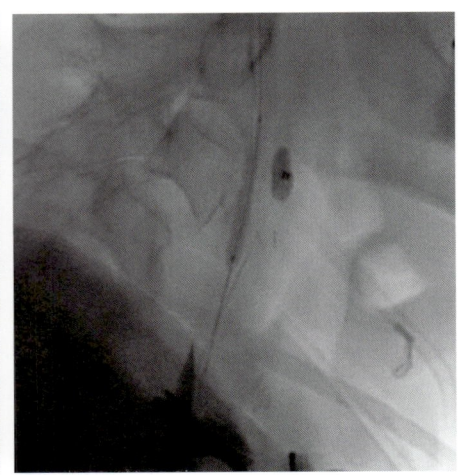

图 12.4e 将 MoMa 导管的 2 个头端分别输送至颈外动脉和颈总动脉。

图 12.4f 在断流状态下将微导丝穿过狭窄病变。

图 12.4g 首次球囊扩张血管成形术。

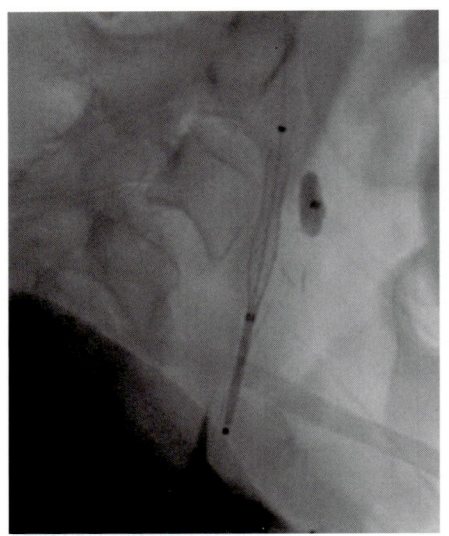 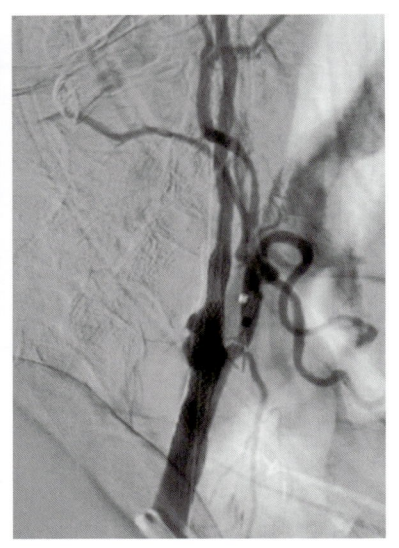

图 12.4h 支架植入。

图 12.4i 成功进行 ICA 血运重建。

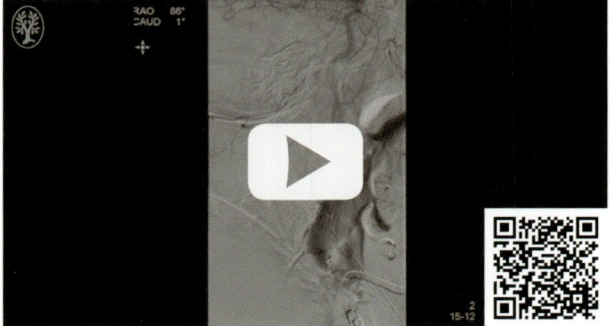

视频 12.4 断流下的颈动脉近全闭塞的支架植入术示例 2。

手术过程

患者接受了双球囊导引导管(MoMa)断流下的颈动脉支架植入术。患者在手术前已接受双联抗血小板治疗7天。该手术是在清醒镇静下通过右侧股动脉通路进行的。术中给予5 000单位肝素以使活化凝血时间超过250秒。

器械清单

- 标准股动脉通路。
  - 微创穿刺套件。
  - 7F扩张器。
  - 9F动脉鞘。
- Simmons 2导管。
- 0.035英寸的超滑交换导丝。
- 0.035英寸的加硬超滑交换导丝(例如Supra Core 35)。
- 0.014英寸的交换导丝(例如Supra Core 14)。
- MoMa球囊导引导管。
- 颈动脉支架 Wallstent 8 mm×21 mm(Boston Scientific)。
- 血管成形用非顺应性球囊 3 mm×20 mm(Abbott)。
- 血管成形用非顺应性球囊 5 mm×20 mm(Abbott)。
- 8F经皮血管封堵装置 AngioSeal。

器械说明

在该病例中,我们选择使用近端保护策略的因素之一是因为该患者存在极重度的颈动脉狭窄(95%),但更为重要的因素是该患者狭窄段内伴有腔内血栓。药物治疗(肝素)无效的难治性症状性的腔内血栓最好采用颈动脉支架植入术进行治疗。此类病例若使用远端栓塞保护装置,其通过血栓时导致颅内栓塞的风险很高。因此,对这类病变来说,血流阻断是理想的。建议使用微导丝(0.014英寸)以将血栓栓塞的风险降至最低。需要使用两个不同尺寸的球囊(3 mm×20mm 和 5 mm×20mm)才能实现充分的血运重建。

提示、技巧和避免并发症

- 在CAS术中存在斑块破碎逃逸导致微栓塞的绝对潜在风险。手术的每个阶段——穿过病灶、预扩张、支架植入和球囊后扩,都会增加脑微栓塞和相关卒中发生的风险。
- 远端栓塞保护装置在穿过易损病变时可能导致斑块撕裂和破裂。
- 一些患者不能耐受长时间的血流中断。所以操作过程要求快速、安全、高效。
- 在实施球囊扩张血管成形术期间与麻醉师沟通,因为其可能导致短暂性心动过缓。大多数情况下,通过进行Valsalva动作(例如咳嗽),该症状会自行消失。

13 血流逆转下的颈动脉支架植入术
Carotid Artery Stenting under Flow Reversal

Jason M. Davies

概 述

尽管颈动脉狭窄可以通过动脉内膜切除术或支架植入术成功治疗,但某些患者在接受上述两种手术时存在较高的手术风险。因此,经颈动脉血运重建术(TCAR)旨在应用栓塞保护的手术原理,应用于 CEA 手术意愿不强烈的患者。具体而言,TCAR 通过在颈动脉和股静脉之间建立临时分流来实现血流逆转,从而允许放置支架,同时最大限度地减少脑栓塞风险。

适 应 证

在所有颈动脉血运重建记录中,TCAR 的 30 天卒中发生率最低。适应证包括有症状和无症状的严重颈动脉狭窄。实施 TCAR 不需要额外装置进入主动脉弓,因此就没必要担忧与主动脉弓类型、钙化和软斑块相关的经股动脉或经桡动脉支架植入术相关的风险。此外,即使颈动脉远端迂曲也不会影响 TCAR 下支架植入术,因为不需要在 ICA 远端植入远端栓塞保护装置。应避免在颈动脉斑块存在环形钙化的病例中应用 TCAR。

神经血管解剖

右侧颈总动脉(CCA)通常起源于头臂干或牛角状共干的左侧,左侧 CCA 则通常直接起源于主动脉弓。随后,颈动脉在胸锁关节下方斜穿而过,并在胸锁乳突肌两个头部之间的深部进入颈部外侧。CCA 通常在 C3 椎体水平分叉为颈内动脉和颈外动脉,分别供应大脑和面部。锁骨与颈动脉分叉部之间的距离约为 10 cm,实施 TCAR 时手术装置即进入该段血管。为了实现血流逆转,在 CCA 和股静脉之间创建一个 TCAR 分流通路(详情如下)。基于人体工程学的考虑,首选左侧股静脉,其位于股三角区的股动脉内侧。

具体技术和关键步骤

(1)目标颈动脉的通路建立初始步骤为识别出锁骨上方 1 cm 的 CCA。随后在 CCA 上标记一个 2 cm 的水平切口。

(2)用 10 号刀片切开皮肤,并使用皮肤钩向两侧牵开皮肤。使用钝性分离与 Metzenbaum 剪刀和电凝止血术相结合,仔细剥离皮下组织和脂肪,近端到达胸锁乳突肌的两个头部之间即可停止向近端继续分离,最终暴露并游离一段长约 2 cm 的 CCA。超声引导和脉搏触诊可以指导该暴露过程(图 13.1,视频 13.1)。

(3)将控制带成袢在颈动脉周围缠绕两次,并松散地放置 Rumel 止血带备用,建立近端血管控制。

(4)使用 6-0 丙烯线和 Castroviejo 自动缝合器在暴露的颈动脉上表面做荷包缝合。

(5)如之前在股静脉通路专题中所述,建立左侧股静脉通路。将 TCAR 静脉鞘置入股静脉并用丝线缝合固定。

(6)使用改良 Seldinger 技术将 TCAR 的动脉鞘管置于暴露的颈动脉中,即预先留置的荷包缝合线包围的中心区域。利用荷包缝合可以使切开的颈动脉闭合快速完成。动脉鞘用丝线缝合固定在皮肤上。

（7）在透视下验证动脉鞘确实位于 CCA 中。获得颈部和颅脑血管造影以评估解剖结构并帮助选择合适的手术器械（图 13.1，视频 13.1）。

（8）应静脉内给予肝素，并在治疗期间监测活化凝血时间。

（9）应根据 CCA 的直径选择相应直径的颈动脉支架，且支架的长度应足够覆盖由颈内动脉的平直段至 CCA 中。

（10）TCAR 分流装置连接到动脉鞘，使其充满血液以排出管路中所有的空气。一旦排气完成，即可将其连接到静脉分流器端。通路建立完成，将血液从颈动脉分流到股静脉。此时，收紧控制带以阻断近端 CCA 完成血流逆转的操作（视频 13.1）。

（11）在血液逆转的情况下，通过动脉鞘置入选定的支架和导丝。需要将导丝通过狭窄病变进入 ICA 岩骨段的水平部分。

（12）对于严重颈动脉狭窄患者，此时术者可以进行球囊扩张血管成形术及支架植入术，或者直接行支架植入（如果评估结果为不需要球囊扩张血管成形术的话）。此两种方案都按照标准程序进行操作（参见第 10 个专题），随后回撤辅助器械（视频 13.1）。

（13）进行术后的颈部和颅内血管造影检查以验证支架放置和血栓形成情况。

（14）在所有支架相关操作完成后撤出导丝。

（15）关闭分流器，断开设备。

（16）撤出动脉鞘，同时收紧荷包缝合处的缝线以关闭颈动脉切开处。

（17）释放止血带以重新建立顺行血流。

（18）使用标准手术技术将颈部伤口分层闭合。

（19）移除静脉通路并通过手动压迫股静脉穿刺处止血。

器械选择

- TCAR 置管建立血流逆转步骤。
  - 微创穿刺套件。
  - TCAR 动静脉鞘和分流装置（Enroute 系统，Silk Road Medical）。
  - 环状血管控制带。
  - Rumel 止血带。
- 颈动脉支架植入步骤。
  - 0.014 英寸的加硬微导丝（Synchro 2, Stryker）。
  - 颈动脉支架。
  - 0.014 英寸的非顺应性球囊。

注意点

- 颈动脉分叉位置低（早分叉）可能会缩短 CCA 的长度，因此必须注意不要将动脉鞘推进到狭窄病变中。
- 超声是定位 CCA 切开部位的有效辅助手段，因为患者的身体姿态可能会影响颈动脉的搏动及其识别。
- 通常的血液逆流时间约为 10 分钟，患者可以很好地耐受。
- 荷包缝合时应注意不要将太多的动脉壁缝入，以免造成血管狭窄。
- 确保在尝试该手术操作之前非常熟悉 TCAR 装置（视频 13.1）。

病例概览	病例 13.1　颈动脉直接切开下的血流逆转在颈内动脉和头臂动脉开口狭窄的支架成形术中的应用

- 70 岁女性，接受了每年一次的颈动脉多普勒超声随访。在过去的 18 个月中，她经历过短暂的左下肢感觉异常。查体无神经系统阳性体征。
- 重要既往史包括：高血压、冠状动脉疾病、卒中史、COPD 病史；此外，她在 16 年前接受了右侧 CEA。
- 颈动脉多普勒超声显示右侧 ICA 血流速度为 330/115 cm/s。MRA 显示右侧颈内动脉狭窄程度 80% 以及头臂动脉开口狭窄约 60%。

- 基于上述两个狭窄的解剖位置考虑，我们决定使用"丝绸之路"设备（Silk Road，Enroute）进行颈动脉直接切开下的血流逆转及颈动脉和头臂动脉开口的支架植入术。

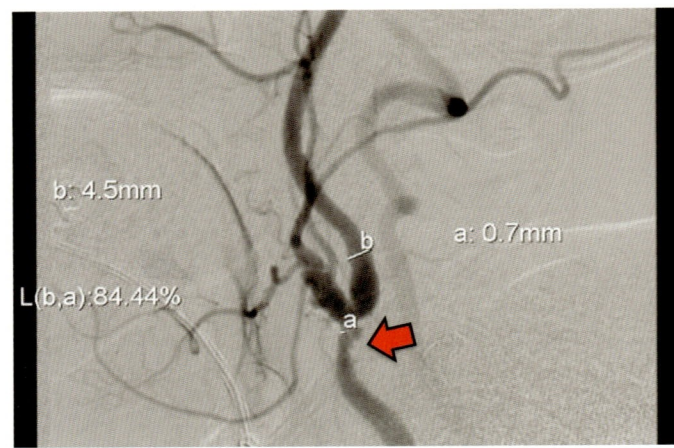

图 13.1a 颈动脉造影确认右侧 ICA 狭窄。

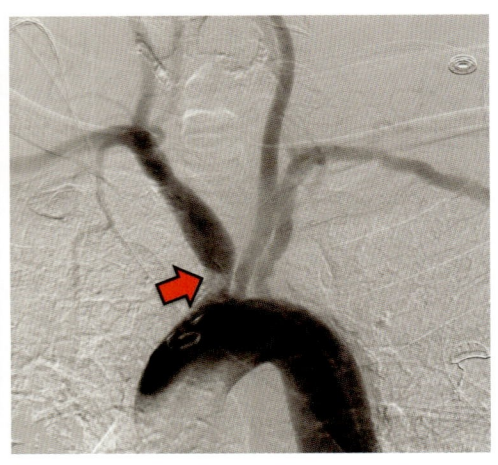

图 13.1b 主动脉弓造影提示头臂动脉开口狭窄。

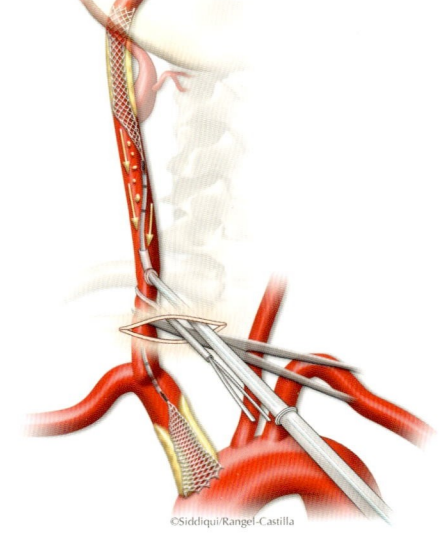

图 13.1c 血流逆转下的颈动脉和头臂动脉血管成形和支架植入术示意图。

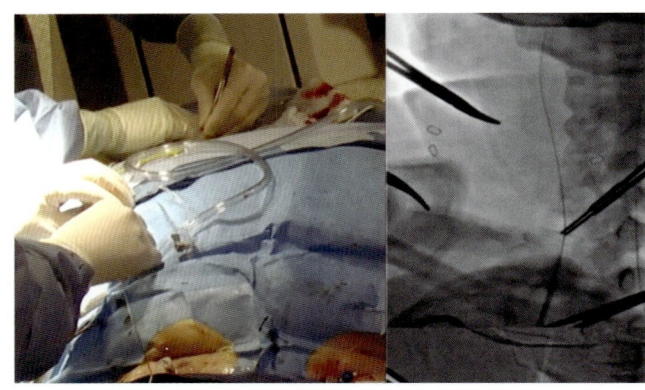

图 13.1d 直接切开颈总动脉建立血管通路。

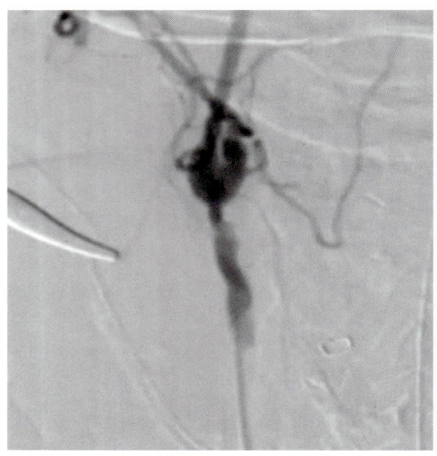

图 13.1e 颈动脉造影显示的 CCA 和 ICA 狭窄。

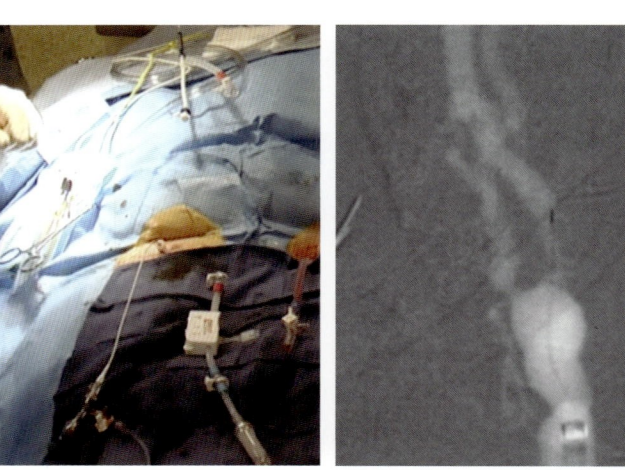

图 13.1f 血流逆转系统。

图 13.1g 血流逆流下微导丝穿过颈内动脉狭窄。

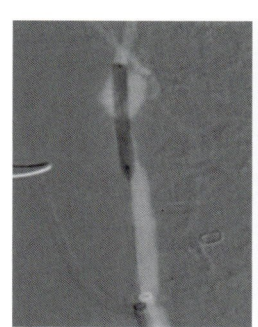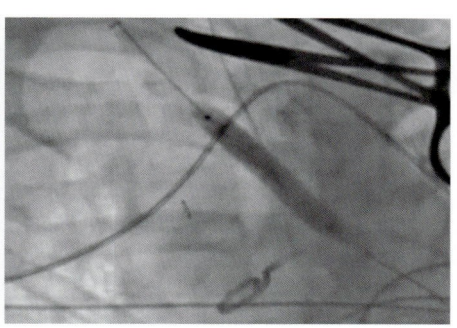

图 13.1h　颈内动脉和头臂动脉开口球囊扩张血管成形术。　　图 13.1i　颈内动脉和头臂干支架植入。

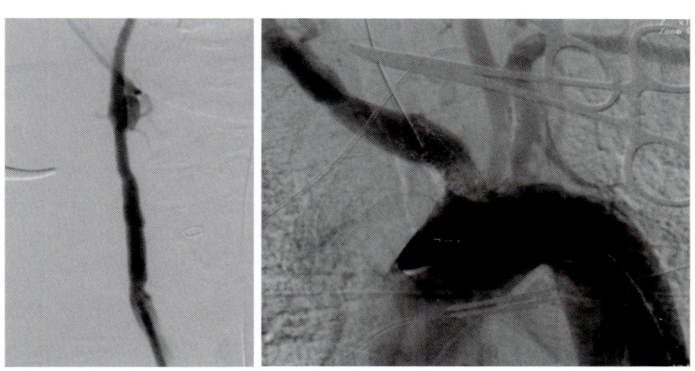

图 13.1j　成功的颈内动脉和头臂动脉血运重建。

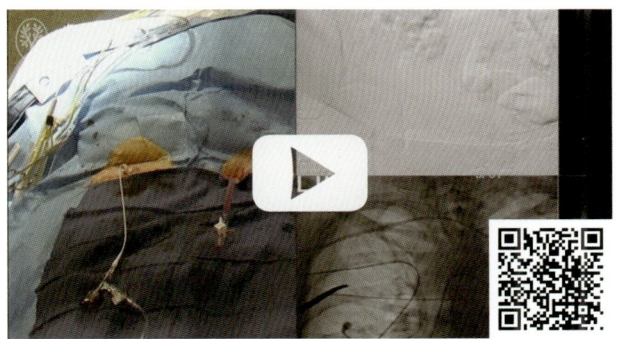

视频 13.1　血流逆转下串联狭窄的颈动脉支架植入术——Enroute 支架系统。

> ### 手术过程
>
> 　　患者使用"丝绸之路"装置在血流逆转下进行颈动脉支架植入术。患者在手术前已接受双联抗血小板治疗 7 天。该手术是在全身麻醉下进行的,并通过直接暴露右侧颈总动脉建立通路。术中给予 5 000 单位肝素以使活化凝血时间超过 250 秒。

器械清单

- 标准股动脉通路。
  - 微创穿刺套件。
  - 8F 动脉鞘。
  - 7F 动脉导引导管（90 cm）。
  - 8F 动脉长鞘（45 cm）。
- 0.035 英寸的超滑导丝。
- 0.014 英寸的加硬微导丝（Sparta Core 14，190 cm）。
- Enroute 经颈动脉支架系统。
- Xact 支架 6 mm×8 mm×40 mm。
- 心房覆盖支架 7 mm×38 mm×80 mm。
- 血管成形用球囊 Aviator 4.5 mm×30 mm（Abbott）。
- 血管成形用球囊 Evercross 10 mm×40 mm。
- 血管内超声（IVUS）。
- 6F 经皮血管封堵装置 AngioSeal。

器械说明

这是一例 CEA 术后出现症状的颈动脉再狭窄患者，并且还合并了头臂动脉开口狭窄。经股动脉或经桡动脉行 ICA 支架植入需要头臂动脉管腔有足够的通畅性（即无严重狭窄）。经股动脉通路进行头臂动脉开口的血管成形术和支架植入术极具挑战性。直接经颈总动脉建立通路允许在同期进行 ICA 和头臂动脉开口支架植入。"丝绸之路"装置可产生暂时的血流逆转（右 ICA-股静脉）。分流装置连接到动脉鞘并使其充满血液以冲洗排掉管道内的所有空气。一旦管道内空气排尽，即可将其连接至静脉端血管鞘。此时，血流在管道内流动，开始颈动脉至股静脉的血流逆转。收紧血管上的控制带以阻塞近端 CCA 并完成血流逆转的全过程。此时，可以使用相同的原理进行颈动脉支架植入和头臂动脉开口支架植入术。完成支架植入术后，关闭分流器并撤回动脉鞘，收紧荷包缝合线以关闭颈动脉切开处。

提示、技巧和避免并发症

- 颈动脉支架植入术中逆转血流的安全性和有效性研究（The Safety and Efficacy Study for Reverse Flow Used During Carotid Artery Stenting Procedure，ROADSTER）这一多中心试验的结果表明：在 CAS 期间使用经颈动脉神经保护系统 Enroute 预防卒中是安全、有效的。该研究所报道的总体卒中发生率为 1.4%，是迄今为止报道的有关 CAS 的前瞻性、多中心临床试验中最低的。
- 虽然不常见，但一旦 CCA 被阻断，患者可能会因对血流逆转不耐受而出现神经系统症状，通常表现为精神错乱、躁动或意识水平缓慢下降。
- 动脉鞘在锁骨上方进入 CCA 时可能会出现严重弯曲打折。动脉切开后连续扩张，随后将大直径的加硬导丝（如 0.038 英寸导丝）通过动脉鞘置于颈外动脉可防止动脉鞘发生严重弯曲。
- 暴露 CCA 时应细致地进行解剖分离，以避免损伤神经结构。应避免在非直视的情况下对 CCA 进行夹闭或阻断。

14 联合或不联合支架的血管成形术治疗支架内再狭窄或复发性狭窄

Angioplasty for In-Stent Restenosis or Recurrent Stenosis

Gary B. Rajah and Leonardo Rangel-Castilla

概 述

颈动脉血运重建术之内膜剥脱与支架植入比较试验（Carotid Revascularization Endarterectomy versus Stenting Trial，CREST）于 2013 年报道了长期（10 年）随访结果：12.2% 的颈动脉支架植入术（CAS）患者发生再狭窄或进行了再次血运重建。尽管再狭窄并不常见，但确实有对其进行血运重建的需要，尤其是当患者出现症状时。支架内狭窄可能是由于持续的斑块破裂和再破裂与颈动脉支架上新内膜增生的结果。支架内狭窄的治疗选择包括单纯球囊扩张血管成形术或联合另一支架植入，以及颈动脉内膜切除术。在此类病例中可以选择切割球囊（cutting balloons）用于血管成形术。据报道，这些球囊可以在最小的斑块破坏下扩张血管直径。

作者在临床实践中首选逐步扩张的方法，即首先在远端栓塞保护装置下进行的常规球囊扩张血管成形术，然后再进行切割球囊或药物洗脱球囊血管成形术。由于有动脉管腔变窄的风险，放置第 2 个支架是最后的选择。如果支架内狭窄是由于内膜增生所致，我们可能会选择具有更高径向支撑力的开环支架（例如 Protégé，Covidien），而不是闭环支架（例如 Wallstent，Boston Scientific）。降低支架内狭窄发生率的关键是在首次 CAS 手术时取得良好的效果。球囊扩张血管成形术治疗支架内狭窄时，应根据狭窄是否可通过选择使用近端或远端保护装置。

适 应 证

（1）支架内狭窄血运重建的适应证包括：支架内狭窄＞70% 且有症状的患者。

（2）对于有缺血症状但狭窄程度小于 70% 的患者，应检查其斑块的性质，若为不稳定斑块，则有需要对其进行干预。

（3）狭窄＞80% 的无症状患者也应考虑进行干预。

神经血管解剖

请参阅第 10 个专题了解颈动脉解剖。评估支架内狭窄时应考量的解剖学问题应包括狭窄的位置（原支架的中部、近端或远端）。狭窄的位置可以为判断潜在的病因提供线索（持续的斑块积聚 vs. 新内膜增生 vs. 内漏）。应检查狭窄处是否有溃疡或为表面光滑的环形狭窄（提示为内膜增生）（如果存在斑块溃烂，应考虑选用近端保护而不是远端保护）。放置支架的血管的平直段上方或下方的扭结也可能造成狭窄或易造成血流湍流。

围手术期药物处理

为了预防支架上的血小板聚集以及在支架植入过程中或之后形成腔内血栓，常规双联抗血小板治疗方案为阿司匹林（每天 325 ng）和氯吡格雷（每天 75 mg）。在复发性狭窄手术之前，应在监测血小板功能并将其控制在治疗范围内，以防止血管成形术后支架上的血小板聚集，防止手术期间或手术后内膜破裂继发的管腔内血栓。若患者可能对氯吡格雷耐受或过敏，替代方案是替格瑞洛（60 mg，每天 2 次，详见第 10 个专题）。

术中血栓形成是始终存在的风险，因此在手术期间应进行全身肝素化。基于体重的肝素静脉推注旨在将活化凝血时间控制在 250～300 秒，可能会限制血栓栓塞并发症的发生。在将手术器械植入 ICA 内以及穿过狭窄病变之前给予肝素有助于抑制血栓形成。对于手术过程中的急性血栓形成，可以使用糖蛋白Ⅱb/Ⅲa 抑制剂。

在颈动脉支架内狭窄者的球囊血管成形术有时会导致血流动力学不稳定，以心动过缓、心搏骤停和低血压最为常见。在手术过程中，进行 Valsalva 动作（即咳嗽）通常会逆转心动过缓。另一个好的做法是术前准备好血管加压药（例如多巴胺或去氧肾上腺素）和阿托品。我们通常在患者处于清醒状态（即清醒镇静）时进行 CAS，以进行准确的神经功能评估。

具体技术和关键步骤

（1）股动脉造影确认不存在任何不规则或夹层后，方可在透视下以弯头导丝（如 0.035 英寸 Glidewire，Terumo）辅助导引导管输送至主动脉。

（2）根据主动脉弓的解剖结构，可以直接通过 0.035 英寸的导丝向上推进导引导管，或使用同轴导管技术将 4F～5F 中间诊断导管置入导引导管内后将其向上推送，例如 Vitek（Cook Medical）或 Berenstein 导管（Cook Medical）。在此过程中应极其小心以防止导丝、导管或导引器穿过支架内狭窄病变（图 14.1、图 14.2，视频 14.1、视频 14.2）。

（3）进行工作角度的放大的颈动脉造影。获得狭窄程度、长度以及 CCA 和远端 ICA 的直径的测量值，以便选择合适的支架尺寸。

（4）根据操作者的判断选择合理的近端或远端保护装置。有关保护装置类型的说明，请参见第 10 个专题和第 11 个专题。这里使用了远端栓塞保护装置[一种过滤器类型的装置，Emboshield NAV6（Abbott）]。

（5）应在透视下将远端栓塞保护装置输送通过狭窄病变到达上颈椎节段对应的 ICA 处并释放。

（6）在路图的指引下，将过滤器和非顺应性球囊通过导丝跨越狭窄区域。通常使用快速交换系统完成该操作。

（7）球囊尺寸应比 ICA 的直径小 1 mm。将球囊充盈至命名压（图 14.1、图 14.2，视频 14.1、视频 14.2）。

（8）进行血管成形术。在患者能耐受的前提下，保持球囊充盈 30 秒。如果患者不能耐受，采取短时（每次 5～10 秒）、多次充盈的策略。球囊充盈应缓慢逐步加压（视频 14.1，视频 14.2）。在此过程中密切监测患者的心率。

（9）血管成形术后进行血管造影评估效果。如果扩张充分（极好，残余狭窄＜30%；良好，残余狭窄 30%～50%），则无须进一步扩张，可以撤出球囊。否则，可以进行再次的球囊扩张，或者直接移除球囊并植入支架。我们建议新植入的支架要覆盖前一个支架的两端至少 5 mm 以上，以防止内漏（视频 14.1、视频 14.2）。

（10）血管内超声有助于识别残余狭窄、腔内残余碎片或支架的贴壁情况。

（11）使用单独的远端栓塞保护装置回收器（导管）移除远端栓塞保护装置。

器械选择

在笔者的临床实践中，以下是治疗颈动脉支架内狭窄或复发狭窄的常见步骤和器械。

- 6F 或 8F 血管鞘。
- 6F 导引导管（如 Envoy XB 导管或 Cook Shuttle，Cook Medical）。
- 0.035 英寸成角的超滑导丝（如 Glidewire）。
- 5F 的诊断性中间导管（如 Vitek）。
- 远端栓塞保护装置（如 Emboshield NAV6 栓塞保护装置）或近端保护装置（MoMa，Medtronic）。
- 颈动脉支架（如果需要的话，闭环支架 Wallstent，Boston Scientific）。
- 非顺应性球囊（Viatrac，Abbott）。
- 远端栓塞保护装置回收装置（保护设备制造商定制）。
- 连续性肝素冲洗。

注 意 点

- 初始支架的内漏会导致内皮化不良并继发血栓

14 联合或不联合支架的血管成形术治疗支架内再狭窄或复发性狭窄

形成。
- 具有高径向力的颈动脉支架（例如 Protégé）可用于顽固的复发性狭窄。
- 在将导丝或球囊输送通过原先植入的支架内狭窄处时，必须特别小心操作，以免前述器械与原先的支架发生缠绕，进而损坏支架或使其移位。

- 虽然切割球囊（例如 Flexotome 切割球囊扩张装置，Boston Scientific）是冠状动脉球囊，但也已成功用于治疗颈动脉支架内再狭窄或复发性狭窄。同样，必须注意不要损坏或移动原有支架。
- 支架内狭窄患者需要使用无创成像（例如超声检查）进行密切监测。

| 病例概览 | 病例 14.1　颈动脉支架内狭窄的球囊血管成形术 |

- 74 岁，男性到神经血管外科门诊进行常规随访。该患者目前无症状。神经系统查体无阳性体征。重要既往史包括：高血压和颈动脉疾病病史（该患者 4 年前曾因症状性左侧 ICA 狭窄接受颈动脉支架成形术治疗）。随访时进行的颈动脉多普勒超声检查提示左侧 ICA 内的血流速度显著增快。
- 颈动脉多普勒超声显示左侧 ICA 内血流速度为 280/137 cm/s。
- 进一步的诊断性脑血管造影检查显示显著的支架内再狭窄。

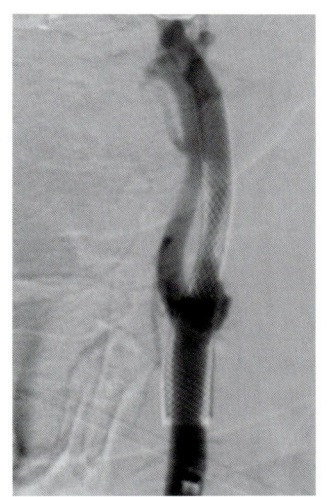

图 14.1a　颈动脉造影显示颈动脉支架内狭窄。

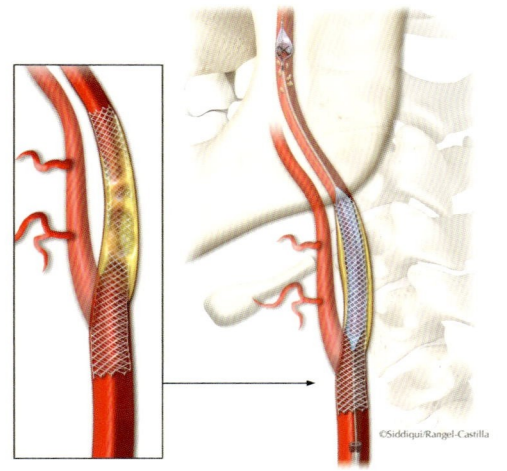

图 14.1b　球囊血管成形术治疗支架内狭窄的示意图。

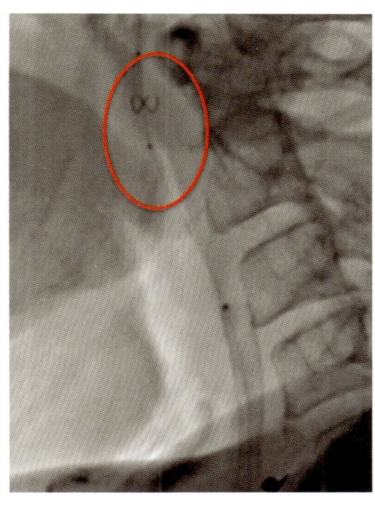

图 14.1c　在 C1 水平植入远端栓塞保护装置。

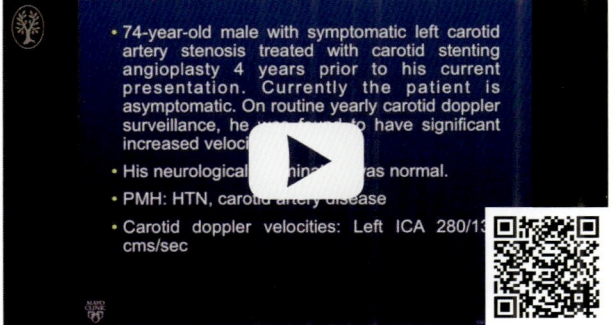

视频 14.1　球囊扩张血管成形术治疗颈动脉支架内再狭窄。

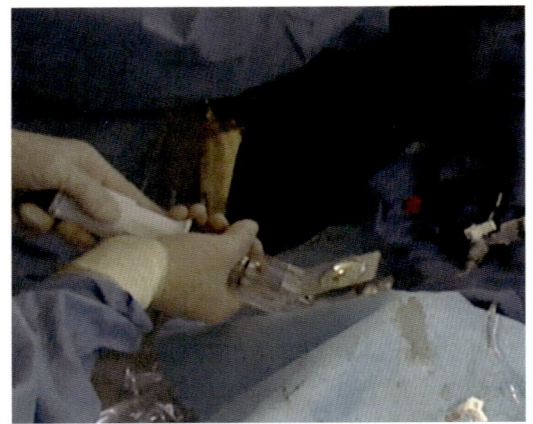

图 14.1d 充盈球囊。

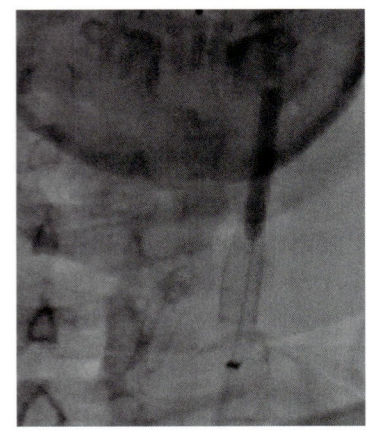

图 14.1e 球囊扩张血管成形术。

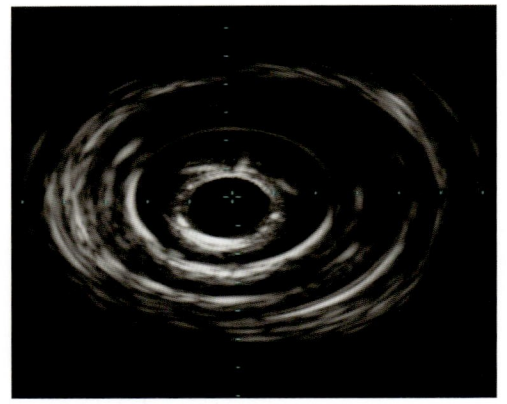

图 14.1f 血管内超声显示支架贴壁良好,狭窄显著改善。

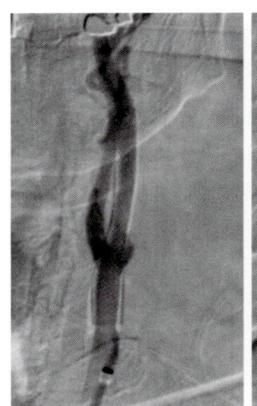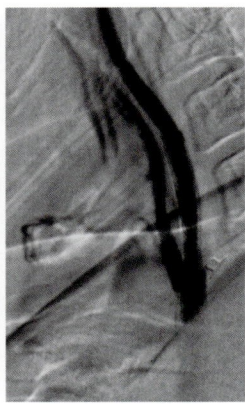

图 14.1g 成功的 ICA 血运重建。

手术过程

患者接受了远端栓塞保护装置保护下的左侧颈动脉球囊扩张血管成形术。该手术是在清醒镇静下通过右侧股动脉通路进行的。术中给予 5 000 单位肝素以使活化凝血时间超过 250 秒。

器械清单

- 标准股动脉通路。
  - 微创穿刺套件。
  - 8F 动脉鞘。
- Cook 导引导管(Cook Medical)。
- 0.035 英寸的超滑导丝(Terumo)。
- 远端栓塞保护装置 NAV6(Abbott)。
- 血管成形用球囊 Aviator 4.5 mm×30 mm (Abbott)。
- 血管内超声。
- 远端滤网捕获装置。
- 8F 经皮血管封堵装置 AngioSeal。

器械说明

这是一例基于多普勒超声提示血流速度改变而确诊的无症状颈动脉狭窄患者,他已发展为严重的支架内狭窄。其血管内治疗方法与颈动脉支架植入术非常相似。我们推荐使用远端栓塞保护装置。将导丝穿过支架时要极其小心,因为在该过程中导丝可能会被支架卡住并发生形状改变。选择合适尺寸的球囊进行血管成形术,在患者能够耐受的前提下尽可能延长球囊充盈时间,直至获得满意的血管成形效果。

提示、技巧和避免并发症

- 支架内再狭窄是颈动脉支架植入术后罕见但众所周知的风险，通常由早期新内膜增生引起。
- 我们不建议再植入另一个支架来治疗支架内狭窄，因为在存在新生内膜增生的情况下添加更多金属可能会导致进一步狭窄。
- 女性、血脂异常、动脉内膜切除术史和糖尿病是支架内再狭窄的独立危险因素。解剖学危险因素包括高度狭窄或支架未覆盖颈总动脉。
- 球囊扩张血管成形术时如果过度充盈球囊，可能会发生支架断裂。
- 对于多次复发的支架内狭窄，可以考虑使用切割球囊或药物洗脱球囊。

病例概览 | 病例 14.2 复发性颈动脉支架内狭窄：药物洗脱球囊血管成形术

- 84 岁男性，有双侧症状性颈动脉狭窄的病史，最初接受颈动脉支架置入术和血管成形术治疗。他出现了复发性症状性左侧 CCA 支架内再狭窄，需要多次球囊扩张血管成形术。就诊时该患者主诉为一过性右上肢麻木。神经系统查体无阳性体征。既往有高血压、糖尿病、冠心病和外周动脉疾病病史。颈动脉多普勒超声提示严重的左侧 CCA 支架内狭窄，其内血流速度超过 500/240 cm/s。
- 进一步的诊断性脑血管造影检查显示左侧 CCA 支架内重度狭窄。患者既往接受过几次球囊扩张血管成形术治疗，包括切割球囊血管成形术。

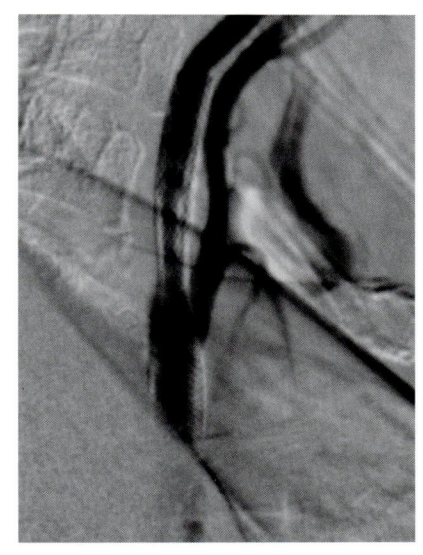

图 14.2a 颈动脉造影显示颈动脉支架内狭窄。

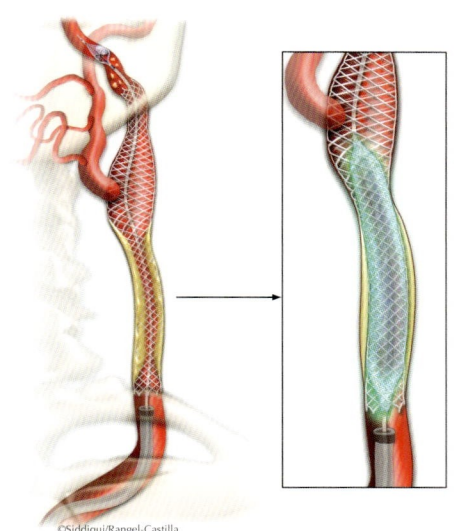

图 14.2b 药物洗脱球囊血管成形术治疗支架内狭窄的示意图。

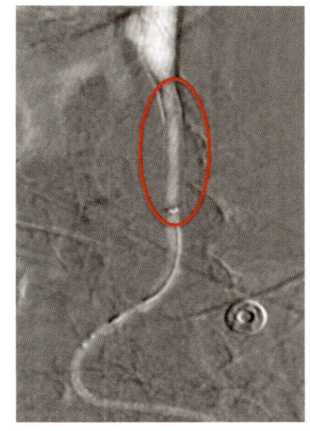

图 14.2c 复发性左侧 ICA 支架内狭窄。

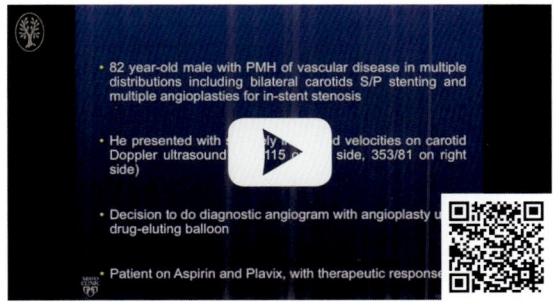

视频 14.2 球囊（药物洗脱球囊）血管成形术治疗复发性颈动脉支架内狭窄。

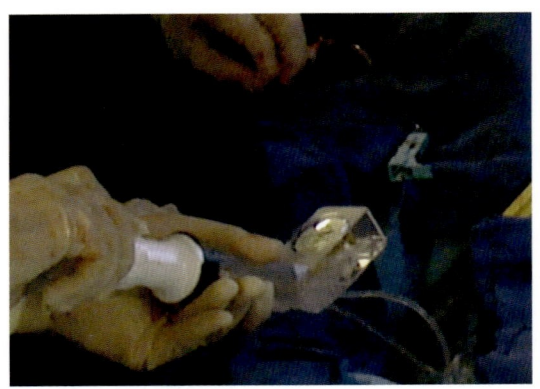

图 14.2d 充盈球囊。

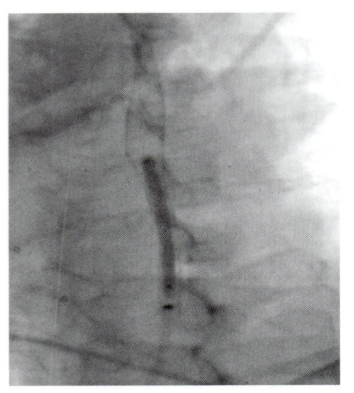

图 14.2e 球囊扩张血管成形术。

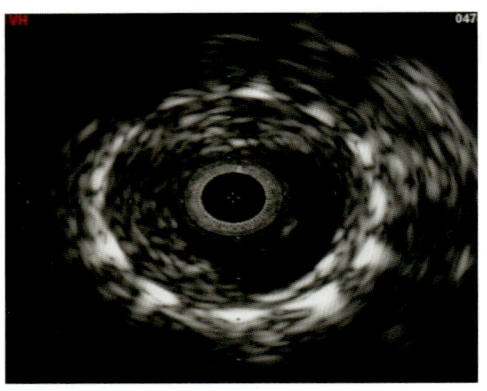

图 14.2f 血管内超声显示支架贴壁良好,狭窄较前显著改善。

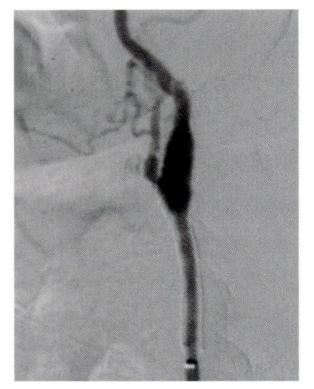

图 14.2g 成功的支架内狭窄病例的血运重建。

手术过程

患者接受了远端保护下的左侧颈总动脉球囊扩张血管成形术。使用的是药物洗脱球囊。该手术是在清醒镇静下通过右侧股动脉通路进行的。术中给予5000单位肝素以使活化凝血时间超过250秒。

器械清单

- 标准股动脉通路。
  - 微创穿刺套件。
  - 8F动脉鞘。
- Cook导引导管(Cook Medical)。
- 0.035英寸的超滑导丝(Terumo)。
- 远端栓塞保护装置NAV6(Abbott)。
- 血管成形用药物洗脱(紫杉醇)球囊Lutonix 4.0 mm×40 mm。
- 血管内超声。
- 远端栓塞保护装置回收装置。
- 8F经皮血管封堵装置AngioSeal。

器械说明

该患者为复发性支架内再狭窄,之前曾多次接受球囊扩张血管成形术治疗,包括一次切割球囊扩张血管成形术。他因严重的进行性新内膜增生而出现临床症状,后续有可能出现颈动脉闭塞。此病例的血管内治疗方法与颈动脉支架置入术或标准球囊扩张血管成形术非常相似。在患者能够耐受的前提下尽可能延长球囊充盈时间以使药物渗入内皮细胞。

> **提示、技巧和避免并发症**

- 药物洗脱球囊的工作原理如下：药物黏附在球囊膜上并部分隐藏在褶皱下方，褶皱围绕球囊轴缠绕。球囊充盈后，固体紫杉醇颗粒被推入血管壁。
- 一旦紫杉醇被转移到血管壁中，它就会通过改变细胞中的细胞骨架和不可逆地抑制动脉平滑肌细胞增殖来发挥作用。
- 虽然紫杉醇是一种有效的抗肿瘤药物，但它仍然是药物洗脱球囊的首选药物。
- 保持球囊充盈几分钟或直至患者无法耐受。

15 椎动脉支架植入术
Vertebral Artery Stenting

Jason M. Davies

概 述

椎动脉（VA）狭窄通常表现为后循环卒中或椎基底动脉供血不足的症状。近 1/4 出现此类症状的患者发现椎基底动脉系统狭窄＞50%。双重超声成像可显示为双向血流模式、波形减弱甚至逆行血流，表明存在锁骨下动脉盗血。最常见的椎动脉狭窄区域位于锁骨下动脉的开口处。目前研究表明，运用支架植入术治疗可缓解狭窄、恢复血流流动模式并降低复发症状的总体风险。

适 应 证

是否植入支架以改善狭窄的 VA 取决于：①受累血管的狭窄程度。②是否存在可归因于狭窄的症状或经磁共振证实的卒中。③对受累血管的相对依赖性。症状可能来自以下两种病因之一，即通过狭窄处的血流量减少而导致的血流相关症状，或由于斑块破裂或穿过斑块的湍流导致的血栓栓塞事件。前者应考虑支架置入术治疗，而后者可通过最大剂量的药物治疗包括双重抗血小板和大剂量他汀类药物进行合理的治疗。因为后循环血供丰富、通常有富余，若对侧椎动脉闭塞或有狭窄则会增加病变侧椎动脉血运重建的需要，而当对侧椎动脉粗大甚至为优势供血侧则会减少病变侧椎动脉血运重建的需要。神经介入医师应基于患者因素进行个性化的综合判断，从而制订治疗决策。

神经血管解剖

通常双侧椎动脉均起源于锁骨下动脉。随后向背侧走行，大约在 C6 水平进入颈椎横突孔，并在这一骨性管道内上行至 C2 水平，出 C2 横突孔后向后外侧走行绕过 C1 椎弓根，穿过枕下三角，进入枕骨大孔。它们在脑干前方的椎基底动脉交界处汇合形成基底动脉。因此椎动脉可分为以下 4 个节段：V1 段（横突孔前段），从锁骨下动脉起点延伸到横突孔；V2 段（横突孔段），从 C6 至 C2 的横突孔内；V3 段（硬膜外段），包括从 C2 处的椎间孔出口延伸至其在枕骨大孔处穿过硬脑膜的部分；V4 段（硬膜内段），从硬脑膜起点延伸至脑干前的椎基底动脉交界处。

具体技术和关键步骤

（1）包含从主动脉弓延伸到椎动脉顶点的无创影像学评估（如 CTA）对于评估通路和手术规划非常宝贵。通常，使用同侧桡动脉或远端桡动脉通路更容易进入椎动脉，特别是对于右侧病变。然而，若椎动脉起源于主动脉弓或锁骨下动脉近端，经股动脉通路在技术上更可取。通路选择之后，通过 6F 长鞘建立通路路径（图 15.1，视频 15.1）。

（2）在路图的指引下，使用 0.035 英寸的导丝导引，将长鞘输送至靠近 VA 起点的位置，随后退出导丝。

（3）为了评估血管系统以及获得的理想工作角度，在放置支架之前进行颈部和颅内血管的血管造影。理想情况下，VA 起点将在前后位图像上可见，而侧位图像有助于显示 C1 椎弓周围的一段 VA，后者是 VA 起点支架置入时导丝远端要到达的目的地（视频 15.1）。

（4）将微导丝置入一个合适的球扩支架系统上，并将微导丝头端塑成轻微的曲棍球棒形状以便于通过狭窄（图 15.1，视频 15.1）。

（5）将支架和导丝输送至锁骨下动脉内的导引导管的尖端，并制作新的路图。

（6）在路图的指导下，导丝穿过狭窄处进入颈椎段 VA 的远端，通常将其置于 C1 椎弓的近端。

（7）支架被推进到狭窄处并将其 2/3 释放在血管内，1/3 悬垂于锁骨下动脉中。按照制造商的指南将球囊充盈至适当的压力，以获得狭窄段合适的扩张程度以及良好的支架贴壁效果（图 15.1，视频 15.1）。

（8）在回抽导引导管内血液的同时泄压球囊，以避免碎裂的栓子造成远端栓塞（视频 15.1）。

（9）复查颈部和颅内的血管造影，以确保合适的支架放置、狭窄改善以及有无远端栓塞（视频 15.1）。

（10）撤出导丝和导管，封闭穿刺点。

器械选择

- 通路建立：
  - 桡动脉通路套装。
  - 45 cm 长的导引鞘（Terumo）或者 6F 桡动脉通路专用长鞘。
  - 0.035 英寸成角的超滑交换导丝。
- 支架植入：
  - 药物洗脱支架（适用于 5.5 mm 以上动脉的球扩支架）。
  - 用于直径超过 5 mm 的动脉的裸金属球扩支架。
  - 0.014 英寸微导丝（如 Sparta Core，Abbott Vascular）。

注意点

- 考虑到小血管容易再狭窄，药物洗脱支架是首选，但对于超过 5 mm 的大血管通常是不需要的。
- 对于从左侧锁骨下动脉近端起源的 VA 或从主动脉弓起源的 VA，通常经股动脉通路更容易超选，并能提供更好的近端支撑。
- 将球扩支架输送穿过狭窄处时可能会发生支架脱落。如果在该操作中感觉到阻力过大，在放置支架之前，可考虑使用另一枚球囊（直径比 VA 球扩支架的球囊更小）进行球囊预扩。

病例概览	病例 15.1　支架/血管成形术治疗椎动脉开口狭窄：双腔球囊术

- 60 岁女性，因亚急性发作的头晕和眩晕就诊于急诊。神经系统查体无阳性体征。既往因舌鳞状细胞癌接受过化疗和放疗。
- 初始 CT 检查结果为阴性。进一步的血管检查包括 CTA 显示左侧 ICA 和左侧椎动脉开口（VAO）狭窄。随后她接受了左侧 ICA 支架置入术治疗。
- 目前，患者要求进行择期的左侧 VAO 支架置入术。

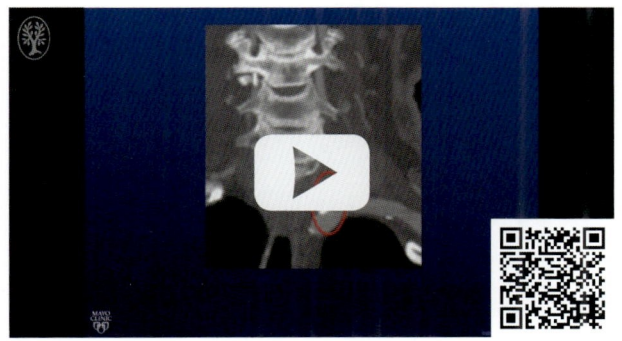

视频 15.1　椎动脉开口狭窄用支架置入术和双球囊扩张血管成形术进行治疗。

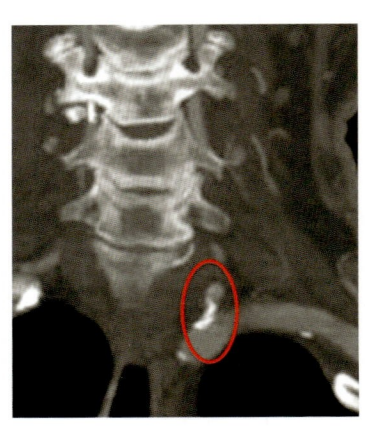

图 15.1a　CTA 显示左侧 VAO 狭窄。

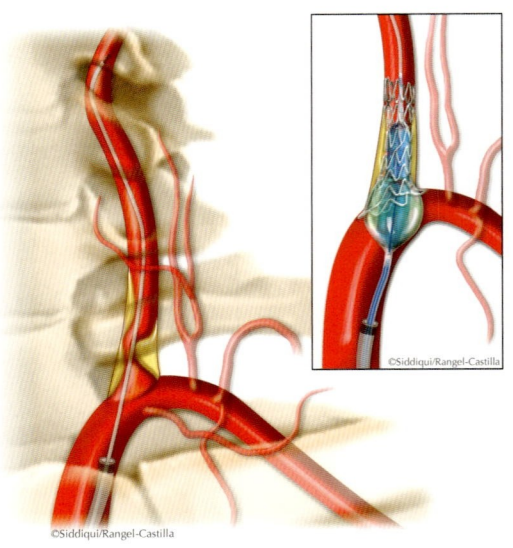

图 15.1b　用药物洗脱支架和双球囊血管成形术治疗椎动脉开口狭窄的示意图。

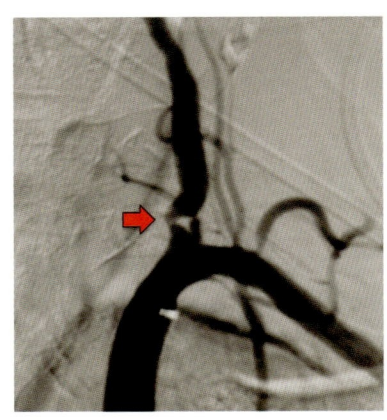

图 15.1c　锁骨下动脉血管造影显示严重的椎动脉狭窄。

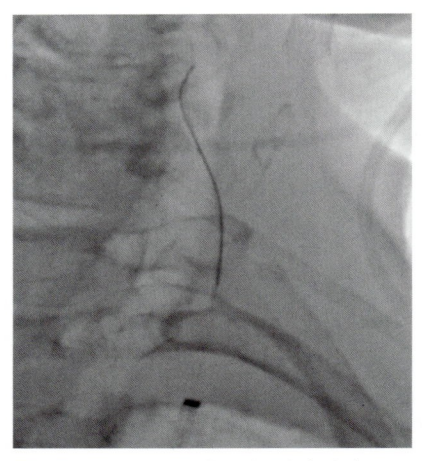

图 15.1d　用微丝穿过椎动脉狭窄。

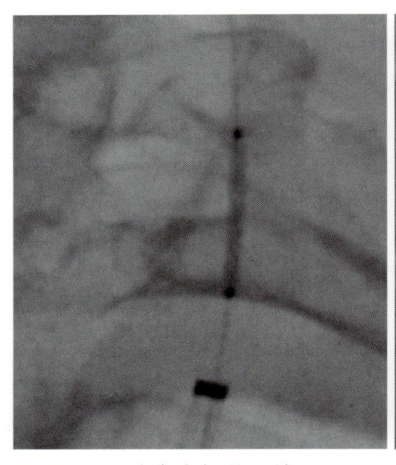

图 15.1e　球囊支架的释放。

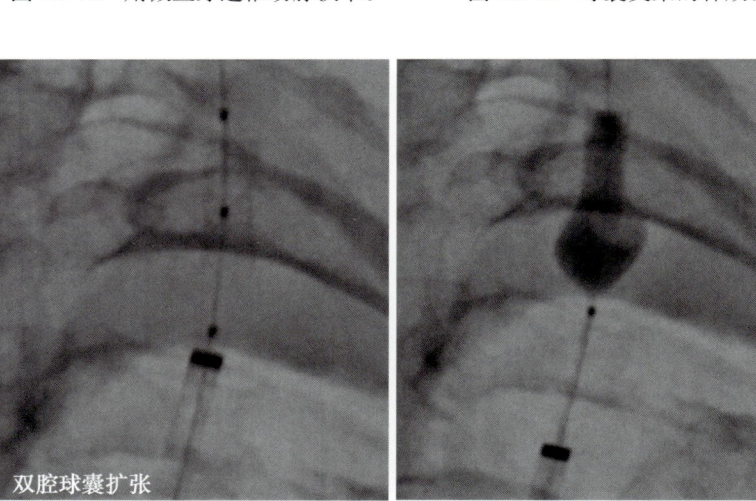

图 15.1f　双腔球囊扩张成形术。

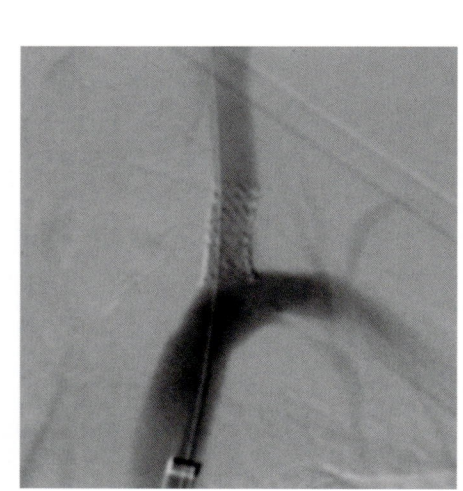

图 15.1g　左侧椎动脉血运重建成功。

手术过程

患者接受了左侧 VAO 狭窄治疗，采用药物洗脱支架进行支架血管成形术和开口双球囊扩张血管成形术。患者在手术前 7 天开始双联抗血小板药物治疗（氯吡格雷 75 mg 和阿司匹林 325 mg）。该手术是在清醒镇静下通过右侧股动脉通路进行的。术中给予 5 000 单位肝素以使活化凝血时间超过 250 秒。

器械清单

- 标准股动脉通路。
  - 微创穿刺套件。
  - 8F 动脉鞘。
- Cook 导引导管（Cook Medical）。
- 0.035 英寸的超滑导丝（Terumo）。
- 0.014 英寸的微导丝（Spartacore 14，Abbott）。
- 药物洗脱支架 Promus Premier 4 mm × 12 mm。
- FLASHMINI 开口球囊系统。
- 8F AngioSeal 血管封堵装置。

器械说明

该手术需要 6F 导引导管进入锁骨下动脉。锁骨下动脉通路可以从股动脉或桡动脉建立，具体穿刺血管的选择根据 VA 的解剖位置和角度而定。在获得合适的 VAO 工作角度图像并选择了合适尺寸的支架后，用 0.014 英寸的导丝穿过病变。由于 VA 的直径较小，因此很少使用远端栓塞保护装置。我们建议使用药物洗脱支架来降低再狭窄的发生率。双球囊（FLASH 球囊）的使用是可选的，但强烈建议使用。该装置具有远端和近端两个球囊，近端者直径较大。近端球囊将使支架的近端与锁骨下动脉壁更紧密贴合，从而在狭窄复发或需要进入 VA 的情况下更容易进入支架。

提示、技巧和避免并发症

- VAO 狭窄是 V1 近端动脉粥样硬化和迂曲的结果。这种血管迂曲可能给人一种狭窄段较短的印象。选择支架尺寸时请始终记住这一点。在第一次支架植入后，血管变直，露出最初支架未覆盖的另一段狭窄，这种情况并不少见。
- 在释放支架时，我们建议介入医师将支架牢固地固定在适当的位置，并由助手释放支架。当充盈球扩支架的球囊时，支架可能会移动，从而错位在非狭窄段释放。
- 在手术完成之前，应保持微导丝穿过病变并位于其远端，以应对需要重新超选进入椎动脉远端的情形，如重新释放不稳定的支架等。
- 支架内再狭窄、支架移位和支架变形是已知的长期并发症。因此，所有患者都需接受长期的临床和影像学随访。
- VAO 支架植入术的替代方案是 VA 转位，即将 VA 与颈总动脉吻合。

16 静脉窦支架植入术
Venous Sinus Stenting

Jason M. Davies and Leonardo Rangel-Castilla

概 述

特发性颅高压（IIH）传统上通过分流术和减轻体重来治疗，但越来越多的证据表明，静脉流出受限可导致颅内压升高，而支架植入可逆转这种类型的颅内压升高。存在两种类型的静脉窦狭窄：①内因性静脉窦狭窄，即节段性的静脉窦管腔减小（例如瘢痕或先天性因素）。②外因性静脉窦狭窄，即静脉窦外的结构对其造成压迫或包绕嵌顿，导致静脉窦壁内陷而致其管腔狭窄（例如蛛网膜颗粒）。这两种狭窄类型都对支架植入有反应，支架植入有助于控制IIH症状。

适 应 证

当有明确的颅内高压症状和体征以及静脉压升高的证据时，可以考虑植入支架。评估方法包括：①腰椎穿刺测压以确定是否存在颅内压升高。②眼科检查以评估视力丧失和视神经改变。③诊断性静脉造影，并沿着主要的静脉窦进行测压以识别对血流动力学有显著影响的狭窄。在实践中，狭窄两端存在至少 8 mmHg 以上的压强梯度和视觉受损是支架植入术的最强指征。

神经血管解剖

与症状性 IIH 相关的最常见的静脉狭窄部位是横窦和乙状窦。上矢状窦后 1/3 的狭窄（SSS）也可引起症状。由于横窦和乙状窦是成对的结构，因此评估压力梯度至关重要。通常，有一侧横窦和乙状窦功能正常足以满足脑静脉回流需求；并且，由此推论，当观察到双侧狭窄时，患者症状通常会从单侧静脉窦内支架植入术中得到缓解。在实践中，我们测量每位患者的双侧压强，从 SSS 中部开始向近端进行，顺序如下：①SSS 的中部和后部。②窦汇。③横窦的远端、中端和近端。④横窦-乙状窦交界处。⑤乙状窦的远、中、近端。⑥颈静脉。在大多数患者中可以从单侧通路进入两侧静脉系统完成测压，即使用微导管穿过窦汇以进入对侧。

具体技术和关键步骤

（1）术前回顾无创成像和先前进行的诊断性静脉造影结果，以确定最佳通路和可能存在压强梯度的部位。

（2）如第 2 个专题所述，建立股静脉通路，并置入 6F 短鞘。

（3）将一根 Benchmark（Penumbra）或类似的远端导管通过静脉系统输送进入乙状窦（图 16.1、图 16.2，视频 16.1、视频 16.2）。

（4）将 3MAX（Penumbra）或类似的微导管通过 0.014 英寸微导丝引导输送到目标静脉窦并测量压强以验证存在压强梯度的位置。

（5）确定压强梯度位置并在路线图上标记后，将软的导引导管沿着微导管向远端输送，越过狭窄位置，然后撤回微导管和微导丝（视频 16.1、视频 16.2）。

（6）将一根 0.018 英寸的软头微导丝回装到自膨式开环或闭环颈动脉或胆管支架中，例如 Zilver

(Cook Medical)或 Wallstent(Abbott)。

(7) 微导丝和支架被推进到导引导管中并输送至能完全覆盖狭窄段静脉窦处。然后,将支架的鞘缓慢退出以便在狭窄处原位释放支架,随后撤回导引导管(视频 16.1、视频 16.2)。

(8) 支架被释放在狭窄区域的适当位置,撤回支架的管鞘系统和微导丝(图 16.1、图 16.2,视频 16.1、视频 16.2)。

(9) 复查血管造影,以确保静脉系统通畅和良好的远端引流。

(10) 在跨狭窄区域测量压强,以验证狭窄两端的压强梯度是否得到改善。

(11) 在确定所有支架植入术后的随访图像都令人满意后,撤出导引导管、微导丝和微导管。

(12) 撤出短鞘,通过手动压迫静脉穿刺点以止血。

器械选择

- 通路建立:
  - 6F 股动脉鞘。
  - 将带有 Berenstein 选择性导管(Cook Medical)的远端通路系统或其他类似的 6F 远端通路系统从短鞘内置入静脉系统。
  - 0.035 英寸成角的超滑导丝(Terumo)。
  - 3MAX 或类似的微导管。
  - 0.014 英寸的微导丝(Synchro 2,Stryker)。
  - 压强传感器。
- 支架植入:
  - 自膨式颈动脉支架或胆道柔性(开环)支架。
  - 0.018 英寸微导丝。

注意点

- 静脉窦支架植入术最令人担忧的并发症是颅内出血。建议避免在静脉窦中使用球囊,以尽量减少颅内出血的风险。
- 静脉瓣膜会使导引导管在静脉窦内的超选变得具有挑战性。通常,使用柔软的超滑导丝是足以提供通过瓣膜时的"感觉"的一种方式;但有时上述方法会存在困难,此时可以通过动脉通路获得静脉系统的路图,可能会对导管在静脉系统内的超选有所帮助(视频 16.1、视频 16.2)。

病例概览 | **病例 16.1 左侧横窦狭窄的静脉支架植入术**

- 一例 56 岁女性患者因慢性头痛急性严重加重及与之相关的进行性视力障碍而就诊。体格检查发现其双侧视乳头水肿,其余神经系统体征阴性。重要既往史包括肥胖。
- MR 成像显示其脑室相对较小。MR 静脉造影(MRV)提示存在左侧横窦狭窄。
- 腰椎穿刺测压提示其颅内压(ICP)显著升高(51 cmH_2O)。释放出 30 mL 脑脊液后前述症状有所改善。
- 她接受了静脉压测量,以评估压强梯度的存在以及是否需要静脉窦支架植入治疗。测量结果(单位: mmHg)如下。
  - 上矢状窦:29。
  - 窦汇:28。
  - 左侧横窦中部:31。
  - 左侧乙状窦:9。
  - 左侧横窦-乙状窦交界区的压强梯度增加。

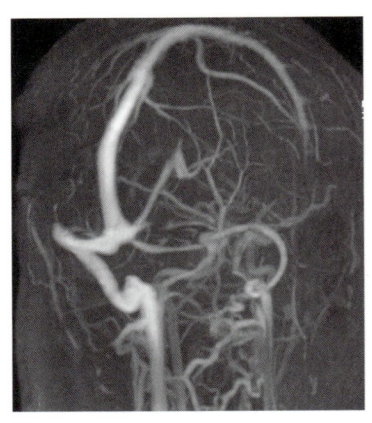
图 16.1a MRV 显示左侧横窦狭窄。

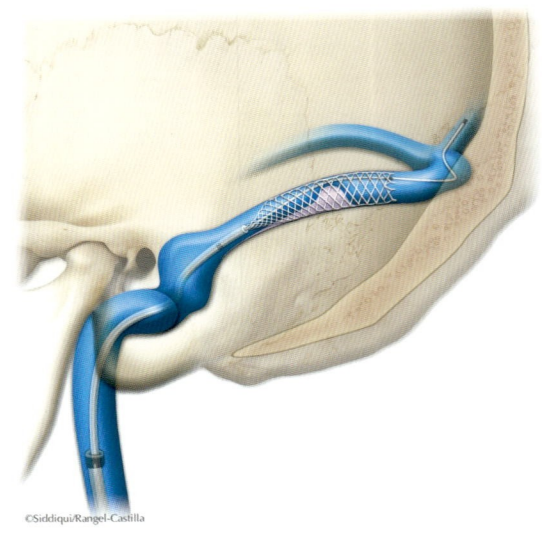
图 16.1b 左侧横窦静脉支架成形术的示意图。

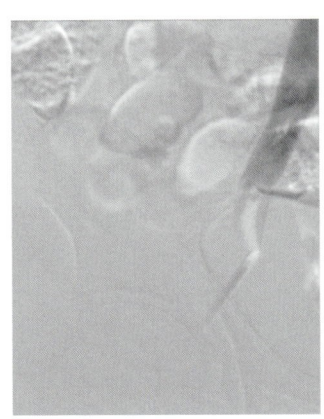
图 16.1c 建立右侧股静脉通路。

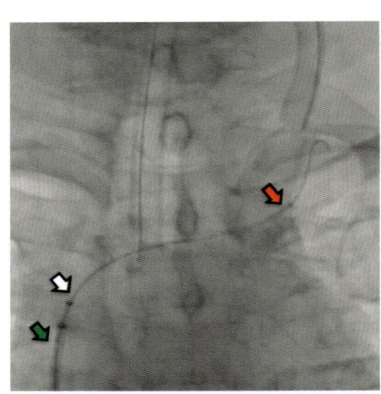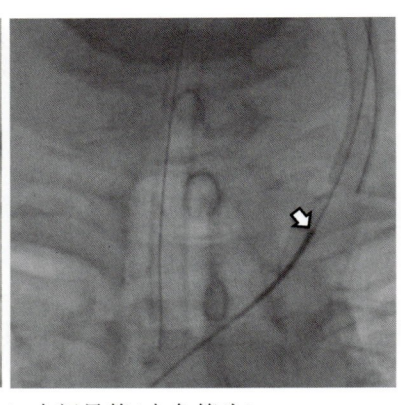

图 16.1d 使用导引导管（绿色箭头）、中间导管（白色箭头）、较小的中间导管（红色箭头）进入左侧颈静脉。

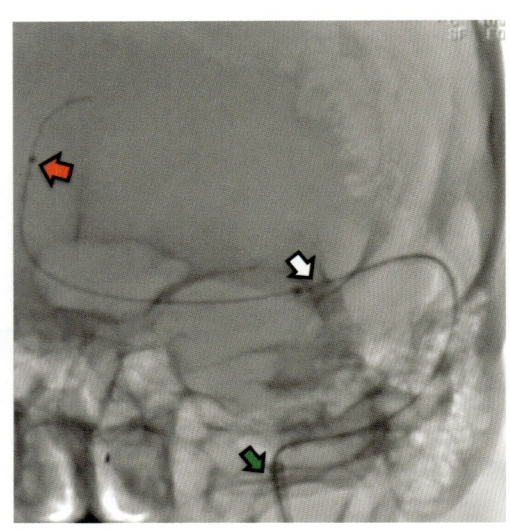
图 16.1e 进入颅内静脉窦。导引导管（绿色箭头）、中间导管（白色箭头）、较小的中间导管（红色箭头）。

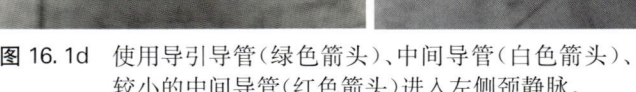
图 16.1f 中间导管移除之前的支架定位。

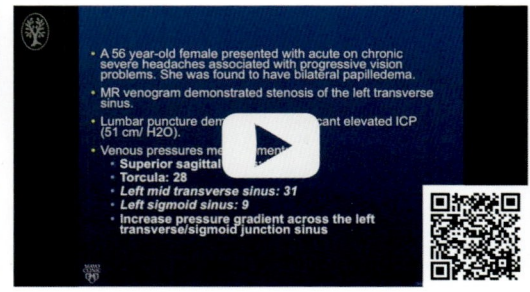
视频 16.1 支架植入术治疗左侧横窦狭窄。

16 静脉窦支架植入术

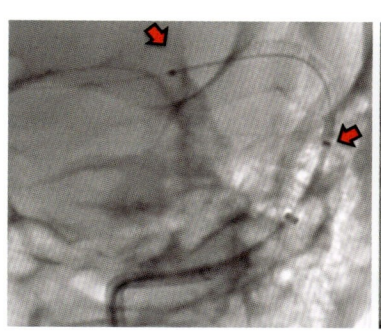
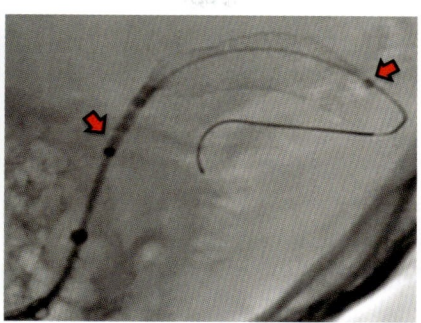

图 16.1g 展开支架。

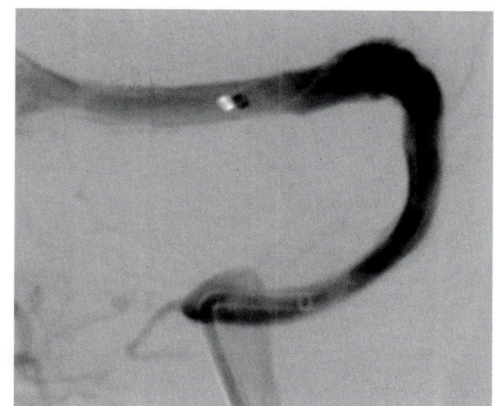

图 16.1h 左侧横窦狭窄明显改善。

手术过程

患者接受了左侧横窦静脉支架成形术。在手术前 7 天开始双重抗血小板药物治疗（每天 75 mg 氯吡格雷和 325 mg 阿司匹林）。该手术是在清醒镇静下通过右侧股静脉通路进行的。术中给予 5 000 单位肝素以使活化凝血时间超过 250 秒。

器械清单

- 标准股静脉通路。
  - 微创穿刺套件。
  - 8F 血管鞘。
- 导引导管 Neuron MAX 088（Penumbra）。
- 0.035 英寸的长交换导丝。
- 5F Sofia 中间导管（Microvention）。
- 3 MAX 中间导管（Penumbra）。
- 0.014 英寸微导丝 Synchro 2（Stryker）。
- Wallstent 支架 8 mm × 30 mm（Boston Scientific）
- 肝素 5 000 单位。

器械说明

这名年轻女性患者被证实患有特发性颅内高压并伴有存在明显静脉压强梯度的左侧横窦狭窄。左侧横窦支架植入术可能比右侧横窦更具挑战性。进入左侧颈静脉可能需要更长的导引导管和中间导管。导引导管及中间导管可能难以穿过静脉瓣，因此需要使用加硬导丝辅助（0.035 英寸或 0.038 英寸的加硬导丝）。如果可能，将导引导管向上超选输送至乙状窦内。将中间导管推进至横窦内狭窄处的近端。然后将支架输送到狭窄部位，然后移除中间导管（暴露支架），并展开支架。

提示、技巧和避免并发症

- 应将静脉窦支架植入术应用于对药物治疗无反应、视力持续恶化以及有明显压强梯度的静脉窦狭窄证据的患者。
- 只有压强梯度大于或等于 10 mmHg 的患者才被认为是静脉窦支架植入术的候选者。

- 静脉窦支架植入术的潜在并发症包括静脉窦或皮质引流静脉穿孔、静脉窦血栓并可能导致肺栓塞以及腹膜后血肿。
- 基于狭窄段的测量结果选择合适的支架长度。我们选择的支架通常比正常静脉窦的直径大 2 mm。
- 支架植入后测压以确认压强梯度的消退；对于支架植入术后症状复发的患者，需要复查血管造影和测压，以评估复发性狭窄。
- 假性脑瘤治疗的替代手术包括脑室-腹腔或腰大池-腹腔分流术和视神经管减压。

病例概览　　病例 16.2　右侧横窦狭窄的静脉支架植入术

- 46 岁肥胖女性，因出现亚急性发作的严重头痛、进行性视力模糊和平衡障碍就诊。神经系统查体发现患者存在双侧轻度至中度视乳头水肿，其余神经系统查体阴性。
- 除脑室偏小外，MR 成像结果基本正常。MRV 显示其右侧横窦狭窄。
- 腰椎穿刺测压提示 ICP 升高（46 cmH$_2$O）。药物治疗（乙酰唑胺）几乎没有改善。
- 随后患者接受了血管内支架植入术治疗静脉窦狭窄。
- 在支架植入血管成形术之前，测量静脉压强以评估压强梯度的存在和支架植入的必要性。静脉测压结果（mmHg）如下。
  - 上矢状窦：35。
  - 窦汇：31。
  - 右侧横窦中部：35。
  - 右侧乙状窦：7。
  - 右侧横窦-乙状窦交界区的压强梯度增加。

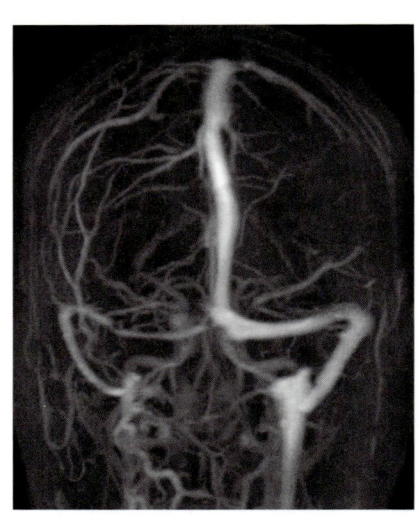

图 16.2a　MRV 显示右侧横窦狭窄。

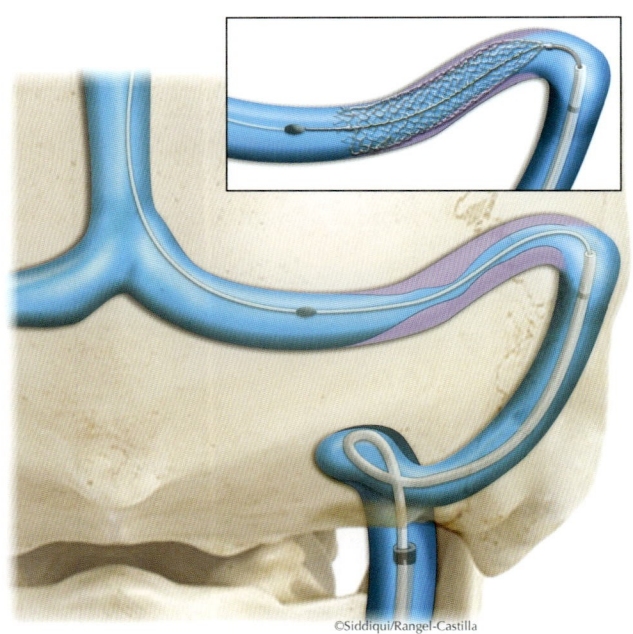

图 16.2b　右侧横窦支架静脉成形术的示意图。

16 静脉窦支架植入术

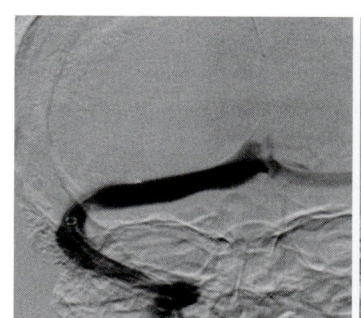
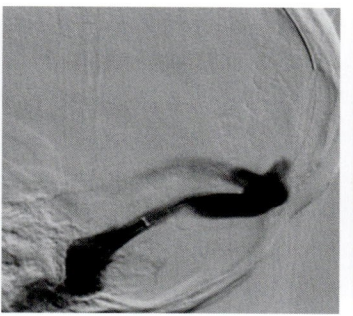

图 16.2c 前后位及侧位横窦静脉造影显示存在右侧横窦狭窄。

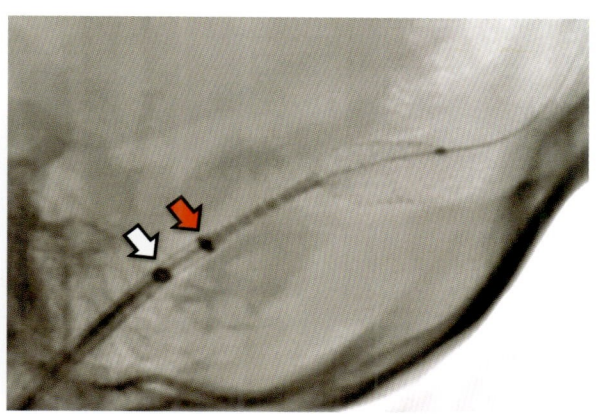

图 16.2d 支架展开。导引导管（红色箭头）和中间导管（白色箭头）。

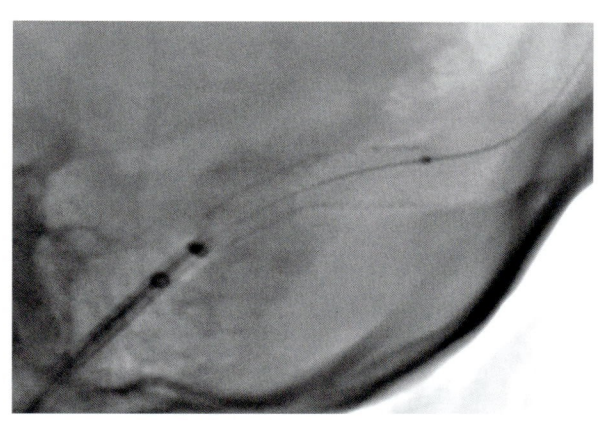

图 16.2e 支架展开。

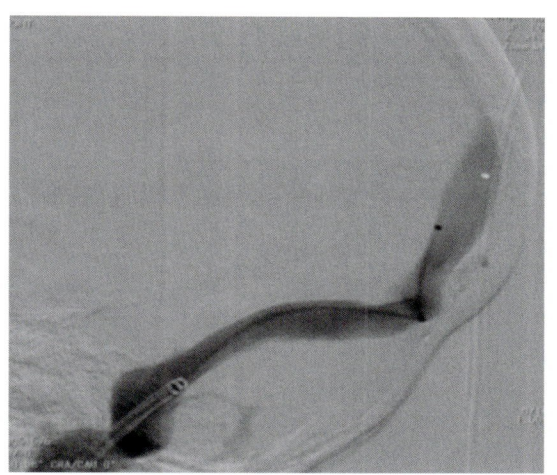

图 16.2f 复查造影提示右侧横窦狭窄明显改善。

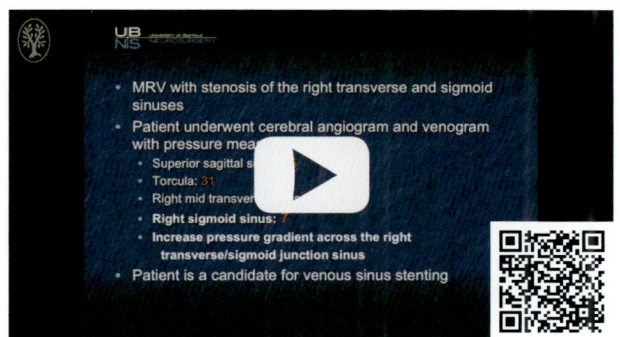

视频 16.2 支架植入术治疗右侧横窦狭窄。

手术过程

患者接受了右侧横窦静脉支架成形术。在手术前 7 天开始双联抗血小板药物治疗（每天 75 mg 氯吡格雷和 325 mg 阿司匹林）。该手术是在清醒镇静下通过右侧股静脉通路进行的。术中给予 5 000 单位肝素以使活化凝血时间超过 250 秒。

器械清单

- 标准股静脉通路。
  - 微创穿刺套件。
  - 8F 血管鞘。
- 导引导管 Neuron MAX 088(Penumbra)。
- 0.035 英寸的长交换导丝。
- Navien 057 中间导管(Medtronic)。
- 3 MAX ACE 灌注导管(Penumbra)。
- 0.014 英寸的微导丝 Synchro 2 (Stryker)。
- Precise Pro RX 支架 8 mm × 30 mm (Cordis)。
- 肝素 4 000 单位。

器械说明

该患者被诊断为与右侧横窦狭窄相关的假性脑瘤(特发性颅内高压)。在支架植入之前,进行了静脉造影和测压,表明沿狭窄段有显著的压强梯度。将导引导管向上超选输送至乙状窦内。将中间导管推进至横窦内狭窄处的近端。然后将支架输送到狭窄部位,然后移除中间导管(暴露支架),并展开支架。中间导管的使用有助于支架通过横窦-乙状窦交界处的锐角和狭窄处。Precise Pro RX 支架是一种低金属覆盖率的镍钛合金支架,采用锥形自适应设计,使其可以适应复杂的血管角度。

提示、技巧和避免并发症

- 硬脑膜静脉窦支架植入术治疗难治性大脑假瘤的最大的综合性荟萃分析(Leishangthem et al., J Neuroradiol. 2018)结果表明其技术成功率高(99.5%)、重复手术率低(10%)和主要并发症发生率低(1.5%)。
- 操控导丝和导引导管存在静脉窦或皮质静脉穿孔和导致脑出血的风险。始终在侧位透视下操作导丝和导管,以防止其无意中进入直窦。
- 在静脉窦或皮质静脉穿孔的情况下,中和抗凝药物(鱼精蛋白)和快速充盈球囊是两个重要且有效的初始措施。
- 尽管不常见,但急性血栓形成和进行性支架闭塞是最常见的风险。始终在支架植入后即刻进行静脉造影以确认支架通畅性。在急性血栓形成的情况下,采用机械或化学(糖蛋白Ⅱb/Ⅲa 抑制剂)方法清除血栓。

第 4 部分

急性卒中处理流程

Acute Stroke Procedures

17	前循环单纯抽吸机械取栓	*119*
18	使用支架取栓的前循环取栓	*126*
19	后循环机械取栓	*158*
20	机械取栓及颅内动脉支架/血管成形术	*168*
21	前循环机械取栓及颅外动脉支架/血管成形术	*176*
22	颅内动脉粥样硬化——颅内血管成形术	*185*

17 前循环单纯抽吸机械取栓

Anterior Circulation Mechanical Aspiration-Only Mechanical Thrombectomy (ADAPT)

Gary B. Rajch and Leonardo Rangel-Castilla

概 述

机械取栓已成为大血管闭塞(LVO)相关急性缺血性卒中(AIS)的标准治疗方法。大量的随机试验证明了该方法的有效性和治疗效果。这些研究包括荷兰 AIS 血管内治疗的多中心随机临床试验(MR CLEAN)、以最小化 CT 血管再通次数为重点的小核心和前循环近端闭塞血管内治疗(ESCAPE)、延长急诊神经功能缺损-动脉内溶栓时间(EXTEND-IA)、Solitaire FR 装置血运重建与最佳药物治疗在症状起病 8 小时内前循环大血管闭塞引起急性卒中的随机试验(REVASCAT)、以血栓切除为主要血管内治疗(SWIFT PRIME)。2015 年,AHA/ASA 对 2013 年 AIS 患者早期管理指南的重点更新,建议对符合相关标准的患者进行血管内治疗。目前最广泛使用的 3 种机械取栓技术包括:①用 Penumbra 系统(Penumbra)抽吸。②用局部抽吸的支架取栓装置。③ADAPT 技术。2013 年,Turk 等人[1]描述了 ADAPT 技术,将大口径导管放置在血栓上,使用注射器或抽吸泵进行抽吸。最初报道的成功率为 75%,完全再通率为 57%。最近的 ADAPT 病例系列报道的成功率为 73.3%,90.2% 的患者实现完全再通。较新的大口径可跟踪抽吸导管是这项技术成功的部分原因。与支架取栓相比,ADAPT 的优点是更快的再通时间,而且在 ADAPT 的作用下,血栓在取出前无器械穿过,理论上降低了远端栓塞的风险。

适 应 证

机械取栓适应证为 LVO 导致国家卫生研究院卒中量表(NIHSS)评分>6 分的 AIS,包括颈内动脉(ICA)、大脑中动脉(MCA)M1 和 M2 分支、大脑前动脉或后循环闭塞。干预应在症状出现后的 6 小时内进行,或者患者灌注成像显示有大的半暗带,很少或没有缺血核心。如果静脉溶栓存在禁忌证(例如华法林治疗达标的国际标准化比例),建议机械取栓作为 LVO 的一线治疗。

解剖学

ICA 正常起源于 C3 - C4 或 C4 - C5 椎体水平的颈总动脉(CCA);它可能也会低至 T2 或高至 C1。ICA 岩部向前和内侧延伸到破裂孔区,并向上迁移至海绵窦区,在离开硬脑膜环之前自旋转形成虹吸段。进入蛛网膜下腔后的第一分支通常是眼动脉,其次是血管的交通段。ICA 分叉成大脑前动脉的 A1 段和大脑中动脉的 M1 段。M1 段(直径 4～5 mm)可存在重复分支。进入基底神经节的穿支(即豆纹动脉)起源于 M1,应注意避免微导丝无意中进入这些分支。MCA 在外侧裂底部附近再次分叉(有时是三分叉)(这可能是可变的),下干继续到达颞顶区域的 M3 和 M4 MCA 段。上方的 M2 分支向额叶方向走行,向 Broca 区和运动区分出 M3 和 M4 段。AIS 患者的血管可发生严重的颅内动脉粥样硬化病变,血栓也可在这些部位形成。

围手术期药物处理

机械取栓一般在患者清醒时进行，很少或无镇静用药。通常，患者在干预前 1~2 小时接受静脉组织型纤溶酶原激活剂（t-PA）。ADAPT 干预无须其他药物。

具体技术和关键步骤

（1）大多数中心需要记录操作的特定时间，包括腹股沟通路建立，初始数字减影血管造影（DSA），微导管和器械到位的时间，以及血管最终再通的具体时间。

（2）在股动脉中插入 6F 或 8F 血管鞘，并进行股动脉造影。

（3）将导引导管（例如，Neuron MAX、Penumbra 或 Shuttle Select、Cook Medical，80 cm 或 90 cm）连接到 Y 阀，并持续进行肝素化盐水冲洗。中间导管（例如，VTK，Cook Medical，125 cm）穿入 0.035 英寸或 0.038 英寸导丝（Terumo）后通过 Y 阀插入导引导管。经主动脉弓进入颈总动脉（图 17.1、图 17.2，视频 17.1、视频 17.2）。

（4）从颈总动脉 CCA 获得颈动脉 DSA，并在路图引导下将导引导管置入颈内动脉（如果颈内动脉直径足够大以容纳导引导管；否则，导引导管保留在颈总动脉）。

（5）颈内动脉颅内段的前后位和侧位 DSA 检查，明确血管闭塞部位（视频 17.1、视频 17.2）。

（6）然后将组装好的中间大口径抽吸导管（例如，Sofia Plus、MicroVention、Terumo；64 ACE 或 68 ACE、Penumbra）与微导管-微导丝组合插入导引导管。在透视引导下，微导丝，微导管，随后是中间导管，被推进到血栓的近端部分而不穿过血栓（视频 17.1、视频 17.2）。

（7）将中间导管轻轻推进至血栓近端界面，撤出微导管及导丝系统。将抽吸泵连接到中间大口径抽吸导管的管道，也可以使用大注射器进行抽吸。监测抽吸罐，观察血栓取出情况（视频 17.1、视频 17.2）。

（8）4~5 分钟后，抽吸导管在抽吸下谨慎地抽回导引导管并从患者体内取出。抽吸过程可使用两个 30 mL 注射器通过导引导管完成。移除抽吸导管后还应检查导引导管是否有血栓（视频 17.1、视频 17.2）。

（9）冲洗并检查大口径抽吸导管内的血栓。如果需要再次抽吸操作，将微导丝/微导管重新组装在抽吸导管内。

（10）血栓取出后再行 DSA 检查。如果血栓清除并达到 TICI2b 级或 3 级，则完成手术并检查患者的神经系统功能状态（图 17.1、图 17.2，视频 17.1、视频 17.2）。如果仍存在血栓（根据临床检查结果或存在血栓外溢），则执行另一次 ADAPT 操作。这种情况可考虑改用支架取栓/抽吸技术。

（11）颅内血运重建成功并撤出导引导管后，进行 CCA 造影，以确保 ICA 的通畅性和完整性。

（12）移除导引导管，并用 AngioSeal 血管封堵器（Terumo）闭合股动脉穿刺点。

（13）如果患者情况稳定并且需要更多关于侧支供血的信息，则可以完成完整的诊断性血管造影。

器械选择

ADAPT 操作的常用器械：

- 21-gauge 微创穿刺套件（例如 Cope Mandril 导丝，Cook Medical；6F 扩张器，6F 或 8F 血管鞘；COPILOT 止血阀，Abbott Vascular）。
- 导引导管（例如，Neuron MAX 90 cm 或 Cook Shuttle 90 cm）。
- 中间导管（例如，VTK，125 cm 5F 导管）。
- 0.035 英寸或 0.038 英寸超滑导丝 80 cm（例如，Glidewire Advantage，Terumo）。
- 大口径抽吸导管（例如，Sofia 或 Sofia Plus，MicroVention Terumo 或 64 或 68 ACE 导管，Penumbra）。
- 0.027 英寸微导管（例如，Velocity，Penumbra；Marksman，Medtronic；Headway 27，MicroVention Terumo）。
- 0.014~0.016 英寸微导丝（例如，Synchro 2，Stryker）。
- 负压吸引管道。
- 连续滴注肝素化盐水。

注意点

- 熟悉远端抽吸系统，包括抽吸泵。

- 了解患者的血管解剖结构和血栓负荷。
- 在曲折的解剖结构中,导引导管难以通过主动脉弓进入 CCA,可以将 0.035 英寸或 0.038 英寸的导丝超选入颈外动脉以供额外支撑。
- 警惕会被误认为血栓的解剖结构;显微注射可以帮助识别和区分。常见的解剖部位是 ICA 进入颅底部和穿过远端硬膜环处。
- 可以使用球囊引导导管(例如,Celo,Medtronic;FlowGate,Stryker),但常需要更大的外鞘(9F)。一些大口径抽吸导管可能不适合插入鞘内。
- 微丝上需要塑形成平缓的 J 形曲线,以通过血管并避免引起穿孔。
- 当三轴系统(大口径再灌注导管、微导管和微丝)进入血栓的近端部分时,应尽量避免穿过血栓。接近血栓时应将系统中的任何累积张力计算在内(积累张力可能导致导丝向前"跳跃"并穿破血管)。
- 血栓远端脱落在支架取栓中更为常见,但在 ADAPT 中仍有可能发生。
- 如果发生血栓远端脱落,应进行血管造影。如果存在远端较细的血管阻塞,可以使用细的抽吸导管(例如,3 MAX ACE 导管,Penumbra)。
- 如果发现串联闭塞并且需要颈动脉支架植入,我们倾向于先植入颈动脉支架,然后再治疗颅内血栓(见第 20 个专题)。
- 大脑中动脉 M2 远端的血管,介入治疗的获益下降,风险提高。如果最初的 NIHSS 评分>6 分并且血管造影未发现 LVO,则可能是静脉 t-PA 溶栓治疗溶解并破碎了血栓。
- 时刻警惕再灌注出血,监测血管造影检查造影剂的外渗和停滞。

参考文献

[1] Turk AS, Spiotta A, Frei D, et al. Initial clinical experience with the ADAPT technique: A direct aspiration first pass technique for stroke thrombectomy. J Neurointerv Surg. 2014;6:231-237.

病例概览 | **病例 17.1 老年患者急性大脑中动脉闭塞:ADAPT**

- 87 岁女性,因"左侧肢体无力和言语异常 12 小时"到急诊就诊。神经系统检查提示严重的左侧偏瘫、右侧面部下垂、构音障碍和左侧忽视症。最初的国家卫生研究院卒中量表评分(NIHSS)为 12 分。既往有高血压、冠状动脉疾病和慢性心力衰竭病史。患者未接受静脉溶栓治疗(tPA)。
- CT 正常。CTA 显示右侧大脑中动脉闭塞。CT 灌注显示右侧大脑半球较大区域达峰时间 TTP 延迟。

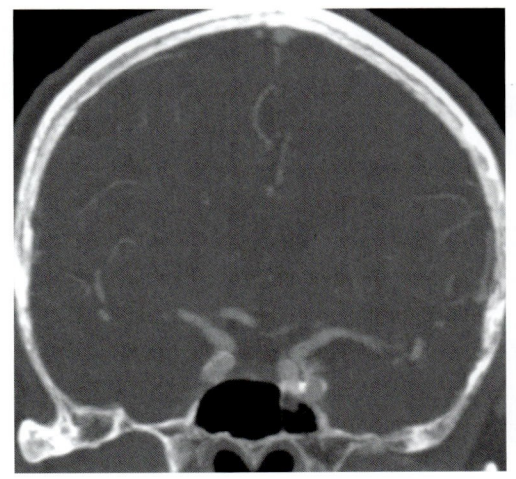

图 17.1a CTA 示右侧 MCA 闭塞。

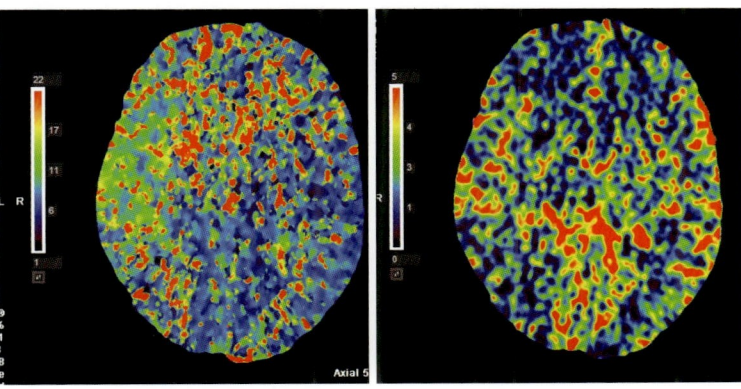

图 17.1b CTP 示左侧 MCA 供血区达峰时间延长。

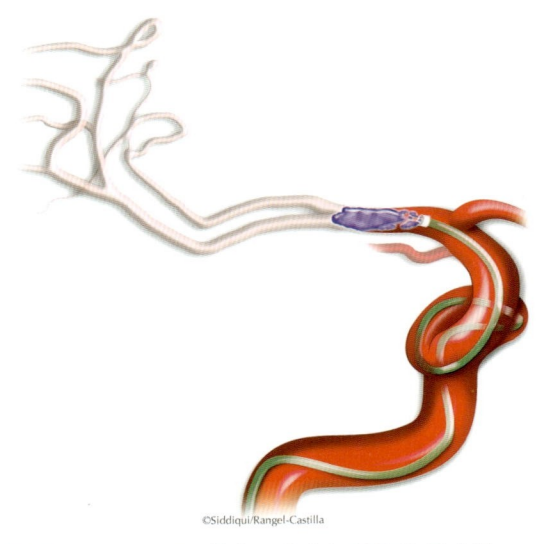

图 17.1c ADAPT 技术血管内机械取栓示意图。

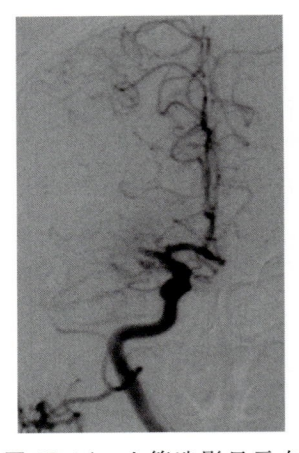

图 17.1d 血管造影显示右侧 MCA 完全闭塞（TICI 0 级）。

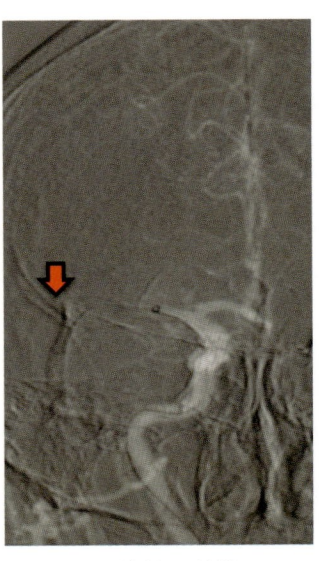

图 17.1e 将抽吸导管置于血栓近端。

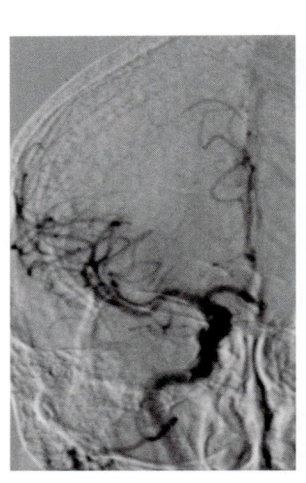

图 17.1f 右侧 MCA 血运重建 TICI 3 级。

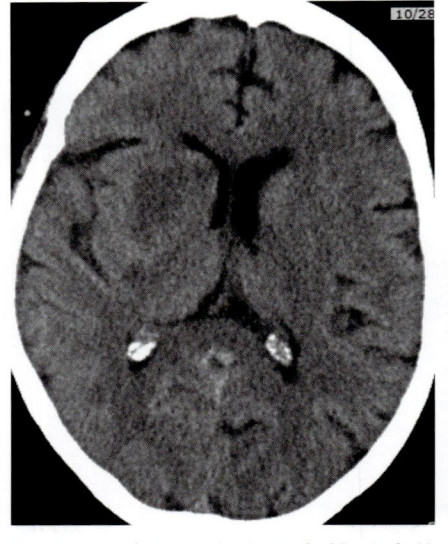

图 17.1g 术后 24 小时 CT 扫描；患者的 NIHSS 评分为 2 分。

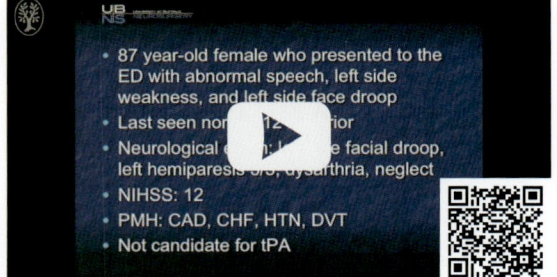

视频 17.1 ADAPT 技术机械取栓治疗急性 MCA 闭塞示例 1。

手术过程

患者接受了急诊脑血管造影及机械取栓治疗。手术在清醒镇静状态下通过右侧股动脉通路进行。术中给予 4 000 单位肝素。

器械清单

- 股动脉通路：
  - 微创穿刺套件(2)。
  - 8F 血管鞘。
- 0.035 英寸导丝。
- Neuron MAX 088 导引导管(Penumbra)。
- 6F Sofia Plus 再灌注导管(Microvention)。
- 0.027 英寸快速微导管(Penumbra)。
- 0.014 英寸 Synchro 2 微导丝(Stryker)。
- 8F AngioSeal 经皮血管封堵装置。

器械说明

自大口径抽吸导管问世以来，直接抽吸首过技术(ADAPT)已成为大多数卒中中心的首选技术。导引导管置入在颈段 ICA 处，在路图下将抽吸系统（中间抽吸导管、微导管和微导丝）推进至血栓近端。可以将微导丝和（或）微导管推进至血栓的近端部分，以使抽吸导管与血栓接触。操作过程中没有完全穿过血栓。移除微导管和微导丝并将抽吸导管连接到抽吸泵或注射器上。在大多数情况下可一次取出血栓。

提示、技巧和避免并发症

- 八旬老人的血管迂曲而细长。我们建议尽可能使用最大的导引导管(Neuron MAX 90 cm)和抽吸导管(Sofia Plus 131 cm)。
- Sofia 和 Sofia Plus 再灌注导管具有远端可追踪性和大内径的良好组合，能够处理较大体积的血栓。
- ADAPT 可获得较多 TICI 3 级的预后结果，血栓碎裂情况较少，可能与操作中微导丝未穿过血栓相关。
- 大口径抽吸导管可能会卡在眼动脉开口处。使用 Sofia 导管时这个问题不太常见。使用带有微导丝的微导管有助于解决这个问题。
- 笔者的原则是可尝试两次 ADAPT 取栓，如果没有实现足够的血运重建效果，就使用支架取栓(Solumbra 技术)。

病例概览 | 病例 17.2 一例年轻患者的急性大脑中动脉闭塞：ADAPT

- 33 岁男性，因"急性发作的右侧肢体无力伴言语不能 1 小时"就诊。神经系统检查：患者清醒，精神反应正常，失语，右侧面部下垂，右侧偏瘫(0/5 级)，右侧上/下肢感觉减退。初始 NIHSS 评分为 19 分。除吸烟史外无其他特殊既往病史。
- 计算机断层扫描(CT)正常。CT 血管成像和灌注显示左侧大脑中动脉(MCA)闭塞(TICI 0 级)，达峰时间延长伴小面积血容量下降。组织纤溶酶原激活剂(tPA)治疗后症状无明显改善。

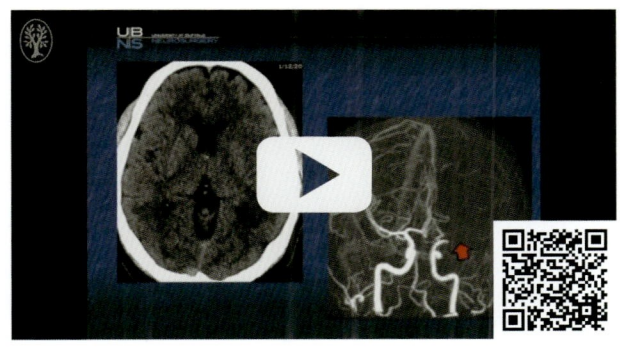

视频 17.2 ADAPT 技术机械取栓治疗急性 MCA 闭塞示例 2。

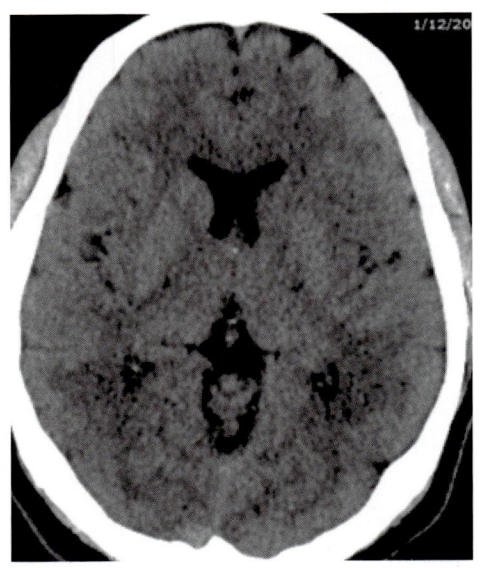

图 17.2a　正常 CT。未见出血或梗死征象。

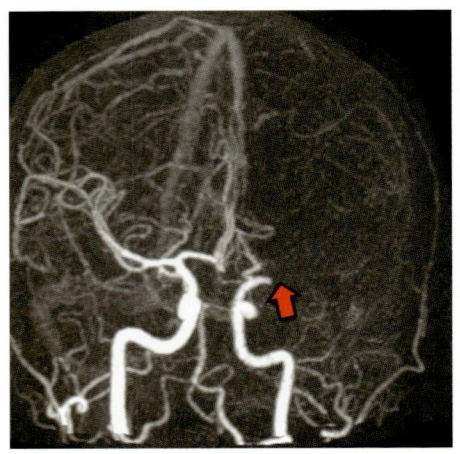

图 17.2b　CTA 提示左侧 MCA 完全闭塞。

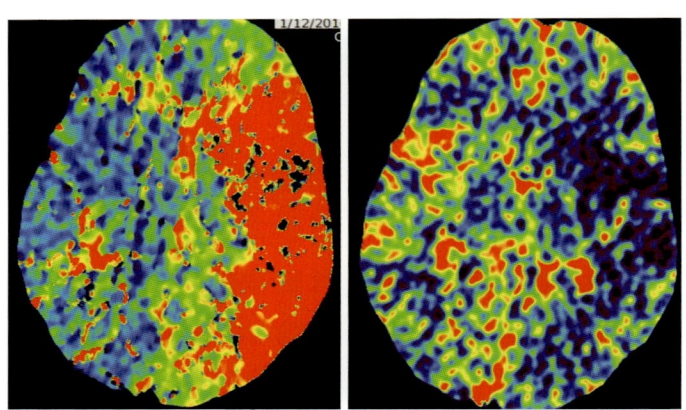

图 17.2c　CT 灌注显示超过 2/3 的左侧 MCA 供血区域达峰值时间延长。

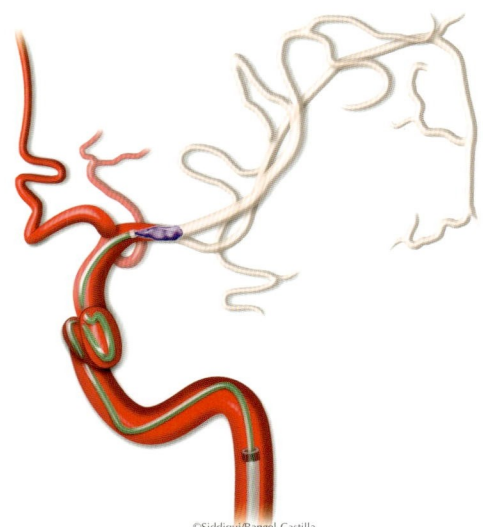

图 17.2d　采用 ADAPT 技术对左侧 MCA 进行机械取栓的示意图。

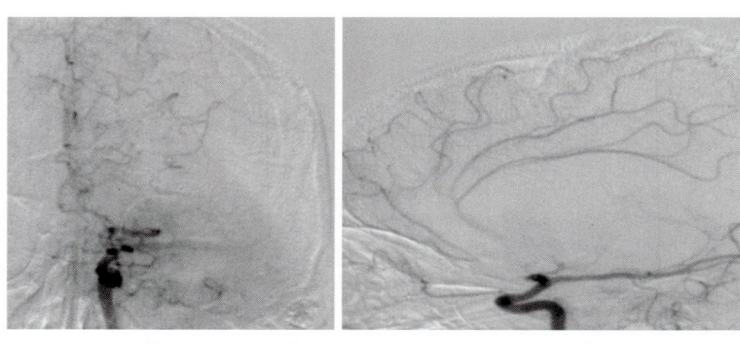

图 17.2e　血管造影显示左侧 MCA 完全闭塞（TICI 0 级）。

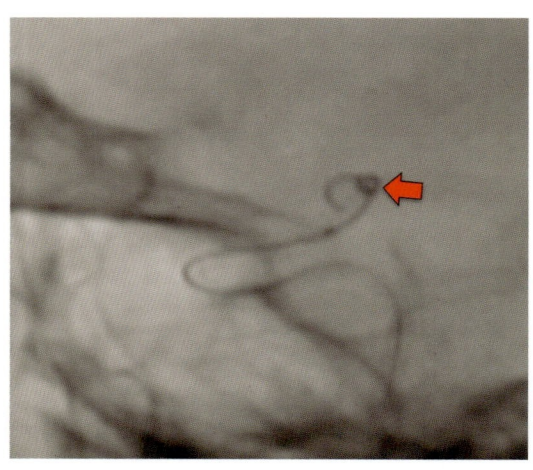

图 17.2f　将抽吸导管（红色箭头）置于血栓近端。

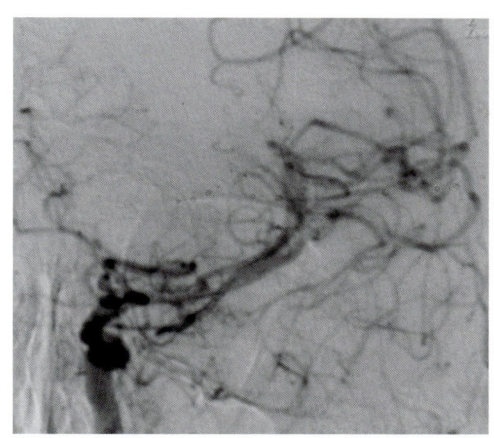

图 17.2g　左 MCA 几乎完全血运重建（TICI 2b 级）。

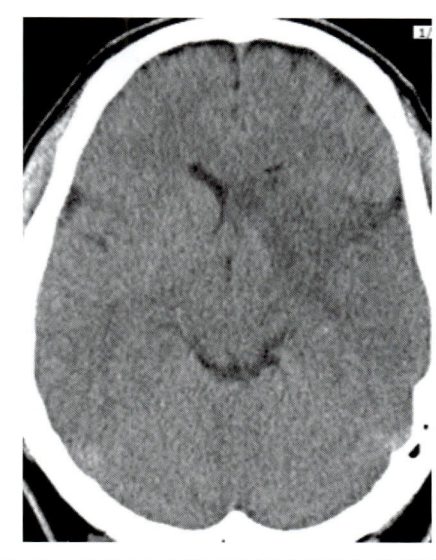

图 17.2h　术后 24 小时 CT 扫描提示左侧基底节区小面积缺血性梗死。患者症状较前明显好转，出院时的 NIHSS 评分为 3 分。

手术过程

患者在清醒镇静下通过右侧股动脉通路行急诊脑血管造影和血管内机械取栓术。因术前接受 tPA 溶栓治疗，术中未给予肝素。

器械清单

- 股动脉通路：
  - 微创穿刺套件（2）。
  - 8F 血管鞘。
- 0.035 英寸导丝。
- Neuron MAX 088 导引导管（Penumbra）。
- 6F Sofia Plus 导管（Microvention）。
- 0.027 英寸微导管（Penumbra）。
- 0.014 英寸 Synchro 2 微导丝（Stryker）。
- 8F AngioSeal 经皮血管封堵装置。

器械说明

年轻患者血管迂曲程度较低，直接抽吸首过技术（ADAPT）机械取栓是最佳的选择。大口径抽吸导管可在不迂曲的血管中轻松走行。有时，大口径抽吸导管可无须微导管，而直接经 0.014 英寸微丝导引，从而更快地实现血运重建。在本例年轻患者中，微导丝引导抽吸导管即足以使其接近和清除血栓。再灌注导管与抽吸泵或大注射器连接。

提示、技巧和避免并发症

- 应"积极"治疗年轻患者。即使 CT 灌注显示存在血容量下降，仍建议在血容量损失小于达峰时间增加区域的 1/3 时进行机械取栓。
- 年轻患者（45 岁或以下）的血管条件相对较好，允许导引导管在 ICA 中快速通过。再灌注导管经 0.014 英寸微导丝引导可比较容易地进入颅内循环，靠近血栓。
- 血管条件允许时，年轻患者应首选 ADAPT 治疗。
- 如果患者接受了 tPA 溶栓治疗，术中不推荐使用肝素。对于未接受 tPA 溶栓治疗的患者，术中推荐给予 2500~4000 单位的肝素，活化凝血时间（ACT）通常不超过 250 秒。
- ADAPT 再灌注导管需根据血栓的大小和位置进行选择。M1 段闭塞，常选择 6F 导管；对于较小的 M1 或 M2 段闭塞，可选择 5F 导管；对于远端 M2 或 M3，可选择 4F 或 3F 导管。

18 使用支架取栓的前循环取栓
Anterior Circulation Mechanical Thrombectomy with a Stent Retriever

Gary B. Rajah and Leonardo Rangel-Castilla

概 述

机械取栓已成为大血管闭塞（LVO）所致急性缺血性卒中（AIS）的标准治疗方法。许多随机试验已经证明了其疗效和临床获益。目前最广泛使用的两种技术包括前述的 ADAPT 技术和基于支架的支架取栓。本专题将描述支架取栓技术。目前的取栓支架有不同的品牌和多种尺寸。取栓支架前端为可展开的支架，后端通过其推线可将支架取回。该器械通常需要 21 号或更大的导管才能将其输送至目标血管。在透视方面，有些取栓支架设计为整个长度都在透视下可见（例如，Stryker 的 Trevo 支架和 Medtronic 的 Solitaire Platinum 支架），有些仅设计为支架头端可见（如 Medtronic 的 Solitaire、Solitaire 2 或 Solitaire 3 支架）。支架取栓在 LVO 中的再通率很高，可以单独使用，也可以与抽吸取栓联合使用，或作为抽吸取栓的补救治疗。取栓支架的尺寸范围囊括了（4～6）mm×20 mm（和 40 mm）。血管穿孔和再灌注出血是与支架取栓相关的两个主要并发症。合理筛选患者有助于将风险降至最低。

适 应 证

机械取栓适用于大血管闭塞导致的 NIHSS 评分大于 6 分的动脉性卒中患者，包括颈内动脉或大脑中动脉分支[M1、M2、M3 和（或）M4]的闭塞。干预应在症状出现 6 小时内进行，或者灌注成像提示较大的半暗带，却很少或没有缺血核心时。同时进行头颈部 CTA 检测有助于鉴别串联闭塞或开口狭窄等影响介入治疗的其他异常。

神经血管解剖

ICA 通常起源于 C3 - C4 或 C4 - C5 椎体水平的颈总动脉（CCA）；也有可能低至 T2，高至 C1。ICA 岩段向前和内侧延伸到破裂孔区，并向上移行至海绵窦区，在离开硬脑膜环之前自旋转形成虹吸段。进入蛛网膜下隙后的第一个分支通常是眼动脉，其次是血管的交通段。ICA 分叉成大脑前动脉的 A1 段和大脑中动脉的 M1 段。M1 段（直径 4～5 mm）可存在重复分支。进入基底节区的穿支（即豆纹动脉）起自 M1 的上表面，应注意避免微导丝无意中超选进入这些分支。MCA 在外侧裂底部附近再次分叉（有时是三分叉）（这可能是可变的），下干继续到达颞顶区域的 M3 和 M4 MCA 段。上方的 M2 分支向额叶方向走行，向 Broca 区和运动区分出 M3 和 M4 段。AIS 患者的血管可发生严重的颅内动脉粥样硬化病变，血栓也可在这些部位形成。此外，一些患者可能因 ICAD 狭窄导致的灌注不足而出现类似 AIS 的症状。在这种情况下，通常不需要取栓，通过血管成形术或搭桥手术进行血运重建是有必要的。

围手术期药物处理

支架取栓通常在患者清醒或使用少量镇静剂的情况下进行。大多数患者为静脉内组织纤溶酶原激活剂（t - PA）溶栓治疗后，进一步的抗凝或抗血小板治疗是禁忌的。如果需要永久置入支架，可以使用负荷剂量的阿司匹林和氯吡格雷。

具体技术和关键步骤

（1）大多数中心需要记录特定的时间点，包括腹股沟通路建立、初始数字减影血管造影（DSA）时间、微导管和器械到位时间以及最终的血管再通时间。

（2）首先在手术台上组装所有必要的导管，并连接肝素化冲洗后平铺在血管造影操作台上。根据初始图像选择取栓支架，依据血栓的大小和位置选择适当直径和长度的支架。

（3）通过使用微创穿刺套件建立股动脉通路。放置一个 6F 或 8F 的血管鞘。如果使用 8F 血管鞘，应首先在透视下确认导丝与股骨头的位置关系，经 6F 扩张器扩张后放置 8F 血管鞘。

（4）将导引导管后接 Y 形阀，随后将中间诊断导管（例如，Cook Medical 的 125 cm VTK 导管）在 180 cm 超滑导丝（Terumo）引导下置入 CCA。

（5）路图下上高导引导管至 ICA（图 18.1～图 18.11，视频 18.1～视频 18.11）。

（6）行正侧位造影确定闭塞部位。

（7）然后将组装好的大口径抽吸导管以及微导管和微导丝组合插入导引导管中。在透视下将微导丝和微导管推进至（但不超过）闭塞部位，在接近血栓时注意通路系统中积聚的张力。可选择在回抽中间导管的情况下将微导丝超选穿过血栓。必须确保微导丝和微导管与血栓完全交叉。然后可以撤回微导丝并进行微导管造影以验证闭塞远端的血管是通畅的（视频 18.1～视频 18.11）。

（8）根据血管内径选择合适尺寸的取栓支架。对于 M1 及远端分支，4 mm 的支架就足够了。当血栓负荷较大时，可以选择较大的支架。

（9）经 Y 阀置入取栓支架，冲洗后置入微导管。透视下推送支架。固定住导管，将取栓支架推送至导管末端并越过血栓。取栓支架的理想附着点是将血栓置于其中部至近端区域（图 18.1～图 18.11，视频 18.1～视频 18.11）。

（10）通过固定取栓支架推送导丝并缓慢回撤微导管来展开取栓支架。此操作必须谨慎，可能需要经过长期学习积累经验从而达到回撤微导管时将取栓支架保持在原位释放。支架释放 3 分钟后，可通过手推造影评估血管再通情况。微导管撤出，支架释放 3～5 分钟后将大口径抽吸导管转为抽吸，并将取栓支架缓慢撤回到中间导管中（视频 18.1～视频 18.11）。

（11）检查取栓支架内是否存在血栓。最终血管造影验证是否存在造影剂外渗，判断是否存在再次取栓的必要。回抽状态下撤出中间导管并检查是否存在血栓。导引导管应通过 2 个 30 mL 的大注射器进行抽吸。

（12）重新组装微导丝/微导管和抽吸导管，以防需要再次使用。

（13）取栓后复查 DSA，如果血栓已被清除并且 TICI 分级达到 2b 级或 3 级，则结束手术并检查患者的神经功能状态。如果血栓持续存在，则考虑进行第二次取栓（视频 18.1～视频 18.11）。

（14）回撤导引导管后行 CCA 造影。也需要行腹股沟区造影以评估是否适合使用血管封堵装置（如 AngioSeal，Terumo 等）。

（15）如果患者情况稳定并且需要更多关于侧支循环代偿的相关信息，则可行完整的诊断性脑血管造影。

器械选择

支架取栓的常见器械：

- 21 号微创穿刺套件、Cope Mandri 导丝（Cook Medical）、6F 或 8F 血管鞘、6F 扩张器。
- 导引导管（例如，Neuron MAX、Penumbra 或 Flexor Shuttle、Cook Medical）。
- 中间诊断导管（例如，VTK 125 cm 5F 导管）。
- 0.035 英寸超滑导丝 180 cm。
- 大口径抽吸导管（Sofia 或 Sofia Plus、MicroVention）。
- 0.027 英寸微导管（例如：Velocity，Penumbra；Headway，MicroVention；Marksman，Medtronic）。
- 0.014 英寸导丝（例如，Synchro 2 Standard 或软导丝，Stryker）。
- 吸管或大注射器。
- 持续肝素生理盐水冲洗。
- 取栓支架（例如，Trevo 或 Solitaire）。

注意点

- 在血管解剖条件比较迂曲时，将导引导管置入

CCA 的过程是初始过程中最困难的部分（图 18.5、图 18.7、视频 18.5、视频 18.7）。在顺利进入 CCA 后，可以将 0.035 英寸或 0.038 英寸的导丝置入颈外动脉以供额外支撑。

- 在通过血栓时，由于远端血管可能无法在减影图像上显影，应谨慎并根据解剖结构确保器械留在血管真腔内。采取措施避免穿孔是必要的。
- 微导丝头端需要塑形成一个平缓的 J 形曲线，利于通过脑血管并避免血管穿孔。
- 应警惕影像学上类似血栓的解剖结构。可通过手推造影加以鉴别。通常颅底和远端硬脑膜的双环结构是常见易混淆的解剖位置。
- 时刻警惕再灌注出血；监测血管造影中造影剂的外渗和滞留。
- 球囊引导导管（BGC）也可以在机械取栓中使用（例如 Cello、ev3）；但是，BGC 较坚硬，且需要更大的血管鞘（9F）。一些大口径抽吸导管可能不匹配 BGC（图 18.2、图 18.3、视频 18.2、视频 18.3）。
- 使用 ADAPT 抽吸取栓技术以及支架取栓技术都可能导致血栓脱落。术中如有可疑，应及时造影明确。如果远端较小的血管堵塞，则可以使用小口径的抽吸导管抽吸取栓。
- 如果存在串联闭塞并且需要行颈动脉支架植入术，推荐在颈动脉放置支架，然后同时治疗颅内血栓（见第 20 个专题）。操作时应在取栓支架取栓之前将导引导管推进通过支架，以避免取栓过程干扰新放置的颈动脉支架。
- M2 远端血管通过手术治疗的风险收益比下降。如果初始 NIHSS 评分＞6 分并且在血管造影中未发现 LVO，则推荐使用 t-PA 溶栓。
- 如前所述，再灌注出血和血管穿孔是与支架取栓相关的两个主要并发症。如果术中使用 BGC，可以暂时充盈球囊以治疗再灌注出血。如果在去除血栓之前的手推造影中发现血管穿孔，应回收取栓支架，通过血栓缓解出血。

病例概览　　病例 18.1 急性大脑中动脉闭塞：Solumbra 技术

- 75 岁女性，于早上 7 点到急诊室就诊，临床表现为急性发作的左侧肢体无力和言语异常。患者睡前情况正常（醒后卒中）。神经系统功能检查提示严重的偏瘫、构音障碍和左侧忽视。初始 NIHSS 评分为 11 分。既往有高血压、慢性心力衰竭和胰腺癌病史。患者未接受静脉内组织纤溶酶原激活剂（tPA）溶栓治疗。
- 计算机断层扫描（CT）正常。CT 血管造影显示右侧大脑中动脉（MCA）闭塞。CT 灌注显示右侧大脑半球灌注减低。

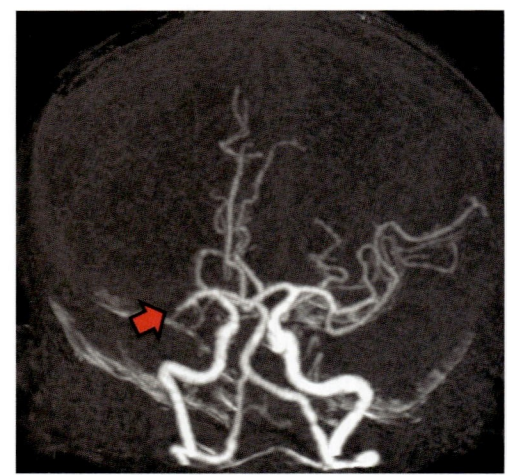

图 18.1a　CT 血管造影显示右侧 MCA 闭塞。

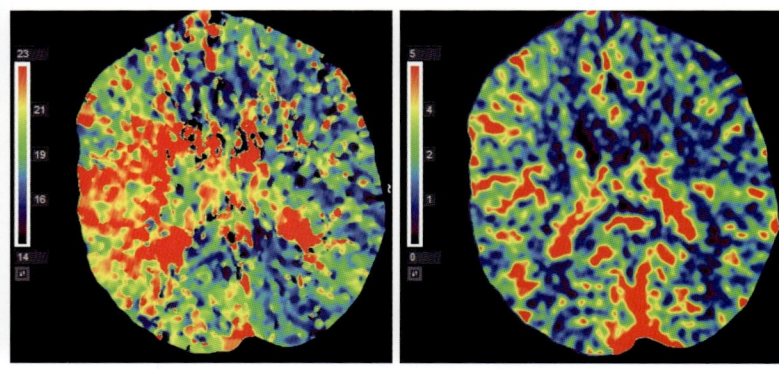

图 18.1b　CT 灌注成像提示右侧 MCA 供血区域存在灌注减低。

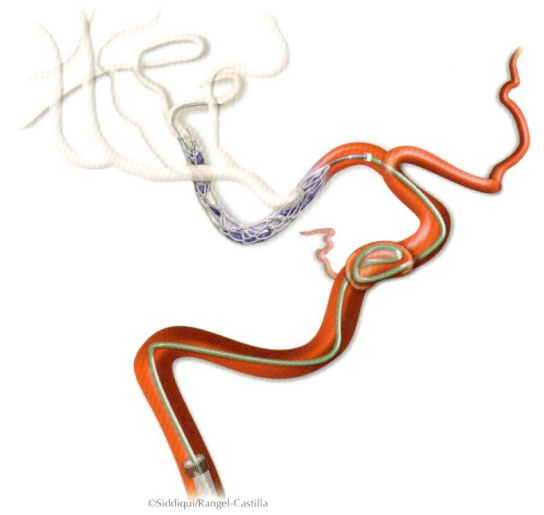

图 18.1c Solumbra 技术对 MCA 进行血管内机械取栓的示意图。

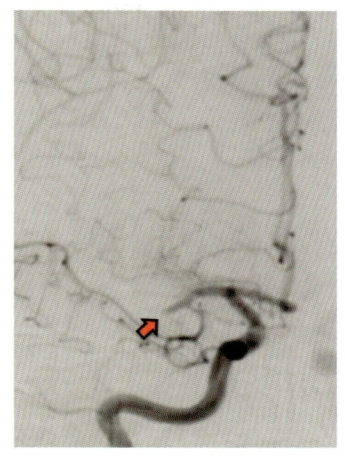

图 18.1d 血管造影显示右侧 MCA 完全闭塞（TICI 0 级）。

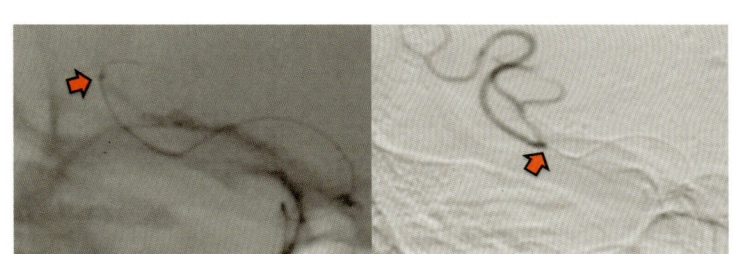

图 18.1e 位于血栓远端的微导管（箭头）。

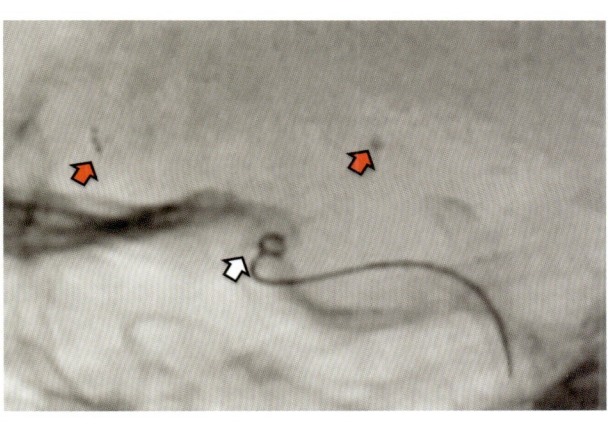

图 18.1f 取栓支架（红色箭头）和附近的抽吸导管（白色箭头）。

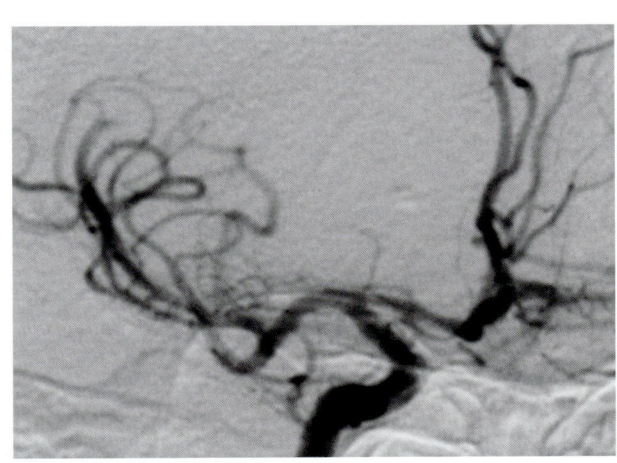

图 18.1g 右侧 MCA 完全血运重建（TICI 3 级）。

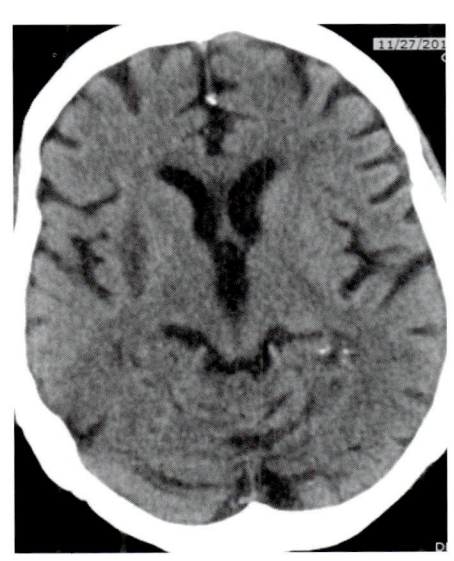

图 18.1h 术后 24 小时 CT 扫描，患者 NIHSS 评分为 2 分。

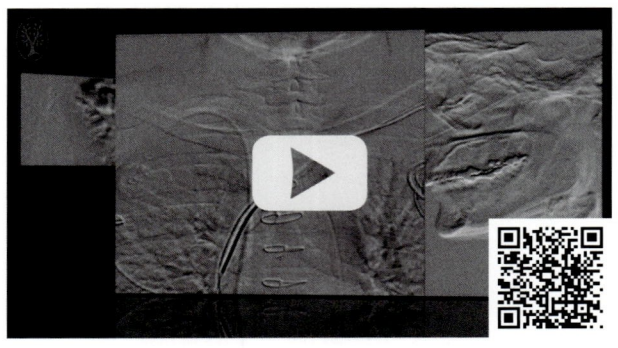

视频 18.1 SOLUMBRA 机械取栓治疗急性 MCA 闭塞。

手术过程

患者清醒镇静下通过右侧股动脉通路急诊行脑血管造影和血管内机械取栓。术中给予 4 000 单位肝素。

器械清单

- 股动脉通路。
  - 微创穿刺套件。
  - 8F 鞘。
- 0.035 英寸导丝。
- Neuron MAX 088 导引导管(Penumbra)。
- 6F Sofia Plus 抽吸导管(Microvention)。
- 0.027 英寸 velocity 微导管(Penumbra)。
- 0.014 英寸 Synchro 2 微导丝(Stryker)。
- 4 mm×20 mm Solitaire 取栓支架(Medtronic)。
- 8F AngioSeal 经皮血管封堵装置。

器械说明

Solumbra 技术涉及使用取栓支架和大口径抽吸导管。用微导丝/微导管穿过血栓，通过微导管进行血管造影以确认远端血管真腔。将微导丝更换为取栓支架并穿过血栓展开，然后将微导管完全移除。5 分钟后(使血栓与支架结合)，负压抽吸下将再灌注导管尽可能靠近血栓并移除取栓支架。如果血栓的直径较大，无法单独取出取栓支架，可将抽吸导管和取栓支架整体移除。用于 MCA 动脉闭塞的最常见取栓支架尺寸为 4 mm×30 mm 或 4 mm×40 mm。

提示、技巧和避免并发症

- 在颈内动脉(ICA)中放置一根大口径导管以轻松容纳 6F 抽吸导管非常重要。导引导管可以是球囊导引导管。
- Solumbra 技术需要一个三轴系统(大口径抽吸导管、微导管和微导丝)。将它们作为一个整体组装和推进，直到到达血栓。
- 如果大口径抽吸导管卡在眼动脉段中，可向远端推进微导管和微导丝直到穿过血栓。一旦取栓支架释放后，可以为再灌注导管穿过 ICA 眼段提供额外支撑。
- 在进行血管造影时手推应轻柔操作，以避免血管穿孔。
- 如果第一次取栓后血管仍然闭塞，应确认血栓长度和足够的覆盖范围，尝试选择更大的抽吸导管，以及将抽吸导管进一步向远端推进越过取栓支架。

| 病例概览 | 病例 18.2　急性颈内动脉分叉部闭塞：Solumbra 技术与球囊导引导管 |

- 61 岁女性，因急性发作左侧肢体无力急诊就诊。就诊前 12～13 小时该患者情况正常。神经系统功能检查提示：患者神志模糊，有构音障碍、左侧偏盲、左侧偏瘫、左侧面瘫和左侧忽视；初始 NIHSS 评分为 18 分。既往有糖尿病、慢性心力衰竭和心房颤动病史；口服药物包括阿司匹林、香豆素和二甲双胍。患者已超出静脉内组织纤溶酶原激活剂（tPA）溶栓治疗时间窗。
- 计算机断层扫描（CT）正常。CT 血管造影显示右侧颈内动脉（ICA）分叉部闭塞。CT 灌注显示右侧大脑半球灌注减低。

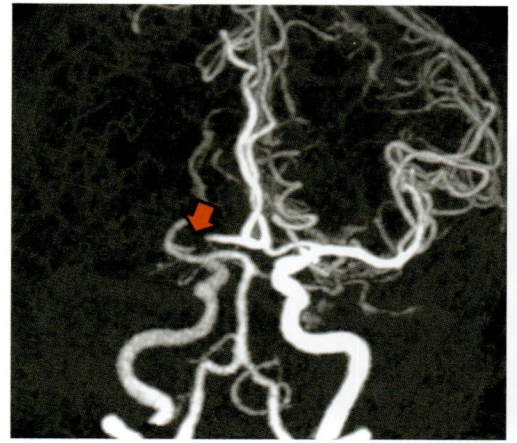

图 18.2a　CT 血管造影显示右侧 ICA 分叉部完全闭塞。

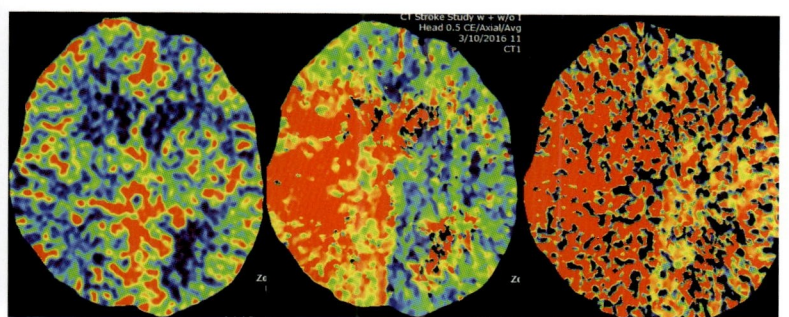

图 18.2b　CT 灌注提示右侧 ICA 供血区灌注明显降低。

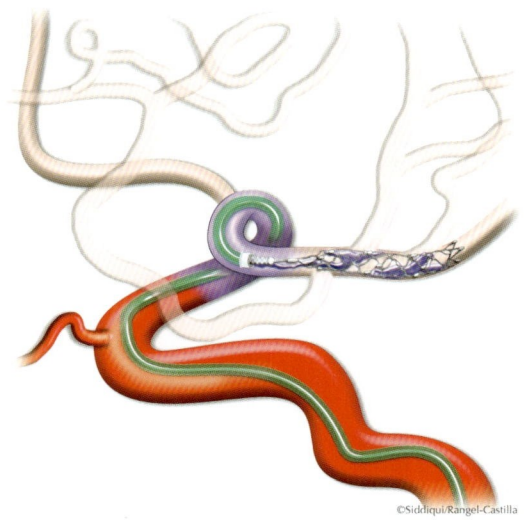

图 18.2c　Solumbra 技术和球囊导引导管对 ICA 分叉部进行血管内机械取栓的示意图。

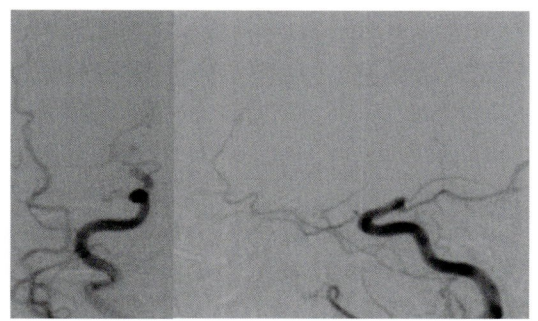

图 18.2d　前后位和侧位血管造影显示右侧 ICA 完全闭塞（TICI 0 级）。

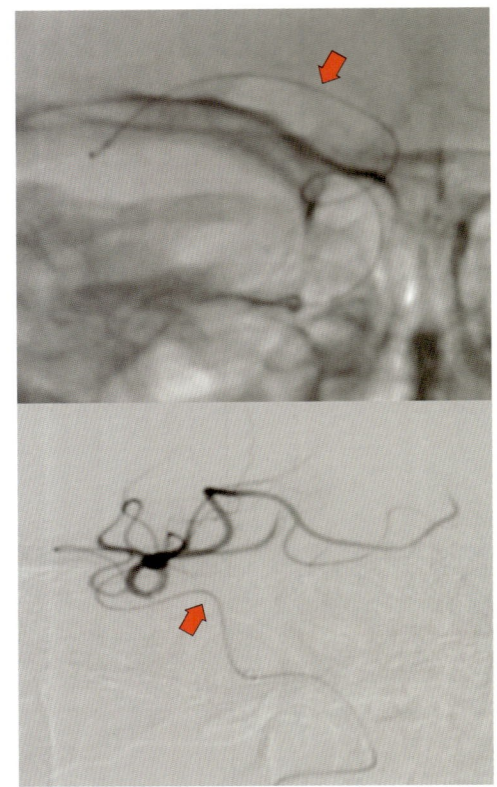

图18.2e 微导管位于血栓远端（箭头）。

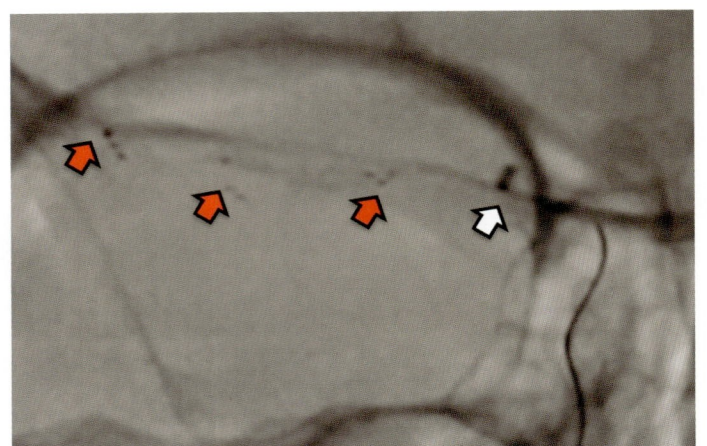

图18.2f 展开的Solitaire Platinum取栓支架（红色箭头）和附近的抽吸导管（白色箭头）。

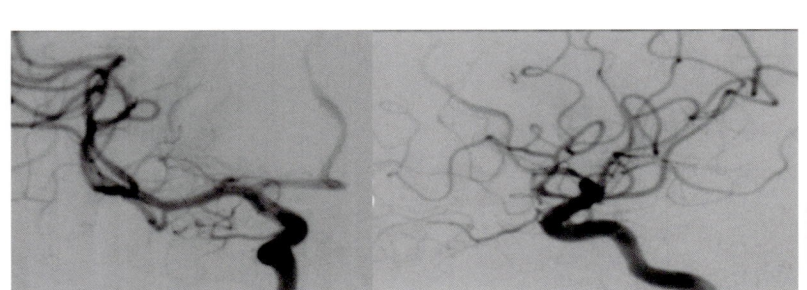

图18.2g 右侧MCA血运完全重建（TICI 3级）。

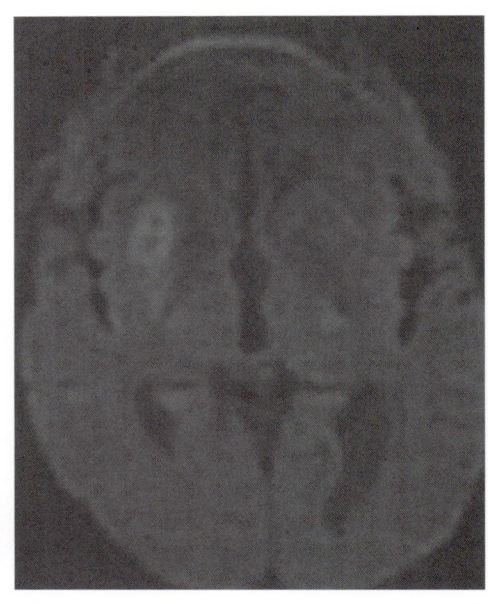

图18.2h 术后24小时磁共振成像，出院时患者NIHSS评分为1分。

18 使用支架取栓的前循环取栓

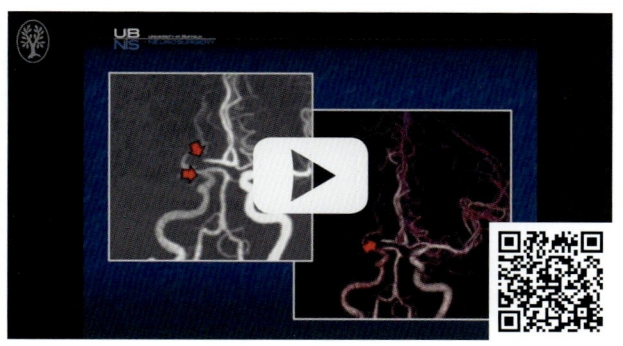

视频 18.2 急性 ICA 闭塞 SOLUMBRA 机械取栓。

> **手术过程**
>
> 患者清醒镇静下经右侧股动脉通路急诊行脑血管造影和血管内机械取栓。术中给予 4 000 单位肝素。

器械清单

- 股动脉通路。
  - 微创穿刺套件。
  - 9F 鞘。
- 0.035 英寸导丝。
- 同轴球囊导引导管（Stryker）。
- 6F Sofia Plus 抽吸导管（Microvention）。
- 0.027 英寸 velocity 微导管（Penumbra）。
- 0.014 英寸 Synchro 2 微导丝（Stryker）。
- 6 mm×30 mm Solitaire Platinum 取栓支架（Medtronic）。
- 8F AngioSeal 经皮血管封堵装置。

器械说明

ICA 分叉部的血栓可能具有挑战性，因为血栓可能阻塞颈内动脉（ICA）、大脑中动脉（MCA）和大脑前动脉（ACA）。理论上最好一次性将血栓整体取出。因此术中使用了球囊导引导管和较大尺寸的取栓支架。球囊导引导管控制血流并降低血栓碎裂逃逸的风险。在该例病例的治疗中，较大尺寸的取栓支架（6 mm×40 mm）可捕获更大的血栓。尽管 ACA 也有阻塞，但大部分血栓位于 MCA，因此取栓支架从 MCA 向下释放至 ICA。将球囊导引导管充盈阻断血流，穿过血栓并展开取栓支架，负压抽吸状态下将抽吸导管推进到血栓近端，在血流阻断状态下将抽吸导管连同取栓支架和血栓同时取出。

提示、技巧和避免并发症

- 将球囊导引导管尽可能远地推入 ICA。
- 充盈和释放球囊并检查动脉的通畅性和闭塞是否充分。不要过度充盈球囊，这可能会导致动脉夹层。
- 不要给球囊充气，直至穿过血栓和释放取栓支架。
- 取栓后血管造影应同时注意 MCA 和 ACA 的供血区域，寻找可能的远端血栓逃逸。仅关注 MCA 供血区而错过 ACA 远端闭塞的情况并不少见。
- 如果一次无法完成血运重建，则可以使用相同的装置及相同的步骤重复该取栓过程 3~5 次。
- 在重新使用之前，应特别注意清除抽吸导管和支架上的任何血栓/斑块碎片。

病例概览　　病例 18.3　急性颈内动脉末端闭塞：球囊导引导管

- 71 岁女性，因意识丧失、右侧肢体无力和言语不能至急诊就诊。就诊前 2 小时患者正常。神经系统功能检查：嗜睡、神志不清、无法遵嘱、右侧偏瘫、左眼偏斜、右侧面瘫、右侧忽视。初始 NIHSS 评分 19 分。既往有高血压、慢性心力衰竭和心房颤动病史。患者既往服用华法林，4 个月前不明原因停药。患者接受了组织纤溶酶原激活剂溶栓治疗，但症状改善甚微。
- 计算机断层扫描（CT）正常。CT 血管造影显示左侧颈内动脉（ICA）分叉闭塞。CT 灌注显示左侧大脑半球灌注降低，特别是在大脑中动脉（MCA）远端分支供血区。

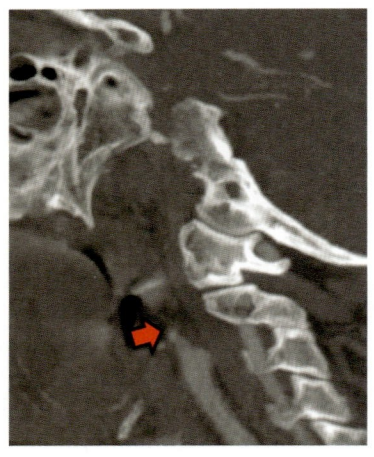

图 18.3a　颈部 CT 血管造影显示颈部 ICA 闭塞。

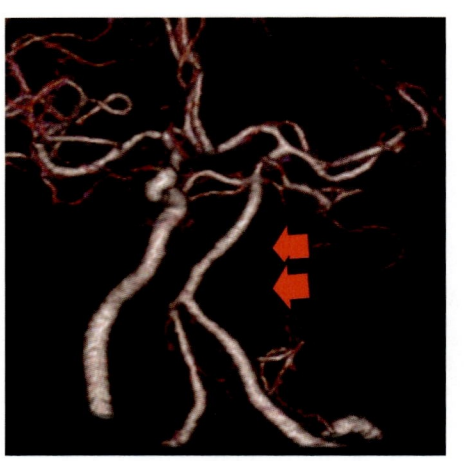

图 18.3b　头颅 CT 血管造影显示左侧 ICA 完全闭塞（红色箭头指向缺失的 ICA）。

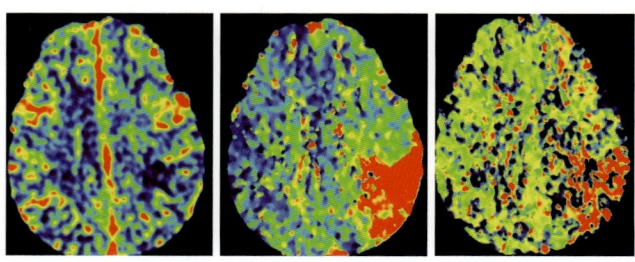

图 18.3c　CT 灌注显示左侧 ICA 供血区和 MCA 远端分支的达峰时间增加。

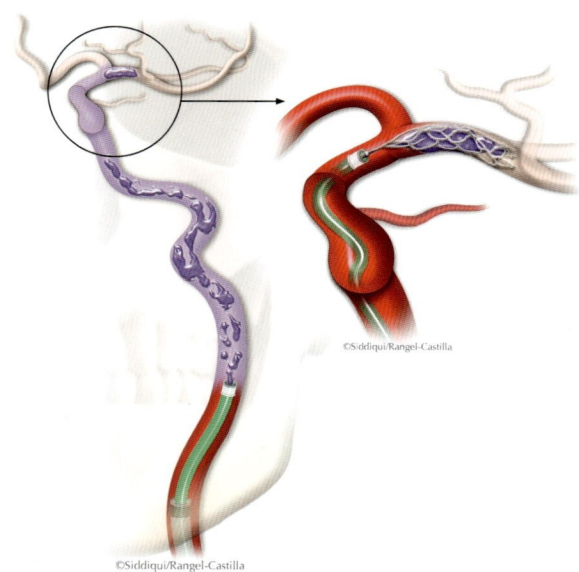

图 18.3d　ICA 末端血管内机械取栓示意图，带有球囊导引导管、抽吸导管和取栓支架。

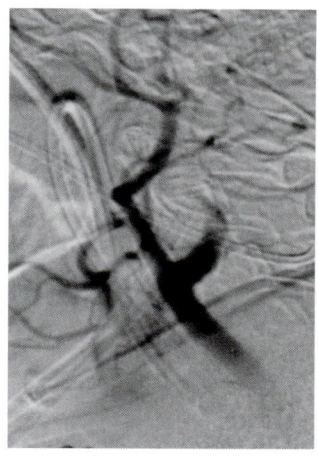

图 18.3e 侧位血管造影显示颈段 ICA 完全闭塞(TICI 0 级)。

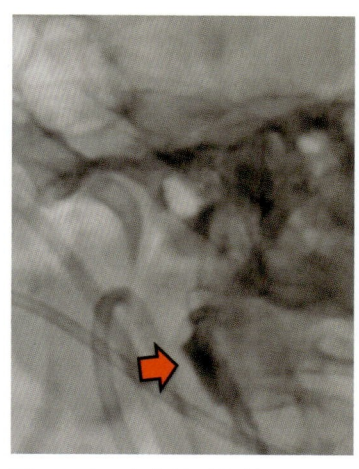

图 18.3f 球囊导引导管。

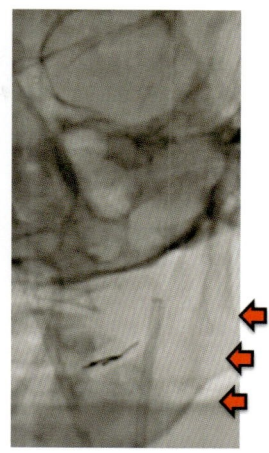

图 18.3g 抽吸导管沿颈部 ICA 推进。

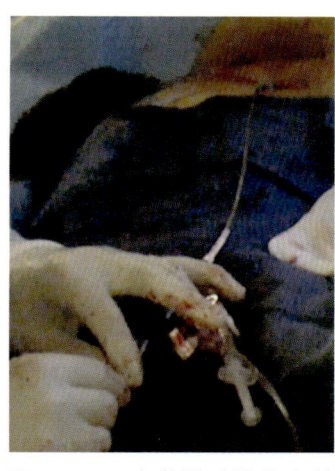

图 18.3h 球囊导引导管和抽吸导管。

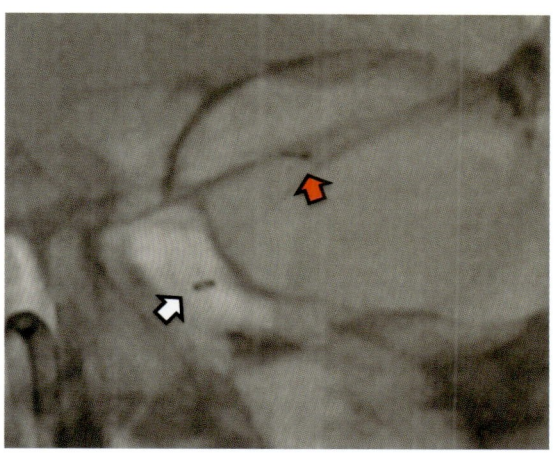

图 18.3i 取栓支架(红色箭头)和再灌注导管(白色箭头)。

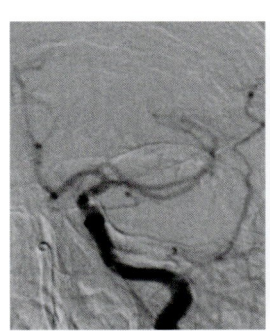
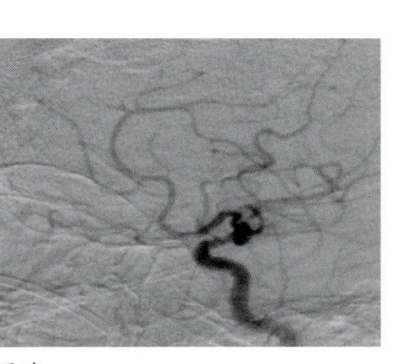

图 18.3j 完成 ICA 血运重建。

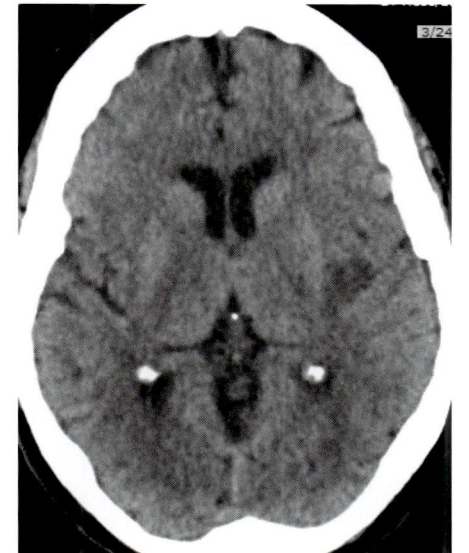

图 18.3k 术后 24 小时 CT 扫描,出院时患者 NIHSS 评分为 1 分。

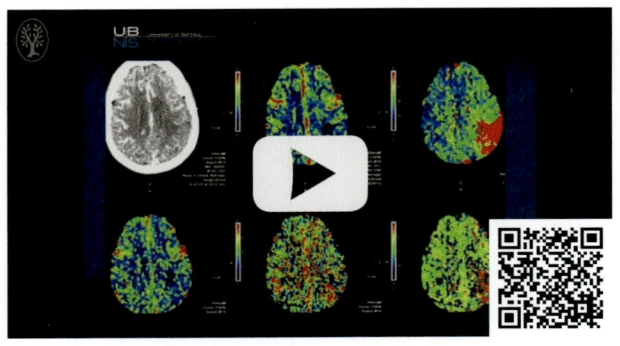

视频 18.3 直接抽吸和 SOLUMBRA 机械取栓治疗急性 ICA 闭塞。

手术过程

患者清醒镇静下经过右侧股动脉通路急诊行脑血管造影和血管内机械取栓。术中给予 4 000 单位肝素。

器械清单

- 股动脉通路。
  - 微创穿刺套件。
  - 9F 鞘。
- 0.035 英寸导丝。
- 同轴球囊导引导管(Stryker)。
- 6F Sofia Plus 抽吸导管(Microvention)。
- 0.027 英寸 velocity 微导管(Penumbra)。
- 0.014 英寸 Synchro 2 微导丝(Stryker)。
- 6 mm×30 mm Solitaire Platinum 取栓支架(Medtronic)。
- 8F AngioSeal 经皮血管封堵装置。

器械说明

该患者表现为完全急性 ICA 闭塞。根据 CT 血管造影，血栓位于 ICA 分叉部和海绵窦段之间，ICA 末端之前。侧支血流从对侧 ICA 通过未闭的大脑前动脉流入左侧 MCA。球囊导引导管推进到 ICA 颈部。球囊充盈阻断血流，在负压抽吸状态下将大口径再灌注导管尽可能向远端推进（通常至 ICA 岩部）。ICA 海绵窦段血栓用 Solumbra 技术去除。

提示、技巧和避免并发症

- 强烈建议在 ICA 完全闭塞中使用球囊导引导管。球囊导引导管暂时阻断血流可最大限度减少机械取栓期间血栓脱落产生的远端栓塞。
- 颈动脉血运重建适用于 NIHSS 评分为 2 分或以上、侧支循环不良或同时存在颅内闭塞的患者。
- 应仔细评估侧支循环，以减少对近端颈动脉闭塞进行不必要的血运重建。
- 建议使用静脉内肝素进行全身抗凝，以防止急性再闭塞，并将与操作相关的栓塞事件的风险降至最低。

| 病例概览 | 病例 18.4　急性颈内动脉和大脑中动脉闭塞：血栓脱落 |

- 56 岁男性，因急性发作的右侧肢体无力伴言语不能至急诊就诊。患者就诊前 1 小时情况正常。神经系统功能检查提示：神志不清，伴有右侧肢体偏瘫、左眼偏斜、右侧面瘫和右侧忽视。初始 NIHSS 评分 16 分。既往有高血压病史。患者接受 tPA 静脉溶栓，症状缓解有限。
- 头颅 CT 正常。CT 血管造影显示左侧颈内动脉（ICA）末端闭塞。CT 灌注显示左侧大脑半球灌注受损区达峰时间增加，特别是在大脑中动脉（MCA）远端分支上。

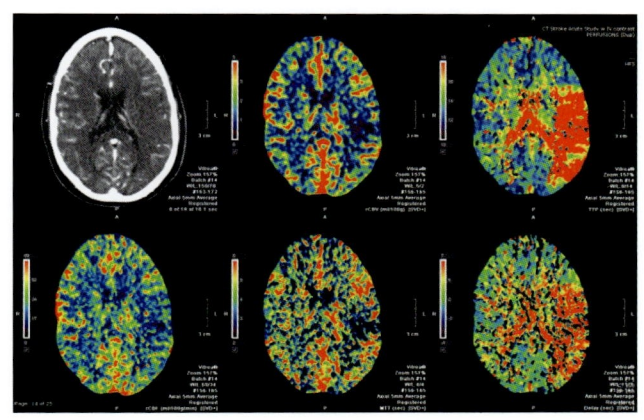

图 18.4a　CT 灌注提示左侧大脑半球达峰时间增加和灌注缺损区。

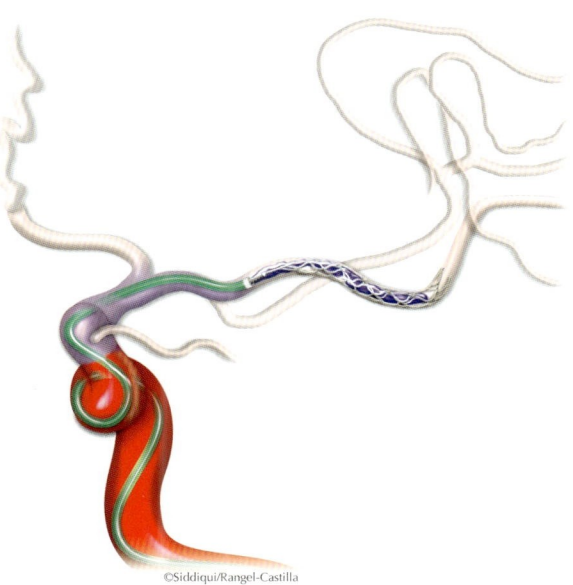

图 18.4b　抽吸和支架取栓治疗 ICA 分叉处到 MCA 的脱落血栓的示意图。

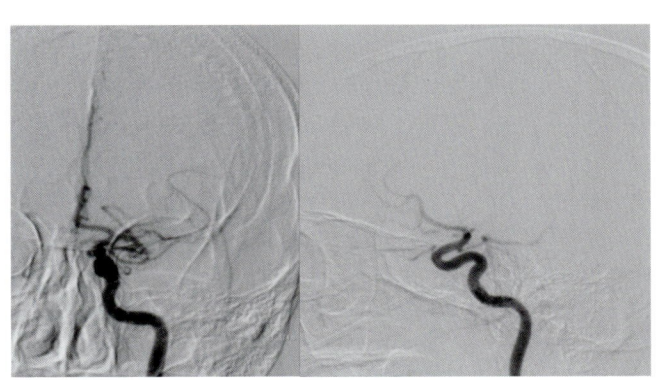

图 18.4c　前后位和侧位血管造影显示血栓已从 ICA 末端迁移到 MCA（TICI 0 级）。

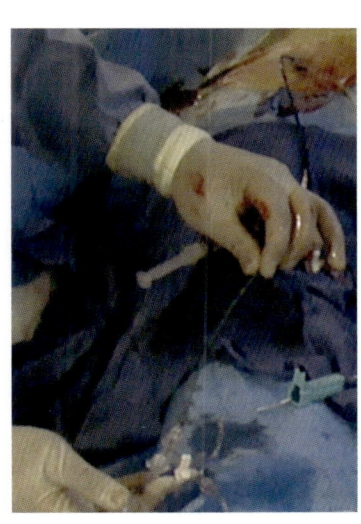

图 18.4d　球囊导引导管和抽吸导管。

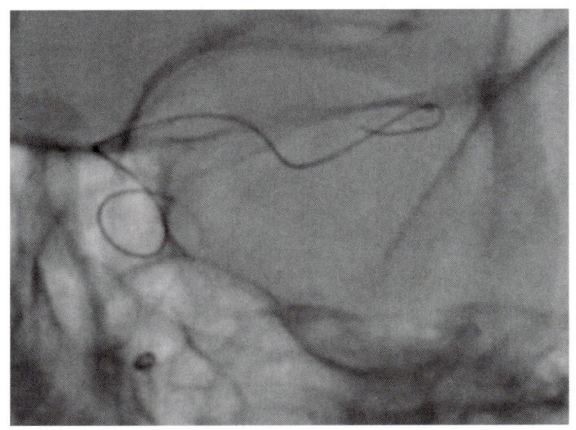

图 18.4e　微导管穿过血栓。

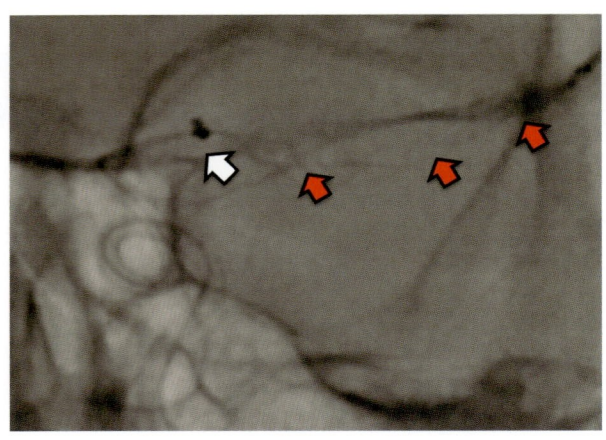

图 18.4f　展开的取栓支架（红色箭头）和抽吸导管（白色箭头）。

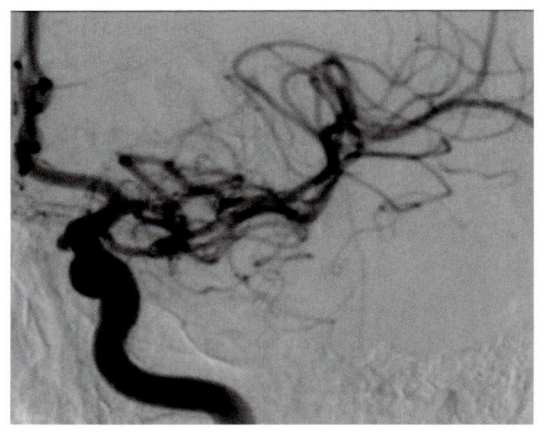

图 18.4g　MCA 完全血运重建。

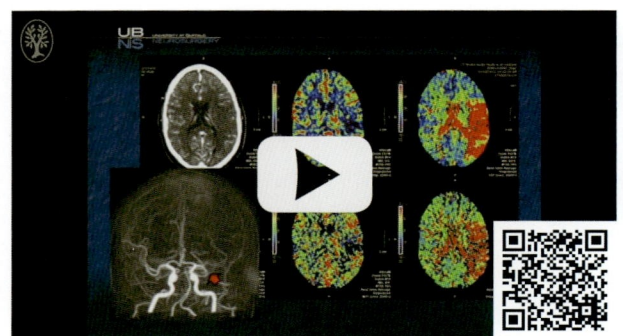

视频 18.4　球囊导引导管和 SOLUMBRA 机械取栓治疗急性 ICA 闭塞。

手术过程

患者镇静下经过右侧股动脉通路急诊行脑血管造影和血管内机械取栓。术中未使用肝素。

器械清单

- 股动脉通路。
  - 微创穿刺套件。
  - 9F 鞘。
- 0.035 英寸导丝。
- 同轴球囊导引导管（Stryker）。
- 6F Sofia Plus 抽吸导管（Microvention）。
- 0.027 英寸 velocity 微导管（Penumbra）。
- 0.014 英寸 Synchro 2 微导丝（Stryker）。
- 4 mm×30 mm Trevo 取栓支架（Stryker）。
- 8F AngioSeal 经皮血管封堵装置。

器械说明

在 tPA 静脉溶栓后血栓碎片脱落并不少见。本例患者最初 CTA 显示 ICA 闭塞；取栓前的血管造影显示血栓已迁移到 MCA。尽管 MCA 闭塞在技术上比 ICA 闭塞更具挑战性，但脆弱的血栓可能再次碎裂并进一步向远端移动。本例使用了阻断血流后 Solumbra 取栓技术，并在第一次尝试后获得 TICI 3 级血运重建。

提示、技巧和避免并发症

- 围手术期血栓碎裂是卒中血管内治疗的相关风险。年龄较小、血栓易于取出和桥接溶栓可能是围手术期血栓远端逃逸的危险因素。
- 如果发生血栓的迁移或碎裂,在选择取栓支架之前需准确确定血栓负荷量,仔细分析所有远端血管,寻找可能需要机械取栓或动脉内 tPA 溶栓的血栓碎片。
- 已证明使用球囊导引导管可减少血栓碎裂和移位的发生率。

病例概览　　病例 18.5　急性大脑中动脉闭塞:直接颈动脉通路

- 94 岁女性,上午 7 点被发现跌倒在床边后送至急诊就诊。昨夜睡前正常。神经系统功能查体:神志不清,失语,右侧偏瘫。初始 NIHSS 评分 16 分。既往有高血压、慢性心力衰竭和心房颤动病史。患者没有接受静脉溶栓治疗。
- CT 扫描正常。头颅 CTA 显示 MCA 闭塞。CT 灌注显示左侧 MCA 供血区存在灌注缺损区域和达峰时间延长。颈部 CTA 提示严重的颈动脉迂曲。

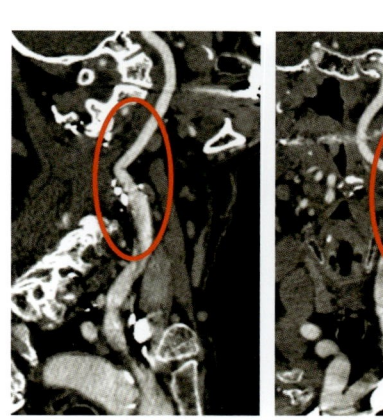
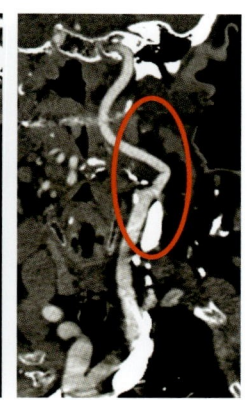

图 18.5a　颈部 CTA 显示严重的颈动脉迂曲。

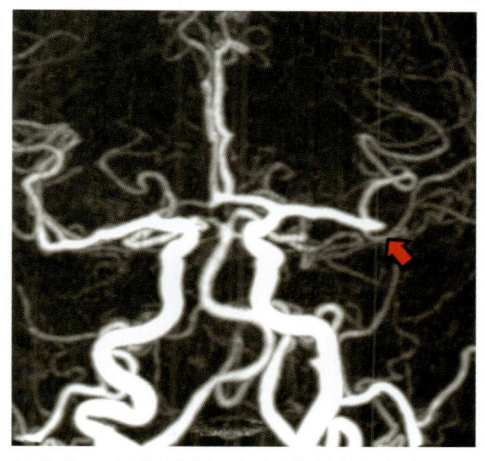

图 18.5b　头部 CTA 显示左侧 MCA 闭塞。

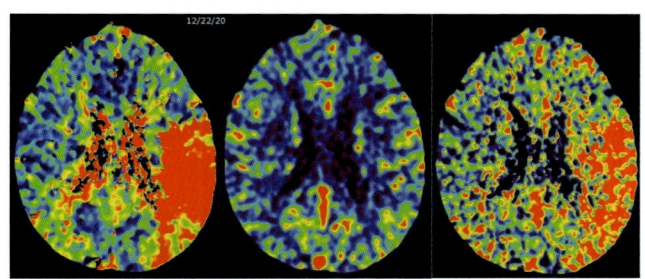

图 18.5c　CT 灌注提示左侧 MCA 供血区灌注降低。

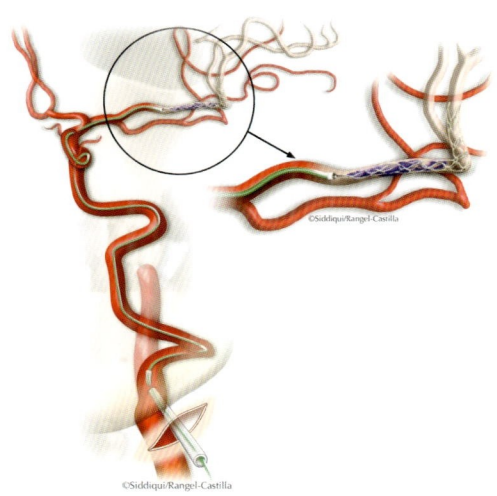

图 18.5d　直接经颈动脉通路行左侧 MCA 机械取栓示意图。

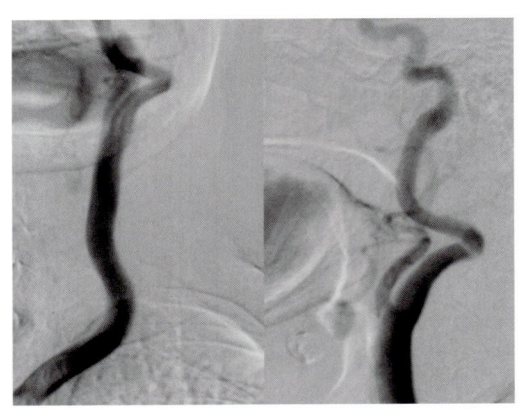

图 18.5e　前后位和侧位血管造影证实颈内动脉迂曲。

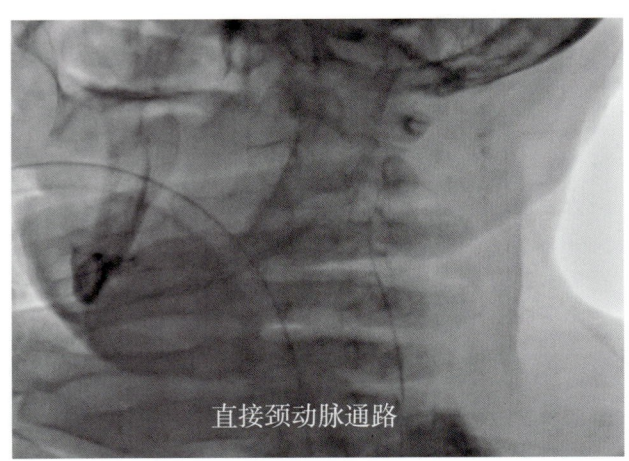

图 18.5f　建立直接经颈动脉通路。

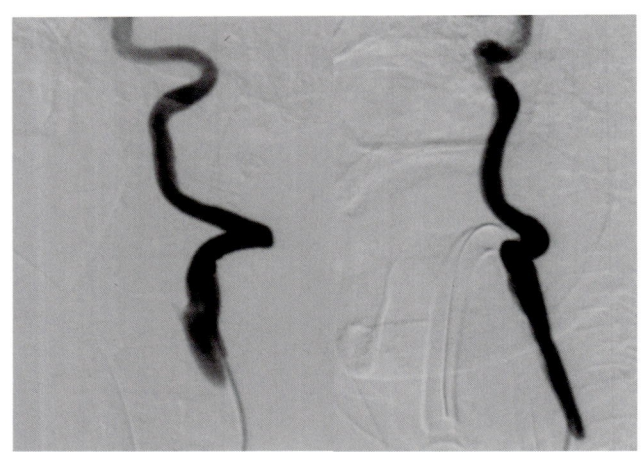

图 18.5g　使用 6F 鞘获得的直接颈动脉通路。

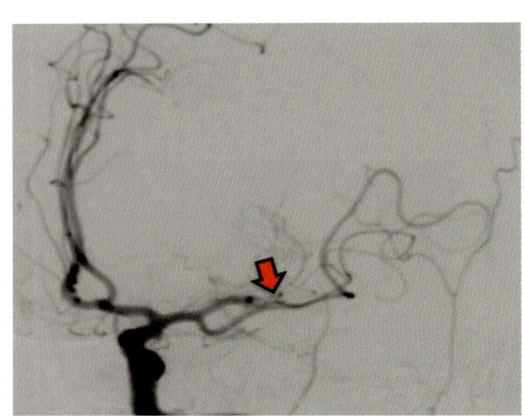

图 18.5h　左侧 MCA（M2）闭塞。

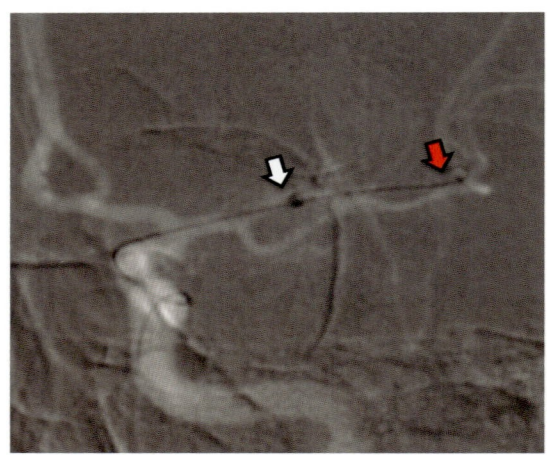

图 18.5i　微导管（红色箭头）穿过血栓，抽吸导管（白色箭头）抵近血栓。

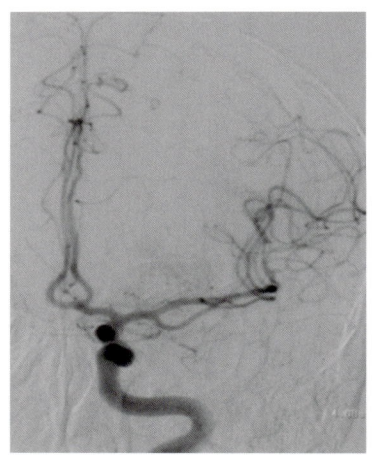

图 18.5j　左侧 MCA（M2）完全血运重建。

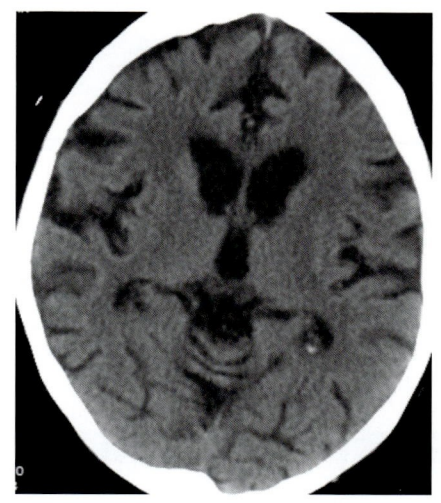

图 18.5k 术后 24 小时 CT，NIHSS 评分 0 分。

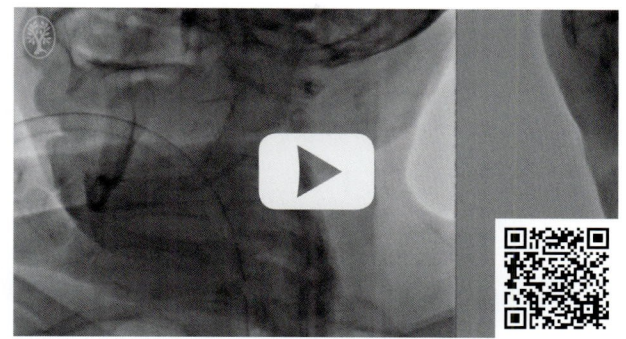

视频 18.5 直接颈动脉通路行急性 MCA 闭塞机械取栓术。

手术过程

患者镇静下经过右侧股动脉通路急诊行脑血管造影和血管内机械取栓。术中给予 4 000 单位肝素。在多次尝试经股动脉建立通路失败后，行气管插管并在超声下建立直接经颈总动脉通路。

器械清单

- 股动脉通路。
  - 微创穿刺套件。
  - 8F 鞘。
  - 0.035 英寸导丝。
  - 0.038 英寸硬导丝。
  - Neuron MAX 088 导引导管（Penumbra）。
  - Vitek 125 cm 长导管（Cook Medical）。
  - 6F Sofia Plus 抽吸导管（Microvention）。
  - 0.027 英寸 velocity 微导管（Penumbra）。
  - 0.014 英寸 Synchro 2 微导丝（Stryker）。
  - 8F AngioSeal 经皮血管封堵装置。
- 直接颈动脉通路。
  - 6F 鞘。
  - 6F Sofia Plus 抽吸导管（Microvention）。
  - 0.027 英寸 velocity 微导管（Penumbra）。
  - 4 mm×20 mm Solitaire 取栓支架（Medtronic）。
  - 0.014 英寸 Synchro 2 微导丝（Stryker）。

器械说明

老年患者有继发于动脉粥样硬化的主动脉弓扩张和颈动脉迂曲。在正式干预之前分析 CTA 影像很重要。在该例患者中，多次尝试经股动脉通路失败后采用了直接经颈动脉通路。术中超声可识别并经皮进入颈总动脉。置入 6F 鞘管并进行颈动脉造影以排除相关并发症。将微导管和微导丝置入大口径再灌注导管（6F）。使用 ADAPT 或 Solumbra 技术进行机械取栓。

> **提示、技巧和避免并发症**
>
> - 老年患者常合并严重的主动脉弓和大血管迂曲。在血管内手术之前分析 CTA 影像以了解血管解剖结构至关重要。
> - 尝试经股动脉通路失败后，应直接选择经颈动脉通路。超声引导 21 号微创穿刺针进入颈总动脉，经微导丝和扩张器轻柔扩张后置入更大的血管鞘。6F 鞘足够容纳大口径抽吸导管。
> - 在置入 6F 鞘之前可做一个小的皮肤切口，以便顺利插入血管鞘。
> - 通路建立后即可进行机械取栓。
> - 手术完成后，在颈动脉上手动压迫 20～25 分钟或更长时间（如果接受静脉溶栓治疗）。

病例概览　　病例 18.6　急性大脑中动脉闭塞：机械取栓和颅内血管成形术

- 76 岁女性，在医院就诊等待骨科手术期间突发偏瘫和失语。出现神经系统功能缺损症状前 2 小时患者正常。神经系统查体提示：神志不清、全面失语并伴有右侧偏瘫。初始 NIHSS 评分 18 分。既往高血压和心房颤动病史。患者未接受静脉溶栓治疗。
- CT 扫描正常。头颅 CTA 显示左侧大脑中动脉闭塞。未行 CT 灌注检查。

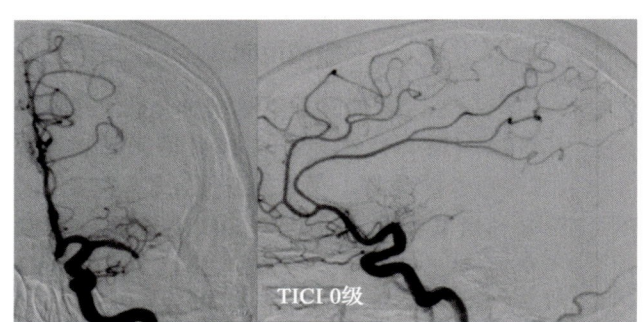

图 18.6a　前后位和侧位血管造影显示左侧 MCA 完全闭塞。

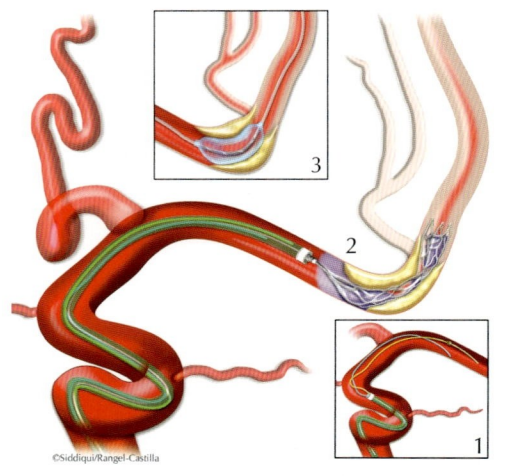

图 18.6b　对左侧 MCA 闭塞和狭窄行血管内机械取栓和血管成形术的示意图。

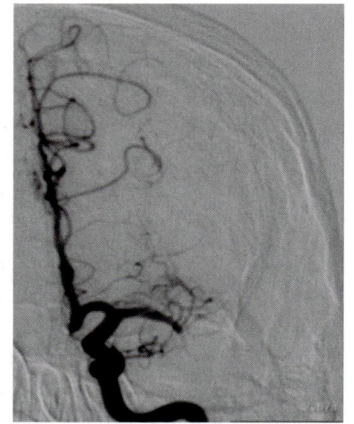

图 18.6c　头颅前后位血管造影显示左侧 MCA 完全闭塞（TICI 0 级）。

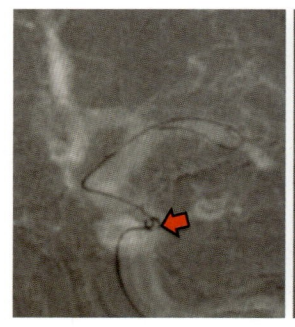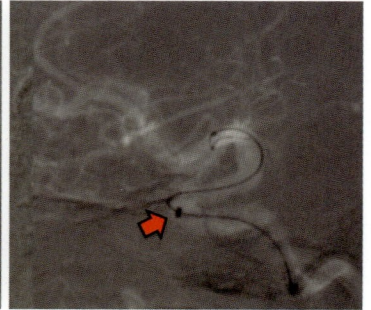

图 18.6d　建立左侧 MCA 通路。再灌注导管卡在眼动脉段（箭头）处。

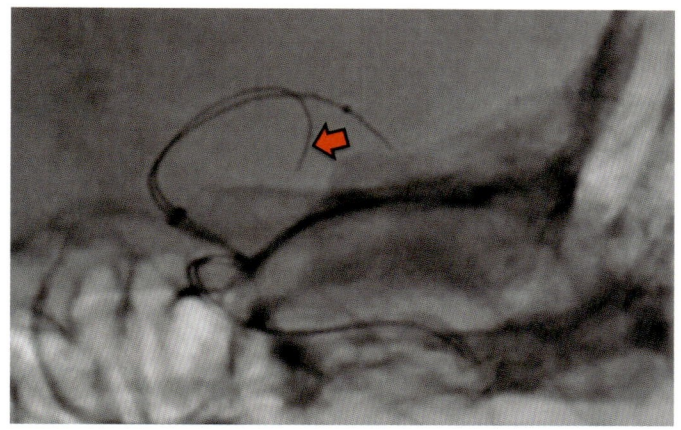

图 18.6e 第二根微导丝(箭头)用于将再灌注导管导引至 MCA。

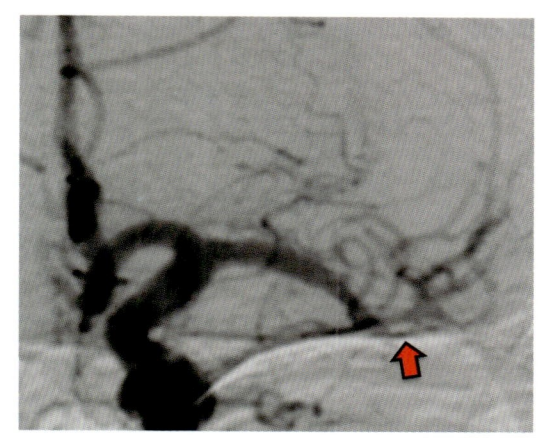

图 18.6f 取栓后左侧 MCA 狭窄更明显。

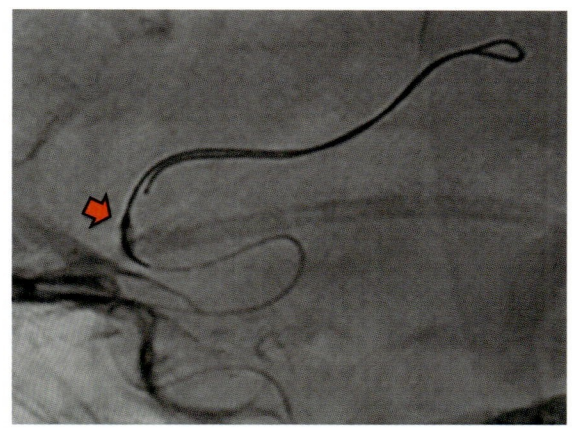

图 18.6g 颅内球囊扩张血管成形术。

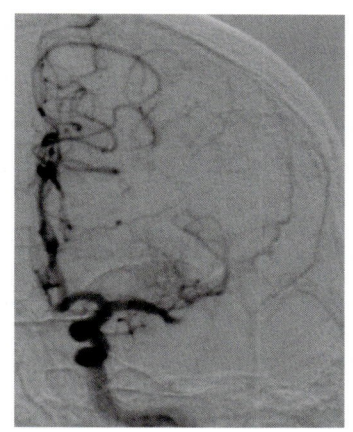

图 18.6h MCA 狭窄改善。

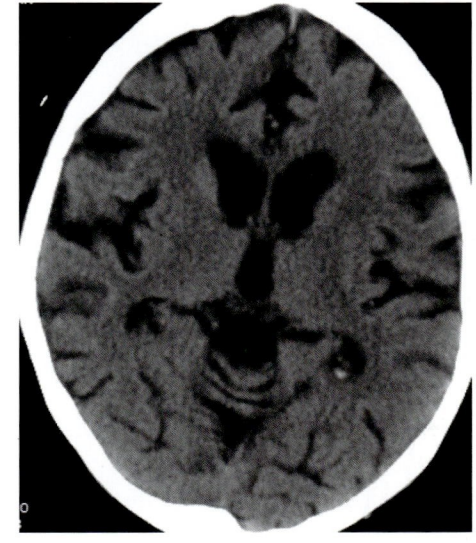

图 18.6i 术后 24 小时 CT 扫描。NIHSS 评分为 0 分。

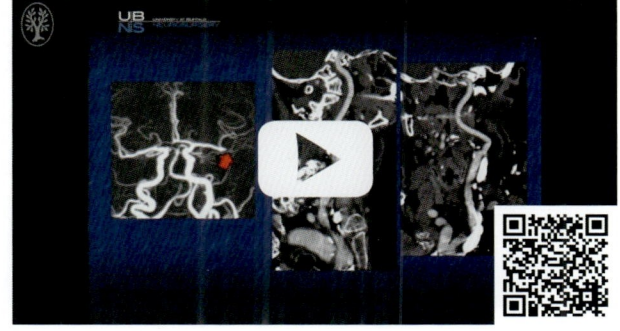

视频 18.6 急性 MCA 闭塞的 SOLUMBRA 机械取栓术和亚满意的血管成形术。

手术过程

- 患者镇静下经过右侧股动脉通路急诊行脑血管造影和血管内机械取栓,非最大化血管成形术。术中给予 4 000 单位肝素。

器械清单

- 股动脉通路。
  - 微创穿刺套件。
  - 8F 鞘。
- 0.035 英寸导丝。
- Neuron MAX 088 导引导管（Penumbra）。
- 6F Sofia Plus 抽吸导管（Microvention）。
- 0.027 英寸 velocity 微导管（Penumbra）。
- 0.014 英寸 Synchro 2 微导丝（Stryker）。
- 2 mm×10 mm Gateway 颅内血管成形球囊（Stryker）。
- 8F AngioSeal 经皮血管封堵装置。

器械说明

在当前病例中，患者出现疑似心源性栓塞的急性左侧 MCA 闭塞。经机械取栓治疗后，大脑中动脉仅部分开放，提示颅内动脉粥样硬化（ICAD）。通过相同的再灌注导管，将颅内球囊推送至狭窄处并进行亚满意血管成形术。大口径抽吸导管在颈内动脉眼动脉段受阻，使用第二根导丝提供额外支撑以使抽吸导管顺利通过眼动脉段。在亚满意血管成形术后再次进行血管造影以排除远端闭塞，并重新评估通过颅内血管狭窄段的血流。

提示、技巧和避免并发症

- 动脉闭塞部位存在颅内动脉粥样硬化的患者往往取栓治疗无效，表现为再通率低，再闭塞率更高，往往导致不良预后结果。
- 如考虑动脉闭塞部位有颅内狭窄，需鉴别狭窄的原因。区分血栓取出不完全和存在颅内动脉粥样硬化病变。可尝试第二次机械取栓术；如果狭窄没有改善，很可能与既往存在的颅内动脉粥样硬化有关。
- 在选择颅内球囊直径时，我们通常选择正常动脉直径的 70%~80%。对于与急性血栓相关的颅内动脉粥样硬化，我们使用正常动脉直径 50%~60% 的球囊，因为斑块可能不稳定，血管成形术可能会使斑块脱落导致远端栓塞。
- 必须采取密切的临床和影像学随访，ICAD 病变可能需要使用更大的球囊或支架进行二次血管成形术。
- 机械取栓后患者需要双联抗血小板治疗。

病例概览

病例 18.7　急性大脑中动脉闭塞：多根并行导丝治疗在严重颈动脉迂曲条件下的应用

- 86 岁男性，因言语障碍伴右侧肢体活动不能至急诊就诊。患者 4 小时前发病。神经系统功能检查：可唤醒、反应警觉、意识模糊、失语和右侧偏瘫。初始 NIHSS 评分 14 分。既往高血压、糖尿病和冠心病病史。患者未接受静脉溶栓治疗。
- CT 平扫未见明显异常。头颅 CTA 提示左侧 MCA 闭塞。颈部 CTA 提示左侧颈内动脉迂曲。

18 使用支架取栓的前循环取栓

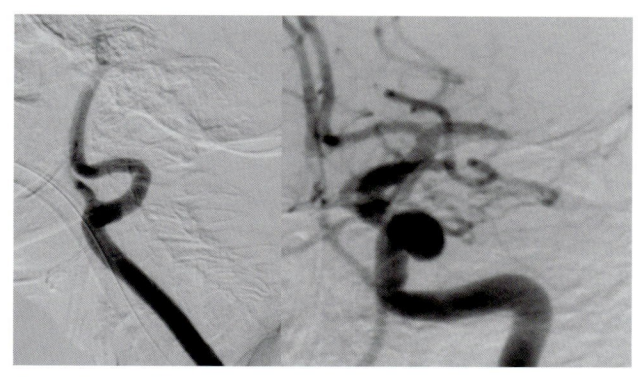

图 18.7a 血管造影显示左侧 ICA 迂曲和左侧 MCA 完全闭塞。

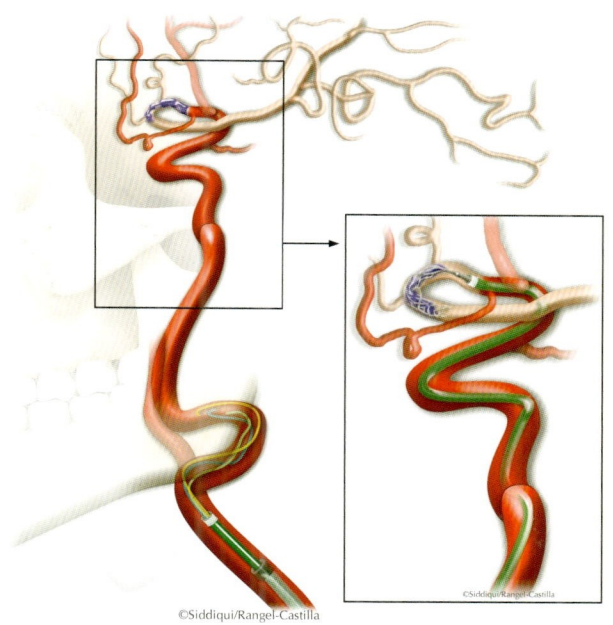

图 18.7b 使用并行导丝在颈动脉通路下行机械取栓治疗左侧 MCA 闭塞的示意图。

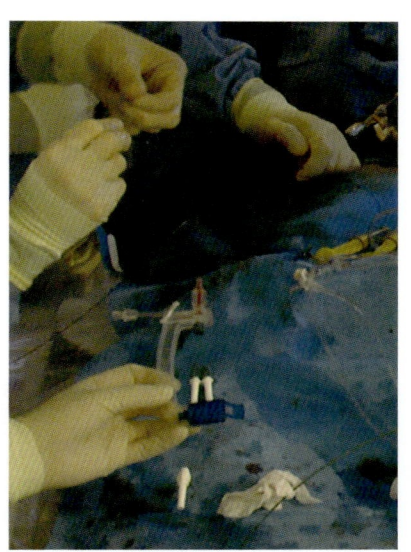

图 18.7c 准备 ZigiWire 系统。

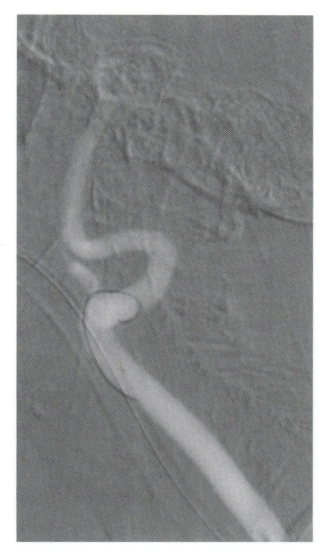

图 18.7d 主动脉弓处的导管(未显示)。第一根导丝进入左侧 ICA。

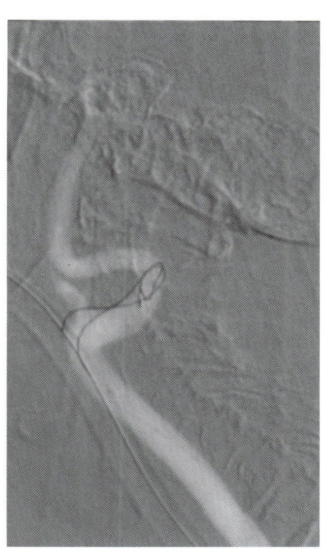

图 18.7e 第一根和第二根并行导丝进入左侧 ICA。

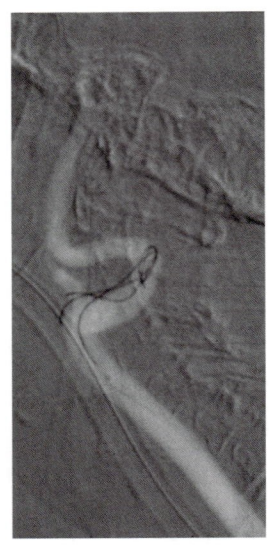

图 18.7f　第一根、第二根和第三根并行导丝进入左侧 ICA。

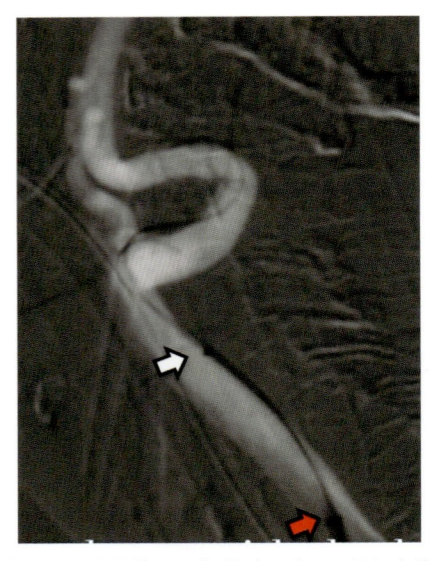

图 18.7g　导引导管（红色箭头）进入颈总动脉，再灌注导管（白色箭头）进入 ICA。

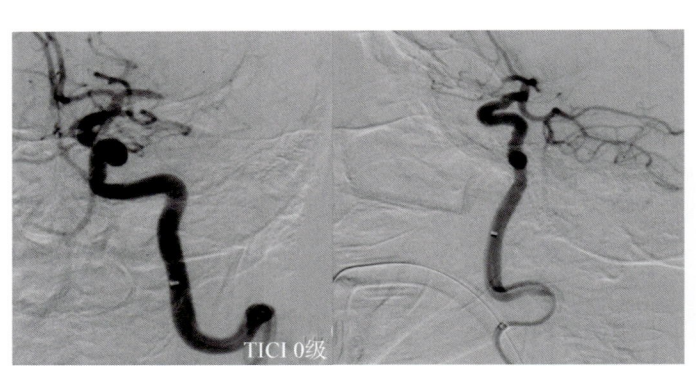

图 18.7h　导引导管进入左侧 ICA 以获得更多支撑。

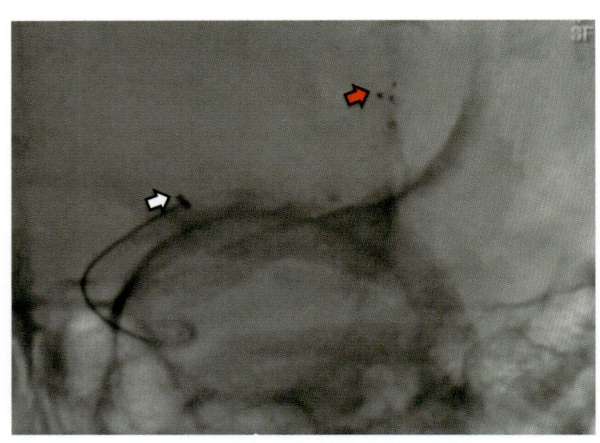

图 18.7i　取栓支架（红色箭头）和再灌注导管（白色箭头）已到位。

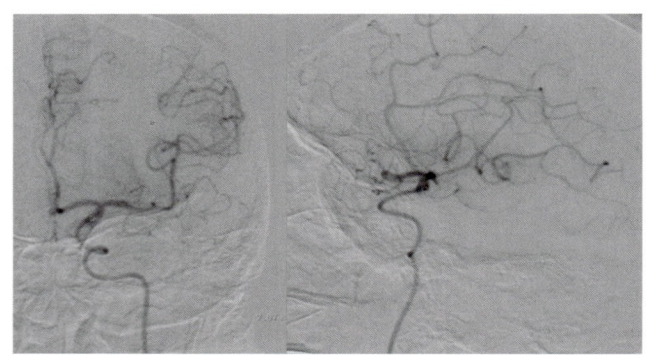

图 18.7j　完成左侧 MCA 血运重建。

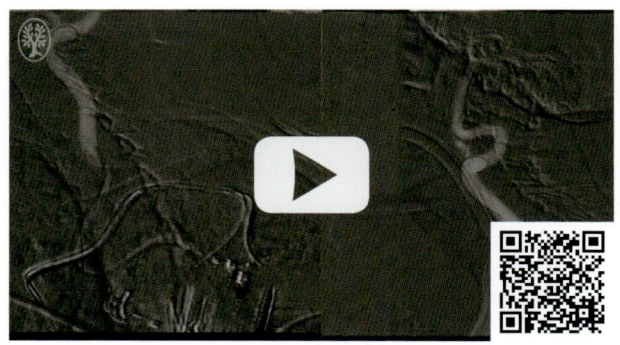

视频 18.7　卒中干预中使用多条并行导丝（ZigiWire）处理颅内困难通路。

手术过程

患者镇静下经右股动脉通路急诊行脑血管造影和血管内机械取栓术。术中给予4 000单位肝素。

器械清单

- 股动脉通路。
  - 微创穿刺套件。
  - 8F 鞘。
- 0.035 英寸导丝。
- 0.035 英寸刚性导丝。
- 0.038 英寸导丝。
- Neuron MAX 088 导引导管（Penumbra）。
- 125 cm 长 Vitek 导管（Cook Medical）。
- ZigiWire 通路导丝系统（Vascular solutions）。
- 6F Sofia Plus 再灌注导管（Microvention）。
- 0.027 英寸 velocity 微导管（Penumbra）。
- 0.014 英寸 Synchro 2 微导丝（Stryker）。
- 4 mm×40 mm Solitaire 取栓支架（Medtronic）。
- 8F AngioSeal 经皮血管封堵装置。

器械说明

该患者ICA近端严重扭曲，导致导丝回弹无法支撑导引导管前进。多根并行导丝（ZigiWire）通过连续置入3个小直径（0.014英寸）导丝，逐渐平行推进以确保导丝支撑通路。由细导丝逐步构建成粗导丝可防止来自单根粗导丝的"反冲"力，从而实现远端通路的稳定。导引导管进入 ICA 后，移除 ZigiWire 并继续进行机械取栓。应注意导引导管的位置，在机械取栓过程中其可能会无意中疝入主动脉弓内。

提示、技巧和避免并发症

- 跨越解剖学上复杂和具有挑战性的迂曲对神经血管内手术的成功至关重要。随着患者年龄的增长，主动脉弓和大血管变得细长、钙化并且顺应性降低。多根平行导丝（ZigiWire）将多根导丝组合形成系统，通过连续输送3个小直径（0.014英寸）导丝，逐渐平行推进可确保导丝支撑并建立通路。
- 每根导线的头端应根据从颈总动脉进入 ICA 所需的角度进行塑形。
- ZigiWire 的替代方案是以类似方式使用多根（2根或3根）独立的0.018英寸导丝[例如，V-18（Boston Scientific）]，一次推进一根导丝以避免来自单个大直径导丝（0.035英寸）的回弹。

病例概览 | **病例 18.8　急性大脑中动脉闭塞：EmboTrap 装置**

- 64岁女性，因左侧肢体活动障碍而至急诊就诊。到达前3小时观察到患者正常。神经系统功能检查：可唤醒，仅能对人做出反应，意识模糊，言语不清，左侧偏瘫。初始 NIHSS 评分为11分。既往高血压、风湿性心脏病、主动脉瓣置换术后和慢性心力衰竭病史。患者在几周前因不明原因停止了抗凝治疗。患者接受了 tPA 静脉溶栓治疗。
- CT 正常。CTA 显示右大脑中动脉（MCA）闭塞。CT 灌注显示右侧 MCA 供血区域灌注受损，达峰时间增加。

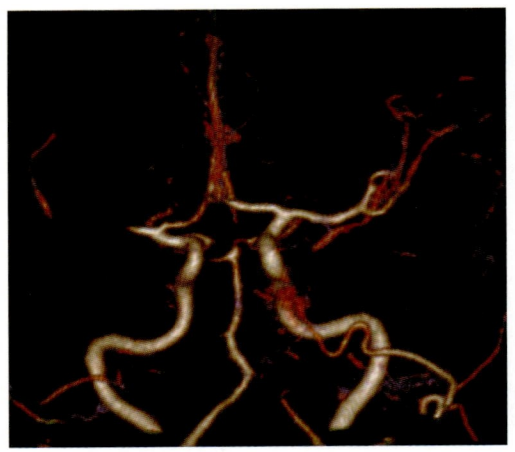

图 18.8a CT 血管造影显示右侧 MCA 完全闭塞。

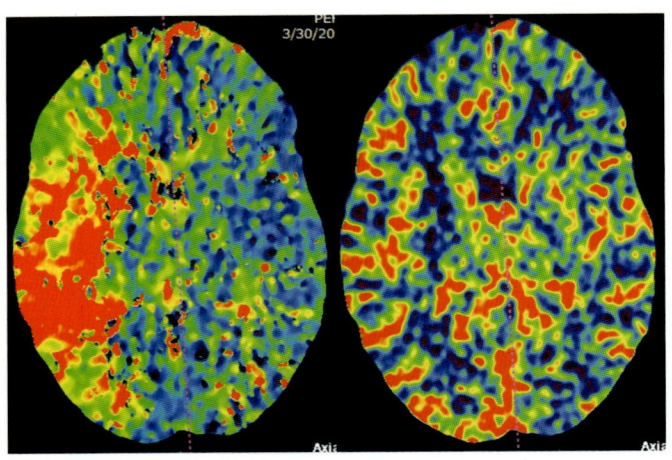

图 18.8b CT 灌注提示右侧 MCA 灌注区域峰值时间增加，灌注缺损。

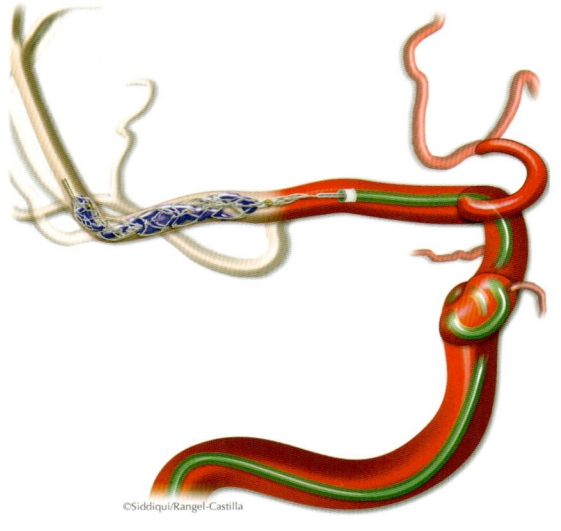

图 18.8c EmboTrap 装置对右侧 MCA 闭塞进行血管内取栓的示意图。

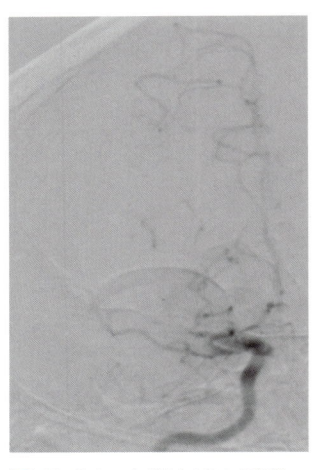

图 18.8d 右侧 MCA 闭塞。

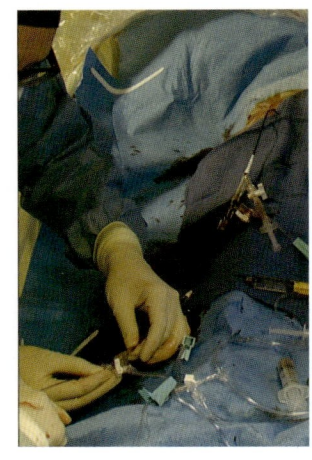

图 18.8e 将 EmboTrap 装置装入三轴系统（球囊导引导管、抽吸导管和微导管）。

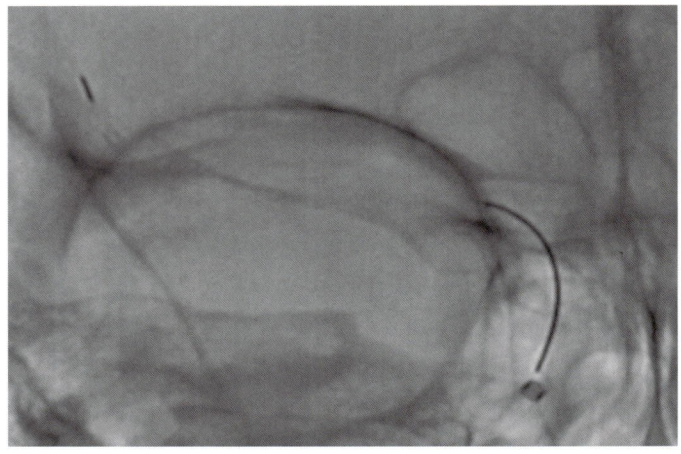

图 18.8f 放置 EmboTrap 装置的前后位透视图。

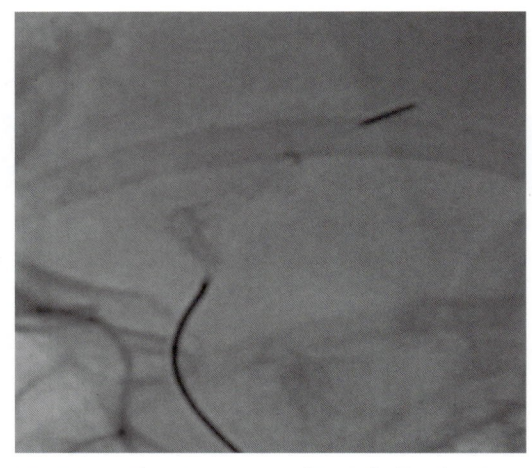

图 18.8g 放置 EmboTrap 装置的侧位透视图。

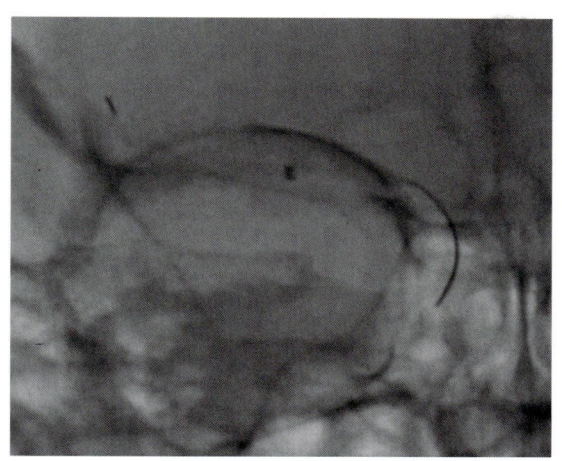

图 18.8h　EmboTrap 装置上方的抽吸导管。

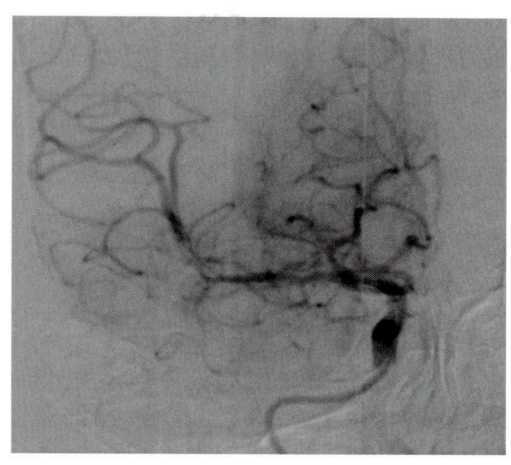

图 18.8i　右侧 MCA 血运重建。EmboTrap 装置仍在原位。

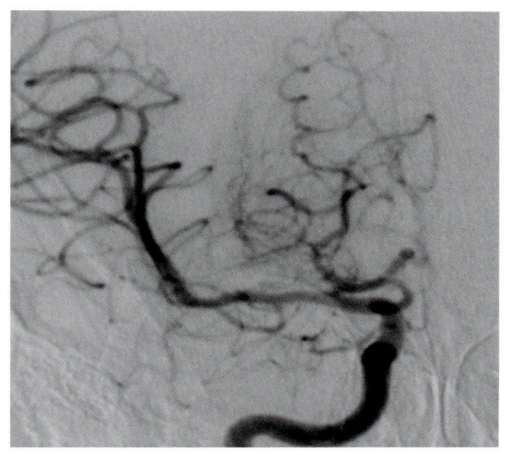

图 18.8j　机械取栓后右侧 MCA 的完全血运重建。

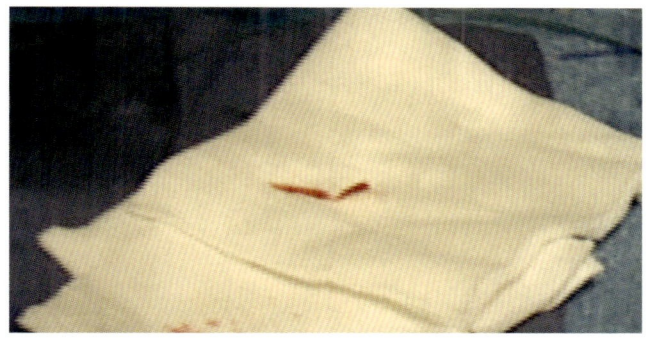

图 18.8k　血栓。

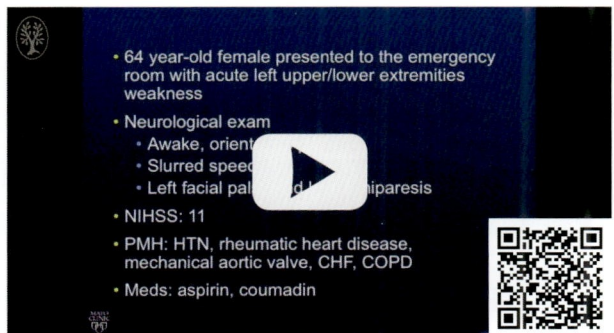

视频 18.8　球囊导引导管和 EmboTrap 机械取栓治疗急性 MCA 闭塞。

> **手术过程**
>
> 患者清醒镇静下通过右侧股动脉通路急诊行脑血管造影和血管内机械取栓。未使用肝素。

器械清单

- 股动脉通路。
  - 微创穿刺套件。
  - 9F 鞘。
- 0.035 英寸导丝。
- 0.035 英寸刚性导丝。
- 9F 同轴球囊导引导管(Concentric Medical)。
- 125 cm 长 Vitek 导管(Cook Medical)。
- 6F Sofia Plus 再灌注导管(Microvention)。
- 0.027 英寸 velocity 微导管(Penumbra)。
- 0.014 英寸 Synchro 2 微导丝(Stryker)。
- EmboTrap 取栓支架 5 mm×21 mm(Cerenovus)。
- 8F AngioSeal 经皮血光封堵装置。

器械说明

在本例急性 MCA 闭塞病例中，成功使用了经球囊导引导管阻断血流下使用 Solumbra 技术的机械取栓的技术。EmboTrap 装置是一种铰链设计的双层取栓支架，远端包括用于捕获、保留和去除各种血栓的捕获区。释放取栓支架后，切勿尝试直接推进装置，可能会损坏血管内皮。如果没有完全覆盖血栓，将微导管推进到微导丝上，重新回收并移除装置。

提示、技巧和避免并发症

- ARISE Ⅱ（使用 EmboTrap 进行缺血性卒中的血运重建的分析）是一项单臂、前瞻性、多中心研究，将 EmboTrap 装置与其他装置进行比较，从关键的 SWIFT（Solitaire 装置）以及 TREVO 2（Trevo 装置）试验中使用贝叶斯荟萃分析。227 例患者入组并使用 EmboTrap 装置进行治疗。主要疗效终点（三次操作 mTICI≥2b）达到 80.2%（$P<0.0001$）。第一次再通率（单次操作后 mTICI≥2b）为 51.5%。主要安全终点指有症状的脑出血或严重的装置相关不良反应的发生率为 5.3%。随访 90 天后可独立生活和全因死亡率分别为 67% 和 9%。
- 最近的研究表明，改进的取栓支架设计可降低血栓脱落致远端栓塞的风险。当遇到易碎血栓时，EmboTrap 取栓可能会降低远端栓塞的风险。

病例概览 | 病例 18.9 急性双侧大脑前动脉闭塞：Solumbra 技术

- 69 岁男性，因右侧上、下肢以及左侧下肢无力，言语不清和精神错乱而至急诊就诊。抵达前 6 小时患者正常。神经系统功能检查：可唤醒、神志不清、言语不清、右侧偏瘫和左下肢无力。初始 NIHSS 评分为 20 分。既往有高血压和酗酒病史。患者未接受静脉溶栓治疗。
- CT 正常。CTA 显示左、右大脑前动脉（ACA）闭塞。CT 灌注显示左、右 ACA 区域灌注缺损，达峰时间增加。

18 使用支架取栓的前循环取栓

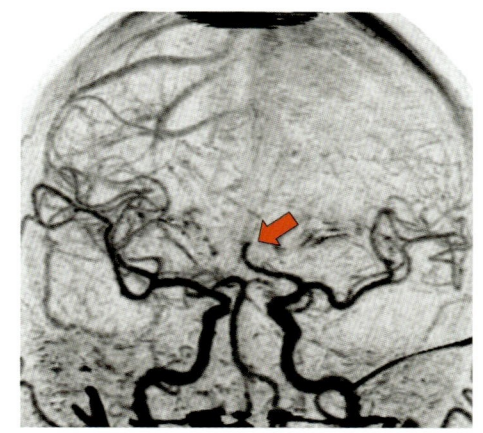

图 18.9a　CT 血管造影显示左、右 ACA 完全闭塞。

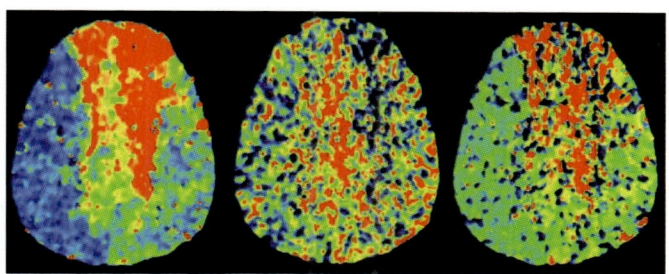

图 18.9b　CT 灌注显示左、右 ACA 灌注区域灌注缺损，达峰时间增加。

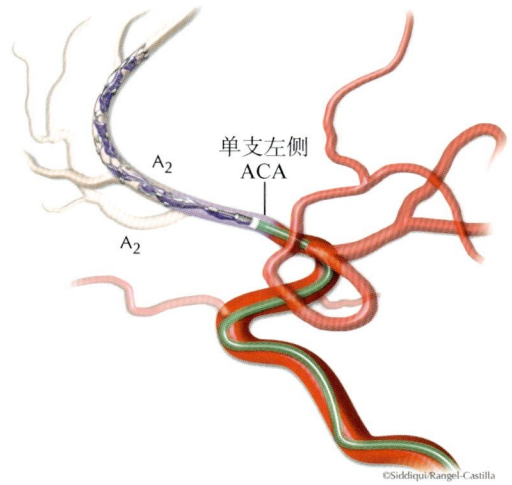

图 18.9c　Solumbra 技术对闭塞的单支左侧 ACA 进行血管内机械取栓示意图。

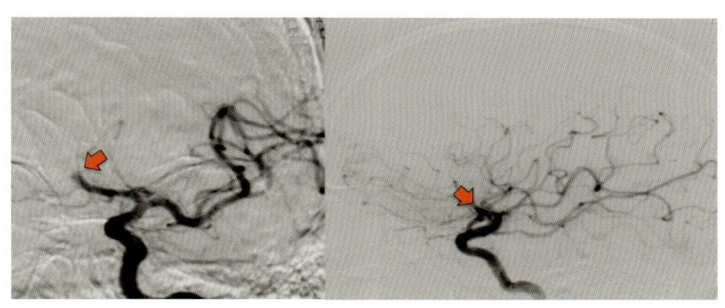

图 18.9d　前后位和侧位血管造影显示双侧 ACA 闭塞。

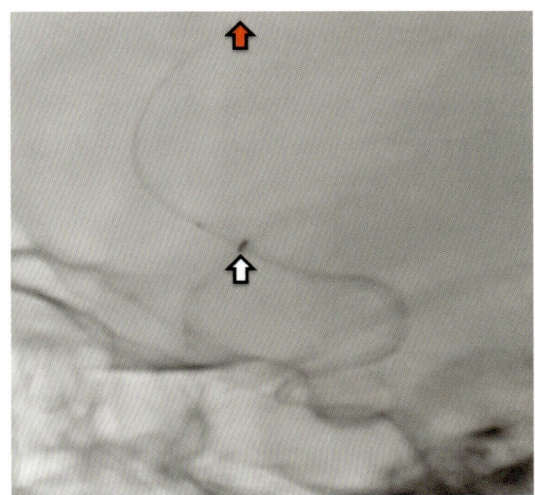

图 18.9e　微导管（红色箭头）和再灌注导管（白色箭头）进入 ACA 远端。

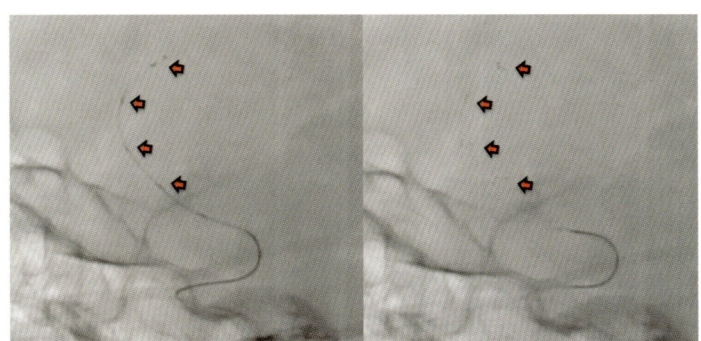

图 18.9f　取栓支架（4 mm×40 mm Solitaire Platinum）释放前后。

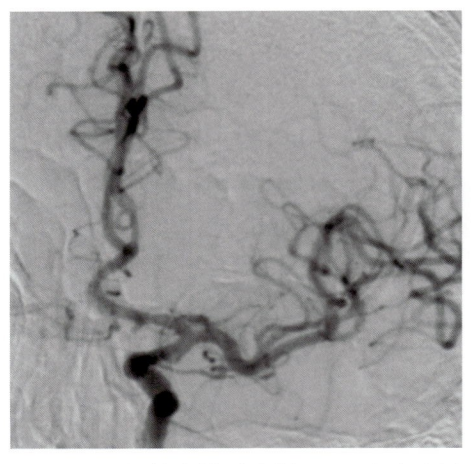

图 18.9g 机械取栓后左侧 ACA 完全血运重建。

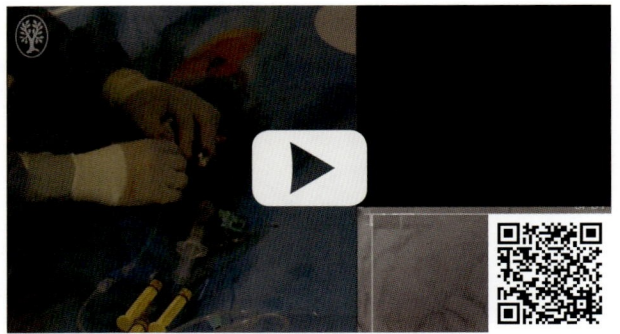

视频 18.9 急性单支大脑前动脉闭塞的机械取栓术。

手术过程

患者清醒镇静下通过右侧股动脉通路急诊行脑血管造影和血管内机械取栓。术中给予 4 000 单位肝素。

器械清单

- 股动脉通路。
  - 微创穿刺套件。
  - 9F 鞘。
- 0.035 英寸导丝。
- 9F 同轴球囊导引导管(Concentric Medical)。
- 125 cm Vitek 导管(Cook Medical)。
- 6F Sofia Plus 再灌注导管(Microvention)。
- 0.027 英寸 velocity 微导管(Penumbra)。
- 0.014 英寸 Synchro 2 微导丝(Stryker)。
- 4 mm×20 mm Solitaire Platinum 取栓支架(Medtronic)。
- 3 mm×20 mm Trevo 取栓支架(Stryker)。
- 8F AngioSeal 经皮血管封堵装置。

器械说明

这是一例罕见的双侧 ACA 急性闭塞病例。最初的双侧症状可能会误导临床医生。CTA 和 CTP 提示双侧 ACA 闭塞或单支变异 ACA 闭塞。通过左侧 ACA 接近血栓,我们可以观察到左侧 ACA 残端。使用 4 mm×20 mm 大小的支架进行首次取栓操作实现了部分血运重建;使用较小支架(3 mm×20 mm)的第二次操作实现了完全血运重建。在两次操作期间,再灌注导管(6F Sofia Plus)尽可能地推进到血栓附近。如果没有实现完全的血运重建,可再次使用较小的再灌注导管[5F Sofia(Microvention)或 4MAX(Penumbra)]到达更远的远端。

提示、技巧和避免并发症

- 双侧和单支变异 ACA 的急性闭塞极为罕见,文献中仅报道过 1 例。血管内处理类似于大脑中动脉或颈内动脉闭塞。左侧单支 ACA 可容纳 6F 大口径抽吸导管和 4 mm×40 mm 取栓支架。
- 当遇到 ACA 闭塞时,评估对侧循环和前交通动脉很重要。

| 病例概览 | 病例 18.10　急性大脑中动脉闭塞：Solitaire Platinum |

- 70 岁女性，因突发头晕和跌倒至急诊就诊。就诊后出现左侧面部下垂、左侧肢体无力和言语困难。到达前 3 小时患者正常。神经系统功能检查：可唤醒、神志不清、口齿不清、左侧偏瘫。初始 NIHSS 评分为 25 分。既往高血压和高脂血症病史。患者接受了 tPA 静脉溶栓治疗。
- CT 正常。CTA 显示右侧大脑中动脉（MCA）闭塞。CT 灌注显示右侧 MCA 区域灌注受损，达峰时间增加。

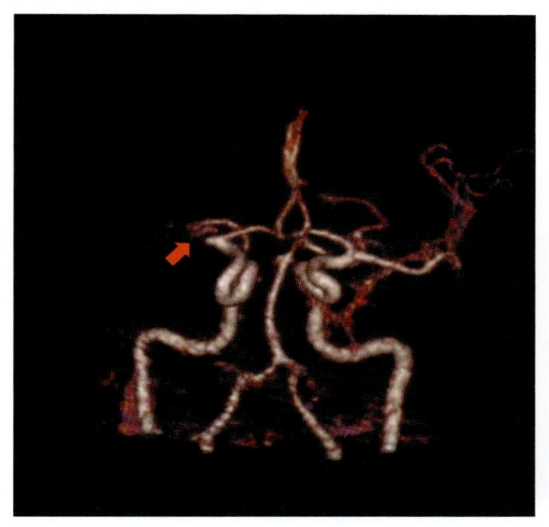

图 18.10a　CTA 显示完整的右侧 MCA。

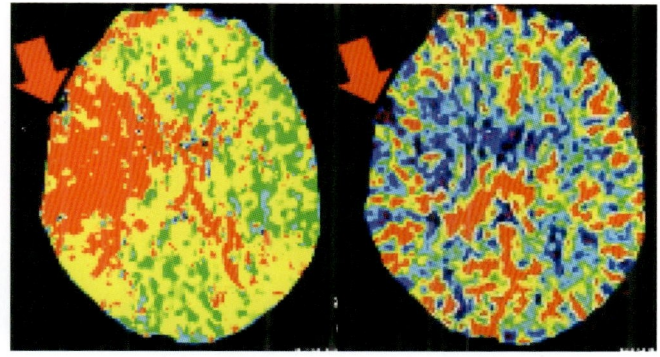

图 18.10b　CT 灌注提示：达峰时间增加，右侧 MCA 供血区域灌注降低。

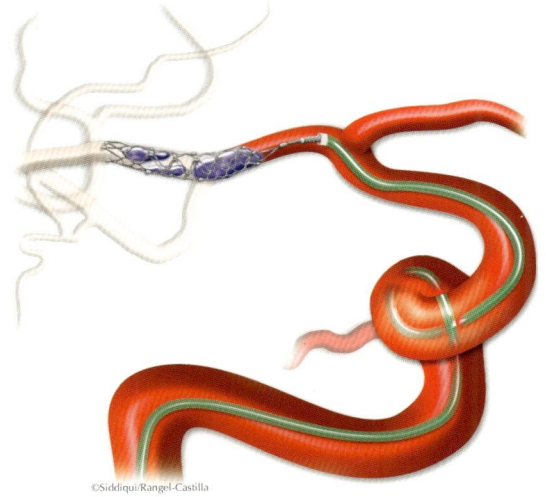

图 18.10c　右侧 MCA 闭塞使用 Solitaire Platinum 支架的 Solumbra 技术进行血管内机械取栓示意图。

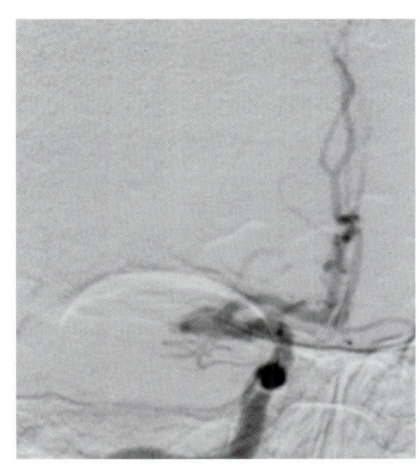

图 18.10d　血管造影显示右侧 MCA 闭塞。

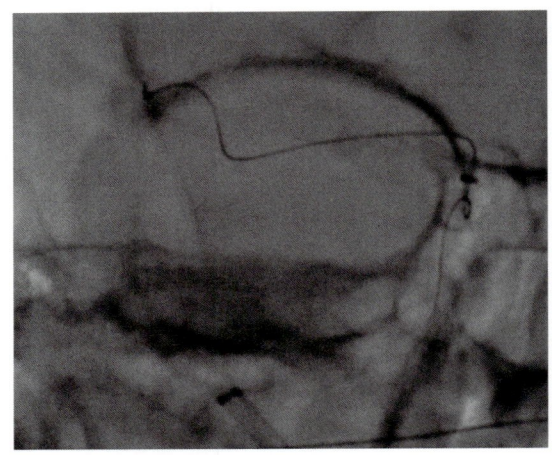

图 18.10e　微导管进入 MCA 远端。

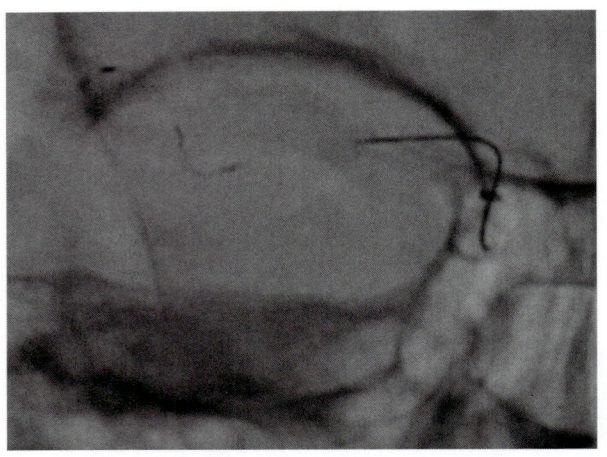

图 18.10f　取栓支架（6 mm×40 mm Solitaire Platinum）。

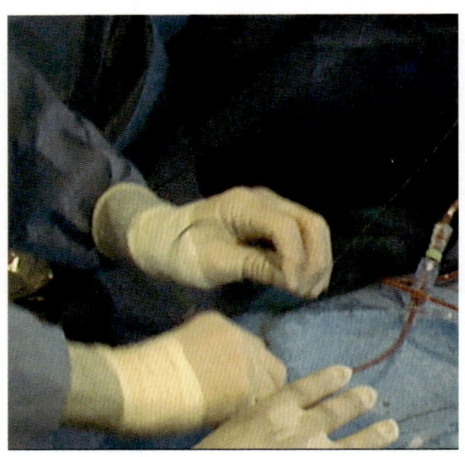

图 18.10g　在抽吸下移除抽吸导管和取栓支架。

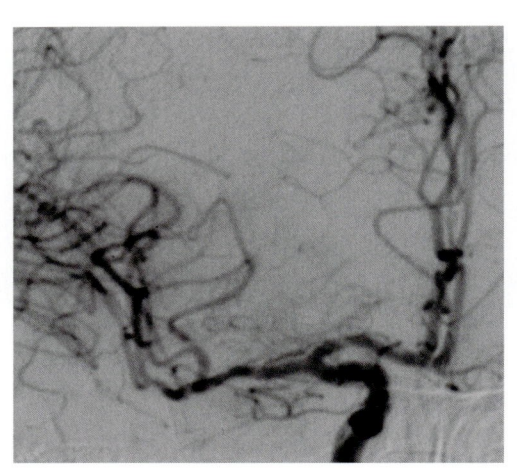

图 18.10h　取栓后右侧 MCA 完全血运重建。

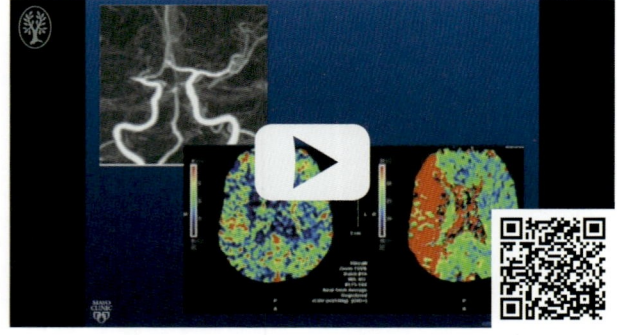

视频 18.10　Solitaire Platinum SOLUMBRA 机械取栓治疗急性 MCA 闭塞。

手术过程

患者镇静下通过右侧股动脉通路急诊行脑血管造影和血管内机械取栓。未使用肝素。

器械清单

- 股动脉通路。
  - 微创穿刺套件。
  - 9F 鞘。
- 0.035 英寸导丝。
- 8F FlowGate 球囊引导导管（Stryker）。
- 68 ACE 抽吸导管（Penumbra）。
- 0.027 英寸 velocity 微导管（Penumbra）。
- 0.014 英寸 Synchro 2 微导丝（Stryker）。
- 6 mm×30 mm Solitaire Platinum 取栓支架（Medtronic）。
- 8F AngioSeal 经皮血管封堵装置。

器械说明

该患者有急性右侧 MCA 闭塞。操作方法与其他机械取栓病例类似；球囊导引导管的使用可使血栓在血流停止情况下被取出从而防止碎裂。在这种特殊情况下，使用了 Solitaire Platinum 取栓支架。这种支架每 5 mm、6 mm 或 10 mm 都有一个标记，可以在推进和释放期间更好地跟踪和可视化。

提示、技巧和避免并发症

- Solitaire Platinum 取栓支架的尺寸包括 4 mm×20 mm、4 mm×40 mm、6 mm×20 mm、6 mm×24 mm 和 6 mm×20 mm。4 mm 和 6 mm 取栓支架需要 0.021 英寸和 0.027 英寸的微导管。标记的数量 3～5 个。
- 6 mm×40 mm 取栓支架可以覆盖从 MCA M1 远端到 ICA 末端的长血栓长度。
- MindFrame Capture LP 设备是少数可与 0.017 英寸微导管兼容的机械取栓装置。它在设计上更易导航、靠近和治疗远端区域闭塞。它具有用于精确定位的远端和近端标记，以及最大限度地减少变形的专有网孔几何形状。该装置的尺寸包含 3 mm×15 mm、3 mm×23 mm、4 mm×15 mm 和 4 mm×23 mm。

病例概览　　病例 18.11　急性大脑中动脉 M2 段闭塞：Trevo 取栓支架

- 86 岁男性，因左侧肢体无力至急诊就诊。在就诊前 1 小时患者正常。神经系统功能检查：可唤醒、神志不清、言语不清、左侧偏瘫和左侧面瘫。初始 NIHSS 评分 15 分。既往高血压和心房颤动病史。患者接受了 tPA 静脉溶栓治疗，症状稍有改善。
- CT 平扫正常。CTA 提示右侧大脑中动脉（MCA）闭塞。CT 灌注显示右侧 MCA 灌注区域灌注降低。

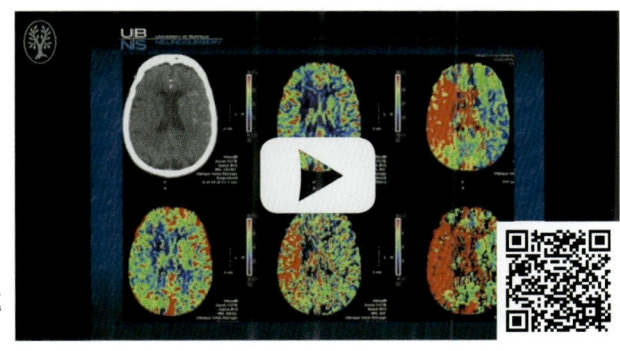

视频 18.11　球囊导引导管和 SOLUMBRA 机械取栓治疗急性 MCA M2 段闭塞。

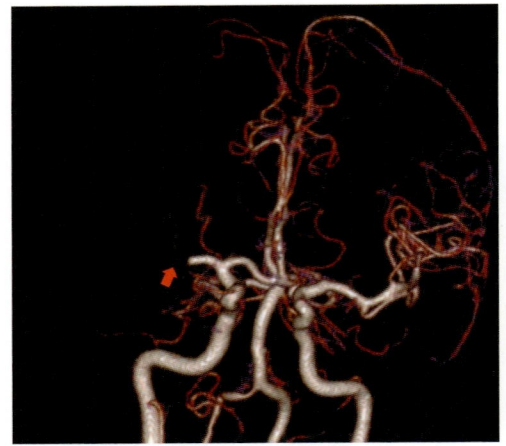

图 18.11a　CTA 提示右侧 MCA 完全闭塞。

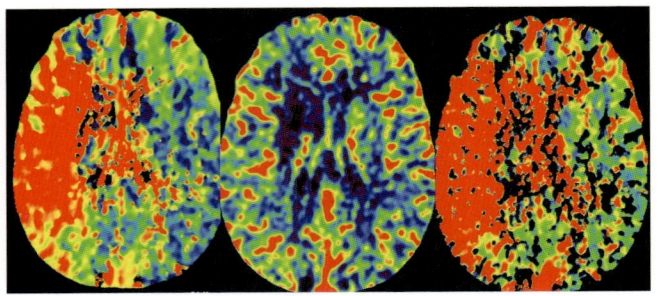

图 18.11b　CT 灌注提示右侧 MCA 灌注区域灌注降低。

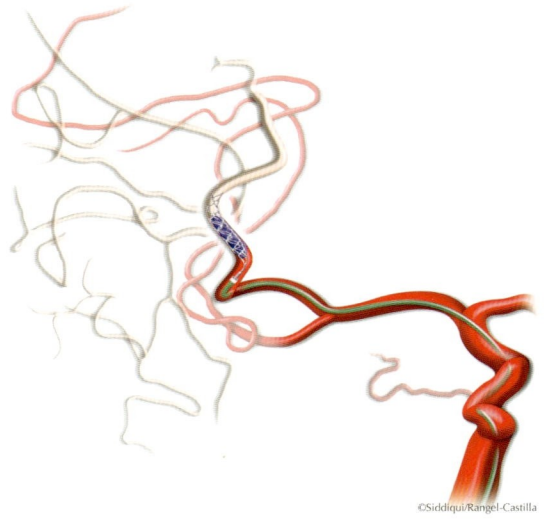

图 18.11c　在右侧 MCA 闭塞中使用 Trevo 取栓支架进行的 Solumbra 血管内机械取栓术的示意图。

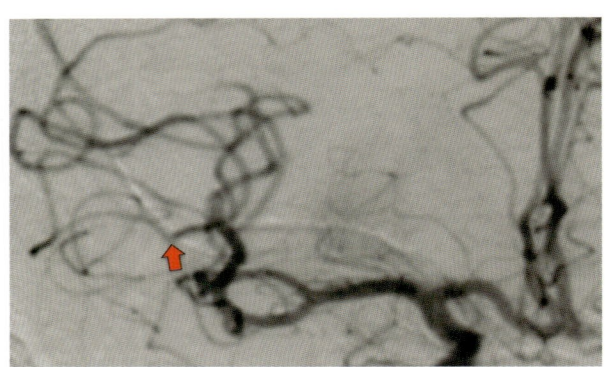

图 18.11d　右侧 MCA 闭塞的前后位血管造影。

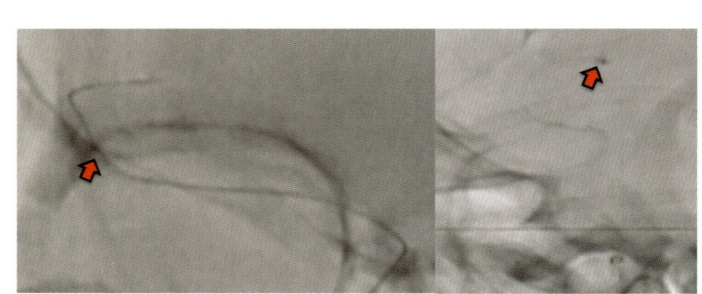

图 18.11e　微导管进入 MCA 远端（红色箭头）。

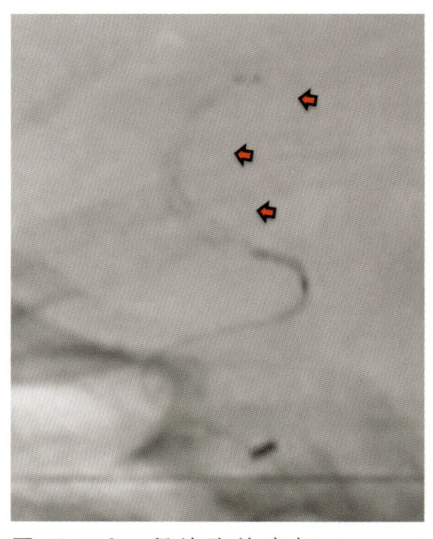

图 18.11f　释放取栓支架（3 mm × 30 mm Trevo 取栓支架）。

18 使用支架取栓的前循环取栓

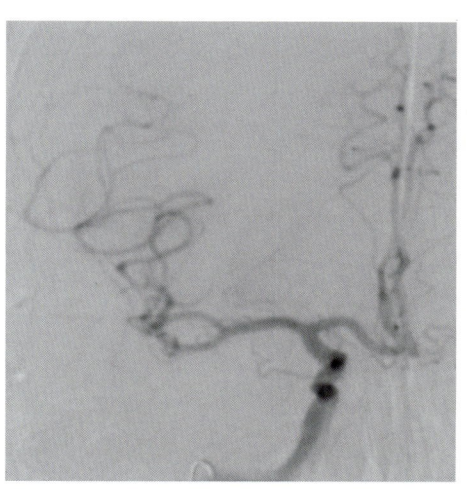

图 18.11g 机械取栓后右侧 MCA M2 段的完全血运重建。

手术过程

患者镇静下通过右侧股动脉通路急诊行脑血管造影和血管内机械取栓。未使用肝素。

器械清单

- 股动脉通路。
  - 微创穿刺套件。
  - 9F 鞘。
- 0.035 英寸导丝。
- 9F 同轴球囊导引导管（Concentric Medical）。
- 5 ACE 抽吸导管（Penumbra）。
- 0.027 英寸 velocity 微导管（Penumbra）。
- 0.014 英寸 Synchro 2 微导丝（Stryker）。
- 3 mm×20 mm Trevo 取栓支架（Stryker）。
- 8F AngioSeal 经皮血管封堵装置。

器械说明

该患者最初出现急性 MCA M1 段闭塞并接受了 tPA 溶栓治疗。患者到达介入科时，神经系统功能状况较前有所好转。我们进行诊断性血管造影后发现 MCA 远端 M2 闭塞仍存在，仍需进行进一步干预。术中选择了一个较小尺寸（3 mm×20 mm）的取栓支架和一个中型抽吸导管。

提示、技巧和避免并发症

- tPA 给药后血栓部分溶解，并在几分钟后出现临床和影像学改善的情况并不少见。继续进行诊断性脑血管造影以评估残余或远端闭塞很重要。tPA 溶栓后的临床改善并不一定意味着不再需要进行机械取栓。
- 近来对 MCA M2 段闭塞的机械取栓的系统评价结果表明，大多数患者神经功能可恢复至独立生活，并且未有脑出血发生率显著增多的表现。M2 段的闭塞应积极采取与 M1 段闭塞相同的临床治疗策略。

19 后循环机械取栓
Posterior Circulation Mechanical Thrombectomy

Jason M. Davies, Elad I. Levy, and Adnan H. Siddiqui

概 述

尽管后循环区域的卒中概率低于前循环区域的卒中,但由于解剖限制以及缺乏专门针对这些限制所设计的器械,后循环的干预可能更为复杂。该区域病变的治疗需要运用灵活性和创造性来实现充分的血运重建。

适 应 证

尽管有关后循环卒中的临床试验数据有限,但与前循环卒中相比,特别是基底动脉闭塞,由于未经治疗的卒中会导致灾难性的后果,机械取栓被强烈推荐。通常后循环卒中采用机械取栓治疗的指征包括:大血管闭塞(椎动脉、基底动脉、CSA 或 PCA)的临床和影像学证据、NIHSS 评分>5 分,以及缺乏明确脑干梗死证据的患者。

神经血管解剖

两侧椎动脉起源于双侧锁骨下动脉。包括从主动脉弓到头顶的 CTA 血管造影对于有可能存在后循环卒中的患者很重要。原因包括以下两方面:首先,后循环栓子最常见的来源之一是椎动脉狭窄,因此需了解取栓过程中是否需要支架或血管成形术;其次,后循环解剖结构存在几方面的变异,包括椎动脉的优势侧以及椎动脉起源的位置和角度,评估选择进行经股动脉或经桡动脉通路进入目标血管。椎动脉入颅后汇合形成基底动脉,在脑干前方前行。

基底动脉包含多条动脉分支,在进行取栓时需着重评估小脑上动脉(SCA)和大脑后动脉(PCA)。重要的是,还需评估后交通动脉的开放和相关血流贡献,以判断哪些血管是通畅的、闭锁的或被血栓阻塞的。最后一个解剖学考虑是,在许多患者中椎动脉无法安全地容纳三轴系统,因此测量血管直径并相应地规划治疗方法至关重要。

具体技术和关键步骤

(1) 回顾无创影像学检查以确定最佳通路和通路的优势侧。

(2) 通常,椎动脉能容纳双轴系统。在这种情况下,选择能够最直接进入目标椎动脉的股动脉或桡动脉通路。

(3) 将 Benchmark(Penumbra)或类似的 6F 远端通路导管推进到 Berenstein (Cook Medical)或 Simmons select(Cordis)导管和 0.035 英寸预塑形导丝(Terumo)上以进入椎动脉起点(图 19.1~图 19.3 和视频 19.1~视频 19.3)。

(4) 导丝进入通路远端,常延伸至 C1 椎体水平;导引导管尽可能地推进到远端后将导丝撤出。

(5) 由微导管(用于支架输送或远端抽吸)和 0.014 英寸 J 形微导丝组成的系统被推进基底动脉(视频 19.1~视频 19.3)。

(6) 如果可能,导引导管可以在微导管系统上推进,以改善远端支撑并提供通过导引导管抽吸的可能性。

(7) 将微导丝推进至血栓表面(对于 ADAPT 技术)或以 J 形穿过血栓(用于支架取栓),然后将微导管推进到位(视频 19.1~视频 19.3)。

(8) 在支架取栓过程中，退出微导丝并使用 3 mL 100% 造影剂进行手推血管造影，确认支架完整覆盖血栓，并且微导管位于血管真腔内（图 19.1～图 19.3，视频 19.1～视频 19.3）。然后使用标准技术释放取栓支架（参见第 17 个专题）。

(9) 在抽吸取栓的过程中，将微导管推进到血栓表面，接触血栓后使用标准技术回撤（参见第 16 个专题）。

(10) 标准机械取栓术中（参见第 16 个和第 17 个专题）很少使用中间导管，因此在取出取栓支架后确保导引导管的回血情况至关重要。在这种情况下，血栓碎片留在导引导管内的可能性很大（图 19.1～图 19.3，视频 19.1～视频 19.3）。

(11) 通过导引导管进行后续操作。

(12) 一旦获得充分的血运重建，将导引导管撤回椎动脉颈段并进行血管造影。

(13) 拔出导管鞘，封闭穿刺点。

器械选择

- 6F 股动脉或桡动脉短鞘。
- 带有 Berenstein 选择导管的基准或类似的 6F 远端接入系统。
- 0.035 英寸预塑形导丝。
- 3MAX（Penumbra）或类似的抽吸导管。
- Velocity（Penumbra）或用于取栓支架的微导管。
- 0.014 英寸微导丝（Synchro 2，Stryker）。

注 意 点

- 在较大椎动脉内形成的血栓，可以选择使用三轴系统。在这种情况下，可使用常用于前循环卒中中的干预措施，导引导管放置在椎动脉 V1 远端，将抽吸导管从该位置推进。
- 在桡动脉通路使用无鞘导引导管放置三轴系统最为安全（图 19.3，视频 19.3）。放置 6F 鞘，然后将替换长导丝推进到主动脉弓；退出动脉鞘；在无鞘状态下，将导引导管，例如 Neuron MAX（Penumbra）或 Infinity（Medtronic），与导引器一起进入弓内。
- 从导引导管抽吸有助于降低远端栓塞的发生风险，即使导引导管不能直接接触血栓。

| 病例概览 | 病例 19.1　急性基底动脉闭塞：Solumbra 技术 |

- 82 岁女性，因突发意识丧失被送往急诊。就诊时查体：患者无反应，闭眼，瞳孔 3 mm，双侧对称，对光反应迟缓，第 6 对脑神经麻痹，双侧肢体仅对疼痛刺激有反应。初始 NIHSS 评分 21 分。既往高血压、糖尿病和心房颤动病史。近期因髋部骨折需要手术而停止使用华法林。患者接受 tPA 静脉溶栓治疗，但症状未见改善。
- CT 平扫正常。CTA 显示基底动脉（BA）闭塞。CT 灌注显示后循环区域灌注受损，达峰值时间增加。

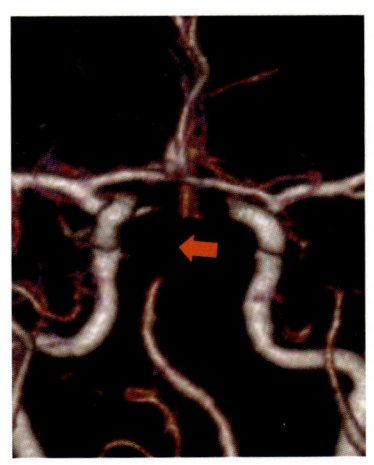

图 19.1a　CTA 显示基底动脉完全闭塞。

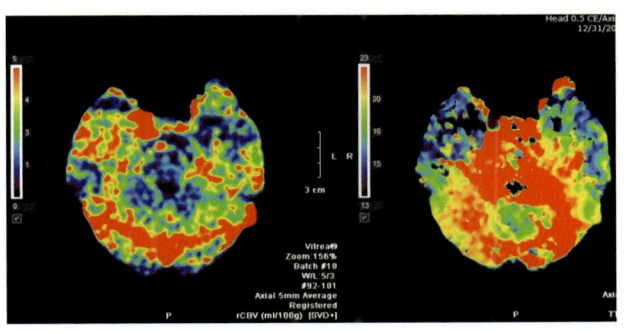

图 19.1b　CT 灌注显示后循环区域灌注受损，达峰值时间增加。

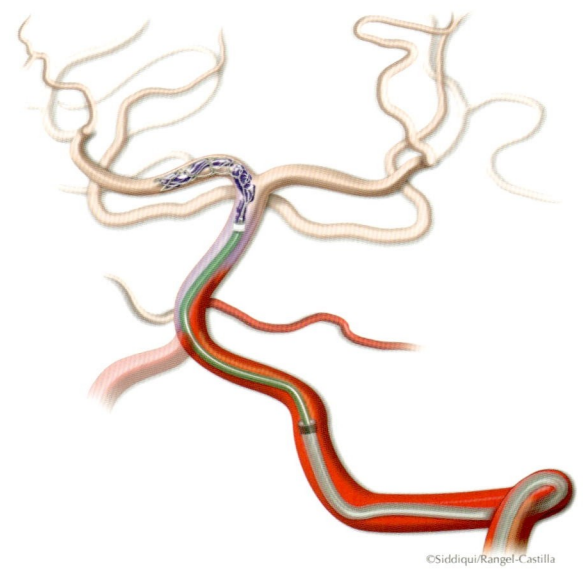

图 19.1c 基底动脉闭塞使用 Solumbra 技术进行血管内机械取栓的示意图。

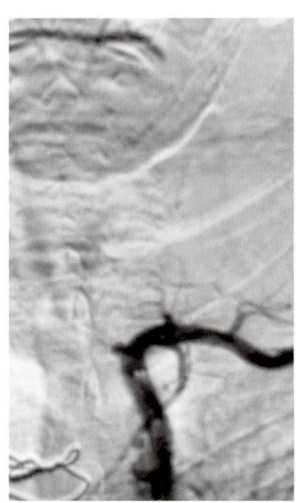

图 19.1d 锁骨下动脉和椎动脉通路的前后位血管造影。

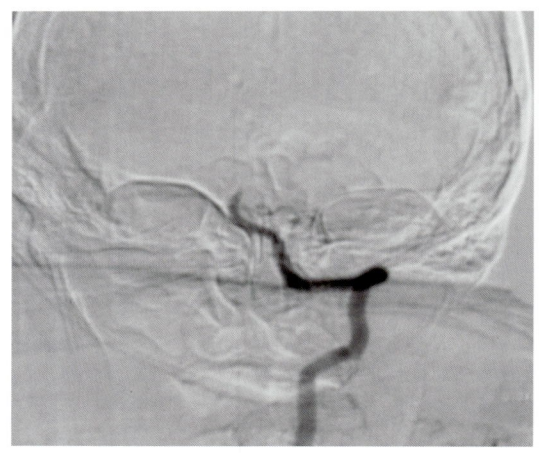

图 19.1e 前后位血管造影显示基底动脉闭塞。

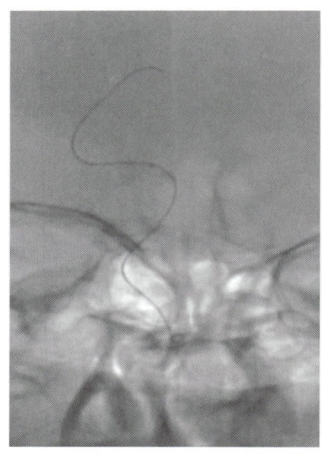

图 19.1f 微导管进入大脑后动脉远端。

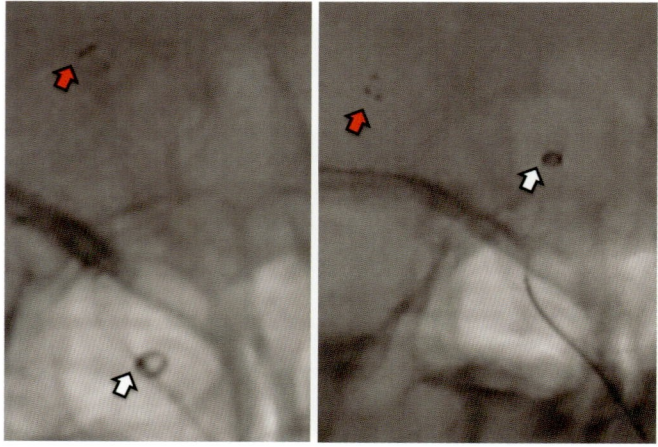

图 19.1g 取栓支架（红色箭头）释放和抽吸导管（白色箭头）。

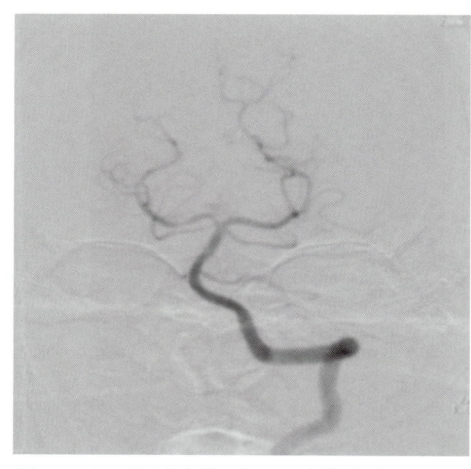

图 19.1h 机械取栓后基底动脉完全血运重建。

19 后循环机械取栓

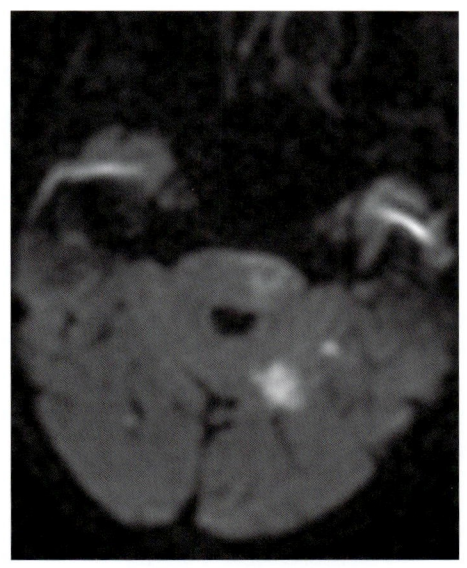

图 19.1i 机械取栓后 48 小时的磁共振成像。出院时 NIHSS 评分为 2 分。

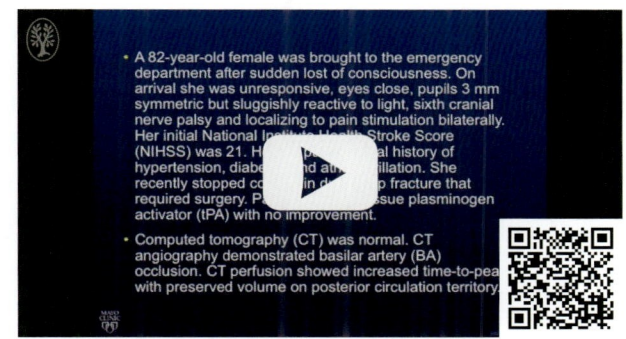

视频 19.1 急性基底动脉闭塞的机械取栓。

手术过程

患者镇静下通过右侧股动脉通路急诊行脑血管造影和血管内机械取栓。术中未给予肝素。

器械清单

- 股动脉通路。
  - 微创穿刺套件。
  - 8F 鞘。
- 0.035 英寸导丝。
- 6F Cook Shuttle 导管（Cook Medical）。
- 6F Sofia Plus 抽吸导管（Penumbra）。
- 0.027 英寸 velocity 微导管（Penumbra）。
- 0.014 英寸 Synchro 2 微导丝（Stryker）。
- 4 mm×20 mm Trevo 取栓支架（Stryker）。
- 4 mm×20 mm Solitaire 取栓支架（Medtronic）。
- 8F AngioSeal 经皮血管封堵装置。

器械说明

在进行后循环机械取栓之前，需评估锁骨下动脉和椎动脉的解剖结构，以及股动脉与桡动脉通路进入椎动脉（VA）的可行性。该病例的解剖结构显示左侧 VA 通路存在优势。将 6F Cook 导引导管推进到左侧 VA 的 V1 段。然后将三轴系统（抽吸导管、微导管和微丝）推进至 BA。通过微导丝小心超选，避免导致 BA 穿孔。取栓支架应从大脑后动脉向下展开到 BA 从而覆盖整个血栓。该病例需要多次操作才实现 BA 的充分血运重建。在取出取栓支架之前，使再灌注导管尽可能靠近血栓以方便取栓。

提示、技巧和避免并发症

- 与前循环卒中相比，使用现代取栓支架或血栓抽吸术的机械取栓对后循环卒中治疗的安全性和有效性仍缺乏相关随机试验的证据。一些临床登记研究的治疗结果表明，与前循环卒中相比，后循环卒中机械取栓具有较低的症状性颅内出血发生风险和相似的临床有效性。症状出现 6 小时后开始的机械取栓也可使患者获益。

病例概览 病例 19.2 继发于进行性颅内动脉粥样硬化的急性基底动脉闭塞：亚满意血管成形术

- 59 岁女性，因头痛、恶心/呕吐、言语困难和右侧肢体无力被送往急诊室。神经系统功能查体：嗜睡，意识模糊，双侧瞳孔对称，直径约 3 mm，对光反应迟钝，右侧偏瘫。初始 NIHSS 评分 17 分。患者因病情迅速恶化而行气管插管。既往高血压、高脂血症和颅内动脉粥样硬化疾病病史，接受过双重抗血小板治疗。患者接受了 tPA 静脉溶栓治疗，但临床表现没有任何改善。
- CT 平扫正常。CTA 显示基底动脉（BA）闭塞。CT 灌注显示后循环灌注受损，达峰时间延长。
- 患者在前 2 年曾行诊断性脑血管造影，结果提示中重度 BA 狭窄，已接受药物保守治疗。

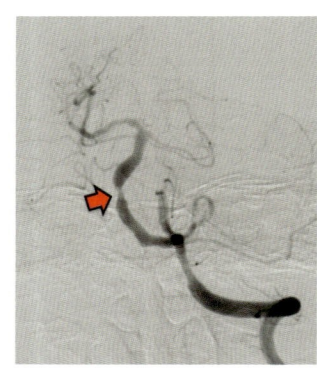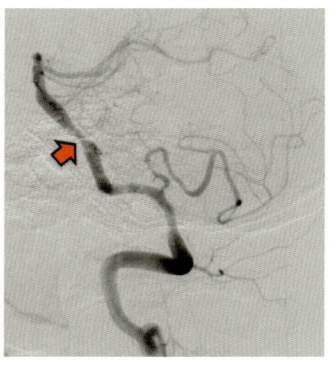

图 19.2a 在患者当前就诊前 2 年诊断发现基底动脉狭窄。

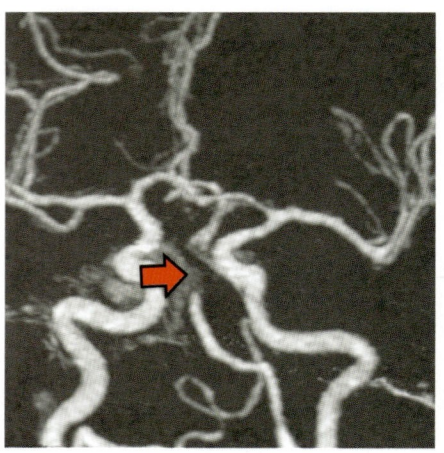

图 19.2b CTA 显示基底动脉完全闭塞。

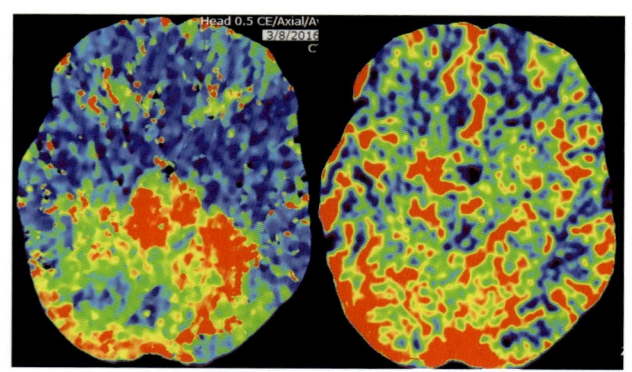

图 19.2c CT 灌注提示后循环灌注受损，达峰时间延长。

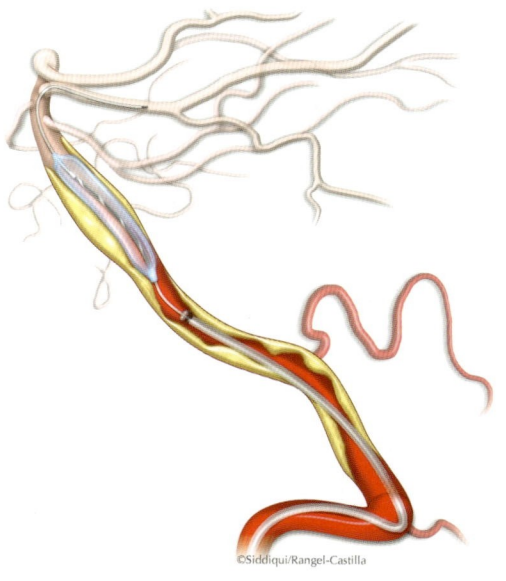

图 19.2d 对基底动脉闭塞行血管内亚满意血管成形术示意图。

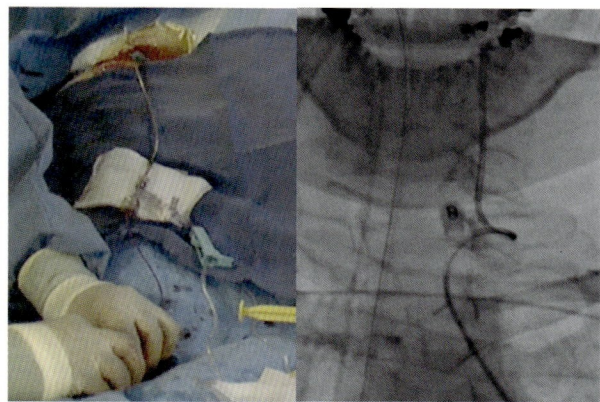

图 19.2e　进入左侧椎动脉。

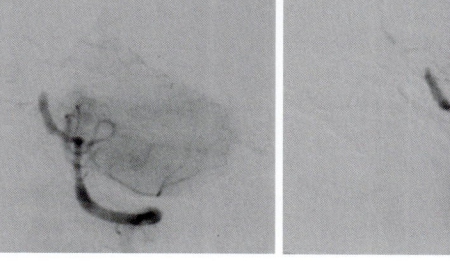

图 19.2f　基底动脉完全闭塞（TICI 0 级）。

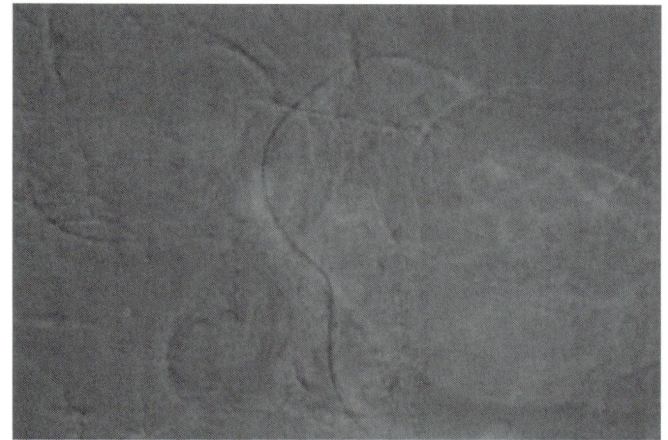

图 19.2g　穿过狭窄并获得远端通路。

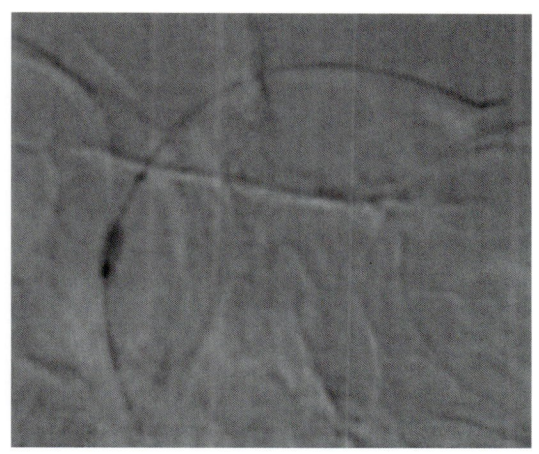

图 19.2h　初始球囊扩张血管成形术的前后位视图。

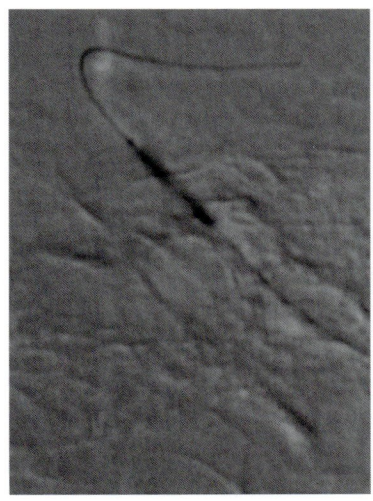

图 19.2i　逐步扩张球囊血管成形术的侧视图。

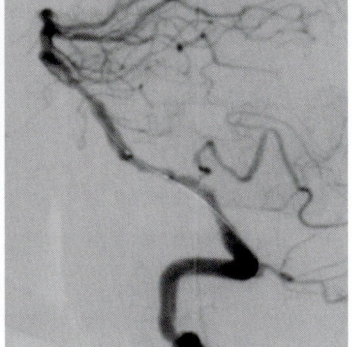

图 19.2j　亚满意血管成形术后基底动脉完全血运重建。

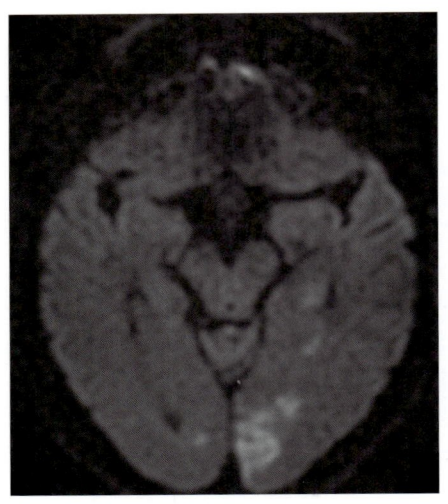

图 19.2k 机械取栓后 48 小时的磁共振成像。出院时 NIHSS 评分 2 分。

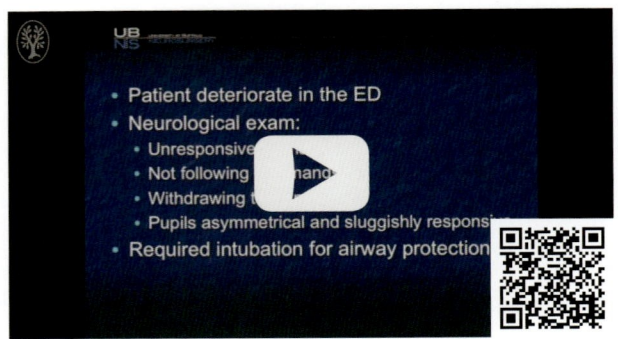

视频 19.2 急性基底动脉闭塞的亚满意血管成形术。

手术过程

患者全麻下通过右侧股动脉通路急诊行脑血管造影和血管内机械取栓及次最大血管成形术。术中给予 3 000 单位肝素。

器械清单

- 股动脉通路。
  - 微创穿刺套件。
  - 8F 鞘。
- 0.035 英寸微导丝。
- Benchmark 071 引导导管（Penumbra）。
- 6F Sofia Plus 抽吸导管（Microvention）。
- 0.027 英寸 velocity 微导管（Penumbra）。
- 0.014 英寸 Synchro 2 微导丝（Stryker）。
- 2 mm×12 mm Sprinter Legend RX 半顺应性血管成形球囊（Medtronic）。
- 8F AngioSeal 经皮血管封堵装置。

器械说明

在该患者疾病进展过程中，颅内动脉粥样硬化（ICAD）可能进展为急性动脉闭塞。在建立左侧椎动脉通路后，仅使用抽吸导管进行初始机械取栓获得了少量的血运重建。由于患者存在严重的基底动脉 ICAD，因此进一步进行亚满意血管成形术，而非第二次机械取栓的尝试。球囊的尺寸约为 BA 直径的 70%。在亚满意血管成形术后，获得足够的血流量即可终止手术。患者需要进行长期随访，从而评估第二次亚满意血管成形术或支架置入术时机。

提示、技巧和避免并发症

- 基底动脉闭塞是一种严重危及患者生命且具备较高致残率的神经系统急症，需及时识别。然而，由于临床症状种类繁多（精神状态改变、多发性脑神经受累、双侧症状、癫痫发作）而存在识别难度。
- 有症状的中重度 ICAD，尤其是后循环，需要严格的随访和积极的医疗管理以及早期干预（亚满意血管成形术、支架置入术、搭桥术），病情可能会进展到完全闭塞。

| 病例概览 | 病例 19.3　年轻患者的急性大脑后动脉闭塞 |

- 35 岁女性，因突发口齿不清和右侧肢体活动困难而被送往急诊。神经系统功能检查：可唤醒、神志不清、构音障碍、瞳孔不等大和右侧偏瘫。初始 NIHSS 评分 10 分。既往病史无殊。患者接受了静脉溶栓治疗，但症状改善不明显。
- CT 平扫正常。CTA 显示左侧大脑后动脉（PCA）闭塞。CT 灌注显示左侧 PCA 灌注区域灌注受损，达峰时间增加。

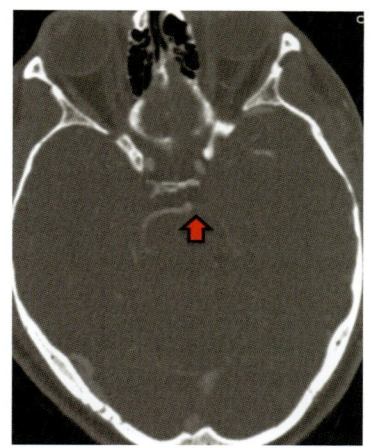

图 19.3a　CTA 显示左侧 PCA 闭塞。

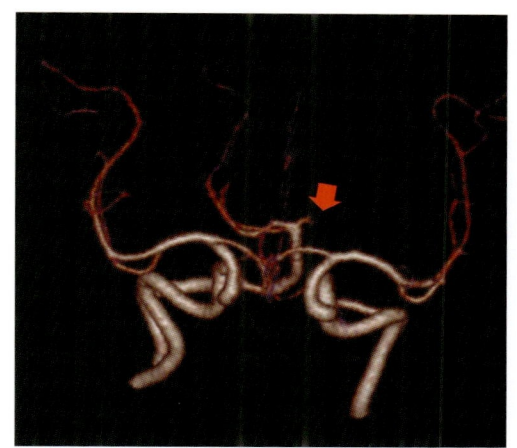

图 19.3b　CTA 三维重建显示 PCA 闭塞。

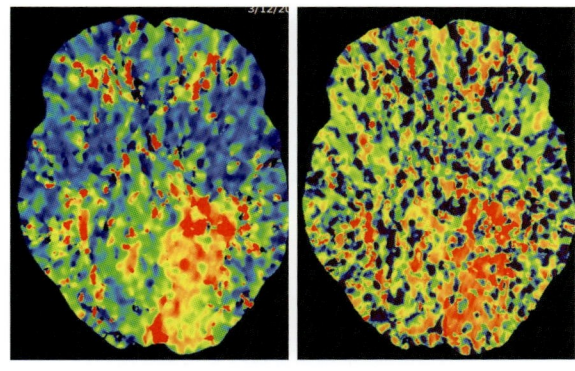

图 19.3c　CT 灌注显示左侧 PCA 灌注区域灌注受损，达峰时间增加。

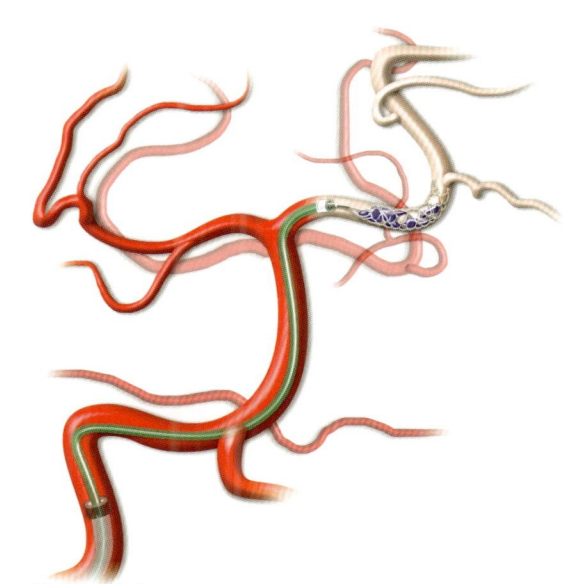

图 19.3d　PCA 闭塞血管内机械取栓示意图。

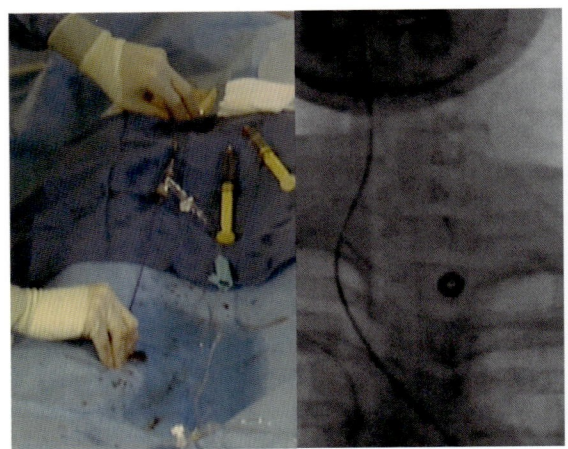

图19.3e 进入右侧椎动脉。

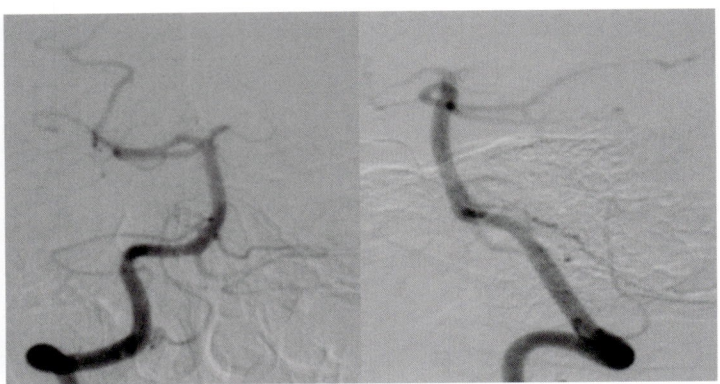

图19.3f 左侧PCA闭塞。

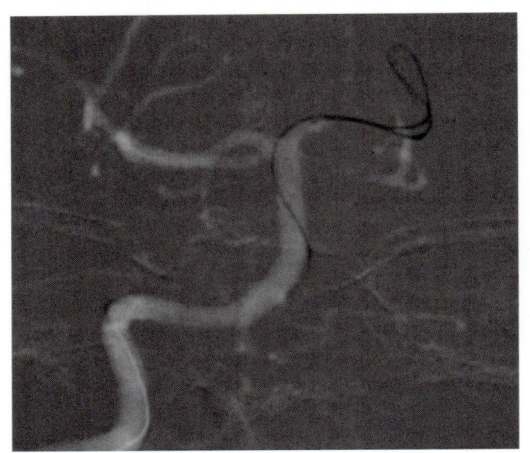

图19.3g 到达PCA远端。

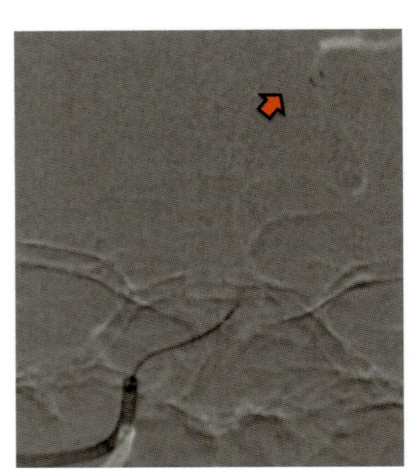

图19.3h 取栓支架展开。

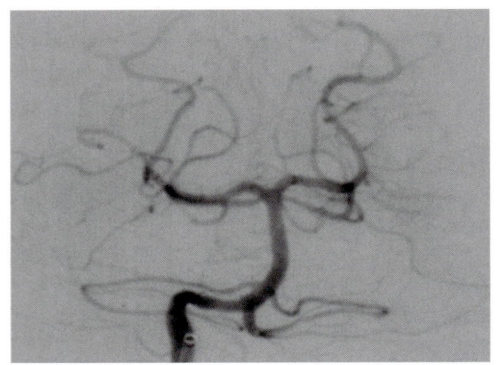

图19.3i 左侧PCA和基底动脉的完全血运重建。

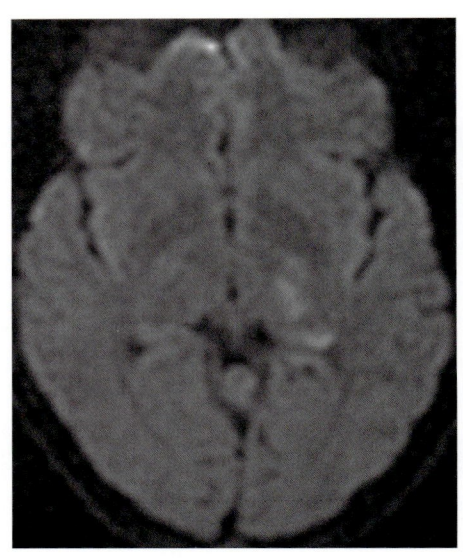

图19.3j 机械取栓后48小时的磁共振成像,出院时NIHSS评分0分。

19 后循环机械取栓

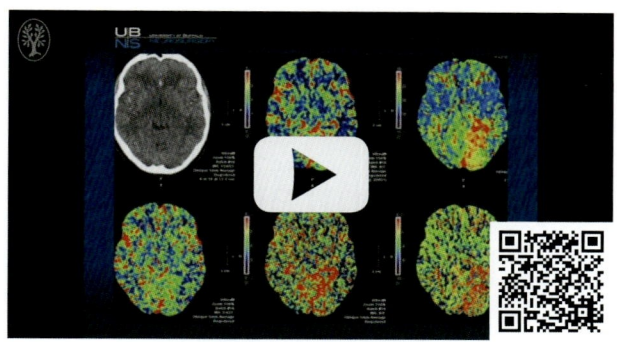

视频 19.3　急性大脑后动脉闭塞的机械取栓。

手术过程

患者全麻下通过右侧股动脉通路急诊行脑血管造影和血管内机械取栓。术中未予肝素。

器械清单

- 股动脉通路。
  - 微创穿刺套件。
  - 6F 鞘。
- 0.035 英寸导丝。
- Benchmark 071 导引导管（Penumbra）。
- 0.027 英寸 velocity 微导管（Penumbra）。
- 0.014 英寸 Synchro 2 微导丝（Stryker）。
- 4 mm×40 mm Solitaire 取栓支架（Medtronic）。
- 6F AngioSeal 经皮血管封堵装置。

器械说明

年轻患者的血管条件较好，进入后循环相对简单。在该年轻患者中，6F 股动脉鞘和 Benchmark 导引导管可建立足够的椎动脉（VA）通路。导引导管被推进到 VA 的 V3 段。路图下在基底动脉内推入三轴系统（再灌注导管、微导管和微丝）。微导管在左侧 PCA 的 P3 段进一步向前推进。取栓支架主要部署在 PCA 以覆盖血栓。在回撤取栓支架之前，抽吸导管推进至 BA 的远端。单次支架取栓足以实现完全的血运重建。

提示、技巧和避免并发症

- PCA 近端的永久性闭塞可能导致严重的神经功能障碍，包括丘脑和中脑卒中。
- 最近的一项多中心研究（J Neurosurg. 2018;12:1-10.）包括 100 例后循环大血管闭塞患者；研究者认为成功的再灌注是 90 天内良好预后的有力预测因素，选择 ADAPT 作为一线治疗策略可显著提高完全再灌注率，并缩短手术时间。
- 近端（P1~P2）PCA 闭塞应被视为大血管闭塞，如果有指征，应采用机械取栓进行治疗。

20 机械取栓及颅内动脉支架/血管成形术
Mechanical Thrombectomy with Intracranial Stenting/Angioplasty

Kunal Vakharia, Muhammad Waqas, Adnan H. Siddiqui, and Elad I. Levy

概 述

动脉粥样硬化狭窄可能是急性缺血性卒中的潜在原因。在美国，有 8%~10% 的缺血性卒中可归因于颅内动脉粥样硬化病（ICAD），这导致了每年新增近 8 万例卒中病例。这些斑块产生的病理生理学与颅外脉管系统中的斑块相似。继发于斑块破裂或出血的狭窄部位血栓形成或渐进性闭塞斑块生长可导致急性缺血性大血管闭塞。ICAD 往往影响大脑中动脉（MCA）和颈内动脉（ICA），尽管近 40% 的 ICAD 相关卒中发生在后循环。虽然抗血小板治疗的药物治疗被证明是一种良好的一线治疗，但在急性大血管闭塞的情况下，干预需要谨慎，而对潜在狭窄进行干预可能是必要的。

机械取栓及颅内动脉支架/血管成形术的证据

- 荷兰急性缺血性卒中血管内治疗的多中心随机临床试验显示，干预后 90 天的功能独立性[改良 Rankin 量表（mRS）评分，0~2 分]的绝对差异为 13.5 个百分点（95% CI，5.9~21.2）（32.6% vs.19.1%）。
- 前循环近端闭塞小核心梗死灶血管内治疗试验（ESCAPE）结果表明，53% 的患者血管内干预 90 天预后良好（mRS 评分 0~2 分），统计学上优于对照组，对照组仅有 29% 的患者预后良好。
- Solitaire 支架取栓治疗急性缺血性卒中（SWIFT PRIME）是一项包含 39 个中心的国际随机试验，表明血管内治疗在 90 天内良好结局（mRS 评分 0~2 分）中有显著的益处，$P<0.001$。
- 椎动脉或颅内动脉中症状性动脉粥样硬化病变的支架置入术（SSYLVIA）30 天卒中发生率为 7.2%，延迟性卒中发生率为 10.9%，改善了支架术和积极的药物治疗以预防颅内狭窄复发性卒中（SAMMPRIS）的结果。
- 2017 年，Yi 等人[1] 连续评估了 12 例需要球囊辅助或支架辅助血管成形术进行 ICAD 的大血管闭塞患者，12 例患者中有 11 例成功再通且 mRS 评分<2 分。

适 应 证

术前影像学可以指导急性缺血性卒中（ICAD）患者的治疗计划。影像学上伴随狭窄的指征可能提示潜在的 ICAD，可以提醒医生需要考虑进行血管成形术或支架置入术以治疗顽固性疾病。影像学显示受累血管壁钙化、长段闭塞或动脉粥样硬化的临床危险因提示机械取栓后可能还需要进行血管成形术或支架植入术。最佳干预程度大部分取决于受累血管的可及性和管径。在急性情况下，血管成形术的优势在于干预前不需要抗血小板治疗，尽管在这种情况下球囊过大也会引发复杂的风险。血管成形术在扭曲的血管解剖部位也可能是首选，它提供了一种更简便的方案快速对受累皮质进行再灌注。至少在短期内，继发于 ICAD 和夹层的顽固性血栓和持续闭塞最好通过支架置入术治疗来维持血管的通畅。

神经血管解剖

ICAD 几乎累及所有颅内大血管。最常见的颅内大血管受累依次为 MCA(33.9%)、ICA(20.3%)、基底动脉(20.3%)和椎动脉(19.6%),其次为其他颅内血管(5.9%)。MCA 通常分为 4 个部分:M1,从起点到岛叶分叉处;M2,岛叶段,形成发夹结构转向岛盖部;M3,Sylvian 裂隙内的岛盖分支;M4,半球凸面上从 Sylvian 裂缝中延伸的分支。M1 段和近端 M2 段常参与 ICAD 和大血管闭塞病变的发生。术前影像学检查有助于根据受累血管的口径来规划可能的干预。

在后循环中,如果对侧椎动脉足够供应后循环,这种椎动脉大血管闭塞可能不需要紧急干预。若基底动脉处的大血管闭塞并伴有潜在的狭窄,由于附近有丰富的穿支通过,这可能需要进行血管成形术而不是支架置入。

围手术期药物处理

接受紧急支架置入的患者需要接受阿司匹林(每日 325 mg)和替格瑞洛(每日 90 mg)双重抗血小板治疗。在紧急情况下,通常在支架放置前 30 分钟给予阿司匹林 650 mg 负荷剂量和替格瑞洛 180 mg 负荷剂量。在急性缺血性卒中给予组织纤溶酶原激活剂(tPA)的情况下,在决定给予双重抗血小板药物的负荷剂量时,了解症状性颅内出血升高的风险很重要。在这种急性情况下,血管成形术可能是首选。

如果不使用 tPA,则以体重为基础静脉注射肝素,使活化凝血时间(ACT)达到 250～300 秒,可限制血栓栓塞并发症。在穿过狭窄病变前给予肝素可以限制狭窄近端血栓的形成。对于手术过程中的急性血栓形成,可在术中使用糖蛋白(GP)Ⅱb/Ⅲa 抑制剂(例如依替巴肽)。

如果在不植入支架的情况下进行 ICAD 血管成形术,患者应在术后开始服用阿司匹林(每天 325 mg)和氯吡格雷(每天 75 mg)。

具体技术和关键步骤

IAD 的亚满意血管成形术倾向于选择次级尺寸的非顺应性球囊以便在充盈球囊时实现合适的压力和控制(图 20.1、图 20.2,视频 20.1、视频 20.2)。

(1) 将 6F、8F 或者 9F 的血管鞘插入股动脉。

(2) 股动脉造影证实没有夹层等异常之后,将导引导管在 0.035 英寸的弯头导丝引导下推进至主动脉弓。在荧光透视指引下这一操作。

(3) 该导引导管继续向远端进入颈内动脉。该导管可以在造影导管和 0.035 英寸的导丝同轴支撑下向前推进。

(4) 脑血管造影以获取颅内血管构筑的基线影像(视频 20.1、视频 20.2)。

(5) 在路图指引下,将抽吸导管、微导管和微导丝的三轴系统超选进入颅内血管,进入闭塞部位。

(6) 微导丝首先穿越病灶,微导管随之跟进并进行手推造影。

(7) 然后将支架捕获其释放与闭塞部位的远端并覆盖其全程。

(8) 采用 Solumbra 技术,将抽吸导管推送至释放的支架捕获器并将两者同时撤出导引导管。

(9) 取栓的尝试可以进行三次。如果狭窄仍存在,就有必要进行血管成形术了(视频 20.1、视频 20.2)。

(10) 在路图指引下,将装载有非顺应性球囊的微导丝穿越狭窄节段。

(11) 球囊的选择。

a. 非顺应性球囊(Gateway,Stryker,Sprinter,Medtronic;Maverick,Boston Scientific)——用于 1 mm 以下的病灶,可用于 2～3 mm 的 MCA 或基底动脉尺寸的血管,充盈至命名压 4 atm 以下。

b. 顺应性球囊(Scepter,Microvention)——如需考虑存在软斑,用于靠近分支部位的病变。

c. 微顺应性冠脉球囊——用于 1.25 mm 或 1.5 mm 的血管,可通过压强和球囊直径的关联,来进行次全的血管成形术。

(12) 如果没有使用 tPA,则进行系统肝素化,将 ACT 维持在 250～300 秒。

(13) 将球囊连接充盈器后以每分钟 1 atm 的速度充盈球囊直至命名压,然后以 15 秒 1 atm 的速度进行球囊泄压。

(14) 如果狭窄较为顽固,将球囊撤出并保留微导丝跨越病变节段。

(15) 将 Wingspan 支架(Stryker)装载于微导丝上并在路图指引下推送至病变部位(图 20.1、图

20.2，视频 20.1、视频 20.2）。

（16）在高倍放大的路图指引下，将 Wingspan 支架释放在病变的大血管处。保持微导丝通路，复查造影评估再通效果（图 20.1、图 20.2，视频 20.1、视频 20.2）。

（17）复查终末造影后将微导丝和导引导管撤出体外。

器械选择

在笔者的实践中，以下是用于机械取栓和颅内动脉成形术或支架术的常用器械装置或套装。

- 6F、8F 或 9F 血管鞘。
- 8F 导引导管（如 Neuron MAX，Penumbra；FlowGate，Stryker）。
- 0.035 英寸导丝（Terumo）。
- 5F 中介导管——诊断性超选导管（Vitek）。
- 中间导管（0.068 inch 抽吸导管，如 Sofia Plus，Microvention）。
- 微导管（Velocity，Penumbra；Marksman，Medtronic）。
- Synchro 2 微导丝（Stryker）。
- 非顺应性球囊（如 Gateway 或者 Sprinter 球囊，Medtronic）。
- Wingspan 支架。
- 持续的肝素化滴注。

注意点

- 在使用 tPA 的情况下，次全血管成形术优于急性颅内支架植入术。
- 使用交换导丝是有帮助的。大多数的非顺应性球囊为非快速交换型。交换导丝有助于外科医生维持远端通路，尤其是紧急情况下需要快速植入支架时。
- 支架尺寸应比近端正常管径小 0.5 mm（图 20.1、图 20.2，视频 20.1、视频 20.2）。这是为了防止过度充盈或颅内出血。
- 如果狭窄和卒中的原因是夹层，那么单纯支架植入就足够了，无须血管成形术。

参考文献

[1] Yi TY, Chen WH, Wu YM, et al. Special endovascular treatment for acute large artery occlusion resulting from atherosclerotic disease. World Neurosurg. 2017;103:65-72.

| 病例概览 | 病例 20.1　亚急性颈内动脉闭塞：乙酰唑胺负荷试验提示脑储备不足 |

- 47 岁女性，因右侧面部一过性麻木、右上肢感觉异常和口齿不清而到急诊就诊。神经系统功能检查时所有症状消失。初始 NIHSS 评分为 0 分。既往偏头痛病史。
- CT 平扫正常。磁共振成像显示左侧额叶小范围急性卒中。CTA 显示左侧颈内动脉（ICA）闭塞。CT 灌注显示左侧 ICA 供血区灌注受损。
- 入院并给予肝素滴注 48 小时。在此期间，患者有类似症状的间歇性发作。
- 乙酰唑胺给药前后的 CT 灌注显示左侧大脑半球储备较差。

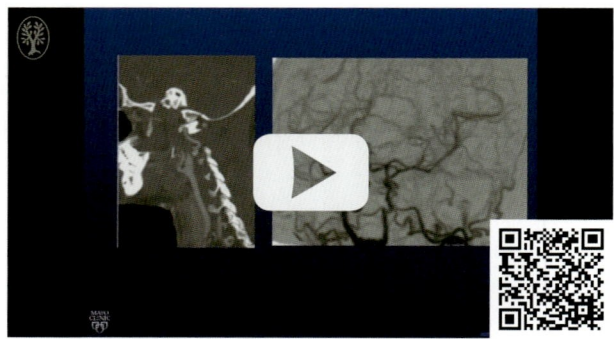

视频 20.1　亚急性颈内动脉夹层/闭塞的支架血运重建。

20 机械取栓及颅内动脉支架/血管成形术

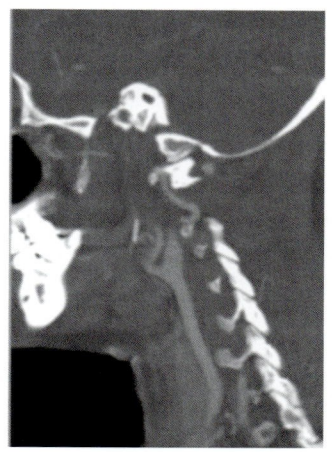

图 20.1a 颈部 CTA 显示左侧颈内动脉（ICA）闭塞。

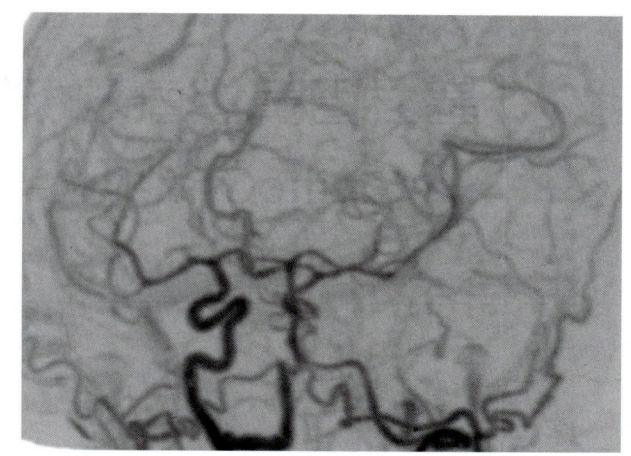

图 20.1b 头部 CTA 显示左侧 ICA 闭塞和"充足的侧支循环"。

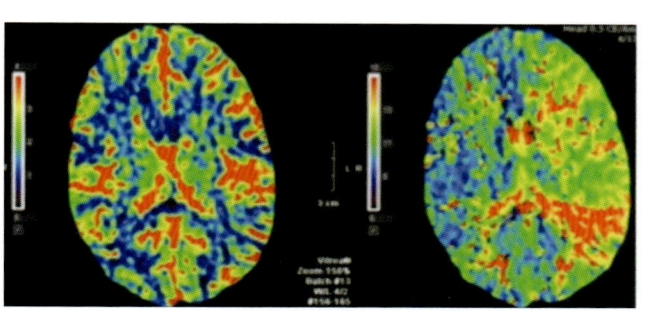

图 20.1c 初始 CT 灌注显示左侧大脑半球达峰时间略有增加。

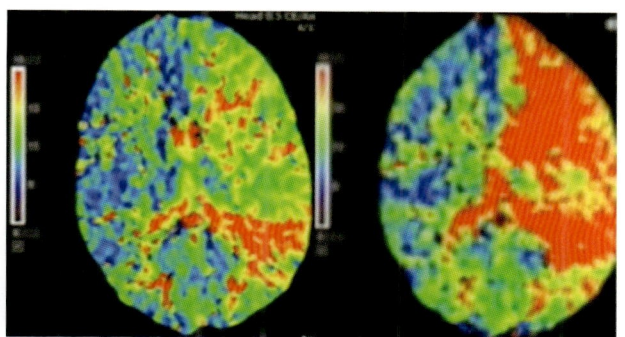

图 20.1d 乙酰唑胺激发前后 CT 灌注。

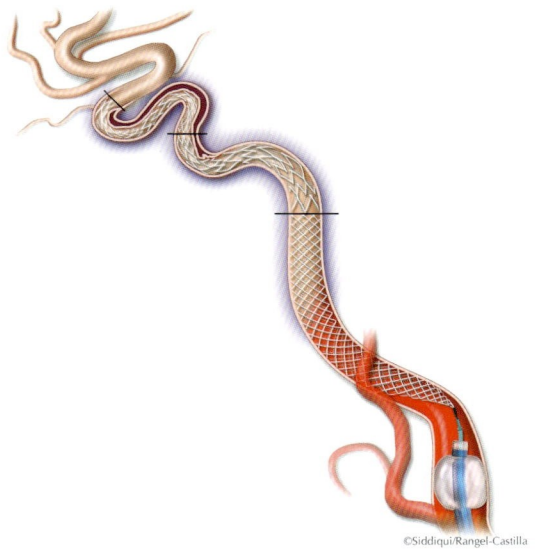

图 20.1e 左侧 ICA 血管内脑血运重建和支架重建的示意图。

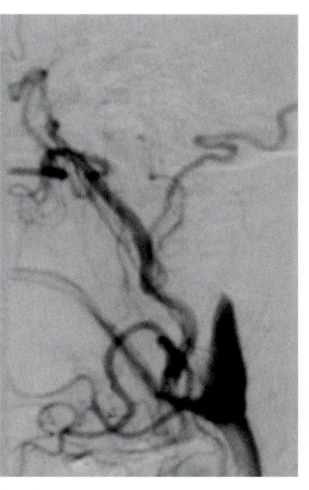

图 20.1f 脑血管造影显示左侧 ICA 闭塞/夹层。

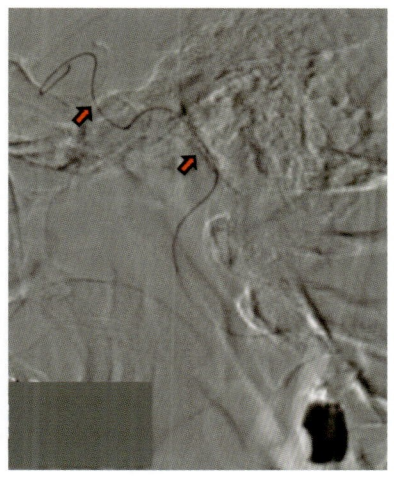

图 20.1g 微导丝检查远端时球囊导引导管阻断血流（箭头）。

171

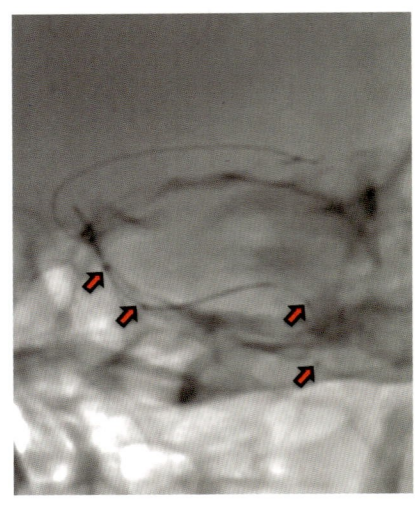
图 20.1h 第一个 Wingspan 支架展开。

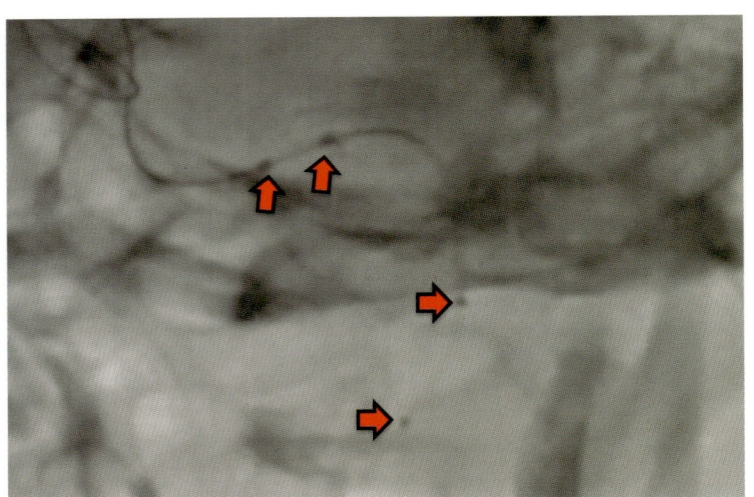
图 20.1i 第二个 Wingspan 支架展开。

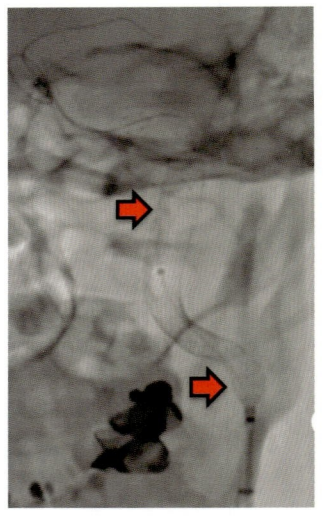
图 20.1j 颈动脉支架释放。

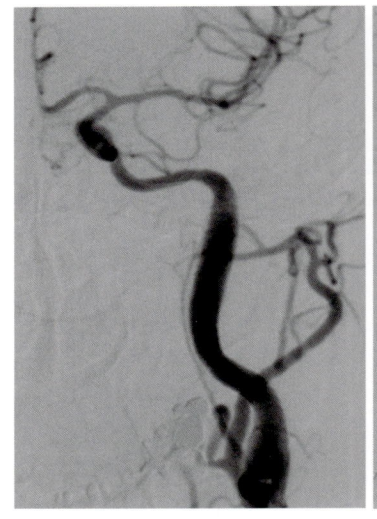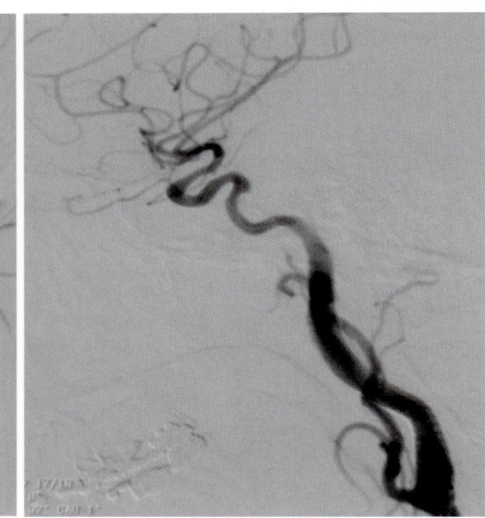
图 20.1k 完成左侧 ICA 血运重建。

手术过程

患者行脑血管造影和左侧 ICA 闭塞的血管内重建。手术前晚，予以 650 mg 阿司匹林和 600 mg 氯吡格雷。手术在镇静下通过股动脉通路进行。术中给予 5 500 单位的肝素，直到活化凝血时间达到或超过 250 秒。患者在手术后每天继续服用 350 mg 阿司匹林和 75 mg 氯吡格雷。

器械清单

- 股动脉通路。
  - 微创穿刺套件。
  - 9F 鞘。
- 0.038 英寸导丝。
- 9F 同轴球囊导管（Concentric Medical）。
- Vitek 导管（Cook Medical）。
- 068 MAX ACE 再灌注导管（Penumbra）。
- 0.027 英寸 velocity 微导管（Penumbra）。
- 0.014 英寸 Synchro 2 微导丝（Stryker）。
- 4 mm×40 mm Solitaire 取栓支架（Medtronic）。
- 3.5 mm × 20 mm Wingspan 颅内支架（Stryker）。
- 3.5 mm × 30 mm Wingspan 颅内支架（Stryker）。
- 8 mm × 39 mm 颈动脉支架（Boston Scientific）。
- 8F AngioSeal 经皮血管封堵装置。

器械说明

该患者因亚急性 ICA 闭塞而出现短暂性脑缺血发作,很可能继发于夹层。患者在急诊室无症状,最初接受了抗凝治疗。然而,其症状再次出现,故选择通过支架血管成形术进行血运重建。在血流阻断条件下,先通过微导丝在 ICA 中评估夹层部的通畅性和位置,发现夹层位于 ICA 海绵窦段。成功超选通过夹层进入远端血管真腔后,将支架从 ICA 海绵窦段放置到颈动脉分叉处。我们使用了几个不同直径的颅内支架（Wingspan）和两个颈动脉支架来实现整个 ICA 的充分血运重建。

提示、技巧和避免并发症

- 颈动脉狭窄或夹层可导致慢性或亚急性症状性 ICA 闭塞。有症状的慢性 ICA 闭塞的血管内重建可能具有挑战性,因此首选颅外-颅内搭桥术。
- 亚急性症状性 ICA 闭塞常根据数字减影血管造影显示的"火焰状"外观诊断。血管内重建应在血流阻滞下进行,以防止医源性颅内栓塞。使用微导丝"探查"动脉管腔,直至超选至真腔。然后用支架处理夹层病变。可通过"望远镜方式"安装多个支架。
- 在支架输送过程中,在 ICA 中放置一根中间导管,供经常抽吸碎屑和（或）血栓。
- 并非所有亚急性 ICA 闭塞都需要血管内治疗,一些病例可通过抗凝治疗。

病例概览 | 病例 20.2 大脑中动脉闭塞：亚满意血管成形术和颅内支架置入术

- 76 岁男性,因构音障碍和进行性左侧肢体无力至急诊就诊。神经系统功能检查：患者易激惹,可定向,左侧面部下垂,左侧偏瘫。既往高血压、冠状动脉疾病;既往短暂性脑缺血发作和继发于颅内血管狭窄的卒中病史。服用阿司匹林和氯吡格雷已超过 3 年。本次就诊前 6 个月进行了亚满意血管成形术。
- CT 平扫正常。CTA 显示右侧大脑中动脉（MCA）狭窄较前加重。

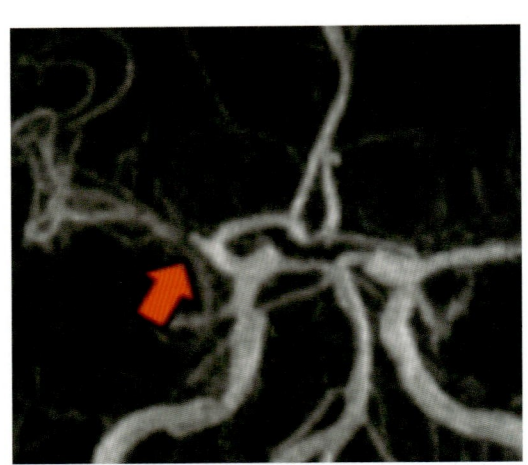

图 20.2a 头部 CTA 示右侧 MCA 重度狭窄。

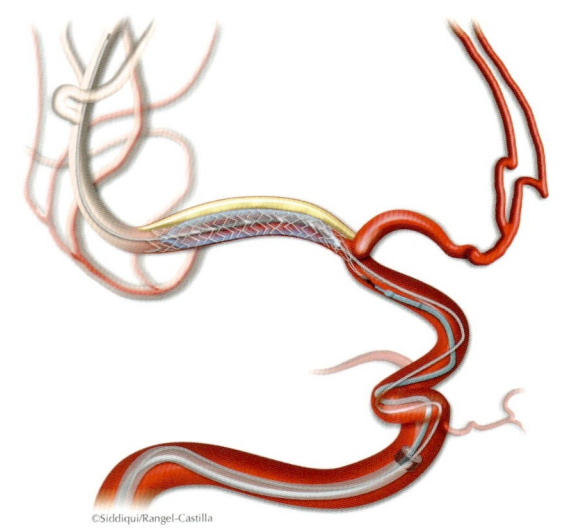

图 20.2b 重度 MCA 狭窄使用亚满意血管成形术和颅内支架置入术进行血管内治疗的示意图。

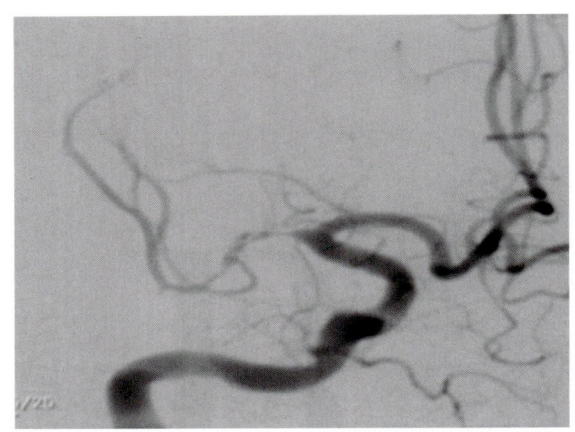

图 20.2c 脑血管造影显示右侧 MCA 近全闭塞。

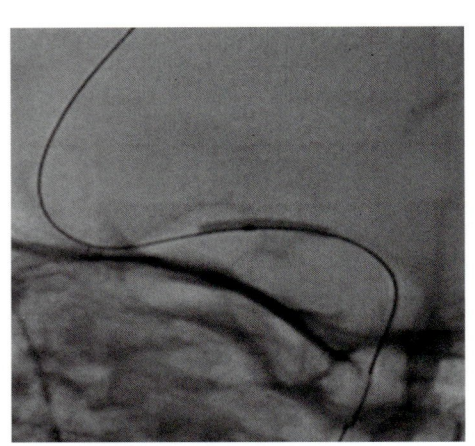

图 20.2d 球囊扩张血管成形术。

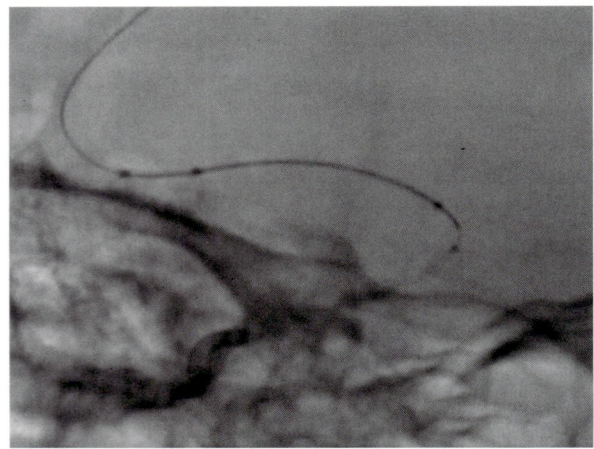

图 20.2e 颅内支架。

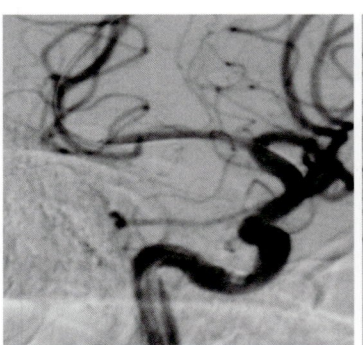

图 20.2f MCA 完全血运重建。

20 机械取栓及颅内动脉支架/血管成形术

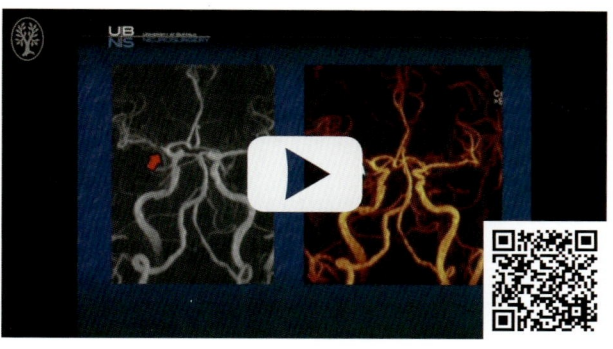

视频 20.2 颅内支架置入术治疗复发的症状性颅内血管狭窄。

手术过程

患者行脑血管造影和右侧 MCA 重度狭窄的血管内治疗，进行亚满意血管成形术和颅内支架置入术。该手术是在镇静下通过股动脉通路进行的。术中给予 5 000 单位的肝素，活化凝血时间达到 250 秒。术后每天继续服用 350 mg 阿司匹林和 75 mg 氯吡格雷。

器械清单

- 股动脉通路。
  - 微创穿刺套件。
  - 8F 鞘。
- 0.038 英寸导丝。
- Neuron MAX 088 导引导管（Penumbra）。
- 0.027 英寸 Velocity 微导管（Penumbra）。
- 0.014 英寸 Synchro 2 微导丝（Stryker）。
- 2 mm×15 mm Gateway 血管成形球囊（Stryker）。
- 3.5 mm×30 mm Wingspan 颅内支架（Stryker）。
- 8F AngioSeal 经皮血管封堵装置。

器械说明

该患者有复发的重度症状性右侧 MCA 狭窄，药物治疗和亚满意血管成形术效果不佳。进一步成像显示 MCA 几乎完全闭塞；需要再次进行血管成形术和颅内支架置入术。经 6F 导引导管进入颈内动脉；在路图下首先进行了亚满意血管成形术，然后进行了支架放置。Wingspan 是用于颅内动脉粥样硬化疾病的最常见的颅内支架。支架直径为 2.5～4.5 mm，长度包括 9 mm、15 mm 和 20 mm。支架自膨胀到标记直径的 3～4 mm（例如，3.0 mm 膨胀至 3.4 mm）。Winsgpan 具有与其他颅内支架不同的输送系统；因此，操作者应熟悉准备和释放的过程，以防止技术错误（错位，支架扭结，血管穿孔）。

提示、技巧和避免并发症

- 用于预防颅内狭窄复发性卒中的支架置入和积极药物管理（SAMMPRIS）试验的早期结果显示，到 30 天时，支架植入组 224 例患者中 33 例（14.7%）和药物治疗组 227 例患者中 13 例（5.8%）的患者发生死亡或卒中。结论认为，积极的药物管理优于支架置入术，支架置入后早期卒中的发生风险更高，单独采用积极的药物治疗的卒中发生风险低于预期[N Engl J Med. 2011;365(11):993-1003]。
- SAMMPRIS 试验中对接受颅内支架置入术患者围手术期卒中的详细分析表明，围手术期卒中有多种原因，最常见的是穿支闭塞（13 例）。其他原因包括栓塞（4 例）和支架内闭塞（2 例）。出血性并发症包括脑实质内（7 例）和蛛网膜下腔出血（6 例）[Stroke. 2012;43(10):2682-2688]。
- 对于那些对积极药物治疗无效和在亚满意血管成形术后复发的狭窄症状患者，颅内支架置入术仍然是一个很好的选择。
- 支架置入术和血管成形术的替代方法是颅外-颅内动脉搭桥术。

21 前循环机械取栓及颅外动脉支架/血管成形术

Anterior Circulation Mechanical Thrombectomy with Extracranial Stenting/Angioplasty

Gary B. Rajch and Leonardo Rangel-Castilla

概 述

据估计，在大血管闭塞（LVO）导致的急性缺血性卒中（AIS）病例中，有15%发生了累及颈内动脉的急性闭塞合并ICA末端或大脑中动脉的颅内血栓栓塞。这种串联病变难以进行血管内管理，且对静脉组织纤溶酶原激活剂（tPA）反应不佳。串联病变的预后通常比单一颅内病变差，并与症状性颅内出血（ICH）的更高的发生率相关，一项小型系列研究报告此病变后有症状的ICH发生率为22%，90天死亡率为39%。

与单独的颅内闭塞相比，串联闭塞呈现出一种困难的病理，它关联着增高的发病率和死亡率。通常，颅外闭塞是动脉粥样硬化斑块伴或不伴血栓的结果；然而，夹层也是一个可能的原因。目前有两种治疗串联闭塞的技术：①顺行支架置入术联合取栓术；②颅内血栓切除术联合逆行支架置入术。本专题描述了在颅外串联闭塞或颈总动脉（CCA）/ICA闭塞并发急性颅内闭塞的情况下使用这两种技术。血管穿孔和再灌注出血是与这些技术相关的两个主要问题。根据不同患者选择不同技术有助于最大限度地降低风险。

适 应 证

机械血栓切除术和颈动脉支架置入术适用于ICA颈部闭塞和LVO（ICA或MCA的M1、M2分支）导致NIHSS评分＞6分的急性缺血性卒中。应在出现症状后6小时内进行干预，或者在患者灌注成像显示大的半暗带，很少或没有缺血核心时。头颈部血管的CT血管造影对于诊断串联闭塞和计划治疗是必要的。我们更倾向于支架置入术而不是单独的血管成形术，以防止再狭窄和持续栓塞；但是，支架植入手术必须与抗血小板治疗方案相结合。

神经血管解剖

ICA通常起源于C3-C4或C4-C5椎体水平的CCA，可以低至T2，高至C1。ICA的岩部向前向内侧延伸到裂孔区域，再向上移动到海绵窦，产生虹吸管，然后从远端硬脑膜环延出。ICA末端分岔为大脑前动脉第一段（A1）和MCA第一段（M1）。M1段（直径4~5mm）有附属分支和重复分支，进入基底神经节的穿支（即豆纹动脉）起源于M1的上表面，使用微丝时应注意避免无意中触到这些穿支。MCA在外侧裂底部附近再次分叉（有时是三叉），下支继续延至颞顶区的M3和M4段。而M2上支在前上方移动，延至Broca区和机动区的M3和M4段。急性缺血性卒中患者可能存在严重的颅内动脉粥样硬化疾病（ICAD）。血栓也可以在这些疾病部位形成。此外，一些患者可能会因灌注不足而出现ICAD狭窄症状，这些症状可以反映急性缺血性卒中的发生；但是这种情况通常不需要取栓。在这些病例中，手术或血管内血运重建联合血管成形术或搭桥是必要的。

围手术期药物处理

顺行支架置入术联合取栓术和颅内取栓后逆行

支架置入术通常在患者清醒、少量镇静或不镇静的情况下进行。通常情况下，患者应已接受 tPA 治疗，且禁止进一步使用抗凝或抗血小板药物。术前给予阿司匹林（650 mg）和氯吡格雷（600 mg）或替格瑞洛（180 mg）。

具体技术和关键步骤

（1）在操作台上组装好所有必要的导管并连接肝素化滴注。在造影操作台上同轴排列。

（2）建立股动脉通路，如有可能，采用微创穿刺套件。置入 6F 或 8F 血管鞘。荧光透视下观察微导丝与股骨头的恰当位置关系后，再采用更大尺寸的血管鞘。如需使用 8F 鞘，应使用一个 6F 的扩张器进行过渡。在使用球囊导引导管时，8F 血管鞘是有必要的。

（3）9F 双阀导引鞘（90 cm）、中间导管（如 VTK 125 cm 诊断导管，Cook Medical）和导丝（如 Glidewire Advantage 180 cm，Terumo）同轴置入颈总动脉。

（4）先在颈总动脉进行诊断性的数字减影血管造影（DSA），然后在路图下降导引导管推进至颈内动脉（图 21.1、图 21.2，视频 21.1、视频 21.2）。

（5）确认颅外闭塞段并建立工作角度路图。

（6）如果颅外血管闭塞且远端血流缺失，可以先通过导引导管或中间导管进行轻柔抽吸，再将微导管穿越闭塞段（视频 21.1、视频 21.2）。

（7）如果微导管无法穿越狭窄/闭塞的颅外病变节段，球囊扩张成形术可能就有必要了。这可以在球囊导引导管阻断血流后进行。一旦跨越病变节段就可以进行微导管造影，以确定支架覆盖的长度（视频 21.1、视频 21.2）。

（8）然后将支架引导跨越狭窄或闭塞部位并在荧光透视下释放。如果支架植入后狭窄仍有残留，可以进行球囊后扩血管成形术（图 21.1、图 21.2，视频 21.1、视频 21.2）。

（9）进行颅内血管的正位和侧位造影，以明确颅内血管的闭塞部位。

（10）将组装好的包含大口径抽吸中间导管（如 Sofia 或者 Sofia Plus，Microvention；5 MAX 或者 64 抽吸导管，Penumbra）、0.027 英寸微导管（Headway，Microvention；Velocity，Penumbra；Marksman，Medtronic）以及 0.014 英寸微导丝三轴系统插入导引导管中。在荧光透视下，微导丝和微导管跟随中间导管向前推进至颅内血管闭塞处，但不越过，靠近血栓的时应当注意系统蓄积的任何张力。此时可以采用直接抽吸后穿越技术（ADAPT）或者支架捕获技术（视频 21.1、视频 21.2）。

（11）当使用取栓支架时，有些医生会在中间导管持续负压抽吸下将微导丝穿越病灶。如需使用取栓支架，任何情况下都必须将微导丝和微导管配合穿越病灶。撤出微导丝后进行微导管造影以确认远端血管床的通畅性。

（12）然后根据目标血管选择合适尺寸的取栓支架。4 mm 支架通常足以应对 M1 及其远端血管。长段血栓可以选用更长的支架。

（13）将装置送入扭控止血阀并连接滴注。然后转载进入微导管。安全标志之后应当在荧光透视下推送支架。微导管位置固定，将支架推送出导管头到达血栓的远端。理想的位置是将血栓置于取栓支架的中间到近端（图 21.1、图 21.2，视频 21.1、视频 21.2）。

（14）支架释放 3 分钟后，有些医生会复查造影以评估再通情况。锁定支架，回撤微导管。3~5 分钟后将大孔径的抽吸中间导管连接负压抽吸，缓慢回撤取栓支架进入中间导管。对于颈动脉颅外段植入过支架的患者，取栓支架的回收必须在荧光透视下进行。观察确认取栓支架没有被颈部支架卡住。虽然概率不高，但理论上是可能的。

（15）检查取栓支架上的血栓。复查造影以明确是否有造影剂外渗或者需要再次取栓。持续负压抽吸下撤出中间导管并检查是否有血栓。导引导管也应当使用 2 枚大的注射器（30 mL）进行抽吸。

（16）复查造影。如果血栓已经取出并且血流再通达 TICI 2b 级或 3 级以上，结束手术，检查患者的神经功能状况。如果血栓还在，应当考虑再次取栓（视频 21.1、视频 21.2）。

（17）撤出导引导管后复查颈总动脉造影和股动脉造影（如果之前没有做过的话），后者用于选择闭合装置（如 Angioseal，Terumo）。

（18）如果患者情况稳定而且需要评估侧支代偿的更多信息，可以做完整的全脑血管造影。

器械选择

在我们的实践中，以下是前循环机械取栓和颅外支架/血管成形手术中常用的套装和装置。

- 21-gauge 微穿刺包，Cope Mandril wire（Cook Medical），6F 扩张器，6F 或 8F 血管鞘。
- 导引导管或球囊导引导管（如 90 cm Neuron MAX 导引导管，Penumbra；6F Flexor Shuttle，Cook Medical；9F Moma 双球囊导引导管，Medtronic）。
- 中间导管（如 Vitek 125 cm 5F 导管）。
- 0.035 英寸导丝（如 180 cm Flidewire Advantage）。
- 大孔径抽吸导管（如 Sofia 或 Sofia Plus；5 MAX 或 64 抽吸导管）。
- 0.027 英寸微导管（例如：Headway；Marksman；Velocity）。
- 0.014 英寸微导丝（如 Synchro 2 标准或软导丝，Stryker）。
- 抽吸管或大的抽吸注射器。
- 持续的肝素化滴注。
- 取栓支架（如 Trevo，Stryker 或 Solitaire，Medtronic）。
- 球囊血管成形导管（如 Viatrac Peripheral Dilatation Cathter，Abbott Vascular）。
- 闭环颈动脉支架（如 Wallstent，Boston Scientific）。

注意点

- 如果是串联病变而且颈动脉支架是有必要的，我们倾向于先做颈动脉支架，再治疗颅内血栓（如近端到远端的重建）（视频 21.1、视频 21.2）。如有可能，在使用取栓支架之前，将导引管跨越颈部支架，以避免对新植入支架的扰动。或者使用 ADAPT 技术。
- 为了匹配血管有时需使用锥形支架；良好的贴壁性是预防远期栓塞的关键。
- 急性卒中时，我们倾向于选用小网眼的闭环支架来压住不稳定斑块。
- 如果微导管造影发现长段狭窄或夹层，可以使用串联支架。
- 导引导管进入迂曲的颈总动脉是比较困难的。在颈总动脉造影确认这种情况时，可以将 0.035 英寸或 0.038 英寸的导丝在颈外动脉成袢以提供更好的支撑。
- 在进行超选跨越血栓时，应当小心并运用解剖知识以确保在管腔内，即使血管造影上可能并不显影。这有助于避免刺破血管。
- 微导丝上的 J 形弯曲有助于血管超选和避免血管穿孔。
- 夹层有时会看起来像血栓。微导管造影有助于鉴别两者。颅底和硬脑膜环是夹层的好发部位。
- 时刻提防再灌注出血。仔细研判 DSA 影像以观察是否存在造影剂外渗或滞留。
- 可以使用球囊导引导管（如 Cello，Metronic）；但通常很硬而且需要更大的血管鞘（9F）。有些大孔径的抽吸导管与之不兼容。
- ADAPT 或支架取栓都可能出现血栓逃逸。如有怀疑应复查造影。如果远端的小血管被堵塞，可以选用更小的抽吸导管（如 3MAX 或 5MAX 导管，Penumbra）。
- M2 远端的血管，其风险效益比开始变得不利于外科干预。如果初始 NIHSS 大于 6 分但血管造影又没发现大血管闭塞（LVO），很有可能是 tPA 把血栓溶解了。
- 再灌注出血和穿孔是前循环机械取栓及颅外动脉支架/血管成形术中最主要的两个风险。球囊导引导管可以临时充盈进行止血。如果血栓取出之前微导管造影发现血管穿孔，可以回收支架入鞘，利用血栓来控制出血。
- 应常规复查 CT 以排除颅内出血（ICH），因为患者接受双联抗血小板治疗，可能还有 tPA。

21 前循环机械取栓及颅外动脉支架/血管成形术

| 病例概览 | 病例 21.1　急性串联闭塞的颈动脉支架置入术和机械取栓术 |

- 56 岁男性，因急性发作的右侧肢体无力和轻偏瘫而被送入急诊。就诊前 2 小时患者开始出现症状。神经系统功能检查：患者可唤醒，但意识模糊，伴有右侧面瘫、左侧眼球歪斜、右侧偏瘫和构音障碍。初始 NIHSS 评分 14 分。既往高血压、高胆固醇血症和双相情感障碍病史。
- CT 平扫正常。CTA 显示左侧颈内动脉（ICA）和大脑中动脉（MCA）完全闭塞。CT 灌注显示左侧大脑半球灌注受损，达峰时间增加。

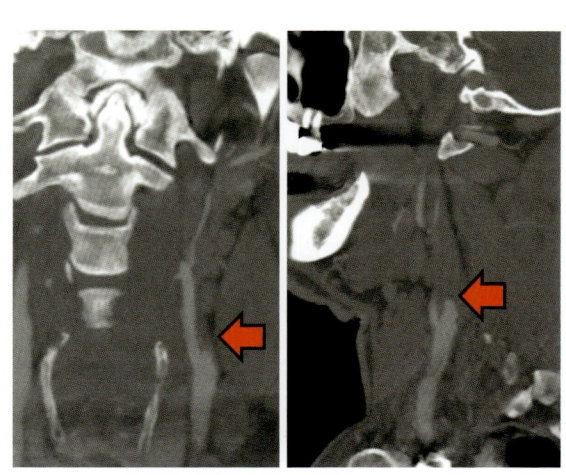

图 21.1a　颈部 CTA 显示左侧 ICA 完全闭塞。

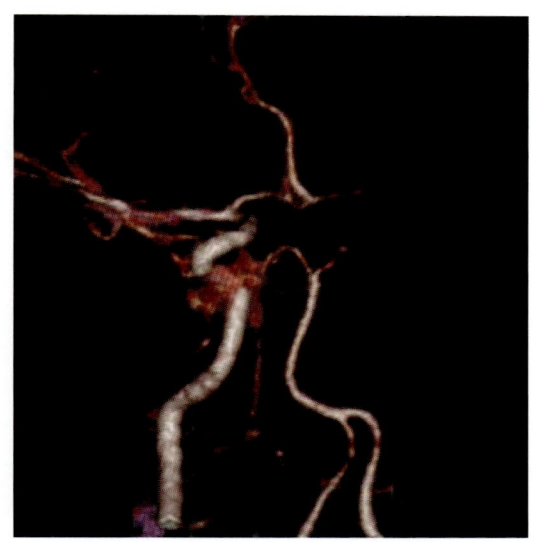

图 21.1b　头部 CTA 显示左侧 ICA 和 MCA 完全闭塞。

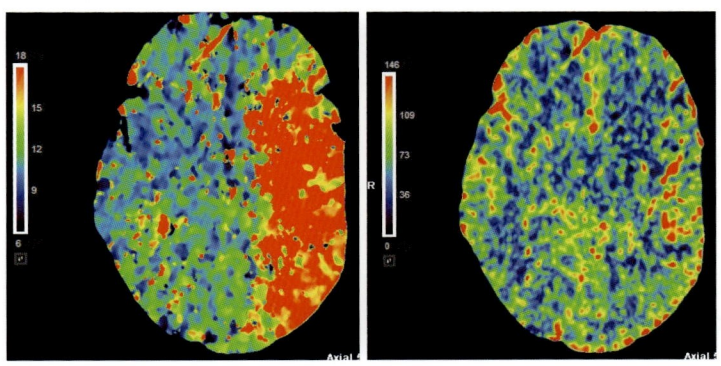

图 21.1c　CT 灌注显示左侧大脑半球灌注受损，达峰时间增加。

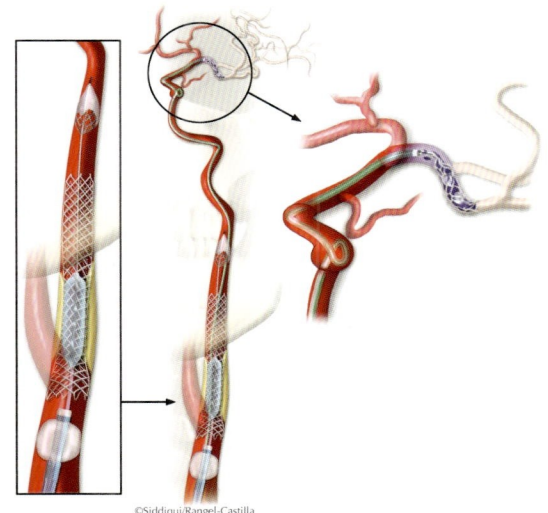

图 21.1d　急性串联闭塞使用球囊导引导管阻断血流后行颈动脉支架置入和机械取栓的示意图。

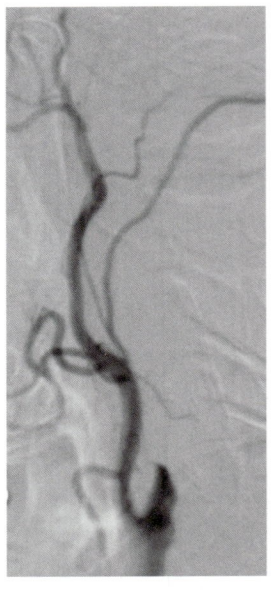

图 21.1e 左侧 ICA 闭塞。

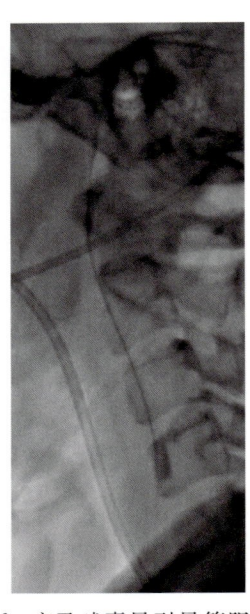

图 21.1f 充盈球囊导引导管阻断血流，并用 0.014 英寸微导丝穿过病变。

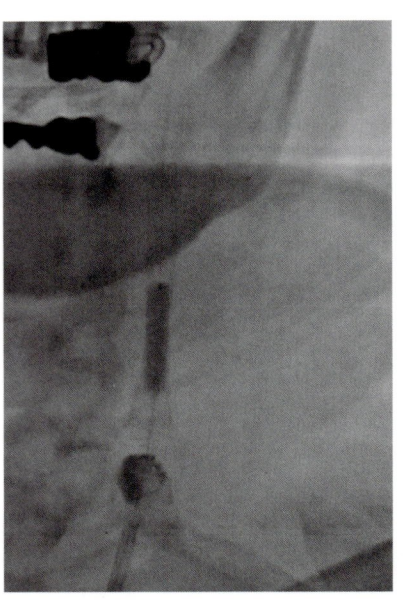

图 21.1g 阻断血流后的支架和球囊血管成形术。

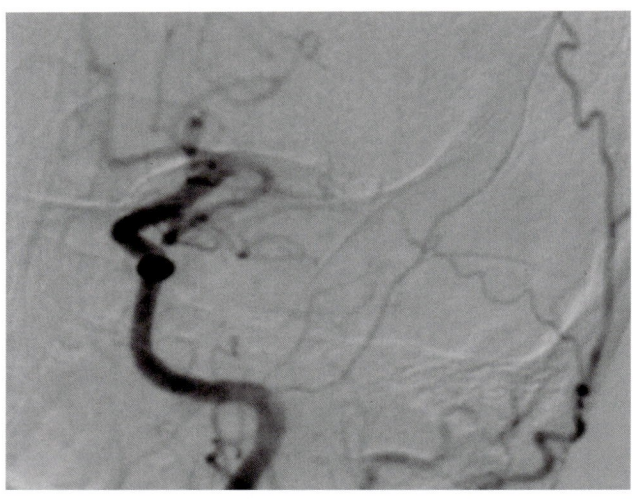

图 21.1h 在 ICA 建立血流后，颅内血管造影显示左侧 MCA 完全闭塞（TICI 分级 0 级）。

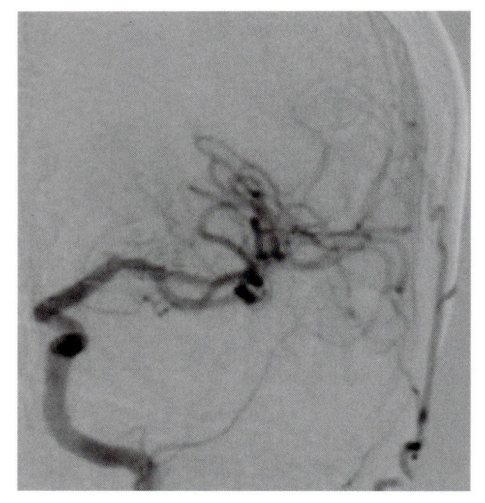

图 21.1i 最终颅内血管造影显示 MCA 完全血运重建（TICI 分级 3 级）。

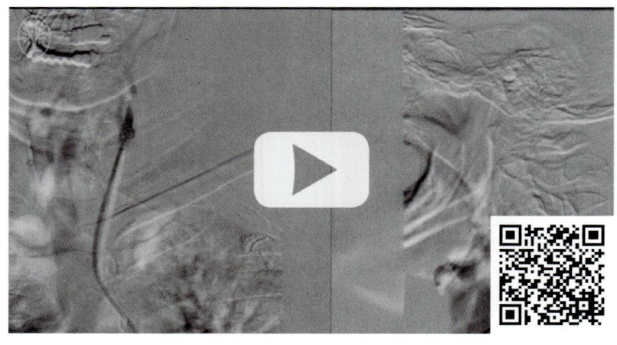

视频 21.1 MCA 和颈段 ICA 急性串联闭塞的血管内治疗。

手术过程

患者在急诊接受了静脉溶栓治疗。进一步影像学检查后，予以阿司匹林（650 mg）和氯吡格雷（600 mg）后，直接转到神经介入科行急诊颈动脉支架血管成形术和大脑中动脉机械取栓术。手术在镇静下通过右侧股动脉通路进行。术中给予 3 000 单位肝素。

器械清单

- 标准股动脉通路。
  - 微创穿刺套件。
  - 7F 扩张器。
  - 9F 鞘。
- 同轴球囊导引导管（Concentric Medical）。
- Vitek 导管（Cook Medical）。
- 0.038 英寸导丝。
- 8 mm × 21 mm 颈动脉支架（Boston Scientific）。
- 4 mm × 20 mm Aviator 球囊（Abbott）。
- 6F 125 cm Sofia Plus 中间导管（Microvention）。
- 0.027 英寸 Velocity 微导管（Penumbra）。
- 0.014 英寸 Synchro 2 微导丝（Stryker）。
- Trevo 4 mm × 30 mm 取栓支架（Stryker）。
- 8F AngioSeal 经皮血管封堵装置。

器械说明

颈动脉和颅内大血管的急性串联闭塞对治疗提出了挑战。通常提倡从近端到远端逐步开通的方法。无论是球囊扩张血管成形术和（或）支架置入术，当 ICA 血流建立后，均可进行颅内机械取栓术。本例治疗中，在穿过狭窄处时使用球囊导引导管阻断血流，从而降低进一步颅内栓塞的风险。颅内机械取栓可以通过直接抽吸（ADAPT）或支架取栓联合抽吸（Solumbra）进行。患者在进行手术过程中服用了双联抗血小板药物；其他替代方法包括替罗非班推注，并维持 24 小时输注。

提示、技巧和避免并发症

- 串联闭塞的治疗存在挑战，但同时使用急性颈动脉支架置入术和机械取栓术可实现较高的再通率。由近端到远端和抽吸方法最常用，具有安全、有效和可行性高的特点［Neurosurg Focus. 2017；42（4）：E16］。
- 对于神经外科医生或神经介入医师来说，在血管内手术之前进行 CTA 阅片非常重要。准备好足够大的导引导管、血管成形用球囊和颈动脉支架很重要。
- 评估颈动脉狭窄的确切长度较难。建议使用大支架（例如 8 mm × 36 mm）来充分覆盖狭窄。不要在血管转弯附近释放支架，这可能会使血管变直并导致支架上方或下方的动脉扭结。

病例概览 | 病例 21.2　串联闭塞（颈内动脉和大脑中动脉）：取栓支架和颈动脉支架成形术

- 52 岁女性，因晨起后出现严重的右侧面部、上肢和下肢无力而至急诊就诊。神经系统功能检查时患者所有症状均消失。初始 NIHSS 评分 12 分。既往高血压、冠状动脉疾病、卒中和心房颤动病史。患者未接受 tPA 静脉溶栓治疗。
- CT 平扫正常。CTA 提示左侧颈内动脉（ICA）和左侧大脑中动脉（MCA）闭塞。CT 灌注显示左侧 ICA 灌注区灌注受损，达峰时间轻度增加。

手术过程

患者接受了脑血管造影和 ICA、MCA 闭塞的血管内治疗。在急诊室,患者接受了 650 mg 阿司匹林和 600 mg 氯吡格雷,为可能的支架植入做准备。该过程是在镇静下通过股动脉通路进行。给予 5 000 单位的肝素,直到活化凝血时间超过 250 秒。患者在手术后每天继续服用 350 mg 阿司匹林和 75 mg 氯吡格雷。

器械清单

- 股动脉通路。
  - 微创穿刺套件。
  - 9F 鞘。
- 0.038 英寸导丝。
- 9F 同轴球囊导管(Concentric Medical)。
- Vitek 导管(Cook Medical)。
- 068 MAX ACE 再灌注导管(Penumbra)。
- 0.027 英寸 Velocity 微导管(Penumbra)。
- 0.014 英寸 Synchro 2 微导丝(Stryker)。
- 4 mm×40 mm Solitaire 取栓支架(Medtronic)。
- 8 mm × 39 mm 颈动脉支架(Boston Scientific)。
- 8F AngioSeal 经皮血管封堵装置。

器械说明

治疗颈动脉串联闭塞时,第一步是建立支撑性足够的血管通路,最好使用大的球囊导引导管。本例治疗中将 9F 同轴球囊导引导管超选并放置在颈总动脉,在血流阻滞下将带有微导管的微导丝推进到 ICA 以评估通畅性。通过微导丝时,C3-C4 水平出现阻力表明存在严重的 ICA 狭窄。微导管超选通过狭窄处建立远端通路。微导管血管造影证实远端 ICA 通畅。然后用颈动脉支架和血管成形术治疗 ICA 狭窄。抽吸导管装入微导管和微导丝后穿过支架,推进入颅内以识别颅内血管闭塞。我们使用 Solumbra 技术(取栓支架+抽吸导管)对 MCA 进行机械取栓。

提示、技巧和避免并发症

- 对于串联闭塞,优先使用支架对近端闭塞进行血运重建,然后通过机械取栓、动脉内溶栓或这些方法的组合进行远端再通。这种方法的围手术期并发症发生率低,并且可以实现极好的血管造影和临床结局[J Neurointerv Surg. 2015;7(3):158-163]。
- 抗凝和抗血小板药物治疗在紧急情况下可能会存在风险。如果存在急性 ICA 闭塞并且预计需要行颈动脉支架置入术,建议以下两种方案:
  -患者在急诊室时,在干预前为患者服用负荷剂量抗血小板药物(阿司匹林 650 mg 和氯吡格雷 600 mg),然后在手术后的第二天每天服用标准剂量[Neurosurg Focus. 2017;42(4):E16]。
  -术中推注 GP Ⅱb/Ⅲa 抑制剂(阿昔单抗或依替巴肽),术后第二天进行 24 小时持续输注和双联抗血小板治疗[Br J Neurosurg. 2017;31(5):573-579]。

手术过程

患者接受了脑血管造影和 ICA、MCA 闭塞的血管内治疗。在急诊室，患者接受了 650 mg 阿司匹林和 600 mg 氯吡格雷，为可能的支架植入做准备。该过程是在镇静下通过股动脉通路进行。给予 5 000 单位的肝素，直到活化凝血时间超过 250 秒。患者在手术后每天继续服用 350 mg 阿司匹林和 75 mg 氯吡格雷。

器械清单

- 股动脉通路。
  - 微创穿刺套件。
  - 9F 鞘。
- 0.038 英寸导丝。
- 9F 同轴球囊导管（Concentric Medical）。
- Vitek 导管（Cook Medical）。
- 068 MAX ACE 再灌注导管（Penumbra）。
- 0.027 英寸 Velocity 微导管（Penumbra）。
- 0.014 英寸 Synchro 2 微导丝（Stryker）。
- 4 mm×40 mm Solitaire 取栓支架（Medtronic）。
- 8 mm × 39 mm 颈动脉支架（Boston Scientific）。
- 8F AngioSeal 经皮血管封堵装置。

器械说明

治疗颈动脉串联闭塞时，第一步是建立支撑性足够的血管通路，最好使用大的球囊导引导管。本例治疗中将 9F 同轴球囊导引导管超选并放置在颈总动脉，在血流阻滞下将带有微导管的微导丝推进到 ICA 以评估通畅性。通过微导丝时，C3-C4 水平出现阻力表明存在严重的 ICA 狭窄。微导管超选通过狭窄处建立远端通路。微导管血管造影证实远端 ICA 通畅。然后用颈动脉支架和血管成形术治疗 ICA 狭窄。抽吸导管装入微导管和微导丝后穿过支架，推进入颅内以识别颅内血管闭塞。我们使用 Solumbra 技术（取栓支架＋抽吸导管）对 MCA 进行机械取栓。

提示、技巧和避免并发症

- 对于串联闭塞，优先使用支架对近端闭塞进行血运重建，然后通过机械取栓、动脉内溶栓或这些方法的组合进行远端再通。这种方法的围手术期并发症发生率低，并且可以实现极好的血管造影和临床结局 [J Neurointerv Surg. 2015;7(3):158-163]。
- 抗凝和抗血小板药物治疗在紧急情况下可能会存在风险。如果存在急性 ICA 闭塞并且预计需要行颈动脉支架置入术，建议以下两种方案：
  - 患者在急诊室时，在干预前为患者服用负荷剂量抗血小板药物（阿司匹林 650 mg 和氯吡格雷 600 mg），然后在手术后的第二天每天服用标准剂量 [Neurosurg Focus. 2017;42(4): E16]。
  - 术中推注 GP Ⅱb/Ⅲa 抑制剂（阿昔单抗或依替巴肽），术后第二天进行 24 小时持续输注和双联抗血小板治疗 [Br J Neurosurg. 2017;31(5):573-579]。

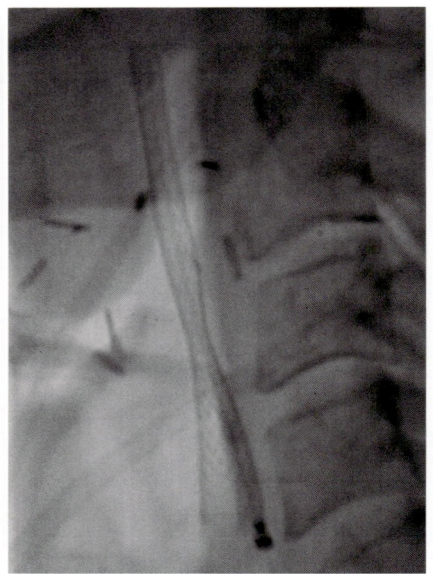
图 21.2g 展开颈动脉支架。

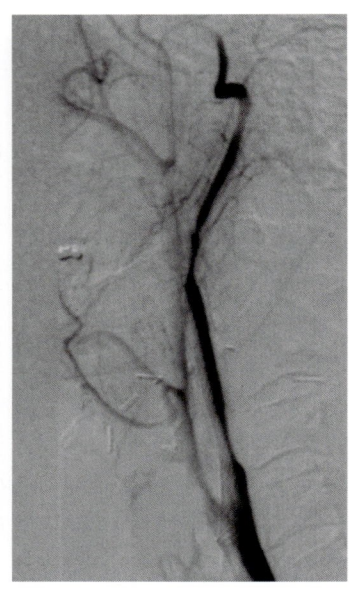
图 21.2h ICA 血运重建。

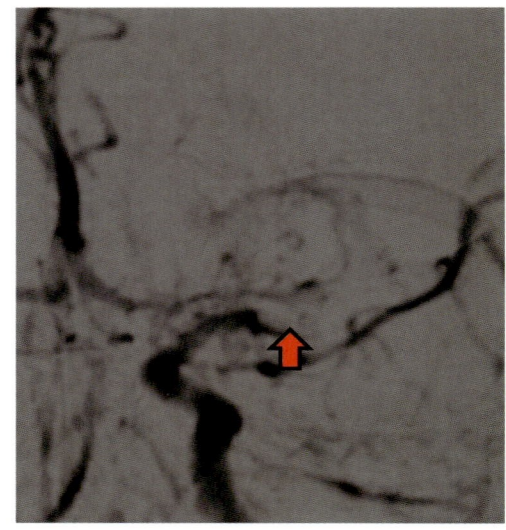
图 21.2i 左侧 MCA 闭塞。

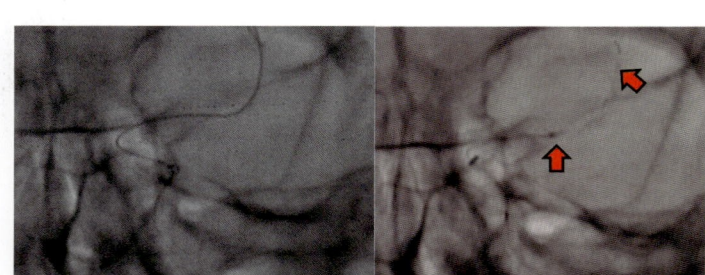
图 21.2j 远端 MCA 通路和释放取栓支架（箭头）。

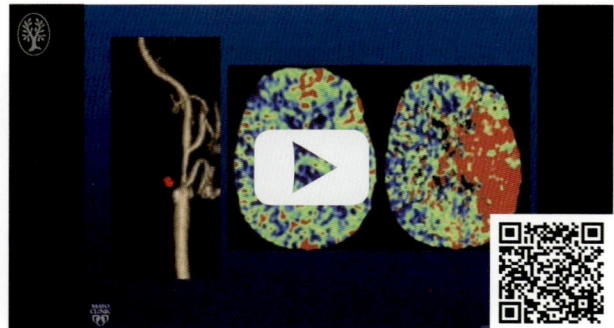
视频 21.2 急性串联 MCA 和颈段 ICA 闭塞的血管内治疗。

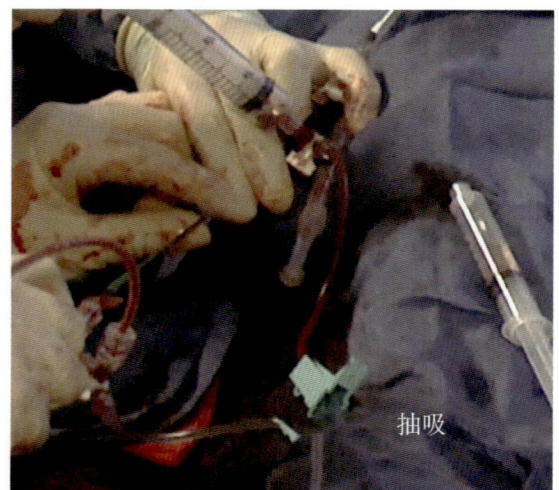
图 21.2k 在抽吸下取出取栓支架。

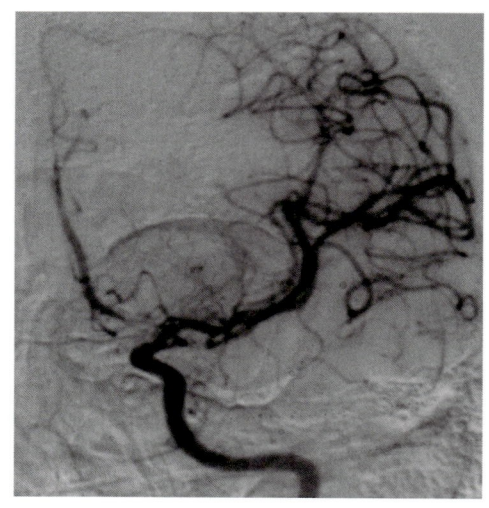
图 21.2l 完成左侧 ICA/MCA 血运重建。

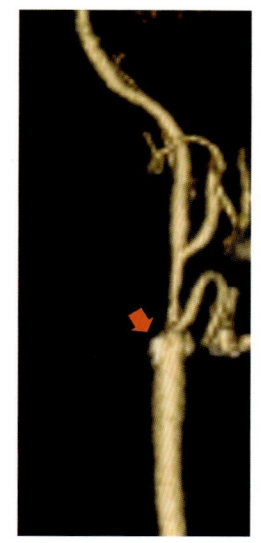

图 21.2a 颈部 CTA 显示左侧 ICA 闭塞。

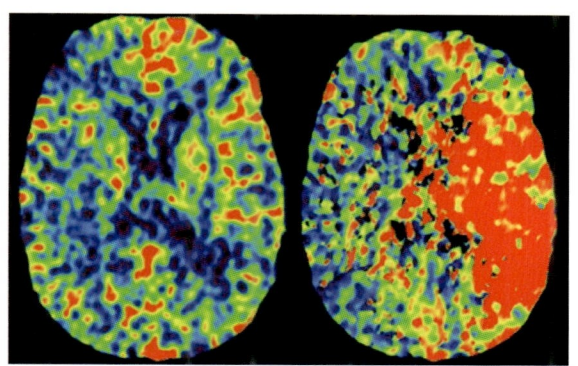

图 21.2b CT 灌注显示左侧 MCA 供血区域达峰值时间增加。

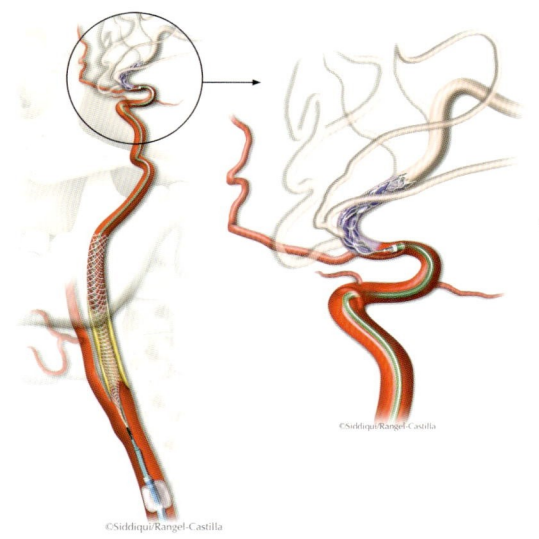

图 21.2c 使用颈动脉支架置入和取栓支架机械取栓术治疗串联（ICA/MCA）闭塞的示意图。

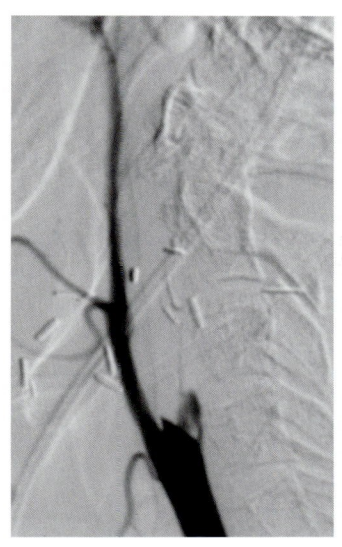

图 21.2d 脑血管造影显示左侧 ICA 闭塞。

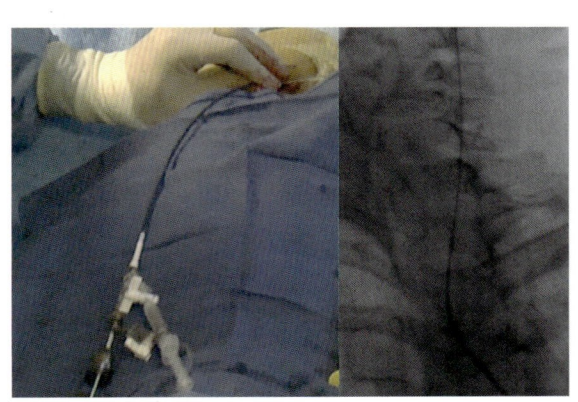

图 21.2e 球囊引导导管进入左侧 ICA。

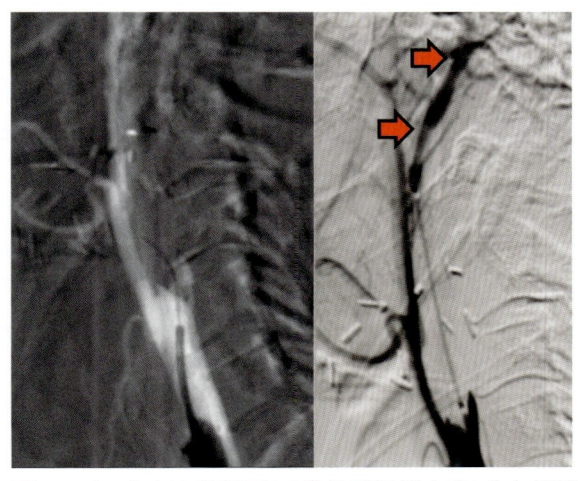

图 21.2f 在血流阻断下（球囊导引导管充盈）建立远端通路以检查远端 ICA 的通畅性（箭头）。

器械清单

- 标准股动脉通路。
  - 微创穿刺套件。
  - 7F 扩张器。
  - 9F 鞘。
- 同轴球囊导引导管(Concentric Medical)。
- Vitek 导管(Cook Medical)。
- 0.038 英寸导丝。
- 8 mm×21 mm 颈动脉支架(Boston Scientific)。
- 4 mm×20 mm Aviator 球囊(Abbott)。
- 6F 125 cm Sofia Plus 中间导管(Microvention)。
- 0.027 英寸 Velocity 微导管(Penumbra)。
- 0.014 英寸 Synchro 2 微导丝(Stryker)。
- Trevo 4 mm×30 mm 取栓支架(Stryker)。
- 8F AngioSeal 经皮血管封堵装置。

器械说明

颈动脉和颅内大血管的急性串联闭塞对治疗提出了挑战。通常提倡从近端到远端逐步开通的方法。无论是球囊扩张血管成形术和(或)支架置入术,当 ICA 血流建立后,均可进行颅内机械取栓术。本例治疗中,在穿过狭窄处时使用球囊导引导管阻断血流,从而降低进一步颅内栓塞的风险。颅内机械取栓可以通过直接抽吸(ADAPT)或支架取栓联合抽吸(Solumbra)进行。患者在进行手术过程中服用了双联抗血小板药物;其他替代方法包括替罗非班推注,并维持 24 小时输注。

提示、技巧和避免并发症

- 串联闭塞的治疗存在挑战,但同时使用急性颈动脉支架置入术和机械取栓术可实现较高的再通率。由近端到远端和抽吸方法最常用,具有安全、有效和可行性高的特点[Neurosurg Focus. 2017;42(4):E16]。
- 对于神经外科医生或神经介入医师来说,在血管内手术之前进行 CTA 阅片非常重要。准备好足够大的导引导管、血管成形球囊和颈动脉支架很重要。
- 评估颈动脉狭窄的确切长度较难。建议使用大支架(例如 8 mm×36 mm)来充分覆盖狭窄。不要在血管转弯附近释放支架,这可能会使血管变直并导致支架上方或下方的动脉扭结。

病例概览 | 病例 21.2 串联闭塞(颈内动脉和大脑中动脉):取栓支架和颈动脉支架成形术

- 52 岁女性,因晨起后出现严重的右侧面部、上肢和下肢无力而至急诊就诊。神经系统功能检查时患者所有症状均消失。初始 NIHSS 评分 12 分。既往高血压、冠状动脉疾病、卒中和心房颤动病史。患者未接受 tPA 静脉溶栓治疗。
- CT 平扫正常。CTA 提示左侧颈内动脉(ICA)和左侧大脑中动脉(MCA)闭塞。CT 灌注显示左侧 ICA 灌注区灌注受损,达峰时间轻度增加。

22 颅内动脉粥样硬化——颅内血管成形术

Intracranial Atherosclerotic Disease—Intracranial Angioplasty

Kunal Vakharia, Elad I. Levy, and Adnan H. Siddiqui

概 述

颅内血管成形术可作为症状性颅内动脉粥样硬化病（ICAD）的有效治疗手段。而对于无症状患者，积极的药物治疗通常效果最好，即阿司匹林 325 mg/d 和氯吡格雷 75 mg/d 的双重抗血小板治疗。华法林阿司匹林症状性颅内疾病（WASID）试验显示，服用阿司匹林并伴有症状性 ICAD 的患者 2 年卒中风险为 19.7%，而服用华法林的患者为 17.2%。自 WASID 试验以来，其他研究得出结论，生活方式的改变和抗凝治疗并不能解决慢性斑块积聚的病理生理问题，但双联抗血小板治疗是有效的。

预防颅内狭窄复发性卒中的支架置入术和积极药物治疗（SAMMPRIS）试验表明，尽管进行了积极的药物治疗，但仍有近 1/8 的症状性患者在颅内支架植入后 12 个月内出现复发性卒中。SAMMPRIS 试验的最终结果显示，药物治疗和支架干预患者的卒中发生率分别增加了 14.7% 和 5.8%。此外，椎动脉或颅内动脉症状性动脉粥样硬化病变支架置入术（SSYLVIA）研究表明，使用球囊支架时，围手术期 30 天卒中发生率较低，为 7.2%，延迟卒中发生率为 10.9%。这些研究的后续证据显示，在顽固性病例中对 ICAD 行亚满意化的血管成形术是可行的。

机械取栓及颅内动脉支架/血管成形术的证据

- SSYLVIA 显示有症状患者颅内血管成形术后 30 天卒中发生率为 7.2%，延迟卒中发生率为 10.9%，改善了 SAMMPRIS 的结果。而 Wingspan 支架系统（Stryker）研究显示 30 天卒中发生率为 6%。
- 2011 年的一项法国研究纳入了 63 名接受亚满意血管成形术的症状性患者，该成形术采用一种非顺应性球囊以常规压力充气，直至其大小调整到匹配母血管大小的 80%。该研究采用非顺应性 Gateway 球囊导管（Stryker），随后立即进行 Wingspan 支架置入术。基于 95% 的血流改善成功率，20% 的围手术期并发症和 4.8% 的围手术期永久性死亡率和发病率，该研究还引入了单独血管成形术的讨论。
- 2012 年的一项研究聚焦于无支架置入的亚满意血管成形术，纳入了 41 例患者，在 19 个月的随访中，无缺血或围手术期症状或并发症的患者比例为 91%。
- 基于 1 期试验的结果，对积极药物治疗失败的症状性颅内狭窄患者来说，亚满意血管成形术是理想的首选手术干预。研究人员对 24 例患者进行研究，这些患者的术前狭窄平均为 80%，术后狭窄平均为 54%，无 30 天缺血事件，1 年内缺血事件发生率为 5%。

适 应 证

WASID 研究显示症状性颅内动脉狭窄患者初次发病后第一年的卒中复发率为 11%～12%，其中 73% 与原狭窄部位相关。血管成形术的适应证为积极药物治疗后出现复发性卒中或症状的患者。一项对未经治疗的狭窄血管进行造影以研究进展的回顾指出，40%的狭窄病变保持稳定，20%的病变消退，而 40%的有进展，所以识别血管狭窄进展及后续治疗至关重要。

神经血管关解剖

ICAD 主要影响颈内动脉和大脑中动脉。ICA 通常分为 7 个节段，最后 3 个节段在硬膜内。ICA 的正常管腔直径为 3～4 mm。MCA 通常分为 4 个部分：M1，从起点到岛叶边缘分叉处；M2，岛叶部分，形成发夹式转弯并通向岛盖；M3，Sylvian 裂隙内的岛叶分支；M4，半球凸面上的自 Sylvian 裂隙中延伸的分支。M1 节段的正常管腔直径为 2～3 mm。在规划血管成形术时，需要考虑到富含豆纹动脉的区域，如 M1 段。

后循环 ICAD 往往影响椎动脉硬膜内段和基底动脉。椎动脉直径为 3～5 mm，基底动脉直径 2～3 mm。在计划对基底动脉狭窄的血管成形术时，确定小脑前下动脉（AICA）的起始点是很重要的，因为 AICA 起始点上方有丰富的穿支通过，误及可能导致围手术期并发症。

围手术期药物处理

阿司匹林（每日 325 mg）和氯吡格雷（每日 75 mg）双重抗血小板治疗可用于预防 ICAD 的血小板聚集和进展。尽管 WASID 的初步结果表明华法林的 2 年卒中发生率低于阿司匹林，但另一项评估 100 例患者的随机对照研究发现，阿司匹林和氯吡格雷的联合治疗更有效。在双重抗血小板治疗维持 3 个月后对患者重新进行评估，但如果患者持续有症状，则更早进行再次评估。其间应监测阿司匹林和氯吡格雷的血清反应并进行治疗。发现对氯吡格雷无反应或过敏的患者可改用其他抗血小板药物，如替格瑞洛。

由于经常存在术中血栓形成的风险，在手术过程中可进行全身肝素化治疗。以体重为基础静脉注射肝素，使激活凝血时间（ACT）达到 250～300 秒，可限制血栓栓塞并发症。在穿过狭窄病变前给予肝素可以限制狭窄近端血栓的形成。对于手术过程中的急性血栓形成，可在术中使用糖蛋白（GP）Ⅱb/Ⅲa 抑制剂（例如依替巴肽）。

具体技术和关键步骤

IAD 的次全血管成形术倾向于选用次级尺寸的非顺应性球囊以便在充盈球囊时实现合适的压力和控制（图 22.1～图 22.3，视频 22.1～视频 22.3）。

（1）6F 或 8F 血管鞘置入股动脉。

（2）股动脉造影证实没有夹层等异常之后，将导引导管在 0.035 英寸的弯头导丝引导下推进至主动脉弓。在荧光透视指引下完成这一操作。

（3）该导引导管继续送入颈内动脉。该导管可以在造影导管和 0.035 英寸的导丝（Terumo）同轴支撑下向前推进。

（4）做脑血管造影以获取颅内血管构筑的基线影像（视频 22.1～视频 22.3）。

（5）在路图指引下，将微导丝和非顺应性球囊输送至狭窄节段。

（6）选用的球囊在充盈至命名压时，其直径应为正常血管直径的 80%。

a. 非顺应性球囊（Gateway，Stryker，Sprinter，Medtronic；Maverick，Boston Scientific）——用于 1 mm 以下的病灶，可用于 2～3 mm 的 MCA 或基底动脉尺寸的血管，充盈至命名压 4 atm 以下。

b. 顺应性球囊（Scepter，Microvention）——如需考虑存在软斑，用于靠近分支部位的病变。

c. 微顺应性冠脉球囊——用于 1.25 mm 或 1.5 mm 的血管，可通过压强和球囊直径的关联，来进行次全的血管成形术，与非顺应性球囊类似（Euphora）。

（7）通过系统肝素化将 ACT 维持在 250～300 秒。

（8）将球囊连接充盈器后以 1 atm/分钟的速度充盈球囊直至命名压，然后以 1 atm/15 秒的速度进行球囊泄压（视频 22.1～视频 22.3）。

（9）复查终末造影后将微导丝和球囊撤出体外。

器械选择

在笔者的实践中，以下是用于颅内动脉成形术中的常用器械装置或套装。

- 6F 或 8F 血管鞘。
- 6F 导引导管（如 Envoy DA XB 导管，Codman

Neuro；Benchmak，Penumbra）。
- 0.035 英寸的弯头导丝。
- 中间导管 5F——诊断性超选导管（Vitek，Cook）。
- Synchro 2 微导丝（Stryker）。
- 非顺应性球囊（如 Gateway 或者 Sprinter 球囊）。
- 持续的肝素化滴注。

注 意 点

- 使用小尺寸球囊进行次满意的血管成形术，可以减少血管损伤和斑块碎裂，降低局部血栓性闭塞、远端栓塞和穿支闭塞的风险。
- 1.8F 以下的微导管和 0.014 英寸的微导丝配合更容易穿过严重狭窄的颅内病变。
- Mori 分型对于破裂斑块的风险评估是很重要的，对其的深刻理解有助于术中决策，尤其是需要进行支架后扩时。
- 有时需要在导引导管内使用中间导管来为远端通路提供足够的支撑，尤其是颈部和颅内血管都较为迂曲的情况下。术前影像有助于制订手术计划。
- 手术过程中每一步之后都应进行造影以排除造影剂外渗。
- 球囊近端的血栓形成需严加防范。早期识别并使用 GP Ⅱb/Ⅲa 抑制剂可以有效解决这种潜在的风险。

病例概览　　病例 22.1　严重的大脑中动脉狭窄：亚满意血管成形术

- 53 岁女性，因 10 天来间歇性命名性失语和左侧肢体无力而至急诊就诊。神经系统功能检查：易激惹，有方向感，除了左旋前肌外其他肌力正常。既往有高血压、冠状动脉疾病和反复短暂性脑缺血发作的病史。服用阿司匹林和氯吡格雷已超过 2 年。
- CT 平扫正常。MRA 显示严重的颅内动脉粥样硬化疾病（ICAD）以及右侧颈内动脉（ICA）和大脑中动脉（MCA）狭窄。CT 灌注显示右侧 ICA 供血区域的达峰时间增加。

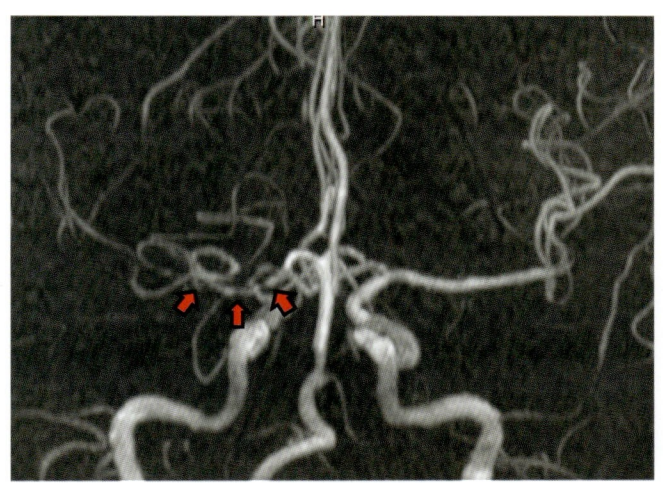

图 22.1a　头部 MRA 显示右侧 MCA 严重狭窄。

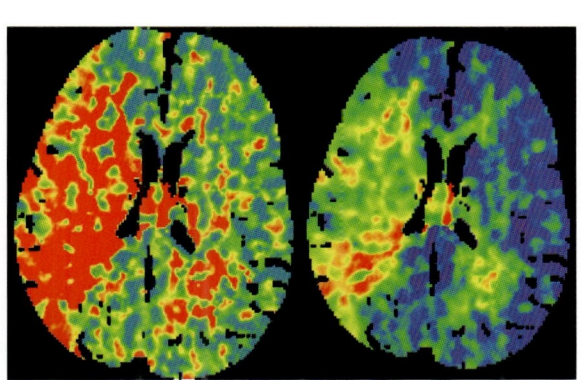

图 22.1b　CT 灌注显示左侧 MCA 供血区域达峰时间增加。

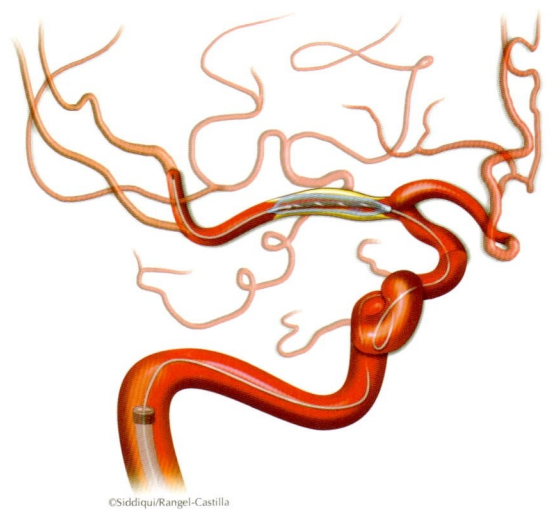

图 22.1c 严重 MCA 狭窄使用亚满意血管成形术进行血管内治疗的示意图。

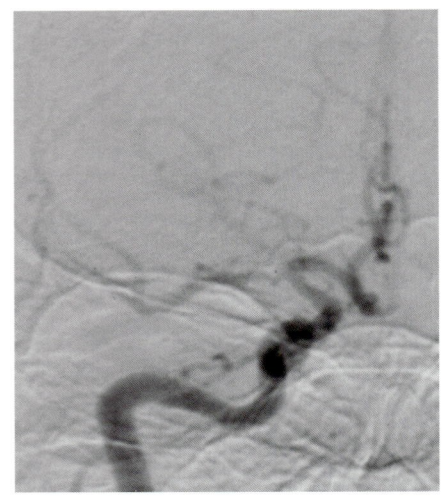

图 22.1d 脑血管造影显示右侧 MCA 狭窄。

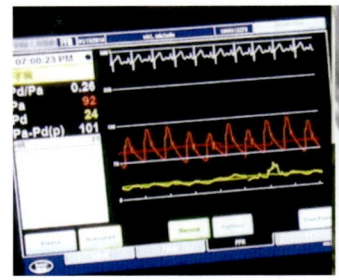

图 22.1e 压力测量导丝。

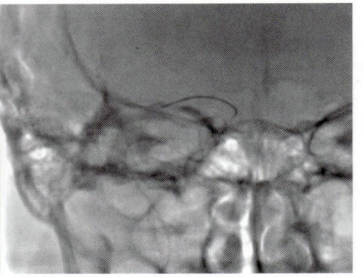

图 22.1f 亚满意血管成形术——初始球囊膨胀。

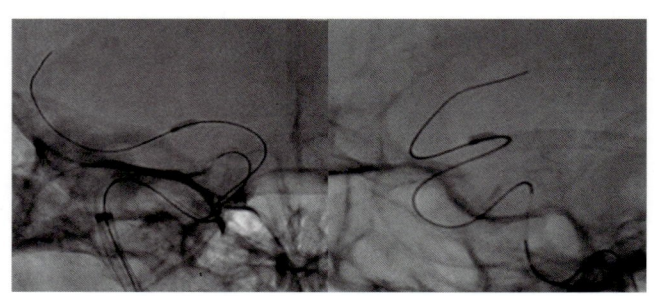

图 22.1g 亚满意血管成形术——渐进球囊膨胀。

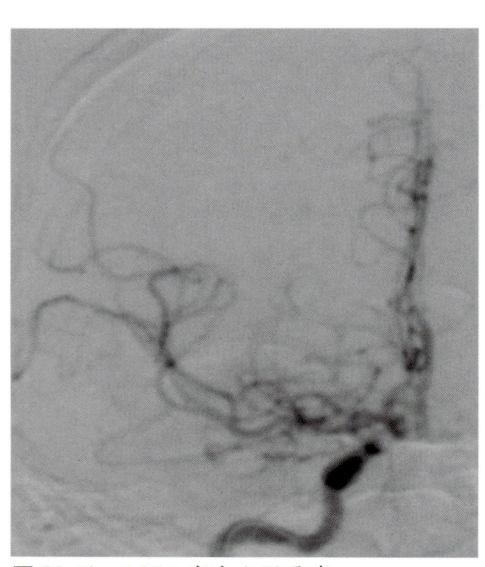

图 22.1h MCA 完全血运重建。

22 颅内动脉粥样硬化——颅内血管成形术

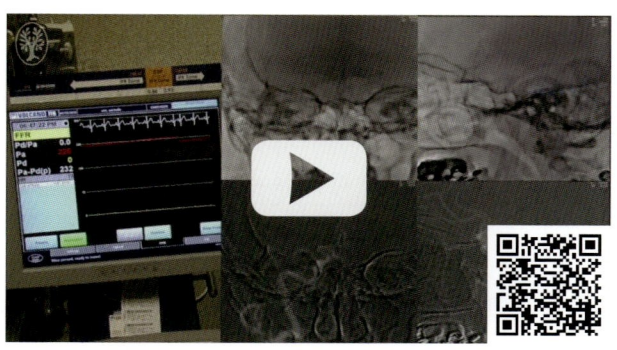

视频 22.1 用于症状性颅内血管狭窄的亚满意血管成形术。

手术过程

患者接受了脑血管造影和血管内治疗,对严重的右侧 MCA 狭窄进行了亚满意血管成形术。该过程是在镇静下通过股动脉通路进行的。给予 5000 单位的肝素,直到活化凝血时间超过 250 秒。患者在手术后每天继续服用 350 mg 阿司匹林和 75 mg 氯吡格雷。

器械清单

- 股动脉通路。
  - 微创穿刺套件。
  - 8F 鞘。
- 0.038 英寸导丝。
- Neuron MAX 导引导管(Penumbra)。
- 0.027 英寸 Velocity 微导管(Penumbra)。
- 0.014 英寸 Synchro 2 微导丝(Stryker)。
- 1.5 mm × 9 mm Gateway 血管成形球囊(Stryker)。
- 0.014 英寸 Volcano 压力导丝。
- 8F AngioSeal 经皮血管封堵装置。

器械说明

如该例患者中所见,颅内动脉粥样硬化复发症状[TIA 和(或)卒中]对最佳药物治疗(双联抗血小板治疗)无效的患者应考虑接受亚满意血管成形术。手术在镇静下进行,将 6F 导引导管置入 ICA;在路图和放大图像下,通过微导管和微导丝(Volcano 压力导丝)进行超选。MCA 压力在狭窄远端测量。移除微导管和微导丝并进行亚满意球囊扩张血管成形术。再次测量压力以确认通过狭窄部位的血流量有所改善。球囊的大小为正常 MCA 直径的 70%。在该病例中,正常的 MCA 直径为 2.5 mm,从而使用了 1.5 mm 的球囊行血管成形术。

提示、技巧和避免并发症

- 颅内动脉粥样硬化约占缺血性卒中的 10%。近期关于预防颅内狭窄复发性卒中的支架置入术和积极药物管理(SAMMPRIS)的研究结果表明,支架置入术治疗 ICAD 的围手术期并发症发生率很高(15%)。不使用支架的血管成形术是 ICAD 的一种替代和未经充分研究的血运重建治疗方法,减少了血栓栓塞、血管穿孔和再灌注出血的风险。ICAD 亚满意血管成形术的一项前瞻性Ⅰ期研究结果,显示了该技术的安全性,没有永久性围手术期并发症[J Neurosurg. 2016;125(4):964-971]。
- 充分的球囊尺寸,通过在放大图像和路图下对狭窄处进行精确的微导丝操作,对于避免血管穿孔至关重要。
- 我们建议缓慢的充盈和释放球囊(1 atm/30 s)。球囊充气不应超过标准压力(通常为 6 atm)。

| 病例概览 | 病例 22.2　大脑中动脉重度狭窄：亚满意血管成形术和保护分支血流 |

- 66 岁女性，因急性发作的短暂性右侧肢体无力和言语困难而至急诊就诊。神经系统功能检查：患者易激惹、有方向感，右侧面部下垂，右侧轻度偏瘫。既往有高血压、冠状动脉疾病、乳腺癌和反复短暂性脑缺血发作的病史。多年来一直服用阿司匹林和氯吡格雷。
- CT 平扫正常。CTA 显示严重的颅内动脉粥样硬化疾病和左侧大脑中动脉（MCA）狭窄。CT 灌注显示左侧 MCA 供血区域的达峰时间增加。

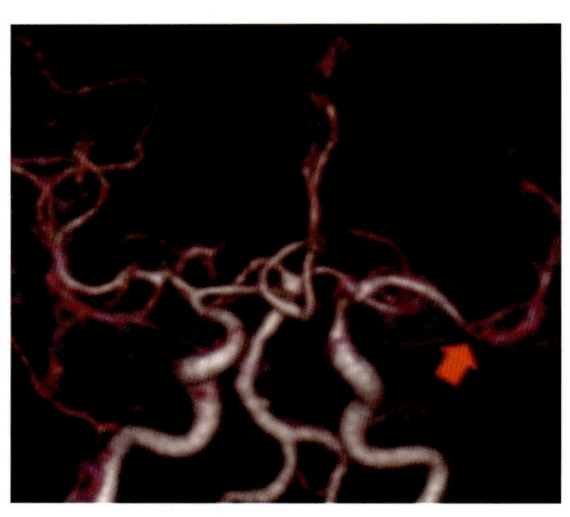

图 22.2a　头部 CTA 提示左侧 MCA 重度狭窄。

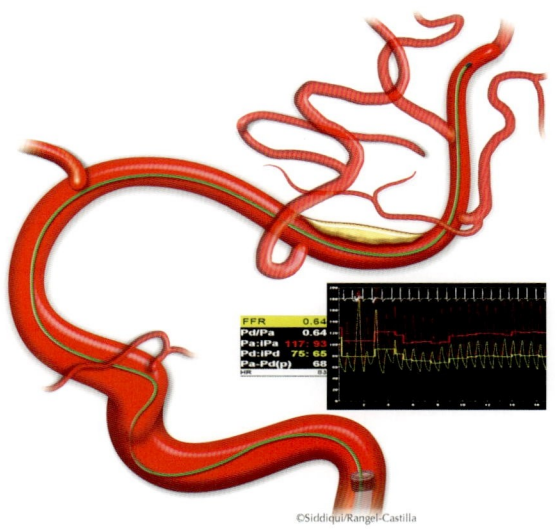

图 22.2b　亚满意血管成形术对 MCA 重度狭窄行血管内治疗前后梯度压力测量的示意图。

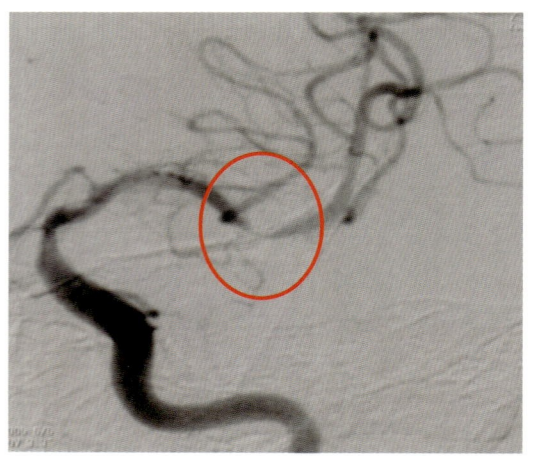

图 22.2c　脑血管造影显示左侧 MCA 重度狭窄。

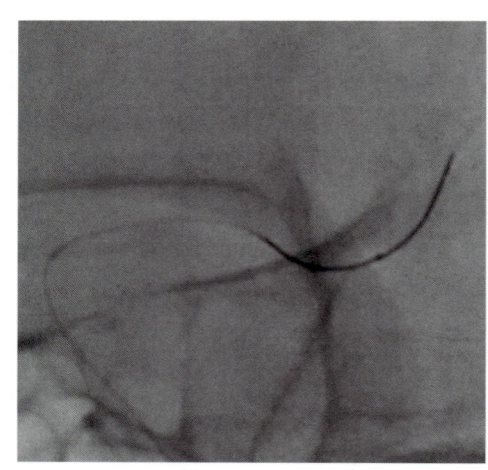

图 22.2d　压力测量导丝。

22 颅内动脉粥样硬化——颅内血管成形术

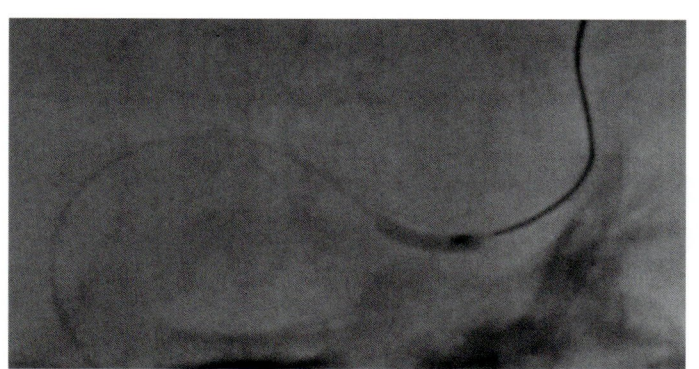

图 22.2e 亚满意血管成形术。

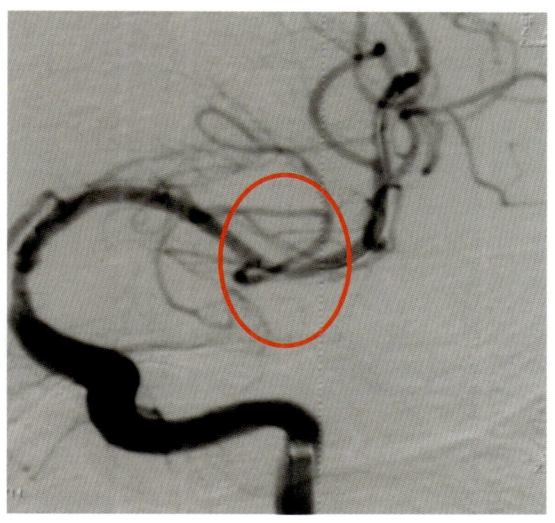

图 22.2f MCA 完全血运重建。

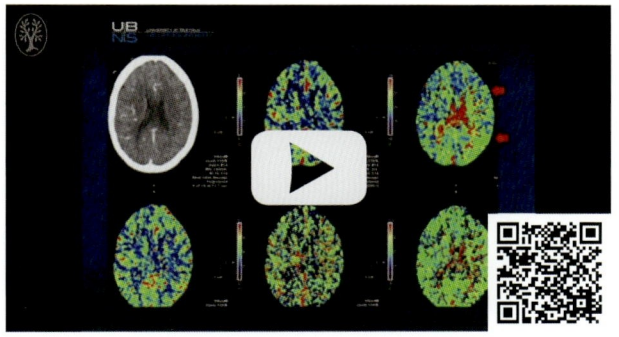

视频 22.2 用于症状性颅内血管狭窄的亚满意血管成形术。

手术过程

患者接受了脑血管造影和左侧 MCA 重度狭窄的血管内治疗,并进行了亚满意血管成形术和梯度压力测量。该过程是在清醒镇静下通过股动脉通路进行的。给予 5 000 单位的肝素,直到活化凝血时间超过 250 秒。患者在手术后每天继续服用 350 mg 阿司匹林和 75 mg 氯吡格雷。

器械清单

- 股动脉通路。
  - 微创穿刺套件。
  - 8F 鞘。
- 0.038 英寸导丝。
- Neuron MAX 088 导引导管(Penumbra)。
- 0.027 英寸 Velocity 微导管(Penumbra)。
- 0.014 英寸 Synchro 2 微导丝(Stryker)。
- 1.5 mm×9 mm Gateway 血管成形球囊(Stryker)。
- 0.014 英寸 Volcano 压力导丝。
- 8F AngioSeal 经皮血管封堵装置。

器械说明

本例有反复缺血症状的患者符合亚满意血管成形术的适应证。该手术过程相对简单。导引导管置于颈内动脉处,根据路图,在微导丝辅助下将血管成形用球囊推进过 MCA 狭窄病变处。本例患者使用了 0.014 英寸的 Volcano 压力导丝。该导丝最初用于心脏病的治疗,可转换压力并估计局部血流。利用导丝测量狭窄 MCA 段经过血管成形术治疗之前和之后的压力变化。

提示、技巧和避免并发症

- 在心脏疾病治疗过程中,保留血流分数(FFR)用于评估冠状动脉狭窄的手术治疗效果。经腺苷诱导最大充血时,通过 0.014 英寸冠状动脉导丝上的压力传感器测量增加的跨狭窄梯度。FFR 小于 0.8 的患者应接受心肌血运重建。对于中度狭窄和 FFR 大于 0.8 的患者,血运重建对预后缺乏获益。
- 尽管仍在研究中,FFR 可用于评估颅内动脉粥样硬化疾病患者对亚满意血管成形术治疗的反应。

病例概览　　病例 22.3　基底动脉重度狭窄:桡动脉通路和亚满意血管成形术

- 69 岁男性,因言语困难、面部下垂和手臂无力而至急诊就诊。神经系统功能检查:患者警觉、定向、右侧面部下垂、构音障碍和右臂无力。既往有高血压和糖尿病病史。长期用药包括阿司匹林、氯吡格雷、他汀类药物和美托洛尔。
- CT 平扫正常。CTA 显示基底动脉(BA)重度狭窄。MR 显示急性左侧脑桥卒中。

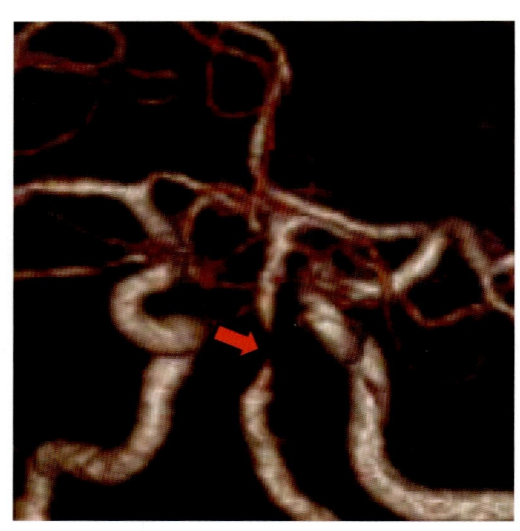

图 22.3a　头部 CTA 显示 BA 重度狭窄。

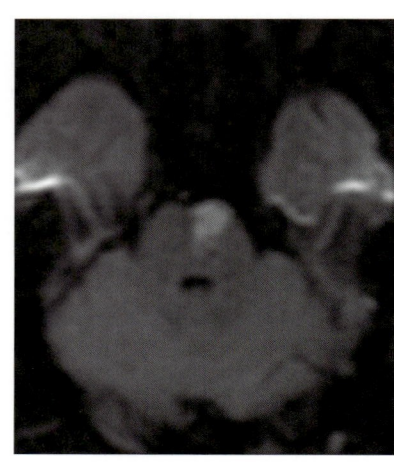

图 22.3b　急性脑干卒中。

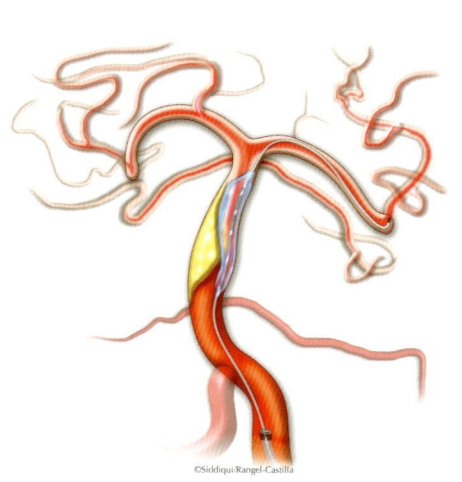

图 22.3c　亚满意血管成形术对 BA 重度狭窄进行血管内治疗的示意图。

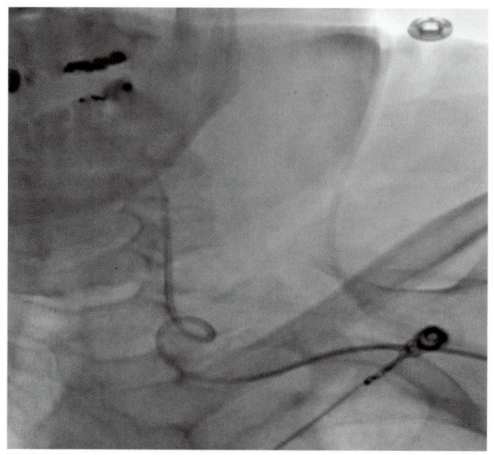

图 22.3d　经桡动脉通路建立左侧椎动脉治疗通路。

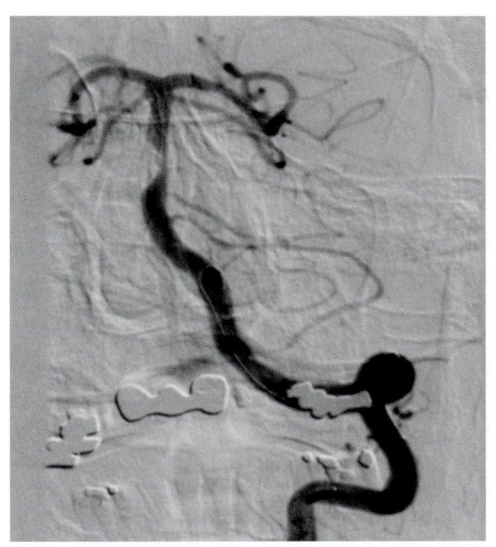

图 22.3e 基底动脉重度狭窄。

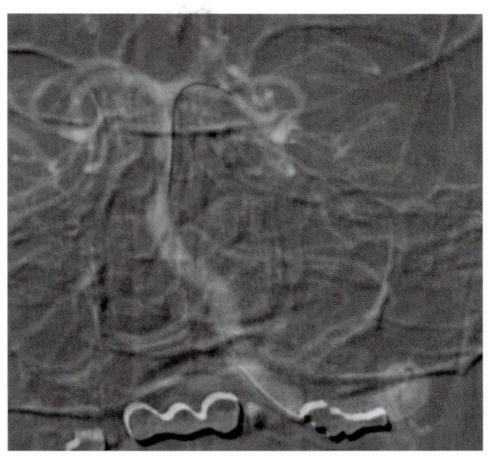

图 22.3f 微导丝超选穿过狭窄。

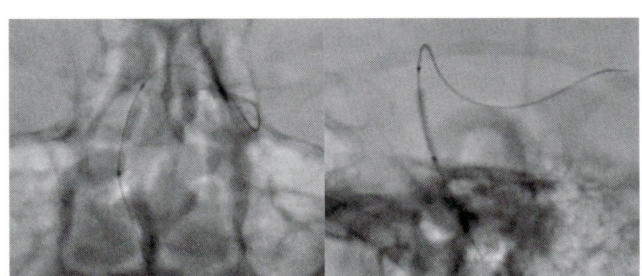

图 22.3g 亚满意球囊扩张血管成形术。

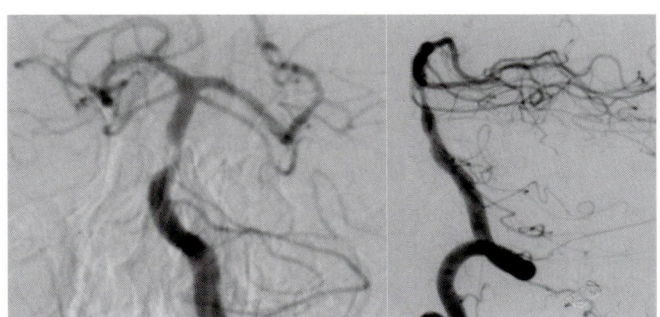

图 22.3h 充分的基底动脉血运重建。

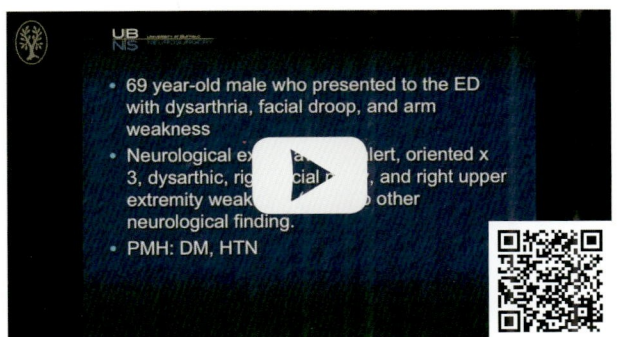

视频 22.3 用于症状性颅内狭窄的亚满意血管成形术。

> **手术过程**
>
> 患者接受了脑血管造影和 BA 重度狭窄的血管内治疗,并采用梯度压力测量下的亚满意血管成形术。该过程是在镇静下通过股动脉通路进行的。给予 5 000 单位的肝素,直到活化凝血时间超过 250 秒。术后每天继续服用 350 mg 阿司匹林和 75 mg 氯吡格雷。

器械清单

- 股动脉通路。
  - 微创穿刺套件。
  - 6F 鞘。
- 0.035 英寸导丝。
- Benchmark 071 导引导管（Penumbra）。
- 0.027 英寸 Velocity 微导管（Penumbra）。
- 0.014 英寸 Synchro 2 微导丝（Stryker）。
- Gateway 2 mm×15 mm 血管成形用球囊（Stryker）。
- 0.014 英寸 Volcano 压力导丝。
- 8F AngioSeal 经皮血管封堵装置。

器械说明

该患者出现继发于严重基底动脉粥样硬化的脑干卒中，尽管进行了积极的药物治疗，但仍然存在症状。患者存在右侧 VA 闭塞和严重的左侧 VA 迂曲。考虑经股动脉通路难以进入，该手术通过桡动脉通路完成。导引导管通过 0.035 英寸导丝推进到左侧 VA（V3 段）。在路图和放大图像下，将球囊微导管和微导丝推进基底动脉。球囊位于狭窄处并缓慢膨胀至额定压力。保持球囊充盈 5 分钟。患者的神经功能和血流动力学保持稳定。

提示、技巧和避免并发症

- 预测血管通路中的困难很重要。颅内动脉粥样硬化疾病（ICAD）的患者也可能有弯曲的颈部血管，经股动脉通路可能具有挑战性。在治疗后循环 ICAD 时，桡动脉或肱动脉通路是很好的替代方法。由于介入套件中的人体工程学位置，更倾向于右侧而不是左侧桡动脉通路。
- 当 Gateway 球囊不可用时，半顺应性冠脉球囊可作为替代品。
- 慢速充气（1 atm/30 s）优于快速充气。只要患者能够耐受，可将球囊缓慢充盈至额定压力并保持充气 45 秒至 1 分钟。随后是缓慢的释放（2 atm/30 s）。
- 在整个血管成形术中保持球囊位置稳定很重要，因为球囊充盈时可能会向远端或近端移位并偏离狭窄。

第5部分
颅内动脉瘤
Intracranial Aneurysms

23	单纯的动脉瘤弹簧圈栓塞	*197*
24	球囊辅助栓塞	*225*
25	支架辅助栓塞	*235*
26	血流导向装置治疗颅内动脉瘤	*260*
27	瘤内扰流装置治疗颅内动脉瘤	*290*
28	新型的瘤颈重塑装置	*300*
29	液体栓塞剂治疗动脉瘤	*315*
30	血管痉挛的腔内治疗	*326*

23 单纯的动脉瘤弹簧圈栓塞
Primary Aneurysm Coiling

Kunal Vakharia, Adnan H. Siddiqui, and Elad I. Levy

概 述

自从 1991 年 Guglielmi 发明可解脱弹簧圈以来，弹簧圈栓塞成为颅内动脉瘤血管内治疗的标准方法。弹簧圈栓塞治疗颅内破裂动脉瘤的效果获得了国际蛛网膜下腔出血动脉瘤随机对照临床试验（ISAT）的证实，相关结果发表于 2002 年。此后随着技术的迭代和发展，球囊和支架辅助栓塞也逐渐成为颅内动脉瘤标准治疗方法的一部分。一旦决定采用血管内方法来治疗动脉瘤，医师首先会根据动脉瘤的血管造影解剖结构（包括部位、形态、大小、瘤颈以及和载瘤动脉的关系）设计通路。

弹簧圈栓塞的循证医学证据

ISAT 的研究者将 2143 例破裂动脉瘤患者根据治疗意愿随机分组至显微外科夹闭组和血管内介入治疗组。该研究结果显示，血管内治疗组中 23.7% 的患者临床结局为无法生活自理或死亡，相较于外科手术组的 30.6% 降低了 6.6% 的相关危险。总体而言，ISAT 展示了血管内治疗和显微外科手术组间相似的疗效。

就解剖学结果而言，血管内治疗的效果在不断地提升。在 Vinuela 等人于 1997 年的最初研究中[1]，采用弹簧圈栓塞的动脉瘤患者中只有 25% 能达到 100% 的闭塞，而在 2003 年 Raymond[2] 和 2006 年 Mejdoubi 等人[3] 的研究中，90% 以上的动脉瘤可以达到大于 95% 的闭塞率。在美国和欧洲，血管内弹簧圈栓塞治疗动脉瘤逐渐得到普及。

血管内治疗未破裂动脉瘤（ATENA）以及类似的临床研究结果表明，未破裂动脉瘤在弹簧圈栓塞后的复发率为 15%～26.5%。导致复发率提高的危险因素包括瘤颈>4 mm，瘤体大小（<3 mm vs. >3 mm）以及瘤腔内血栓形成。

此外，国际未破裂动脉瘤研究（ISUIA）的数据指出，包括卒中和死亡在内的累计不良结局发生率在血管内弹簧圈栓塞组为 9.3%，手术夹闭组为 13.7%。

适 应 证

自从 ISAT 表明弹簧圈栓塞对破裂动脉瘤具有同等疗效之后，其治疗量逐渐上升。破裂和未破裂动脉瘤都可以采用血管内治疗。治疗脑动脉瘤的指征和风险评估主要基于患者既往史、预期寿命、动脉瘤的部位和大小。这些都已获得 ISUIA 和 2016 年日本小型未破裂颅内动脉瘤研究（SUAVe）的证据支持，后者主要评估小型（<5 mm）未破裂动脉瘤的治疗。此外，瘤体大小和形状的变化也提示需要治疗。适合单纯弹簧圈栓塞治疗的动脉瘤的典型特征包括恰当的颈体比，如瘤颈<4 mm 的窄颈、囊性及更近端的动脉瘤。血管内治疗后循环动脉瘤也展现出了令人满意的效果，而且这类动脉瘤也更容易通过血管内治疗的方法治愈。

神经血管解剖

颈内动脉分为 7 段，最后 3 段位于硬膜内，会形成脑动脉瘤。海绵窦和颈动脉窦段形成的动脉瘤位于海绵窦内，理解这些动脉瘤与远端硬膜环的关系在对患者进行终身的蛛网膜下腔出血风险评估中显得非常重要(如果动脉瘤在近端,则蛛网膜下腔出血的风险较低,因其在硬脑膜外)。颈内动脉最常见的两种动脉瘤来自眼动脉段和交通段。颈内动脉末端分为大脑前动脉和大脑中动脉。根据 Yasargil 和 Rhoton 对动脉瘤形成的理解,动脉瘤更倾向于在分叉部发出,所以典型部位包括前交通动脉、MCA 分叉部、胼周动脉和后交通动脉。在后循环,基底动脉末端和小脑后下动脉开口是最常见的部位,需要造影评估。

围手术期药物处理

对于单纯弹簧圈栓塞来说,没有必需的围手术期用药要求。一般情况下会在术后每日使用 325 mg 阿司匹林作为辅助治疗以防止血小板聚集和血栓形成。如果担心弹簧圈疝入管腔,可以考虑双抗,在此基础上加用氯吡格雷每日 75 mg,持续 3~6 个月。双抗治疗一般不用于单纯弹簧圈栓塞治疗的患者,除非考虑支架辅助。

鉴于手术过程固有的血栓形成风险,术中应行全身肝素化。根据体重计算肝素用量后通过静脉团注,目标是将活化凝血时间(ACT)控制在 250~300 秒。对术中发生的急性血栓形成,可以使用糖蛋白Ⅱb/Ⅲa 抑制剂(如替罗非班)。急性蛛网膜下腔出血患者在第一枚弹簧圈释放后可行半量肝素化。

具体技术和关键步骤

(1) 6F 或 8F 鞘置入股动脉。
(2) 股动脉造影证实无夹层或其他异常后,将导引导管在 0.035 英寸的成角导丝(Terumo)引导下置入主动脉弓。该过程应在透视下完成。
(3) 根据主动脉弓的解剖结构,导引导管可以直接在导丝引导下前进,也可以借助 4F 或 5F 中间诊断导管的辅助,如 Vitek(Cook Medical)或 Berenstein(Cook Medical)导管。最重要的是防止导丝、诊断导管或导引导管直接跨越狭窄病变部位。
(4) 脑血管造影用于捕获/获取颅内血管构筑的基线影像。在微导管操作之前,通过旋转造影获取的三维重建造影/DSA 可用于选择最佳的工作角度(图 23.1~图 23.11,视频 23.1~视频 23.11)。
(5) 在路图指引下,微导管在微导丝的支撑下前进至瘤颈处(视频 23.1~视频 23.11)。

(6) 导丝跨越动脉瘤,微导管再跟进。回撤导丝至微导管头端,然后缓慢后撤微导管直至其弹入瘤腔,例如后交通动脉瘤(图 23.6、图 23.7,视频 23.6、视频 23.7)或前交通动脉瘤(图 23.4、图 23.5,视频 23.4、视频 23.5)。另一种做法是采用微导丝直接将微导管引导进入瘤腔内。
(7) 采用"推—拉"技术,在微导管进入瘤腔的过程中维持微导丝的稳定。
(8) 最佳的微导管位置是其头端位于瘤腔的 2/3 处。
(9) 根据动脉瘤大小选择成篮圈并小心轻柔填入瘤腔。在第一次停顿之后(例如,弹簧圈的第一个转点,即弹簧圈自然转向/拐弯的部位),弹簧圈的位置就被确定了。弹簧圈释放后复查造影以确认位置并可以松弛压缩的弹簧圈(视频 23.1~视频 23.11)。
(10) 对未破裂动脉瘤患者,全量肝素化的目标是 ACT 控制在 250~300 秒。而在破裂动脉瘤患者,第一枚成篮圈释放后再给予半量肝素化。
(11) 最后一枚弹簧圈释放后,应在透视下缓慢回撤推送导丝以确认完全解脱。
(12) 如果弹簧圈同时被拉回,应再次解脱。
(13) 然后通过推送导丝将最后一枚弹簧圈的残余部分送入瘤腔以防其凸入载瘤动脉。
(14) 最终造影用于评估灌注及血流的通畅性,需要特别关注是否存在毛细血管充盈延迟或大血管闭塞。

器械选择

在作者的临床实践中,以下是单纯弹簧圈栓塞动脉瘤时常用的器械组合。
- 6F 或 8F 鞘。
- 6F 导引导管(如 Envoy DA XB,Codman Neuro 或 Benchmark,Penumbra)。
- 0.035 英寸的成角导丝。
- 5F 中间导管。
- 微导管:
  - 破裂动脉瘤:通常选择头端较软的导管,兼顾可视性和"踢管"反馈(SL-10,Stryker Neurovascular;Prowler 4,Codman Neuro)(图 23.3,视频 23.3)。
  - 未破裂动脉瘤:可选择较硬的导管以便推送入瘤体和更有效的弹簧圈填塞。

- 微导丝（Synchro 2，Stryker Neurovascular；Synchro 10，Stryker Neurovascular；Transcend，Stryker Neurovascular）。

注 意 点

- 导管选择是至关重要的。对破裂动脉瘤，更软的微导管（例如 SL‐10）可以给术者足够的可视性和触觉反馈，以时刻了解弹簧圈是否存在阻力过大而需要重新释放。这可以有效防止术中破裂。
- 在弹簧圈释放过程中如需行血管造影，应将旋转止血阀旋紧以防微导管移位。
- 应备好球囊或弹簧圈以应对术中破裂。
- 填塞过程中，弹簧圈的近端标记非常重要，尤其是其与颅底解剖标志之间的关系。这是术者观察弹簧圈张力和判断导管头如何在瘤腔内摆动出圈的最重要标记。维持缓慢而稳定的节奏在填圈过程中是非常重要的，而合适的成篮圈尺寸在其中扮演重要角色。
- 在微导管前进过程中，应避免其在近端形成弯折，因为这意味着近端在形成潜在的危险的张力蓄积。在微导管超选进入瘤腔以前首先解除这种冗余的迂曲是非常重要的。

参考文献

[1] Vinuela F, Duckwiler G, Mawad M. Guglielmi detachable coil embolization of acute intracranial aneurysm: Perioperative anatomical and clinical outcome in 403 patients. *J Neurosurg*. 1997;86(3):475‐482.

[2] Raymond J, Guilbert F, Weill A, et al. Long-term angiographic recurrences after selective endovascular treatment of aneurysms with detachable coils. *Stroke*. 2003;34(6):1398‐1403.

[3] Mejdoubi M, Gigaud M, Tremoulet M, Albucher JF, Cognard C. Initial primary endovascular treatment in the management of ruptured intracranial aneurysms: A prospective consecutive series. *Neuroradiology*. 2006;48(12):899‐905.

病例概览　　病例 23.1　颈内动脉海绵窦段动脉瘤：单纯弹簧圈栓塞

- 43 岁男性，因突发一过性复视至急诊就诊。体格检查发现左侧第 6 对脑神经麻痹；其余神经系统功能未见异常。他有溃疡性结肠炎病史。他的父亲因颅内动脉瘤破裂去世。他目前未接受药物治疗。
- CT 正常。CT 血管造影显示左侧颈内动脉（ICA）海绵窦段动脉瘤。

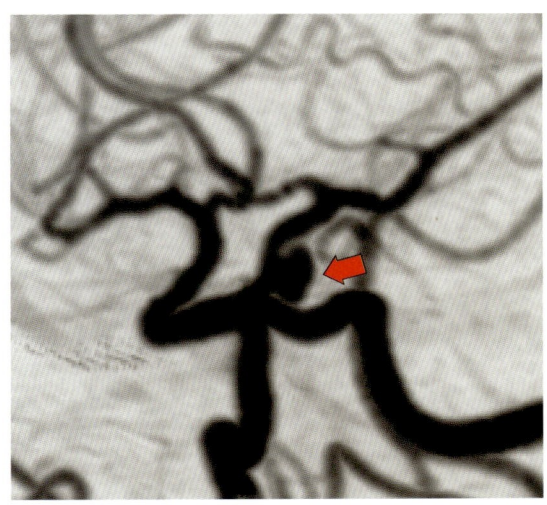

图 23.1a　CT 血管造影显示左侧 ICA 动脉瘤。

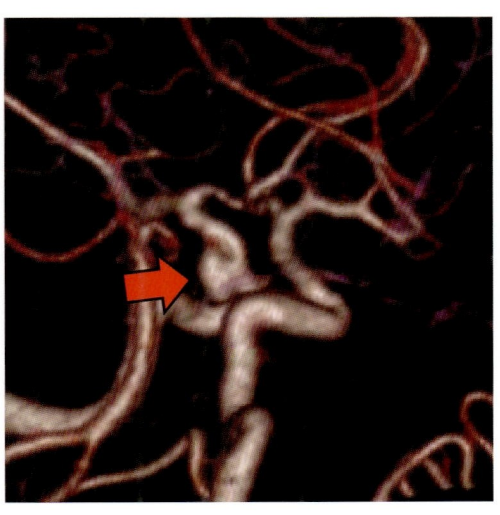

图 23.1b　CT 血管造影三维重建显示窄颈的左侧 ICA 动脉瘤。

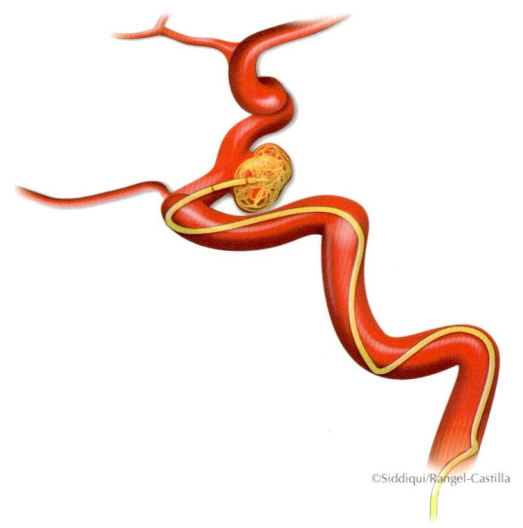

图 23.1c 左侧 ICA 海绵窦段动脉瘤单纯弹簧圈栓塞的示意图。

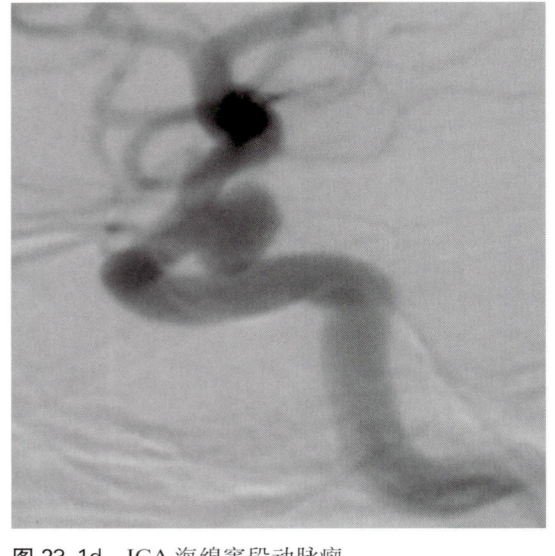

图 23.1d ICA 海绵窦段动脉瘤。

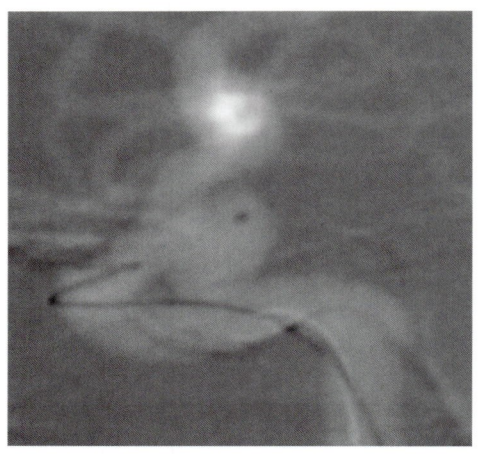

图 23.1e 微导管进入动脉瘤。

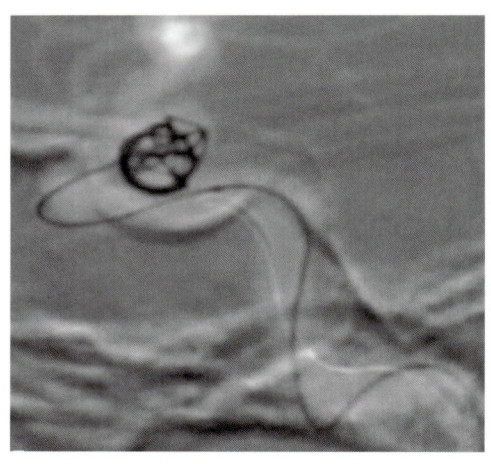

图 23.1f 填塞弹簧圈。

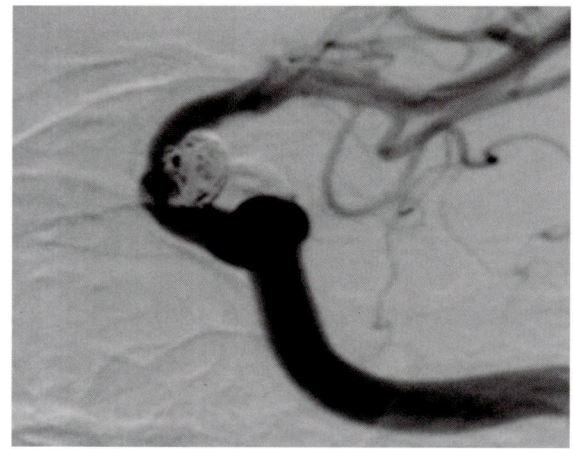

图 23.1g 动脉瘤完全闭塞。

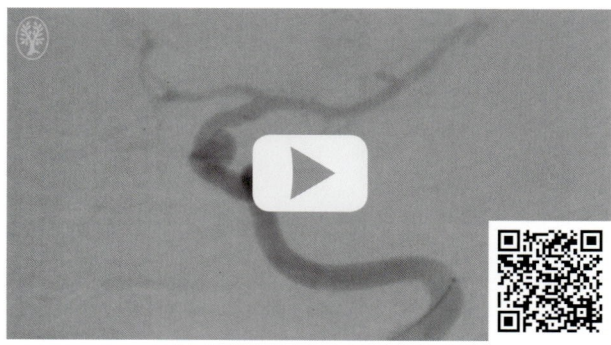

视频 23.1 弹簧圈栓塞 ICA 海绵窦段动脉瘤。

手术过程

该患者进行左侧 ICA 海绵窦段动脉瘤的单纯弹簧圈栓塞。手术清醒镇静下通过右侧股动脉通路完成。使用 5 000 单位肝素将活化凝血时间维持在 250 秒以上。

器械清单

- 标准的诊断性脑血管造影。
  - 微创穿刺套件。
  - 6F 血管鞘。
- 0.035 英寸的导丝。
- Envoy XB 导引导管（Codman）。
- 0.015 6 英寸的 Headway DUO 156 cm 微导管（MicroVention）。
- 0.014 英寸的 Synchro 2 微导丝（Stryker）。
- 多枚弹簧圈。
- 6F Angioseal 经皮血管封堵装置。

器械说明

目前，大多数的 ICA 海绵窦或床突旁段动脉瘤都通过血流导向装置治疗。本病例是较为少见的 ICA 海绵窦段的症状性未破裂动脉瘤，临床表现为第 6 组脑神经麻痹。因为他有溃疡性结肠炎病史，所以我们没有选择血流导向装置治疗，因为这需要双抗治疗。单纯弹簧圈栓塞仍然是治疗 ICA 海绵窦段动脉瘤的可行方法。尤其是这枚动脉瘤的瘤颈可以不需要支架而直接进行单纯弹簧圈填塞。普通的 6F 导引导管进入颈段 ICA 上方。再将弹簧圈微导管直接超选入动脉瘤腔。

提示、技巧和避免并发症

- ICA 海绵窦段或床突旁段动脉瘤，尤其是位于 ICA 背侧者会给微导管超选带来一定的挑战，因为虹吸弯处的血管迂曲。将微导丝塑形至所需的角度（如小 J 形或猪尾巴形）有助于以合适的角度进入动脉瘤。
- 45°或 90°的微导管可能更容易进入动脉瘤。
- 由于这类动脉瘤位置位于更近端，很少需要中间导管，因为导引导管就在或者靠近 ICA 岩骨段。

病例概览　　病例 23.2　颈内动脉末端动脉瘤：单纯弹簧圈栓塞

- 57 岁男性患者由于一过性缺血症状至急诊就诊。神经系统功能检查正常。他有严重高血压病史和冠心病史，以及新近的冠脉支架置入史。患者目前口服双抗治疗（阿司匹林和氯吡格雷）。
- CT 正常，没有蛛网膜下腔出血的证据。CT 血管造影显示右侧颈内动脉（ICA）末端动脉瘤。

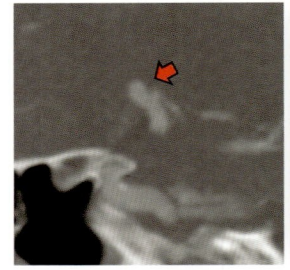 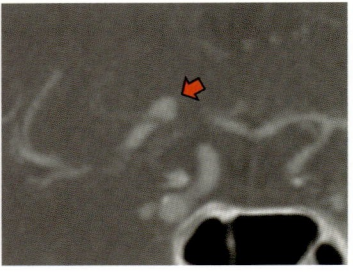

图 23.2a　CT 血管造影显示右侧 ICA 分叉部动脉瘤。

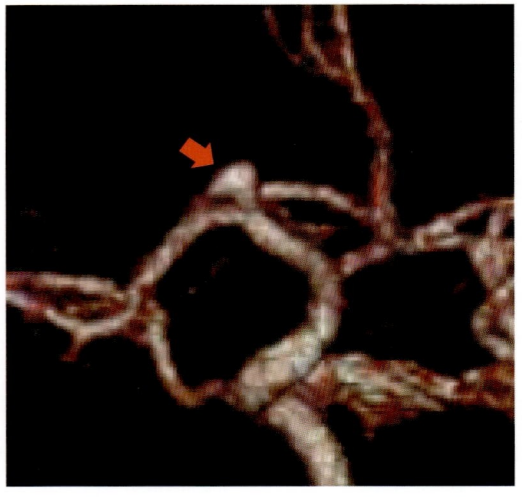

图 23.2b　CT 血管造影三维重建显示右侧 ICA 分叉部的窄颈动脉瘤。

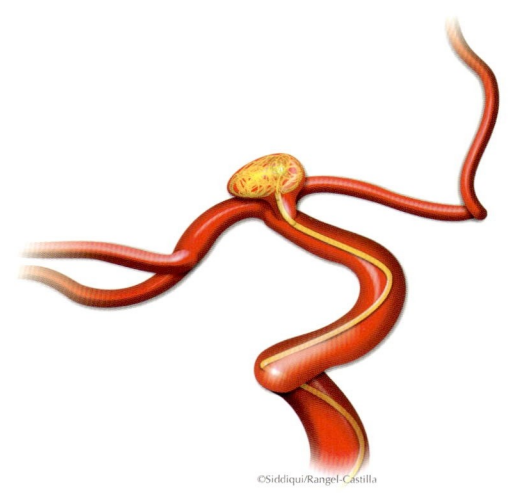

图 23.2c　右侧 ICA 分叉部动脉瘤单纯弹簧圈栓塞的示意图。

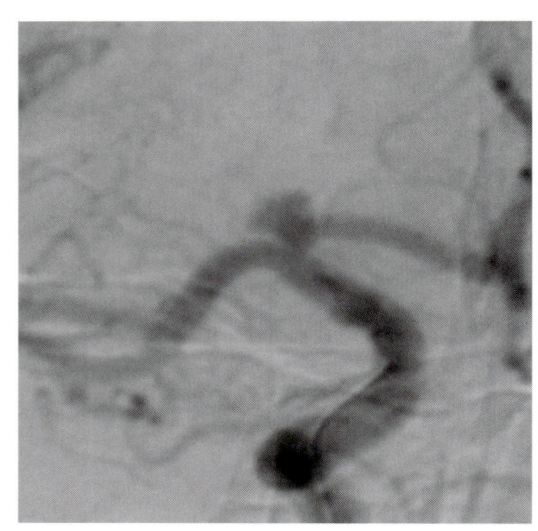

图 23.2d　右侧 ICA 末端动脉瘤。

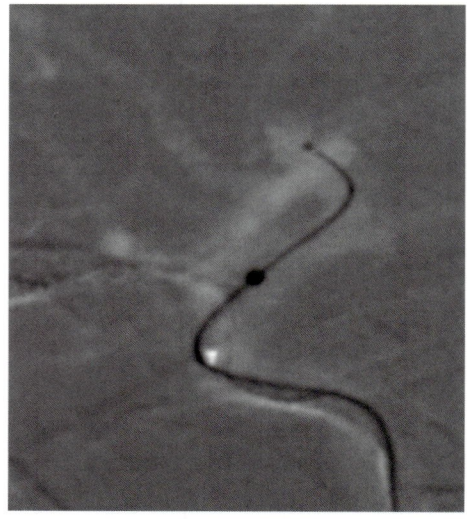

图 23.2e　微导管在远端通路导管（DAC）支撑下进入动脉瘤。

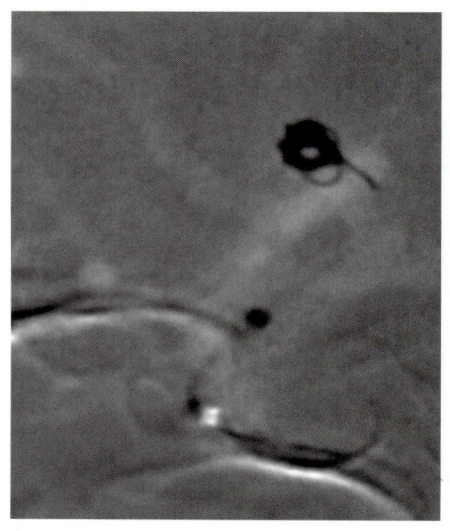

图 23.2f　填塞弹簧圈。

23 单纯的动脉瘤弹簧圈栓塞

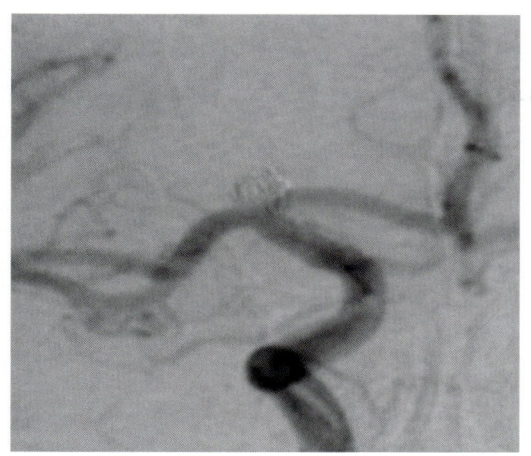

图 23.2g　动脉瘤完全闭塞。

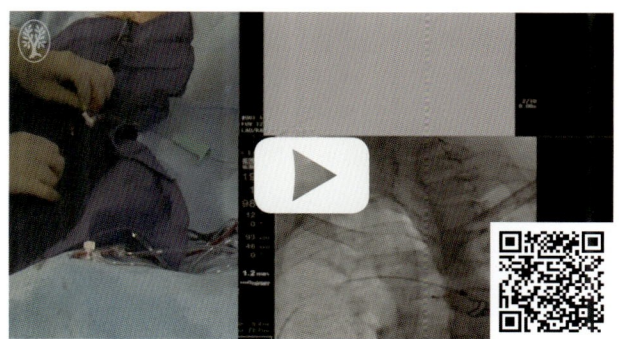

视频 23.2　三轴系统弹簧圈栓塞治疗 ICA 终末端动脉瘤。

手术过程

该患者进行右侧 ICA 终末端动脉瘤的单纯弹簧圈栓塞。手术在清醒镇静下通过右侧股动脉通路完成。使用 4 500 单位肝素将活化凝血时间维持在 250 秒以上。

器械清单

- 标准的诊断性脑血管造影。
  - 微创穿刺套件。
  - 6F 血管鞘。
- 0.035 英寸的导丝。
- Envoy XB DA 导引导管（Codman）。
- 中间 DAC 导管（Stryker）。
- Excelsior SL-10 微导管（Stryker）。
- 0.014 英寸的 Synchro 2 微导丝（Stryker）。
- 多枚弹簧圈。
- 6F AngioSeal 经皮血管封堵装置。

器械说明

总体来说，分叉部动脉瘤（如 ICA 末端，基底动脉尖）的血管内治疗相对更平直，但有时也会遭遇挑战。该病例的动脉瘤并非位于 ICA 末端的中心，而是稍微偏向大脑前动脉，给置管带来了一些挑战。虽然导引导管位于 ICA 的岩骨段，微导管仍有明显的"蛇形摇摆"。于是采用中间导管更靠近动脉瘤以提供更好的支撑，减少"蛇形摇摆"。

提示、技巧和避免并发症

- 大多数分叉部动脉瘤并非完全位于分叉部的中心，而是偏向分叉动脉的其中一支。
- 中间导管有助于稳定血管内通路，减少微导管的"蛇形摇摆"，有助于其超选进入动脉瘤。我们不建议所有分叉部动脉瘤都使用中间导管，只在需要时选用。
- 对 ICA 分叉部动脉瘤来说，通常直头微导管就足够了，无须塑形成角。

| 病例概览 | 病例 23.3　微小的破裂大脑前动脉动脉瘤：单纯弹簧圈栓塞 |

- 35 岁男性，因"突发剧烈头痛"至急诊就诊。神经系统功能检查正常，无局灶性神经功能障碍。既往病史无殊。目前未服用任何药物。
- CT 显示弥散性蛛网膜下腔出血。CT 血管造影在颈内动脉（ICA）和大脑前动脉（ACA）结合部之背侧发现一枚微小的（2 mm）动脉瘤。

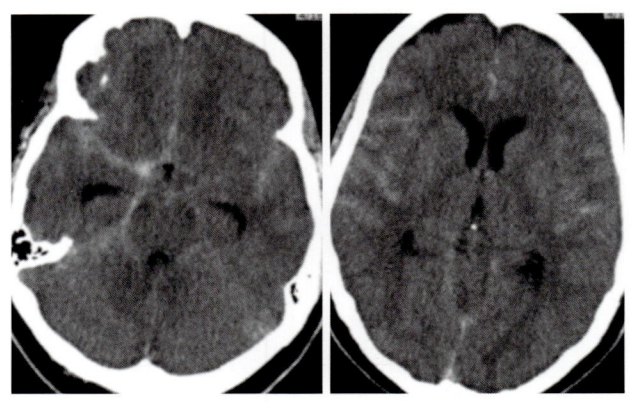

图 23.3a　CT 显示弥漫性的蛛网膜下腔出血。

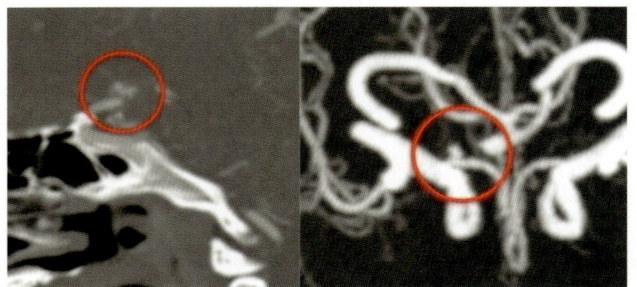

图 23.3b　CT 血管造影显示一枚 2~3 mm 的右侧 ICA/ACA 动脉瘤。

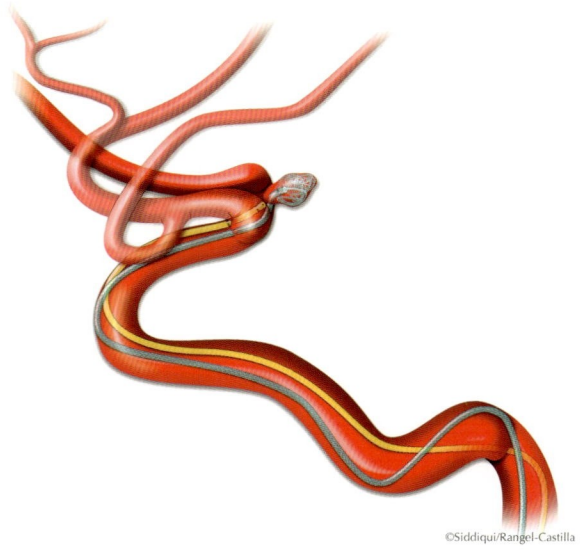

图 23.3c　单纯弹簧圈栓塞治疗 ICA/ACA 微小破裂动脉瘤的示意图。

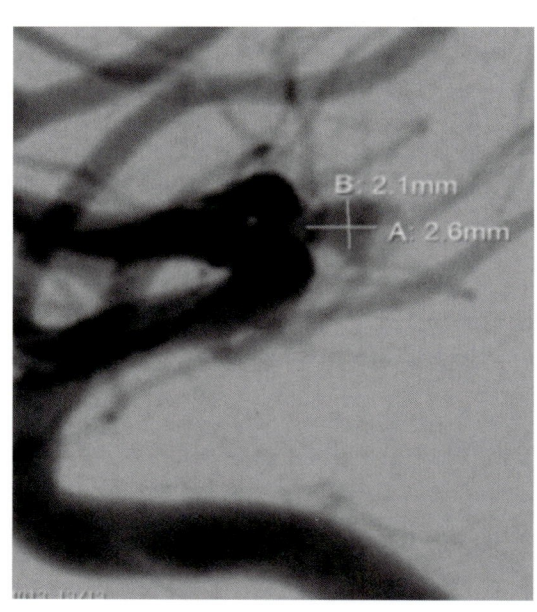

图 23.3d　右侧 ICA/ACA 动脉瘤。

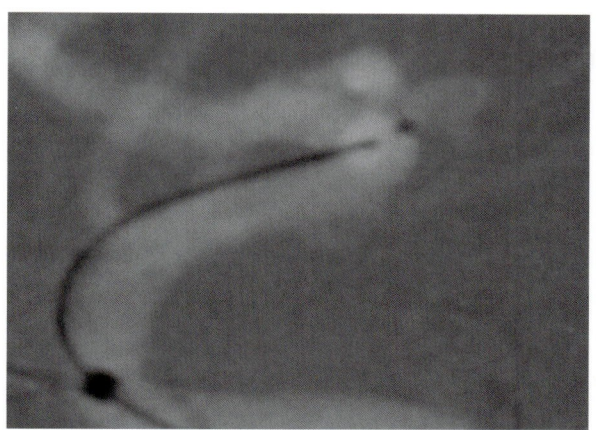

图 23.3e 0.017 英寸的 Excelsior XT-17 微导管（Stryker）无法进入动脉瘤。

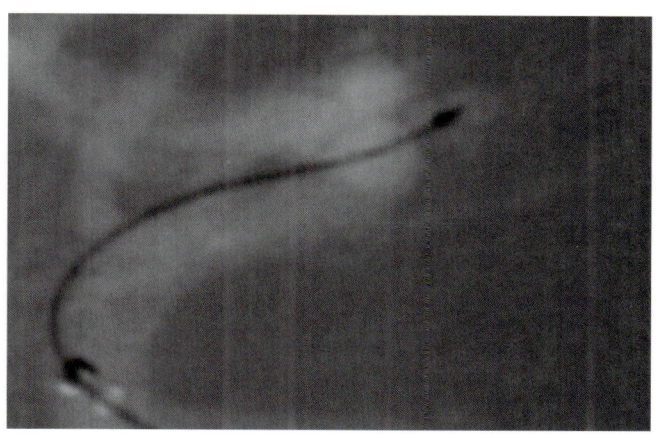

图 23.3f 0.0165 英寸的 Headway DUO 微导管（Microvention）位于动脉瘤内。

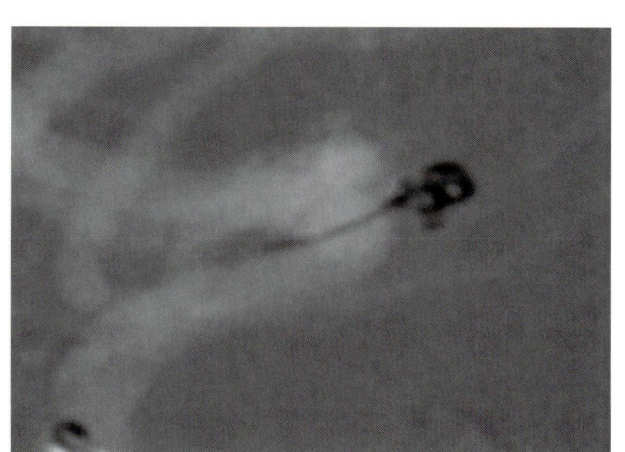

图 23.3g 填塞弹簧圈。

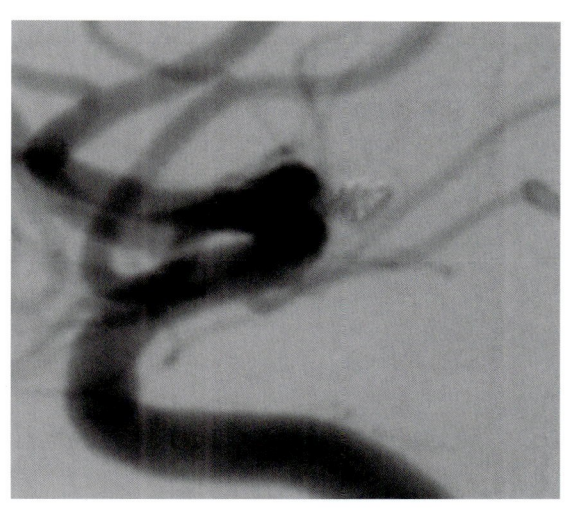

图 23.3h 动脉瘤完全闭塞。

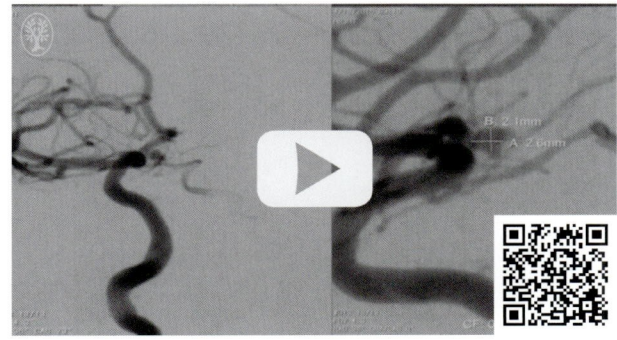

视频 23.3 弹簧圈栓塞破裂的 ACA 动脉瘤。

> **手术过程**
>
> 通过血管内单纯弹簧圈栓塞治疗该患者的右侧 ICA/ACA 动脉瘤。手术在清醒镇静下通过右侧股动脉通路完成。只在第一枚弹簧圈释放后使用了 3 000 单位的肝素。

器械清单

- 标准的诊断性脑血管造影。
  - 微创穿刺套件。
  - 6F 血管鞘。
- 0.035 英寸的导丝。
- Envoy XB DA 导引导管（Codman）。
- 中间 DAC 导管（Stryker）。
- 0.017 英寸的 Excelsior XT-17 微导管（Stryker）。
- 0.016 5 英寸的 Headway DUO 微导管（Microvention）。
- 0.014 英寸的 Synchro 2 微导丝（Stryker）。
- 多枚弹簧圈。
- 6F AngioSeal 经皮血管封堵装置。

器械说明

进入微小动脉瘤（<3 mm）是具有挑战性的。本例是一个破裂的 2 mm×3 mm 的 ICA/ACA 动脉瘤，由于其特殊的部位和瘤颈大小，通路建设较为困难。开始时 0.017 英寸的微导管无法进入瘤腔，尝试在瘤颈外填塞弹簧圈又不够稳定。于是选择稍小的微导管（0.016 5 英寸）便可稳定地进入动脉瘤进行成功的弹簧圈填塞。采用 Envoy XB DA 导引导管以获得足够的远端通路，中间导管 DAC 则用来减少微导管的"蛇形摆动"。

提示、技巧和避免并发症

- 微小的动脉瘤尺寸可能限制血管内治疗的应用。小尺寸会给动脉瘤的超选带来挑战，增加微导管刺破动脉瘤的风险，填塞多枚弹簧圈也更加困难。
- 术中破裂的可能性限制了血管内治疗在微小动脉瘤中的应用。瘤颈处小心置入微导管、利用柔软的弹簧圈袢进入动脉瘤都是可以采用的策略。
- 选用柔软的最短的弹簧圈，以避免多余的操作和瘤腔内的张力蓄积。
- 为了预防填塞过程中微小动脉瘤破裂出血，应将微导管远端标记点置于靠近瘤颈处。填塞的最后，缓慢回撤微导管，以避免相对更硬的解脱区对动脉瘤造成损伤。
- 碰到困难时不要犹豫，果断更换尝试不同尺寸、形态和品牌的微导管。

病例概览　　病例 23.4　前交通动脉瘤：单纯弹簧圈栓塞

- 66 岁男性，因一过性脑缺血发作而至急诊就诊。神经系统功能检查正常，他有高血压和吸烟史。其母亲因动脉瘤破裂去世。
- CT 正常。CT 血管造影显示分叶状的指向下方的前交通动脉（ACoA）动脉瘤。

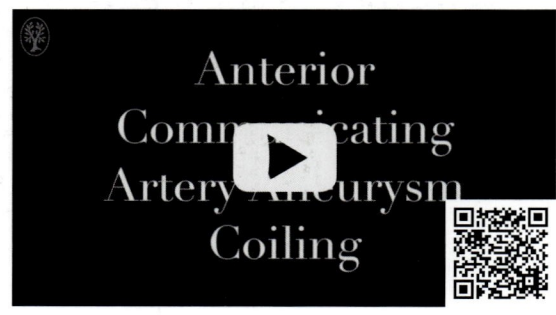

视频 23.4　弹簧圈栓塞前交通动脉瘤示例 1。

23 单纯的动脉瘤弹簧圈栓塞

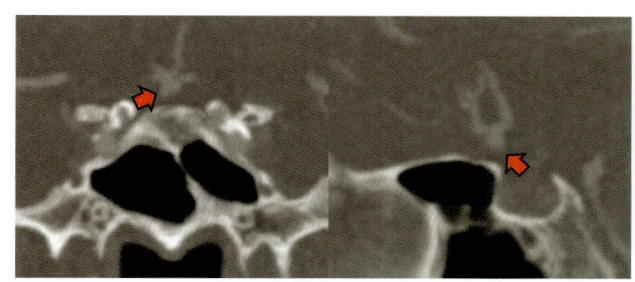

图 23.4a CT 血管造影显示指向下方的前交通动脉瘤。

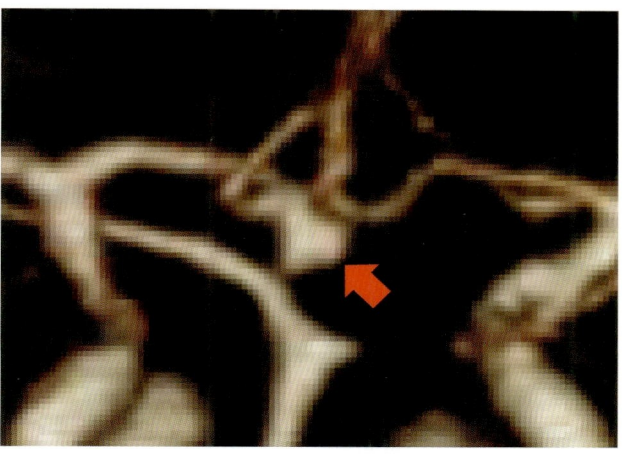

图 23.4b CTA 三维重建。

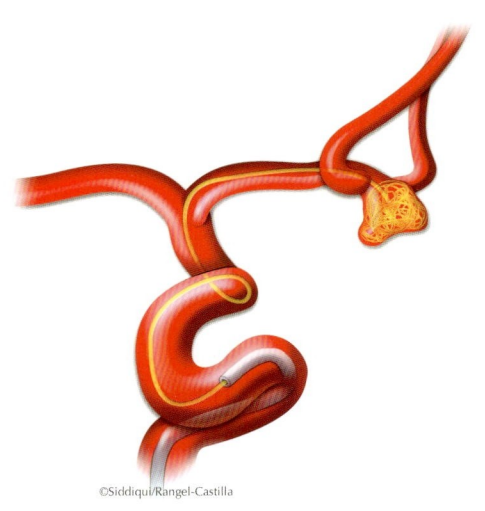

图 23.4c 前交通动脉瘤单纯弹簧圈栓塞的示意图。

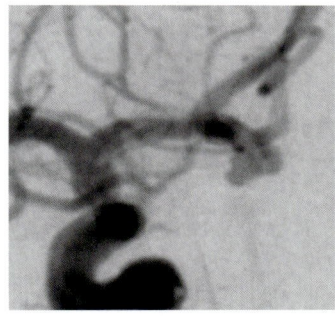

图 23.4d 前交通动脉瘤的正侧位造影。

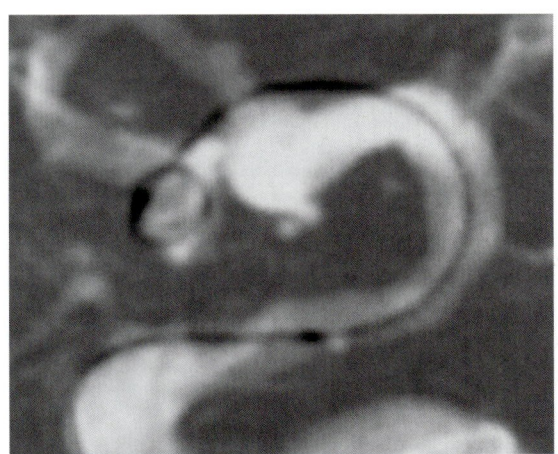

图 23.4e 微导管在动脉瘤内释放第一枚弹簧圈。

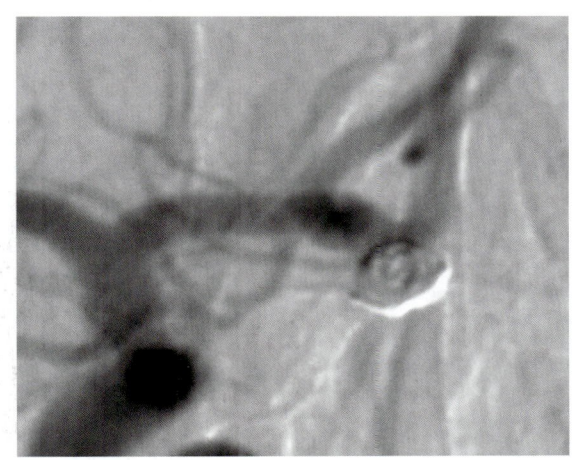

图 23.4f 动脉瘤完全闭塞。

手术过程

该患者进行前交通动脉瘤的单纯弹簧圈栓塞。手术在清醒镇静下通过右侧股动脉通路完成。使用 5 000 单位肝素将活化凝血时间维持在 250 秒以上。

器械清单

- 标准的诊断性脑血管造影。
  - 微创穿刺套件。
  - 6F 血管鞘。
- 0.035 英寸的导丝。
- Envoy XB 导引导管（Codman）。
- 0.016 5 英寸的 Excelsior SL – 10 微导管（Stryker）。
- 0.014 英寸的 Synchro 2 微导丝（Stryker）。
- 多枚弹簧圈。
- 6F Angioseal 经皮血管封堵装置。

器械说明

这是一个相对简单的窄颈前交通动脉瘤的单纯弹簧圈栓塞。普通的 6F 导引导管加上一根标准的微导管足以达到满意的动脉瘤闭塞。

有时最简单的方法可以提供最佳的治疗。这个动脉瘤的解剖结构（大小和瘤颈）非常适合单纯的弹簧圈栓塞。

提示、技巧和避免并发症

- 前交通动脉瘤是最常见的颅内动脉瘤之一，是第二常见的破裂动脉瘤，也是所有动脉瘤中同质性最高的（特征、大小和指向）。
- 治疗前交通动脉瘤时，应始终进行双侧颈内动脉造影，以明确双侧大脑前动脉的通畅性和优势侧别。
- 需要用到复杂的血管内技术（球囊或支架辅助弹簧圈栓塞）才能达到满意效果的情况并不常见。
- 对老年患者的窄颈动脉瘤而言，单纯弹簧圈栓塞仍然是一项很好的选择。因其风险明显低于其他的介入技术。
- 单纯弹簧圈栓塞的一个缺点是潜在的复发风险；然而，这在老年患者中并不明显。

病例概览 病例 23.5 症状性前交通动脉瘤：单纯弹簧圈栓塞

- 50 岁男性，因突发剧烈头痛及畏光、颈部疼痛而至急诊就诊。该患者症状已持续超过 72 小时。神经系统功能检查正常。既往有高血压、吸烟史，目前肺癌处于稳定期，其父亲因颅内动脉瘤破裂去世。
- CT 正常，无蛛网膜下腔出血（SAH）的证据。腰穿脑脊液（CSF）检查显示黄染。CT 血管造影显示前交通动脉（ACoA）动脉瘤，指向前方，左侧大脑前动脉（ACA）优势。

23 单纯的动脉瘤弹簧圈栓塞

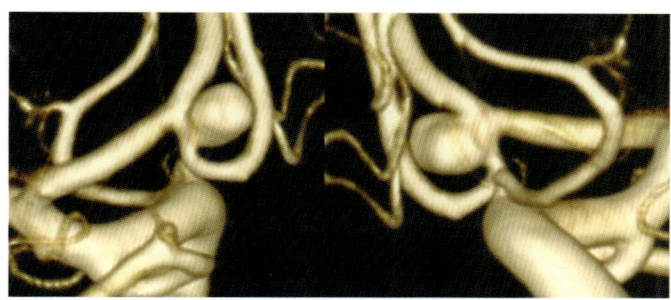

图 23.5a　3D 重建的 CT 血管造影显示前交通动脉瘤。

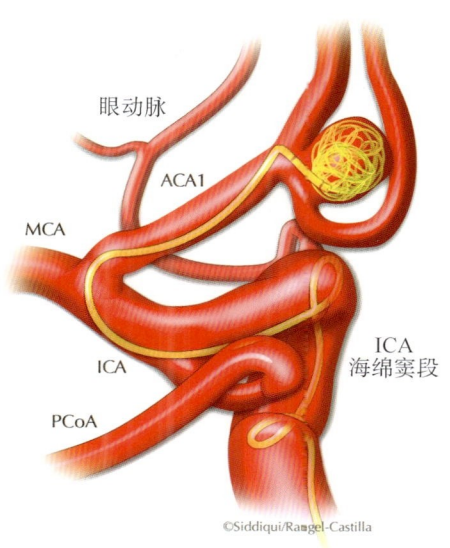

图 23.5b　症状性前交通动脉瘤单纯弹簧圈栓塞的示意图。

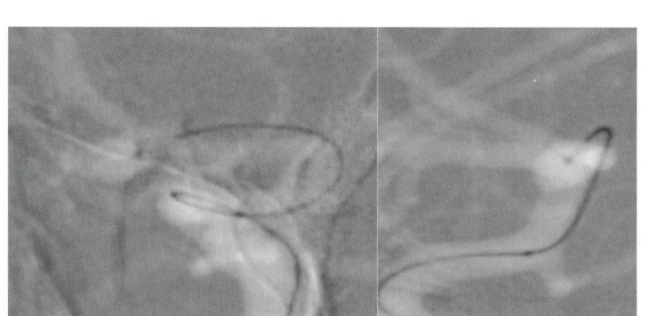

图 23.5c　正侧位造影显示微导管位于前交通动脉瘤内。

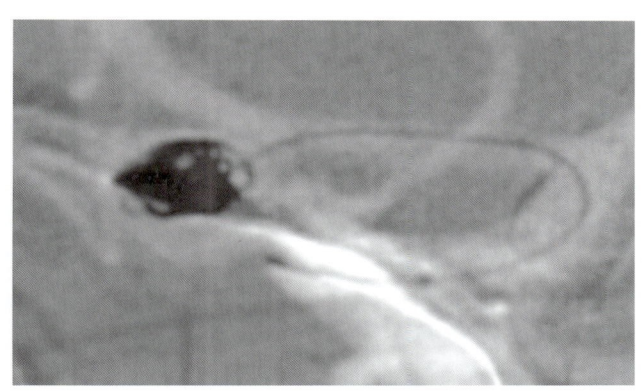

图 23.5d　填塞弹簧圈。

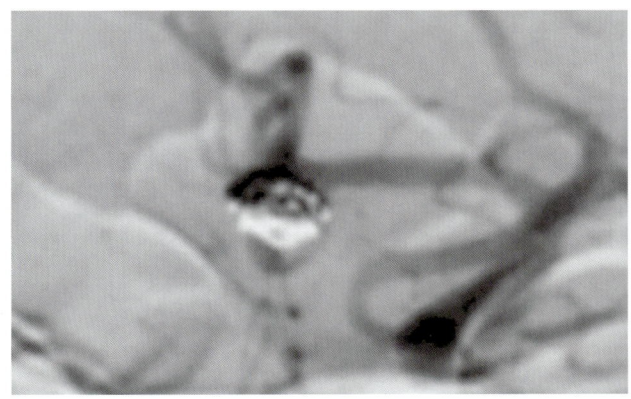

图 23.5e　动脉瘤完全闭塞。

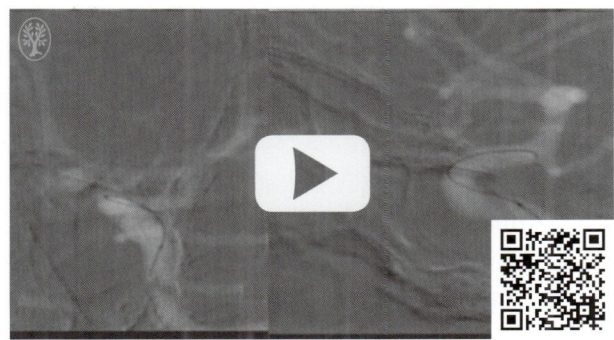

视频 23.5　前交通动脉瘤的弹簧圈栓塞示例 2。

手术过程

该患者进行前交通动脉瘤的单纯弹簧圈栓塞。手术在清醒镇静下通过右侧股动脉通路完成。使用 5 000 单位肝素将活化凝血时间维持在 250 秒以上。

器械清单

- 标准的诊断性脑血管造影。
  - 微创穿刺套件。
  - 6F 血管鞘。
- 0.035 英寸的导丝。
- Envoy XB DA 导引导管（Codman）。
- 0.016 5 英寸的 Excelsior SL-10 45°预塑形微导管（Stryker）。
- 0.014 英寸的 Synchro 2 微导丝（Stryker）。
- 多枚弹簧圈。
- 6F Angioseal 经皮血管封堵装置。

器械说明

这是一个适合单纯弹簧圈填塞治疗的简单、症状性的窄颈前交通动脉瘤。CT 未检出 SAH 迹象但 CSF 检查阳性。普通的 6F 导引导管加上一根标准微导管足以建立满意的动脉瘤治疗通路。采用 45°的微导管可以更轻松地超选进入动脉瘤。

这个动脉瘤的解剖（大小和瘤颈）非常适合单纯的弹簧圈栓塞。存在潜在复发风险，需要定期复查。

提示、技巧和避免并发症

- 大型的随机化临床试验结果表明，破裂的前交通动脉瘤，不论大小和指向，都可以通过两种方法得到安全治疗（显微夹闭和弹簧圈栓塞）。临床预后和卒中发生率在两者间没有显著差异［Neurosurgery. 2015;77(4):566-571］。
- 对破裂和未破裂前交通动脉瘤患者进行长期的临床和神经心理学评估表明，是否发生蛛网膜下腔出血比治疗方法本身更重要（Acta Neurochir Suppl. 2017;124:173-177）。
- 单纯弹簧圈栓塞是治疗破裂动脉瘤的首选方法，球囊和支架仅在需要时使用。
- 单纯弹簧圈栓塞的一个缺点是潜在的复发风险，尤其是年轻患者，因此复查是必须的。

病例概览 | 病例 23.6　复杂主动脉弓患者的破裂后交通动脉瘤

- 79 岁女性，因突发剧烈头痛、意识改变及进展性昏迷而被送入急诊室。查体时患者无反应，双眼紧闭，瞳孔 3 mm，对光反射存在，所有肢体均可疼痛定位，无明显局灶性神经功能障碍。其初始 Hunt-Hess 评分是 4 分，需要紧急气管插管。既往有高血压、乳腺癌和慢性肺部疾病病史。
- CT 显示严重的蛛网膜下腔出血（Fisher 分级 4 级）和脑积水。
- CT 血管造影显示左侧巨大的后交通动脉（PCoA）动脉瘤。

23 单纯的动脉瘤弹簧圈栓塞

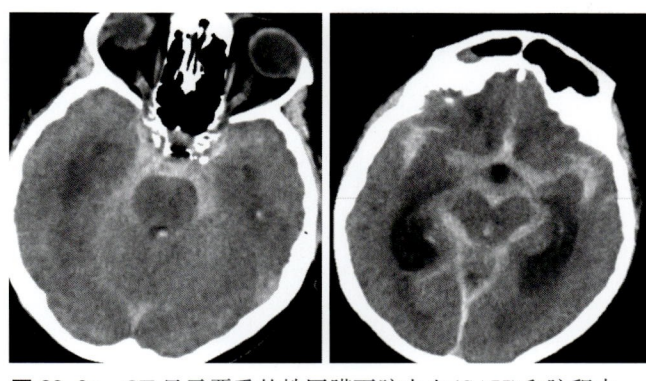

图 23.6a CT 显示严重的蛛网膜下腔出血(SAH)和脑积水。

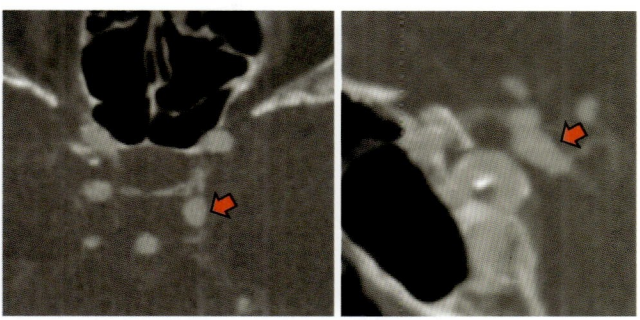

图 23.6b 头部 CT 血管造影显示长条形的后交通动脉瘤。

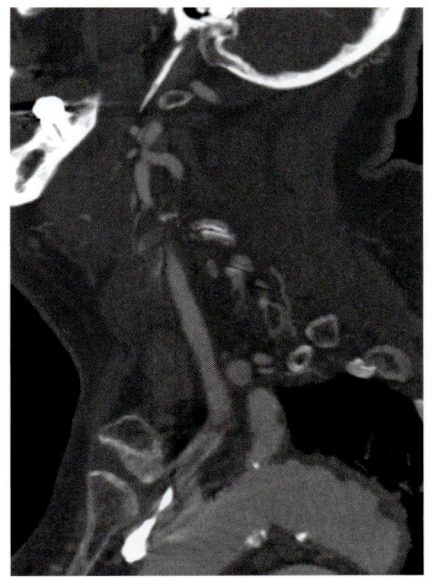

图 23.6c 颈部 CT 血管造影显示异常的、拉长且旋转的主动脉弓。

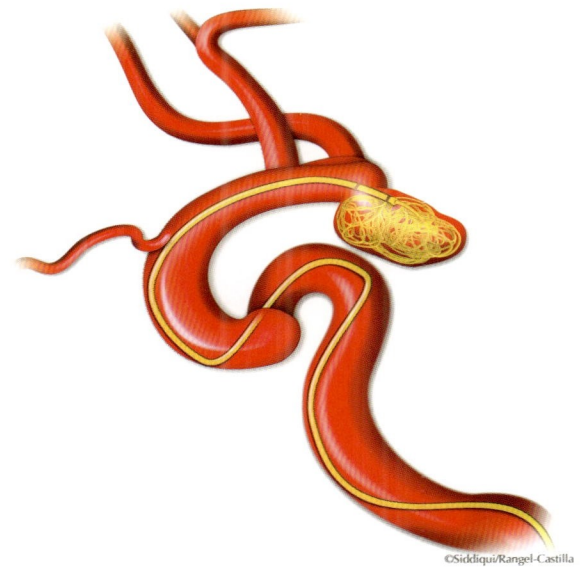

图 23.6d(1) 单纯弹簧圈栓塞症状性后交通动脉瘤的示意图。

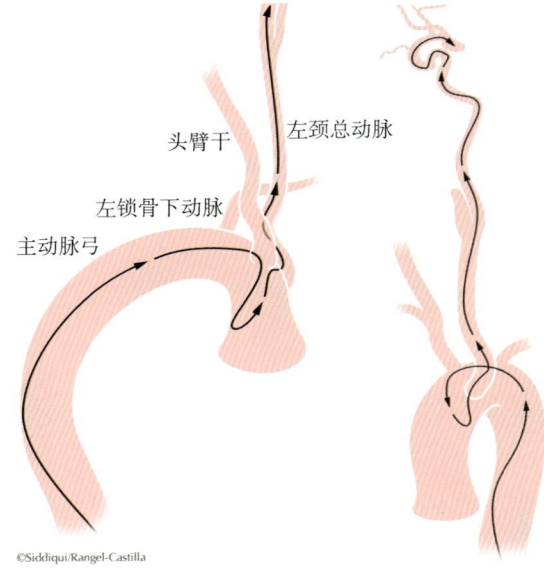

图 23.6d(2) 异常的主动脉弓解剖。

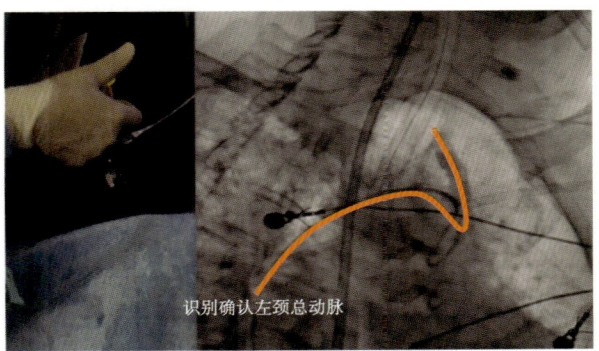

图 23.6e 异常的主动脉弓解剖。

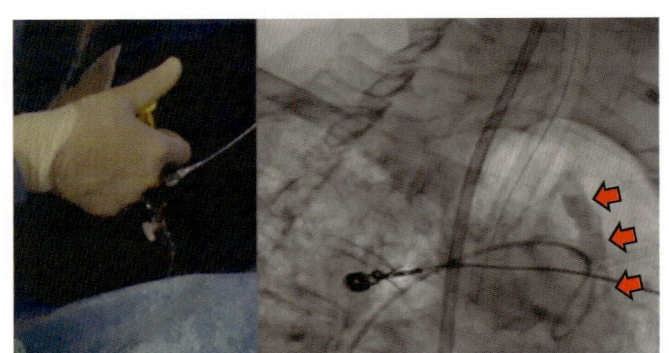

图 23.6f 中间导管进入左侧颈总动脉。

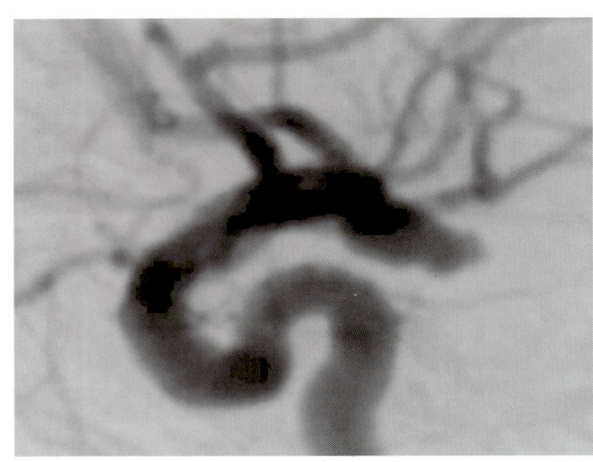

图 23.6g 左侧后交通动脉瘤。

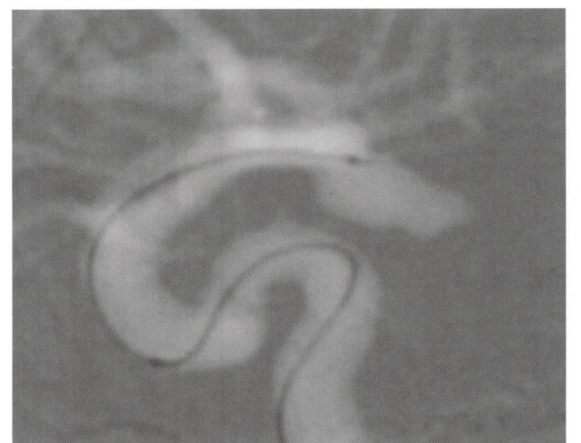

图 23.6h 左侧后交通动脉瘤的治疗通路。

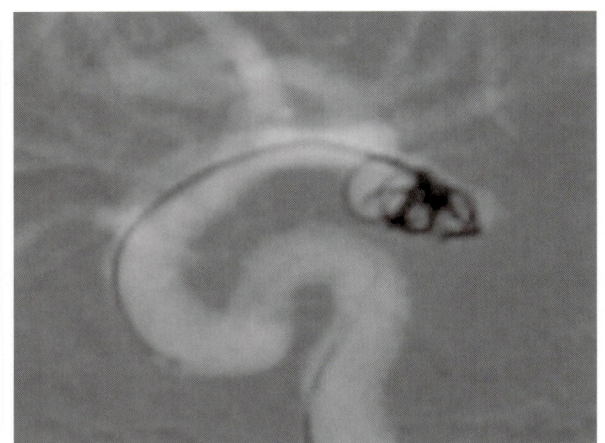

图 23.6i 栓塞左侧后交通动脉瘤。

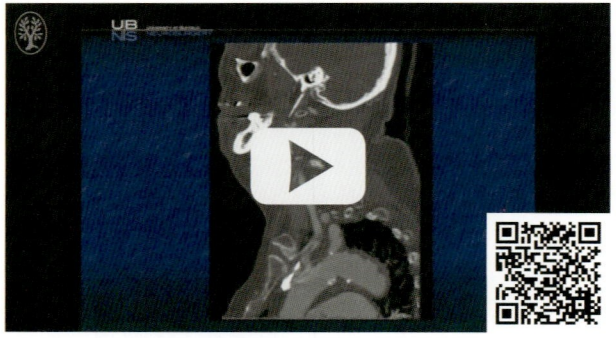

视频 23.6 破裂后交通动脉瘤伴复杂主动脉弓的弹簧圈栓塞。

手术过程

该患者进行急诊脑室外引流后当即转送至放射介入科行弹簧圈栓塞。手术在清醒镇静下通过右侧股动脉通路完成。第一枚弹簧圈释放后使用 3 000 单位肝素。

23 单纯的动脉瘤弹簧圈栓塞

器械清单

- 标准的诊断性脑血管造影。
  - 微创穿刺套件。
  - 6F 血管鞘。
- 0.035 英寸的导丝。
- Simmons 2 导管。
- Benchmark 071 颅内导引导管（Penumbra）。
- Vitek 导管（Cook Medical）。
- 0.0165 英寸的 Excelsior SL-10 45°预塑形微导管（Stryker）。
- 0.014 英寸的 Synchro 2 微导丝（Stryker）。
- 多枚弹簧圈。
- 6F Angioseal 经皮血管封堵装置。

器械说明

异常的解剖结构（如旋转扭曲的主动脉弓和左侧颈动脉的异常开口）会给进入主动脉弓和建立左侧颈动脉的通路带来较大的挑战。多种导管导丝被选用，包括 Simmons 2 导管、Vitek 导管和 Benchmark 导管。反复多次尝试后通过主动脉弓造影发现了左侧颈动脉开口的异常。进入左侧颈总动脉的通路被建立后，导引导管即可置入远端的颈内动脉以提供稳定的支撑。

提示、技巧和避免并发症

- 后交通动脉瘤可以表现为 SAH 和（或）第 3 组颅神经麻痹。对于存在脑神经麻痹的患者，一些神经血管医师仍倾向于显微外科夹闭。关于血管内治疗[AJNR Am J Neuroradiol. 2013;34(4):828-832]和外科治疗后[AJNR Am J Neuroradiol. 2013;34(4):828-832]脑神经功能恢复的病例，存在很多文献报道。
- 进入主动脉弓并建立支撑性足够的通路对神经介入来说是至关重要的。偶尔会有大血管缺失的情况；但当颈动脉或椎动脉难以发现时，不要犹豫，立即进行主动脉弓造影。
- 主动脉弓的最常见变异是牛角弓（双侧颈动脉共干），左锁骨下动脉发自主动脉弓的背侧。

| 病例概览 | 病例 23.7 破裂后交通动脉瘤和眼动脉瘤 |

- 56 岁女性，因为在性生活时突发剧烈头痛而至急诊就诊。神经系统功能检查显示患者呈昏睡状态，疼痛可唤醒，仅对人物有定向力，双眼紧闭，瞳孔 3mm，对光反射存在，双侧对称。无法遵嘱但双侧肢体可疼痛定位。无明显局灶性神经功能障碍。她的 Hunt-Hess 评分是 4 分。紧急插管保护气道。
- CT 显示严重的蛛网膜下腔出血（SAH）（Fisher 分级 4 级）和脑积水。CT 血管造影显示后交通动脉（CcoA）瘤和眼动脉瘤。

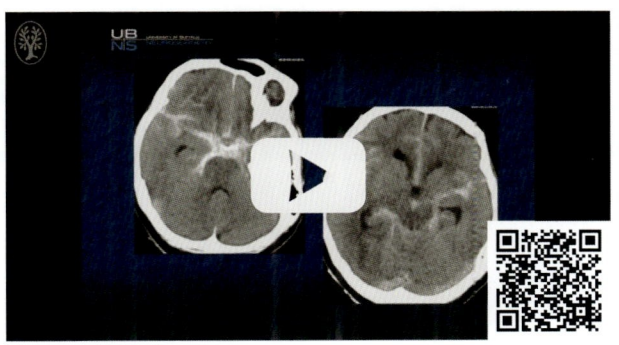

视频 23.7 颅内多发动脉瘤的弹簧圈栓塞。

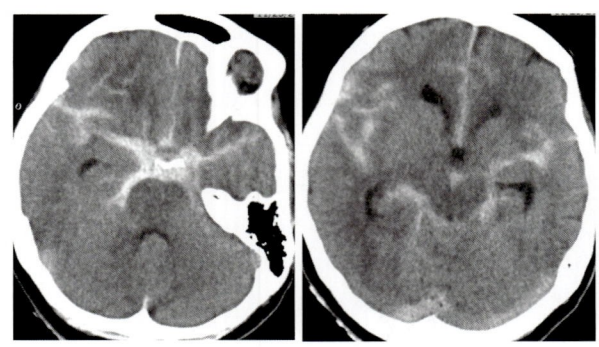

图 23.7a　CT 显示严重的 SAH 和轻度的脑积水。

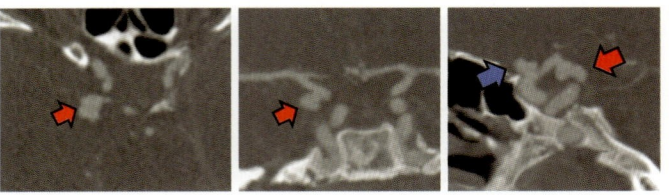

图 23.7b　头部 CT 血管造影显示右侧后交通动脉瘤（红色箭头）和眼动脉瘤（蓝色箭头）。

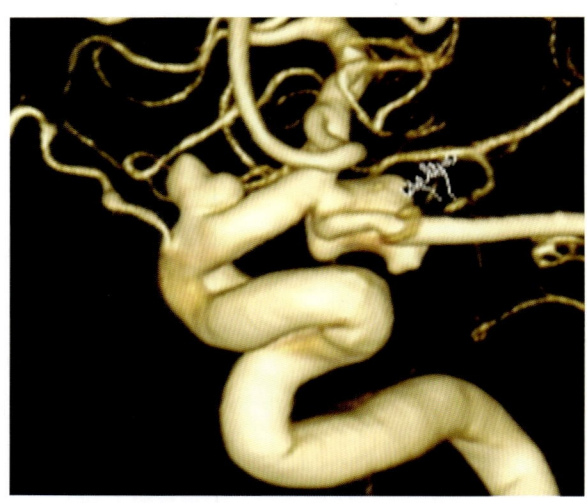

图 23.7c　CTA 三维重建显示 2 枚动脉瘤。

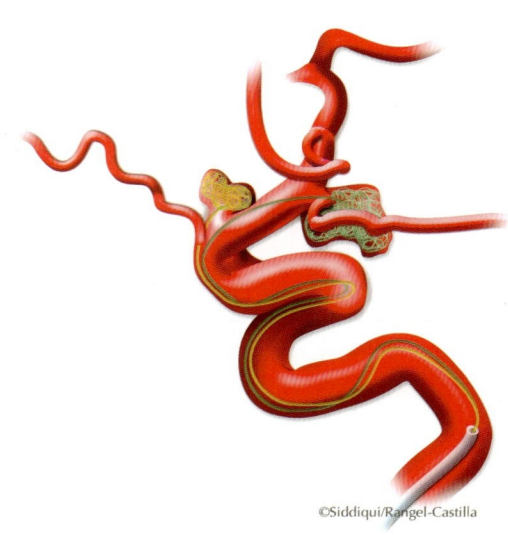

图 23.7d　弹簧圈栓塞破裂后交通动脉瘤和眼动脉瘤的示意图。

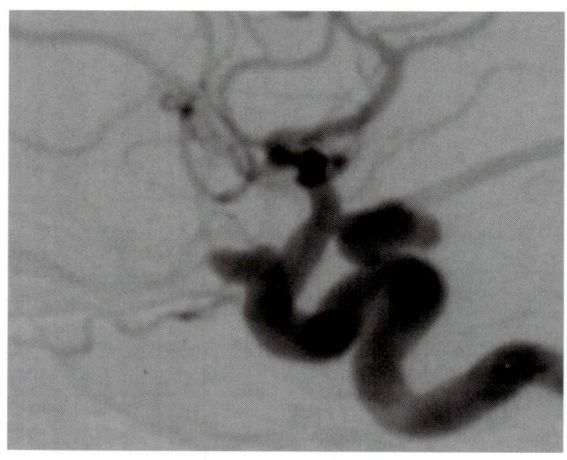

图 23.7e　侧位造影显示 2 枚颅内动脉瘤。

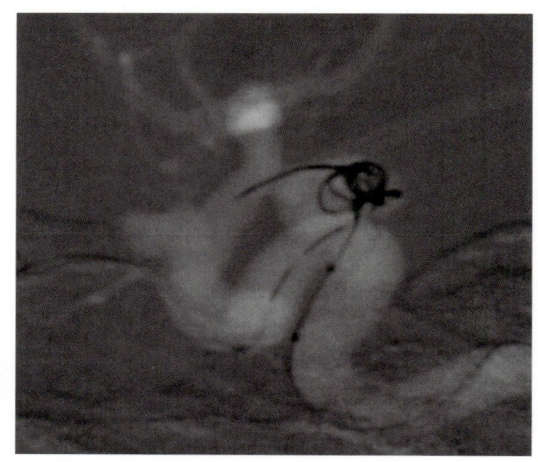

图 23.7f　后交通动脉瘤栓塞。

23 单纯的动脉瘤弹簧圈栓塞

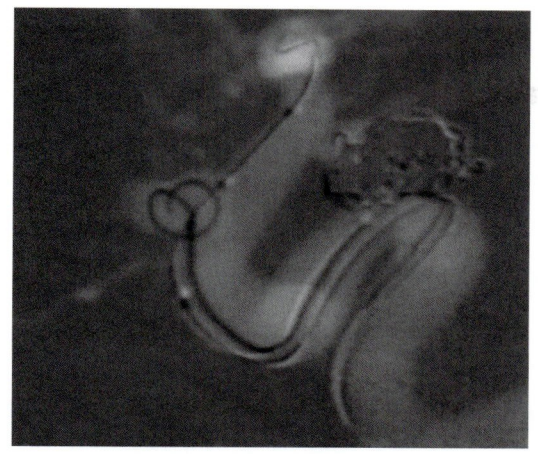

图 23.7g　球囊支撑下进行眼动脉瘤的超选置管。

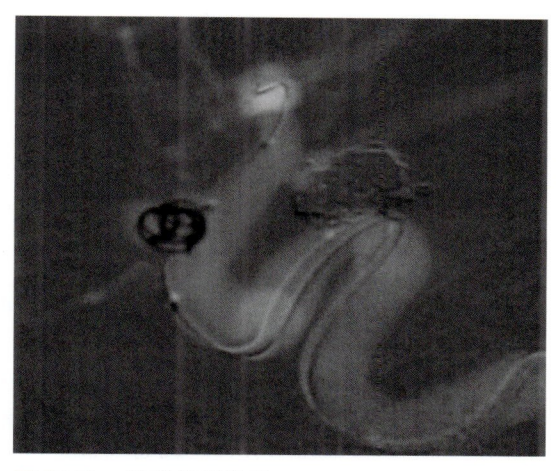

图 23.7h　眼动脉瘤栓塞。

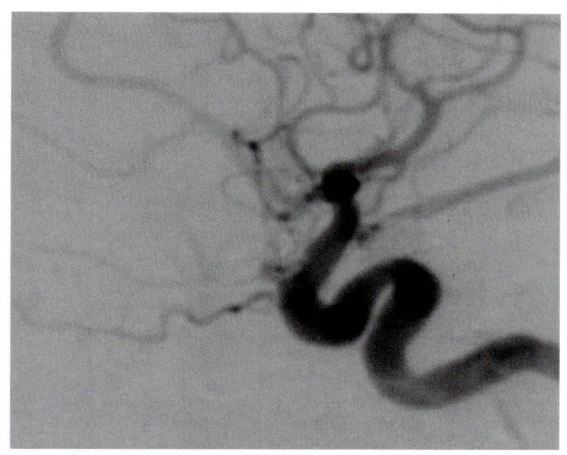

图 23.7i　成功地闭塞动脉瘤。

手术过程

该患者进行 2 枚颅内动脉瘤的单纯弹簧圈栓塞。手术在清醒镇静下通过右侧股动脉通路完成。第一枚弹簧圈释放后使用 3 000 单位肝素。

器械清单

- 标准的诊断性脑血管造影。
  - 微创穿刺套件。
  - 6F 血管鞘。
- 0.035 英寸的导丝。
- Envoy XB DA 导引导管(Codman)。
- 0.016 5 英寸的 Excelsior SL - 10 45°预塑形微导管(Stryker)。
- 0.014 英寸的 Synchro 2 微导丝(Stryker)。
- Scepter C 球囊(Microvention)。
- 多枚弹簧圈。
- 6F Angioseal 经皮血管封堵装置。

器械说明

SAH 的情况下处理多发颅内动脉瘤是具有挑战性的。血肿或大量的 SAH 可用于辨识责任动脉瘤。在这个病例中，SAH 弥散于基底池和外侧裂。2 枚动脉瘤位于同一侧颈内动脉且距离很近。因此我们需要同时治疗两者。

虽然我们做好了球囊辅助栓塞的准备，但单纯的弹簧圈填塞已经足以取得满意的结果。2 枚动脉瘤均采用同一根微导管和微导丝。

后交通动脉瘤内填入第一枚弹簧圈后进行全身肝素化。

> **提示、技巧和避免并发症**
>
> - 一次血管内手术可以同时处理多枚颅内动脉瘤，尤其是位于同一侧或同一个循环时。
> - 根据统计学和血流动力学原理，后交通动脉瘤和前交通动脉瘤更容易破裂，因此先填塞后交通动脉瘤后再处理眼动脉瘤。
> - 治疗破裂动脉瘤时没有标准的肝素使用规程。我们的选择是在初始弹簧圈安全地释放于瘤腔后给予肝素。
> - 如果动脉瘤没有破裂，其他的治疗选择包括单纯血流导向装置或显微外科夹闭2枚动脉瘤。

病例概览　　病例 23.8　巨大的小脑后下动脉瘤

- 49岁女性，在摩托车事故后被转送至急诊室。她的症状包括严重的枕部疼痛和颈部强直。神经系统功能检查正常，既往史无殊。
- CT正常。CT血管造影显示小脑后下动脉（PICA）的巨大动脉瘤。
- 患者先出院后择期安排入院行血管内治疗。

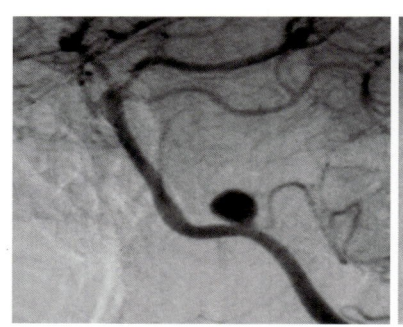
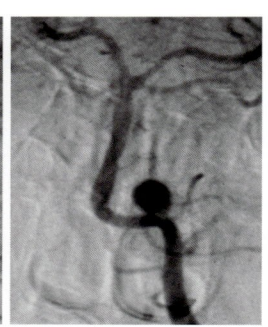
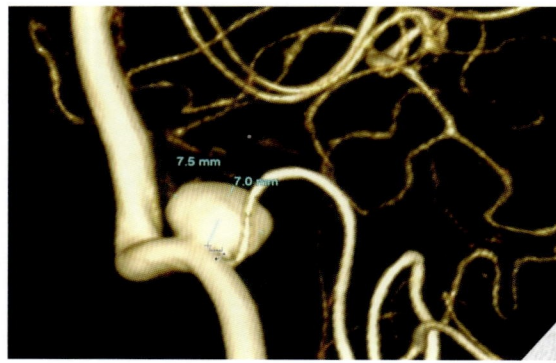

图 23.8a　左侧椎动脉旋转造影显示巨大的PICA动脉瘤。

图 23.8b　CTA三维重建显示PICA动脉瘤的解剖结构。

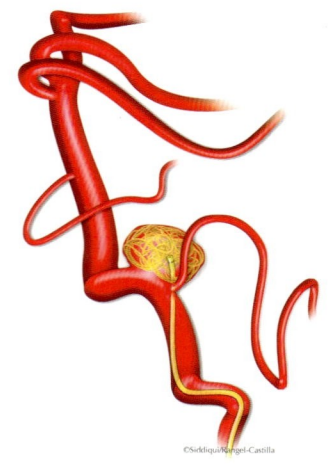
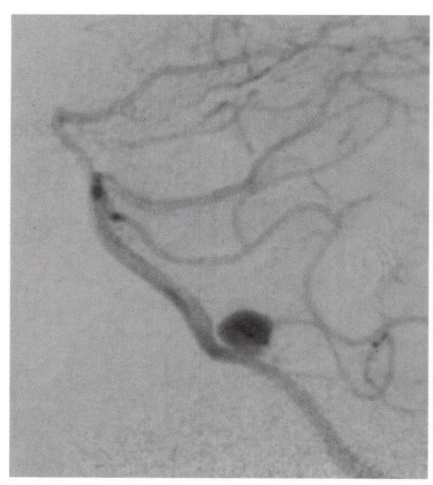
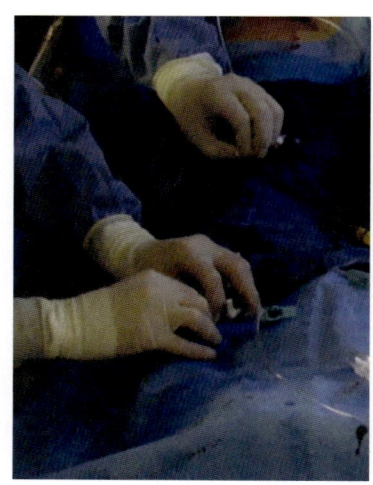

图 23.8c　PICA动脉瘤单纯弹簧圈栓塞的示意图。

图 23.8d　侧位造影显示PICA动脉瘤。

图 23.8e　操控微导管进入动脉瘤。

23 单纯的动脉瘤弹簧圈栓塞

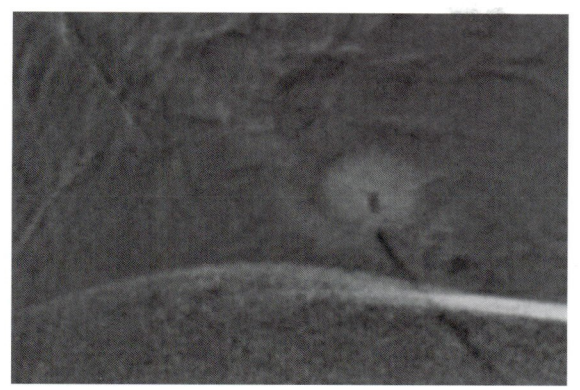

图 23.8f 微导管进入瘤腔。

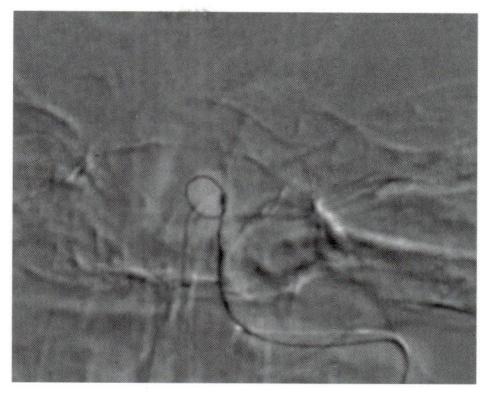

图 23.8g 弹簧圈填塞。

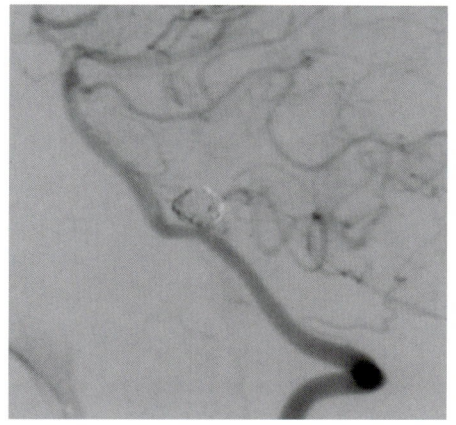

图 23.8h 动脉瘤完全闭塞。

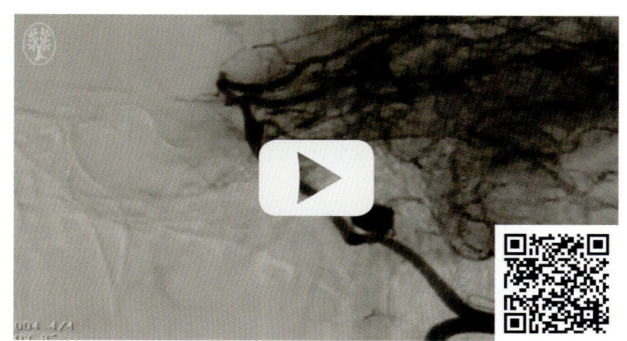

视频 23.8 PICA 动脉瘤的弹簧圈栓塞。

手术过程

该患者进行 PICA 动脉瘤的单纯弹簧圈栓塞。手术在清醒镇静下通过右侧股动脉通路完成。通过 5 000 单位肝素将活化凝血时间维持在 250 秒以上。

器械清单

- 标准的诊断性脑血管造影。
  - 微创穿刺套件。
  - 6F 血管鞘。
- 0.035 英寸的导丝。
- Envoy XB DA 导引导管(Codman)。
- 0.016 5 英寸的 Excelsior SL-10 45°预塑形微导管(Stryker)。
- 0.014 英寸的 Synchro 2 微导丝(Stryker)。
- 多枚弹簧圈。
- 6F Angioseal 经皮血管封堵装置。

器械说明

三维重建造影非常重要，可用于评估动脉瘤的特征、精确的大小及其与载瘤动脉和分支的关系。标准的正侧位造影上显示该动脉瘤累及了 PICA。然而 3D 重建显示 PICA 与动脉瘤无关，因此弹簧圈填塞是安全的。

标准的 6F 导引导管置于椎动脉(VA)的 V3 段以建立通路。Envoy XB DA 导管远端的 10 cm 较为柔软，不易损伤血管，是建立动脉通路的很好的选择。一旦通路建立，标准的微导管和微导丝进入动脉瘤。因为 PICA 并未被瘤颈累及，我们主张对动脉瘤进行致密填塞，包括瘤颈。

> **提示、技巧和避免并发症**
>
> - 椎动脉是非常脆弱的动脉，任何微小的创伤都可能导致夹层等损伤。我们推荐使用柔软的 6F 导引导管［Envoy XB DA 导引导管（Codman），Benchmark，（Penumbra）］。
> - 如果动脉瘤与载瘤动脉、分支的解剖关系辨识不清，推荐进行三维重建。
> - 进入动脉瘤时，总是将导管头保持在瘤腔的近端 1/2 处；撤出微导丝时微导管会前蹿。如果微导丝撤出之前微导管距离瘤顶太近，会增加动脉瘤破裂的风险；因此撤出微导丝之前应当轻微回撤微导管。
> - 后循环动脉瘤在介入治疗后的复发率最高。在安全和可能的情况下，我们主张完全的致密的弹簧圈填塞。

病例概览　　病例 23.9　复发的小脑后下动脉瘤

- 58 岁女性，曾通过介入栓塞治疗破裂的小脑后下动脉（PICA）动脉瘤。该患者蛛网膜下腔出血（SAH）后完全恢复。既往有高血压和吸烟史。
- 3 年期随访时，磁共振检查显示明显的动脉瘤复发。
- 鉴于既往 SAH 史、动脉瘤位于后循环，以及存在危险因素（高血压和吸烟史），治疗是有必要的。

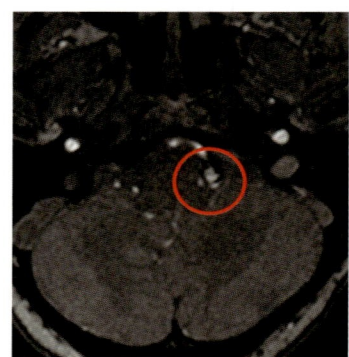
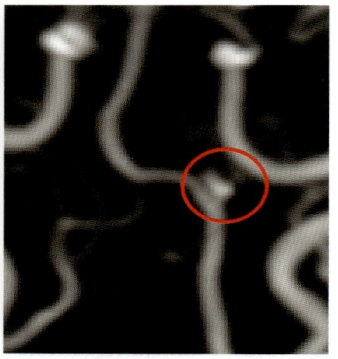

图 23.9a　磁共振血管造影（MRA）显示左侧 PICA 动脉瘤复发。

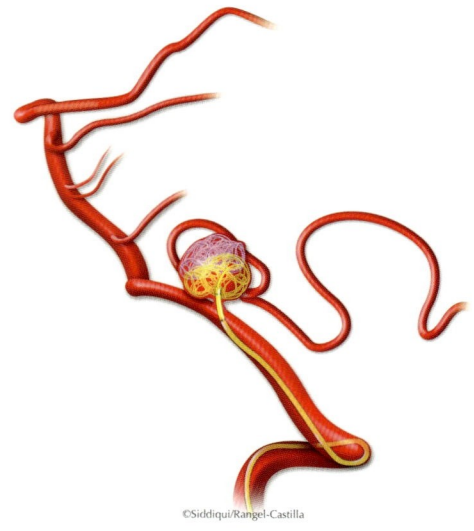

图 23.9b　弹簧圈栓塞复发 PICA 动脉瘤的示意图。

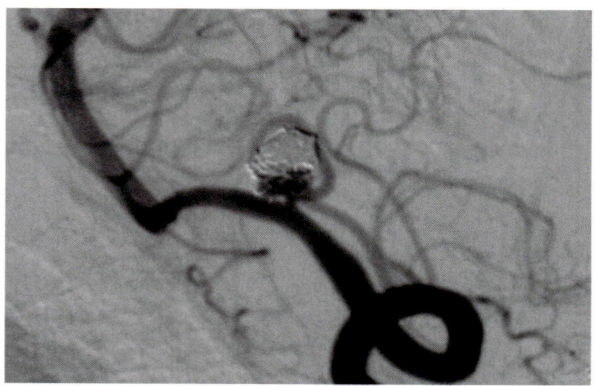

图 23.9c　侧位造影显示 PICA 动脉瘤复发。

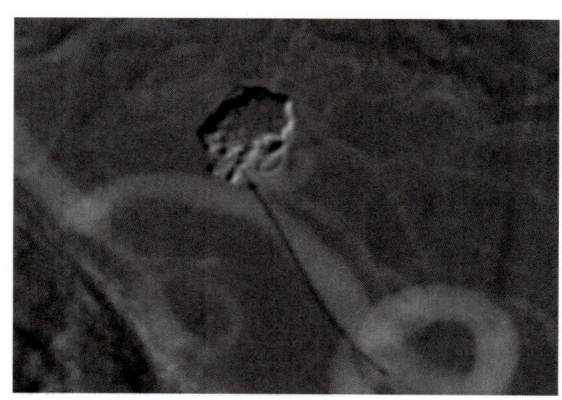

图 23.9d　超选置管进入动脉瘤腔。

23 单纯的动脉瘤弹簧圈栓塞

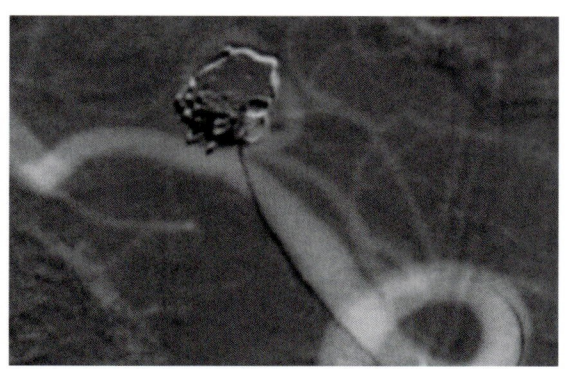

图 23.9e 弹簧圈填塞。

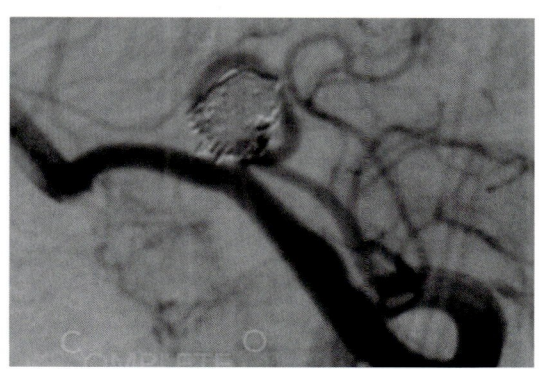

图 23.9f 少量残留需要额外的弹簧圈。

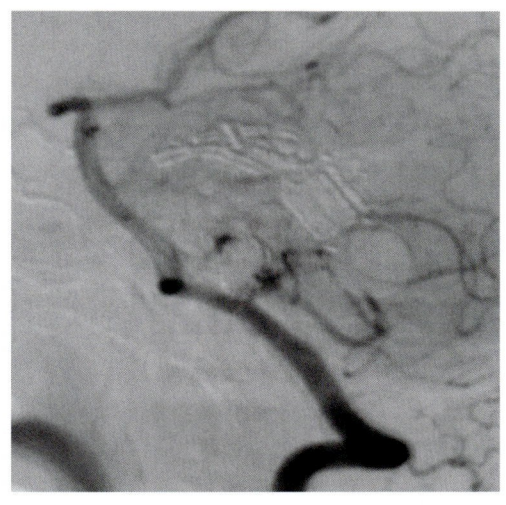

图 23.9g 动脉瘤完全闭塞，PICA 保持通畅。

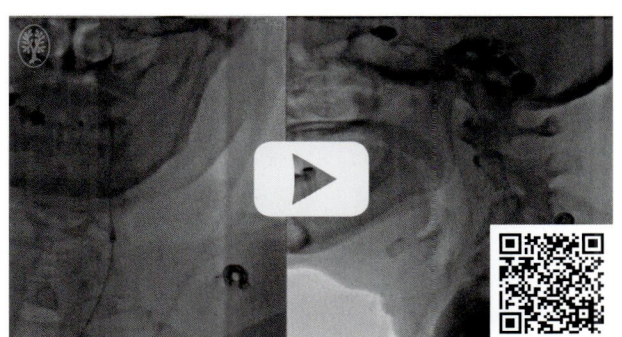

视频 23.9 复发 PICA 动脉瘤的弹簧圈栓塞。

> **手术过程**
>
> 该患者进行复发 PICA 动脉瘤的单纯弹簧圈栓塞。手术在清醒镇静下通过右侧股动脉通路完成。通过 5 000 单位肝素将活化凝血时间维持在 250 秒以上。

> **器械清单**
>
> - 标准的诊断性脑血管造影。
>   - 微创穿刺套件。
>   - 6F 血管鞘。
> - 0.035 英寸的导丝。
> - Envoy XB DA 导引导管（Codman）。
> - 0.017 英寸的 Headway DUO 微导管（Microvention）。
> - 0.014 英寸的 Synchro 2 微导丝（Stryker）。
> - 多枚弹簧圈。
> - 6F Angioseal 经皮血管封堵装置。

> **器械说明**
>
> 后循环的动脉瘤复发率更高。该患者在介入栓塞后出现 PICA 动脉瘤复发。因为 PICA 与瘤颈的关系密切，给动脉瘤的致密填塞带来挑战。
>
> 建立椎动脉通路后，将微导管推进至瘤颈处。微导管超选进入复发动脉瘤的瘤颈是富有挑战性的，有时会将微导管停留在动脉瘤外进行弹簧圈填塞。
>
> 在该病例中，需要 2 枚弹簧圈来达到动脉瘤的完全闭塞。任何一枚弹簧圈解脱之前都应进行血管造影以评估 PICA 的通畅性。

提示、技巧和避免并发症

- 介入栓塞治疗的后循环动脉瘤最容易复发。大多数后循环动脉瘤都采用血管内介入治疗。破裂的后循环动脉瘤可以先进行初期的弹簧圈填塞以预防再破裂；患者从 SAH 中恢复至病情稳定后，再通过支架辅助弹簧圈栓塞或血流导向装置置入的方法，进行更确切的治疗，这是推荐的做法。
- 单纯弹簧圈栓塞治疗的后循环动脉瘤，复查是必需的。应当在初次治疗后的 6 个月、1 年、2 年、3 年、5 年和 10 年进行随访。MRA 或 CTA 可以用于筛查，但数字减影血管造影也是需要的，用于明确是否复发以及制订治疗计划。

病例概览　　病例 23.10　基底动脉和大脑后动脉结合部的动脉瘤

- 47 岁女性，因慢性头痛，体检发现多发后循环动脉瘤。神经系统功能检查正常。患者有高血压和动脉瘤破裂的家族史。
- 磁共振（MR）血管造影显示一枚巨大的动脉瘤位于基底动脉（BA）和右侧大脑后动脉（PCA）的结合部，以及一枚较小的左侧小脑上动脉（SCA）动脉瘤。

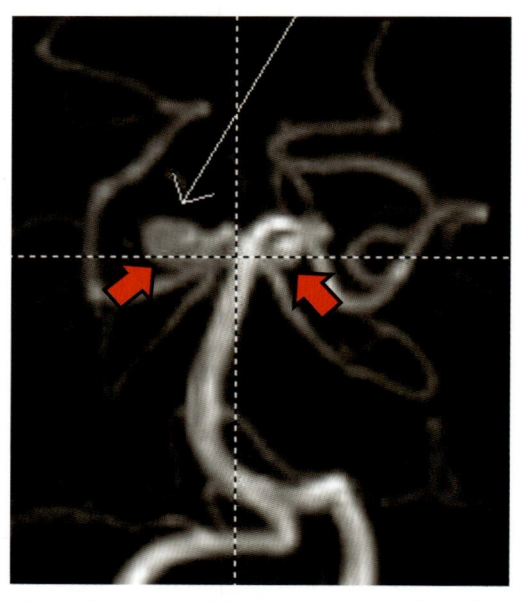

图 23.10a　MR 血管造影显示后循环的 2 枚动脉瘤。

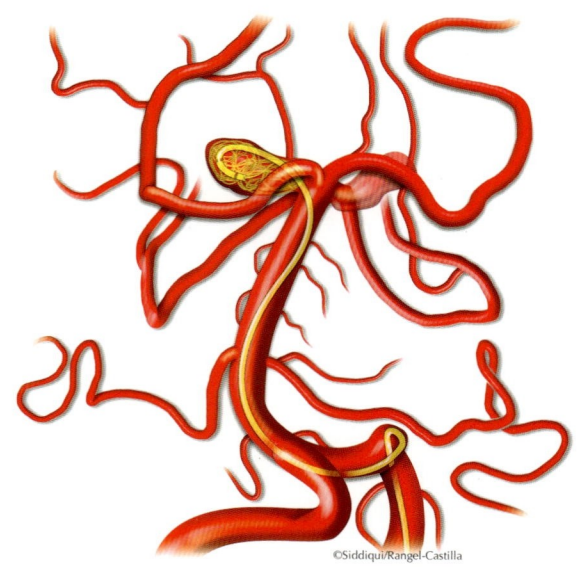

图 23.10b　单纯弹簧圈栓塞 BA/PCA 结合部动脉瘤的示意图。

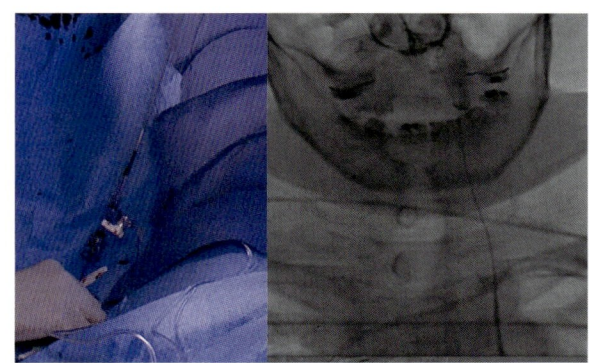

图 23.10c 建立左侧椎动脉通路。

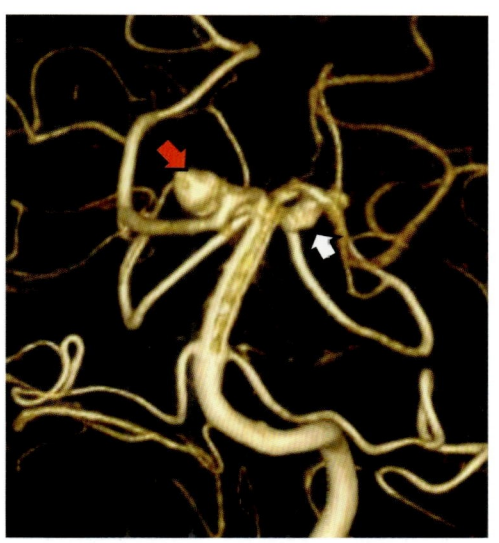

图 23.10d 三维重建显示右侧 BA/PCA 结合部和左侧 SCA 动脉瘤。

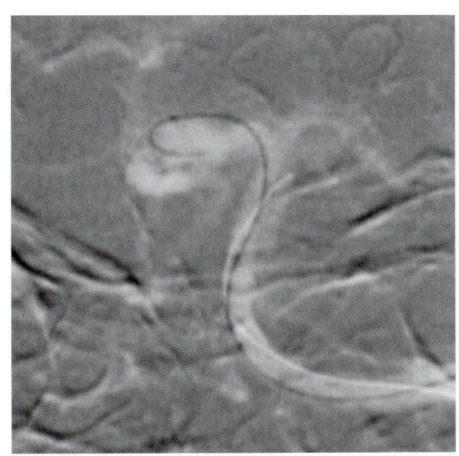

图 23.10e 右侧 BA/PCA 结合部动脉瘤的治疗通路。

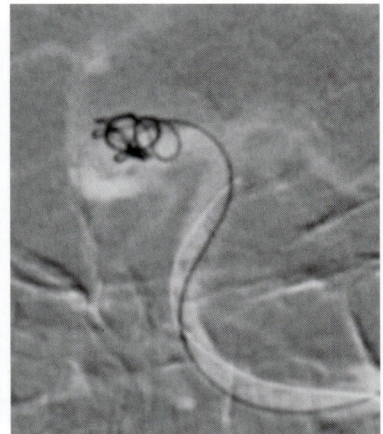

图 23.10f 弹簧圈填塞。

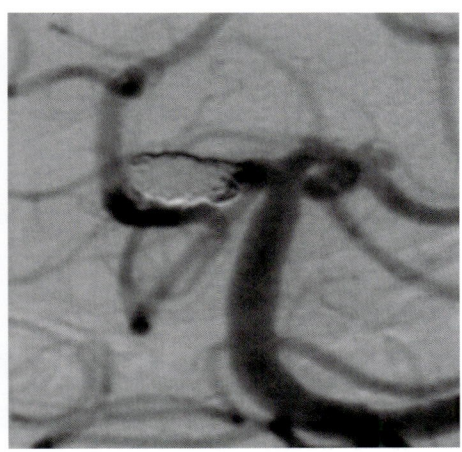

图 23.10g 动脉瘤完全闭塞。

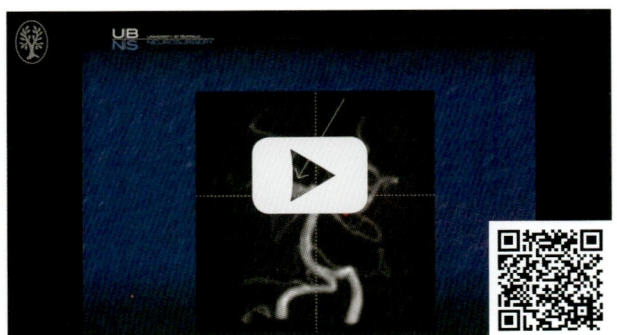

视频 23.10 基底动脉瘤的弹簧圈栓塞。

手术过程

该患者进行右侧 BA/PCA 结合部动脉瘤的单纯弹簧圈栓塞。手术在清醒镇静下通过右侧股动脉通路完成。通过 5 000 单位肝素将活化凝血时间维持在 250 秒以上。

器械清单

- 标准的诊断性脑血管造影。
  - 微创穿刺套件。
  - 6F 血管鞘。
- 0.035 英寸的导丝。
- Benchemark 071 导引导管（Penumbra）。
- 0.017 英寸的 Excelsior XT–17 FLEX 45°预塑形微导管（Stryker）。
- 0.014 英寸的 Synchro 2 微导丝（Stryker）。
- 多枚弹簧圈。
- 6F Angioseal 经皮血管封堵装置。

器械说明

这是一例年轻的患者，动脉瘤破裂风险很高（家族史和动脉瘤部位），强烈建议治疗。我们决定治疗右侧 BA/PCA 结合部的动脉瘤是因为它尺寸更大。传统的 MRA 上该动脉瘤的位置和起源不清晰，三维重建有助于理解解剖关系和寻找工作角度。确切的起源是 PCA 和 BA 的结合部。1 枚微导管超选进入瘤腔，3 枚弹簧圈（1 枚成篮圈和 2 枚填塞圈）足以将其闭塞。保持弹簧圈团块避开 PCA 以防闭塞。我们也准备了球囊或支架可在需要时辅助弹簧圈填塞并维持 PCA 通畅。填塞的最后有一个袢凸入 PCA 但并未影响血流。患者术后开始服用阿司匹林以预防血栓形成，以及可能的 PCA 远端的缺血性卒中。

提示、技巧和避免并发症

- 了解动脉瘤的起源和瘤颈的解剖结构是至关重要的。强烈推荐三维造影以选择合适的工作角度。
- 一次手术同时处理多枚未破裂动脉瘤是可行的，但并不推荐。治疗单个动脉瘤可以降低总体风险（破裂、卒中和动脉闭塞）。

病例概览　　病例 23.11　额极动脉夹层动脉瘤：载瘤动脉闭塞

- 55 岁女性，因突发剧烈霹雳样头痛至急诊就诊。神经系统体格检查未见神经系统功能障碍。既往史无殊。
- CT 提示少量蛛网膜下腔出血，位于右侧额底并沿着前纵裂分布。
- CT 血管造影显示一枚可疑的右侧大脑前动脉远端的动脉瘤。

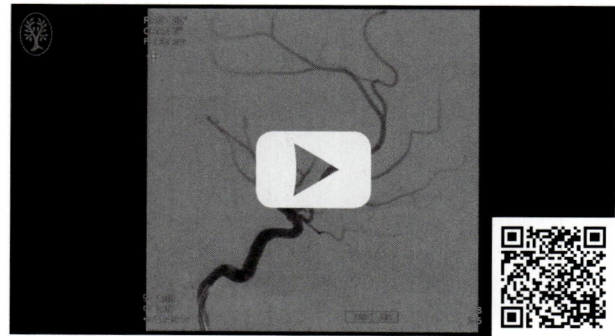

视频 23.11　大脑前动脉远端夹层动脉瘤的弹簧圈栓塞。

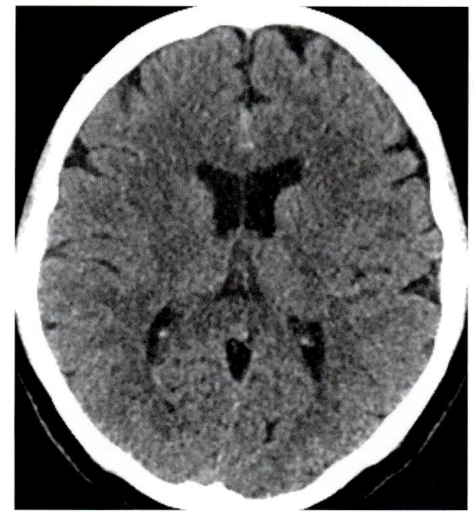

图 23.11a CT 显示前纵裂蛛网膜下腔出血。

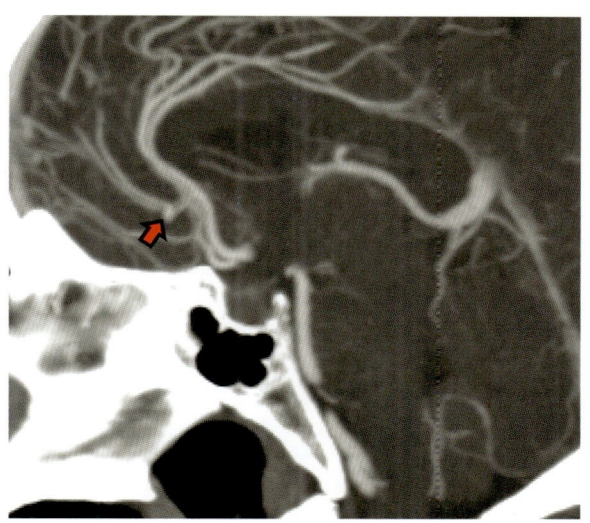

图 23.11b CT 血管造影显示额极的夹层动脉瘤。

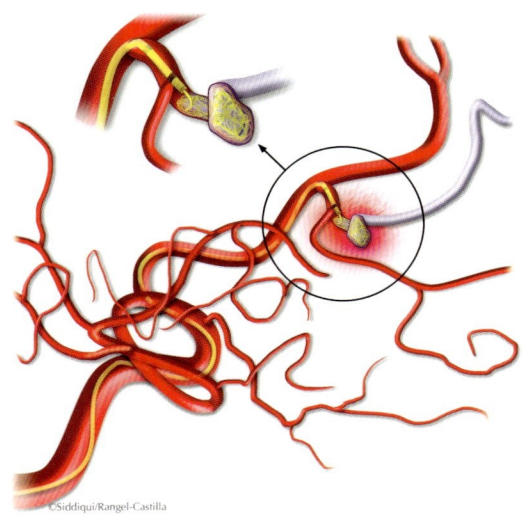

图 23.11c 载瘤动脉闭塞治疗额极夹层动脉瘤的示意图。

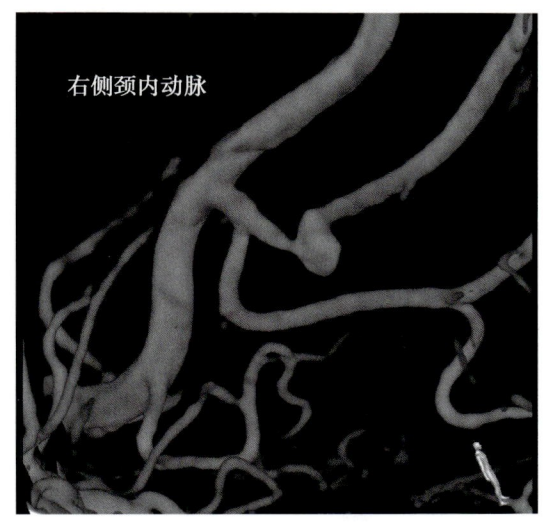

图 23.11d 额极的夹层动脉瘤。

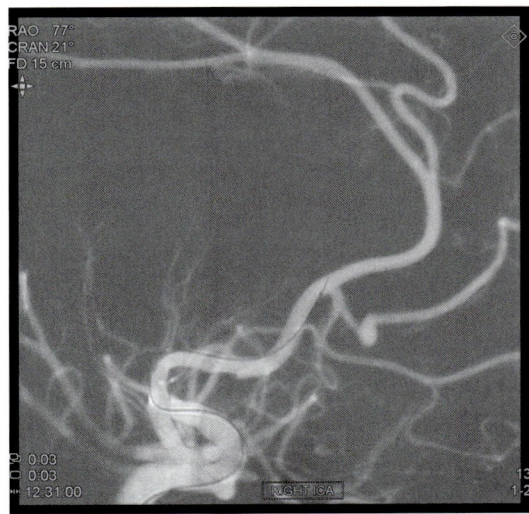

图 23.11e 微导管超选进入动脉瘤。

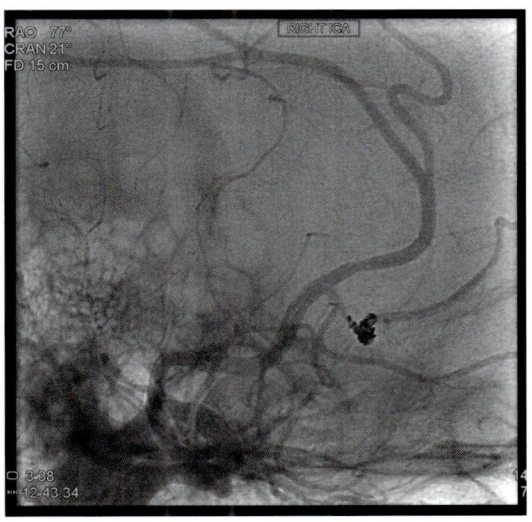

图 23.11f 弹簧圈填塞。

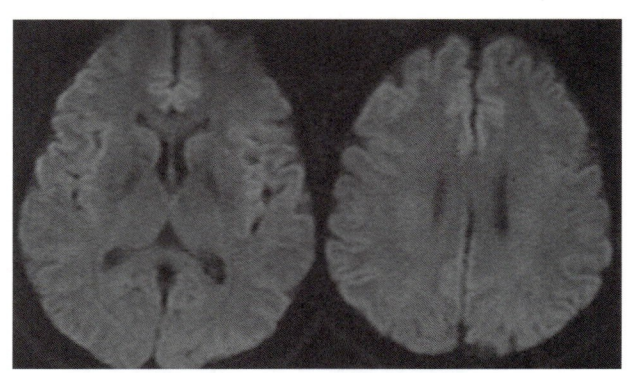
图 23.11g　栓塞后 24 小时的磁共振未见急性卒中。

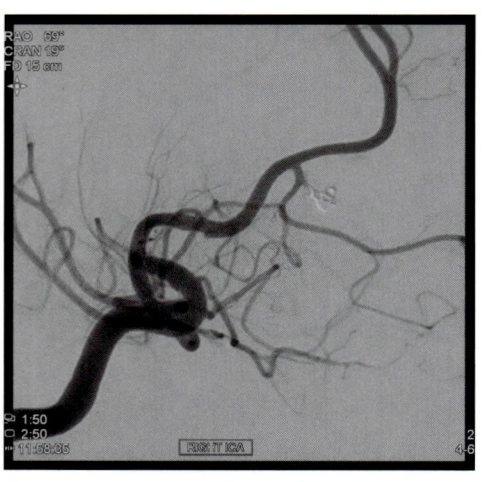
图 23.11h　6 个月后复查造影,动脉瘤完全闭塞。

手术过程

该患者进行额极动脉瘤和载瘤动脉的单纯弹簧圈栓塞。手术在清醒镇静下通过右侧股动脉通路完成。通过 5 000 单位肝素将活化凝血时间维持在 250 秒以上。

器械清单

- 标准的诊断性脑血管造影。
  - 微创穿刺套件。
  - 6F 血管鞘。
- 0.035 英寸的导丝。
- Envoy XB 导引导管(Codman)。
- 0.016 5 英寸的 Excelsior SL-10 微导管(Microvention)。
- 0.014 英寸的 Synchro 2 微导丝(Stryker)。
- 多枚弹簧圈。
- 6F Angioseal 经皮血管封堵装置。

器械说明

载瘤动脉闭塞是治疗颅内血管性疾病的常用方法,包括夹层动脉瘤。由于该例额极动脉瘤位于远端,没有必要行球囊闭塞试验。由于该区域具有充分的侧支代偿,闭塞额极动脉并不会导致脑缺血。6F 导引导管置于颈内动脉。放大的路图下将微导管推进至额极动脉的夹层段。将数枚弹簧圈填入瘤腔,直至动脉瘤和载瘤动脉完全闭塞。整个过程中患者神经功能保持完好。手术的最后,载瘤动脉仍有血流但速度极慢,最终通过侧支代偿供应其供血区域,以这种缓慢的方式来预防缺血性卒中。

提示、技巧和避免并发症

- 载瘤动脉闭塞是治疗颅内外夹层动脉瘤的一种有效方法。大的载瘤动脉闭塞之前需要进行球囊闭塞试验以评估侧支代偿和脑血流重建的必要性。一般来说,远端的血管由于具有充分的侧支代偿,不需要进行球囊闭塞试验;这些区域包括大脑前和大脑后动脉的远端。
- 我们强烈推荐只用弹簧圈进行载瘤动脉闭塞,而不用液体栓塞剂。弹簧圈不会立即完全闭塞动脉,而是部分、缓慢地进行,允许侧支代偿建立,从而降低急性缺血性卒中的风险。

24 球囊辅助栓塞
Balloon-Assisted Coiling
Leonardo Rangel-Castilla and Giuseppe Lanzino

概 述

球囊辅助技术对神经介入医生来说是很重要的。该技术主要用于瘤颈的重塑和分支的保护。球囊辅助技术可以稳定微导管在瘤腔内的位置,以防"踢管"现象并提高填塞的致密度。对宽颈动脉瘤而言,球囊辅助技术可避免使用支架,这对于动脉瘤破裂导致蛛网膜下腔出血的患者而言是很有帮助的。此外,球囊也可以成为术中破裂出血时的安全网。双腔球囊导管可以通过单根微导管同时进行弹簧圈的填塞和瘤颈的重塑。

适 应 证

球囊辅助技术可用于破裂或未破裂动脉瘤的血管内治疗。有些神经外科医生习惯于备着球囊以备不时之需。

神经血管解剖

宽颈动脉瘤可见于颅内循环的任何部位,包括眼动脉段、大脑中动脉、前交通动脉、椎动脉和基底动脉。每个动脉瘤的解剖结构都应当进行个体分析。然后介入医生再确定是否将球囊辅助技术作为最佳选择。基底动脉尖动脉瘤、颈内动脉分叉部动脉瘤、大脑中动脉或前交通动脉瘤都可能是宽颈动脉瘤,或主要累及在某一分支上。这种情况下,球囊辅助技术就是有必要的。

围手术期药物处理

球囊辅助弹簧圈栓塞通常在全身肝素化下进行,无须抗血小板治疗。

颅内球囊

球囊分为顺应性和非顺应性球囊。顺应性球囊在手动缓慢充盈后可以变形顺应瘤颈和载瘤动脉及其分支的轮廓。而非顺应性球囊不适用于球囊辅助技术。

单腔顺应性球囊包括 HyperGlide(Medtronic)、HyperForm(Medtronic)、Transform(Stryker)和 Transform Super Compliant(Stryker)。这些球囊的直径为 3~7 mm,长度 10~30 mm。HyperForm 和 Transform Super Compliant 具有高度顺应性。这种顺应动脉解剖结构的特性使之可以部分疝入瘤颈,而这在载瘤动脉与瘤颈距离很近或直接被瘤颈累及的情况下是非常有帮助的。

同轴双腔顺应性球囊包括 Scepter(MicroVention)和 Ascent(Codman)。Scepter 球囊直径 4 mm,长度为 10~20 mm,有一个 5 mm 长的末端导丝。Ascent 球囊直径为 4 mm 或 6 mm,长度为 7~15 mm。

具体技术和关键步骤

(1)采用微创穿刺套件建立血管内通路。在透视下将微导丝通过一个 6F 的扩张器置入目标位置,一般位于股骨头水平。

(2) 根据动脉瘤的位置将一个具有双止血阀的(copilot valve)6F 或 8F 导引鞘送入颈内动脉或椎动脉。这一步可以采用快速交换导管(如 Vitek 导管，Cook)来实现，或交换导丝如 0.035 英寸的长交换导丝。该步骤需在路图下进行。

(3) 先做正位和侧位的初始血管造影。通过旋转造影三维重建选择工作角度，做放大的造影。

(4) 如果动脉瘤位置较远或载瘤动脉迂曲，需采用三轴系统来进入动脉瘤，包含导引导管、中间导管和微导管。其他情况下包含导引导管和微导管的双轴系统就足够了。

(5) 在三轴系统中，中间导管必须足够大以容纳弹簧圈导管和球囊导管。对于基底动脉尖动脉瘤，一根微导管可以通过一侧椎动脉进入，球囊导管则可以通过对侧椎动脉进入。

(6) 进入体内之前，应先在后方操作台上根据腔型(单腔或双腔)准备球囊。一般来说，单腔球囊需要时刻保留一根微导丝在内，因为一旦撤出后，空气或者血液就会进入球囊导致其在荧光透视下无法显影。球囊尺寸根据载瘤动脉选择。一般情况下，顺应性球囊可以变形适应载瘤动脉的开口形态并有效保护瘤颈，因此可用于球囊辅助技术。

(7) 通常，球囊通过导引鞘上一个独立的旋转止血阀进入系统，也可以通过导引鞘上的副止血阀。在工作角度路图下将球囊超选跨越动脉瘤，将 1~3 mL 的造影剂注入球囊进行测试确认其可视性，并观察造影剂在球囊充盈后的流动轨迹。

(8) 测试后球囊泄压，将弹簧圈导管(如 SL-10，Stryker Neurovascular；DUO，MicroVention)在微导丝支撑下超选进入动脉瘤(视频 24.1~视频 24.3)。

(9) 通过测量好的长、宽、高计算动脉瘤的体积，并选择合适的弹簧圈，先填成篮圈，再用填塞圈。

(10) HyperForm 球囊是椭圆球形的，顺应性好于 HyperGlyde 球囊，尤其适用于需要非对称充盈的情况。Hyperglyde 球囊呈长方体形状且更长。这些球囊允许其部分疝入动脉瘤，是侧壁型动脉瘤如颈内动脉瘤的理想选择。

(11) 在球囊非充盈状态下，可以更自然顺畅地释放弹簧圈。当弹簧圈脱垂进入载瘤动脉时，可以撤回至微导管，充盈球囊覆盖瘤颈，锁定微导管于瘤腔内。

(12) 一旦微导管进入动脉瘤，充盈球囊，在工作角度持续路图监视下小心填塞弹簧圈。如血流被球囊完全阻断，需间断泄去球囊以恢复血流。应将动脉瘤填塞至弹簧圈之间完全没有造影剂显影为止(如 30%~40%填塞密度)。

(13) 弹簧圈填塞结束后，应缓慢泄去球囊，并在持续透视下观察弹簧圈的稳定性。如果稳定，再次充盈球囊并撤出弹簧圈微导管，再泄去球囊并撤出。

(14) 最后复查正位和侧位造影。

器械选择

在我们的临床实践中，以下是进行球囊辅助栓塞时常用的器械：

- 21-gauge 微创穿刺套件，Cope Mandril 导丝(Cook Medical)，6F 扩张器，6F~8F 血管鞘。
- Neuron 或 Neuron MAX 90 cm 导引导管(Penumbra)或 Envoy XB DA 导引导管(Johnson & Johnson)。
- Vitek 或者 125 cm 5F Vertebral 导管(Cook)或者 280 cm 超滑交换导丝。
- 0.035 英寸超滑导丝。
- 中间导管，如 Sofia(MicroVention)，Navien(Medtronic)，或者 Catalyst(Stryker)。
- SL-10 微导管(直头，J 形，45°或 90°成角)或者 DUO 微导管。
- 标准或者软质的微导丝 Synchro 2(Stryker)。
- 持续的肝素化滴注。
- 铂金弹簧圈(也可使用水凝胶弹簧圈)(例如 Cosmos 成篮圈和超软填充圈，MicroVention)。
- 单腔的 HyperForm 或者 HyperGlide 球囊，或者双腔的 Scepter XC 球囊。

注意点

- 球囊不显影是很危险的。应当始终在后方操作台确认其完好无损(恰当地充盈和泄压；没有泄漏)并且没有空气混杂其中。单腔球囊一旦引入，不要撤出微导丝。
- 填塞弹簧圈时如出现破裂出血，立即充盈球囊以止血。

- 如果微导管不慎穿破动脉瘤，在球囊充盈状态下先从瘤外开始填塞弹簧圈，再退回瘤腔内继续填塞。
- 微导管超选进入动脉瘤时始终采用精细的动作。
- 将微导管置于动脉瘤的 2/3 处，时刻留意通路系统的张力。
- 如果相对血管来说太大的话，球囊可能会撑破血管。
- 清醒手术时，需要考虑到过度充盈的球囊可能会引起疼痛，患者可能无法长时间配合。
- 有时填塞完成球囊泄压后，弹簧圈的一个袢或者尾端可能会突入载瘤动脉。可能需要使用阿司匹林以预防血栓形成。
- 球囊和微导管可能相互挤压，尤其在小血管内。这会增加血栓形成的风险。可采用糖蛋白Ⅱb/Ⅲa 抑制剂来处理。
- 始终注意观察有无造影剂外渗。
- 弹簧圈太大时应撤回。尝试在动脉瘤内填入过多的弹簧圈是非常危险的。
- 如果在使用了球囊仍有长段的弹簧圈或其团块凸入载瘤动脉，可能需要考虑支架。如果弹簧圈脱落形成栓塞，应采用取栓装置将其回收。
- 水凝胶圈会膨胀。10 号圈比 18 号更小，单枚圈的填塞密度更小。
- 可以穿刺对侧股动脉来建立反向通路，并置入球囊。
- 如果填塞时出现踢管，可以轻微泄压球囊，将弹簧圈引导回到瘤腔内。然后再充盈球囊锁定微导管。

病例概览　　病例 24.1　巨大前交通动脉瘤：球囊辅助栓塞

- 60 岁男性，因突发剧烈头痛、恶心、呕吐和右上肢感觉异常至急诊就诊。神经系统功能检查：患者清醒、警觉，人物和地点定向准确，双侧均可遵嘱，肌力正常。没有局灶性神经功能障碍。既往有高血压史。
- CT 显示前纵裂蛛网膜下腔出血（SAH）和血肿。CT 血管造影显示一枚巨大的前交通动脉（ACoA）动脉瘤。

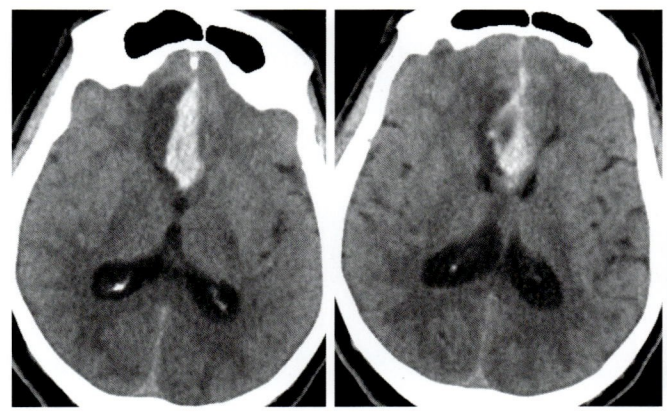

图 24.1a　CT 扫描显示前纵裂血肿。

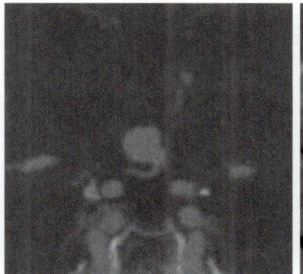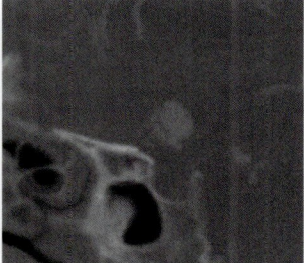

图 24.1b　CT 血管造影显示巨大的前交通动脉瘤。

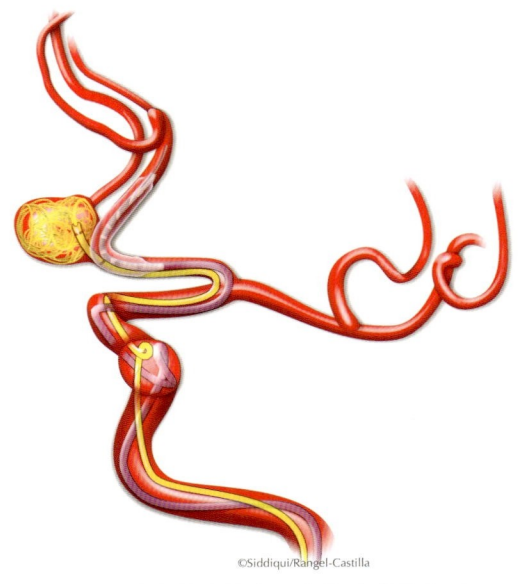

图 24.1c 球囊辅助栓塞巨大的破裂前交通动脉瘤的示意图。

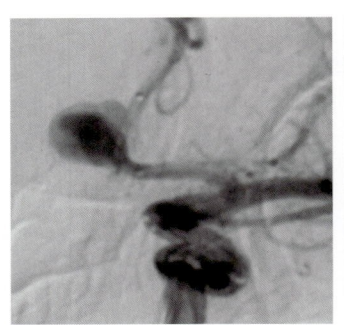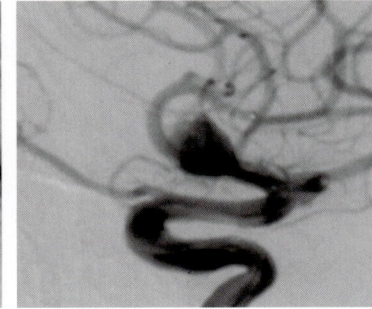

图 24.1d 正侧位造影显示巨大的前交通动脉瘤。

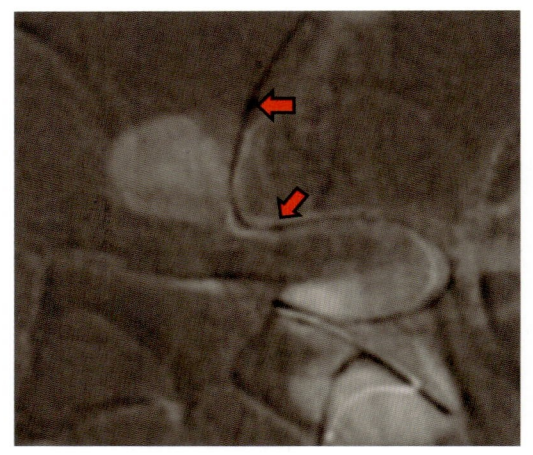

图 24.1e 颅内球囊定位。

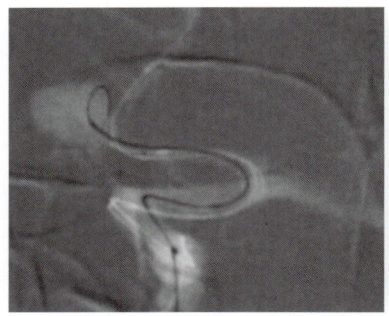

图 24.1f 微导管进入动脉瘤。

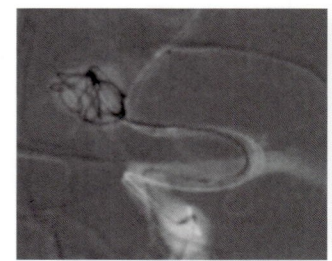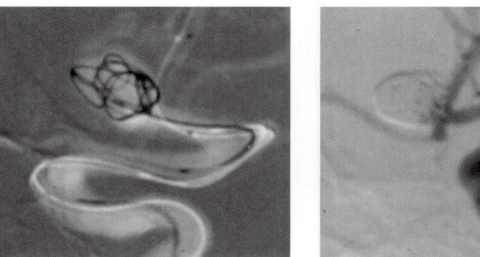

图 24.1g 弹簧圈填塞。

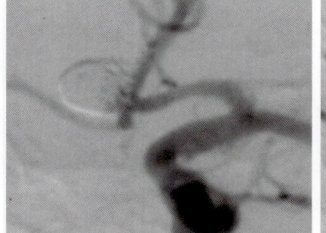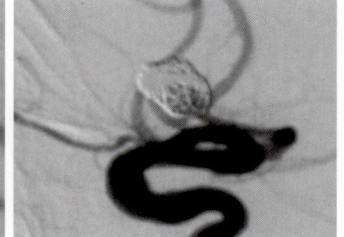

图 24.1h 动脉瘤不显影且双侧 A2 通畅。

24 球囊辅助栓塞

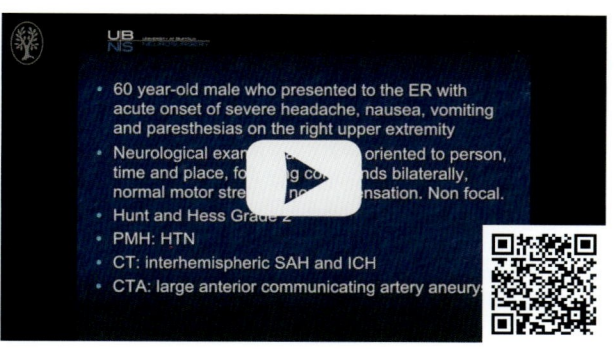

视频 24.1 球囊辅助栓塞治疗破裂的前交通动脉瘤示例 1。

手术过程

该患者采用血管内球囊辅助栓塞治疗巨大的前交通动脉瘤。手术在清醒镇静下通过右侧股动脉通路完成。第一枚成篮圈释放后使用 3 000 单位肝素。

器械清单

- 标准的股动脉通路。
  - 微创穿刺套件。
  - 6F 血管鞘。
- 0.035 英寸超滑导丝。
- Benchmark 071 导引导管（Penumbra）。
- 顺应性 Transform 球囊导管 3 mm×15 mm（Stryker）。
- 0.016 5 英寸 Prowler Select LP ES 微导管（Codman）。
- 0.014 英寸 Synchro 2 微导丝（Stryker）。
- 多枚弹簧圈。
- 6F Angioseal 经皮血管封堵装置。

器械说明

前交通动脉瘤是最常见的颅内动脉瘤，近 40% 的动脉瘤性蛛网膜下腔出血与之相关。弹簧圈栓塞宽颈动脉瘤是具有挑战性的。球囊辅助栓塞更多用于破裂动脉瘤。本例在置管入颈内动脉后进行了多次的血管造影以寻找观察瘤颈的最佳角度。一枚顺应性球囊（Transform）被置于瘤颈处并将第一枚微导管超选进入动脉瘤。充盈球囊之前，先在瘤腔内释放一个或多个初始弹簧圈祥。球囊充盈后继续填塞弹簧圈直至其完全闭塞。

充盈球囊也有助于在填塞弹簧圈时稳定微导管，有助于取得更高的填塞密度并由此减少宽颈动脉瘤术后弹簧圈压缩的风险。

提示、技巧和避免并发症

- 破裂的前交通动脉瘤常表现出各种各样的形态特征，例如不同的指向、累及的血管及其分支，以及与重要穿支的不同距离。选择夹闭的考虑因素很多，包括体颈比、复杂的分支血管形态、需外科清除的血肿、瘤体太小无法栓塞、多发的前循环动脉瘤、年轻患者，以及大型或巨大的瘤体。
- 在过去 20 年间，将球囊塑形用于复杂宽颈动脉瘤的治疗取得了很大进展。近期的临床试验结果表明其与单纯的弹簧圈栓塞相比，具有相似的手术相关并发症发生率，因此其应用指征也逐渐扩大到解剖上更为复杂部位（如分叉部）的动脉瘤。
- 双 C 臂造影通常是有帮助的，可以为大脑前动脉和前交通动脉进行更好的成像，包括双侧 A2，并且有助于球囊导管的推进和到位。有时可同时提供同侧或对侧的球囊导管通道。

| 病例概览 | 病例 24.2　巨大的大脑中动脉瘤：球囊辅助栓塞 |

- 58岁男性，因突发昏迷被送入急诊室。他在现场被插管抢救。神经系统功能检查时患者插管状态，睁眼，双侧均可疼痛刺激定位，右侧偏瘫。患者的宗教信仰不允许输血(Jehovah's Witnesses)。
- CT 显示弥漫性蛛网膜下腔出血(SAH)和左侧额颞叶脑实质内巨大血肿(IPH)，占位效应明显。
- CT 血管造影显示一枚巨大的宽颈的左侧大脑中动脉(MCA)动脉瘤。

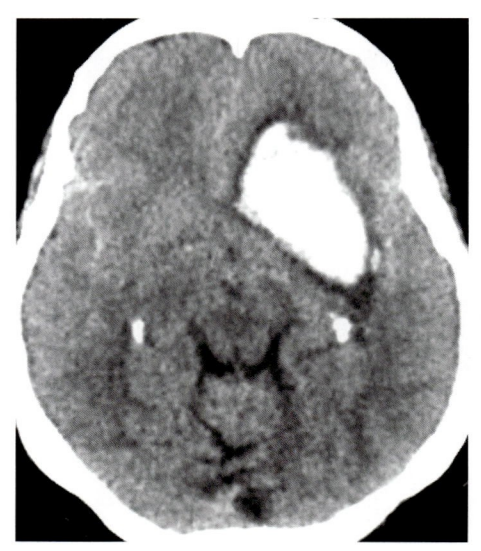

图 24.2a　CT 显示弥漫性蛛网膜下腔出血和巨大血肿。

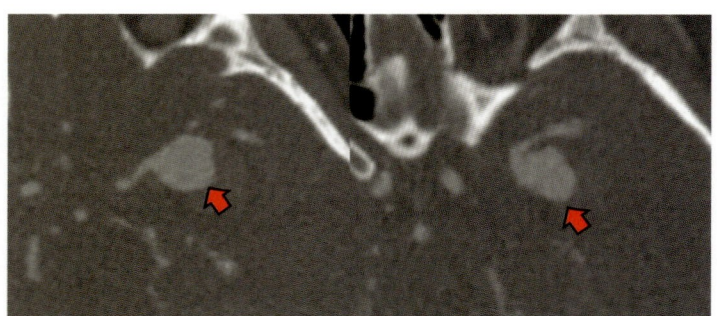

图 24.2b　CT 血管造影显示巨大的 MCA 动脉瘤。

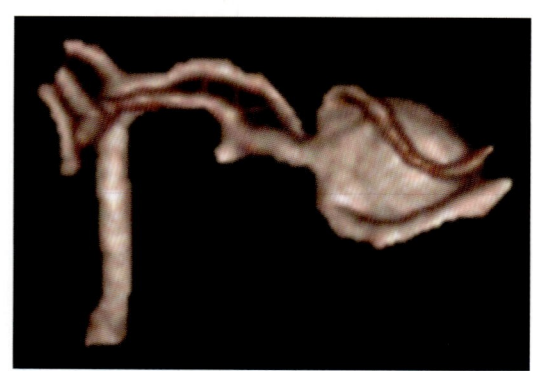

图 24.2c　CTA 三维重建显示宽颈的左侧 MCA 动脉瘤。

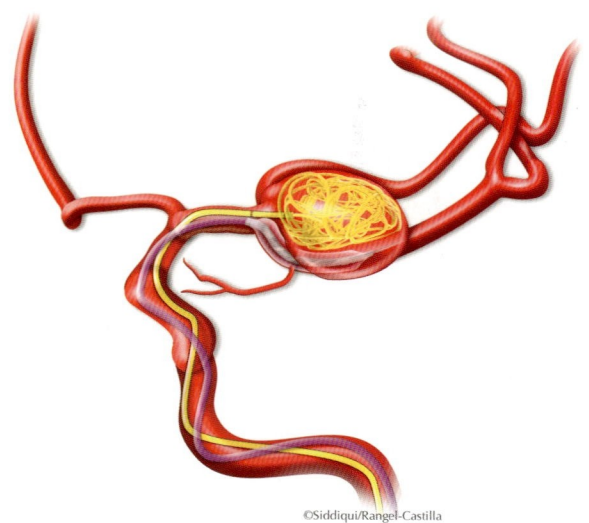

图 24.2d　球囊辅助栓塞巨大的破裂 MCA 动脉瘤的示意图。

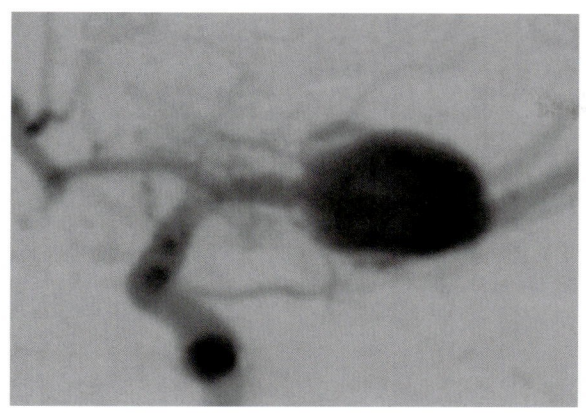

图 24.2e 血管造影显示巨大的宽颈 MCA 动脉瘤。2 枚 M2 均被累及，自瘤体发出，尤其是 M2 下干。

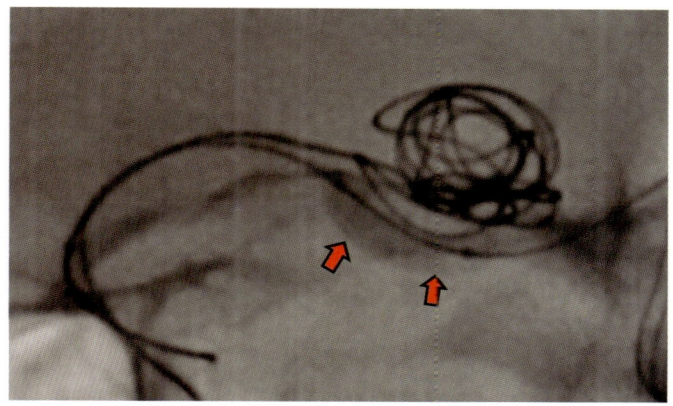

图 24.2f 填塞时充盈球囊覆盖 M2 下干（箭头）。

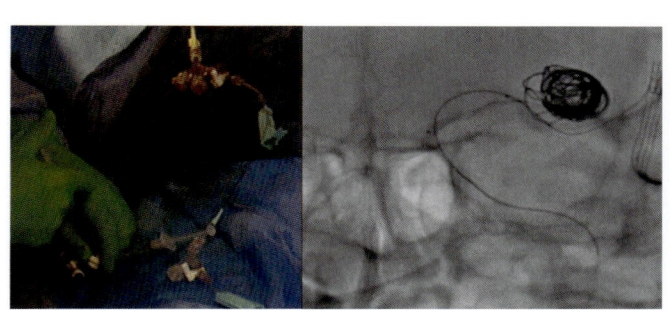

图 24.2g 间歇性充盈球囊。

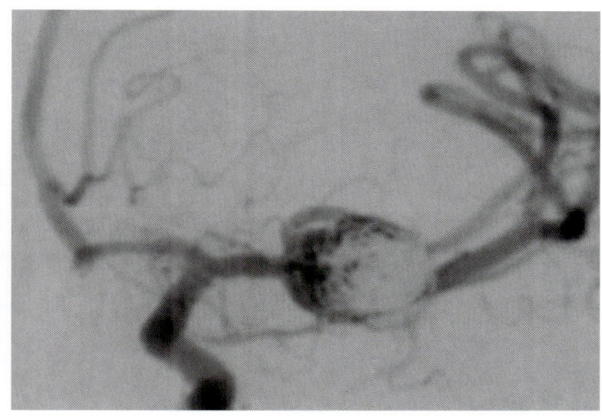

图 24.2h 部分瘤颈残留。

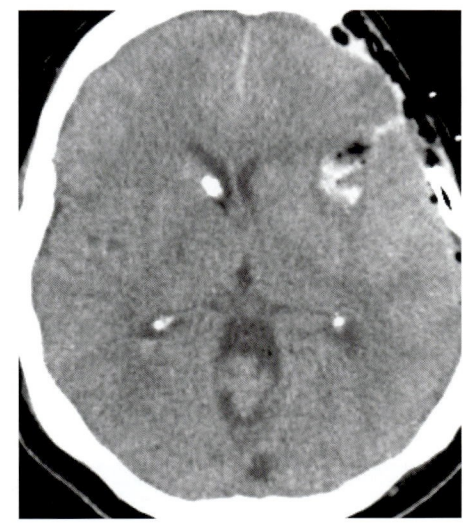

图 24.2i 术后 CT 显示血肿清除减压满意。

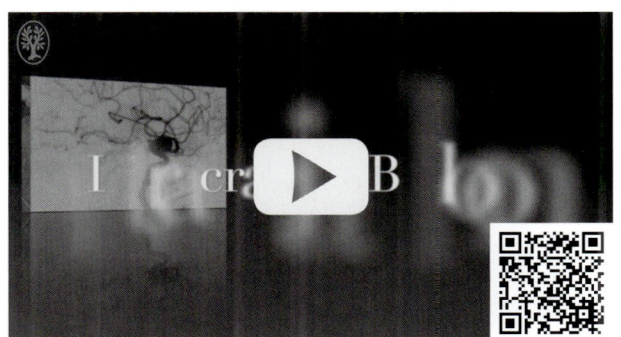

视频 24.2 破裂 MCA 动脉瘤的球囊辅助栓塞。

手术过程

该患者采用球囊辅助栓塞治疗巨大的 MCA 动脉瘤。手术在全麻下通过右侧股动脉通路完成。第一枚成篮圈释放后使用 3 000 单位肝素。成功栓塞动脉瘤后患者进行左侧血肿清除及去骨瓣减压手术。

器械清单	器械说明
· 标准的股动脉通路。 　- 微创穿刺套件。 　- 6F 血管鞘。 · 0.035 英寸超滑导丝。 · Envoy XB DA B 导引导管 (Codman)。 · 顺应性 Transform 球囊导管 3 mm×10 mm (Stryker)。 · 0.016 5 英寸 Excelsior SL - 10 微导管 (Stryker)。 · 0.014 英寸 Synchro 2 微导丝 (Stryker)。 · 多枚弹簧圈。 · 6F Angioseal 经皮血管封堵装置。	破裂且伴发 IPH 的 MCA 动脉瘤应当考虑外科清除血肿和动脉瘤夹闭。由于该病例的宗教信仰禁止在必要情况下进行输血，因此开放性的血管手术并非无风险的选择。该患者进行了急诊弹簧圈栓塞和随后的血肿清除。采用了球囊辅助弹簧圈栓塞的技术。一枚顺应性球囊被置于 M2 下干，另一枚弹簧圈微导管置于动脉瘤内。球囊充盈之前先在瘤腔内填塞数个弹簧圈袢。再用数枚弹簧圈填塞达到 Raymond-Roy 2 级闭塞效果，然后进行血肿清除。待患者从出血打击中恢复并且神经系统功能稳定后，有必要进行更进一步的动脉瘤治疗，包括支架辅助栓塞、血流导向装置置入或者显微外科夹闭。

提示、技巧和避免并发症

- 与血管内弹簧圈栓塞相比，MCA 动脉瘤的治疗更倾向于外科夹闭，除非动脉瘤因素（梭形）或患者因素（临床状况）强烈倾向血管内治疗。
- 对于宽颈的破裂动脉瘤，一期的球囊辅助栓塞，即使有瘤颈残留也足以降低再破裂的风险。不要强求 Raymond-Roy 1 级，因为这可能导致载瘤动脉或瘤颈附近的分支闭塞。一旦患者从出血打击中恢复过来，则有必要进行更进一步的治疗（支架辅助栓塞或血流导向装置）。

病例概览　　病例 24.3　破裂的前交通动脉瘤：球囊辅助栓塞

- 44 岁男性，因剧烈头痛发作后 4 天至急诊就诊。神经系统功能检查：患者清醒、警觉、混乱，仅人物定向，自主睁眼，双侧均可遵嘱动作。没有局灶性神经功能障碍。其初始 Hunt-Hess 评分是 3 分。
- CT 显示弥漫性蛛网膜下腔出血（SAH）。
- CT 血管造影显示一枚前交通动脉（ACoA）动脉瘤。

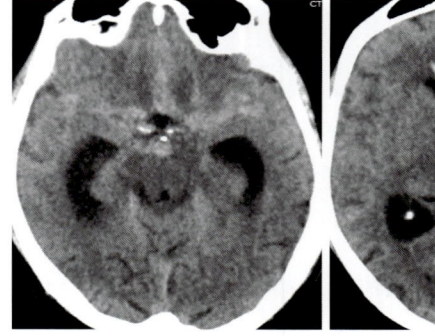

图 24.3a　CT 扫描提示弥漫性 SAH。

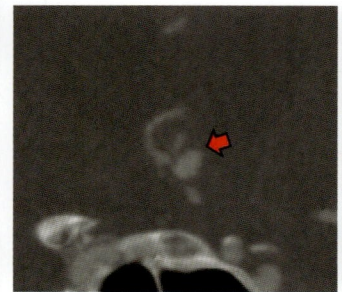
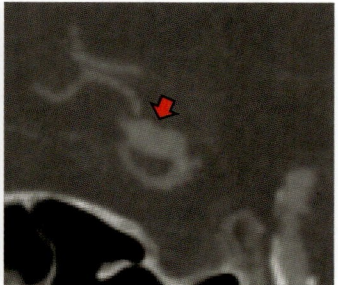

图 24.3b　CT 血管造影显示破裂的前交通动脉瘤。

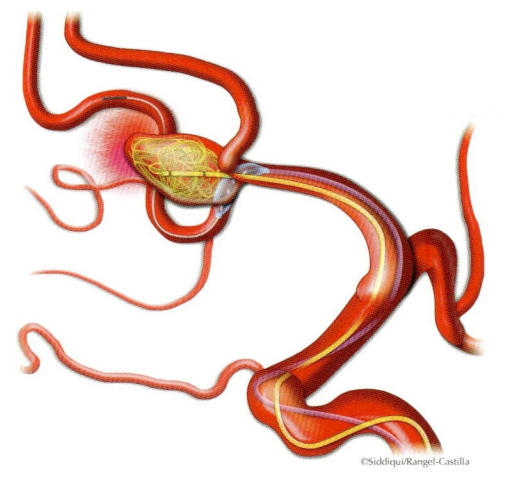

图 24.3c 球囊辅助栓塞破裂前交通动脉瘤的示意图。

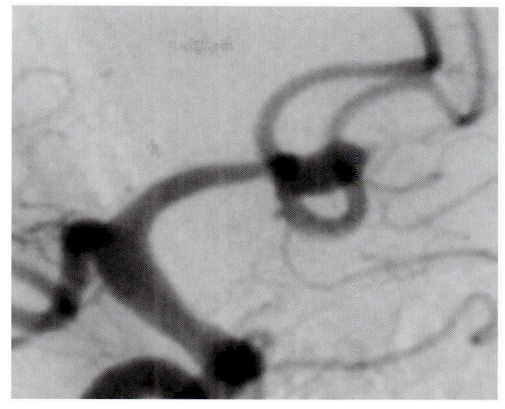

图 24.3d 造影显示前交通动脉瘤。

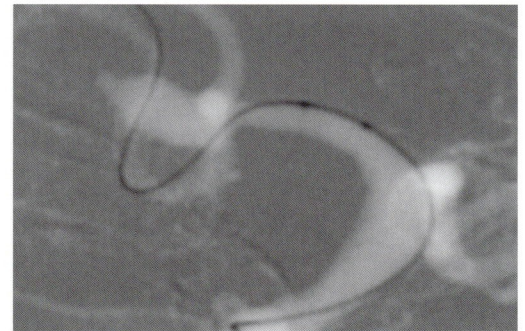

图 24.3e 颅内球囊导管到位。

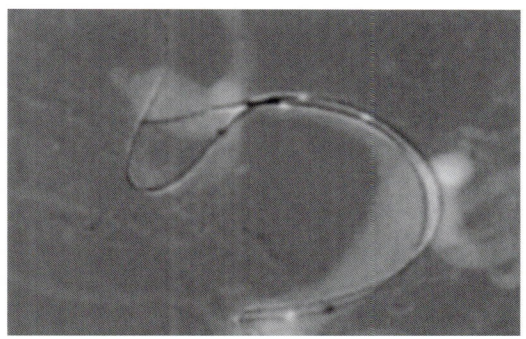

图 24.3f 间歇性充盈球囊。

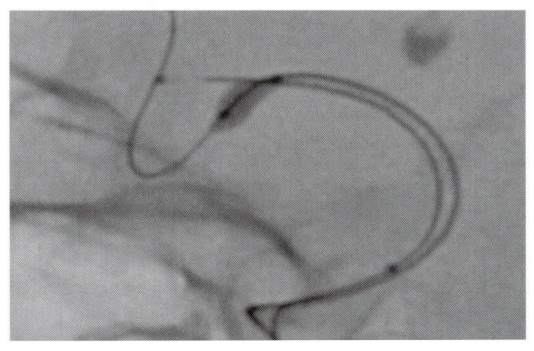

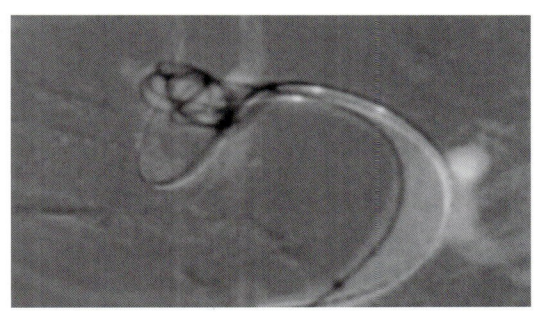

图 24.3h 弹簧圈填塞。

图 24.3g 填塞前充盈球囊。

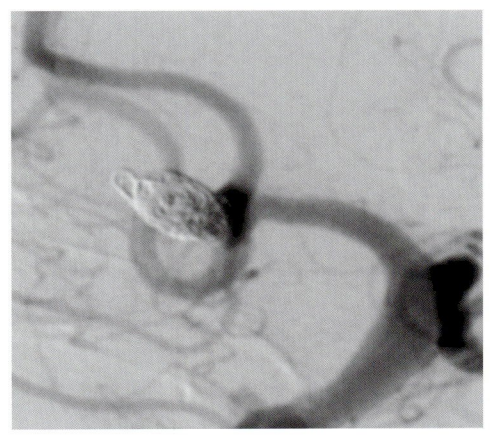

图 24.3i 成功的栓塞。

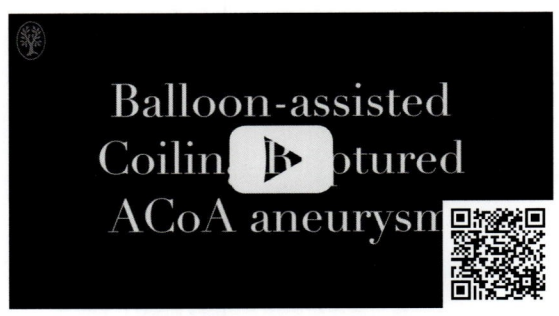

视频 24.3 球囊辅助栓塞破裂的前交通动脉瘤示例 2。

手术过程

该患者采用血管内球囊辅助栓塞治疗破裂的前交通动脉瘤。手术在全麻下通过右侧股动脉通路完成。第一枚成篮圈释放后使用 3 000 单位肝素。

器械清单

- 标准的股动脉通路。
  - 微创穿刺套件。
  - 7F 扩张器。
  - 8F 血管鞘。
- 0.035 英寸超滑导丝。
- Neuron MAX 088 导引导管（Penumbra）。
- 顺应性 Transform 球囊导管 3 mm×15 mm （Stryker）。
- 0.016 5 英寸 Excelsior SL‑10 微导管（Stryker）。
- 0.014 英寸 Synchro 2 微导丝（Stryker）。
- 多枚弹簧圈。
- 6F Angioseal 经皮血管封堵装置。

器械说明

该例是一枚宽颈的、长条形动脉瘤，远端有子瘤形成（很可能是破裂点）。双侧 A2 起自同一枚 A1，因此保护唯一的 A1 是至关重要的。一枚顺应性颅内球囊被推进至 A2 下干，另一枚微导管超选进入动脉瘤。球囊充盈后将数枚弹簧圈填塞入动脉瘤。部分瘤颈未被弹簧圈覆盖。因担心弹簧圈移位和球囊泄压后载瘤动脉闭塞，没有进行完全的动脉瘤栓塞。此时，动脉瘤的再破裂风险已经非常低；然而远期的确切治疗也是有必要的。

提示、技巧和避免并发症

- 虽然我们更习惯使用单腔的球囊在 0.010 英寸微导丝支撑下进行超选，然而新近设计的双腔球囊，例如 Scepter C（Microvention）和 Ascent（Micrus），能在 0.014 英寸微导丝的支撑下更轻松地超选进入大脑前动脉并跨越前交通动脉复合体。
- TransForm 球囊是顺应性更好的超顺应性球囊。球囊尺寸从 3 mm×10 mm 到 5 mm×30 mm 不等。超顺应性球囊也有 7 mm 直径者。这款特殊的球囊可以快速泄压，兼容更高浓度的造影剂和具有更佳的可视性，以及更短的操作时间。
- 另一种很好的颅内球囊是 Hyperglide（Metronic）球囊。选用 Hyperform 或者 Hyperglide 球囊主要基于瘤颈的形态及其与载瘤动脉的关系。为保护同侧的 A1‑A2 结合部，Hyperglide 足以提供足够的顺应性。当需要额外的顺应性时，最常见的就是对侧通路，此时更倾向于选用 HyperForm 球囊，因其可以疝入瘤颈以保护对侧的 A1‑A2 结合部。

25 支架辅助栓塞
Stent-Assisted Coiling

Stephan A. Munich，Elad I. Levy and Adnan H. Siddiqui

概　　述

Higashida 等于 1997 年首次报道支架辅助栓塞治疗颅内动脉瘤[1]。在该例基底动脉瘤的治疗中，术者首先将用于心脏的球囊扩张支架释放于载瘤动脉，然后微导管穿过网眼进行弹簧圈栓塞。1 年后，Mericle 等[2]将该技术用于一例颈内动脉瘤的治疗。在这些早期病例报道后，颅内专用支架的发展大大提高了支架辅助栓塞治疗颅内动脉瘤的可行性。

循证医学证据

传统上，支架辅助栓塞用于无法单纯弹簧圈栓塞的宽颈动脉瘤。Hetts[3]和 Feng[4]等在同一时期对上述两者进行了比较，证实了支架辅助栓塞治疗的安全性和有效性。在血栓栓塞事件、出血性并发症或手术相关致残率方面，两者之间并无差异。与此相似，两者在即刻完全闭塞率或再通率上也没有统计学差异。一项系统回顾和荟萃分析结果发现，与单纯弹簧圈栓塞相比，支架辅助栓塞具有更高的闭塞率和进行性血栓化的概率，以及更低的复发率[4]。

由于需要双联抗血小板治疗，在急性蛛网膜下腔出血时使用支架辅助栓塞存在一些顾虑。虽然总体而言，围手术期致残率与单纯动脉瘤栓塞相似，Bodily[5]进行的一项研究显示出血并发症发生在 8% 的患者中（高于文献报道中在单纯弹簧圈栓塞的发生率）。对急性破裂出血的动脉瘤而言，支架辅助栓塞治疗存在争议。

适 应 证

支架辅助栓塞主要用于未破裂的宽颈动脉瘤。宽颈被定义为瘤颈直径大于 4 mm，且体颈比小于 2。在宽颈动脉瘤中，支架提供一个支撑以阻止弹簧圈疝入载瘤动脉。一个区域医疗中心的报道显示，与单纯弹簧圈栓塞相比，支架辅助栓塞可以提高栓塞密度[6]。

神经血管解剖

Willis 环上形成的大多数颅内动脉瘤都可以采用支架辅助栓塞治疗。对准备植入支架的载瘤动脉解剖结构进行详细评估是至关重要的。为实现更好的支架贴壁，血管直径测量和正确的支架尺寸选择是很有必要的。选择支架长度时应考虑载瘤动脉的迂曲程度（这对于颈内动脉虹吸弯处的支架释放来说尤为重要）。

围手术期药物处理

使用支架要求双联抗血小板药物治疗。通常使用阿司匹林和氯吡格雷。临床实践中，我们一般从术前 5～7 天起，每日口服 100 mg 阿司匹林和 75 mg 氯吡格雷。如这未能实现，则在术前使用负荷剂量（阿司匹林 650 mg 和氯吡格雷 600 mg）。常规检测血小板抑制率以明确两者的疗效。对氯吡格雷无反应者（据报道人群中比例高达 50%），我们使用替格瑞洛（负荷剂量 180 mg，此后每次 90 mg，每日 2 次）。

术后双抗持续 6 个月,此后停用氯吡格雷(或替格瑞洛),阿司匹林则长期服用。

在我们的临床实践中,所有支架辅助栓塞手术都要进行全身肝素化。通过活化凝血时间(ACT)来确认是否达到充分肝素化,治疗值应>300 秒。

具体技术和关键步骤

(1) 6F 或 8F 血管鞘置入股动脉。

(2) 导引导管置入目标血管颈段的远端(如颈内动脉或椎动脉)(图 25.1~图 25.8,视频 25.1~视频 25.8)。

(3) 三维造影评估动脉瘤和载瘤动脉的血管形态(图 25.1~图 25.8)。

(4) 测量载瘤动脉直径,根据其长度来估计支架的长度。

(5) 路图下推进微导管(或中间导管,如果使用的话)。

(6) Jailing 技术——将一根微导管超选至瘤颈远端用于释放支架(视频 25.1~视频 25.3)。微导管内推送支架但仍不释放。第二根微导管超选进入动脉瘤腔内。瘤腔内将弹簧圈推出 1~2 个袢。然后释放支架并完成弹簧圈填塞。

(7) 传统的支架辅助栓塞——微导管超选至瘤颈远端,释放支架。微导丝穿越支架网眼进入瘤腔,引导微导管进入瘤腔。动脉瘤腔内释放弹簧圈。

(8) 工作角度复查造影以确定动脉瘤闭塞、支架通畅及足够的贴壁性。

(9) 包含全脑血管的造影复查以观察毛细血管充盈、是否有远端栓塞或造影剂外渗等异常。

器械选择

在我们的临床实践中,支架辅助栓塞时常规使用的器械如下。

- 6F 或 8F 鞘。
- 6F 导引导管(Envoy XB,Codman Neuro;Benchmark,Penumbra;或 8F 导引导管,Neuro MAX,Penumbra)。
- 中间导管[远端通路导管(DAC),Stryker Neurovasular]。
- 支架和微导管选择(表 25.1)。
- 微导丝(Synchro 2,Synchro 10,Stryker)。
- 弹簧圈。

表 25.1 支架和微导管选择

支架	厂商	设计	直径	长度	微导管内径(ID)
Neuroform	Stryker	开环	2.5~4.0 mm	10~30 mm	0.027 英寸
Neuroform Atlas	Stryker	复合	3.0~4.5 mm	15~30 mm	0.017 英寸
Low-Profile Visualized Intraluminal Support Junior (LVIS Jr)	MicroVention	闭环	2.5~3.5 mm	13~34 mm	0.017 英寸
Low-Profile Visualized Intraluminal Support (LVIS)	MicroVention	闭环	3.5~5.5 mm	12~33 mm	0.021 英寸

注 意 点

- 许多中心都将血小板抑制程度的确认作为标准流程。抑制不足会增加血栓栓塞并发症的发生概率。
- 可以采用抽吸或输注糖蛋白Ⅱa/Ⅲb 抑制剂来处理支架内血栓。我们不推荐机械取栓,因为可能导致支架移位。
- 使用 Jailing 技术时,在栓塞导管的回撤减张过程中,已经释放的支架可以发挥锚定作用。
- 使用 Jailing 技术时,释放于瘤腔内的 1~2 个弹簧圈袢有助于在释放支架过程中稳定微导管。

参考文献

[1] Higashida RT,Smith W,Gress D,et al. Intravascular stent and endovascular coil placement for a ruptured fusiform aneurysm of the basilar artery. Case report and review of the literature. *J Neurosurg*. 1997;87(6):944-949.

[2] Mericle RA, Lanzino G, Wakhloo AK, Guterman LR, Hopkins LN. Stenting and secondary coiling of intracranial internal carotid artery aneurysm: Technical case report. *Neurosurgery*. 1998;43(5):1229-1234.

[3] Hetts SW, Turk A, English JD, et al. Matrix and platinum science trial investigators. Stent-assisted coiling versus coiling alone in unruptured intracranial aneurysms in the matrix and platinum science trial: Safety, efficacy, and mid-term outcomes. *AJNR Am J Neuroradiol*. 2014;35(4):698-705.

[4] Feng MT, Wen Wl, Feng ZZ, et al. Endovascular embolization of intracranial an-eurysms: To use stent(s) or not? Systemic review and meta-analysis. *World Neurosurg*. 2016;93:271-278.

[5] Bodily KD, Cloft HJ, Anzino G, et al. Stent-assisted coiling in acutely ruptured intracranial aneurysms: A qualitative, systemic review of the literature. *AJNR Am J Neuroradiol*. 2011;32(7):1232-1236.

[6] Linzey JR, Griauzde J, Guan Z, et al. Stent-assisted coiling of cerebrovascular an-eurysms: Experience at a large tertiary center with a focus on predictors of recurrence. *J Neurointerv Surg*. 2017;9(11):1081-1085.

病例概览 病例 25.1 垂体上动脉动脉瘤:支架辅助栓塞(Neuroform Atlas 支架)

- 48 岁女性,因急性复视和视物模糊至急诊就诊。神经系统功能检查正常。既往有高血压、糖尿病史和蛛网膜下腔出血的家族史。
- CT 正常。
- CT 血管造影显示左侧垂体上动脉(SHA)动脉瘤。

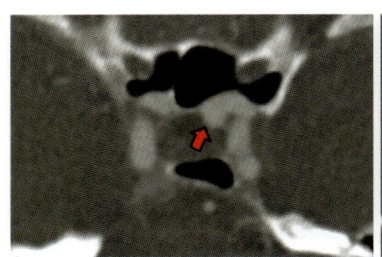
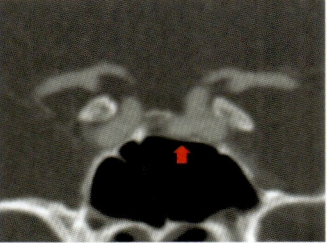

图 25.1a CT 血管造影显示左侧宽颈的 SHA 动脉瘤。

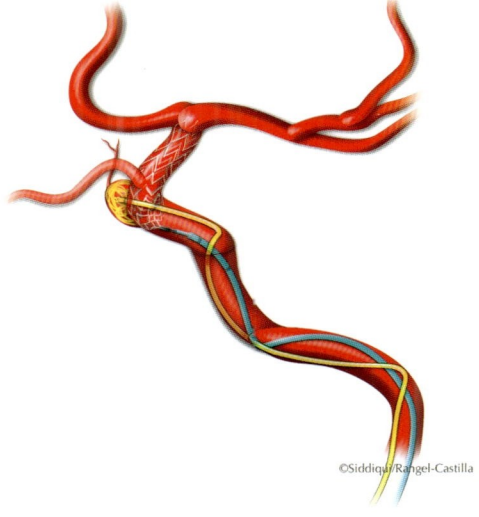

图 25.1b 支架辅助栓塞左侧 SHA 动脉瘤(Jailing 技术)的示意图。

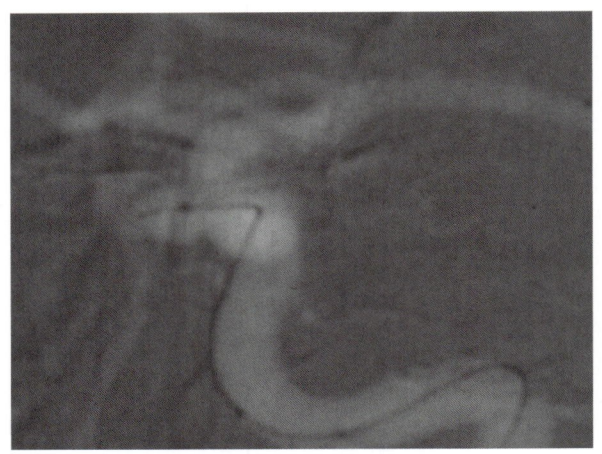

图 25.1c 栓塞微导管超选进入动脉瘤。

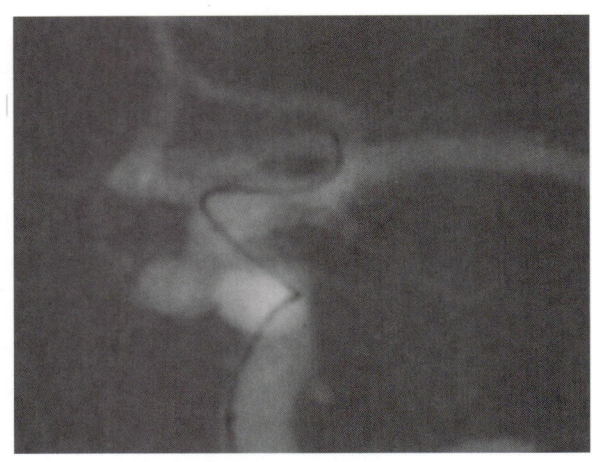

图 25.1d 支架微导管进入颈内动脉。

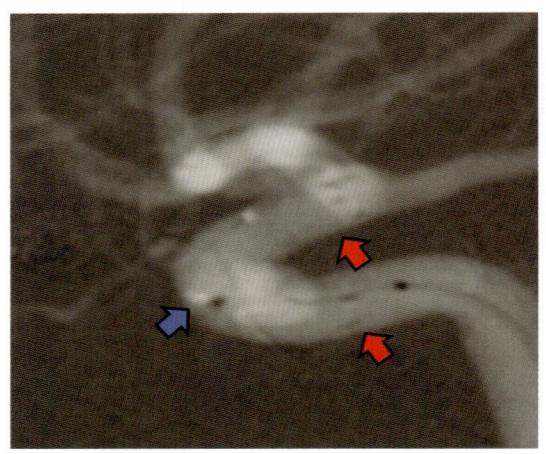

图 25.1e 支架释放（红色箭头）将栓塞微导管锁定（蓝色箭头）。

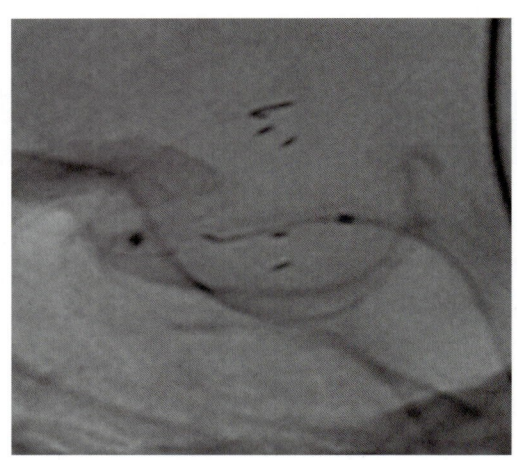

图 25.1f 支架。

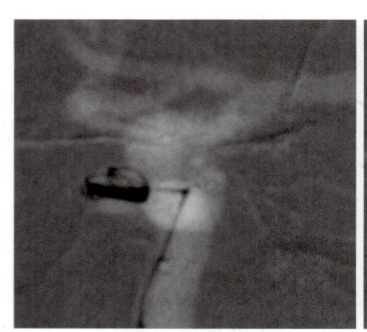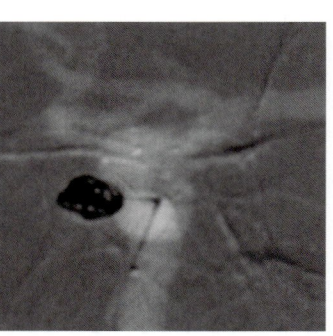

图 25.1g 弹簧圈填塞。

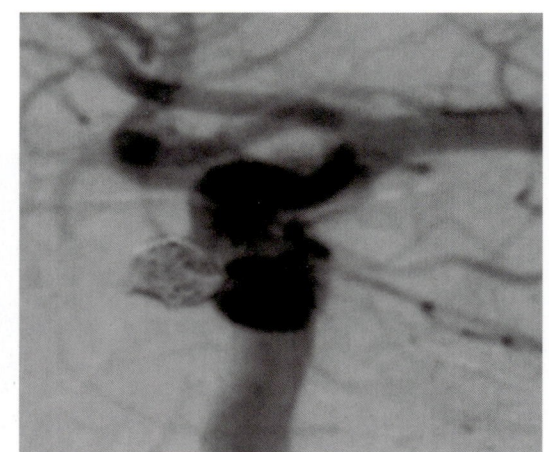

图 25.1h 动脉瘤完全闭塞。

25 支架辅助栓塞

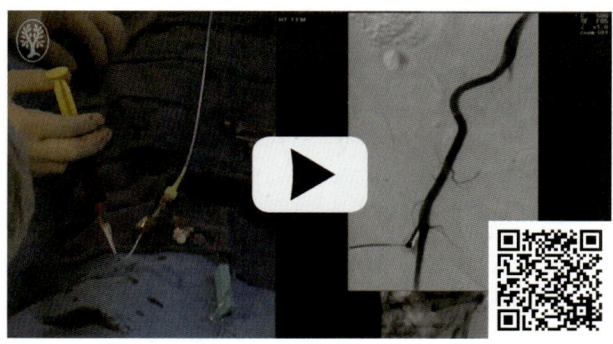

视频 25.1 支架辅助栓塞 ICA 动脉瘤。

手术过程

该患者采用支架辅助栓塞方法治疗左侧 SHA 动脉瘤。患者术前每日服用阿司匹林 325 mg 和氯吡格雷 75 mg，持续 7 天。手术在清醒镇静下通过右侧股动脉通路完成。术中使用 5 000 单位的肝素将活化凝血时间维持在 250 秒以上。

器械清单

- 标准的股动脉通路。
  - 微创穿刺套件。
  - 6F 血管鞘。
- 0.035 英寸超滑导丝。
- Envoy XB DA 导引导管（Codman）。
- 0.017 英寸 Excelsior XT-17 微导管（Stryker）。
- 0.016 5 英寸 Excelsior SL-10 微导管（Stryker）。
- 0.014 英寸 Synchro 2 微导丝（Stryker）。
- 4 mm × 21 mm 的 Neuroform Atlas 支架（Stryker）。
- 多枚弹簧圈。
- 6F Angioseal 经皮闭合装置。

器械说明

这枚进行性增大的动脉瘤表现为脑神经麻痹和复视，瘤颈较宽，对其进行血管内弹簧圈填塞需要使用球囊或者支架辅助技术。一枚 6F 导引导管超选进入颈内动脉（ICA）岩骨段之远端。采用 Jailing 技术。在放大的路图下，栓塞微导管超选进入动脉瘤，随后将支架微导管超选进入 ICA 分叉部。先释放弹簧圈 1~2 个袢于瘤腔内。支架推进并释放跨越瘤颈。继续填塞弹簧圈最终达到完全闭塞。Jailing 技术在填塞过程中为微导管提供了稳定性。该患者的 ICA 颅内段直径为 3.5 mm，因此选用的是相对较小的支架（Neuroform Atlas）。

提示、技巧和避免并发症

- 过去 10 年出现了多种激光雕刻或编织支架，例如 Solitaire、Neuroform Atlas、Enterprise、Enterprise 2、Leo、Leo baby、LVIS、LVIS Jr 以及 Acclino 支架。Neuroform Atlas 是新一代的 Neuroform 支架并率先被批准用于颅内动脉瘤的治疗。主要用于载瘤动脉较小的动脉瘤（直径为 2.5~4 mm）。该支架可通过标准的弹簧圈微导管进行输送，甚至内径更小的 0.016 5 英寸微导管 [Excelsior SL 10（stryker），Headway DUO（Microvention）]。
- 来自欧洲的早期多中心的上市后注册研究表明，Neuroform Atlas 支架在所有病例中都有可能实现精准释放（因为没有或有很小的短缩）。永久性致残率为零，死亡率为 2.7%（一个病例）（J Neurointerv Surg. 2018）。
- 熟悉该支架的多枚标记点以便取得精准释放。
- 多种尺寸可供选择：包括 3 mm×(15,21,24) mm，4 mm×(21,24) mm，4.5 mm×(21,30) mm。

病例概览　　病例 25.2　前交通动脉瘤：支架辅助栓塞（LVIS Jr 支架）

- 77 岁男性，因一过性意识改变被送至急诊。神经系统功能检查显示患者清醒、警觉，仅对人物能定位。没有运动或感觉障碍。无局灶性神经功能障碍。既往有高血压、房颤、慢性白血病、冠心病和心衰病史。目前服用阿司匹林和华法林。后续检查发现低钠血症（血钠 130 mmol/L）是引起该患者神经功能障碍的原因。
- CT 正常。
- CT 血管造影显示前交通动脉（ACoA）动脉瘤。

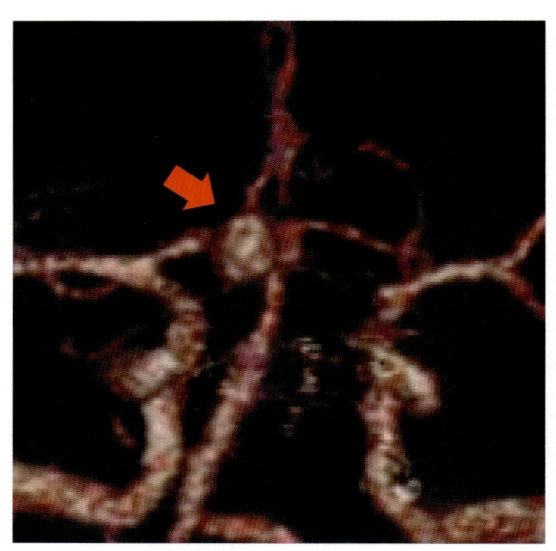

图 25.2a　CTA 三维重建显示前交通动脉瘤。

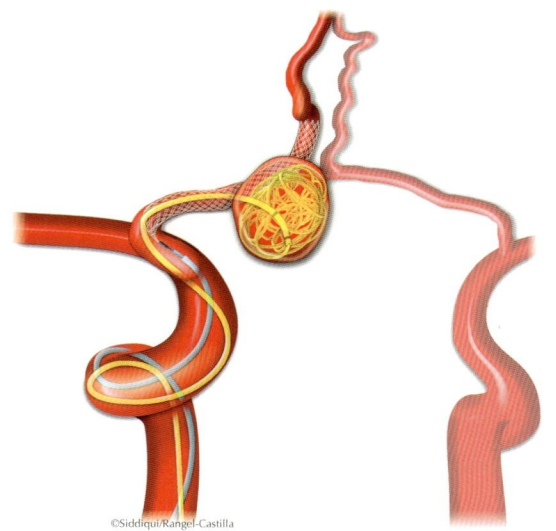

图 25.2b　示意图展示 LVIS 支架辅助栓塞前交通动脉瘤。

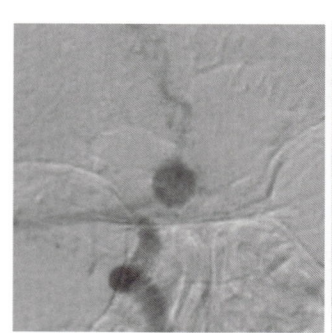 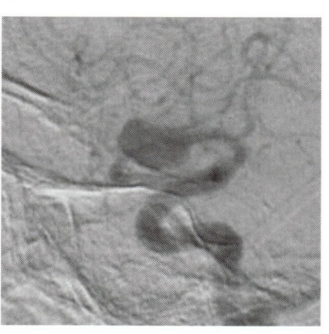

图 25.2c　前交通动脉瘤。

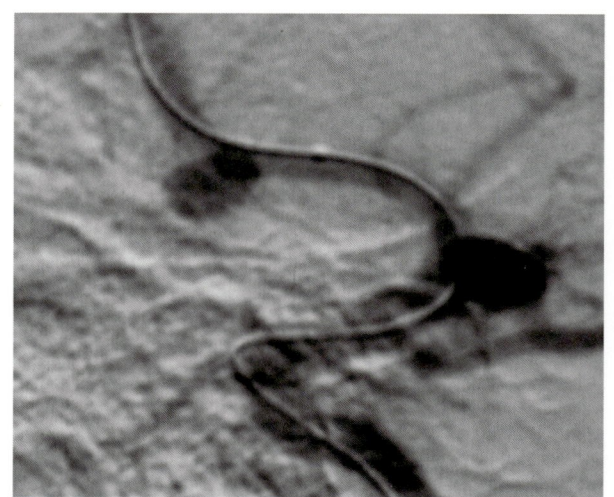

图 25.2d　支架微导管超选进入 A2。

25 支架辅助栓塞

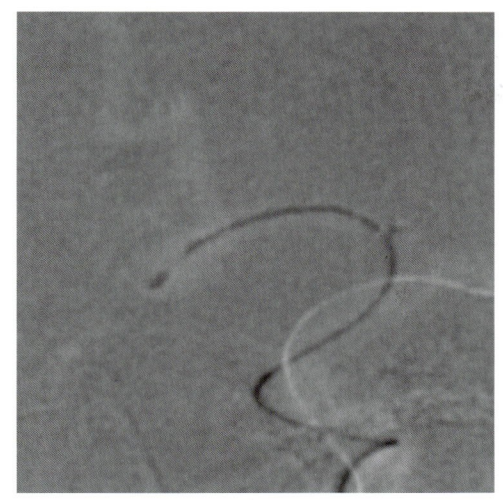

图 25.2e 栓塞微导管超选进入动脉瘤。

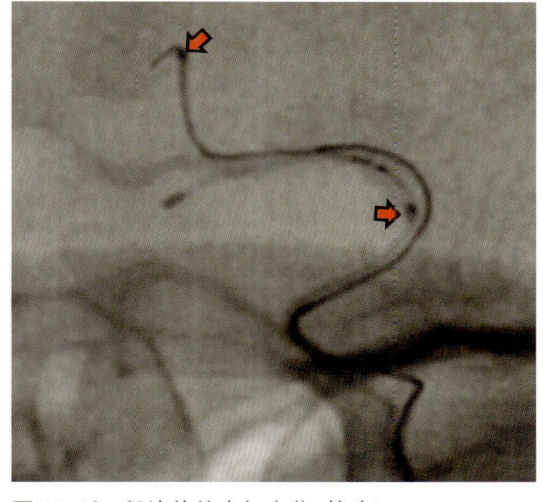

图 25.2f 释放前的支架定位（箭头）。

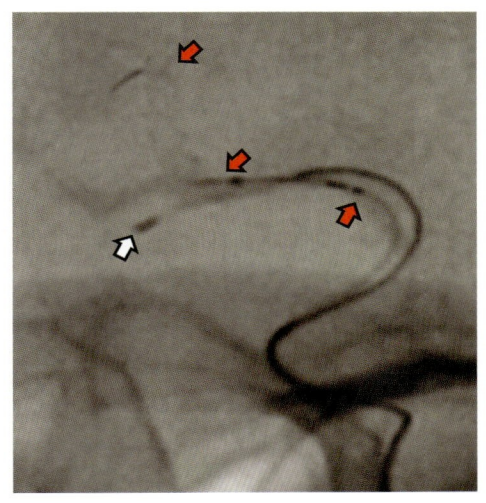

图 25.2g 支架释放（红色箭头）将弹簧圈微导管锁定（白色箭头）。

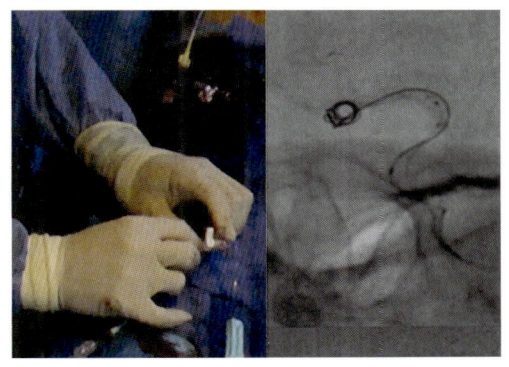

图 25.2h 弹簧圈填塞。

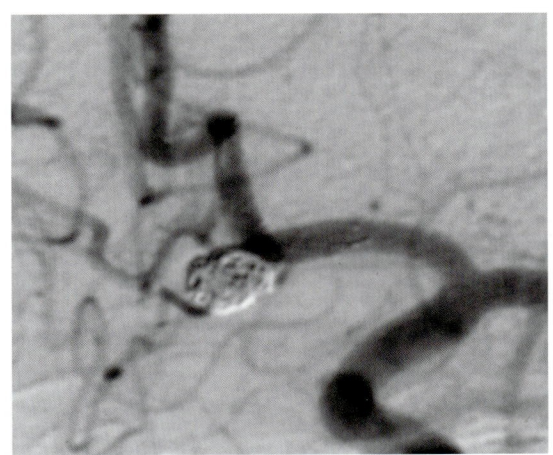

图 25.2i 动脉瘤完全闭塞。

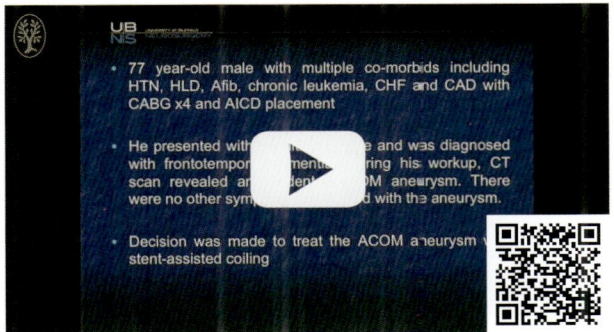

视频 25.2 支架辅助栓塞前交通动脉瘤。

241

手术过程

该患者采用支架辅助栓塞治疗前交通动脉瘤。患者术前每日服用氯吡格雷75 mg,持续7天,同时继续服用原有之抗凝药,不用阿司匹林。手术在清醒镇静下通过右侧股动脉通路完成。术中使用5 000单位的肝素将活化凝血时间维持在250秒以上。

器械清单

- 标准的股动脉通路。
  - 微创穿刺套件。
  - 7F 扩张器。
  - 8F 血管鞘。
- 0.035 英寸超滑导丝。
- Neuron MAX 088 导引导管(Penumbra)。
- Vitek 导管(Cook Medical)。
- 0.021 英寸 Headway DUO 微导管(Microvention)。
- 0.017 英寸 Excelsior XT-17 微导管(Stryker)。
- 0.014 英寸 Synchro 2 微导丝(Stryker) 2 根。
- 2.5 mm×23 mm LVIS Jr 支架(Microvention)。
- 多枚弹簧圈。
- 8F Angioseal 经皮血管封堵装置。

器械说明

该例宽颈前交通动脉瘤要求使用球囊或者支架支撑以达到合适和安全的弹簧圈填塞。虽然双侧大脑前动脉(ACA)通路都可选择,但左侧ACA被选择以容纳支架从左侧A1进入右侧A2。一枚微导管超选进入右侧A2,另一枚微导管超选进入动脉瘤。支架被推进并释放。通过准确测量A1和A2后选用了一枚较小的(2.5 mm×23 mm)颅内支架。填塞弹簧圈直至完全闭塞动脉瘤。

LVIS Jr 可安全地用于治疗载瘤动脉直径2.5 mm以下的动脉瘤。

提示、技巧和避免并发症

- 美国LVIS核心试验是一项前瞻性的、多中心的、无对照的研究,有21家中心参加。该研究纳入了153例前循环和后循环宽颈动脉瘤(WNA)的成年患者。70.6%的患者达到完全的(100%)动脉瘤栓塞。8例参与者(5.2%,8/153)出现至少一项安全事件(卒中,死亡)[J Neurointerv Surg. 2018 (Epub ahead of print)]。
- 一项系统性回顾纳入了9项研究,包括390个接受治疗的动脉瘤,显示技术成功率为96.8%。支架打开不充分是失败的主要原因。随访时完全闭塞率(Raymond-Roy 1级)为84.6%。再通率为2.5%[J Neurointerv Surg. 2017;9(6):553-557]。总的并发症发生率为6.5%。血栓栓塞性并发症发生率为4.9%。
- 释放过程中,可以通过操作使支架凸入瘤颈以提供最大限度的瘤颈覆盖:"架子"技术。该技术可用于分叉部宽颈动脉瘤,无须复杂的支架构型。

病例概览　病例 25.3　前交通动脉瘤：支架辅助栓塞（Neuroform Atlas 支架）

- 67 岁女性，因心搏骤停被送入急诊室。心肺复苏后血流动力学稳定情况下行磁共振（MRI）排除脑缺血。拔管清醒后发现患者无神经功能障碍。患者既往有高血压、房颤病史，有蛛网膜下腔出血的家族史。
- MRI 没有发现脑缺血但发现一枚前交通动脉（ACoA）动脉瘤。
- CT 血管造影显示一枚宽颈的前交通动脉瘤。

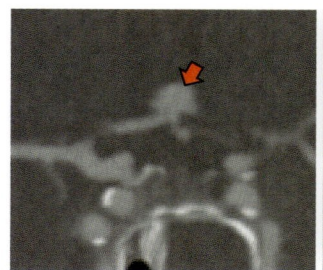 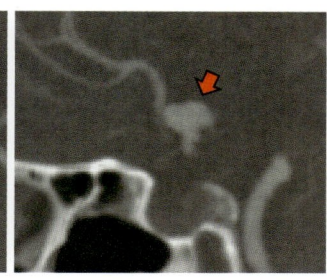

图 25.3a　CT 血管造影显示宽颈的前交通动脉瘤。

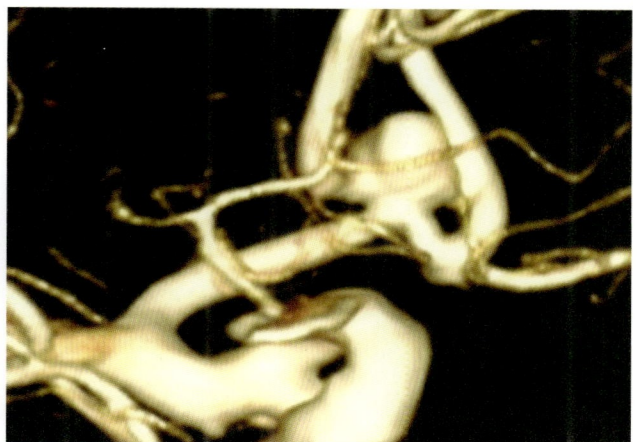

图 25.3b　CTA 三维重建显示前交通动脉瘤。

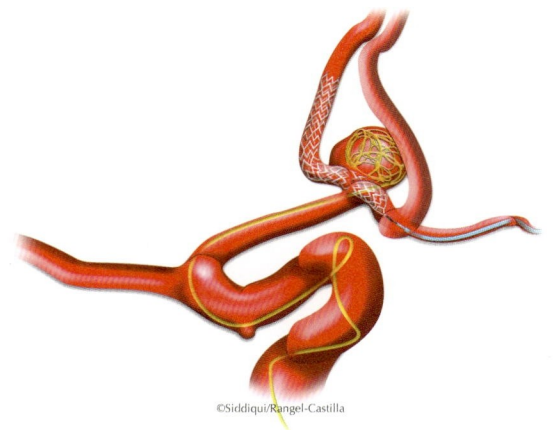

图 25.3c　示意图展示支架辅助栓塞前交通动脉瘤（Atlas 支架和双侧通路）。

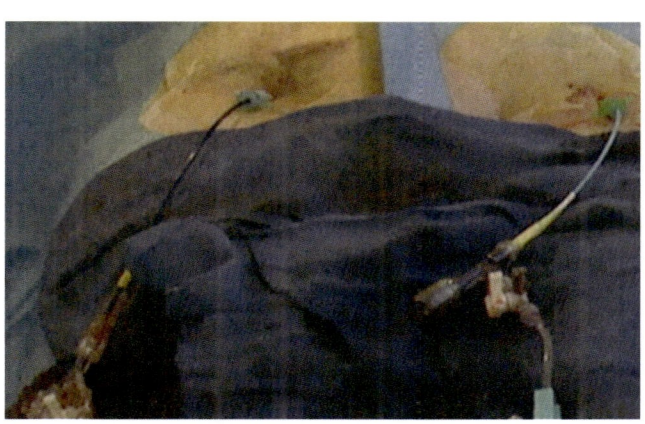

图 25.3d　双侧股动脉通路。

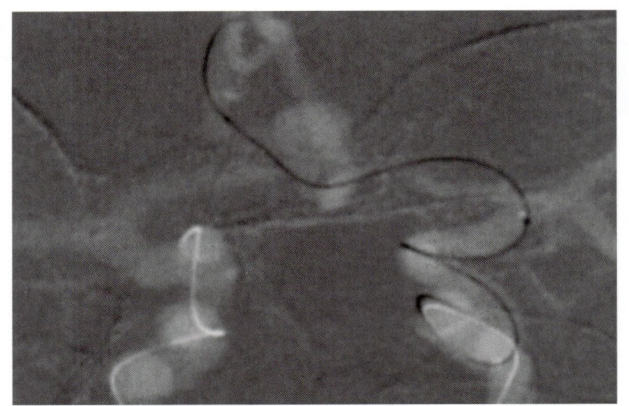
图 25.3e 支架微导管从左侧 A1 进入右侧 A2。

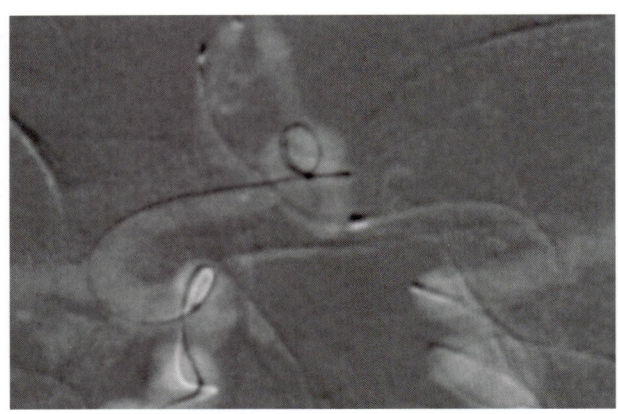
图 25.3f 栓塞微导管从右侧 A1 超选进入动脉瘤。

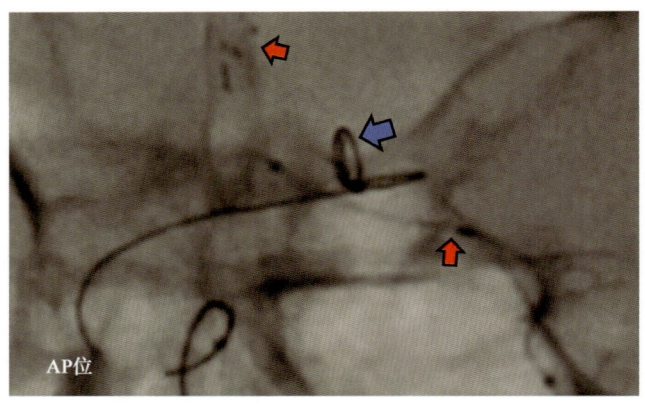
图 25.3g Jailing 技术。弹簧圈的初始袢（蓝色箭头）进入瘤腔后释放支架（红色箭头）。

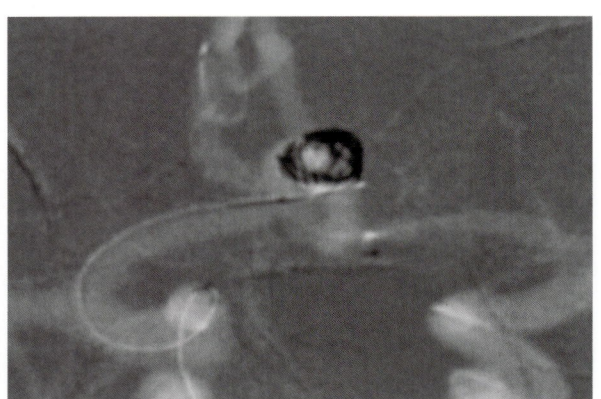
图 25.3h 弹簧圈填塞。

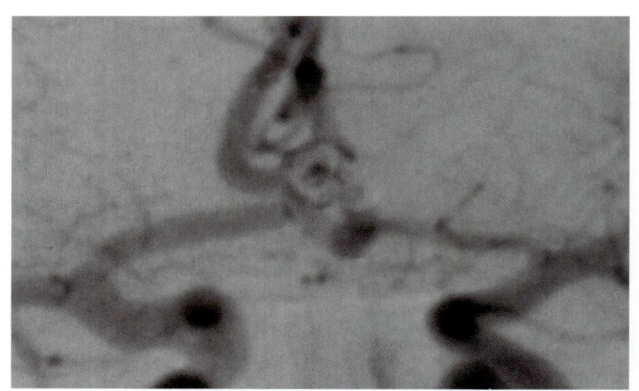
图 25.3i 成功的动脉瘤闭塞。

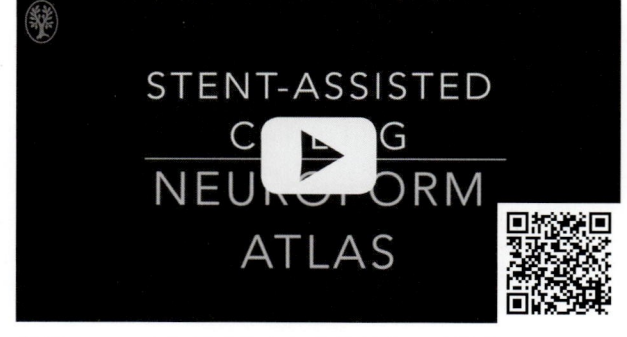
视频 25.3 支架辅助栓塞复杂的前交通动脉瘤。

手术过程

该患者采用支架辅助栓塞治疗前交通动脉瘤。患者术前每日服用氯吡格雷 75 mg，持续 7 天，同时继续服用治疗房颤之抗凝药。未使用阿司匹林。手术在全麻下通过双侧股动脉通路完成。术中使用 5 000 单位的肝素将活化凝血时间维持在 250 秒以上。

器械清单

- 标准的股动脉通路。
  - 微创穿刺套件。
  - 7F 扩张器。
  - 8F 血管鞘。
- 0.035 英寸超滑导丝。
- Neuron MAX 088 导引导管（Penumbra）。
- 0.017 英寸 Excelsior XT-17 微导管（Stryker）。
- 0.014 英寸 Synchro-2 微导丝（Stryker）。
- 多枚弹簧圈。
- 8F Angioseal 经皮血管封堵装置。
- 左侧股动脉通路。
  - 微创穿刺套件。
  - 6F 血管鞘。
- Envoy XB DA 导引导管（Codman）。
- 0.017 英寸 Excelsior XT-17 微导管（Stryker）。
- 0.014 英寸 Synchro-2 微导丝（Stryker）。
- 3 mm × 21 mm Neuroform Atlas 支架（Stryker）。
- 6F Angioseal 经皮血管封堵装置。

器械说明

该例前交通动脉瘤为宽颈动脉瘤并累及双侧 A2。单纯弹簧圈或球囊辅助栓塞有较高的载瘤动脉闭塞风险；因此选择支架辅助栓塞治疗。理想情况是将支架从右侧 A2 放到左侧 A1 以覆盖双侧 A2。先建立双侧股动脉通路，2 枚导引导管分别进入双侧颈内动脉。栓塞微导管从右侧导引导管进入，支架微导管从左侧者进入。双侧同期路图。首先将支架微导管推进至右侧 A2，然后将右侧来的微导管超选进入动脉瘤。先释放数枚弹簧圈祥后，释放支架。继续填塞弹簧圈将瘤体完全闭塞。Neuroform Atlas 支架的柔顺性使其在迂曲血管中的精准释放和充分贴壁得以实现。

提示、技巧和避免并发症

- Neuroform Atla 支架相较于其他颅内支架的一个优势就是所有尺寸都可以通过最小的微导管输送（0.0165 英寸）。
- Neuroform Atlas 综合了开环和闭环设计。近端的闭环设计有利于重新跨越支架进行弹簧圈填塞，并提供了更紧密的支架贴壁性。
- 与前代产品 Neuroform 相比，该支架的网眼尺寸进一步缩小以减少弹簧圈凸出并允许使用更小的弹簧圈。
- Neuroform Atlas 支架的推送导丝没有引导头端，降低了远端血管穿孔的风险。这有利于在非常迂曲的血管或急弯前的释放，因为引导头端可能会在后者造成血管壁的损伤。
- 与 LVIS Jr 或者 Enterprise2 相比，Neuroform Atlas 支架的一个缺点是显影性更差，而且无法回收入鞘。

| 病例概览 | 病例 25.4　复发的巨大后交通动脉瘤：支架辅助栓塞和血流导向装置重建 |

- 39 岁男性，曾因后交通动脉瘤破裂行显微外科夹闭和血肿清除。术后恢复良好，无神经功能障碍遗留。
- 3 年后动脉瘤明显复发，采用介入栓塞治疗。
- 栓塞术后 4 年患者因剧烈头痛至急诊就诊。
- CT 正常。
- CT 血管造影显示夹闭及栓塞后的后交通动脉瘤明显复发。

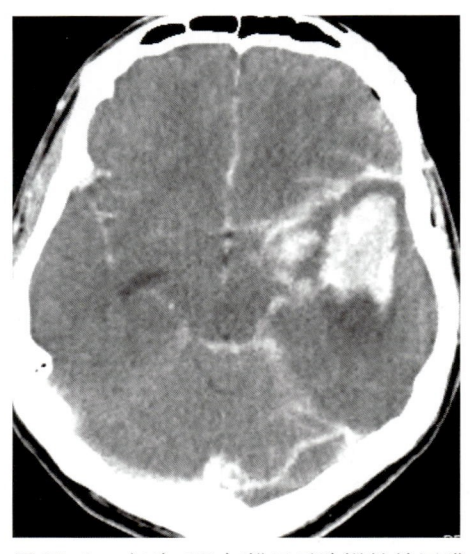

图 25.4a　初次 CT 扫描显示弥漫性蛛网膜下腔出血和左侧颞叶脑实质内血肿。

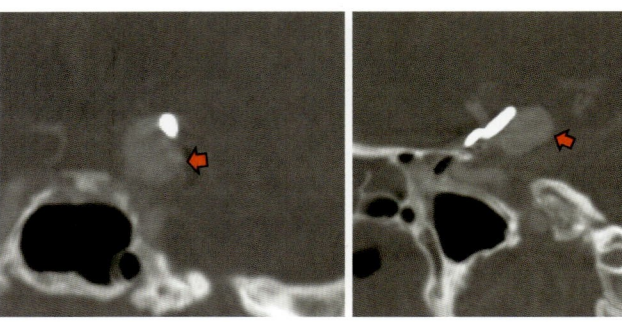

图 25.4b　CT 血管造影显示初次夹闭后的后交通动脉瘤复发。

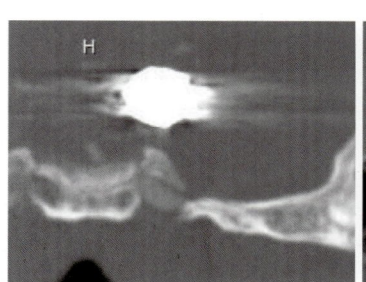 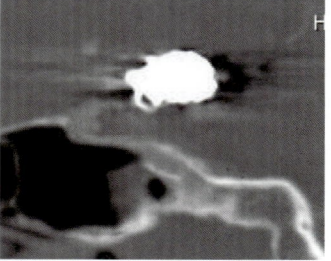

图 25.4c　CT 血管造影显示复发的后交通动脉瘤达到完全栓塞。

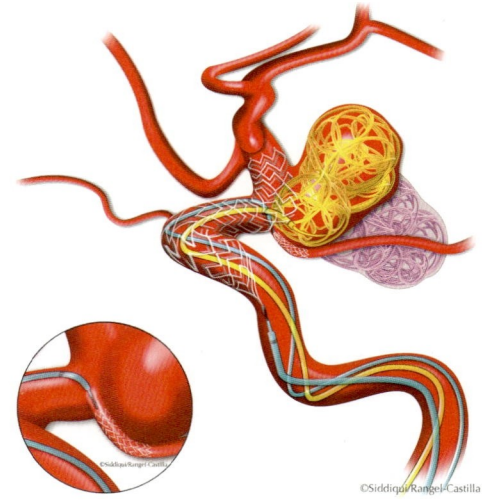

图 25.4d　示意图展示支架辅助栓塞联合血流导向装置治疗巨大的复发后交通动脉瘤。示意图（插图）演示释放于后交通动脉内的 LVIS Jr 支架。

25 支架辅助栓塞

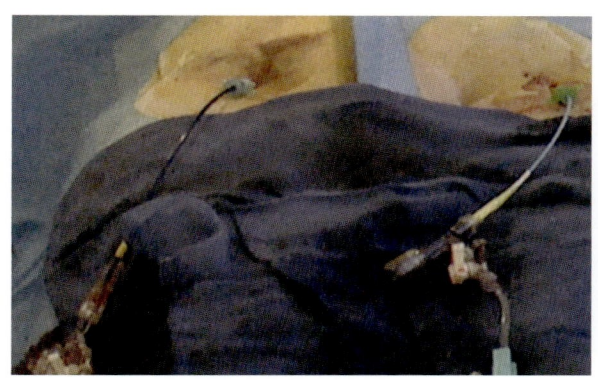

图 25.4e 双侧股动脉通路。

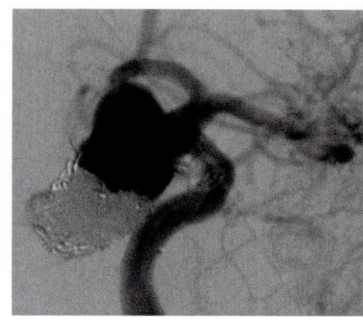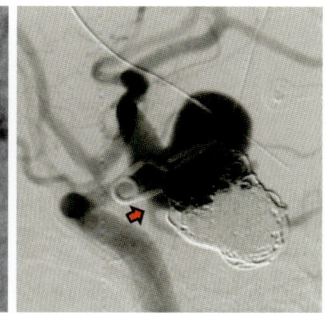

图 25.4f 正侧位造影显示巨大的复发后交通动脉瘤。注意后交通动脉被动脉瘤累及（箭头）。

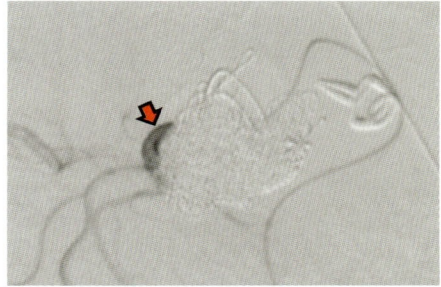

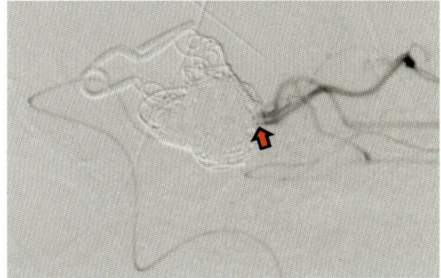

图 25.4g 通过微导管建立的后交通动脉通路。

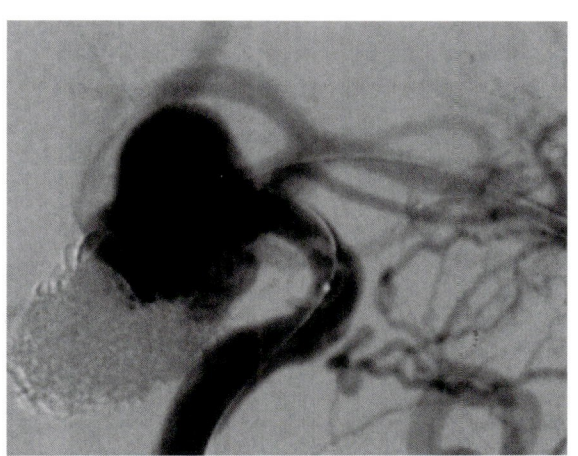

图 25.4h 输送血流导向装置的微导管进入左侧大脑中动脉。

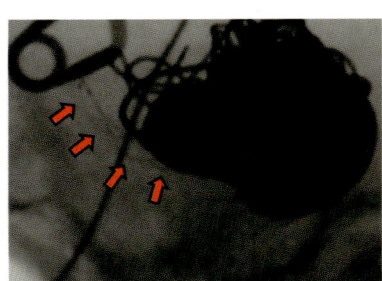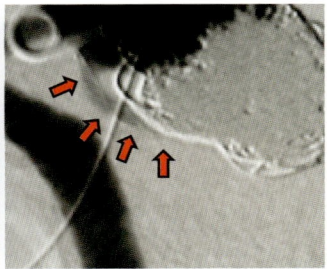

图 25.4i LVIS Jr 支架释放于后交通动脉内。

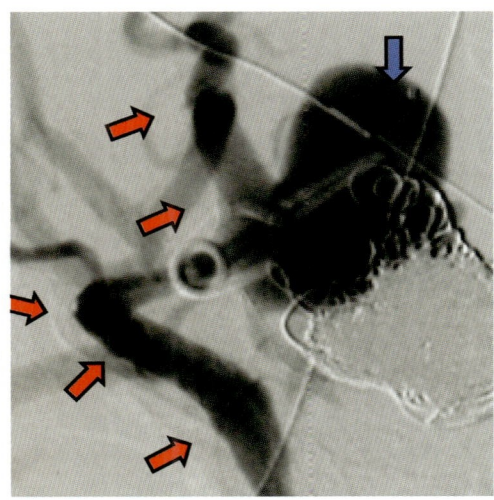

图 25.4j Jailing 技术。栓塞导管（蓝色箭头）位于瘤腔内，然后释放血流导向支架（红色箭头）。

247

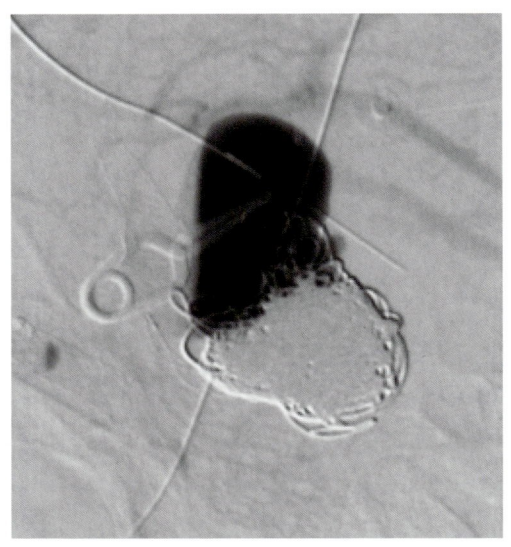

图 25.4k 血流导向装置释放后瘤腔内血流淤滞。

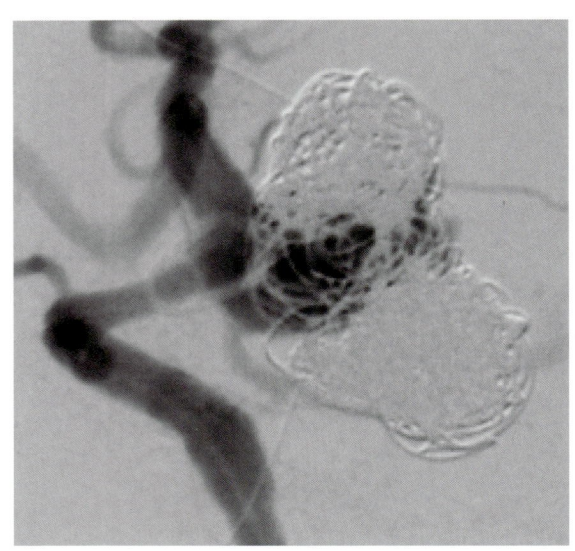

图 25.4l 弹簧圈填塞。

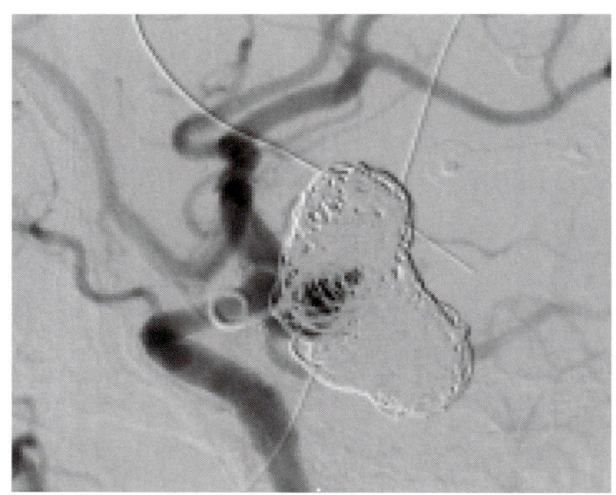

图 25.4m 术后即刻结果。

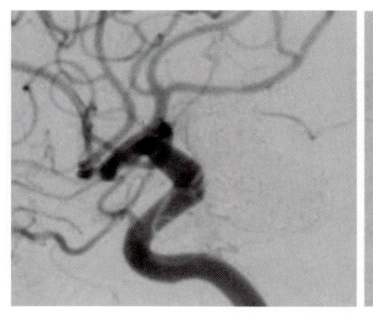

图 25.4n 术后 1 年复查造影显示动脉瘤完全闭塞。后交通动脉通畅（箭头）但通过后循环充盈。患者无症状。

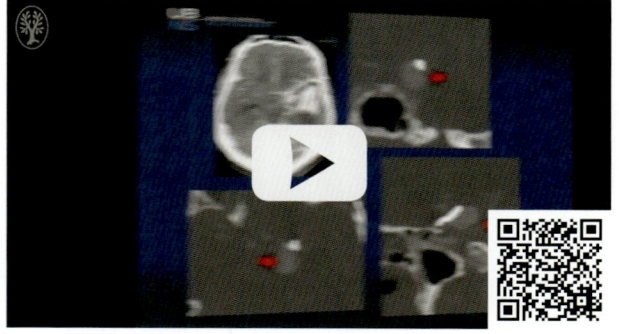

视频 25.4 支架辅助栓塞和血流导向装置治疗复发的复杂后交通动脉瘤。

手术过程

该患者采用支架辅助栓塞和血流导向装置植入治疗后交通动脉瘤。患者术前每日服用阿司匹林 325 mg 和氯吡格雷 75 mg，持续 7 天。手术在全麻下通过双侧股动脉通路完成。术中使用 5 000 单位的肝素将活化凝血时间维持在 250 秒以上。

器械清单

- 标准的股动脉通路。
  - 微创穿刺套件。
  - 7F 扩张器。
  - 8F 血管鞘。
- 0.035 英寸超滑导丝。
- Neuron MAX 088 导引导管（Penumbra）。
- Navien 0.058 中间导管（Medtronic）。
- 0.027 英寸 Marksman 微导管（Medtronic）。
- 5 mm × 25 mm Pipeline 栓塞装置（Medtronic）。
- 0.016 5 英寸 Excelsior SL-10 微导管（Stryker）。
- 0.014 英寸 Synchro 2 微导丝（Stryker）。
- 多枚弹簧圈。
- 8F Angioseal 经皮血管封堵装置。

- 左侧股动脉通路。
  - 微创穿刺套件。
  - 6F 血管鞘。
- Envoy XB DA 导引导管（Codman）。
- 0.016 5 英寸 Excelsior SL-10 微导管（Stryker）。
- 0.014 英寸 Synchro 2 微导丝（Stryker）2 根。
- 2.5 mm×12 mm LVIS Jr 支架（Microvention）。
- 6F Angioseal 经皮血管封堵装置。

器械说明

这是一个复杂且巨大的复发后交通动脉瘤。患者既往接受过外科手术和介入栓塞治疗。永久性的血管内治疗需要使用血流导向装置。后交通动脉发自瘤颈，会阻碍动脉瘤的血栓形成，因此需要进行致密填塞。为了在动脉瘤栓塞后保持后交通动脉通畅，需使用支架。一枚 0.016 5 英寸的微导管超选进入后交通动脉，另一枚 0.017 英寸的微导管超选进入动脉瘤腔内，第三枚 0.027 英寸的微导管超选进入大脑中动脉。一枚 LVIS Jr 支架精准释放于后交通动脉内，使其近端精准地位于后交通动脉开口处。一枚血流导向装置被推进并释放在颈内动脉（ICA）末端至海绵窦段之间。最后，填入数枚弹簧圈至瘤腔内达到 Raymond-Roy 2 级闭塞。

提示、技巧和避免并发症

- 对于既往弹簧栓塞治疗或夹闭治疗后复发的动脉瘤来说，血流导向装置是个很好的选择。
- ICA 的侧支（眼动脉、后交通动脉或脉络膜前动脉）被血流导向支架覆盖后 15% 会出现闭塞，但患者没有症状[J Neurosurg. 2017;126(4):1064-1069]。
- 有报道显示动脉瘤会在血流导向装置治疗后破裂。这最常见于巨大或大型的动脉瘤。我们强烈推荐对这类动脉瘤同时进行弹簧圈填塞。但尽管填塞了弹簧圈，仍有 20% 会出现迟发性的破裂出血。75% 的破裂发生在支架释放后 1 个月。迟发性动脉瘤破裂的机制包括支架释放后血流改变引起的瘤内压力增加；瘤腔内形成的各种蛋白酶具有高度溶蛋白活性，可能参与动脉壁的降解并导致动脉瘤破裂。

| 病例概览 | 病例 25.5　大脑中动脉动脉瘤：支架辅助栓塞（Enterprise2 支架） |

- 71岁女性，因头晕入院评估。神经系统检查无异常。既往有高血压、糖尿病、冠心病和3枚冠脉支架植入史。目前服用阿司匹林和氯吡格雷。
- CT 正常。
- CT 血管造影显示左侧颈内动脉（ICA）狭窄和左侧大脑中动脉（MCA）的宽颈动脉瘤。

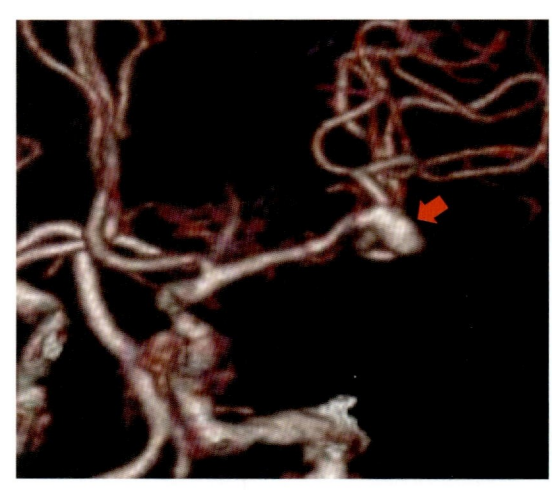

图 25.5a　CTA 三维重建显示 MCA 动脉瘤。

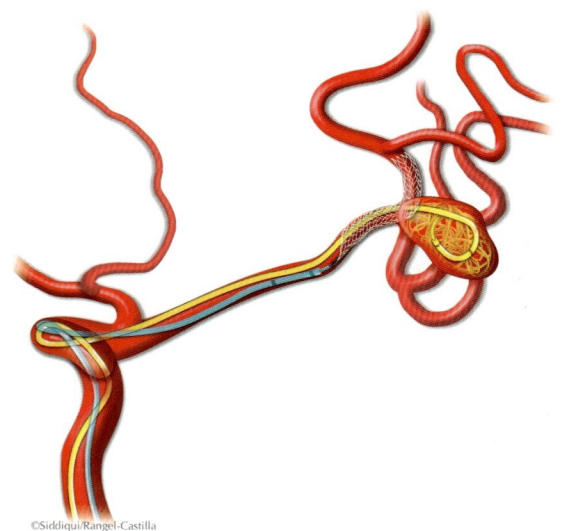

图 25.5b　Enterprise 支架辅助栓塞左侧 MCA 动脉瘤的示意图。

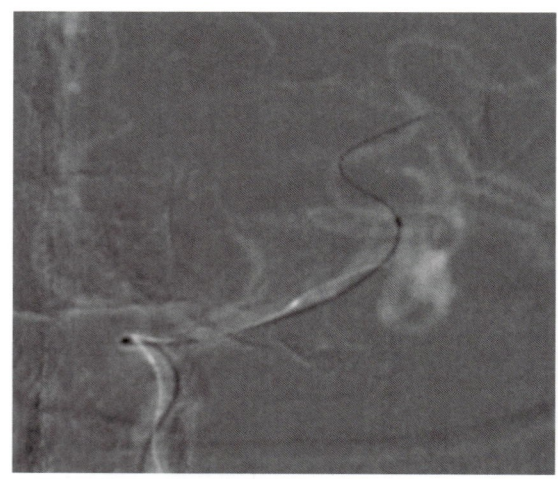

图 25.5c　支架微导管超选进入 M2 上干。

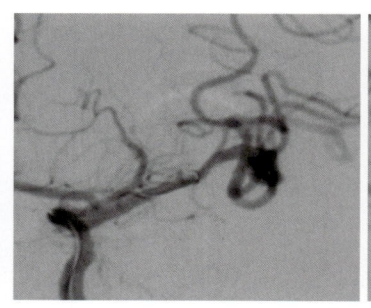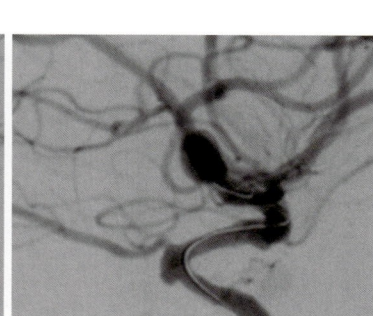

图 25.5d　左侧 MCA 动脉瘤。

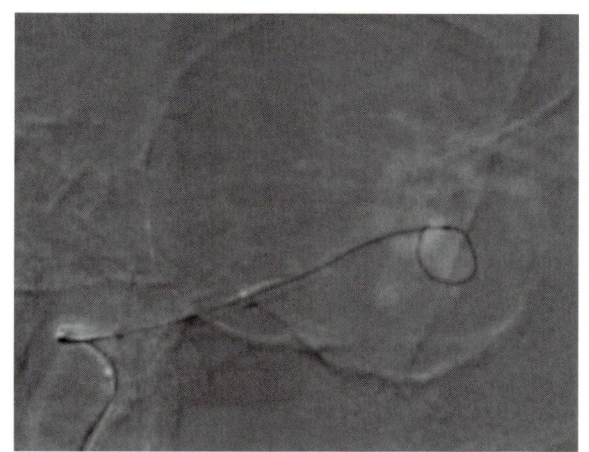

图 25.5e 栓塞微导管。

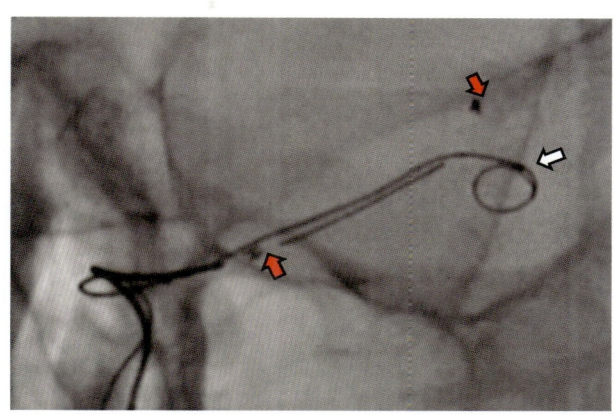

图 25.5f 支架（红色箭头）释放锁定（Jailing）栓塞微导管（白色箭头）。

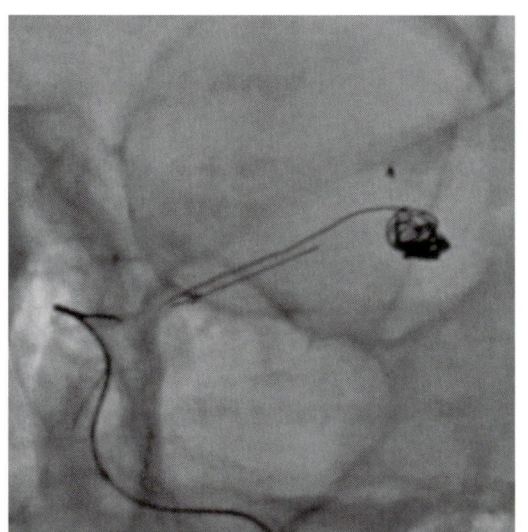

图 25.5g 弹簧圈填塞。

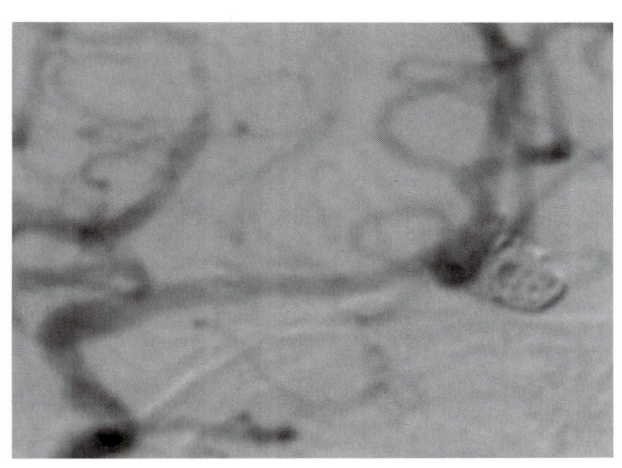

图 25.5h 动脉瘤完全闭塞。

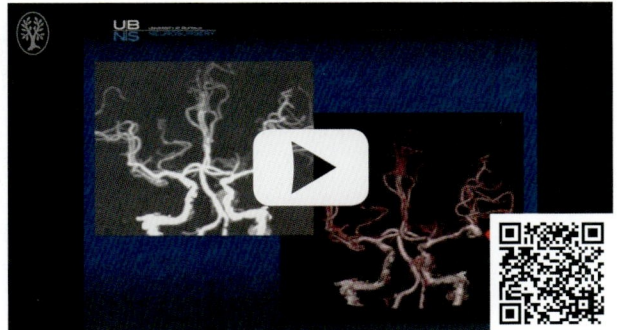

视频 25.5 支架辅助栓塞 MCA 动脉瘤。

手术过程

该患者采用支架辅助栓塞治疗左侧 MCA 动脉瘤。患者术前每日服用阿司匹林 325 mg 和氯吡格雷 75 mg，持续 7 天。手术在清醒镇静下通过右侧股动脉通路完成。术中使用 5 000 单位的肝素将活化凝血时间维持在 250 秒以上。

器械清单

- 标准的股动脉通路。
  - 微创穿刺套件2套。
  - 6F血管鞘。
- 0.035英寸超滑导丝。
- Envoy XB DA 导引导管(Codman)。
- 0.021 英寸 Headway DUO 微导管 (Microvention)。
- 0.0165 英寸 Excelsior SL-10 微导管(Stryker)。
- 0.014 英寸 Synchro-2 微导丝(Stryker)2根。
- 4.5 mm×22 mm 的闭环支架 Enterprise2 (Codman)。
- 多枚弹簧圈。
- 6F Angioseal 经皮血管封堵装置。

器械说明

中等大小的宽颈动脉瘤需要使用支架辅助弹簧圈栓塞技术。M2的迂曲要求使用一款具有足够适形性的支架,以免打折或凸入瘤腔,此时 Enterprise 是一个很好的选择。6F导引导管进入颈内动脉。一枚0.021英寸的微导管超选进入M2上干,0.0165英寸的微导管超选进入动脉瘤。支架释放跨越瘤颈,并通过锁定的微导管(Jailed)进行弹簧圈填塞直至取得足够的填塞密度。

Enterprise2 支架是一款闭环支架,设计适用于迂曲血管内的扩张和收拢,允许进行释放和回收。

提示、技巧和避免并发症

- Enterprise2 支架采用一种强化的闭环设计,提高其适形性和贴壁性的同时又能维持闭环设计的优势。该支架在转弯处外侧会出现延展,内侧出现压缩。
- Enterprise2 支架包括 4.5 mm×(14,22,28,37)mm 等多种尺寸。推荐应用的载瘤动脉直径为 2.5~4 mm。
- Enterprise2 支架的早期临床试验表明其易于输送,可部分或完全回收。当血管出现大于50°的转弯时,可常规观察到支架近端的标记点沿着血管周径出现不对称分布,但不影响其贴壁性[Clin Neuroradiol. 2018;28(2):201-207]。

病例概览 | 病例 25.6 复发的基底动脉尖动脉瘤:支架辅助栓塞(LVIS 支架)

- 73岁女性,曾因基底动脉(BA)尖动脉瘤破裂行血管内弹簧圈栓塞治疗。她从蛛网膜下腔出血中完全康复。既往有高血压、冠心病和外周动脉疾病史。
- 1年后的脑血管造影复查提示明显的动脉瘤复发。但患者神经系统功能保持完好。

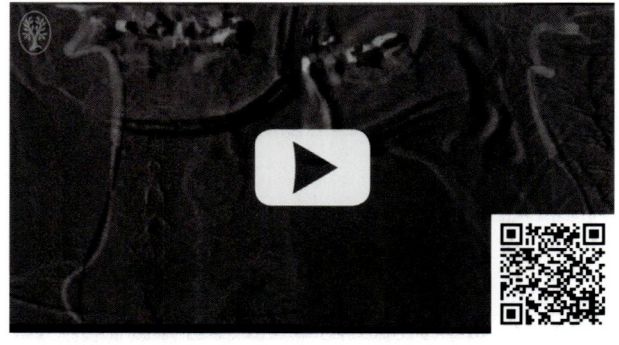

视频 25.6 支架辅助栓塞复发的 BA 尖端动脉瘤。

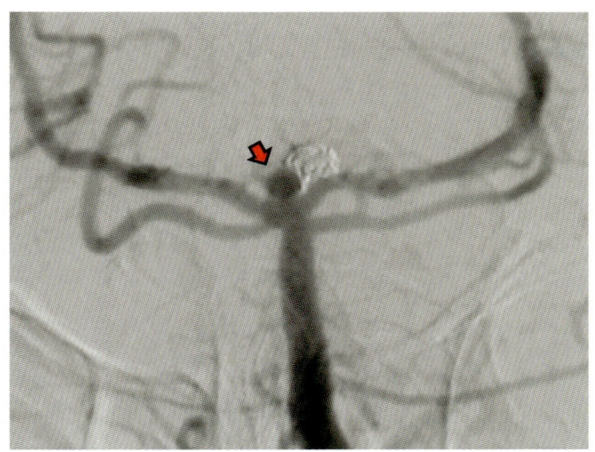

图 25.6a 诊断性脑血管造影显示 BA 动脉瘤复发。

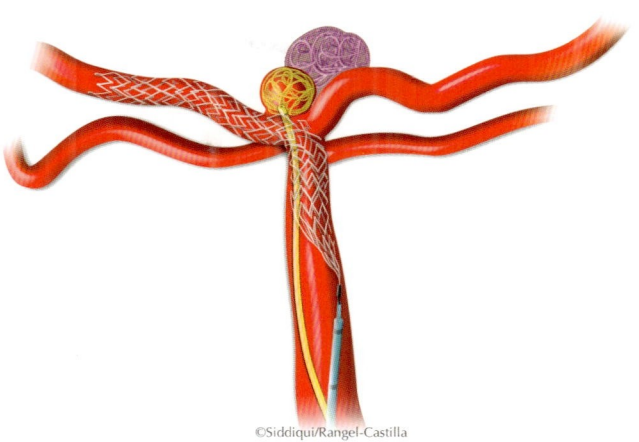

图 25.6b 示意图演示 LVIS 支架辅助栓塞复发的 BA 动脉瘤。

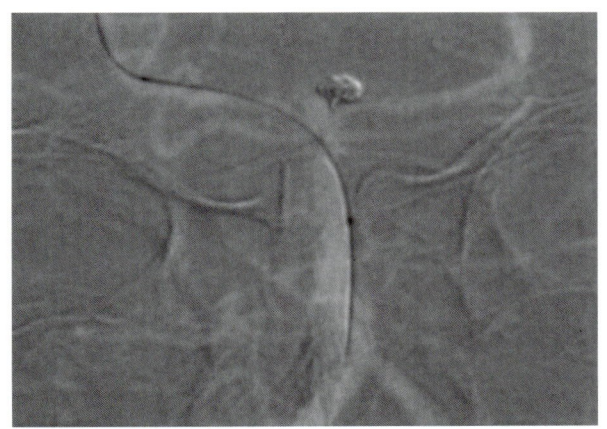

图 25.6c 支架微导管进入右侧大脑后动脉。

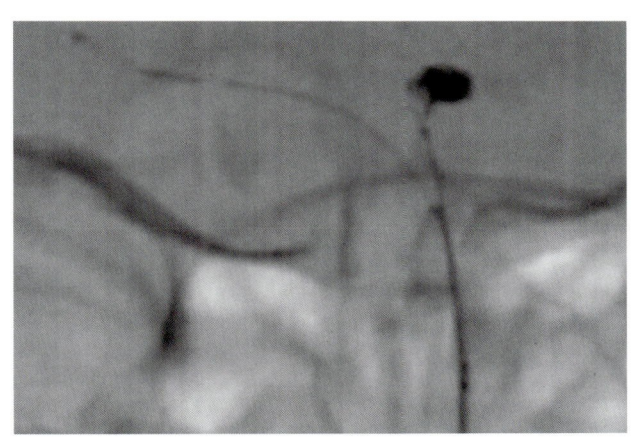

图 25.6d 栓塞微导管进入复发的 BA 动脉瘤。

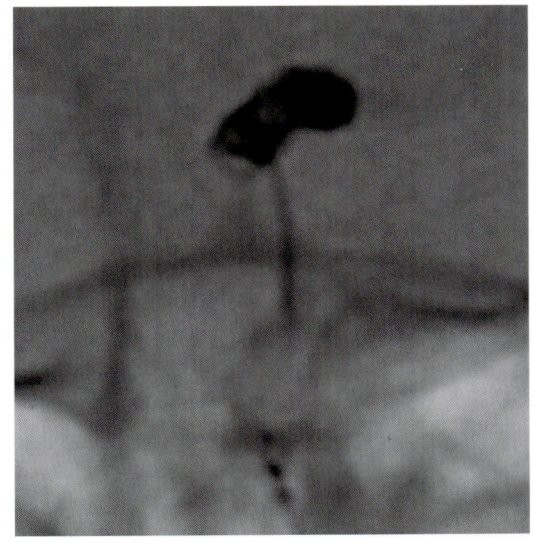

图 25.6e 弹簧圈填塞。

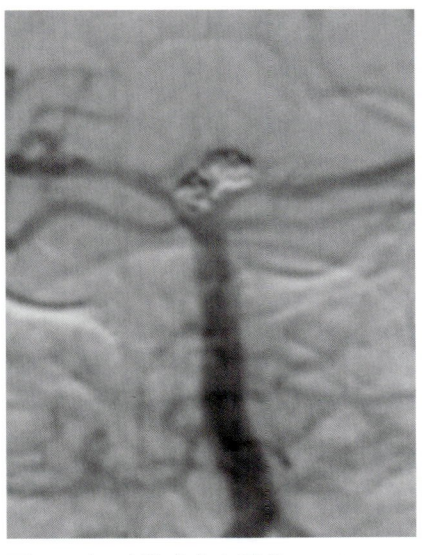

图 25.6f 动脉瘤完全闭塞。

手术过程

该患者采用支架辅助栓塞治疗 BA 尖端的复发动脉瘤。患者术前每日服用阿司匹林 325 mg 和氯吡格雷 75 mg，持续 7 天。手术在清醒镇静下通过右侧股动脉通路完成。术中使用 4 500 单位的肝素将活化凝血时间维持在 250 秒以上。

器械清单

- 标准的股动脉通路。
  - 微创穿刺套件。
  - 6F 血管鞘。
- 0.035 英寸超滑导丝。
- Benchmark 071 导引导管（Penumbra）。
- 0.017 英寸 Excelsior XT-17 微导管（Stryker）。
- 0.016 5 英寸 Excelsior SL-10 微导管（Stryker）。
- 0.014 英寸 Synchro 2 微导丝（Stryker）2 根。
- 3.5 mm×23 mm 的 LVIS 支架（Microvention）。
- 多枚弹簧圈。
- 6F Angioseal 经皮血管封堵装置。

器械说明

该病例是最初进行弹簧圈栓塞治疗后复发的基底动脉尖动脉瘤。该枚复发动脉瘤向右侧生长并与右侧大脑后动脉（PCA）关系密切。通过粗的导引导管在椎动脉建立通路后，将 2 枚微导管分别超选进入右侧 PCA 和动脉瘤瘤腔。释放支架，通过 Jailed 技术将弹簧圈微导管的头端维持在动脉瘤的下 1/3 处进行填塞。

提示、技巧和避免并发症

- LVIS 支架是一种自膨胀的、镍钛合金（镍钛诺）单丝编织而成的闭环支架。有 LVIS 和 LVIS Jr 两种类型。LVIS 支架兼容于 0.021 英寸的微导管，网眼尺寸为 1.0 mm，推荐用于 2~5 mm 的载瘤动脉。LVIS Jr 兼容于 0.017 英寸的微导管，网眼尺寸为 1.5 mm，推荐用于 2~3 mm 的载瘤动脉。两款支架在释放达其长度的 80% 之前，都可以完全回收。
- 单纯弹簧圈填塞之后，后循环动脉瘤的复发率较高。支架辅助栓塞允许更高的填塞密度，可以降低复发的风险。

病例概览 病例 25.7 基底动脉尖动脉瘤：支架辅助栓塞 Y 型 LVIS 支架

- 64 岁女性，因持续 2 周的有生以来最严重的头痛被送至急诊。神经系统功能检查完好。既往有高血压、冠心病和近期的冠脉支架植入史。目前服用阿司匹林和氯吡格雷。
- CT 正常。腰穿显示脑脊液黄染。
- DSA 证实为基底动脉尖（BA）的动脉瘤。

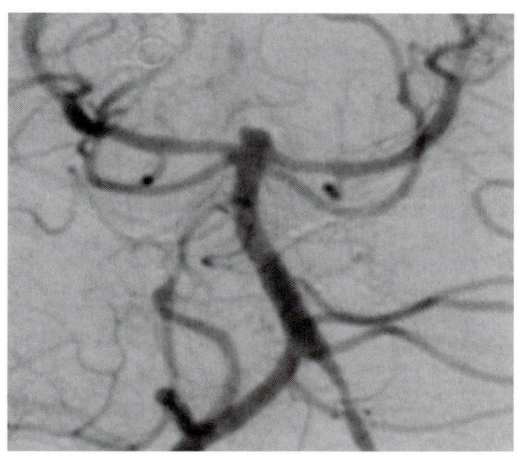

图 25.7a 3D造影重建显示 BA 动脉瘤。

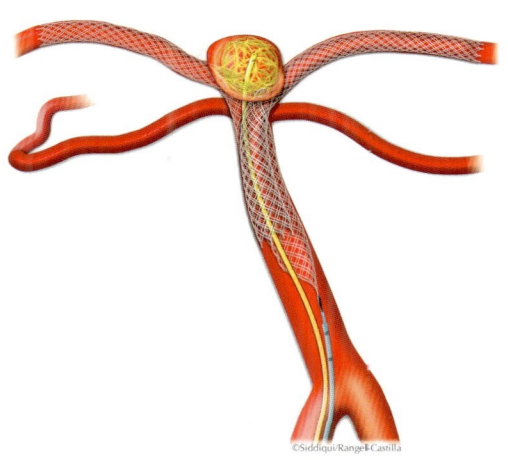

图 25.7b 示意图演示 Y 型支架治疗 BA 动脉瘤。

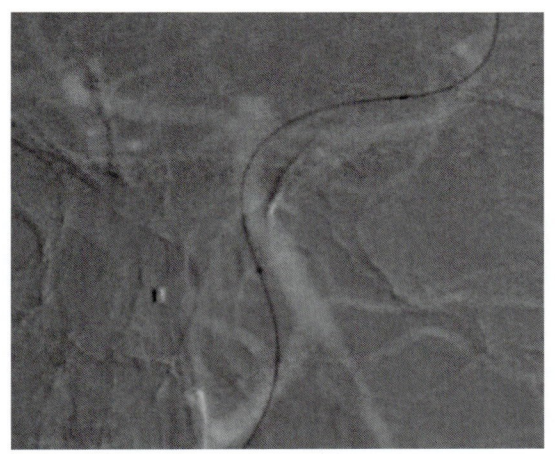

图 25.7c 支架微导管进入左侧大脑后动脉。

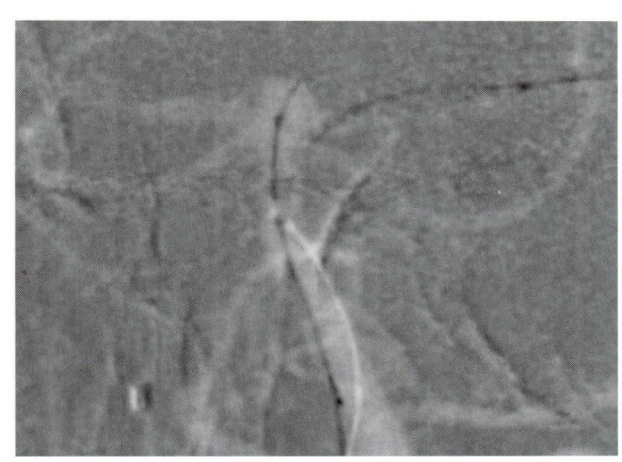

图 25.7d 栓塞微导管超选进入 BA 动脉瘤。

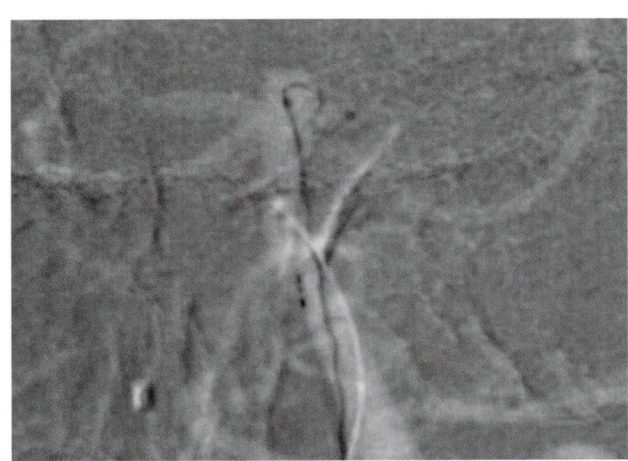

图 25.7e 释放支架锁定（Jailing）栓塞微导管。

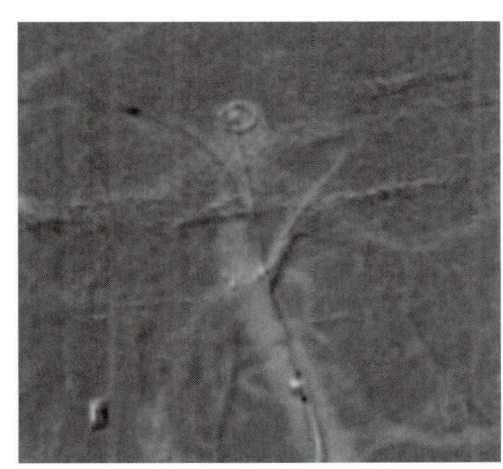

图 25.7f 支架导管进入右侧大脑后动脉，并释放支架。

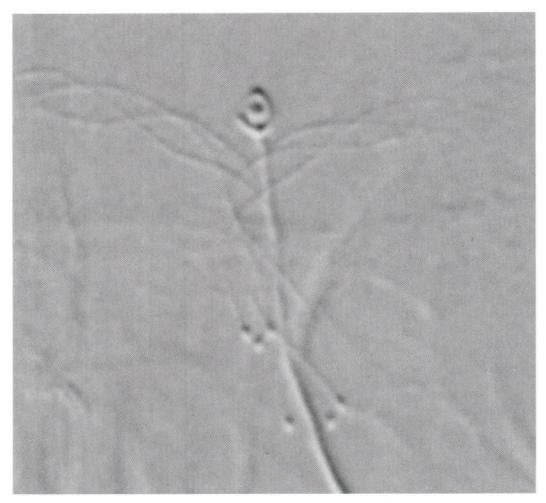

图 25.7g 成功的 Y 型支架。

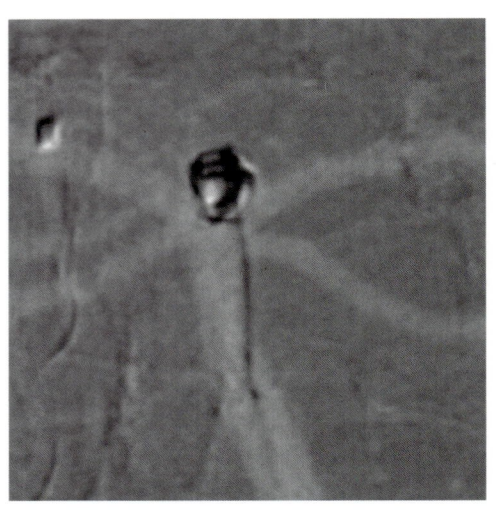

图 25.7h 通过被锁定的微导管填塞弹簧圈。

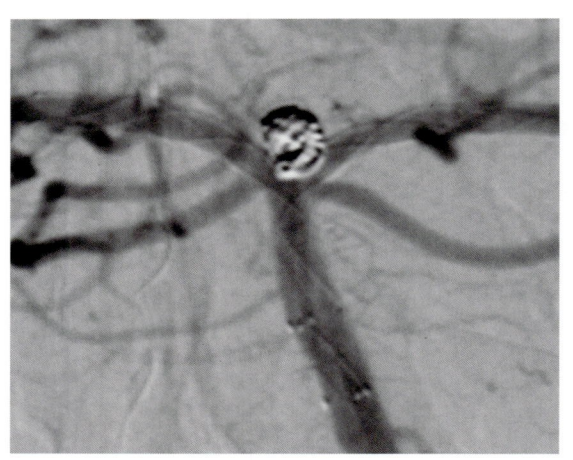

图 25.7i 动脉瘤完全闭塞。

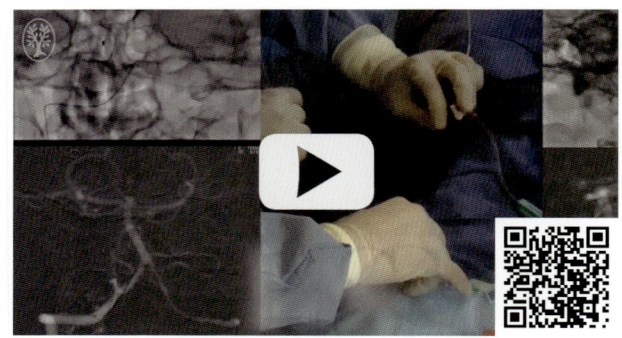

视频 25.7 Y 型支架辅助栓塞 BA 尖端动脉瘤。

手术过程

该患者采用 Y 型支架辅助栓塞 BA 尖端动脉瘤。患者在术前使用负荷剂量的阿司匹林 650 mg 和氯吡格雷 300 mg。手术在全麻下通过右侧股动脉通路完成。术中使用 5 000 单位的肝素将活化凝血时间维持在 250 秒以上。

器械清单

- 标准的股动脉通路。
  - 微创穿刺套件2个。
  - 6F血管鞘。
- 0.035英寸超滑导丝。
- Benchmark 071导引导管(Penumbra)。
- 0.017英寸Headway DUO微导管(Microvention)。
- 0.016 5英寸Excelsior SL-10微导管(Stryker)。
- 0.014英寸Synchro 2微导丝2根(Stryker)。
- 3.2 mm × 23 mm的LVIS支架2枚(Microvention)。
- 多枚弹簧圈。
- 6F Angioseal经皮血管封堵装置。

器械说明

这枚症状性的小型BA动脉瘤为宽颈动脉瘤,且在双侧大脑后动脉(PCA)之间对称分布。需保证2枚支架都能覆盖足够的瘤颈以防止弹簧圈疝入任何一支PCA内(Y型支架技术)。建立进入椎动脉的通路后,在放大的路图下找到一个展开瘤颈的合适角度。一枚微导管超选进入左侧PCA并送入支架。第二枚微导管超选进入动脉瘤并先释放几个弹簧圈袢。先释放第一枚支架,锁定(Jailing)栓塞微导管。将支架微导管撤出左侧PCA进入对侧PCA,释放第二枚支架。瘤颈被2枚支架覆盖后,继续填塞弹簧圈,直到动脉瘤完全闭塞。

提示、技巧和避免并发症

- 对这些复杂的血管内技术来说,筛选合适的患者是关键。有其他选择时,例如显微外科夹闭、血流导向装置或瘤颈重塑装置(PulseRider,Barrel),不要尝试Y型支架,因为其他方法的风险更低。
- "灯笼"技术是Y型支架的一个可行且安全的替代方案。闭环编织支架(例如LVIS Jr)的顺应性和柔顺性使之可通过"灯笼"技术来跨越瘤颈并足以防止弹簧圈脱垂。
- 鉴于其载瘤动脉内的金属含量,血栓栓塞和动脉闭塞可能是个麻烦。充分的双抗治疗和术中抗凝是很重要的。术后应复查数次造影以观察载瘤动脉或远端分支内是否出现血流减慢。我们强烈推荐手术结束后也不要中和肝素。

病例概览 | 病例25.8 复发的基底动脉尖动脉瘤:支架辅助栓塞(Enterprise2支架)

- 64岁女性,因持续2周的严重头痛就诊于急诊室。神经系统功能检查正常。既往有高血压、冠心病和颅内动脉瘤病史。
- 本次发病前2年该患者曾因基底动脉尖(BA)动脉瘤破裂接受支架辅助栓塞治疗。目前正在服用阿司匹林。
- 本次CT检查正常,但腰穿检查显示脑脊液呈黄染。
- DSA显示BA动脉瘤复发。

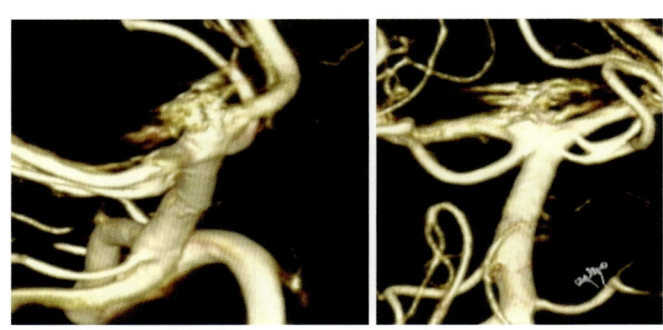

图 25.8a　3D DSA 显示 BA 动脉瘤复发。

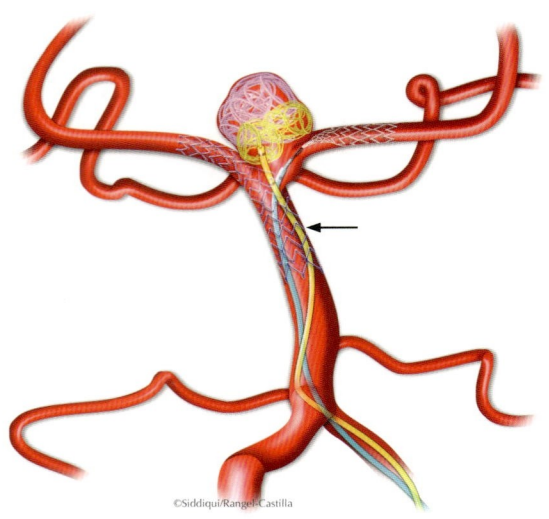

图 25.8b　示意图演示 Enterprise 支架辅助栓塞治疗支架/弹簧圈栓塞术后复发的 BA 动脉瘤。

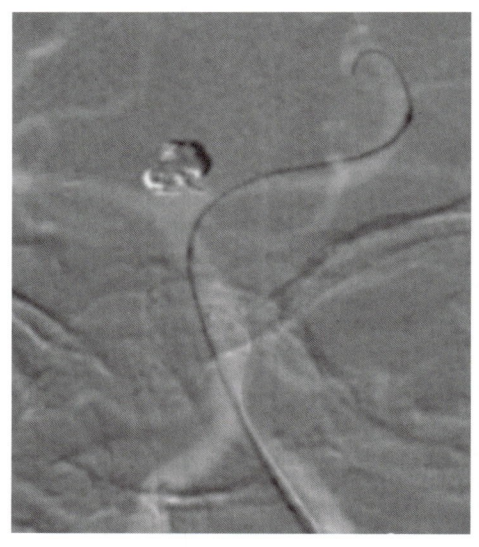

图 25.8c　支架微导管穿越原来的支架进入左侧大脑后动脉。

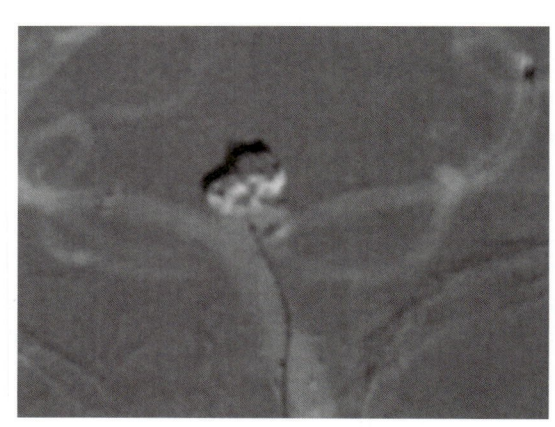

图 25.8d　栓塞微导管超选进入复发的 BA 动脉瘤。

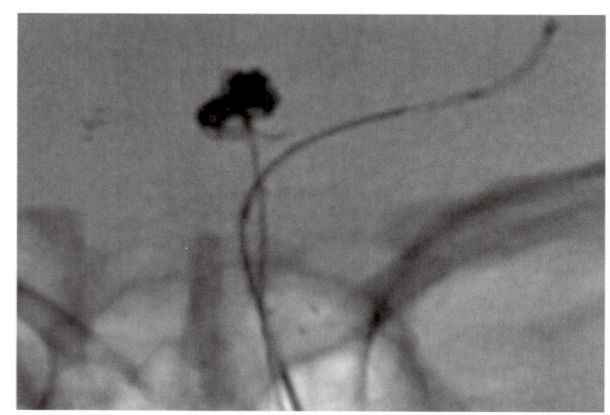

图 25.8e　释放支架锁定弹簧圈微导管（Jailing）。

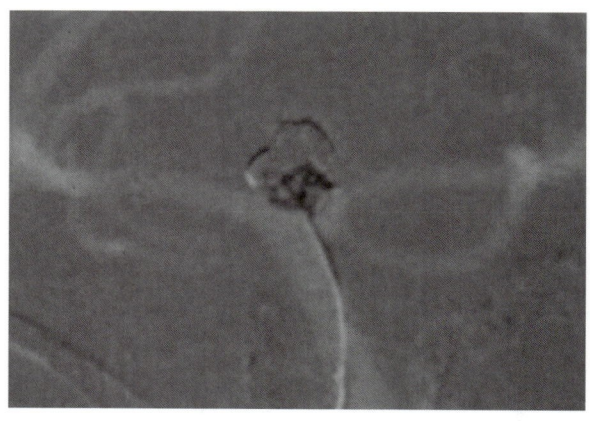

图 25.8f　弹簧圈填塞。

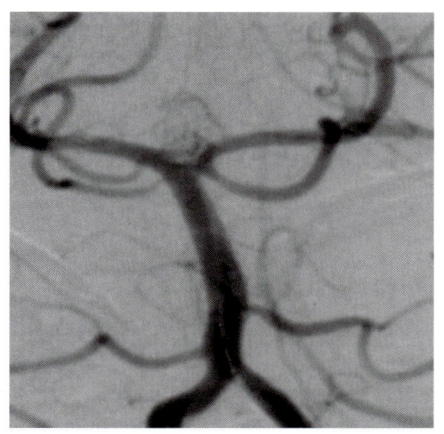

图 25.8g 动脉瘤完全闭塞。

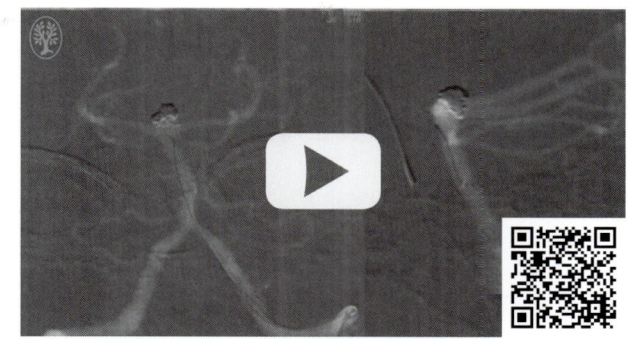

视频 25.8　Y 型支架辅助栓塞治疗复发的基底动脉尖动脉瘤。

手术过程

该患者采用支架辅助栓塞治疗 BA 尖端的复发动脉瘤。患者长期服用阿司匹林,术前加用氯吡格雷 75 mg。手术在清醒镇静下通过右侧股动脉通路完成。术中使用 5 000 单位的肝素将活化凝血时间维持在 250 秒以上。

器械清单

- 标准的股动脉通路。
  - 微创穿刺套件 2 个。
  - 6F 血管鞘。
- 0.035 英寸超滑导丝。
- Benchmark 071 导引导管(Penumbra)。
- 0.017 英寸 Headway DUO 微导管(Microvention)。
- 0.016 5 英寸 Excelsior SL-10 微导管(Stryker)。
- 0.014 英寸 Synchro 2 微导丝 2 根(Stryker)。
- 4 mm×23 mm 的闭环支架 Enterprise2 2 枚(Stryker)。
- 多枚弹簧圈。
- 6F Angioseal 经皮血管封堵装置。

器械说明

该患者曾因动脉瘤破裂而通过支架辅助弹簧圈治疗,目前出现症状性的复发。单纯弹簧圈或球囊辅助弹簧圈栓塞都可能导致再次复发。Y 型支架是达到致密填塞以降低复发风险的一个选择。第一次治疗使用的是 LVIS 支架(Microvention)。

通过椎动脉建立通路,在放大的路图下,一枚微导管通过一根塑成 J 型头的微导丝超选跨越原本的支架进入左侧大脑后动脉(PCA)。第二枚微导管超选进入动脉瘤。一枚闭环的支架(Enterprise2)释放于左 PCA 至基底动脉。通过锁定的微导管填塞数枚弹簧圈将动脉瘤完全闭塞。

提示、技巧和避免并发症

- 用于分叉部宽颈动脉瘤的 Y 型支架对接技术,可导致累及血管之间的角度重塑。由此导致的分叉部角度拉直可能为减少复发做出贡献[J Neurointerv Surg. 2017;9(12):1233-1237]。
- 在基底动脉尖动脉瘤,血流动力学分析表明角度重塑可以显著减少尖端处的血管剪切力(WSS),将高 WSS 从天然的瘤颈过渡区转向至填入的弹簧圈团块。
- 采用 J 型微导丝塑形跨越 LVS 支架可以降低穿越支架网眼的可能性。

26 血流导向装置治疗颅内动脉瘤
Flow Diversion Treatment of Intracranial Aneurysms
Gary B. Rajah, Giuseppe Lanzino and Leonardo Rangel-Castilla

概 述

血流导向装置是介入神经外科领域的新进展。有多种类型可供选择，各具特色。主要根据术者的喜好和经验进行选择。这种装置包括 pipeline 栓塞装置（PED，Medtronic），Surpass（Stryker）腔内血流转向装置（FRED，MicroVention），Silk（Balt Extrusion），以及 p64（Phenox）。不同装置根据其编织纤维的长度、尺寸、数量和设计的不同而各具特色，释放方式也各不相同。PED 最为常用。PED 最早于 2008 年在北美率先使用[1]。FDA 批准将其应用于颈内动脉岩骨段至床突旁段的巨大、宽颈动脉瘤。众多研究声称其可达到 80%～90% 的动脉瘤大部闭塞。在 Buenos Aires 的经验中，Kallmes 等[2]报道颅内动脉瘤（IA）在 1 年随访时闭塞率为 90%，8 年随访时达 100%。在一些研究中，血流导向装置被用于小动脉瘤的治疗，作为支架辅助栓塞和夹闭以外的另一种选择。

适应证

PED 由 48 根钴/铬和铂/钨丝编织而成，根据尺寸不同可提供 25%～35% 的金属覆盖率。可供选择的直径为 2.5～5 mm，长度 10～35 mm。展开时，该装置比标称尺寸大 0.25 mm。血流导向装置通过机械引导血流转向引起瘤腔内血液滞留，最终通过装置的内皮化达到血管重建的效果。值得注意的是，在血流导向装置治疗中，穿支动脉可免于闭塞的风险，只要它是终末血管。但仍需要谨慎决策，以免引起某些重要穿支的闭塞。对于长段血管病变，PED 可串联使用。

神经血管解剖

虽然某些血流导向装置具有较好的弹性和顺应性，但由于其包含了大量的金属成分，因此必须在微导管中通过推送导丝前进（"推进"）至目标位置。腹股沟（股动脉）至颈部（颈动脉）的迂曲程度必须详加评估，并选择合适的导引导管。此外，颈部和虹吸弯处的迂曲会导致某些支架的推送变得异常困难。穿支也必须加以评估。基底动脉中段的装置植入会引起灾难性的后果，因为这里有大量的脑桥穿支；但是特殊情况下，针对该部位的动脉瘤治疗，其获益仍将超过其潜在风险。眼动脉和脉络膜前动脉的保护也是很重要的，在支架着陆区的选择时也应当谨记于心。动脉瘤尖端发出的血管会降低血流导向转置的疗效。Rangle-Castilla 等[3]曾报道 15.8% 的分支血管闭塞率。在长期随访中，这些闭塞都是无症状的。

围手术期药物处理

由于血流导向装置的高金属覆盖率，应在术前予双联抗血小板治疗，支架释放过程中进行全身肝素化。阿司匹林（325 mg）联合氯吡格雷（75 mg），持续 5 天以上。然后在术前进行血小板功能检测以明确抗血小板药物治疗的效价。对于氯吡格雷反应低下或无反应的患者，可用替格瑞洛（90 mg，每日 2 次）替代。如术前未进行双抗药物准备，我们会在第一枚 PED 释放后立即使用阿昔单抗（糖蛋白Ⅱb/Ⅲa 血小板聚集抑制剂）。术后再予 450 mg 氯吡格雷和 325 mg 阿司匹林。氯吡格雷（每日 75 mg）或替格瑞洛（90 mg，每日 2 次）将持续 6 个月，阿司匹林则长期服用。

具体技术和关键步骤

（1）股动脉血管造影确认没有夹层等异常后，透视下将导引导管在弯头导丝（0.035 英寸，Terumo）支撑下推进至主动脉弓（图 26.1～图 26.10，视频 26.1～视频 26.10）。

（2）导引导管应在路图导航下进入目标血管的颅外段（颈内动脉、颈总动脉或椎动脉）。

（3）中间导管（Sofia 导管，MicroVention）或者远端通路导管（DAC，Cook）连接肝素化的滴注并置入导引导管内。中到重度血管迂曲者推荐使用中间导管（图 26.5，图 26.6，视频 26.5，视频 26.6）。

（4）0.027 英寸微导管（例如：Marksman，Medtronic；Headway27，MicroVention；或者 Excelsior XT‑27，Stryker Neurovascular）连接肝素化的滴注，并置入中间导管或导引导管内。

（5）通过放大的正位和侧位造影选择合适的工作角度。

（6）路图指引下，将中间导管推进至瘤颈近端 1～2 cm 处。

（7）微导管和微导丝以跨越瘤颈 1～2 cm 为宜，因为推送系统较为僵硬，装置推送过程可能会引起微导管退缩移位（视频 26.1～视频 26.10）[注意：对于巨大动脉瘤，微导丝和（或）微导管在探寻到远端流出道之前会在瘤腔内形成多个袢。有时远端血管中的球囊和前述跨越瘤颈部分配合使用，有助于后期的整个系统的拉直（图 26.1，视频 26.1）]。

（8）尺寸选择非常重要。因为装置过长，在释放过程中容易扭转，而如果被压缩，太短的装置容易导致瘤颈处覆盖不全。通常应大于近端载瘤动脉直径 1 mm，并保证瘤颈两端至少 5 mm 的覆盖。还应根据是否跨越弯曲段加以调整。串联使用时，应确保 30%～50% 的重叠以防止内漏或意外的通路溃缩。将大号的装置束拢在较小的载瘤动脉内并不会提高瘤颈的覆盖率。错误的尺寸选择可能会导致装置移位等并发症。

（9）着陆区需仔细选择，至少超过瘤颈远端 1 cm，以确保血流导向装置不会掉入瘤腔。

（10）将装置导入 0.027 英寸的微导管内，推送血流导向装置之前，应将套装的鞘管进行反向灌洗。

（11）推送血流导向装置，当推送系统的头端与微导管头端平齐时，整体回撤微导管和 PED，直到 PED 到达目标区域。

（12）开始时，通过回撤微导管，同时维持 PED 于原位的方法来释放装置。然后通过推送输送导丝同时回撤微导管的方法来进一步释放。

（13）释放过程中不应将装置拉伸。目标是维持其呈红酒杯的形状。如出现拉伸的迹象，应推挤微导管和装置（系统加压），并通过推送输送导丝的方法来尽量压缩装置。

（14）通过轻柔回撤微导管，配合输送导丝推送力度的变化来使支架出头。有些术者会在弯曲或瘤颈处推挤压缩装置以期达到更好的贴壁和瘤颈处推密效果。但应当时刻警惕的是，操作越多，越容易发生扭曲，而这是很难消除的。然而，前后摇摆震荡装置有时可以消除意外的扭曲。

（15）一旦过了回收点，就只能释放装置。在此之前都是可以回收并重新释放的。

（16）血流导向装置成功释放后，可造影证实是否达到预期效果以及瘤腔内的血流淤滞。如术者对结果满意，可将微导管穿越支架以回收推送导丝。

（17）推送导丝和微导管都需小心回撤以免支架移位。如需使用串联支架，应尤其小心，以免通路丢失。然后装填输送下一枚装置并重复以上步骤。

（18）终末造影，通常可看到造影剂滞留（提示血流被分流了），确认装置贴壁满意，否则可能需要球囊扩张成形。

器械选择

在我们的临床实践中，以下是血流导向装置手术中常用的套装和器械。
- 6F 或 8F 鞘。
- 8F 导引导管（90 cm NeuronMAX，Penumbra）或 6F 导引导管（Envoy XB DA，Codman Neuro）。
- 中间导管（Navien，Medtronic，Sofia 或 Phenom，Medtronic）。
- 0.027 英寸的微导管（Marksman，Headway 27，

或者 Excelsior XT-27)。
- 0.014 英寸微导丝(Synchro 2 标准导丝，Stryker)。
- FD。
- 持续的肝素化滴注。

注 意 点

- 发生支架内血栓时的处理与急性卒中一样，先进行诊断性造影，然后再取栓或输注糖蛋白Ⅱb/Ⅲa抑制剂。
- 拉伸变形或打开不全的装置可以在中间导管内打开再释放，这可作为最后一种解决方案。
- 通路在释放过程中掉入巨大的动脉瘤腔内是灾难性的。因为装置可能移位甚至与近端动脉成角。此时一些反向操作可能有助于恢复通路，如旋转微导丝、伴随导丝或者血流导向装置本身。最后一个办法包括球囊闭塞试验和血管闭塞。
- 血流导向装置有时可以超指征应用于支架辅助栓塞后复发的动脉瘤，并取得良好效果(图26.7~图26.10，视频26.7~视频26.10)。
- 功能区的巨大动脉瘤如基底动脉中段者，在血流导向装置植入术后，可通过肝素化来预防大量血栓形成和穿支闭塞(图26.10，视频26.10)。
- 巨大动脉瘤在血流导向装置植入术后可能会出现症状加重。血栓形成引起病灶水肿，以及随之而来的疼痛等症状，可以采用激素治疗。虽然概率很低，但血栓自溶引起的迟发性破裂出血也曾被观察到。
- 在压力下将装置释放于小直径血管内可能会导致脱垂。但如果释放在直径偏大的血管中，则会降低远端的金属覆盖率，不得不采用2枚装置。
- 第一代PED无法回收入鞘，常需更多的装置来覆盖瘤颈。第二代PED，Pipeline Flex(Medtronic)，则可以回收入鞘并重新释放。这一改进有助于显著降低多支架使用的需求。
- PED有可能短缩掉入动脉瘤内。将微导管维持在瘤颈远端是至关重要的，因为一旦通路溃缩，在已经释放的装置内重新找到并进入其真腔是极其困难的。

参考文献

[1] Fiorella D, Woo HH, Albuquerque FC, Nelson PK. Definitive reconstruction of circumferential, fusiform intracranial aneurysms with the pipeline embolization device. *Neurosurgery*. 2008;62(5):1115-1120.

[2] Kallmes DF, Brinjikji W, Cekirge S, et al. Safety and efficacy of the pipeline embolization device for the treatment of intracranial aneurysms: A pooled analysis of 3 large studies. *J Neurosurg*. 2017;127(4):775-780.

[3] Rangel-Castilla L, Munich SA, Jaleel N, et al. Patency of anterior circulation branch vessel after pipeline embolization: Longer-term results from 82 aneurysms cases. *J Neurosurg*. 2017;126(4):1064-1069.

病例概览 | **病例 26.1　颈内动脉颈段动脉瘤：血流导向装置**

- 49岁女性，因左颈前部的搏动性肿块就诊。她还描述偶尔的右侧肢体震颤和麻木。患者否认颈部外伤史，但在出现目前症状之前的数月曾出现突然的左侧颈部疼痛。神经系统功能检查正常。既往有高血压、冠心病和新近的冠脉支架植入术史。目前服用阿司匹林和氯吡格雷。
- CT和磁共振血管造影(MRA)显示左侧颈内动脉(ICA)的巨大动脉瘤。

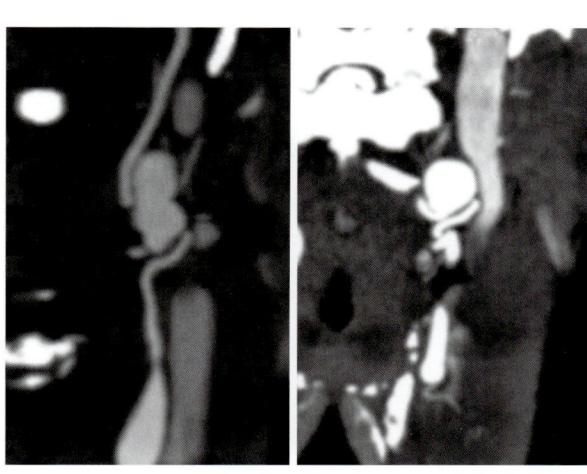

图 26.1a　CTA 和 MRA 显示左侧颈内动脉颈段的巨大动脉瘤伴载瘤动脉重度狭窄。

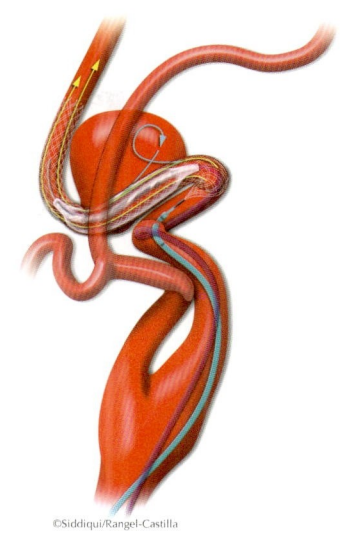

图 26.1b　示意图演示 PED 治疗颈段 ICA 的动脉瘤。

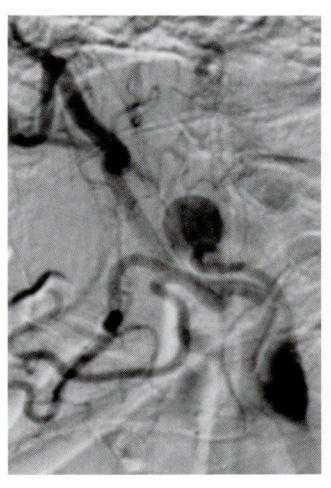

图 26.1c　颈段 ICA 的夹层动脉瘤。

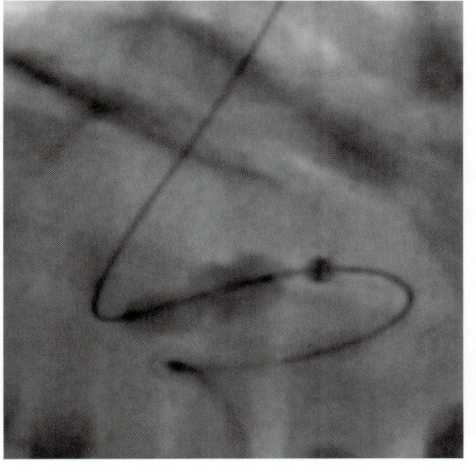

图 26.1d　ICA 的远端通路建立后，先进行球囊扩张血管成形术以纠正动脉夹层和狭窄。

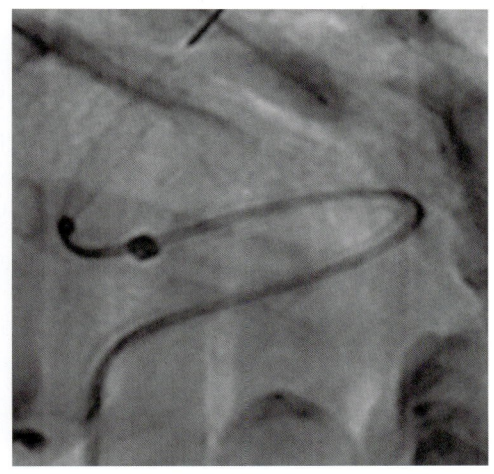

图 26.1e　开始释放血流导向装置。

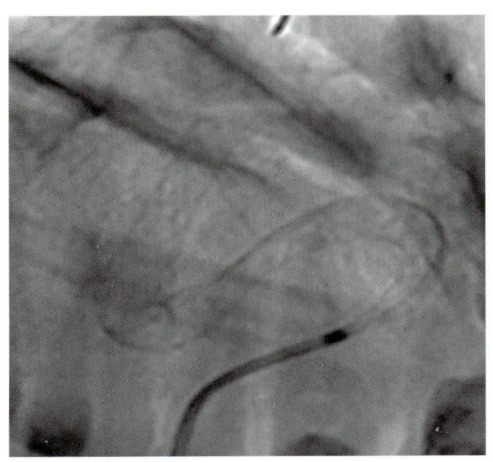

图 26.1f　进一步释放血流导向装置。

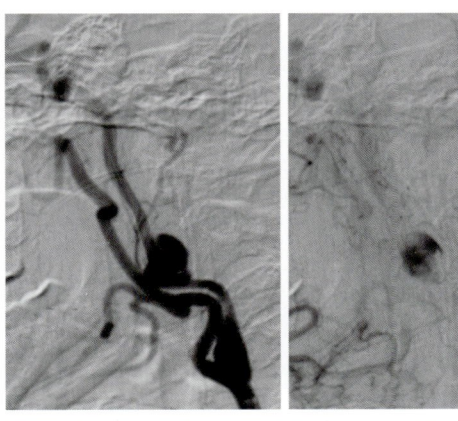

图 26.1g　支架完全释放后动脉瘤内血流淤滞。

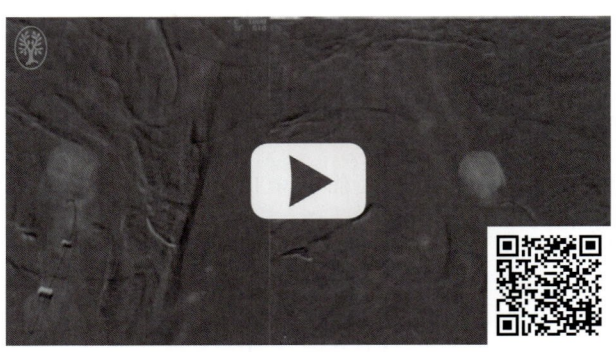

视频 26.1　血流导向支架治疗颈段 ICA 动脉瘤。

手术过程

该患者采用血流导向支架治疗颈段 ICA 的动脉瘤。患者术前每日服用阿司匹林 325 mg 和氯吡格雷 75 mg，持续 7 天。手术在清醒镇静下通过右侧股动脉通路完成。术中使用 5 000 单位的肝素将活化凝血时间维持在 250 秒以上。

器械清单

- 标准的股动脉通路。
  - 微创穿刺套件 2 个。
  - 6F 扩张器。
  - 8F 血管鞘。
- 0.035 英寸超滑导丝。
- Neuron MAX 088 导引导管（Penumbra）。
- 0.027 英寸 Marksman 微导管（Medtronic）。
- 0.014 英寸交换长度（300 cm）的 Synchro 2 微导丝（Stryker）。
- 4 mm × 15 mm 的 Hyperform 闭塞球囊（Medtronic）。
- 5 mm × 20 mm 的 Pipeline 栓塞装置（PED）（Medtronic）。
- 闭环支架 Enterprise2，2 枚（Stryker）。
- 8F Angioseal 经皮血管封堵装置。

器械说明

ICA 颈段的巨大动脉瘤或夹层动脉瘤可能是初始 ICA 夹层的结果。血管内治疗的目标包括夹层/狭窄的血管成形和支架重建。没有颈动脉支架可以容纳于小直径的（3.5 mm）ICA。血流导向装置（pipeline）是用于支架动脉重建和动脉瘤治疗的很好选择。将一枚 4 mm×15 mm 的球囊置于 ICA 并进行该 ICA 狭窄/夹层段的球囊扩张血管成形术。通过 0.014 英寸的交换导丝将球囊置换为 0.027 英寸的微导管。一枚 5 mm×20 mm 的 PED 被推进并释放于瘤颈处。

一个明显大于载瘤动脉直径的支架被用于扩张血管，减少狭窄，并在动脉瘤内制造血流导向效果。

一枚 pipeline 支架可以很好地适形于迂曲的动脉内并不改变其解剖结构，然而颈动脉支架则可能会拉直或造成血管成角。

提示、技巧和避免并发症

- 血流导向支架 PED 是治疗高颈段和颅底夹层的一个不错的选择［Oper Neurosurg（Hagerstown）2018（Epub ahead of print）］。
- 我们建议选用比颅外段动脉直径更大的 PED 以减少支架短缩的风险，以及使用第二枚 PED 的可能性。
- PED 没有足够的径向支撑力来治疗颅外血管的夹层或狭窄；因此我们推荐先进行球囊扩张血管成形术。
- 血流导向支架（PED，Surpass）是颈动脉支架以外用于迂曲的颅外动脉的有效选择。这些支架更柔顺，可以适形于不同的血管特征，不会引起血管变形，导致拉直或成角。

病例概览　　病例 26.2　颈内动脉窝动脉瘤：血流导向装置

- 51岁女性，因偏头痛检查时发现多发颅内动脉瘤。既往慢性头痛、偏头痛病史以及蛛网膜下腔出血（SAH）的家族史。之前已有3枚动脉瘤接受过血管内治疗。其神经系统功能检查正常。
- CT 血管造影显示右侧颈内动脉（ICA）一枚中等大小的宽颈动脉瘤。

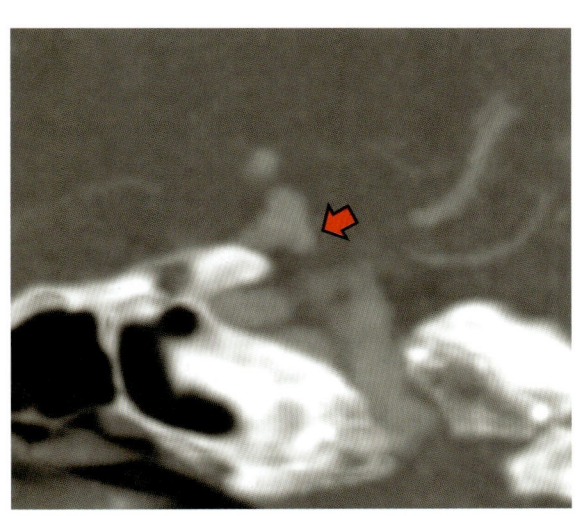

图 26.2a　CTA 显示 ICA 窝动脉瘤。

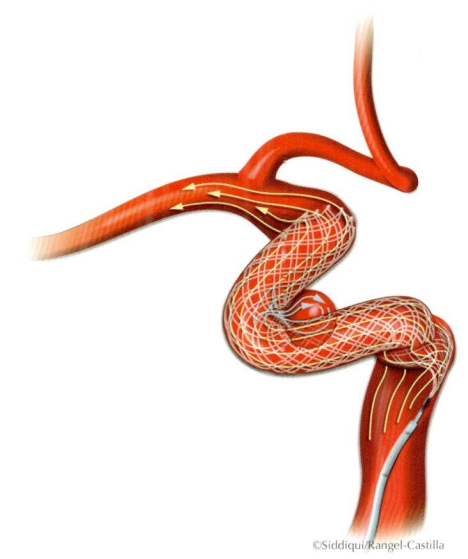

图 26.2b　示意图演示 PED 治疗 ICA 窝的动脉瘤。

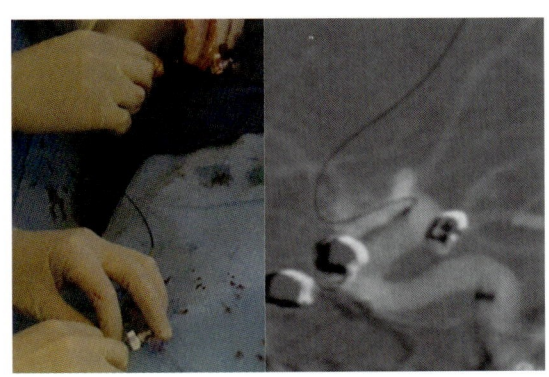

图 26.2c　建立远端通路。

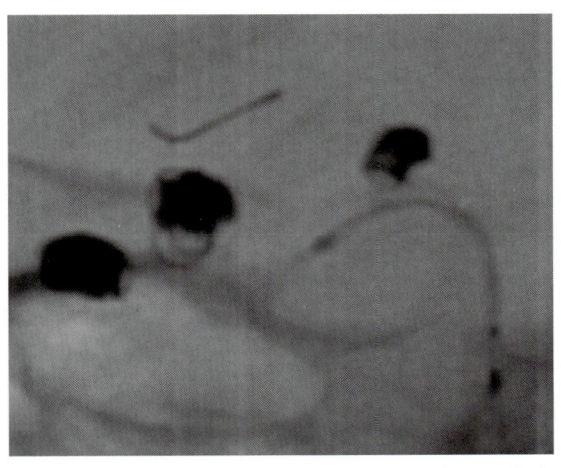

图 26.2d　释放血流导向支架。可见之前用于栓塞其他动脉瘤的弹簧圈。

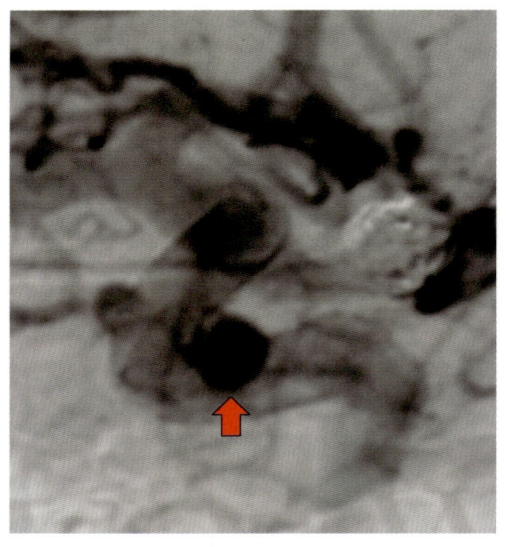

图 26.2e　血流导向支架释放后的终末造影显示极佳的贴壁性和动脉瘤内的血流淤滞（箭头）。

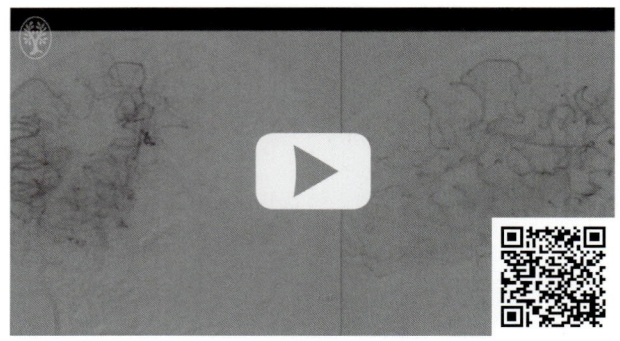

视频 26.2　血流导向支架治疗 ICA 床突旁段动脉瘤。

手术过程

该患者采用血流导向支架治疗 ICA 窝的动脉瘤。患者术前每日服用阿司匹林 325 mg 和氯吡格雷 75 mg，持续 7 天。手术在清醒镇静下通过右侧股动脉通路完成。术中使用 5 000 单位的肝素将活化凝血时间维持在 250 秒以上。

器械清单

- 标准的股动脉通路。
  - 微创穿刺套件 2 个。
  - 6F 血管鞘。
- 0.035 英寸超滑导丝。
- Envoy XB DA 导引导管（Codman）。
- 0.027 英寸 Marksman 微导管（Medtronic）。
- 0.014 英寸 Synchro 2 微导丝（Stryker）。
- 4 mm×20 mm 的 Pipeline 栓塞装置（PED）flex，（Medtronic）。
- 6F Angioseal 经皮血管封堵装置。

器械说明

目前，大多数 ICA 海绵窦段和床突旁段的动脉瘤通过血流导向装置治疗。该患者因多发动脉瘤已进行过介入治疗，仍有一枚 ICA 窝段动脉瘤需要治疗。6F 导引导管进入 ICA 岩骨段。路图下将 0.027 英寸的微导管在微导丝支撑下超选置于大脑中动脉。微导丝置换成 PED。推进 PED 直到推送系统的头端与微导管平齐，将微导管和 PED 整体回撤，直到 PED 的远端达到目标位置。我们通常选择 ICA 分叉部作为着陆区。通过回撤微导管（撤除外鞘）同时维持 PED 于原位的方法来释放支架。通过撤除外鞘，当支架仍与推送导丝相连时，可以形成"雪茄"的形状。继续撤除外鞘直到 PED 的末端完全膨胀并释放。

该患者的 ICA 及虹吸弯处没有明显的弯曲，因此简单的 6F 导引导管和微导管足以达到精确的 PED 释放。

> **提示、技巧和避免并发症**
>
> - ICA 海绵窦段的动脉瘤只有极小的 SAH 风险,通常采用保守治疗。但是 ICA 窝动脉瘤仍有 SAH 的危险,因为解剖上来说它们位于蛛网膜下腔。
> - Pipeline Flex(Pipeline 2 代)比第一代 PED 具有更大的优势,释放 75% 后仍可回收。而且 Pipeline Flex 剥除外鞘后总能打开,无须额外操作(例如装置旋转)。如果释放过程"雪茄"形态能够维持,就不必担心,因为支架最终肯定可以打开。
> - 对于 ICA 颈段或虹吸弯处极小或没有迂曲者,将具有柔软远端的简单的 6F 引导导管[Envoy XB DA(Codman),或 Benchmark(Penumbra)]置于 ICA 岩骨段,就可以为微导管的远端超选提供足够的支撑力。没有必要使用中间导管。因为加上一根中间导管可能会增加血栓栓塞并发症的风险。

病例概览 | 病例 26.3 后交通动脉瘤:血流导向装置

- 46 岁女性,因偏头痛检查发现多发颅内动脉瘤。之前有一枚动脉瘤接受了显微外科夹闭治疗。她的神经系统功能检查是正常的,有蛛网膜下腔出血的家族史。
- 随访的影像提示后交通动脉(PCoA)动脉瘤有所增大。

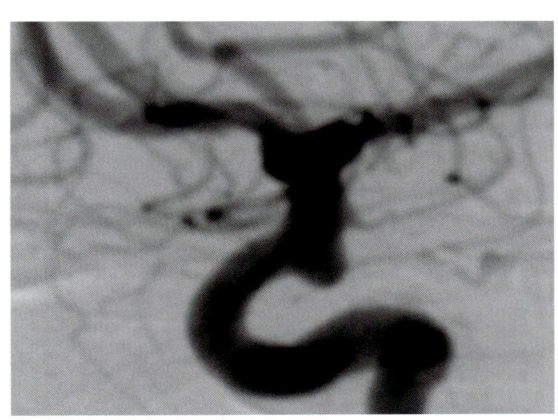

图 26.3a 增大的后交通动脉瘤。

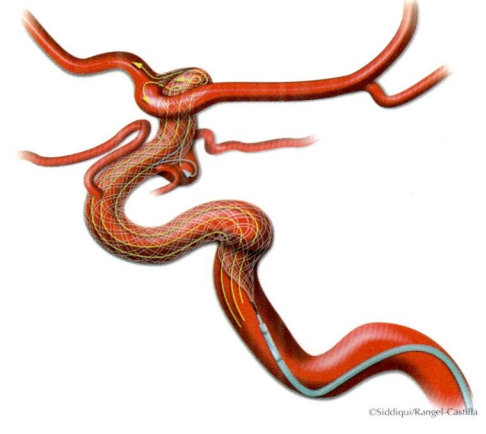

图 26.3b 示意图演示 PED 治疗后交通动脉瘤。

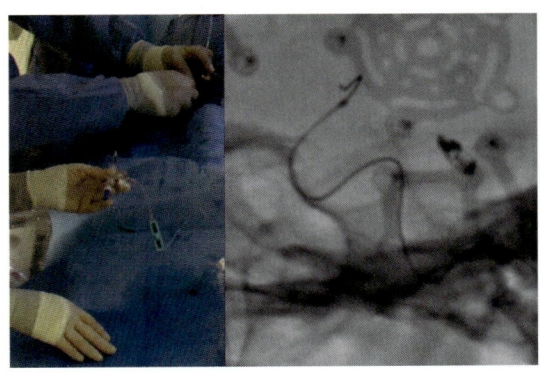

图 26.3c 微导管推进至大脑中动脉。

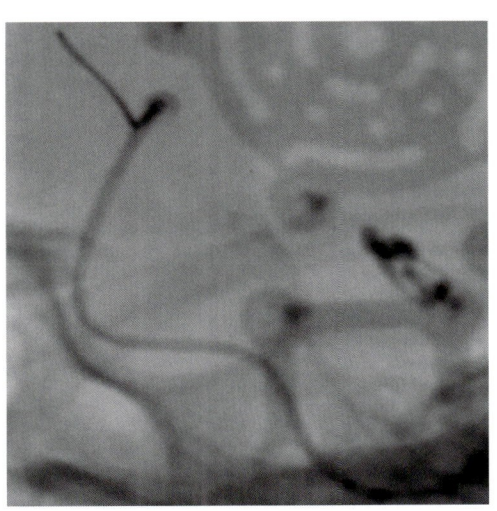

图 26.3d 释放前的血流导向支架。

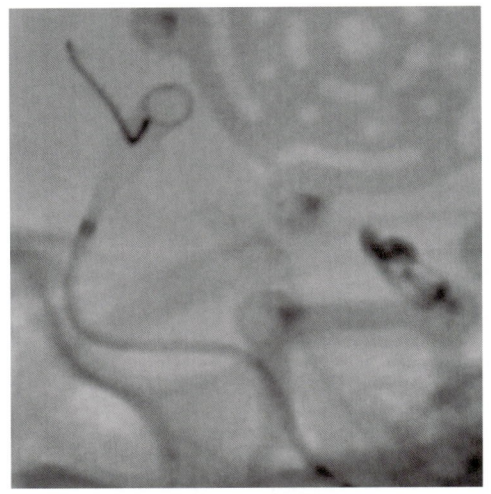

图 26.3e 释放支架的远端。

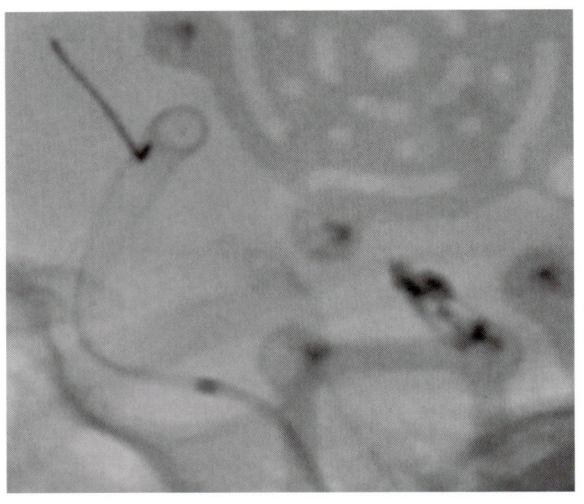

图 26.3f 进一步释放支架但膨胀欠佳,此时需顶住弯曲部的内壁进行推挤(加压)。

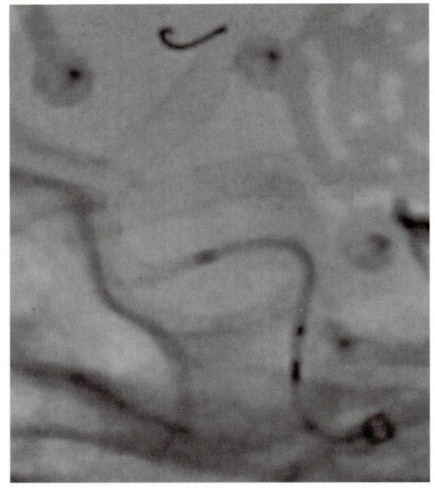

图 26.3g 进一步释放支架。

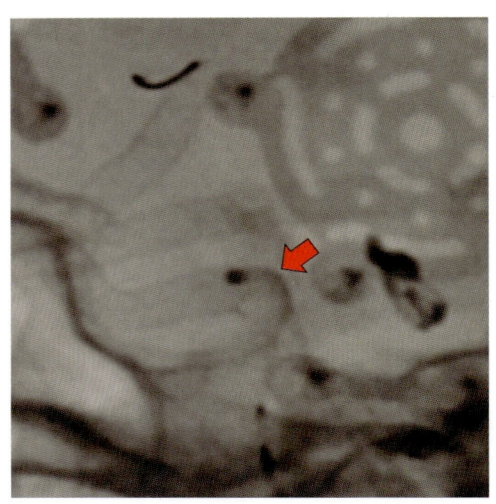

图 26.3h 支架完全释放后,用输送微导管(箭头)将支架顶向动脉内壁,以便达到更好的贴壁性。

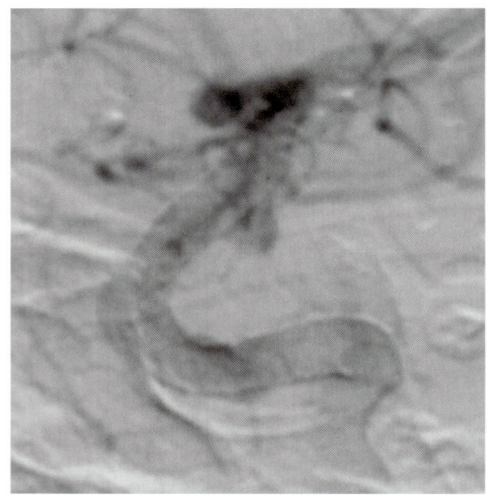

图 26.3i 终末造影证实支架释放满意。

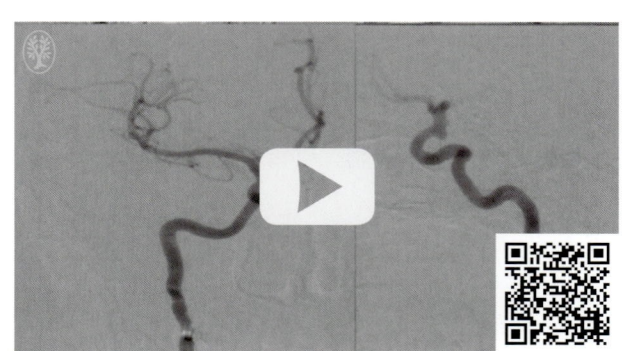

视频 26.3 血流导向支架治疗后交通动脉瘤。

手术过程

该患者采用血流导向支架治疗后交通动脉瘤。患者术前每日服用阿司匹林 325 mg 和氯吡格雷 75 mg，持续 7 天。手术在清醒镇静下通过右侧股动脉通路完成。术中使用 5 000 单位的肝素将活化凝血时间维持在 250 秒以上。

器械清单

- 股动脉通路。
  - 微创穿刺套件。
  - 6F 血管鞘。
- 0.035 英寸超滑导丝。
- Envoy XB DA 导引导管（Codman）。
- 0.027 英寸 Marksman 微导管（Medtronic）。
- 0.014 英寸 Synchro-2 微导丝（Stryker）。
- 3.25 mm × 25 mm 的 Pipeline 栓塞装置（PED）flex（Medtronic）。
- 6F Angioseal 经皮血管封堵装置。

器械说明

这是一个持续生长的后交通动脉瘤，来自一位具有个人和家族性动脉瘤破裂风险的年轻患者。因为没有与动脉瘤相关的巨大或者胚胎型后交通动脉，因此血流导向装置可以保证治疗的长期有效性。

通过 6F 导引导管建立颈内动脉（ICA）通路后，将一枚 0.027 英寸的微导管超选进入颅内。

PED 被推送至 ICA 分叉部。撤出外鞘打开 PED 的远端。剩余部分通过推送 PED 导丝和回撤微导管的方法释放。在纡弯处释放支架时，通常有必要推送 PED 使其贴合大弯侧，然后回撤微导管使其贴合小弯处的内侧壁。支架释放后，推送微导管穿越支架，直到其回收推送导丝的头端，以这样的方法来回收、推送导丝。

提示、技巧和避免并发症

- 采用血流导向装置治疗后交通动脉瘤之前，应当先寻找是否存在与瘤颈相关的巨大的或者胚胎型的后交通动脉，因为有报道显示这与不完全的动脉瘤闭塞有关。此时可以考虑其他选择，包括显微外科手术、支架辅助弹簧圈栓塞，或者瘤腔内扰流装置。
- 缓慢且持续地释放支架以保证其贴合血管壁。释放过快可能引起贴壁不良或者膨胀不均匀。
- 膨胀不全的支架有可能引起机械性血流堵塞，必须快速开通。这可能需要对微导管和输送导丝进行额外的操作，和（或）球囊扩张血管成形术。

病例概览 病例 26.4 ICA 狭窄和后交通动脉瘤的同期治疗：血流导向装置

- 70 岁女性，罹患头痛和偏头痛，曾因发现多发颅内动脉瘤行介入治疗。3 年后复查磁共振血管造影（MRA）发现新发的后交通动脉（PCoA）动脉瘤。既往有高血压、冠心病史，既往有蛛网膜下腔出血家族史。目前服用阿司匹林和氯吡格雷。
- MRA 显示左侧后交通动脉瘤和左侧颈内动脉（ICA）颈段狭窄。

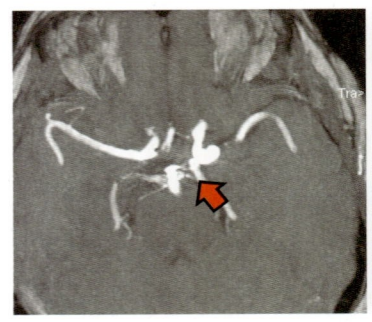
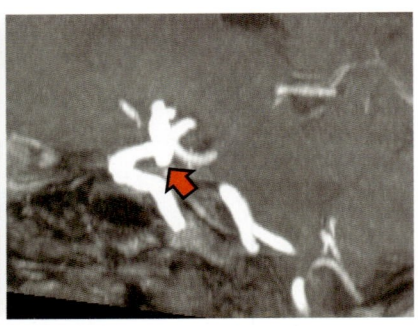

图 26.4a MRA 显示左侧后交通动脉瘤。

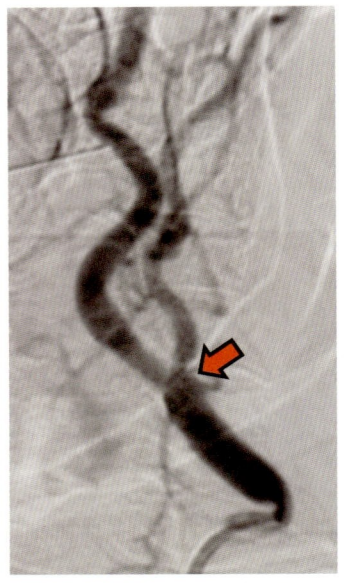

图 26.4b DSA 显示左侧 ICA 颈段狭窄。

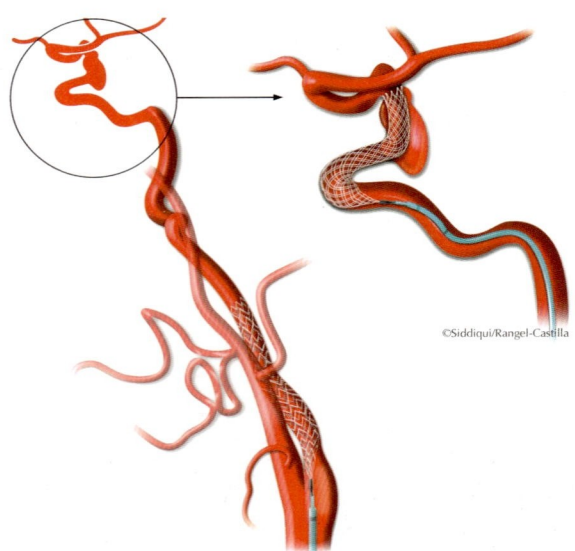

图 26.4c 示意图演示 ICA 颈部狭窄的支架成形和 PED 栓塞后交通动脉瘤。

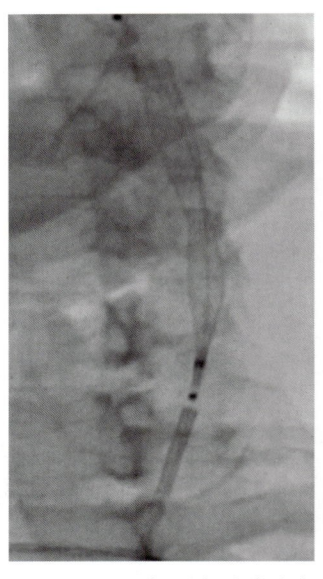

图 26.4d 左侧颈内动脉狭窄支架成形术。

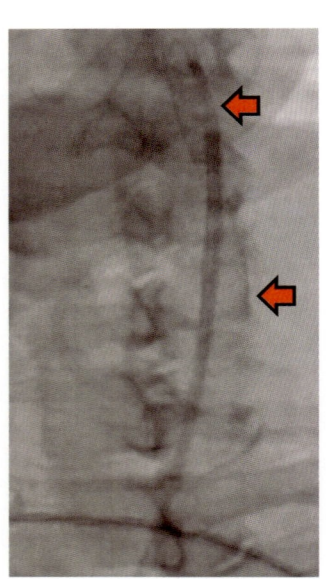

图 26.4e 光滑导管穿越支架（箭头）建立远端通路。

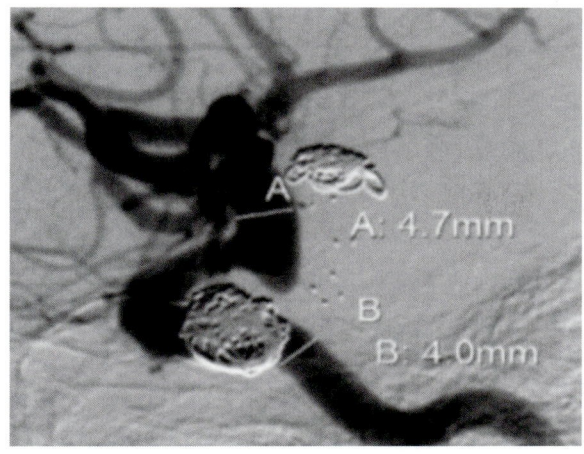

图 26.4f 左侧后交通动脉瘤,测量 ICA 直径。

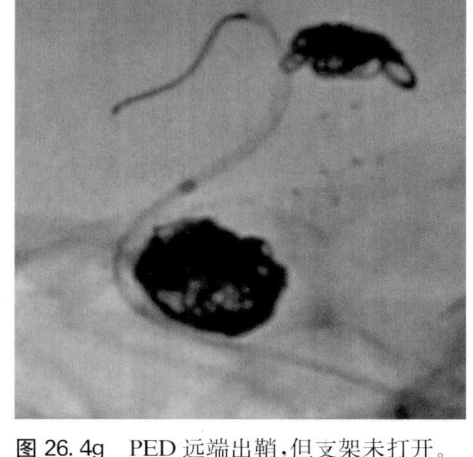

图 26.4g PED 远端出鞘,但支架未打开。

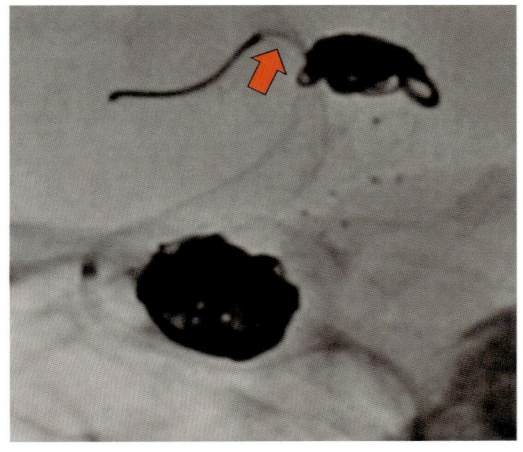

图 26.4h PED 进一步出鞘。除了最远端(箭头)以外,都已打开。

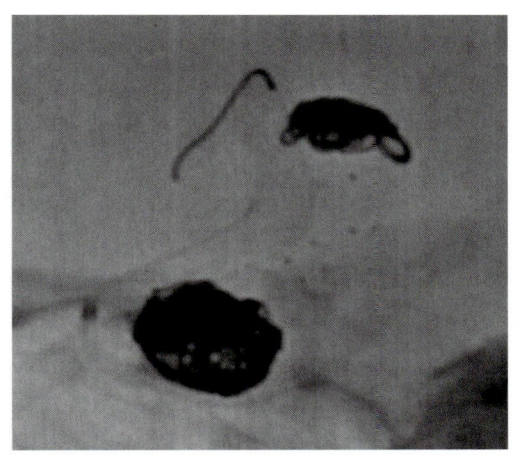

图 26.4i 支架完全释放。远端在回收、输送导丝时通过导管操作完全打开了。

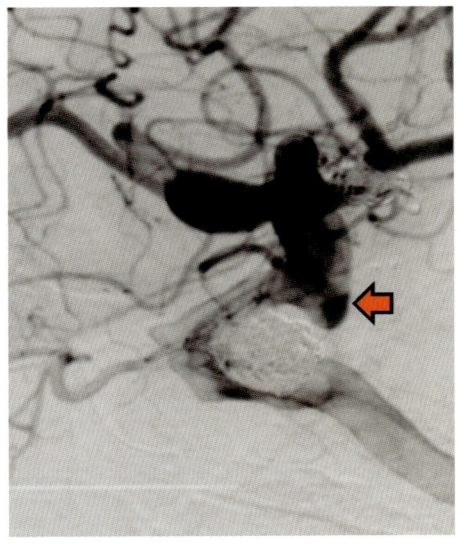

图 26.4j 支架释放后瘤腔内血流淤滞。

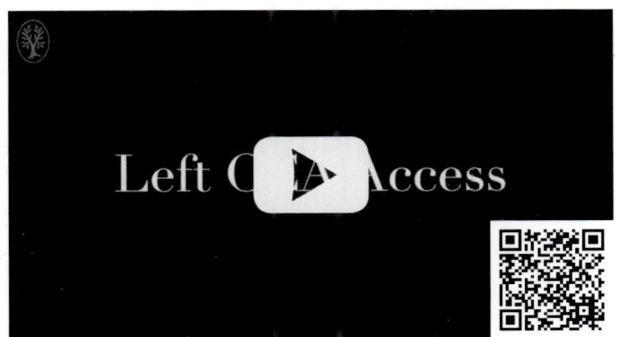

视频 26.4 支架手术同期治疗颈动脉狭窄和后交通动脉瘤。

手术过程

该患者采用血流导向支架治疗后交通动脉瘤,同期通过血管成形术和支架植入术治疗同侧的颈内动脉狭窄。患者继续之前的双抗治疗。手术在清醒镇静下通过右侧股动脉通路完成。术中使用5 000单位的肝素将活化凝血时间维持在250秒以上。

器械清单

- 标准的股动脉通路。
  - 微创穿刺套件2个。
  - 6F血管鞘。
- 0.035英寸超滑导丝。
- Envoy XB导引导管(Codman)。
- Emboshield NAV6 远端滤器 (Abbott Vascular)。
- Carotid Wallstent 8 mm×21 mm(Boston Scientific)。
- 非顺应性 Aviator 球囊 3.5 mm×30 mm(Abbott)。
- 0.027英寸Marksman微导管(Medtronic)。
- 0.014英寸Synchro 2微导丝(Stryker)。
- 5 mm×30 mm 的 Pipeline 栓塞装置(PED) flex(Medtronic)。
- 6F Angioseal经皮血管封堵装置。

器械说明

新发动脉瘤较为少见,但也是令人担忧并且需要治疗的。该患者同时合并无症状的ICA狭窄。为获得足够的颅内通路,应先处理ICA狭窄。同一个手术中同时进行颈动脉支架成形术和后交通动脉瘤的血流导向装置治疗。颈动脉成形和支架置入后,6F导引导管跨越支架进入ICA岩骨段。路图导航下将0.027英寸的微导管超选进入ICA分叉部。将导丝置换为PED并释放于着陆区(ICA分叉部)。PED的远端被推出但没有打开,继续撤除外鞘并推送装置。除了远端以外,整个装置均完全释放并打开。将微导管推进至输送导丝的头端,通过这一操作将支架的远端完全打开。

提示、技巧和避免并发症

- 第一代PED的问题是无法回收,以及支架打开不全。而这在PED Flex已经很少见了。
- 虹吸弯附近释放支架时,系统可能会移至小弯侧。这可以通过推送导丝进行系统"加压",同时推送导管的方法来纠正。如有可能,应始终将输送系统维持在动脉的中心线上。
- 然后通过推进微导管直到完全捕获推送导丝头端的方法来回收后者。撤出推送导丝的同时维持微导管于原位,以防需释放第二枚支架。操作微导管穿越已经释放的支架,可以将支架顶向血管壁,有助于打开不全节段的进一步膨胀和贴壁。
- 做造影检查以评估装置和瘤腔内血流淤滞。非剪影图像显示PED最清晰,可以观察支架位置是否满意,膨胀是否完全,以及贴壁是否足够好。
- 当怀疑贴壁不良时,可以进行CTA三维重建。大多数神经血管成像系统具有该项功能。

病例概览　病例 26.5　眼动脉瘤-ICA 颈段迂曲导致的困难通路：血流导向装置

- 75 岁女性，因头痛就诊，检查发现眼动脉瘤。2 年期随访 MRA 发现动脉瘤有增大。神经系统功能检查正常。患者既往有糖尿病和高血压病史。
- MRA 显示一枚 6 mm 的眼动脉（OphA）动脉瘤。

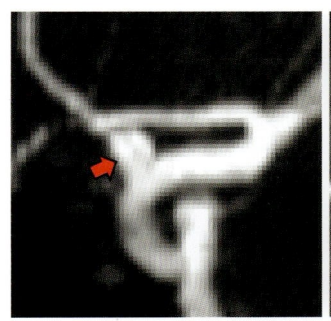
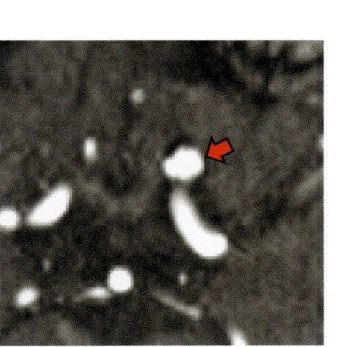

图 26.5a　眼动脉段之动脉瘤。

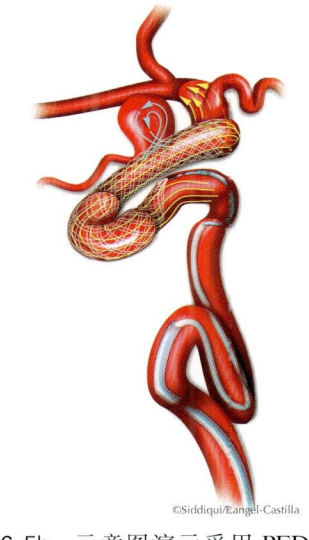

图 26.5b　示意图演示采用 PED 治疗迂曲颈动脉上的眼动脉瘤。

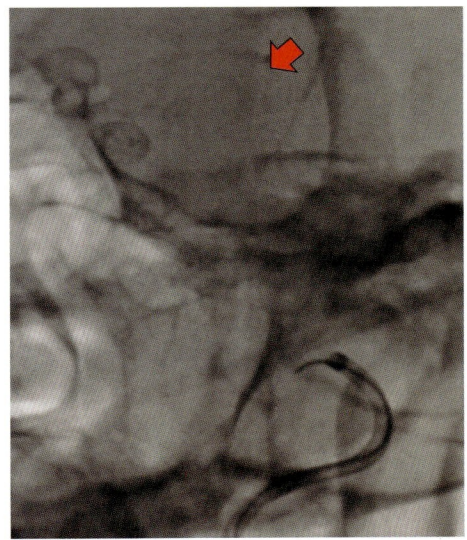

图 26.5c　建立远端通路，将微导管带入左侧 MCA。

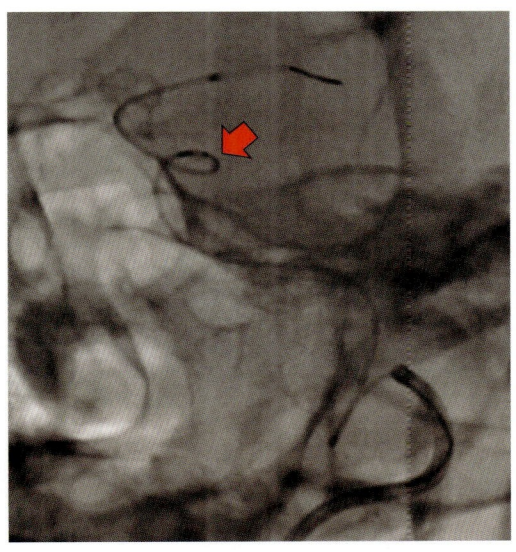

图 26.5d　第一枚血流导向支架到位，准备释放（箭头）。

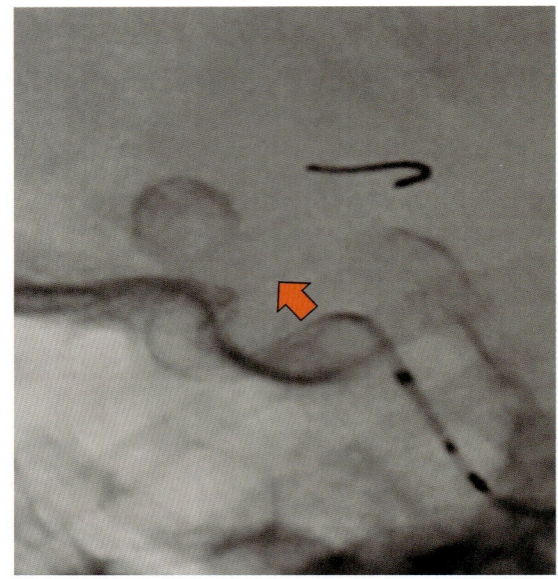

图 26.5e 支架短缩（箭头）导致瘤颈覆盖不全。

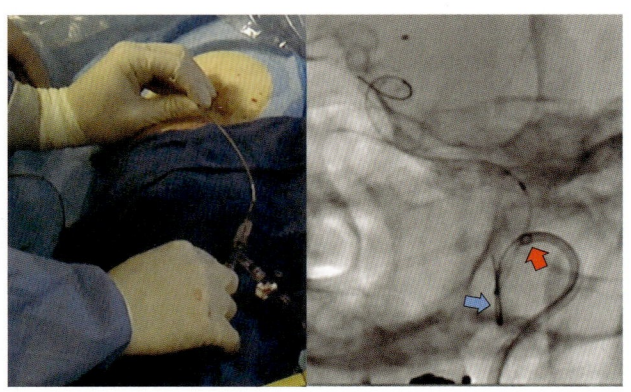

图 26.5f 调整导引导管（红色箭头）以建立更好的远端通路。另取一枚导丝（V-18）用来增加支撑。

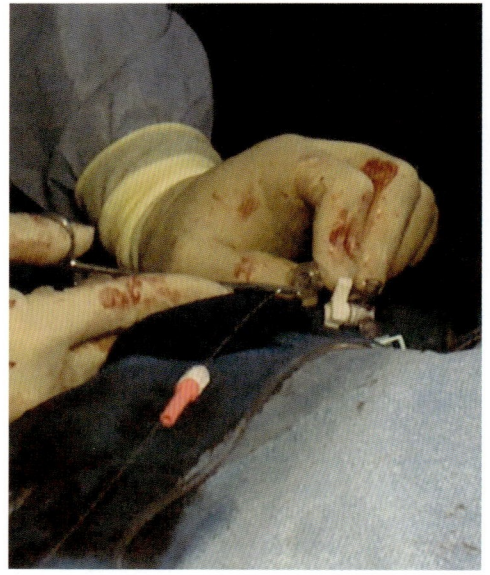

图 26.5g 采用手术器械来推进血流导向支架。

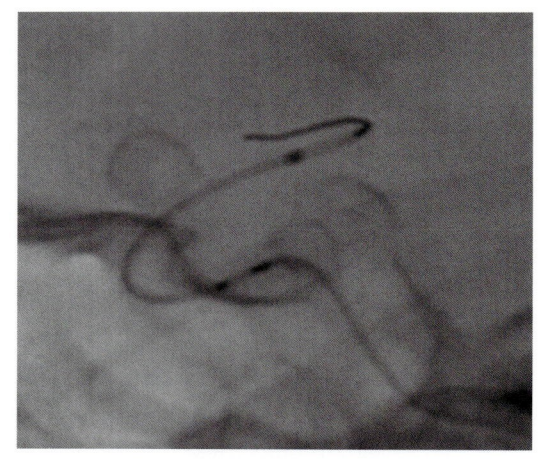

图 26.5h 第二枚血流导向装置推进至充分跨越瘤颈以预防短缩。

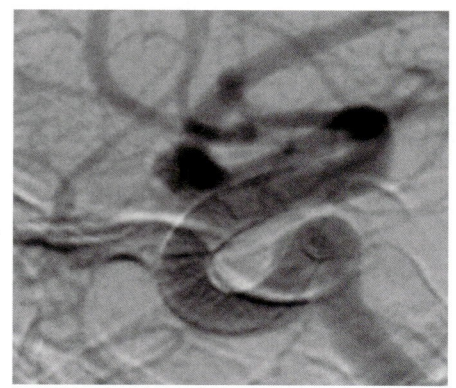

图 26.5i 充足的瘤颈覆盖达到瘤腔内血流淤滞的效果。

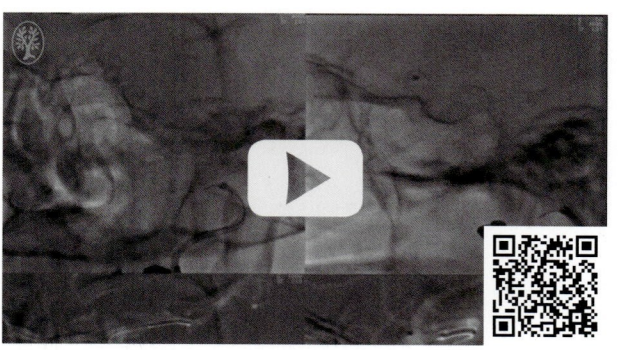

视频 26.5 血流导向支架治疗迂曲颈动脉的后交通动脉瘤。

手术过程

该患者采用介入方式治疗不断增大的眼动脉瘤。患者术前每日服用阿司匹林 325 mg 和氯吡格雷 75 mg，持续 7 天。手术在清醒镇静下通过右侧股动脉通路完成。术中使用 5 000 单位的肝素将活化凝血时间维持在 250 秒以上。

器械清单

- 标准的股动脉通路。
  - 微创穿刺套件 2 个。
  - 6F 扩张器。
  - 8F 血管鞘。
- Simmons 2 导引导管。
- 0.035 英寸超滑导丝。
- Benchmark 071 导引导管（Penumbra）。
- Vitek 导管（Cook Medical）。
- 0.018 英寸 V-18 控制导丝（Boston Scientific）。
- 0.027 英寸 Marksman 微导管（Medtronic）。
- 0.014 英寸 Synchro 2 微导丝（Stryker）。
- 3.5 mm×30 mm Pipeline 栓塞装置（PED）flex（Medtronic）。
- 3.75 mm×14 mm Pipeline 栓塞装置（PED）flex（Medtronic）。
- 6F Angioseal 经皮血管封堵装置。

器械说明

推荐对该患者持续增大的眼动脉瘤进行治疗。

6F 导引导管尝试超选进入颈内动脉（ICA）起始段，但因为有严重的血管迂曲，未能实现。导引导管留在颈总动脉。放大的路图下，0.027 英寸的微导管在 0.014 英寸的微导丝支撑下超选进入 ICA 末端、眼动脉的远端。将微导丝置换成 PED。推进装置时感到阻力明显。输送并释放支架时发现并未覆盖动脉瘤的远端。我们尝试推送微导管进入大脑中动脉（MCA），但由此产生的巨大阻力将导引导管向后推。

为增加支撑，一枚 0.018 英寸的导丝被装填入导引导管，平行于微导管，以助于其向远端的推进。维持 0.018 英寸导丝在位的同时，将微导管推进入 MCA。释放第二枚 PED。因为我们取得了进入 MCA 的更远的通路，可以将支架释放于更远处，以充分覆盖瘤颈。

提示、技巧和避免并发症

- 充足的导管支撑是至关重要的，PED 释放之前应当妥善解决。如果颈段 ICA 和虹吸弯处存在中到重度的血管迂曲，我们强烈推荐使用中间导管（远端通路导管，Sofia 中间导管）以提供更好的微导管稳定性。采用大型的导引导管（Neuron MAX，Asahi Fubuki）可以轻松容纳中间导管，同时还有富余的空间进行造影剂注射。建立"三轴系统"可能需要更多的步骤，但可以减少后期遭遇困难时的潜在风险。
- 少数情况下，PED 会短缩并脱垂进入动脉瘤。此时维持微导管于动脉瘤的远端是非常关键的，因为要在已经释放的装置内重新找到真腔是非常困难甚至是不可能的。

病例概览　　病例 26.6　巨大眼动脉动脉瘤：血流导向装置

- 45 岁女性，出现头痛和左眼间断性视物模糊。眼科医师发现左侧视神经水肿。进一步检查发现巨大的颅内动脉瘤。她有蛛网膜下腔出血的家族史。
- MRA 显示一枚巨大的眼动脉（OphA）动脉瘤。

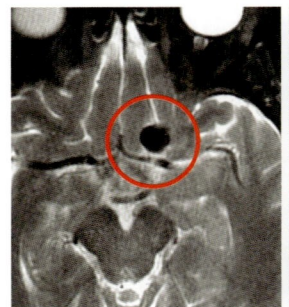
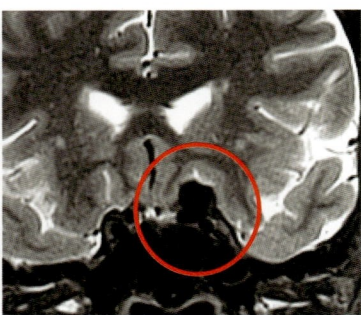

图 26.6a　巨大的眼动脉瘤。

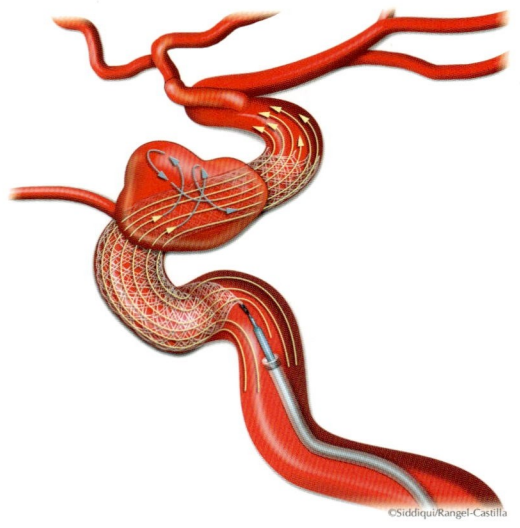

图 26.6b　示意图演示 PED 治疗 ICA 眼段的巨大的不规则动脉瘤。

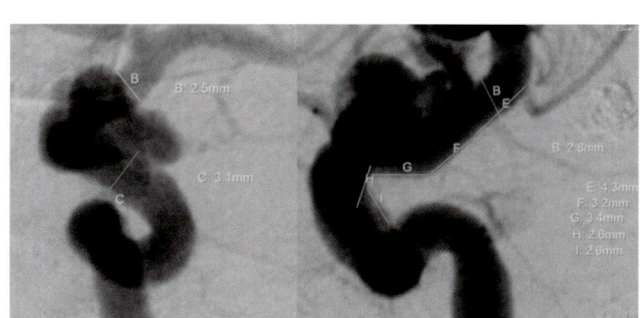

图 26.6c　巨大和不规则的 ICA 眼段动脉瘤。

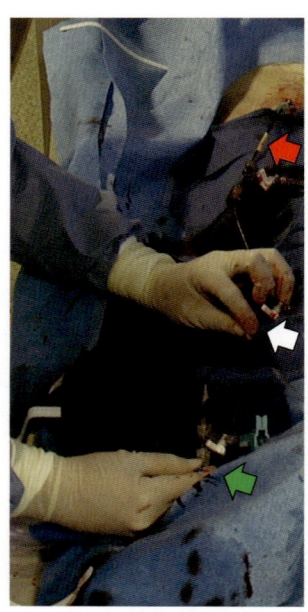

图 26.6d　三轴系统通路［088 导引导管（红色箭头），058 中间导管（白色箭头），027 微导管（绿色）］。

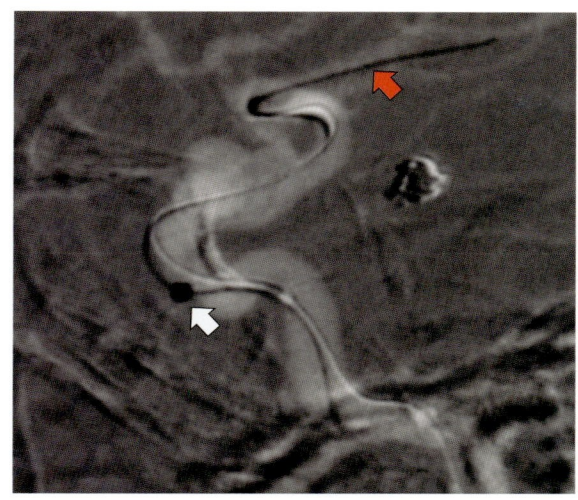

图 26.6e 建立远端通路,微导管(红色箭头)进入大脑中动脉,中间导管(白色箭头)进入 ICA 海绵窦段。

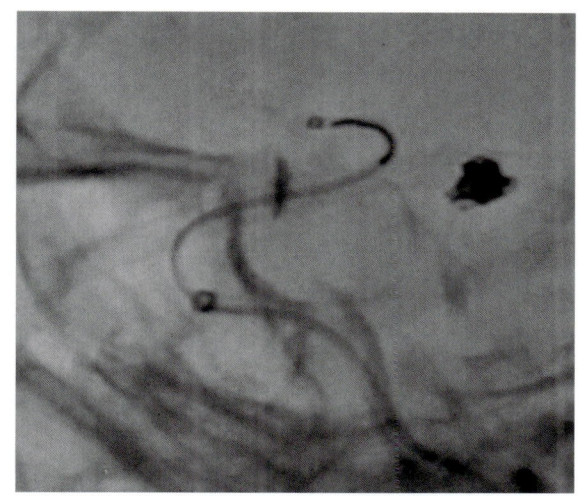

图 26.6f 血流导向支架到位并准备释放。

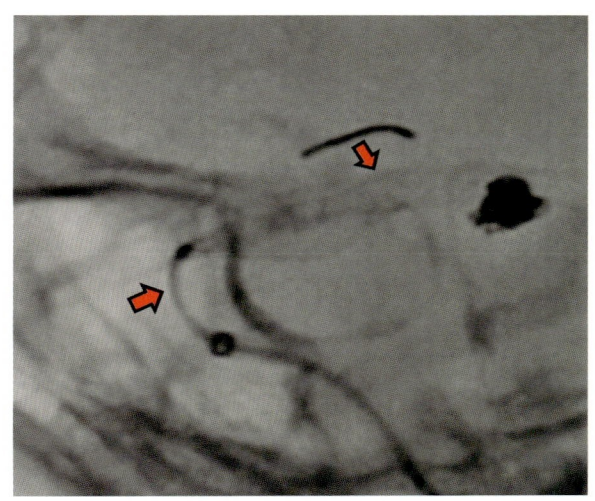

图 26.6g 开始释放血流导向支架。

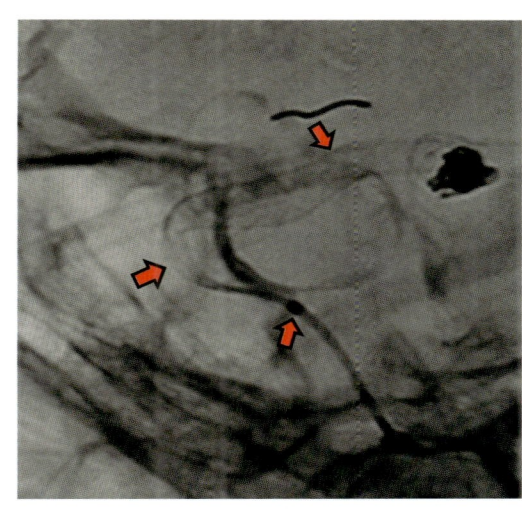

图 26.6h 进一步释放血流导向支架。

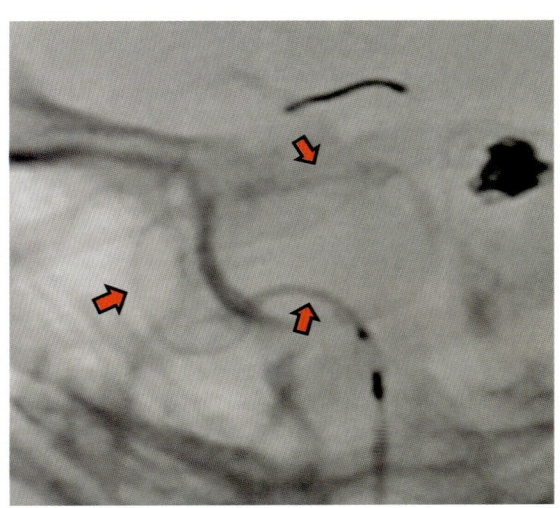

图 26.6i 释放好的血流导向支架。

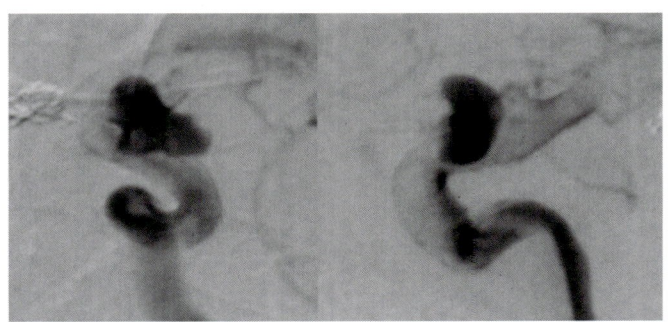

图 26.6j 充足的瘤颈覆盖引起瘤腔内血流淤滞。

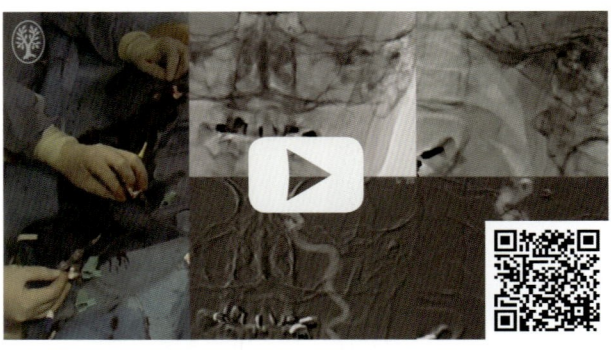

视频 26.6　血流导向支架治疗复杂的 ICA 眼动脉段动脉瘤。

手术过程

该患者采用血流导向支架治疗巨大的 ICA 眼动脉段动脉瘤。患者术前每日服用阿司匹林 325 mg 和氯吡格雷 75 mg，持续 7 天。手术在清醒镇静下通过右侧股动脉通路完成。术中使用 5 000 单位的肝素将活化凝血时间维持在 250 秒以上。

器械清单

- 股动脉通路。
  - 微创穿刺套件 2 个。
  - 6F 扩张器。
  - 8F 血管鞘。
- 0.035 英寸超滑导丝。
- Neuron MAX 088 导引导管（Penumbra）。
- Vitek 导管（Cook Medical）。
- 0.058 英寸 Navien 中间导管（Medtronic）。
- 0.027 英寸 Marksman 微导管（Medtronic）。
- 0.014 英寸 Synchro 2 微导丝（Stryker）。
- 4.5 mm×20 mm 的 Pipeline 栓塞装置 flex（PED）（Medtronic）。
- 8F Angioseal 经皮血管封堵装置。

器械说明

这枚症状性的巨大眼动脉瘤压迫视神经迫切需要进行治疗。因为巨大的动脉瘤尺寸和颈内动脉虹吸弯处的血管迂曲，三轴系统（大型的导引导管，中间导管和微导管）被采用。导引导管被超选进入颈内动脉（ICA）。放大的路图下，中间导管和微导管分别超选进入 ICA 海绵窦段和大脑中动脉。中间导管维持原位，支架远端被释放。一旦支架远端锁定虹吸弯的前曲，轻微回撤中间导管，持续这一操作直到支架完全释放。

不要在中间导管内输送支架。一旦 PED 完全释放，不能用中间导管推挤支架，否则会引起支架短缩或推挤支架进入动脉瘤。

提示、技巧和避免并发症

- 近期一项纳入 2 458 例症状性眼动脉瘤的荟萃分析显示，视力改善的比例在夹闭患者中为 58%（95% CI：48%~68%），弹簧圈栓塞后为 49%（95% CI：38%~59%），血流导向装置后为 71%（95% CI：55%~84%）。这些数据表明，血流导向装置术后视力改善的比例很高，而且与夹闭和弹簧圈栓塞相比，在视力恶化或医源性视力损害等方面不存在差异。这些发现提示血流导向装置是治疗伴视力症状的床突旁动脉瘤的有效方法。血流导向装置被认为可以减少占位效应，从而解除动脉瘤对视神经的压迫[Neurosurg Focus. 2017;42(6):E15]。
- Pipeline 治疗非弹簧圈填塞或填塞失败动脉瘤的内部分析（PUFS）这一临床试验结果表明，通过 PED 治疗巨大的颈内动脉海绵窦或床突上段动脉瘤后，大多数患者在术后 6 个月的随访时都展示出很好的神经科及眼科预后，功能确实得到改善[J Neurosurg. 2015;123(4):897-905]。
- 部分巨大眼动脉瘤或床突旁动脉瘤的患者在 PED 治疗后数日会出现球后疼痛和飞蚊症。这与动脉瘤血栓形成有关，但患者神经功能完好，影像学检查通常是没有必要的。短期的口服激素（例如地塞米松 4 mg，每 8 小时一次，持续 7 天）有助于缓解症状。

| 病例概览 | 病例 26.7　大脑中动脉夹层动脉瘤：血流导向装置 |

- 78 岁男性，因一过性缺血发作至急诊就诊，主要表现为右侧上、下肢偏瘫。既往有高血压病史。神经系统功能检查正常。
- 初始 CT 正常。
- CTA 显示大脑中动脉（MCA）的巨大梭形动脉瘤。
- 患者采用血流导向支架治疗这枚 MCA 动脉瘤。1 年后的脑血管造影复查发现动脉瘤有残留。采用第二枚 Pipeline 栓塞装置（PED）进行治疗。

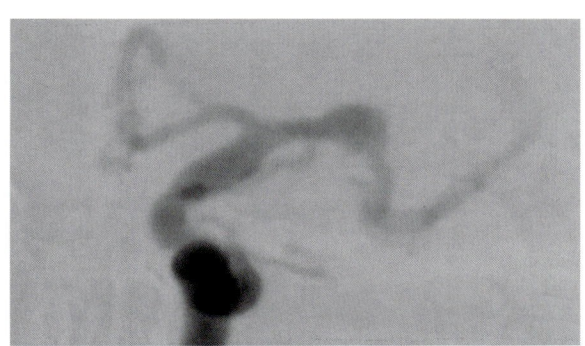

图 26.7a　残留的 MCA 梭形动脉瘤。

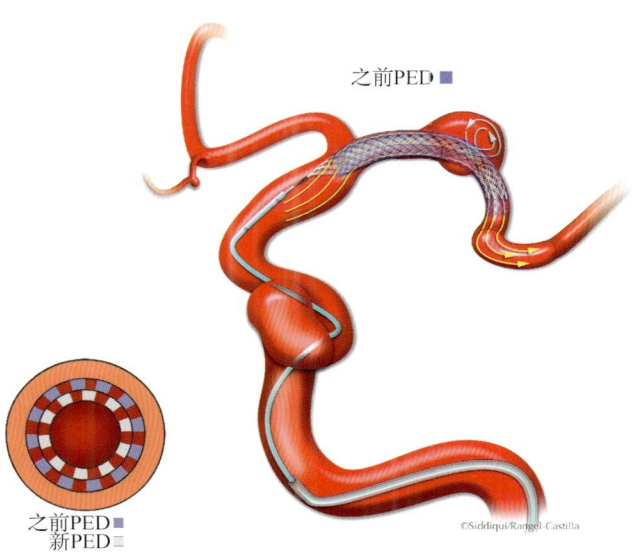

图 26.7b　示意图演示 PED 治疗 MCA 梭形动脉瘤。插图：两层 PED。

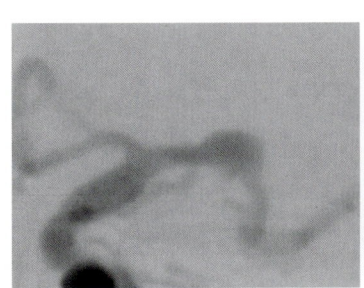 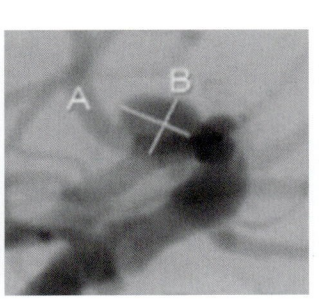

图 26.7c　左侧 MCA 梭形动脉瘤。

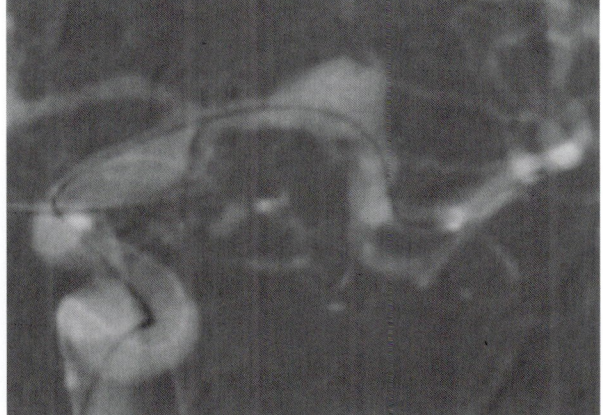

图 26.7d　建立远端通路，进入 M2 上干。

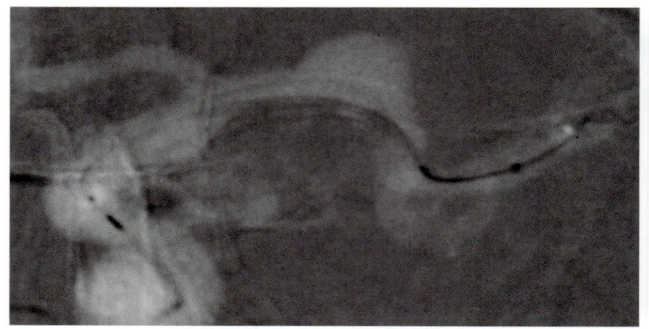

图 26.7e 释放前的血流导向支架。

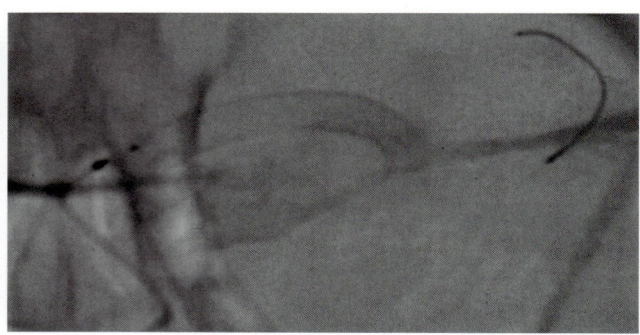

图 26.7f 释放血流导向支架。

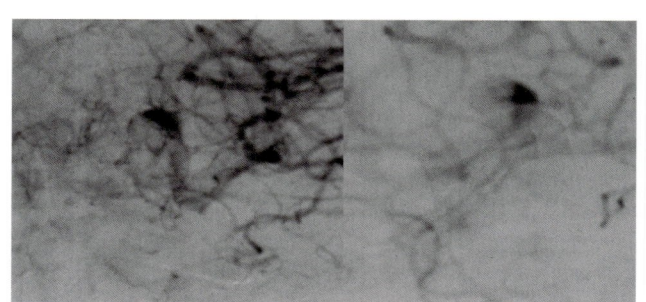

图 26.7g 支架释放后瘤腔内血流淤滞。

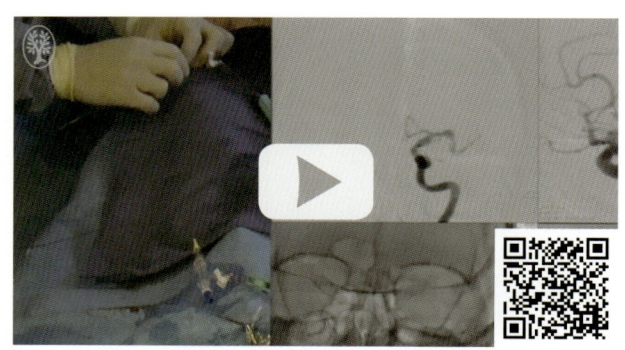

视频 26.7 血流导向支架治疗残留的 MCA 梭形动脉瘤。

手术过程

该患者采用 PED 治疗残留的 MCA 梭形动脉瘤。患者术前每日服用阿司匹林 325 mg 和氯吡格雷 75 mg，持续 7 天。手术在清醒镇静下通过右侧股动脉通路完成。术中使用 5 000 单位的肝素将活化凝血时间维持在 250 秒以上。

器械清单

- 股动脉通路。
  - 微创穿刺套件 2 个。
  - 6F 血管鞘。
- 0.035 英寸超滑导丝。
- Envoy XB DA 导引导管（Codman）。
- 0.027 英寸 Marksman 微导管（Medtronic）。
- 0.014 英寸 Synchro 2 微导丝（Stryker）。
- 2.5 mm×20 mm 的 PED flex（Medtronic）。
- 6F Angioseal 经皮血管封堵装置。

器械说明

一般来说，颅内梭形动脉瘤是血流导向装置的最佳适应证。该枚 MCA 的梭形动脉瘤已经采用 PED 治疗过；然而 1 年随访时仍有明显的残留，需要第二枚 PED。建立进入颈内动脉的通路后，在放大的路图下，将 0.027 英寸的微导管在 0.014 微导丝支撑下超选进入 M2。理想的情况是进入较大的 M2 分支。理想的着陆区位于 M1/2 结合部。如果 M2 有急弯，应当小心输送导丝的远端以防意外地刺破较小的 M2 分支。

26 血流导向装置治疗颅内动脉瘤

提示、技巧和避免并发症

- 最初,FDA 将血流导向装置批准用于未破裂的床突旁动脉瘤;然而,PED 现在被应用于后循环和远端(前交通动脉,大脑中动脉)动脉瘤,并取得了不错的效果(World Neurosurg. 2018;118:e825 - e833)。
- 动脉瘤位于前循环的远端位置(后交通动脉、脉络膜前动脉,大脑中动脉)是其长期充盈的重要预测因子,闭塞率低于 80%。PED 被设计用于直径大于这些前循环远端的动脉。在小血管中,装置会被拉长,支架网眼会变大,这会降低血流导向效应和动脉瘤血栓形成的可能性。MCA 动脉瘤在 PED 治疗后的闭塞率,据报道为 55%~85%。这一比例低于大多数研究中夹闭的闭塞率(90%)[J Neurosurg. 2018;4:1 - 7 (Epub ahead of print)]。
- 将血流导向装置用于 MCA 动脉瘤,应当在以下情况下才能考虑:其他外科或血管内途径无法作为选项,或其不能提供更好的预后,或者在其治疗后病灶仍持续存在。

病例概览 | 病例 26.8 大脑中动脉巨大动脉瘤:血流导向装置

- 62 岁女性,因反复剧烈头痛至急诊就诊。既往有高血压病史,10 年前因巨大的大脑中动脉(MCA)动脉瘤破裂行介入治疗。之后未随访。神经系统功能检查是正常的。
- CT 正常。CTA 显示巨大的 MCA 复发动脉瘤。

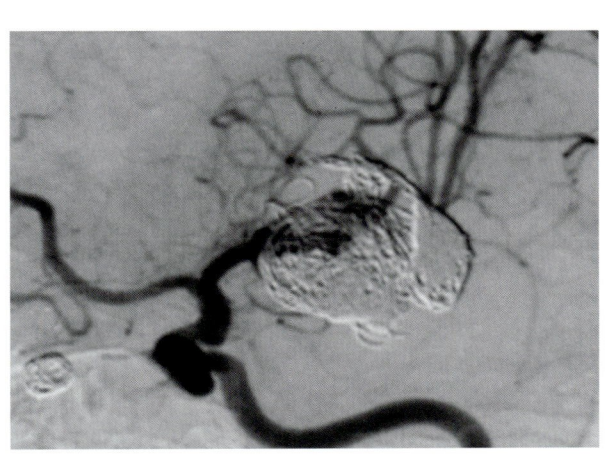

图 26.8a MCA 梭形动脉瘤。

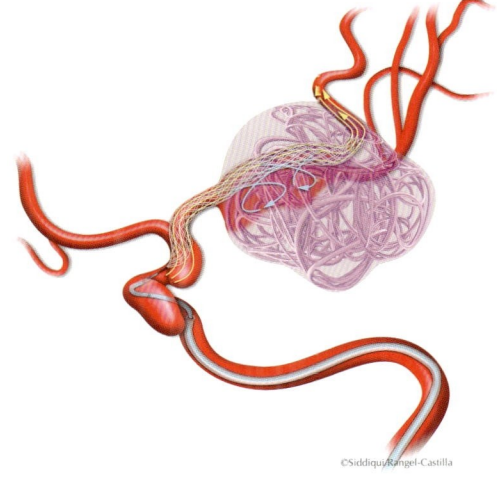

图 26.8b 示意图演示 PED 治疗复发的 MCA 梭形动脉瘤。

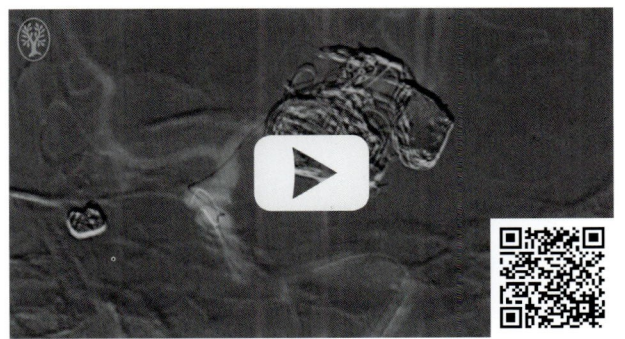

视频 26.8 血流导向支架治疗复发的 MCA 梭形动脉瘤。

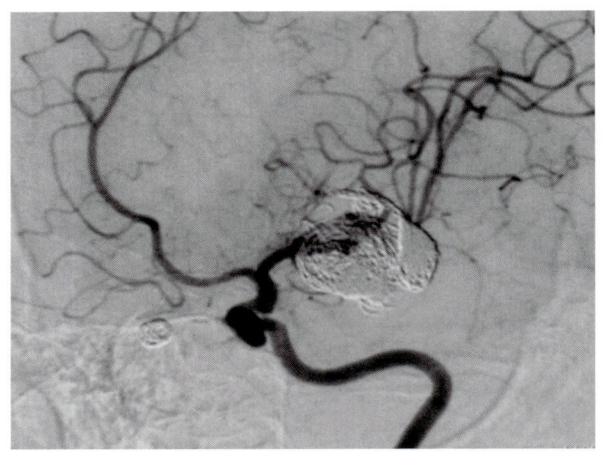

图 26.8c 左侧 MCA 的复发梭形动脉瘤。

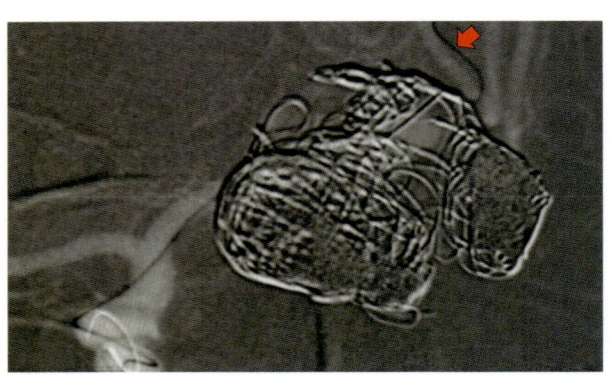

图 26.8d 建立远端通路,进入 M2 上干(箭头)。

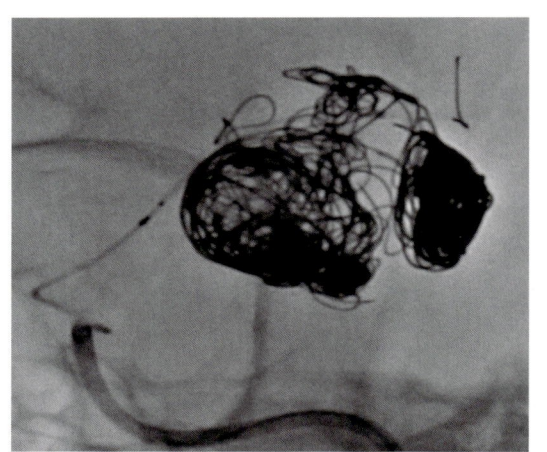

图 26.8e 释放前的血流导向支架。

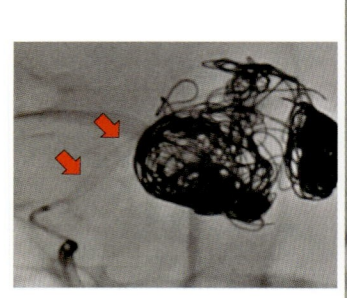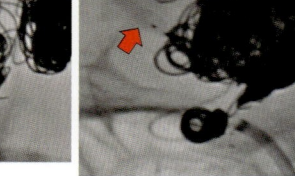

图 26.8f 释放血流导向支架(箭头)。

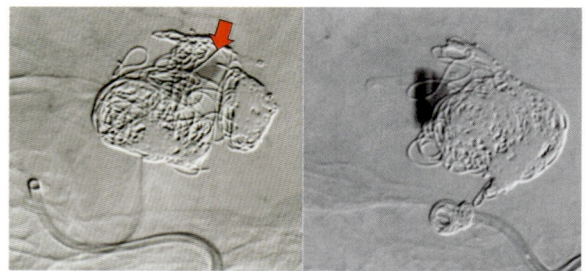

图 26.8g 支架释放后瘤腔内血流淤滞。

手术过程

该患者采用血流导向支架治疗左侧 MCA 的复发梭形动脉瘤。患者术前每日服用阿司匹林 325 mg 和氯吡格雷 75 mg,持续 7 天。手术在清醒镇静下通过右侧股动脉通路完成。术中使用 5 000 单位的肝素将活化凝血时间维持在 250 秒以上。

器械清单

- 股动脉通路。
  - 微创穿刺套件 2 个。
  - 6F 血管鞘。
- 0.035 英寸超滑导丝。
- Envoy XB DA 导引导管(Codman)。
- 0.027 英寸 Marksman 微导管(Medtronic)。
- 0.014 英寸 Synchro 2 微导丝(Stryker)。
- 2.5 mm × 20 mm 的 Pipeline 栓塞装置(PED)flex(Medtronic)。
- 6F Angioseal 经皮血管封堵装置。

器械说明

这枚巨大的 MCA 梭形动脉瘤曾通过血管内弹簧圈栓塞治疗,但 10 年后出现复发。目前该动脉瘤有症状,而且既往有蛛网膜下腔出血史,我们认为应当进行治疗。6F 导引导管进入颈内动脉,路图下将 0.027 微导管在 0.014 微导丝的支撑下超选进入 M2 上干的远端。将微导丝置换成 PED。理想的着陆区是 M1/2 结合部。推送装置并撤除外鞘时,我们通过调整工作角度,来维持输送导丝的远端于视野内。因为输送导丝的远端较为僵硬,可能刺破 M2 或 M3 的小穿支。我们持续撤除 PED 的外鞘直到完全释放。释放后的血管造影显示 PED 位置满意,动脉瘤内血流淤滞。没有远端分支闭塞或穿孔出血的证据。

提示、技巧和避免并发症

- 与初始的经典 PED 相比,第二代的 PED Flex 进行了设计上的升级,包括改善的膨胀展开性能和全新的可回收入鞘的性能。回收入鞘的使用可以提高远端开放度、贴壁性和调整装置的可能性,同时又不会增加夹层、穿孔或血栓栓塞事件的风险。
- 更坚硬的不锈钢推送导丝有助于跨越迂曲血管,以及微导管的重新超选推进。这有利于通过微导管或中间导管来提高装置的贴壁性,又能在需要额外的装置或操作时保持通路。
- 其他的重要改进包括放弃捕获线圈改为特氟龙叶片,以及加入成角的远端线圈。这些改进使支架的释放不再需要远端迂曲来提供扭矩,而且更软地输送系统远端也能减少夹层和穿孔的风险。

病例概览 | 病例 26.9 椎动脉动脉瘤:血流导向装置

- 66 岁男性,出现眩晕、共济和平衡失调。神经系统功能检查是正常的。既往有高血压、肥胖和慢性眩晕病史。该患者有动脉瘤性蛛网膜下腔出血的家族史。
- MRA 显示左侧椎动脉(VA)的梭形动脉瘤。

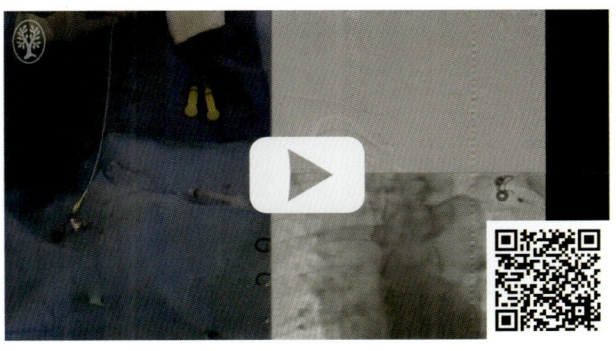

视频 26.9 血流导向支架治疗椎动脉梭形动脉瘤。

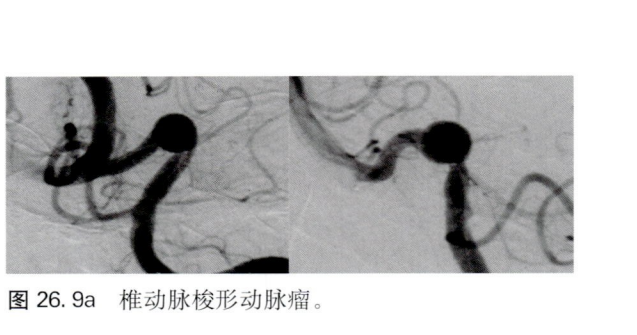

图 26.9a 椎动脉梭形动脉瘤。

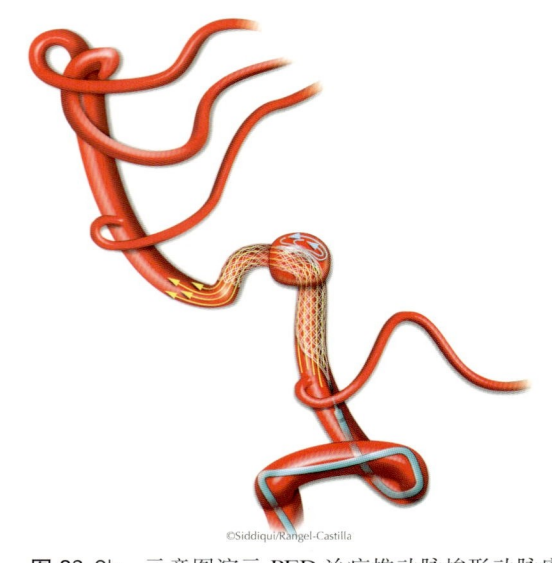

图 26.9b 示意图演示 PED 治疗椎动脉梭形动脉瘤。

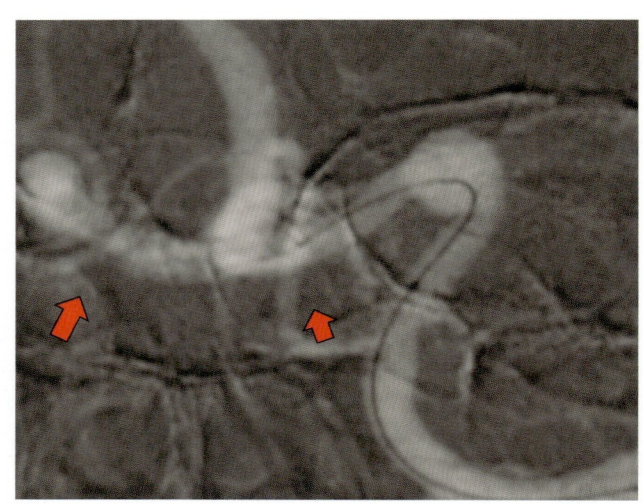

图 26.9c 进入迂曲左侧椎动脉的通路。　　　　图 26.9d 通过微导管建立远端通路。

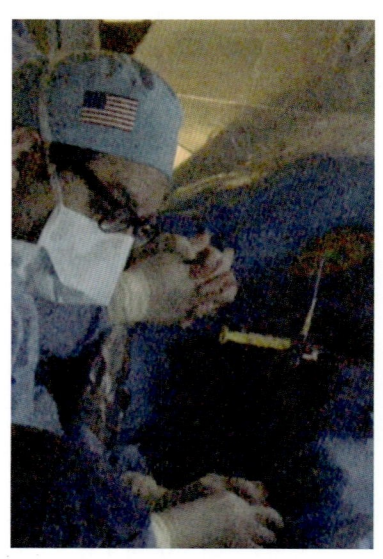

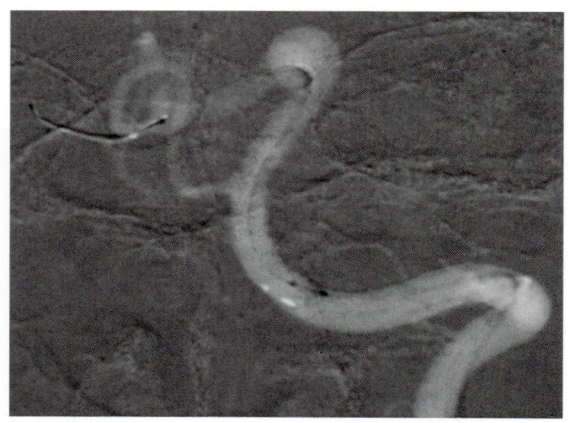

图 26.9e 将 PED 装填入微导管。　　　　图 26.9f 血流导向支架到位，准备释放。

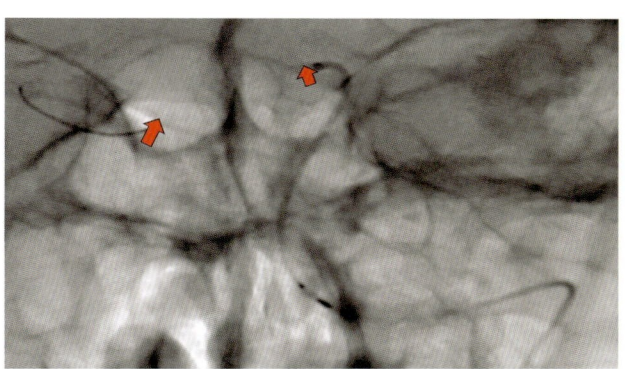

图 26.9g 开始释放血流导向支架。

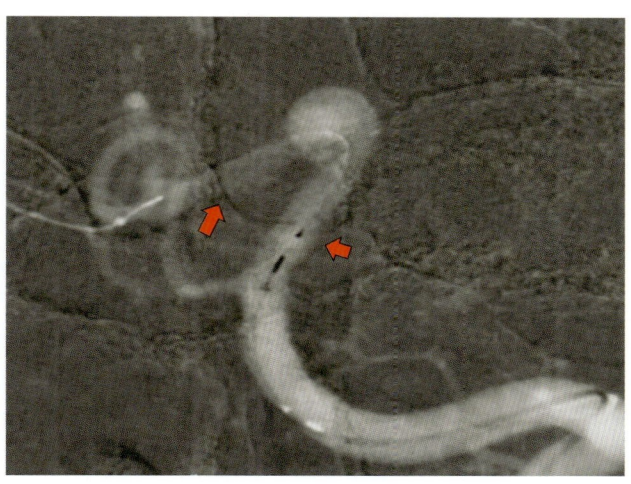

图 26.9h 血流导向支架完全释放。

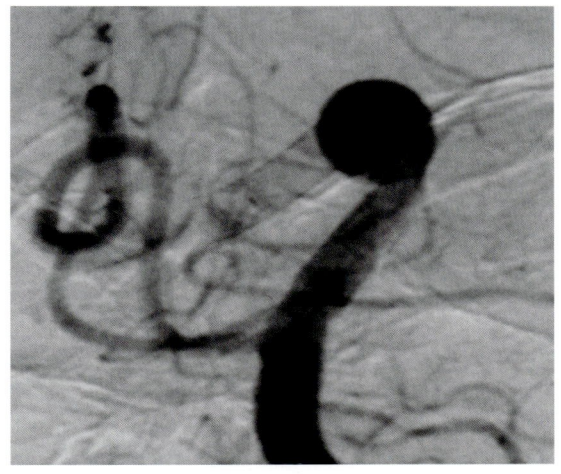

图 26.9i 充足的瘤颈覆盖引起瘤腔内血流淤滞。

手术过程

该患者采用血流导向支架治疗椎动脉梭形动脉瘤。患者术前每日服用阿司匹林 325 mg 和氯吡格雷 75 mg,持续 7 天。手术在清醒镇静下通过右侧股动脉通路完成。术中使用 5 000 单位的肝素将活化凝血时间维持在 250 秒以上。

器械清单

- 标准的股动脉通路。
  - 微创穿刺套件 2 个。
  - 6F 扩张器。
  - 8F 血管鞘。
- 0.035 英寸超滑导丝。
- Envoy XB DA 导引导管(Codman)。
- Vitek 导管(Cook Medical)。
- 0.027 英寸 Marksman 微导管(Medtronic)。
- 0.014 英寸 Synchro 2 微导丝(Stryker)。
- 3.75 mm × 25 mm 的 Pipeline 栓塞装置(PED)flex(Medtronic)。
- 6F Angioseal 经皮血管封堵装置。

器械说明

血流导向装置是治疗后循环梭形动脉瘤的有效方法。6F 导引导管进入左侧椎动脉 V3 段。放大的路图下,一枚 0.027 英寸的微导管在 0.014 英寸微导丝支撑下推进至基底动脉。微导丝置换为 PED。理想的着陆区是椎动脉和基底动脉的结合部。通过回撤微导管和推送支架结合的方法来释放 PED。只使用了一枚支架。

> **提示、技巧和避免并发症**
>
> - PED 的初始适应证是前循环动脉瘤。也有报道显示其在后循环动脉瘤中具有可接受的良好的效果。一项纳入了 131 个后循环动脉瘤的回顾性的多中心研究表明,其在巨大梭形动脉瘤中的闭塞率最低,并发症发生率却是最高的。表现为蛛网膜下腔出血的夹层动脉瘤,则显示出最高的闭塞率和更低的并发症发生率。囊性动脉瘤则与明显的轻微并发症相关,尤其是在氯吡格雷无反应者[J Neurosurg. 2018;4:1-13.(Epub ahead of print)]。
> - 随着对氯吡格雷和阿司匹林反应性的认识加深,很多介入医师通过调整抗血小板治疗来达到 P2Y12 的目标水平,并尝试用于解释更低的并发症发生率。
> - 为了验证末次记录的 P2Y12 反应单元值<60 或>240 是否可以预测 PED 治疗颅内动脉瘤后长达 6 个月的血栓栓塞和出血并发症风险,一项研究发现,P2Y12 值是与所有严重并发症相关的唯一独立预测因子[AJNR Am J Neuroradiol. 2014;35(1):128-135]。

病例概览　　病例 26.10　基底动脉主干巨大动脉瘤:血流导向装置

- 75 岁男性,因亚急性的头晕、复视和视物模糊就诊。神经系统功能检查是正常的。既往有高血压、糖尿病、冠心病史,近期接受了冠脉搭桥手术。除了其他药物,他目前还服用阿司匹林和氯吡格雷。
- MRA 提示巨大的部分血栓化的基底动脉(BA)动脉瘤,对脑干有压迫。

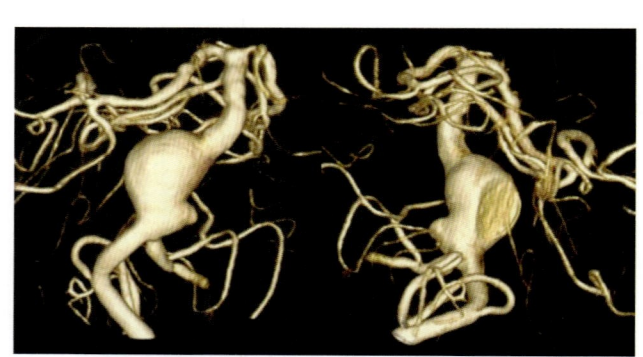

图 26.10a　部分血栓化的巨大的 BA 梭形动脉瘤。

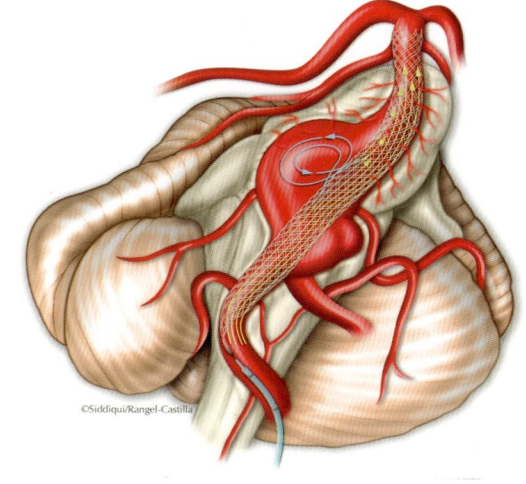

图 26.10b　示意图演示 PED 治疗巨大的 BA 梭形动脉瘤。

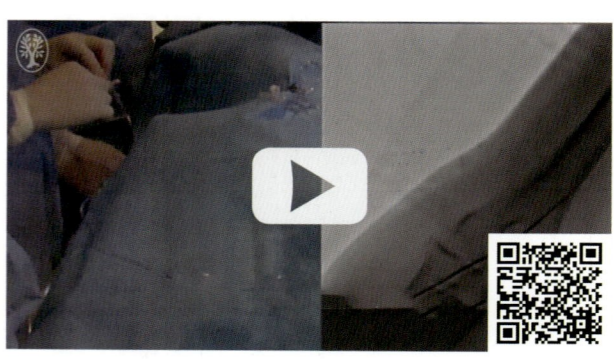

视频 26.10　血流导向支架治疗 BA 动脉瘤。

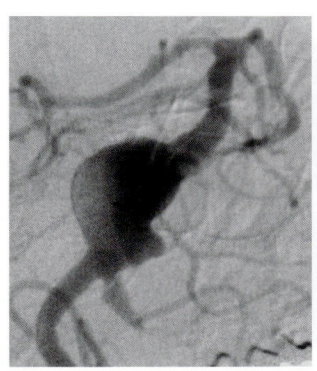
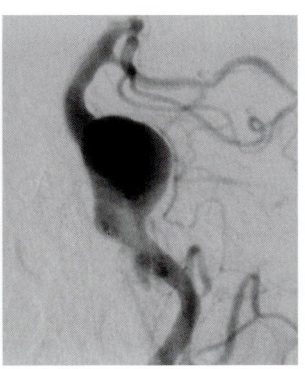

图 26.10c　巨大的梭形的 BA 动脉瘤。

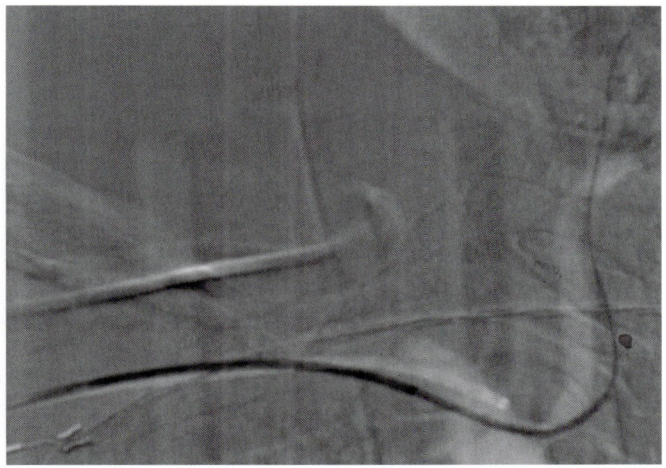

图 26.10d　经桡通路进入右侧椎动脉。

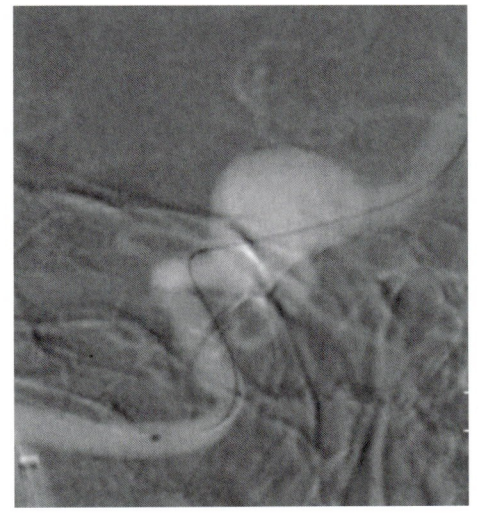

图 26.10e　通过微导管建立远端通路。

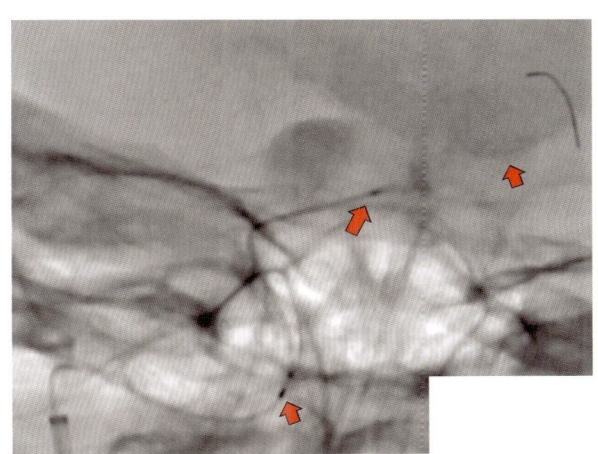

图 26.10f　释放第一枚血流导向支架。

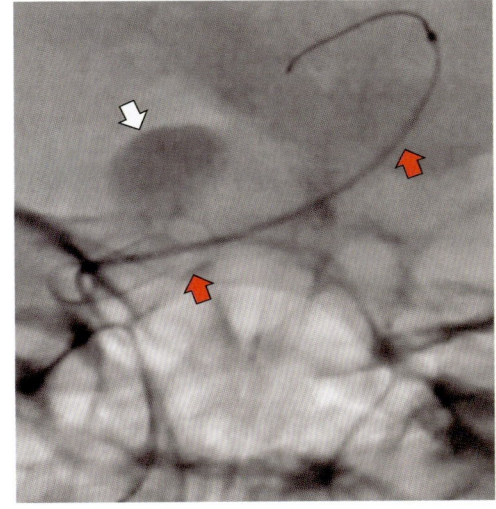

图 26.10g　释放第二枚血流导向支架（红色箭头）。第一枚支架释放后瘤腔内有些许血流淤滞（白色箭头）。

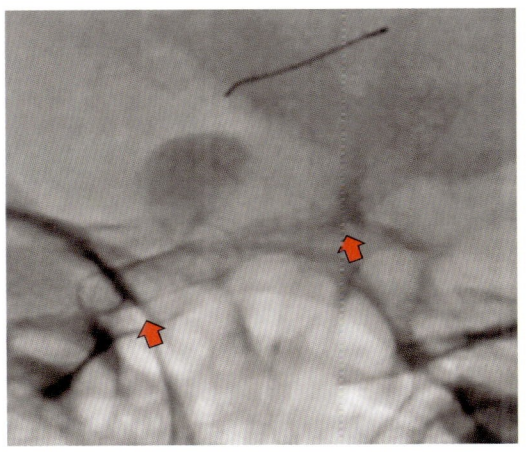

图 26.10h　2 枚血流导向支架重叠（箭头）。

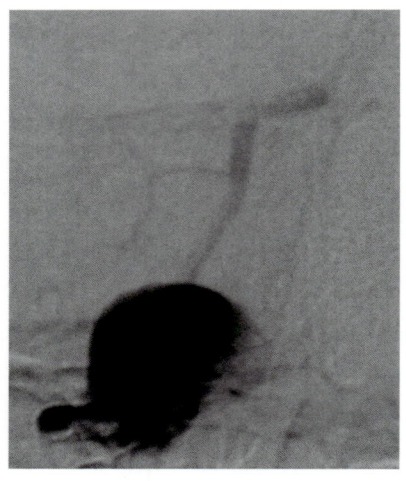

图 26.10i 充足的瘤颈覆盖引起瘤腔内血流淤滞。

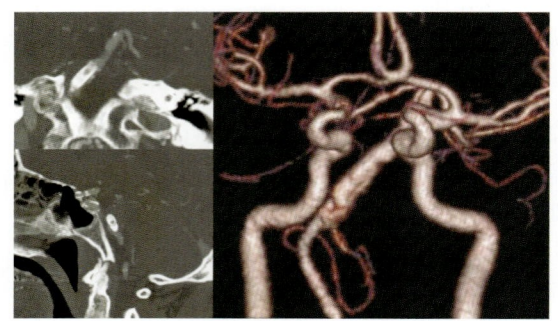

图 26.10j 6 个月后的 CTA 随访显示动脉瘤完全不显影，基底动脉获得重建。

手术过程

该患者采用血流导向支架治疗巨大的 BA 动脉瘤。患者术前每日服用阿司匹林 325 mg 和氯吡格雷 75 mg，持续 7 天。手术在清醒镇静下通过右侧股动脉通路完成。术中使用 5 000 单位的肝素将活化凝血时间维持在 250 秒以上。

器械清单

- 股动脉通路。
  - 微创穿刺套件 2 个。
  - 6F 血管鞘。
- 0.035 英寸超滑导丝。
- Benchmark 071 导引导管（Penumbra）。
- 0.027 英寸 Marksman 微导管（Medtronic）。
- 0.014 英寸 Synchro 2 微导丝（Stryker）。
- 4 mm×30 mm 的 Pipeline 栓塞装置（PED）（Medtronic）。
- 5 mm×30 mm 的 Pipeline 栓塞装置（PED）（Medtronic）。
- 6F Angioseal 经皮血管封堵装置。

器械说明

巨大的 BA 动脉瘤风险很高应当积极治疗。该患者的巨大症状性 BA 动脉瘤已造成明显的脑干压迫。血流导向装置是治疗这类复杂血管疾病的有效方法。6F 导引导管通过左侧椎动脉进入 V3 段。路图下将 0.027 英寸的微导管向远端超选进入一侧的大脑后动脉（PCA）。为了保证在支架短缩后依然能覆盖瘤颈的远端，理想的着陆区是 BA/PCA 结合部。缓慢撤除外鞘，尽量不推送导丝，因为这可能使 PED 脱垂进入巨大的动脉瘤内。一旦 PED 完全释放，将微导管重新超选进入远端的 PCA。装填第二枚 PED 并释放，与第一枚 PED 套叠直到部分正常的椎动脉（VA）节段被支架覆盖。如果椎动脉仍然没有被支架覆盖，不要犹豫，果断使用第三个 PED。在本病例中，第三枚 PED 是不必要的。

撤出导引导管前进行数次造影。寻找是否存在快速的动脉瘤血栓形成（释放后 1～2 小时内），因为血栓可能进入载瘤动脉导致血栓栓塞事件的发生。我们推荐 PED 释放后持续 24～48 小时的抗凝治疗。

> **提示、技巧和避免并发症**
>
> - 巨大椎基底动脉瘤的血管内治疗方法包括单独的血流导向装置、血流导向装置联合弹簧圈、血流导向联合椎动脉闭塞,或者血流导向装置联合弹簧圈和椎动脉闭塞。
> - 动脉瘤的快速血栓形成,通常在 PED 释放后数小时内,可能有血栓扩张和闭塞的风险。我们强烈推荐术后追加 24~48 小时的抗凝治疗。
> - 单独使用血流导向装置或与弹簧圈联合使用治疗大型或巨大颈内动脉瘤的多中心经验表明,临床预后和术中、术后并发症在组间没有差异。术后 6 个月时,PED 联合弹簧圈栓塞的解剖学结果更好。PED 和弹簧圈栓塞的联合使用提供了更高的动脉瘤闭塞率,可以降低再次治疗的必要性[Oper Neurosurg (Hagerstown). 2017;13(4):492-502]。

27 瘤内扰流装置治疗颅内动脉瘤
Intrasaccular Flow Diverter for Intracranial Aneurysms (WEB)

Gary B. Rajah, Leonardo Rangel-Castilla, Willem Jan van Rooij, and Jo P. Peluso

概 述

瘤内扰流装置是血管腔内单纯弹簧圈栓塞、支架辅助栓塞和血流导向装置以外的另一种选择。由于无须抗血小板治疗，这些装置已经成为治疗破裂动脉瘤的一个富有吸引力的选项。特别适用于分叉部的宽颈动脉瘤。因为该装置是植入瘤腔内，暴露于载瘤动脉中，必须被内皮化的金属含量也明显少于腔内装置[如 FD, Pipeline 栓塞装置（PED），Medtronic，以及血流导向腔内装置]。这能降低瘤内装置对载瘤动脉的致栓性，同时又保证其在瘤颈处拥有与腔内装置相同的血液分流性能。瘤内装置的另一项优势是，一旦置入，立即在瘤颈处发挥分流效果，而传统的弹簧圈栓塞需依赖整个瘤腔内的填塞密度，并且常常需要填入多枚弹簧圈。

瘤内装置包括 Woven Endo Bridge（WEB，Sequent Medical）。WEB 由镍钛铬（镍钛合金）合金丝编制而成，提供 35%～45% 的金属覆盖率。该装置有内、外两层网丝，分别呈球状和立方体状。可供选择的直径为 4～11 mm。WEB 采用手持式电解脱控制器解脱，解脱前可完全回收。该装置被广泛试用于基底动脉顶端、颈内动脉和大脑中动脉的分叉部动脉瘤，短期的充分闭塞率为 70%～90%（充分闭塞，指的是治疗后的少量侧隐窝充盈）。部分研究报道指出，术中血栓栓塞事件的发生率为 15%～17%。WEB 治疗颅内动脉瘤的临床评估 2 (WEBCAST-2) 报道了 79% 的充分闭塞率和 1.8% 的 30 天致残率[1]。其他的瘤腔内装置还包括由双层镍钛铬网构成的 LUNA 动脉瘤栓塞系统（LUNA, AES, Medtronic）和释放后呈球状的 3D 弹簧圈 Medina 栓塞装置（Medtronic）。

适应证

瘤内扰流装置主要用于宽颈的分叉部动脉瘤。与管腔内的 FD 不同，无须双抗治疗。然而，新的数据表明，使用 WEB 的患者中，不使用和使用一种抗血小板药者在血栓栓塞的发生率上存在差异。

神经血管解剖

大脑循环已经在前述专题做了详尽的描述。适用于 WEB 的解剖特点主要与动脉的形态有关，而这并非总是呈球状。应妥善选择和释放装置使其稳定于瘤颈处，起到分流的效果。简单地把装置释放在瘤腔内（漂浮）几乎没有任何意义。与血管腔内装置一样，管壁贴壁性也是非常重要的。为了达到完美的瘤颈贴壁性，有时在 WEB 之外辅以弹簧圈也是有必要的。WEB 比传统的弹簧圈更硬，要求更粗的微导管，因此迂曲的解剖结构会带来一些挑战。许多术者推荐选用大号的 WEB 以达到更好的贴壁性。一般采用动脉瘤平均宽度和最小高度来选择 WEB 的尺寸。与弹簧圈填塞不同，WEB 的释放很少需要支架或球囊的辅助，即便是宽颈动脉瘤。

围手术期药物处理

考虑到 WEB 的释放需要更粗的微导管，手术需在全身肝素化下进行。手术通常在全麻下进行，有时辅以局部浸润麻醉。

具体技术和关键步骤

（1）股动脉造影以排除夹层等异常后，透视下将导引导管在0.035英寸成角导丝（Terumo）或诊断性导管支撑下置入主动脉弓。

（2）路图下将导引导管置入目标血管的颅外段。

（3）血管迂曲时推荐使用中间导管以增加支撑。WEB更硬，需要更好的稳定性。中间导管能提供帮助。

（4）将0.027~0.033英寸的微导管连接肝素化滴注，以输送装置。

（5）前后位（AP）和侧位路图下将中间导管（如使用的话）在微导管和微导丝支撑下推送至瘤颈近端约1 cm处。如果该位置达不到，则将中间导管停留在能兼容其尺寸的安全的血管节段内。

（6）在放大的造影上选择最佳的工作角度（图27.1~图27.3，视频27.1~视频27.3）。

（7）将微导管推送进入瘤颈，停留在瘤腔约2/3处（视频27.1~视频27.3）。

（8）选择合适尺寸的WEB并装填入微导管中。

（9）充分灌洗微导管后向前推进WEB，该装置有远近2枚不透射线的标记点（视频27.1~视频27.3）。

（10）装置的释放通过回撤微导管和推挤膨胀的方法来完成；一旦完全释放后，可以将装置回撤至动脉瘤的较大部位，以协助其自膨贴壁和调整位置（图27.1~图27.3，视频27.1~视频27.3）。

（11）装置可以重新装填入鞘。如果位置满意（终末造影证实血流淤滞及位置满意），通过解脱手柄来解脱装置。

（12）然后撤出微导管。

器械选择

在我们的临床实践中，以下是WEB释放中常用的套件和器械。

- 6~8F血管鞘，根据双轴或三轴平台来选用。
- 8F导引导管（90 cm Neuron MAX，Penumbra）。
- 0.058英寸中间导管（Navien，Medtronic；Catalyst 5，Styker 或者 Phenom，Medtronic）。
- 0.035英寸的成角超滑导丝。
- 125 cm 5F诊断性导管（Vitek，Cook）。
- 0.027英寸微导管（Marksman，Medtronic；Headway 27，Microvention；Phenom，Medtronic；VIA，Sequent）。
  - Synchro 2微导丝（0.014英寸导丝，Styker）。
  - 瘤腔内装置。
  - 持续的肝素化滴注。

注意点

- 超尺寸的WEB有助于稳定和瘤颈贴壁。
- 中间导管可以提高释放WEB过程中微导管的稳定性。
- Jailing技术——将一枚微导管放于瘤腔内，可用于补充性的弹簧圈填塞。
- WEB可用于破裂动脉瘤（图27.1~图27.3，视频27.1~视频27.3）。
- 血栓栓塞性并发症可采用糖蛋白Ⅱa/Ⅲb抑制剂来处理。大血管闭塞可采用取栓技术治疗。
- 由于WEB系统较硬，加上通路建设时的张力蓄积，应当极为小心，以防微导管穿破瘤体。

参考文献

[1] Pierot L, Moret J, Barreau X, et al. Safety and efficacy of aneurysm treatment with WEB in the cumulative population of three prospective, multicenter series. *J Neurointerv Surg*. 2018;10(6):553-559.

| 病例概览 | 病例27.1　破裂的前交通动脉瘤：WEB |

- 36岁女性，主诉"有生以来最严重的头痛"而出现在急诊室。神经系统功能检查：清醒、警觉，定向力正常。瞳孔对光反射正常且双侧对称。四肢遵嘱活动，无局灶性神经功能障碍。既往史无殊。

- CT 显示所有脑池内弥漫性的蛛网膜下腔出血(SAH)。CTA 显示前交通动脉(ACoA)动脉瘤。

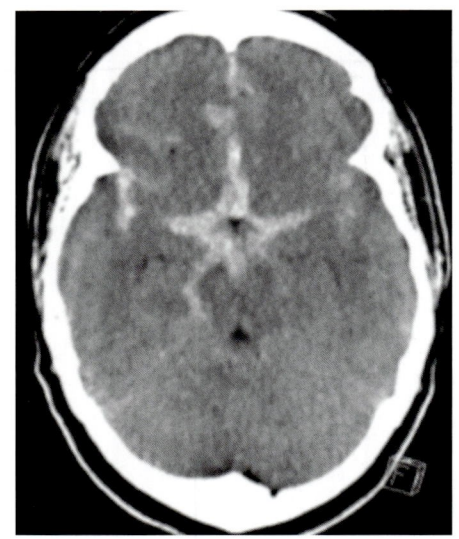

图 27.1a　CT 显示严重的 SAH。

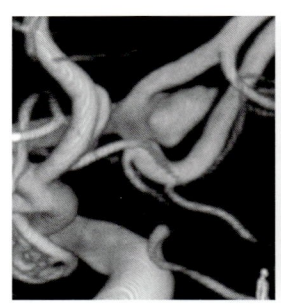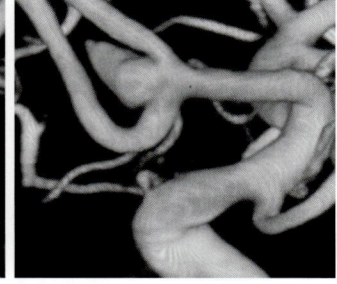

图 27.1b　CTA 发现前交通动脉瘤。

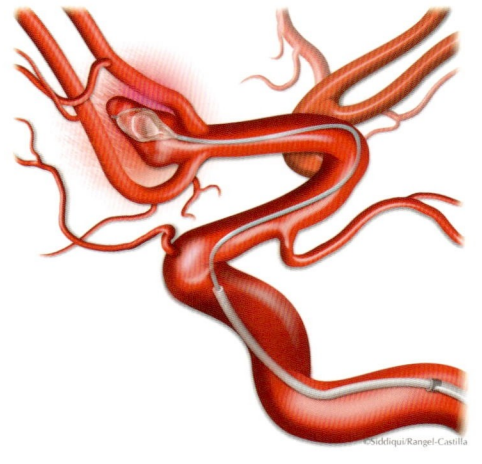

图 27.1c　示意图演示腔内扰流装置治疗前交通动脉瘤。

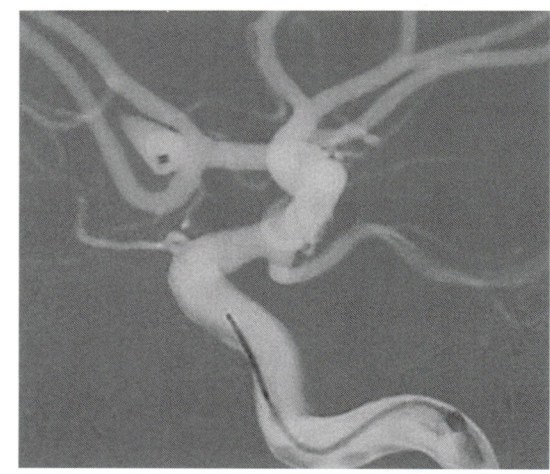

图 27.1d　微导管置于动脉瘤的近端 1/3 处。

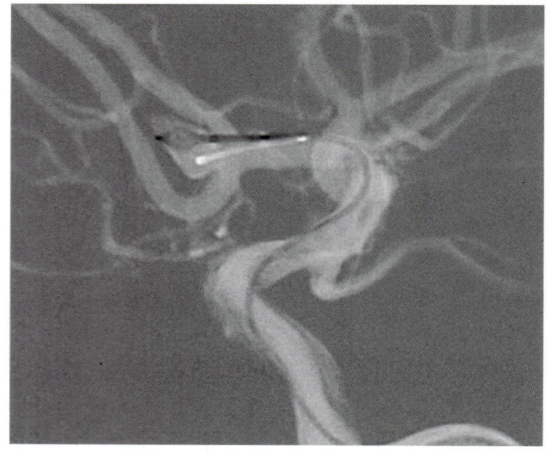

图 27.1e　开始释放 WEB。

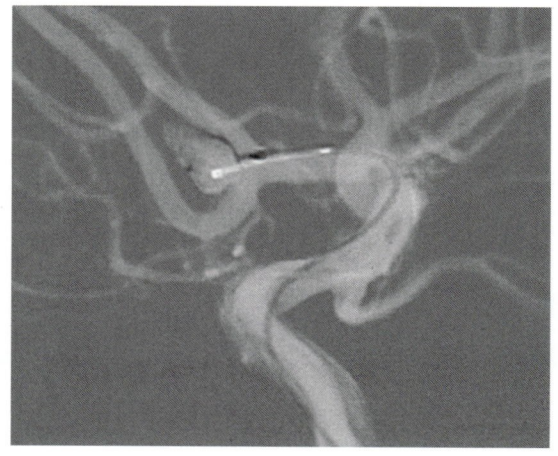

图 27.1f　WEB 完全释放但未解脱。

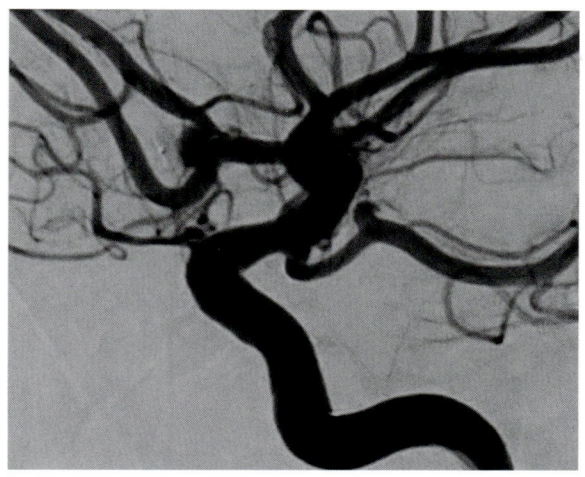

图 27.1g 释放后的即刻造影显示瘤腔内血栓形成。

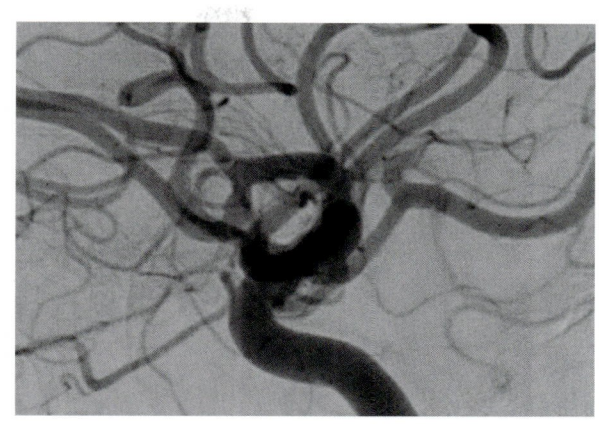

图 27.1h 3 个月的造影随访显示动脉瘤完全闭塞。

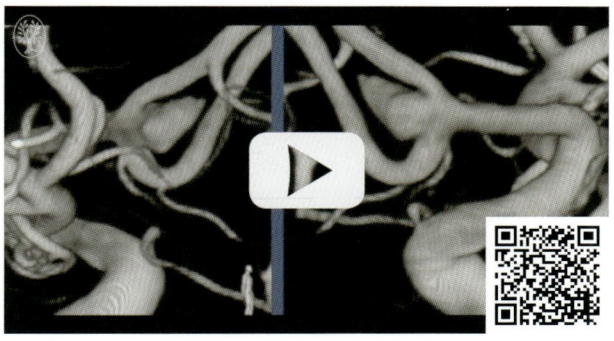

视频 27.1 瘤腔内分流装置治疗前交通动脉瘤。

手术过程

该患者采用瘤内扰流装置治疗前交通动脉瘤。手术在全麻下通过右侧股动脉通路完成。导引导管推进至颈内动脉之后给予 3 000 单位的肝素。

器械清单

- 标准的股动脉通路。
  - 微创穿刺套件。
  - 6F 血管鞘。
- 0.035 英寸超滑导丝。
- Benchmark 071 导引导管(Penumbra)。
- 0.021 英寸微导管(Stryker)。
- 0.014 英寸 Transcend 微导丝(Stryker)。
- WEB 装置(Microvention)。
- 6F Angioseal 经皮血管封堵装置。

器械说明

这是一个窄颈的破裂前交通动脉瘤。动脉瘤直接从载瘤动脉发出,与双侧 A2 呈对称的关系。这些特征使瘤内扰流装置成为有效的治疗选择。6F 导引导管超选进入颈内动脉。放大的路图下,0.021 英寸的微导管在 0.014 英寸的微导丝支撑下超选进入动脉瘤。微导管置于动脉瘤的近端 1/3 处。WEB 推进,同时维持微导管的位置,缓慢推送装置。如有可能,应将装置的头端远离动脉瘤顶(可能的破裂部位)。一旦装置完全膨胀,复查造影以确认位置是否合适,以及是否出现动脉瘤内血流淤滞。电解脱装置。

提示、技巧和避免并发症

- WEB 有两种形状：SL 或 SLS。WEB SL 的尺寸从 4 mm×2 mm 到 11 mm×9 mm 不等。WEB SLS 的尺寸从 4 mm 到 11 mm。输送导管的尺寸根据装置尺寸不同而不同（0.021 英寸、0.027 英寸以及 0.033 英寸）。
- WEB 是由镍钛铬材质的编织丝制成的血管内装置，设计用于治疗分叉部的宽颈动脉瘤；它跨越瘤颈以阻挡流入道并降低瘤腔内血流，由此诱发血栓形成。WEB 光滑而致密的表面允许内皮细胞生长桥接跨越瘤颈，并作为后续管壁重建的支撑。
- 技术成功率为 92.9%～98.7%，1 年随访充分闭塞率为 80%～82%，手术致残率为 1.8%～2.7%，没有死亡病例。血栓栓塞事件发生于 4.7%～15.6% 的患者（AJNR Am J Neuroradiol. 2017;38:1151-1155）。
- 患者不需抗血小板治疗。

病例概览　　病例 27.2　破裂的大脑中动脉瘤：WEB

- 47 岁男性，因持续 3 天的严重头痛和新出现的意识模糊被送入急诊室。该患者意识稍模糊，仅对人物和地点可定位。瞳孔对光反射正常且双侧对称。四肢遵嘱活动，无局灶性神经功能障碍。既往高血压史，有蛛网膜下腔出血（SAH）的家族史。
- CT 显示弥漫性的 SAH 和轻度脑积水。CTA 显示大脑中动脉（MCA）动脉瘤。

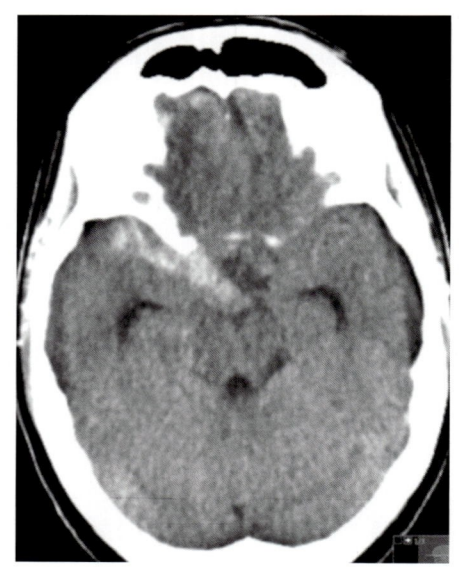

图 27.2a　CT 显示右侧侧裂池 SAH 伴轻度脑积水。

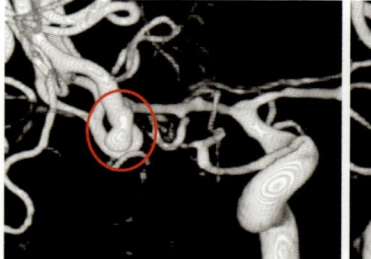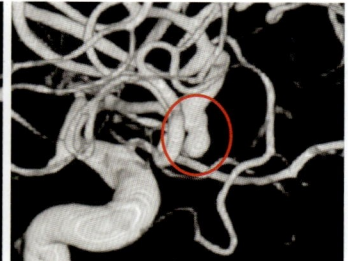

图 27.2b　CTA 显示 MCA 动脉瘤伴中度血管痉挛。

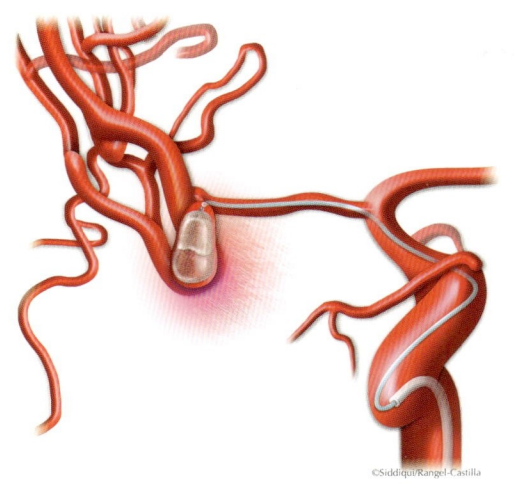

图 27.2c 示意图演示瘤内扰流装置治疗破裂的 MCA 动脉瘤。

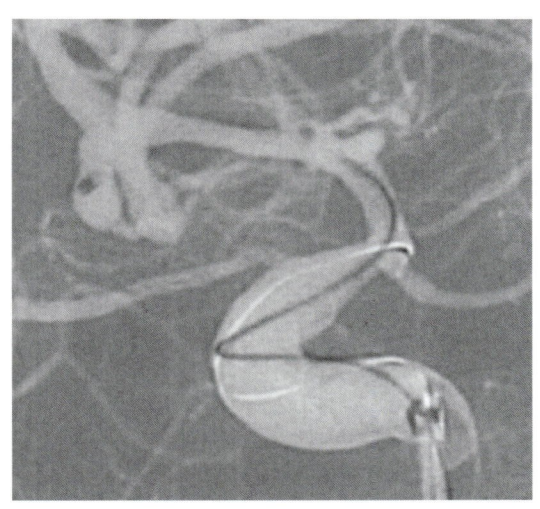

图 27.2d 微导管超选进入动脉瘤腔。

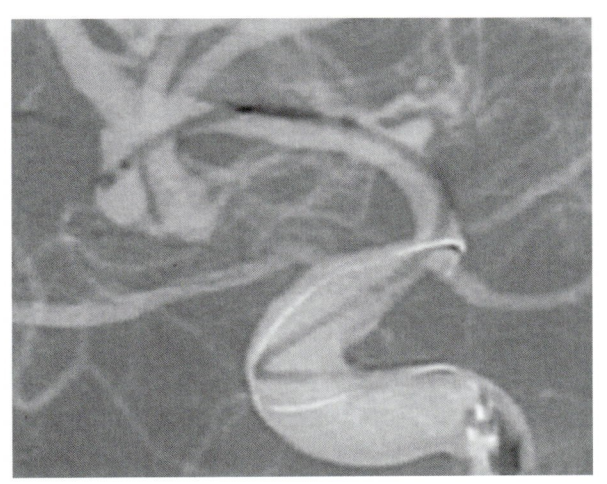

图 27.2e 初始位置，准备释放装置。

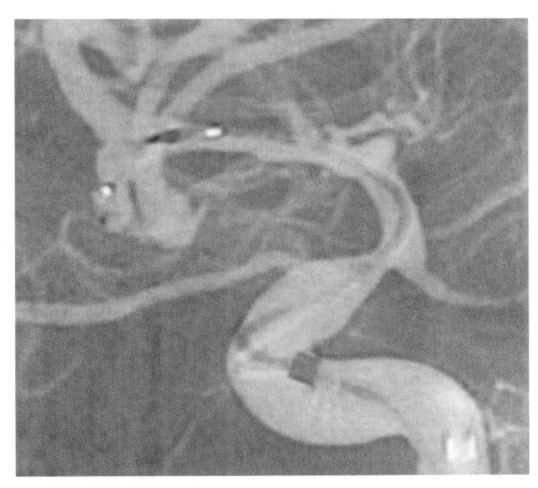

图 27.2f WEB 于动脉瘤内释放一半。

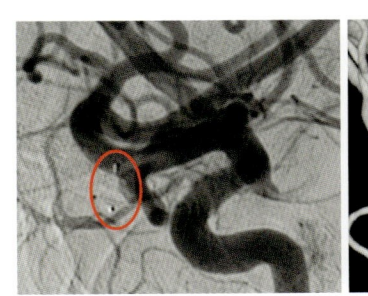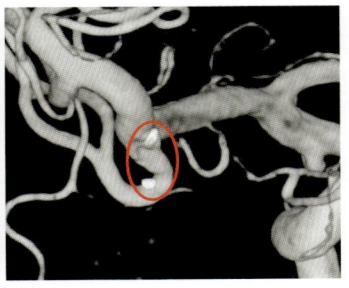

图 27.2g 6 个月后的造影复查显示动脉瘤完全闭塞。

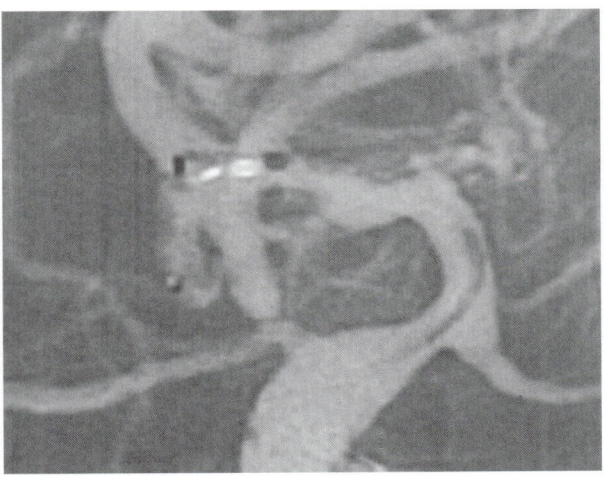

图 27.2h WEB 完全释放并解脱。

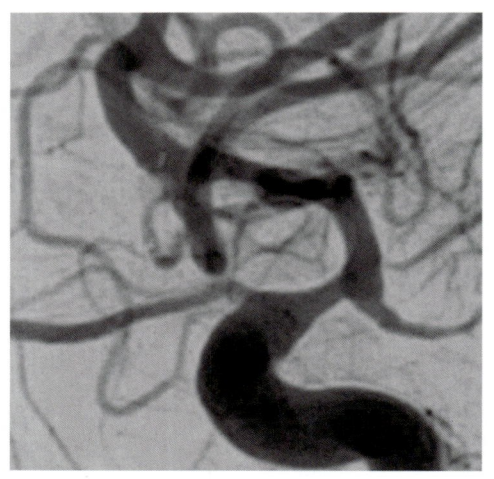

图 27.2i　即刻的血管造影显示动脉瘤闭塞。

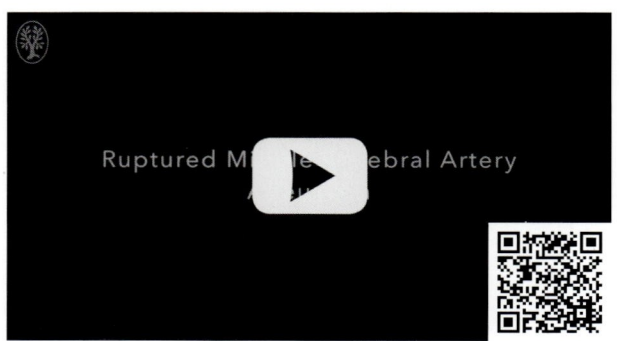

视频 27.2　瘤内扰流装置治疗 MCA 动脉瘤。

手术过程

该患者采用瘤内扰流装置治疗 MCA 动脉瘤。手术在全麻下通过右侧股动脉通路完成。导引导管推进至颈内动脉之后给予 3 000 单位的肝素。

器械清单

- 标准的股动脉通路。
  - 微创穿刺套件。
  - 6F 血管鞘。
- 0.035 英寸超滑导丝。
- Benchmark 071 导引导管(Penumbra)。
- 0.021 英寸微导管(Stryker)。
- 0.014 英寸 Transcend 微导丝(Stryker)。
- WEB 装置(Microvention)。
- 6F Angioseal 经皮血管封堵装置。

器械说明

这是一个破裂的宽颈 MCA 动脉瘤。该动脉瘤起自 M2 上干并指向下方。这枚方形动脉瘤适合采用瘤内扰流装置治疗。6F 导引导管超选进入颈内动脉岩骨段。放大的路图下，0.021 英寸的微导管在 0.014 英寸的微导丝支撑下超选进入动脉瘤。微导管置于动脉瘤中央。WEB 推进，同时维持微导管的位置，缓慢推送装置。装置不应距离瘤顶太近。当装置覆盖动脉瘤近端 2/3 时，动脉瘤就会闭塞。复查造影以确认装置的位置及动脉瘤内是否存在血流淤滞。电解脱装置。该例患者中，装置的近端留在载瘤动脉内，需要服用阿司匹林。

提示、技巧和避免并发症

- WEB 用于动脉瘤瘤腔内治疗的临床评估(WEBCAST)试验是一项来自欧洲的前瞻性临床试验,用于评估 WEB 治疗分叉部宽颈动脉瘤的安全性和有效性。WEB 成功运用于 94.1% 的病例。4 例(8.3%)使用了辅助的植入物(弹簧圈/支架)。血栓栓塞事件的发生率为 17.6%,其中 1 例(2%)出现永久性损害(mRS 评分 1 分)。没有术中破裂。术后 6 个月的治疗成功率为 85.4%;41 例中 23 例

(56.1%)完全闭塞,12例(29.3%)瘤颈残留,6例(14.6%)动脉瘤残留[J Neurosurg. 2016;124(5):1250-1256]。
- WEBCAST-2被设计用于评估单层的具有强化可视性的WEB。10个来自欧洲的神经介入中心纳入了55例患者。1个月内手术相关致残率和致死率分别为1.8%(1/55)和0.0%(0/55)。术后1年的致残率和致死率分别为3.9%(2/51)和2.0%(1/51)。术后1年时的完全闭塞率为54.0%(27/50);瘤颈残留率为26.0%(13/50);动脉瘤残留率为20.0%(10/50)[充分闭塞率达80.0%(40/50)]。WEBCAST-2确认了WEBCAST中采用WEB治疗动脉瘤的高度安全性和有效性[AJNR Am J Neuroradiol. 2017;38(6):1151-1155]。

病例概览 　病例27.3　破裂的后交通动脉瘤:WEB

- 61岁女性,因突发剧烈头痛和复视至急诊就诊。神经系统功能检查:意识模糊,右侧动眼神经完全麻痹。四肢遵嘱活动,无局灶性神经功能障碍。既往有高血压和糖尿病史。
- CT显示弥漫性蛛网膜下腔出血(SAH)和中度脑积水。CTA显示右侧的后交通动脉(PCoA)动脉瘤。

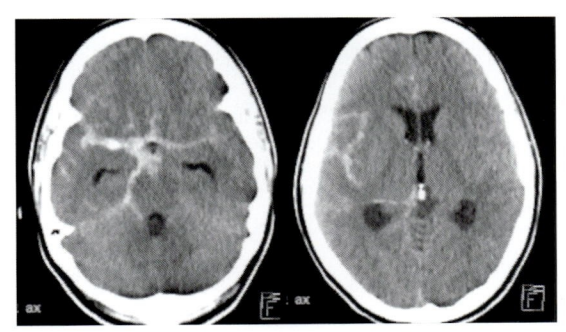

图27.3a　CT显示弥漫性的SAH和脑积水。

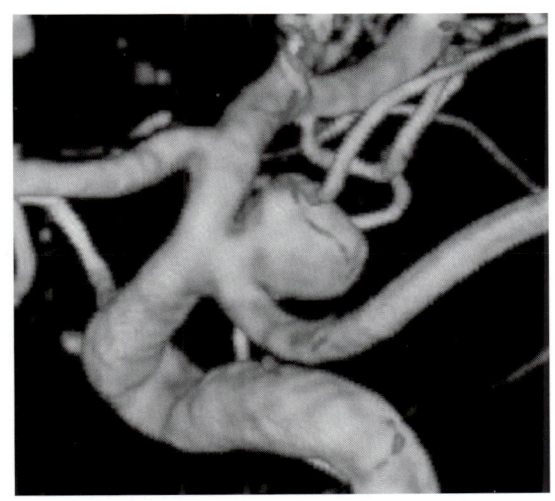

图27.3b　CTA显示后交通动脉瘤直接发自后交通动脉。

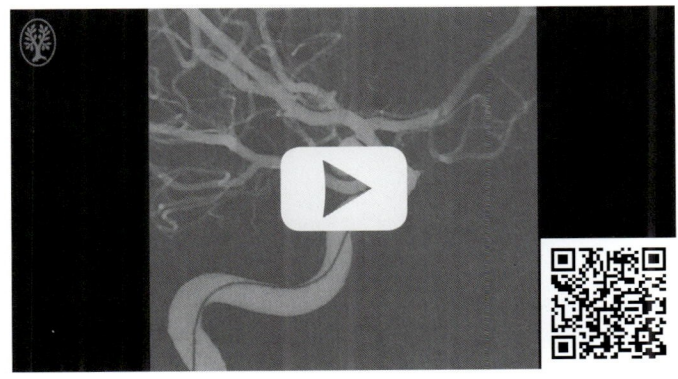

视频27.3　瘤内扰流装置治疗后交通动脉瘤。

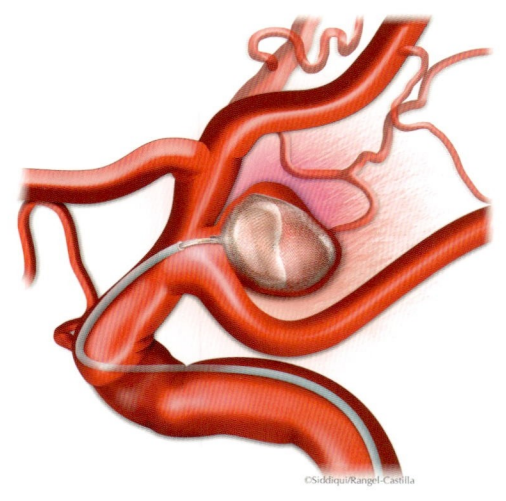

图 27.3c 示意图演示瘤内扰流装置治疗后交通动脉瘤。

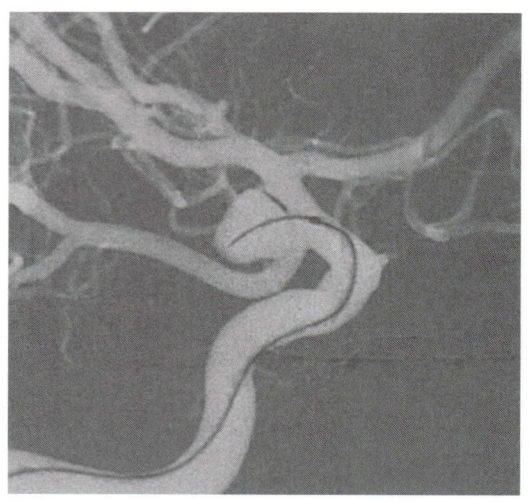

图 27.3d 将微导管在微导丝支撑下超选进入动脉瘤。

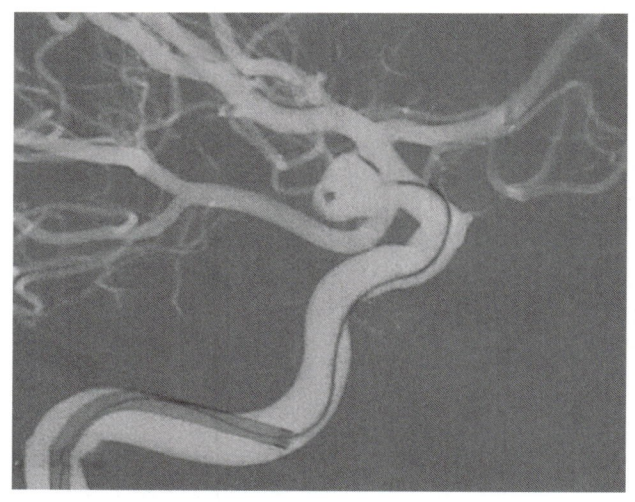

图 27.3e 微导管进入动脉瘤。将导引导管进一步推送至 ICA 远端，以为后续的 WEB 提供更强的支撑。

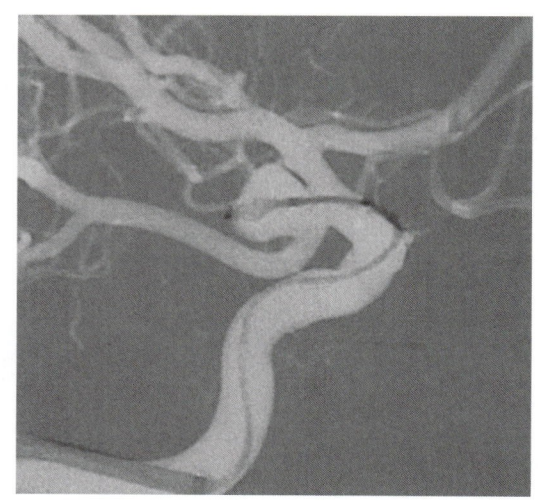

图 27.3f WEB 在瘤腔内释放一半。

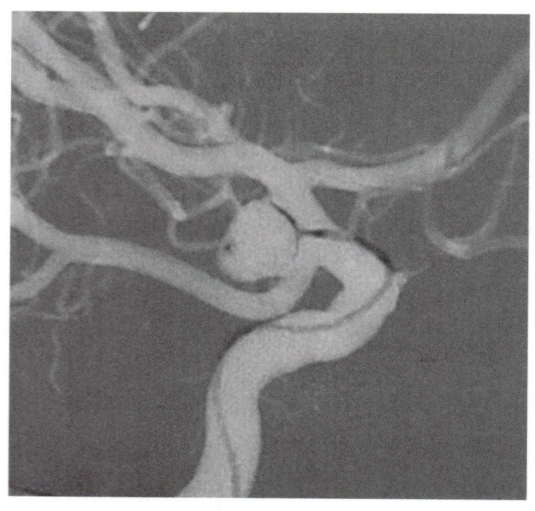

图 27.3g WEB 完全释放。

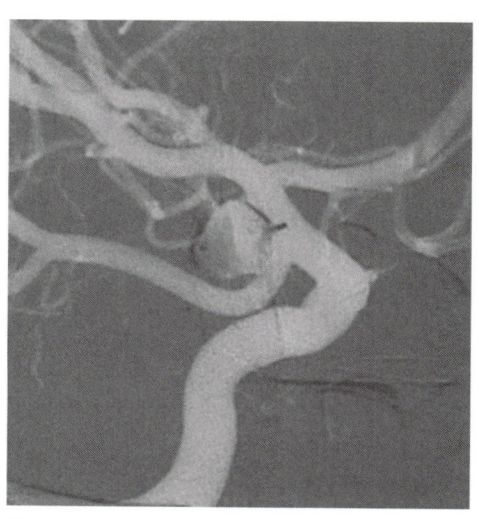

图 27.3h WEB 完全释放并解脱。

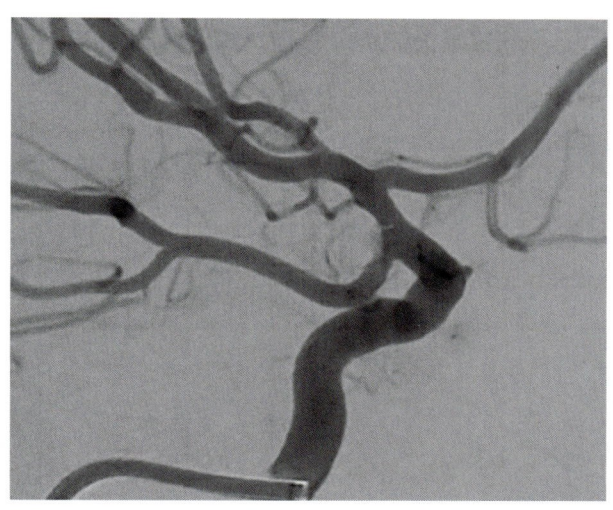

图 27.3i 造影证实动脉瘤完全闭塞而后交通动脉通畅。

手术过程

该患者采用瘤内扰流装置治疗后交通动脉瘤。手术在全麻下通过右侧股动脉通路完成。导引导管推进至颈内动脉之后给予 3 000 单位的肝素。

器械清单

- 标准的股动脉通路。
  - 微创穿刺套件。
  - 6F 血管鞘。
- 0.035 英寸超滑导丝。
- Benchmark 071 导引导管(Penumbra)。
- 0.021 英寸微导管(Stryker)。
- 0.014 英寸 Transcend 微导丝(Stryker)。
- WEB 装置(Microvention)。
- 6F Angioseal 经皮血管封堵装置。

器械说明

这是一个引起第 3 对脑神经麻痹的破裂的后交通动脉瘤。该动脉瘤发自后交通动脉而非颈内动脉(ICA)。后交通动脉为胚胎型。血流导向装置或弹簧圈都不是有效的方法,因为后交通动脉会阻止动脉瘤闭塞,而弹簧圈则会导致载瘤动脉闭塞。瘤内扰流装置是一个极佳的选择。6F 导引导管超选进入 ICA。在路图下将 0.021 英寸的微导管超选进入动脉瘤。导引导管进一步上至岩骨段以提供更好的支撑。WEB 被缓慢地推进动脉瘤,同时缓慢回撤微导管。一旦装置完全扩张,复查造影以确认动脉瘤内血流淤滞及后交通动脉通畅。解脱装置。

提示、技巧和避免并发症

- 三项前瞻性多中心研究(WEBCAST,WEBCAST-2 和法国 Observatory)累积的结果展示了 WEB 的安全性和有效性。共纳入 168 例患者的 169 个动脉瘤。大多数位于前循环[大脑中动脉(MCA)50.9%,前交通动脉(ACoA)21.3%,ICA 末端 10.1%]。没有致死率,手术/装置相关致残率为 1.2%。1 年时完全闭塞率为 52.9%,瘤颈残留为 26.1%,动脉瘤残留为 20.9%。6.9% 进行了再次治疗[J Neurointerv Surg. 2018;10(6):553-559]。WEB 需要大尺寸的微导管(0.027 英寸的微导管使用于较小的 WEB),对远端动脉瘤(如 MCA 或 ACoA)或血管迂曲者可能会带来挑战。
- 将 WEB 的近端留在瘤外置于载瘤动脉内是常见的。患者可能需要抗血小板治疗,因为这具有致栓性。

28 新型的瘤颈重塑装置
Novel Aneurysm Neck Reconstruction Devices

Stephan A. Munich and Leonardo Rangel-Castilla

概 述

分叉部动脉瘤会给血管内治疗带来独特的挑战。至少有3支载瘤动脉必须加以保护。此外，施加于此的血流动力学压力也会增加弹簧圈压缩的风险。这给宽颈的分叉部动脉瘤又增加了一层复杂性。分叉部宽颈动脉瘤的支架辅助弹簧圈栓塞需要特殊结构的支架，如Y型或X型支架。而据报道，这些复杂的支架结构与单纯的弹簧圈栓塞相比具有更高的手术相关并发症发生率。

Pulserider（Pulse Vascular）是一种自膨胀的镍钛锗材质的植入物，设计的目的是将其作为"起自或靠近分叉部宽颈动脉瘤的瘤颈桥"。其设计的初衷是尽可能减少金属覆盖率，同时又作为一个屏障将弹簧圈封闭于瘤腔内。

Barrel血管重建装置（VRD，Metronic）是一种自膨胀的镍钛锗支架，有一个独特的凸起的中央部件用于瘤颈的覆盖。该装置包含一个双螺旋铰链，使其能更贴合分叉部迂曲的血管解剖结构。它有12个铂金标记条带。

循证医学证据

Pulserider和Barrel VRD都是新型的装置，其持久性和长期疗效还有待验证。ANSWER这一临床试验纳入了34例采用Pulserider[1]治疗的颈内动脉末端或基底动脉尖动脉瘤患者，即刻Raymond-Roy闭塞分级1～2级者为82.4%，6个月随访时上升至87.9%，同时预后良好（mRS评分＜2分）率达94%。

一项关于Barrel VRD的多中心前瞻性上市后研究纳入了20例宽颈分叉部动脉瘤的患者[2]。主要疗效终点（Raymond-Roy闭塞分级1或2级而无须二次治疗，不伴大于50%的载瘤动脉狭窄或目标动脉瘤破裂）达78.9%，致残率为5.3%。一项来自德国的经验也显示了相似的结果，95%的患者在282天的中位随访期内达到Raymond-Roy闭塞1级[3]。

适应证

新型瘤颈重塑装置设计的初衷就是应对宽颈动脉瘤带来的挑战。Pulserider和Barrel VRD主要适应证就是这些位于分叉部的发出侧支部位的动脉瘤。

神经血管解剖

适用瘤颈重建装置的解剖特点主要与瘤颈的形态及动脉瘤与载瘤动脉的角度有关。而这种变异度是很大的。必须选择合适尺寸的装置并妥善释放，才能很好地覆盖瘤颈并将弹簧圈限定在瘤腔内（图28.1～图28.3，视频28.1～视频28.3）。

使用Barrel VRD时，很重要的是准确测量载瘤动脉的直径、载瘤动脉与分支动脉形成的三角，以及动脉瘤的瘤颈。这一三角形区域的测量是选择中央部件的重要依据。

使用Pulserider时，很重要的是准确测量流入道的直径及流入道（如基底动脉）与分支动脉（如大脑后动脉)间的角度。流入道的直径应为 2.7～4.5 mm。该装置有"Y"和"T"两种形状。Y型装置最适合分叉部与流入道成角为 90°～120°的动脉瘤,而 T 型者最适合该成角＜90°者(图 28.1～图 28.3,视频 28.1～视频 28.3)。

考虑使用这些装置时,深入了解分叉部的血管解剖和血流动力学是非常重要的。对于 Pulserider 来说,重要的是如何选择装置支撑臂的着陆区。对 Barrel VRD 来说,分析分支动脉的角度是至关重要的,有助于准确释放装置以覆盖瘤颈。

围手术期药物处理

这两种装置都需要服用双联抗血小板治疗。ANSWER 试验要求术后双抗维持 6 个月。我们的做法是术前 5～7 天,每日口服阿司匹林 325 mg 和氯吡格雷 75 mg。否则就在术前予以负荷剂量(阿司匹林 650 mg+氯吡格雷 600 mg)。术后双抗维持 6 个月,阿司匹林则长期服用。

与其他所有血管内治疗相同,我们采用全身肝素化。其效果通过活化凝血时间为 250～300 秒来确认。

具体技术和关键步骤

(1) 6F 或者 8F 鞘置入股动脉。
(2) 导引导管置入目标动脉的颈段远端(如颈内动脉或者椎动脉)。
(3) 3D 造影评估动脉瘤和载瘤动脉的形态特征。
(4) 路图下置入微导管(和中间导管,如适用的话)。
(5) 第二枚微导管超选进入瘤腔。瘤颈重塑装置释放前,我们常规释放 1～2 个袢进入瘤腔(视频 28.1～视频 28.3)。
(6) 工作角度造影复查确认动脉瘤闭塞、支架通畅性以及贴壁性。
(7) 包含全脑血管的造影复查,评估延迟的毛细血管充盈度、是否存在远端栓塞或造影剂外渗等。

器械选择

以下是使用瘤颈重塑装置时常用的器械。

- 6F 或 8F 血管鞘。
- 6F 导引导管(Envoy XB,Depuy Synthes；Benchmark,Penumbra)或者 8F 导引导管(Neuron MAX,Penumbra)。
- 中间导管(Distal Access Catheter,Stryker)。
- Pulserider:根据分叉部的解剖结构来选择 T 型或 Y 型装置(图 28.4、图 28.5,视频 28.4、视频 28.5)。
  - 0.021 英寸微导管。
- Barrel VRD(图 28.1～图 28.3,视频 28.1～视频 28.3)。
  - 0.021 英寸微导管。
- 弹簧圈。

注 意 点

- Pulserider 主要用于治疗瘤颈＞4 mm 或体颈比＜2 的宽颈动脉瘤,通常发自或靠近基底动脉尖、颈内动脉分叉部。而该装置在其他部位动脉瘤(前交通动脉和大脑中动脉)的应用尚不明确(NAPA Study,https://www.clinicaltrials.gov/ct2/show/NCT03383666)。
- 存在严重的颅内动脉迂曲,或者其他可能导致无法安全植入装置的解剖特点时,不适合使用 Pulserider。
- Barrel VRD 可以用于任何解剖部位的宽颈动脉瘤。
- 操作栓塞微导管穿越 Pulserider 的尖端时,应当格外小心以防装置移位。
- 直至将 Pulserider 完全收拢进入微导管之前,都不能对其进行扭转。对于已经释放并与邻近的血管结构嵌合在一起的装置,旋转可能导致血管损伤或者夹层。
- 释放弹簧圈时应当仔细观察确保弹簧圈不会脱垂穿越瘤颈或已经植入的拱顶(适用于 Pulserider 和 Barrel VRD)。

参考文献

[1] Spiotta AM, Derdeyn CP, Tateshima S, et al. Results of the ANSWER trial using the PulseRider for the treatment of broad-necked, bifurcation aneurysms. *Neuro-*

器械清单

- 股动脉通路。
  - 微创穿刺套件2个。
  - 6F 血管鞘。
- 0.035英寸超滑导丝。
- Benchmark 071 导引导管（Penumbra）。
- 0.021英寸 Prowler Select LP ES 微导管（Codman）。
- 0.0165英寸 Excelsior SL-10 微导管（Stryker）。
- 0.014英寸 Synchro 2 微导丝（Stryker）。
- 3.5 mm×5 mm×20 mm Barrel 瘤颈重建装置（Medtronic）。
- 多枚弹簧圈。
- 6F Angioseal 经皮血管封堵装置。

器械说明

Barrel 血管重建装置是一款新颖的支架，可用于辅助弹簧圈栓塞宽颈的分叉部动脉瘤。该患者有动脉瘤破裂史，本次又有新的动脉瘤形成，应当积极治疗。6F 导引导管超选进入颈内动脉，在放大的路图下，0.021英寸的微导管超选进入 M2 下干并释放 Barrel 装置。该装置以中央标记点围绕瘤颈的方式释放。第二枚 0.0165英寸的微导管穿越支架超选进入瘤腔，并释放数枚弹簧圈最终将动脉瘤致密填塞。输送导丝通过电解方式解脱。

提示、技巧和避免并发症

- Barrel 装置是一种自膨式的、可完全回收的、激光雕刻的镍钛锗合金支架。该装置拥有一个凸起的中央部件，允许覆盖更大的瘤颈，还包含一个双螺旋铰链，使其能更贴合分叉部迂曲的血管解剖。它有12个铂金标记条带。近端的标记条带与推送导丝相连，后者用于在0.021英寸内径的微导管内将装置推送到预定的治疗位置。
- 使用 Barrel 装置时，有两种方法可用于动脉瘤的弹簧圈填塞，Jailing 技术，或者将弹簧圈微导管穿越支架进入瘤腔；这主要根据术者喜好来决定。

病例概览 病例 28.2 巨大的宽颈大脑中动脉瘤：瘤颈重建（Barrel）

- 79岁男性，因突发头痛、恶心和呕吐至急诊就诊。神经系统功能检查正常。既往高血压、高脂血症、冠心病和溃疡性结肠炎病史。目前用药包括阿司匹林和氯吡格雷。
- CT 正常。CTA 显示右侧 MCA 一枚巨大的宽颈动脉瘤。

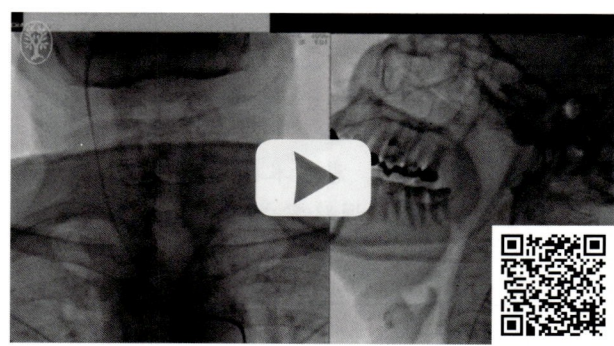

视频 28.2 瘤颈重塑装置辅助栓塞治疗复杂的 MCA 动脉瘤。

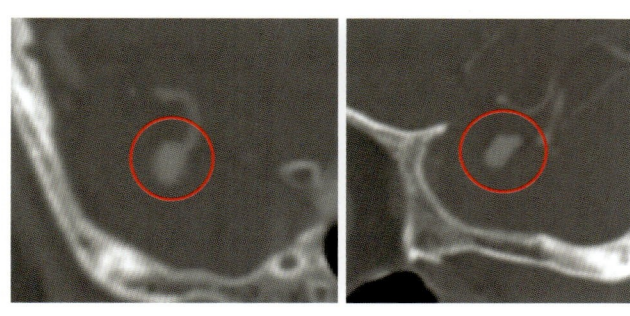

图 28.2a　CTA 显示右侧 MCA 动脉瘤。

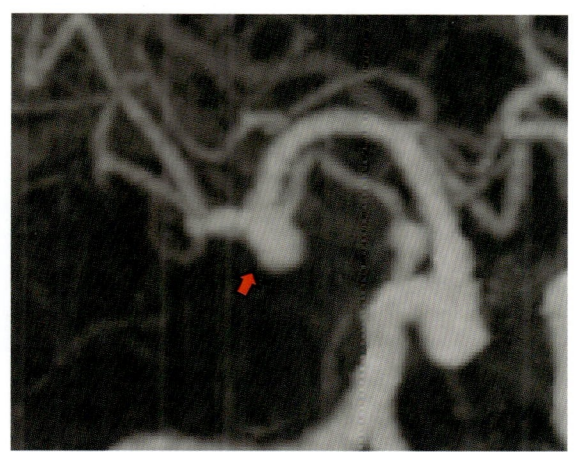

图 28.2b　CTA 三维重建显示右侧 MCA 动脉瘤。

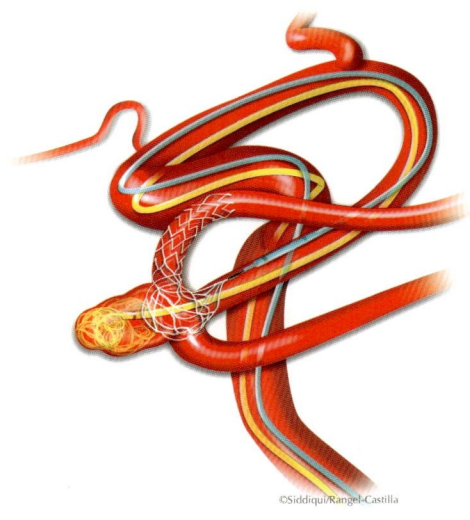

图 28.2c　示意图演示 Barrel 瘤颈重建装置和弹簧圈治疗宽颈 MCA 动脉瘤。

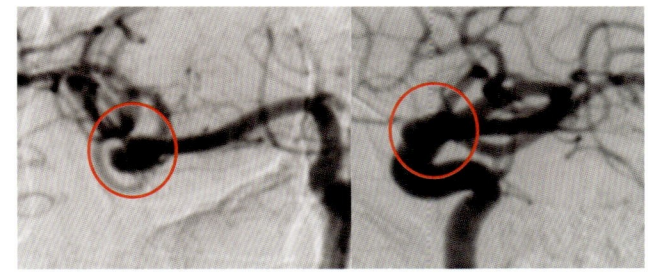

图 28.2d　正侧位造影显示右侧 MCA 动脉瘤。

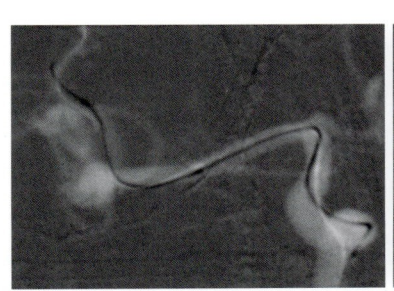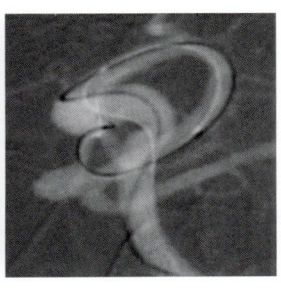

图 28.2e　支架微导管超选进入 M2。

图 28.2f　Barrel 装置释放。远端标记点（绿色），中间标记点（白色），以及近端标记点（红色）。

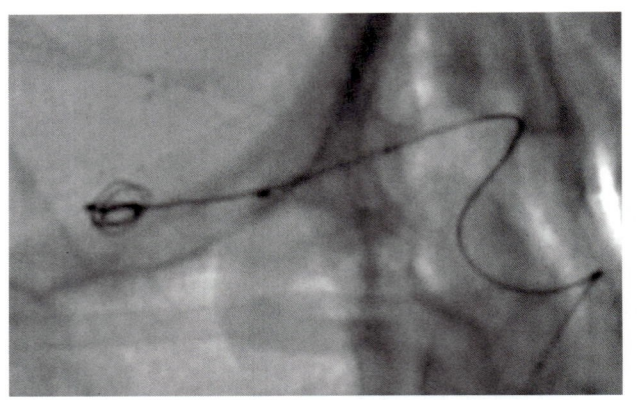

图 28.2g 弹簧圈填塞。

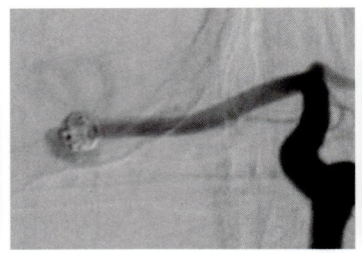

图 28.1h 动脉瘤完全闭塞。

手术过程

该患者采用瘤颈重塑装置和弹簧圈治疗右侧宽颈 MCA 动脉瘤。患者继续原本用药，每日服用阿司匹林 325 mg 和氯吡格雷 75 mg。手术在清醒麻醉下通过右侧股动脉通路完成。术中使用 4 500 单位的肝素将活化凝血时间维持在 250 秒以上。

器械清单

- 股动脉通路。
  - 微创穿刺套件 2 个。
  - 6F 血管鞘。
- 0.035 英寸超滑导丝。
- Benchmark 071 导引导管（Penumbra）。
- 0.021 英寸 Prowler Select LP ES 微导管（Codman）。
- 0.016 5 英寸 Excelsior SL - 10 微导管（Stryker）。
- 0.014 英寸 Synchro 2 微导丝（Stryker）。
- 3.5 mm×5 mm×20 mm Barrel 瘤颈重建装置（Medtronic）。
- 多枚弹簧圈。
- 6F Angioseal 经皮血管封堵装置。

器械说明

宽颈的 MCA 动脉瘤可以采用手术夹闭、Y 型支架辅助或者瘤颈重建装置来治疗。由于患者的基础疾病以及 Y 型支架的复杂性和较高的风险，前两者都被排除了。该患者采用 Barrel 支架辅助栓塞治疗。6F 导引导管超选进入颈内动脉，在放大的路图下将 0.021 英寸的微导管超选进入 M2 上干。瘤颈累及了 M2 上干。推进并释放 Barrel 装置；中央部件的标记点围绕着瘤颈。第二枚 0.016 5 英寸的微导管超选穿越支架进入瘤腔。数枚弹簧圈被填塞进入瘤腔最终达到致密栓塞。最后，电解方法解脱装置。

提示、技巧和避免并发症

- Barrel 血管重建装置的设计与支架辅助栓塞相似，通过支架来限制弹簧圈，同时保证分支动脉的通畅。Barrel 通过中央部件疝入瘤颈的方式缩小瘤颈，同时限制弹簧圈疝出瘤腔。
- Barrel 装置的效果可以模拟 Y 型支架。通过一个装置同时保护与分叉部动脉瘤相关的两支载瘤动脉。

- 装置的尺寸选择应综合考虑近端和远端的血管直径；而且最重要的是，Barrel 的直径和长度应当与载瘤动脉分支开口-对侧瘤颈/载瘤动脉结合部之间的距离相匹配。如果尺寸选择不当，可能无法覆盖住整个瘤颈，或因为不稳定而导致装置移位。

病例概览　病例 28.3　增大的宽颈基底动脉尖动脉瘤：瘤颈重建（Barrel）

- 47 岁男性，5 年前因前交通动脉瘤破裂接受治疗。当时发现另一枚基底动脉尖（BA）动脉瘤，采取保守治疗。患者从蛛网膜下腔出血中完全恢复。此后失访，本次因头痛就诊。既往有高血压和吸烟史。神经系统检查无异常。
- CT 正常。CTA 显示增大的 BA 动脉瘤。

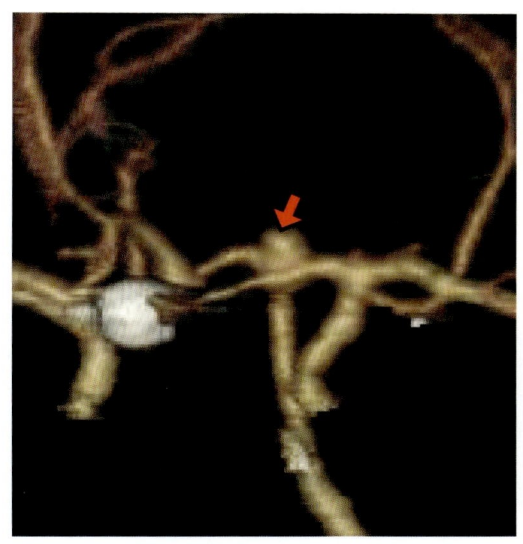

图 28.3a　最初的 CTA 显示小型的 BA 动脉瘤。

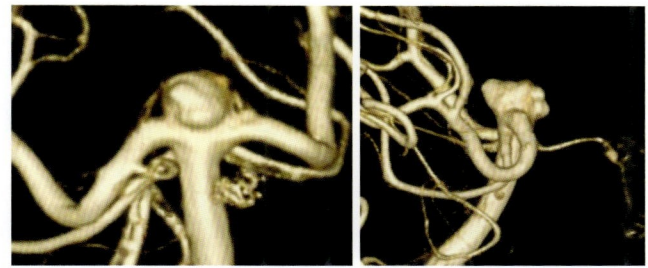

图 28.3b　目前的 CTA 三维重建显示 BA 动脉瘤明显增大。

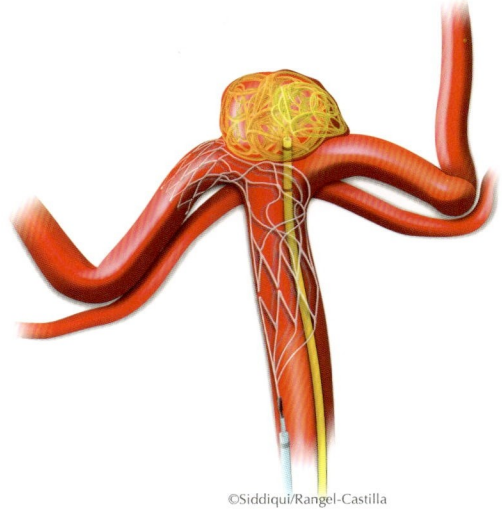

图 28.3c　示意图演示 Barrel 瘤颈重建装置和弹簧圈治疗增大的宽颈 BA 动脉瘤。

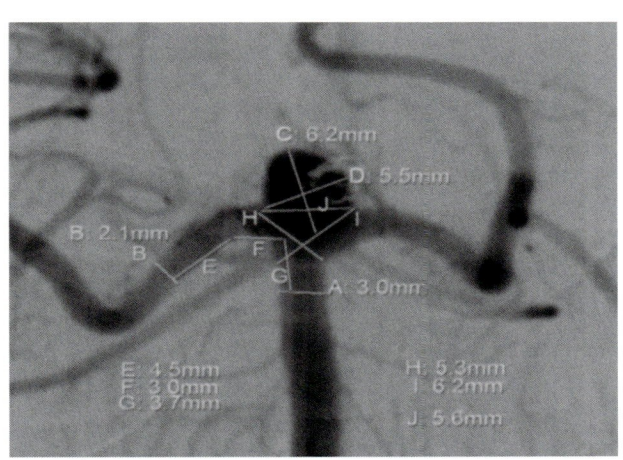

图 28.3d　测量 BA 动脉瘤尺寸以选择合适的 Barrel。

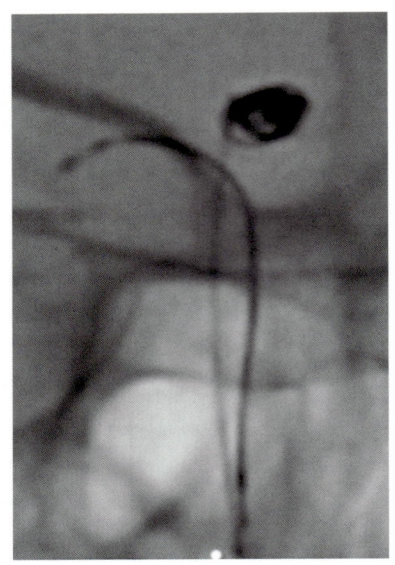

图 28.3e 支架和栓塞微导管到位,准备释放。

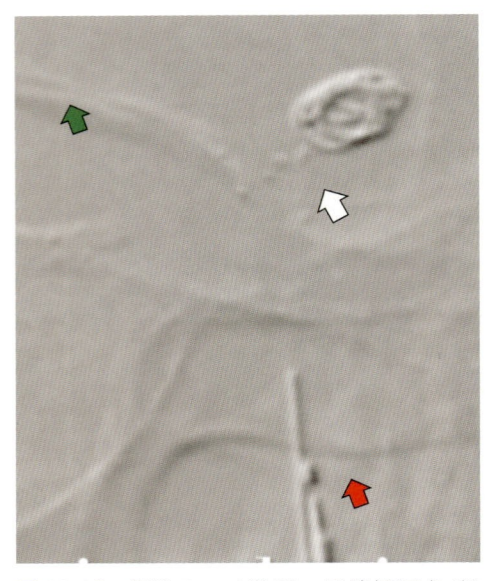

图 28.3f 释放 Barrel 装置。远端标记点(绿色),中间标记点(白色)以及近端标记点(红色)。

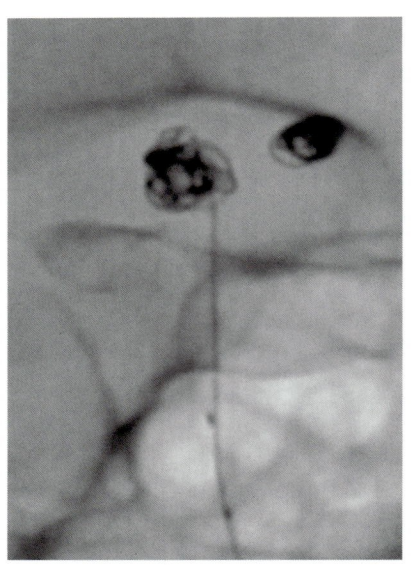

图 28.3g 填塞弹簧圈。右侧的是既往治疗中填入其他动脉瘤腔内的弹簧圈。

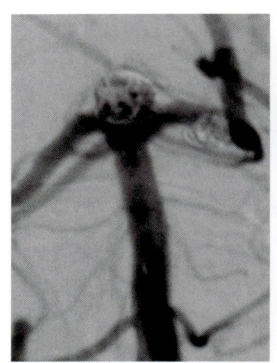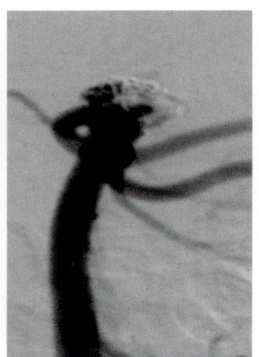

图 28.3h 动脉瘤闭塞(Raymond-Roy 2 级)。

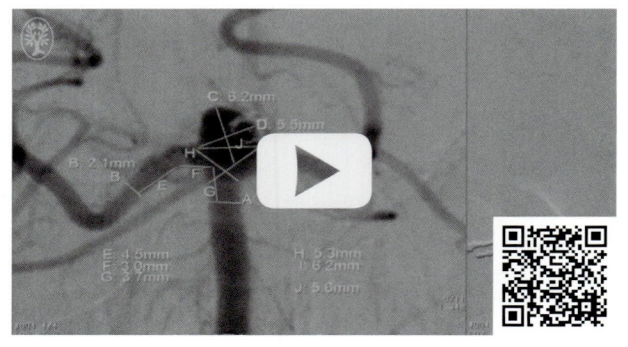

视频 28.3 瘤颈重塑装置辅助弹簧圈栓塞基底动脉尖动脉瘤。

> **手术过程**
>
> 该患者采用瘤颈重塑装置和弹簧圈治疗基底动脉尖动脉瘤。患者术前每日服用阿司匹林 325 mg 和氯吡格雷 75 mg,持续 7 天。手术在清醒麻醉下通过右侧股动脉通路完成。术中使用 4 500 单位的肝素将活化凝血时间维持在 250 秒以上。

器械清单

- 股动脉通路。
  - 微创穿刺套件 2 个。
  - 6F 血管鞘。
- 0.035 英寸超滑导丝。
- Benchmark 071 导引导管(Penumbra)。
- 0.021 英寸 Prowler Select LP ES 微导管(Codman)。
- 0.016 5 英寸 Excelsior SL-10 微导管(Stryker)。
- 0.014 英寸 Synchro 2 微导丝(Stryker)。
- 3.5 mm×5 mm×20 mm Barrel 瘤颈重建装置(Medtronic)。
- 多枚弹簧圈。
- 6F Angioseal 经皮血管封堵装置。

器械说明

本例的宽颈 BA 动脉瘤非常适合 Barrel 瘤颈重建装置和弹簧圈栓塞。其他选项包括手术夹闭和 Y 型支架。6F 导引导管进入左侧椎动脉 V3 段。路图下 0.021 英寸的微导管超选进入右侧大脑后动脉(PCA)。第二枚 0.016 5 英寸的微导管超选进入动脉瘤。Barrel 装置推进右侧 PCA 并释放,锁定栓塞微导管于瘤腔内。在这个病例中,装置可以被释放在任意一侧的 PCA,因为动脉瘤位于中间对称位置。填塞多枚弹簧圈,最终达到致密栓塞。

提示、技巧和避免并发症

- Barrel 血管重建装置(VRD)临床试验是一项前瞻性的、多中心的、上市后的观察性研究,主要评价其在治疗分叉部宽颈动脉瘤的疗效和安全性。总共纳入 19 位患者的 19 个动脉瘤。成功的动脉瘤治疗标准是 Raymond-Roy 闭塞分级 1 或 2 级而不需二次治疗,无大于 50% 的载瘤动脉狭窄,12 个月内无目标动脉瘤的破裂,这一指标达成率为 78.9%(15/19,12 个完全闭塞,3 个瘤颈残留)。12 个月时有 1 个(5.3%)发生严重的卒中[J Neurointerv Surg. 2018;10(10):969-974]。
- 不像侧壁型动脉瘤,通过单纯的弹簧圈填塞来治疗复杂的分叉部宽颈动脉瘤是困难的。对这些动脉瘤的弹簧圈填塞,需要 Y 型或 X 型的支架辅助,发生手术相关永久性神经功能障碍的概率是 10%(AJNR Am J Neuroradiol. 2014;35:2153-2158)。

病例概览 | 病例 28.4 宽颈的基底动脉尖动脉瘤:瘤颈重建(T 型 PulseRider)

- 68 岁男性,因鼻窦炎检查发现巨大的颅内动脉瘤。既往有高血压、糖尿病、冠心病、外周动脉疾病、房颤和严重的 COPD 病史。患者曾接受右侧股动脉搭桥/支架手术,最近进行了左侧髋关节置换术。近期因深静脉血栓和肺栓塞入院接受过治疗。目前用药包括阿司匹林和氯吡格雷。
- CTA 显示一枚巨大的基底动脉尖(BA)动脉瘤。
- 该动脉瘤采用瘤颈重建装置辅助弹簧圈栓塞治疗。

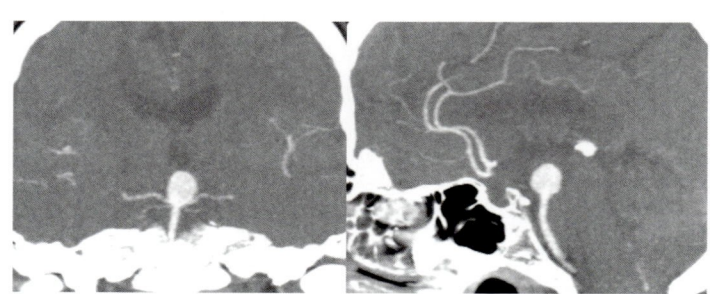

图 28.4a　CTA 显示宽颈 BA 动脉瘤。

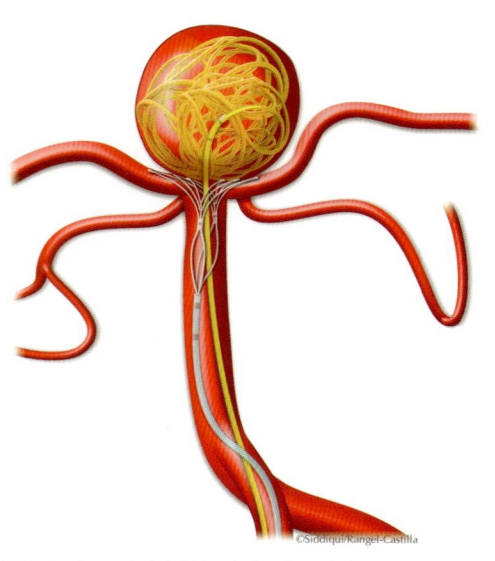

图 28.4b　示意图演示瘤颈重建装置（PulseRider）和弹簧圈治疗宽颈 BA 动脉瘤。

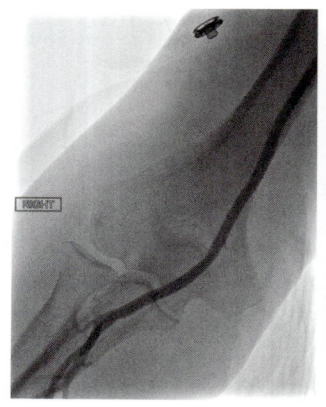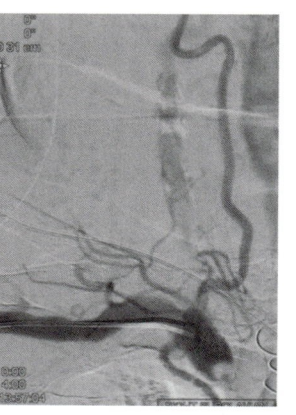

图 28.4c　桡动脉通路。

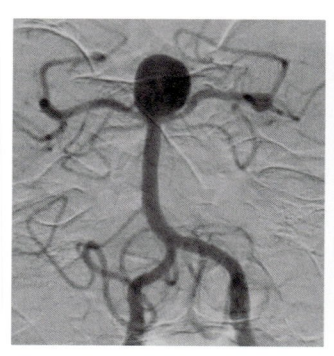

图 28.4d　宽颈 BA 动脉瘤。

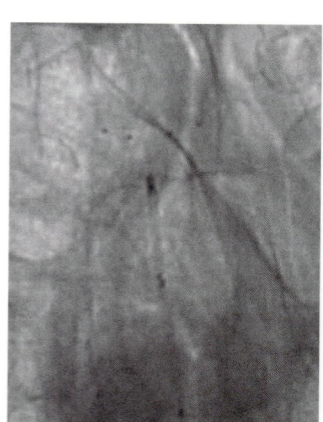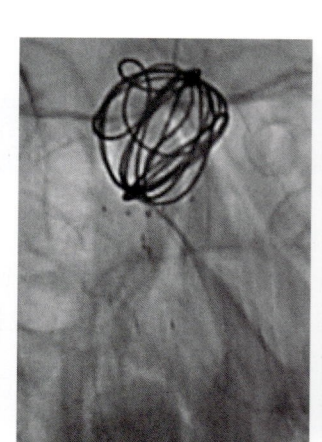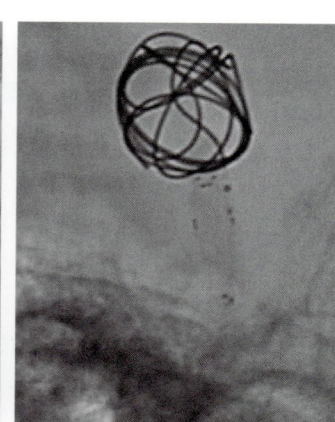

图 28.4e　释放 T 型的 PulseRider。

图 28.4f　正侧位造影显示 PulseRider 装置和弹簧圈。

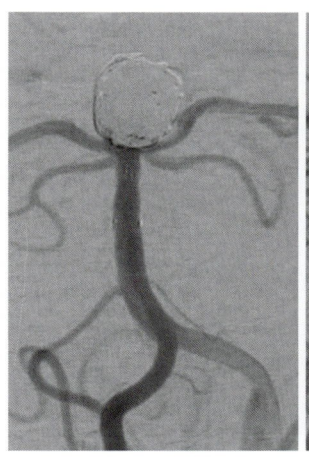
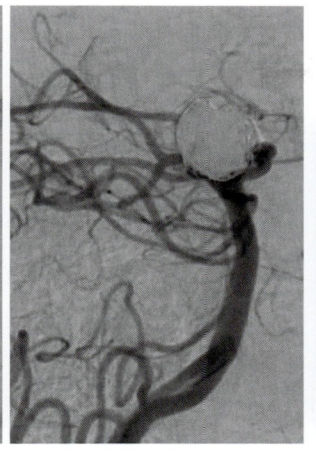
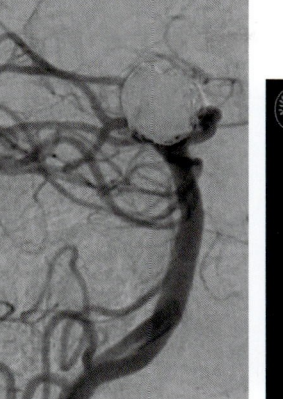

图 28.4g　动脉瘤完全闭塞。

视频 28.4　瘤颈重塑装置辅助弹簧圈栓塞治疗基底动脉尖动脉瘤。

手术过程

该患者采用瘤颈重塑装置（PulseRider）和弹簧圈治疗基底动脉尖的宽颈动脉瘤。患者继续原本用药，每日服用阿司匹林 325 mg 和氯吡格雷 75 mg。手术在清醒麻醉下通过右侧桡动脉通路完成。术中使用 5 000 单位的肝素将活化凝血时间维持在 250 秒以上。

器械清单

- 桡动脉通路。
  - 微创穿刺套件。
  - 6F 血管鞘。
- 0.035 英寸超滑导丝。
- Benchmark 071 导引导管（Penumbra）。
- 0.021 英寸 Prowler Select LP ES 微导管（Codman）。
- 0.016 5 英寸 Excelsior SL-10 微导管（Stryker）。
- 0.014 英寸 Synchro 2 微导丝（Stryker）。
- 3.5 mm×10.6 mm 瘤颈重建装置 PulseRider（Cerenovus）。
- 多枚弹簧圈。
- 6F Angioseal 经皮血管封堵装置。

器械说明

PulseRider 是治疗宽颈分叉部动脉瘤的一种新型装置。它有"T"和"Y"两种形状。该病例我们选择 T 型装置，因为双侧大脑后动脉（PCA）与基底动脉之间的夹角小于 90°。穿刺右侧桡动脉置 6F 鞘。导引导管超选进入右侧椎动脉的 V3 段。0.021 英寸的微导管在微导丝支撑下进入动脉瘤；将导丝换成 PulseRider。推出装置的同时缓慢回撤微导管；装置的 2 枚支撑臂置于双侧 PCA。装置完全推出后近端锚定于基底动脉内。另一枚 0.016 5 英寸的微导管穿越支架进入瘤腔。我们建议一名术者稳住装置，由另一位术者操控第二枚微导管超选进入动脉瘤和填塞弹簧圈。一旦动脉瘤达到完全闭塞，维持装置于合适的位置，以电解方式进行解脱。

提示、技巧和避免并发症

- 制订释放计划时，应当综合考虑动脉瘤、载瘤动脉和分支动脉的解剖结构。
- 血管迂曲时 PulseRider 很难操控和输送。最容易的是基底动脉，在颈内动脉分叉部、大脑中动脉（MCA）以及前交通动脉（ACoA）等部位则更为困难。
- 分支血管的构型是至关重要的。除了角度用于选择 T 型或者 Y 型装置以外，高度是否对称也是很重要的。高度不同会带来真正的挑战，甚至装置都无法被输送。
- 分支是否共面也是很重要的，因为装置无法在矢状位上弯向第二个角度。而这在前交通和 MCA 分叉部更容易出现，带来巨大挑战。
- 最具有挑战性的是向下投射的角度，最常见于基底动脉和 PCA 之间。这种情况下，两个支撑臂都应释放于瘤腔内。而单纯瘤腔内释放的担忧与"冰淇淋技术"相似，这会将血流直接引导进入动脉瘤内。可以先将装置释放在瘤腔内，然后轻微回拉，直到获得满意的位置为止，如瘤外的稳定位置。

病例概览　病例 28.5　宽颈的基底动脉尖动脉瘤：瘤颈重建（Y 型 PulseRider）

- 66 岁女性，因偏头痛检查发现颅内动脉瘤。既往有高血压、冠心病史。目前用药包括阿司匹林和氯吡格雷。
- CTA 显示一枚巨大的基底动脉尖（BA）动脉瘤。
- 该动脉瘤采用瘤颈重建装置辅助弹簧圈栓塞治疗。

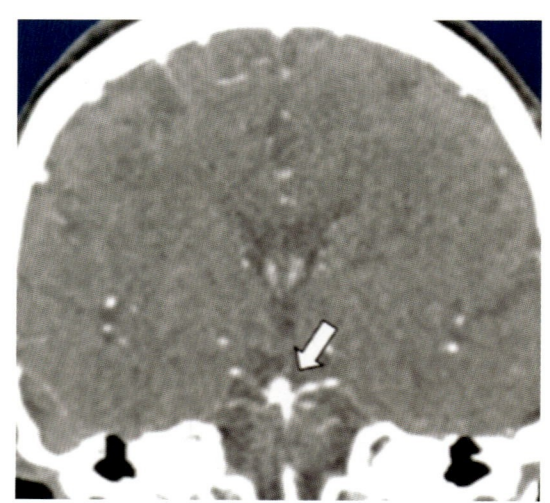

图 28.5a　CTA 显示 BA 动脉瘤。

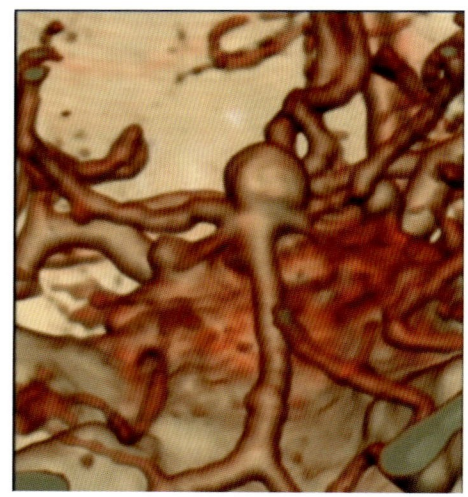

图 28.5b　CTA 三维重建显示 BA 动脉瘤。

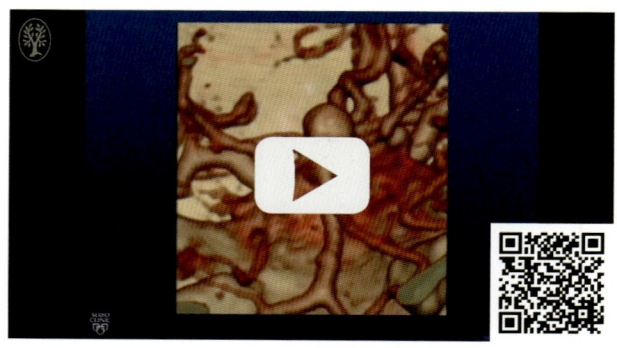

视频 28.5　瘤颈重建装置辅助弹簧圈栓塞治疗宽颈的基底动脉尖动脉瘤。

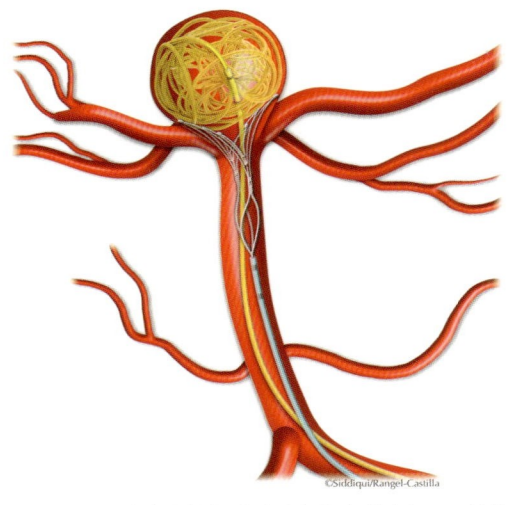

图 28.5c 示意图演示瘤颈重建装置（Y 型的 PulseRider）和弹簧圈治疗 BA 动脉瘤。

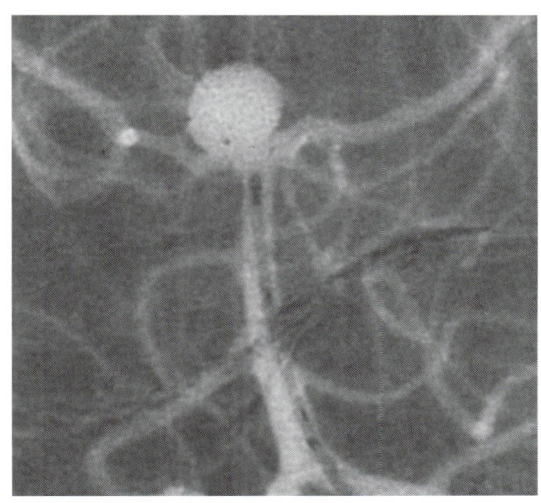

图 28.5d 失败的装置释放。装置不对称而且歪斜了。左侧 PCA 未得到保护。

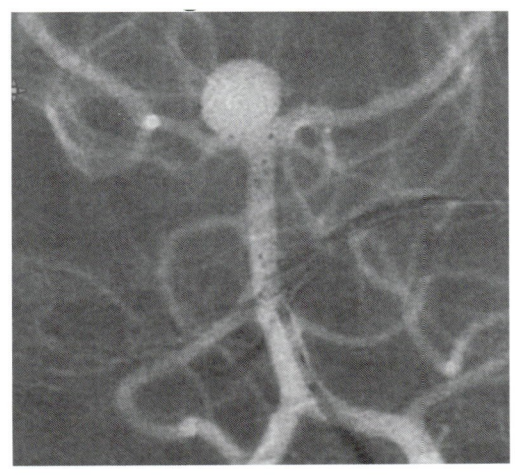

图 28.5e 动脉瘤内 Y 型的 PulseRider。

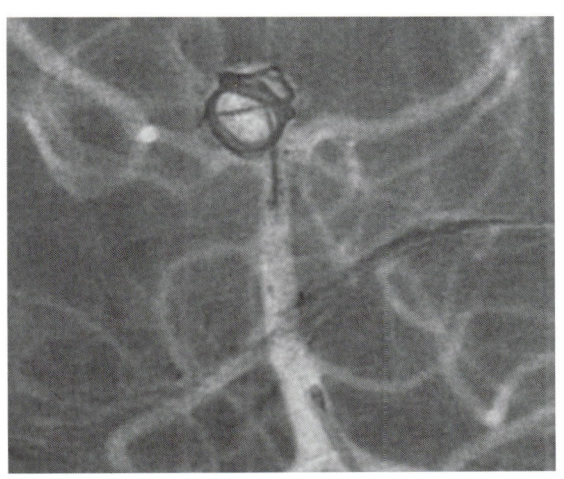

图 28.5f 第一枚成篮圈。

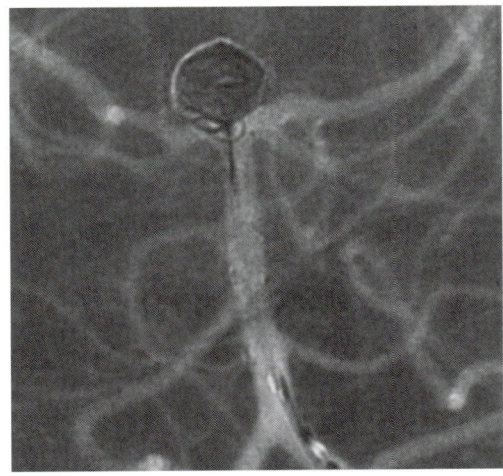

图 28.5g 继续填塞弹簧圈。

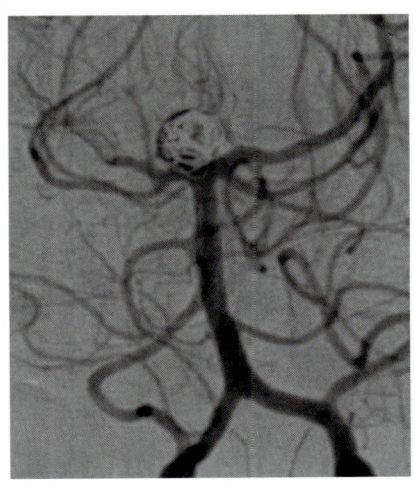

图 28.5h 动脉瘤完全闭塞。

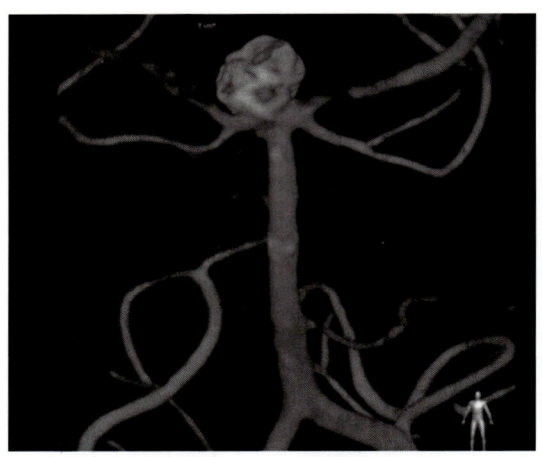

图 28.5i　6 个月的随访。动脉瘤完全闭塞。

手术过程

该患者采用瘤颈重塑装置（PulseRider）和弹簧圈治疗基底动脉尖的宽颈动脉瘤。患者继续原来用药，每日服用阿司匹林 325 mg 和氯吡格雷 75 mg。手术在全麻下通过右侧股动脉通路完成。术中使用 5 000 单位的肝素将活化凝血时间维持在 250 秒以上。

器械清单

- 桡动脉通路。
  - 微创穿刺套件。
  - 6F 血管鞘。
- 0.035 英寸超滑导丝。
- Benchmark 071 导引导管（Penumbra）。
- 0.021 英寸 Prowler Select LP ES 微导管（Codman）。
- 0.016 5 英寸 Excelsior SL-10 微导管（Stryker）。
- 0.014 英寸 Synchro 2 微导丝（Stryker）。
- 3.5 mm×10.6 mm 瘤颈重建装置 PulseRider（Cerenovus）。
- 多枚弹簧圈。
- 6F Angioseal 经皮血管封堵装置。

器械说明

在这个病例中，我们选择 Y 型装置，因为 2 枚大脑后动脉（PCA）与 BA 之间的夹角大于 90°，而且有可能要将装置释放于瘤内。导引导管超选进入左侧椎动脉 V3 段。0.021 英寸的微导管在微导丝支撑下超选进入动脉瘤；撤出微导丝，更换 Pulserider。推送装置的同时缓慢回撤微导管；2 枚支撑臂释放于瘤内。多次尝试将装置定位在 PCA 均失败。完全推出后将装置的近端锚定于基底动脉。一枚 0.016 5 英寸的微导管超选进入瘤腔。完成弹簧圈填塞后，维持装置与合适的位置，以电解方式解脱。只要瘤颈获得妥善保护，装置的支撑臂可以释放在载瘤动脉、动脉瘤内或兼而有之。

提示、技巧和避免并发症

- Pulserider 可以释放成三种构型：瘤腔外、瘤腔内或者兼而有之。瘤腔外的好处更多。因为另外两种构型会在瘤颈处形成一个残腔，因为装置的支撑臂拱起，会阻挡弹簧圈进入这个角落。
- 动脉瘤与载瘤动脉之间的成角是非常重要的，因为装置默认是没有角度的。有些角度可以容忍，但直的是最理想的。一般来说，BA 和颈内动脉分叉部是理想的，因为与其他部位相比，这些地方很少或几乎没有角度。
- 该装置对于指向上方的动脉瘤是非常理想的，但前向或后向者则要困难得多。因为装置总是默认朝上，因此对其他指向的动脉瘤，达到理想的瘤颈覆盖是充满挑战的。有时瘤颈的中心区域也无法覆盖。
- 装置脱垂可能是个麻烦。笔者推荐成功填塞弹簧圈后再解脱装置。过多的弹簧圈可能导致装置脱垂至真正的瘤颈下方，进入载瘤动脉。在释放弹簧圈的过程中，在 PulseRider 上施加前向的张力，可以降低这种风险。

29 液体栓塞剂治疗动脉瘤
Aneurysm Embolization with Liquid Embolic Agents
Gary B. Rajah and Leonardo Rangel-Castilla

概 述

液体栓塞剂包括非黏性的 Onyx[乙烯-乙烯醇共聚物（Medtronic）]、黏性的 N-丁基-2-氰基丙烯酸酯[NBCA（Trufill，DePuy Synthes）]和新上市的沉淀疏水注射剂[PHIL（MicroVention）]。大多数情况下，液体栓塞剂只用于极远端和（或）感染性动脉瘤的血管内治疗。由于其感染性的病因，霉菌性动脉瘤主要累及大脑中动脉和大脑前动脉的远端。霉菌性或感染性动脉瘤易破且常多发，但较小且常呈梭形。保守治疗包括足疗程的抗生素和 CTA 或 DSA 动态随访。然而，新近研究表明，霉菌性动脉瘤的出血率高达 60%，其中 57% 的患者罹患脑梗死。此外，始于 2018 年的一项研究表明，只有 25% 的霉菌性动脉瘤会在抗生素治疗后消退，在 36 天的中位随访期内，36% 的患者会出现动脉瘤增大或增多。所有这些研究都促使作者建议对这些病灶（尤其是直径大于 6 mm 时）优先进行外科治疗或血管内治疗。一般来说，治疗方式应根据临床表现来决定，如是否大量出血或伴周围脓肿而需手术清除。鉴于感染会浸润整个血管壁使其变得极其脆弱，复合治疗会更有帮助，即先进行血管内的弹簧圈栓塞，再通过外科手术清除具有占位效应的病灶。而更近心端的梭形动脉瘤，则需在塑形夹闭和孤立联合搭桥两种术式间进行权衡和取舍。然而这些患者往往病情更严重，通常刚接受开放性的心脏瓣膜置换手术，这种情况下血管内治疗更具优势。一项纳入 86 例霉菌性动脉瘤血管内治疗病例的荟萃分析报道了 95.3% 的闭塞率、7.9% 的复发率和 5.8% 的再出血率。长期随访神经功能预后良好率（mRS 评分小于 2 分）为 68%，手术相关致残率为 12.6%。

血管畸形团内的动脉瘤是另一种需采用液体栓塞剂治疗的动脉瘤。这种动脉瘤会显著增加动静脉畸形的破裂危险。一项研究表明，畸形团内动脉瘤在动静脉畸形中的发生率达 12%。

适应证

液体栓塞剂是治疗远端非功能区动脉瘤的理想选择，例如大脑中动脉或大脑前动脉区域的霉菌性动脉瘤。此外，这种材料也可用于头颈部引起鼻衄或口咽部出血之假性动脉瘤的治疗。最后，液体栓塞剂也可用于动静脉畸形供血动脉之动脉瘤，以及畸形团内动脉瘤的治疗。

神经血管解剖

因为霉菌性动脉瘤通常位于脑动脉之远端，需建立长程的微导管通路，这使得在诊断性造影中对血管迂曲和狭窄程度的评估显得尤为重要。3 型弓者可能需要考虑其他治疗通路。由于病灶非常脆弱且可能累及邻近血管，软导丝是必需之选从而降低刺破血管的风险。功能区病灶[如左侧岛盖（M3 段）或运动区（M4、M5）]无疑会给临床决策带来挑战。在针对这些病灶的血管内栓塞之前，应当先使用异戊巴比妥和利多卡因进行超选择性的 Wada 试验或者球囊闭塞试验。远端通路导管（DAC，Stryker）尤其适用于远端大脑循环的通路建立。

围手术期药物处理

术中全身肝素化，目标是活化凝血时间为250～300秒。Wada试验中使用异戊巴比妥和利多卡因。

具体技术和关键步骤

（1）如有可能，采用股动脉通路。透视下通过与股骨头的位置关系确认导丝位置后，6F扩张器扩张皮肤，根据血管迂曲度及双轴或三轴系统选用6F或8F血管鞘。

（2）根据动脉瘤的位置，将导引导管置入颈内动脉或椎动脉。

（3）先进行初始的正侧位造影（图29.1～图29.4，视频29.1～视频29.4）以及斜位的工作角度造影。三维旋转造影是很有帮助的。

（4）鉴于霉菌性动脉瘤的远端位置，三轴系统有助于提供更好的支撑（视频29.1～视频29.4）。

（5）微导管和微导丝的组合有助于将中间导管推送至远端目标位置，尤其是A1段或M1段。

（6）中间导管在微导丝的支撑下推进至MCA的M2或ACA的A2、A3段（DAC或Sofia，MicroVention）。

（7）如选择Onyx作为栓塞材料，应将二甲基亚砜（DMSO）兼容的微导管推送至尽可能接近动脉瘤的位置（图29.1～图29.4，视频29.1～视频29.4）。如果病灶位于功能区，应当先使用异戊巴比妥和利多卡因进行超选择性的Wada试验。通过微导管先注射不含防腐剂的利多卡因（30 mg），然后注射异戊巴比妥（75 mg）。两种药物都应单独和缓慢地推注（30～60秒）。进行神经系统功能检查以评估语言和运动功能。

（8）如需进行栓塞，DMSO必须以0.1 mL/min的速度来充盈微导管的无效腔，然后用同样的速度推注Onyx-18或-34。使用空白路图技术（图29.1～图29.4，视频29.1～视频29.4）。如使用的是NBCA，微导管必须在栓塞后的数秒钟之内就拔出，而其不同的黏滞性可以通过NBCA和碘油的不同比例混合来实现。注射NBCA之前应先用5%葡萄糖水来冲洗碘造影剂。

（9）栓塞后复查造影。如果Onyx反流导致微导管粘连，DAC有时可用来提供反向牵引力；针对这些远端位置，有时会选择带有可解脱头端的微导管。

器械选择

以下是液体栓塞剂治疗远端霉菌性动脉瘤的常用器械。

- 6～8F鞘。
- 90～100 cm的6F导引导管（Neuron或Neuron MAX 90 cm导引导管，Penumbra；Envoy，Synthes；或者Benchmark 0.071英寸导引导管，Penumbra）。
- 0.044～0.058英寸的中间导管（Sofia，MicroVention；DAC，Navien，Medtronic；Catalyst 5，Stryker）。
- 兼容DMSO的0.016英寸微导管（如Headway Duo，MicroVention；SL-10，Stryker；或头端可解脱微导管，Apollo，Medtronic）。
- 0.014英寸的微导丝（Synchro 2，Stryker）。
  - 如果BOT是有必要的（可选择），可在较大的MCA血管内使用4 mm×10 mm的Scepter XC球囊导管（MicroVention）并通过双腔的Scepter XC微导管注射Onyx，但应谨记这款产品比Headway Duo更硬。
  - DMSO，消毒的1 mL注射器（Onyx套装）和用于微量注射或超选择性Wada试验的Medallion注射器（Merit Medical）。
  - 不含防腐剂的利多卡因和异戊巴比妥。
  - Onyx 18或34。
  - 持续的肝素盐水滴注。

注意点

- 对于霉菌性动脉瘤，如选择保守治疗，应每周或每2周复查CTA或DSA以监测病灶的生长变化。
- 对于病情严重无法耐受开放手术，又必须保护载瘤动脉的患者，单纯弹簧圈栓塞、支架辅助栓塞或者血流导向装置都有成功救治的报道。然而，支架辅助栓塞和血流导向装置都不是一线的治疗选择。
- 血管内治疗已经成为霉菌性动脉瘤的有效且安全的一线治疗选择。
- 栓塞后有必要进行复查（CTA或DSA）以确认有

无复发;磁共振也是有价值的,因为霉菌性动脉瘤可能引起脓肿和脑梗死。治疗前扫描获得基线MRI资料以明确目标区域是否已经发生脑梗死。
- 导管选择是至关重要的。对破裂动脉瘤,更软的微导管(如SL-10),可以给术者足够的可视性和触觉反馈,以时刻了解弹簧圈是否存在阻力过大需要重新释放。这可以有效防止术中破裂。
- 如果超选择性Wada试验呈阳性,强烈推荐选择保留载瘤动脉的替代方案。
- 霉菌性动脉瘤并非心脏瓣膜修复手术的禁忌证。

病例概览　　病例29.1　霉菌性大脑中动脉瘤:液体栓塞剂(n-BCA)

- 60岁女性,患有多发颅内动脉瘤,其中的骈周动脉瘤破裂出血并接受了介入治疗。住院期间合并细菌感染和败血症。最终她的神经系统功能完全恢复。数周后在常规CT平扫时发现左侧大脑中动脉区高密度病灶。
- CTA显示新发的左侧MCA动脉瘤,而在此前的影像学检查中并不存在。

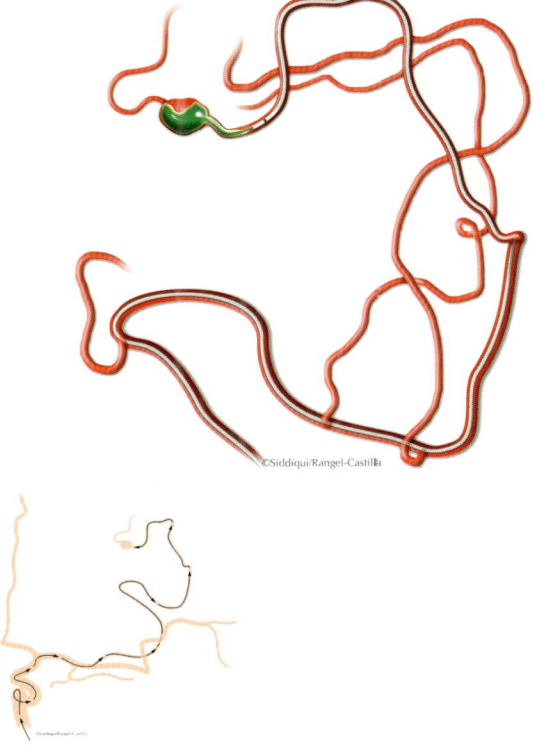

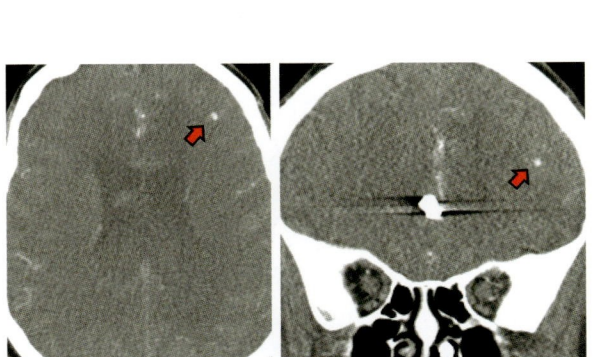

图29.1a　CTA显示左侧MCA远端新发的动脉瘤。

图29.1b　示意图演示n-BCA治疗MCA远端的霉菌性动脉瘤。小图,微导管进入MCA区域的轨迹。

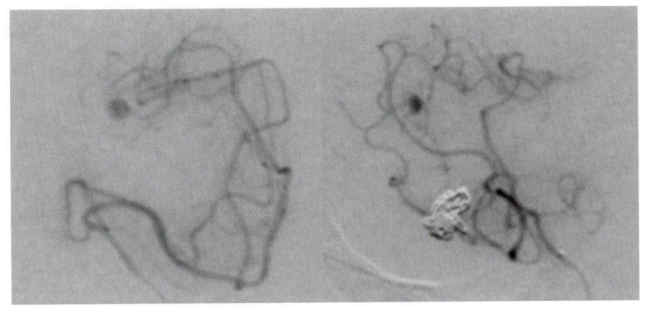

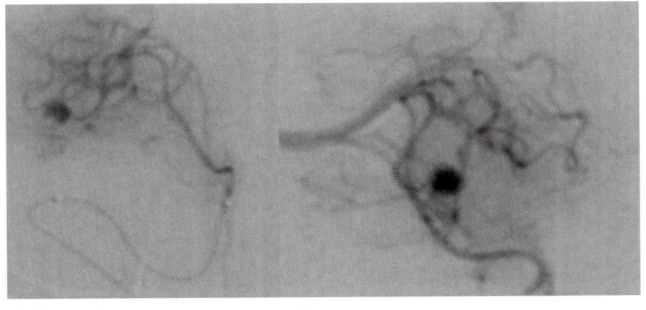

图29.1c　造影显示MCA远端的霉菌性动脉瘤。

图29.1d　远端造影以定位病变MCA分支。

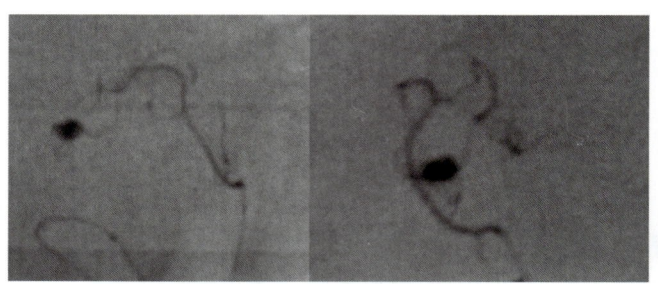

图 29.1e 极远端造影以定位病变 MCA 分支。

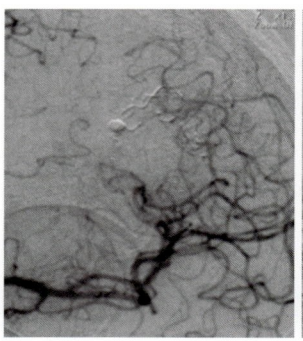 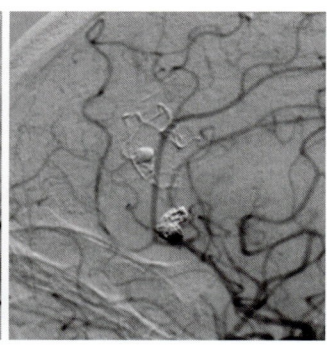

图 29.1f 注射 n-BCA 后动脉瘤完全闭塞。

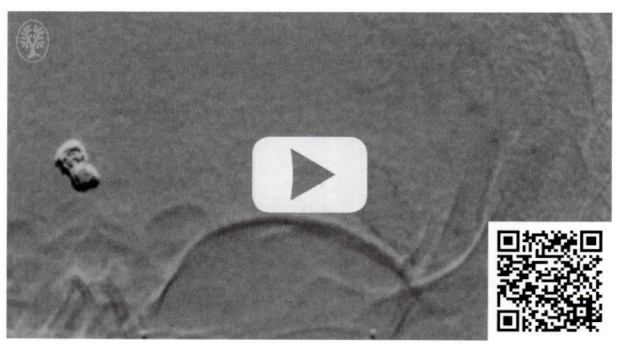

视频 29.1 液体栓塞剂治疗 MCA 霉菌性动脉瘤。

手术过程

该患者采用液体栓塞剂 n-BCA 治疗左侧 MCA 远端的霉菌性动脉瘤。手术在清醒镇静下通过右侧股动脉通路完成。术中使用 4 500 单位的肝素将活化凝血时间维持在 250 秒以上。

器械清单

- 股动脉通路。
  - 微创穿刺套件。
  - 6F 血管鞘。
- 0.035 英寸超滑导丝。
- Envoy XB DA 导引导管(Codman)。
- 0.016 5 英寸 Excelsior SL-10 微导管(Stryker)。
- 0.014 英寸 Synchro 2 微导丝(Stryker)。
- n-BCA 栓塞剂。
- 6F Angioseal 经皮血管封堵装置。

器械说明

所有霉菌性动脉瘤都应当及时接受治疗,因为其进展迅速且不稳定。6F 导引导管超选进入颈内动脉,在放大的路图下将 DMSO 兼容的 0.016 5 英寸的微导管超选进入 M2 上干。通过多次微导管造影来寻找确认发出动脉瘤的 MCA 分支。这枚 0.016 5 英寸的微导管无法推进到足够远端以直接进入动脉瘤。起初的计划是使用 Onyx,但术中发现微导管无法进一步推进,因此我们改变策略选择液体栓塞剂 n-BCA。先用葡萄糖溶液多次冲洗微导管清除管腔内血液后,注射 n-BCA 以闭塞动脉瘤和载瘤动脉。快速撤出微导管以防粘管。

提示、技巧和避免并发症

- 霉菌性或感染性动脉瘤都较小且位于 MCA 或 PCA 的远端。即使在抗生素治疗下仍有可能生长和破裂。出血风险可高达 50%,未破裂和破裂者的死亡率分别接近 30% 和 80%。
- 液体栓塞剂仍然是治疗颅内动脉瘤的安全有效的选择。当然,他们经常用于远端动脉瘤的治疗,因为载瘤动脉的栓塞也是这些疾病治疗策略的一部分。
- n-BCA 非常容易沉淀析出,哪怕只是接触了微量的血液成分。我们推荐准备和注射 n-BCA 之前更换手套,在另一个干净的表面进行准备工作,并在注射 n-BCA 之前用葡萄糖溶液反复冲洗微导管。

| 病例概览 | 病例 29.2　PICA 动脉瘤伴小脑 AVM：液体栓塞剂（Onyx） |

- 72 岁女性，因 4 天前冰面上滑倒后出现"有生以来最严重的头痛"而被送入急诊室。在急诊室内患者开始出现言语不利和意识水平改变。最终进行气管插管以保护气道。疼痛刺激时其四肢存在快速反应。既往有高血压和甲减病史。
- CT 显示脑室内出血和脑积水。CTA 显示小脑动静脉畸形伴小脑后下动脉（PICA）的血流相关性动脉瘤。
- 该患者进行了紧急的枕下去骨瓣减压和脑实质内血肿清除术。

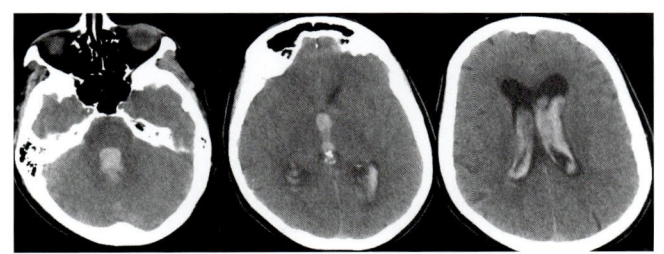

图 29.2a　初始 CT 显示脑室内出血和脑积水。

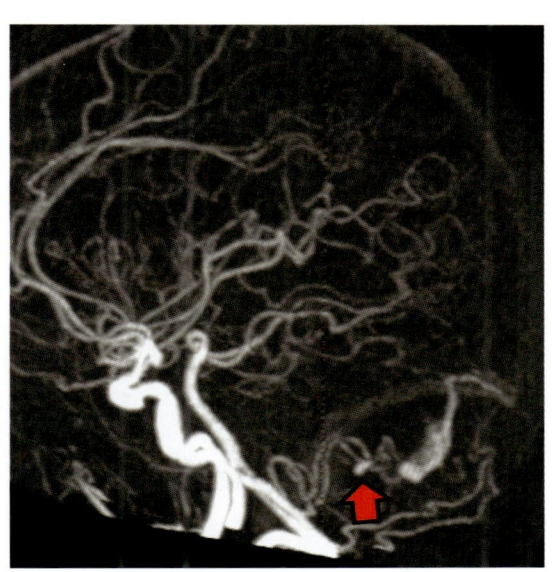

图 29.2b　CTA 显示小脑 AVM 和血流相关性 PICA 动脉瘤（箭头）。

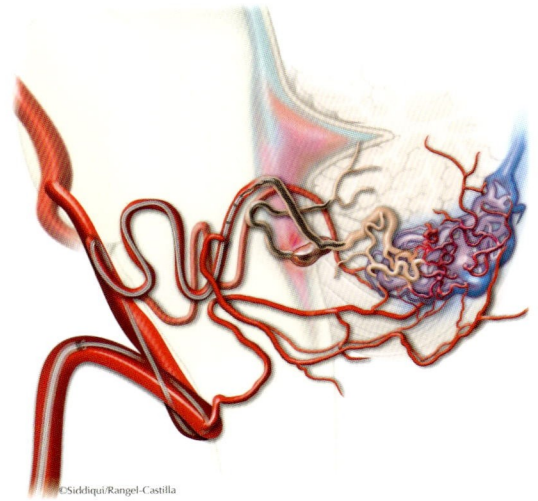

图 29.2c　示意图演示 Onyx 栓塞治疗与小脑 AVM 血流动力学相关的 PICA 动脉瘤。

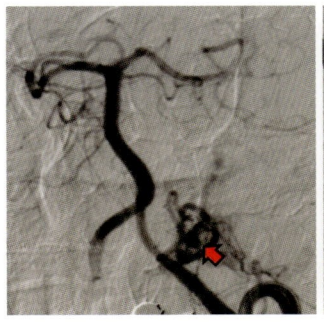 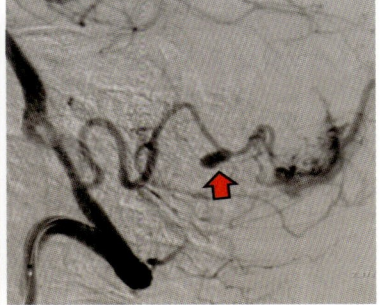

图 29.2d　造影显示血流相关性的 PICA 动脉瘤和小脑 AVM。

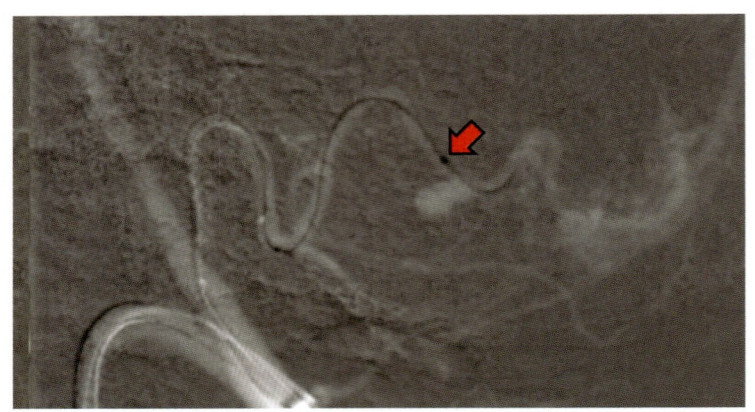

图 29.2e 微导管到达动脉瘤位置。

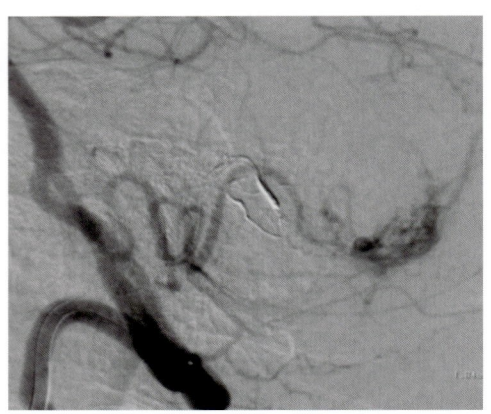

图 29.2f Onyx 栓塞后造影显示动脉瘤完全闭塞。

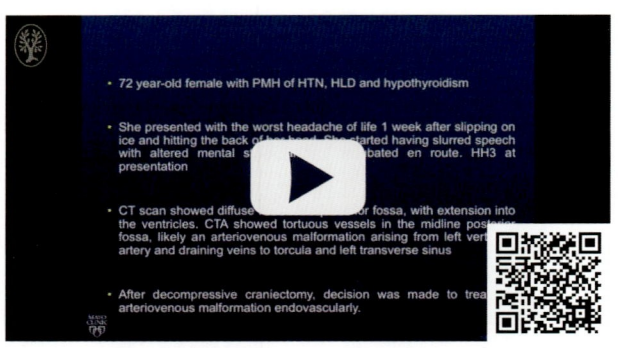

视频 29.2 液体栓塞剂治疗 AVM 相关的破裂动脉瘤。

手术过程

该患者采用液体栓塞剂 Onyx 治疗 PICA 动脉瘤。手术在枕下去骨瓣减压后立即进行，全麻下通过右侧股动脉通路完成。术中仅使用 3 000 单位的肝素。

器械清单

- 股动脉通路。
  - 微创穿刺套件。
  - 6F 血管鞘。
- 0.035 英寸超滑导丝。
- Envoy XB DA 导引导管（Codman）。
- 0.010 英寸 Synchro-10 微导丝（Stryker）。
- DMSO。
- Onyx 栓塞剂。
- 6F Angioseal 经皮血管封堵装置。

器械说明

该患者表现为脑室出血。根据血肿模式（微量小脑出血和单纯脑室出血），以及动脉瘤靠近四脑室，考虑出血为动脉瘤破裂所致。

导引导管置于左侧椎动脉，在放大的路图下将 DMSO 兼容的微导管经 PICA 超选进入动脉瘤。用 DMSO 缓慢灌洗微导管后注射 Onyx。最终达到远端载瘤动脉和动脉瘤闭塞的效果。

> **提示、技巧和避免并发症**
>
> - 与幕上相比,后颅窝 AVM 更容易破裂出血。荟萃分析显示 84% 的后颅窝 AVM 表现为出血,此后的 5 年内,每年出血率为 7.5%~11.6%。因此,幕下病灶的治疗显得更为迫切。
> - 供血动脉上的动脉瘤是 AVM 破裂和预后不良的独立预测因素,出血风险约为 6%。在某些病例中供血动脉上的动脉瘤就是初始出血的来源。当 PICA 作为后颅窝 AVM 的供血动脉时,在畸形团近心端形成的 PICA 动脉瘤据报道有极高的破裂出血风险。
> - 笔者倾向于采用介入的方法来治疗 AVM 相关的动脉瘤。建议采用简单的弹簧圈栓塞来治疗 Willis 环或近端血管上的动脉瘤,而对远端或靠近 AVM 的动脉瘤,则更倾向于选用液体栓塞剂进行血管内治疗。

病例概览 | 病例 29.3 超快速形成的 ACA 极远端霉菌性动脉瘤:液体栓塞剂(Onyx)

- 29 岁男性,因活动性心内膜炎行 CTA 筛查感染性动脉瘤。检查提示一枚右侧大脑中动脉(MCA)动脉瘤。诊断性脑血管造影提示 MCA 动脉瘤内的血流很慢,采用抗生素治疗。
- 该患者接受了心脏手术以更换感染的二尖瓣。直到术后 24 小时开始出现头痛之前,患者的神经系统功能正常。此后出现左侧轻偏瘫,进而昏迷,并出现左侧瞳孔散大固定,失去脑干反射。
- CT 显示进展性增大的右侧脑实质内血肿和脑室内出血。
- 该患者立即接受急诊右侧去骨瓣减压和血肿清除术。术中将右侧的 MCA 动脉瘤切除。出血靠近原本感染性动脉瘤的位置,但紧密相连的脑实质内却并无出血的证据。
- 术后患者情况稳定。患者瞳孔逐渐回缩,双侧瞳孔对称,对光反射存在。左侧肢体偏瘫,但右侧肢体可以定位。
- 术后复查的 CTA 显示新发的大脑前动脉(ACA)远端的感染性动脉瘤,而这在 3 天前的初始造影中是没有的。

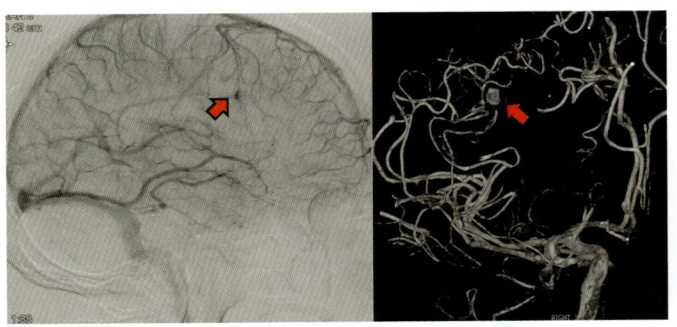

图 29.3a 最初的脑血管造影显示右侧 MCA 动脉瘤。采用抗生素治疗。

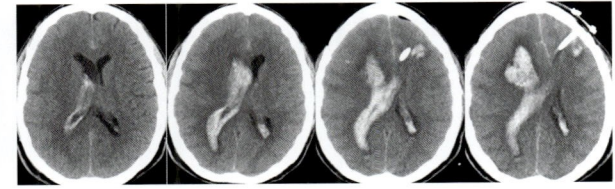

图 29.3b 连续的 CT 扫描显示颅内出血(ICH)快速进展。每次 CT 间隔 1 小时。患者被立即转送行急诊减压手术。

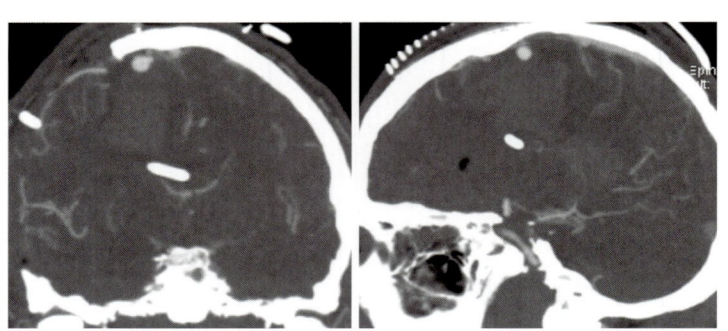

图 29.3c 术后 CTA 提示一个超快速形成的 ACA 远端感染性动脉瘤。

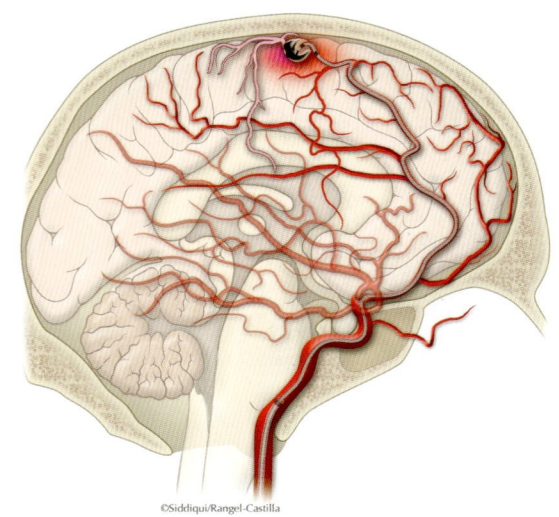

图 29.3d 示意图演示 Onyx 治疗 ACA 远端的动脉瘤。

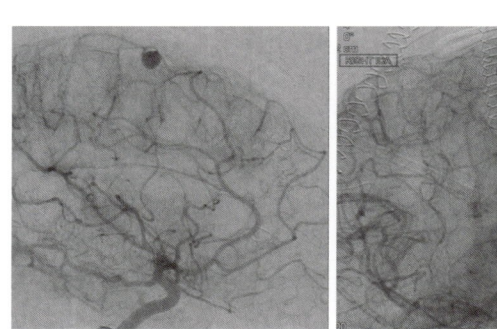

图 29.3e 脑血管造影显示 ACA 极远端的动脉瘤。

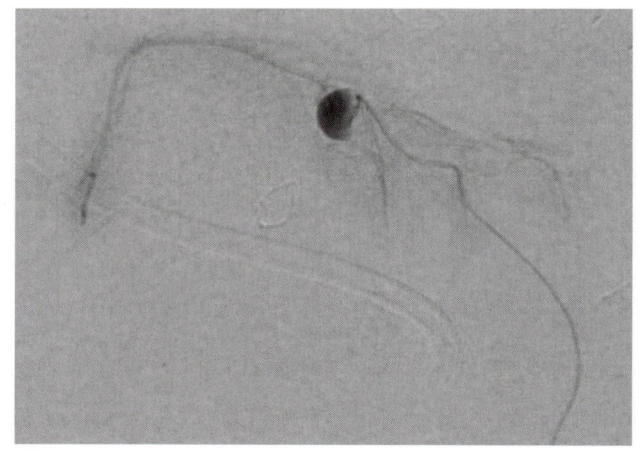

图 29.3f 微导管超选进入动脉瘤。

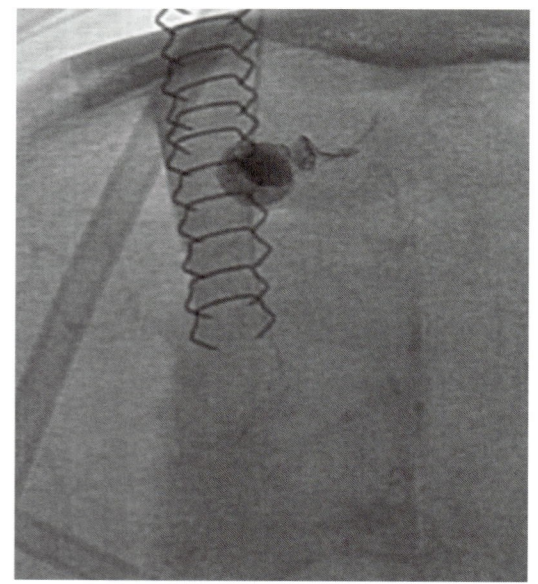

图 29.3g 动脉瘤腔内的 Onyx 铸型。

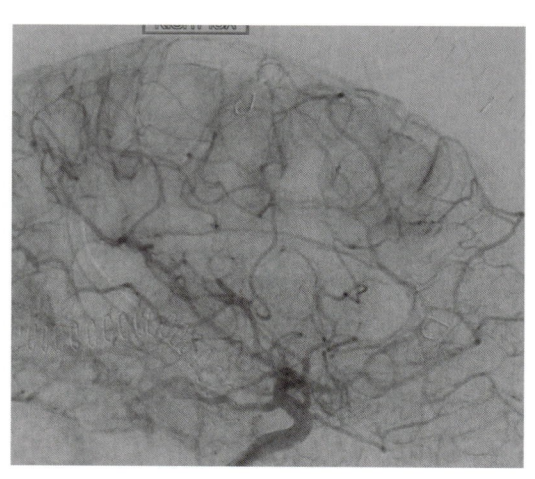

图 29.3h 动脉瘤完全闭塞。

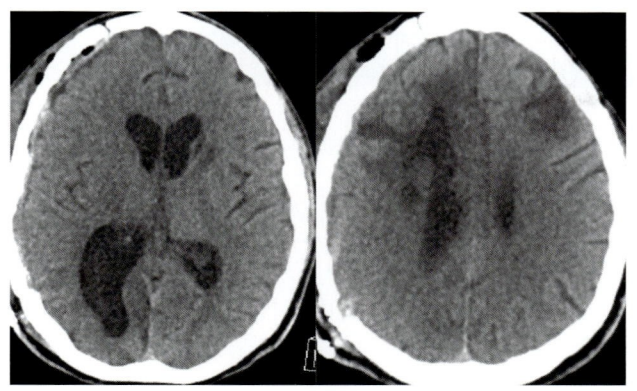

图 29.3i 4 周后的 CT。患者明显恢复。

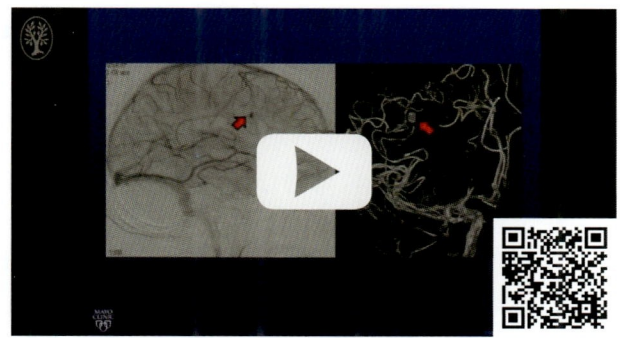

视频 29.3 液体栓塞剂治疗超快速形成的感染性动脉瘤。

> **手术过程**
>
> 该患者采用血管内 Onyx 栓塞治疗 ACA 远端的动脉瘤。手术在全麻下通过右侧股动脉通路完成。术中使用 4 000 单位的肝素。

> **器械清单**
>
> - 股动脉通路。
>   - 微创穿刺套件。
>   - 6F 血管鞘。
> - 0.035 英寸超滑导丝。
> - Envoy XB DA 导引导管（Codman）。
> - 0.017 英寸 Headway DUO 微导管（Microvention）。
> - 0.014 英寸 Synchro 2 微导丝（Stryker）。
> - DMSO。
> - Onyx 栓塞剂。
> - 6F Angioseal 经皮血管封堵装置。

> **器械说明**
>
> 超快速形成和破裂的感染性动脉瘤是不常见的。该患者在外科减压和血肿清除后立即进行血管内动脉瘤闭塞。因为第二枚动脉瘤直到术后复查 CTA 时才被发现，否则可以在血肿清除术中同期进行处理。6F 导引导管超选进入颈内动脉，在路图下，将 DMSO 兼容的微导管超选至远端 ACA 并进入动脉瘤。DMSO 和 Onyx 依次注射最终达到动脉瘤闭塞的目标。一小段载瘤动脉也一并闭塞以防复发。

> **提示、技巧和避免并发症**
>
> - 未破裂霉菌性动脉瘤的治疗一直存在争议，有人认为应接受药物治疗，有人支持外科或血管内治疗，因为这些动脉瘤进展快速而且比非感染性者更为脆弱。笔者倾向于选择外科夹闭或血管内治疗感染性动脉瘤。两者都是同样有效的。
> - 血管内弹簧圈或液体栓塞剂提供了微创治疗作为选择，因为这些患者可能由于菌血症或败血症导致血流动力学不稳定。此时，与外科切除或夹闭相比，这是更受欢迎且有效的选择。
> - 非常远端的感染性动脉瘤可能发自细小动脉，可能无法容纳栓塞微导管；然而，液体栓塞剂微导管（如 Apollo，Medtronic）可以轻松地进入这些小管径的动脉。

病例概览　　病例 29.4　新发的 AVM 病灶内的大脑前动脉瘤：n-BCA 栓塞

- 48 岁女性，因突发剧烈进展性头痛至急诊就诊。此后患者病情不断恶化，出现昏睡，进而昏迷并需要紧急气管插管。患者患有巨大的额叶动静脉畸形（AVM），已经接受了数次栓塞治疗。最近一次栓塞是在 4 周前。她的分期栓塞治疗计划需要数月时间来完成。
- CT 显示巨大的脑实质内出血和脑室出血。
- CTA 显示一个新形成的 AVM 畸形团内的动脉瘤，而这在 4 周前的血管造影中是没有的。

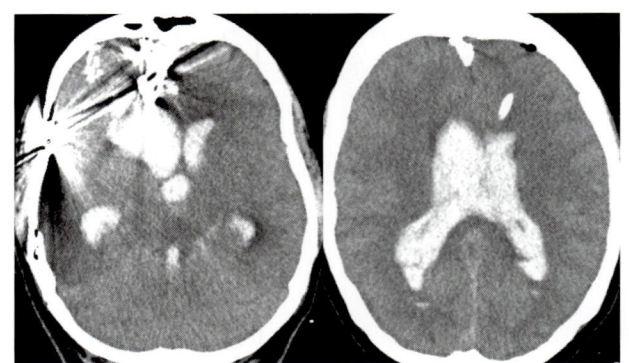

图 29.4a　首次 CT 显示大量的脑室出血。

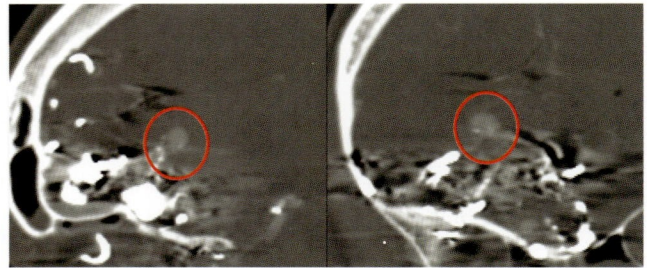

图 29.4b　随后的 CTA 显示新发的动脉瘤。

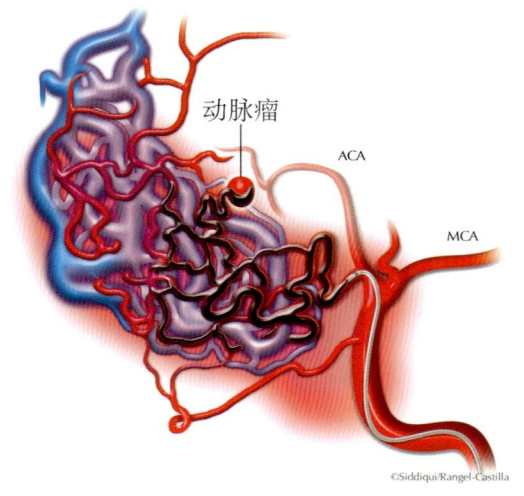

图 29.4c　示意图演示 n-BCA 栓塞治疗新发的畸形团内动脉瘤。

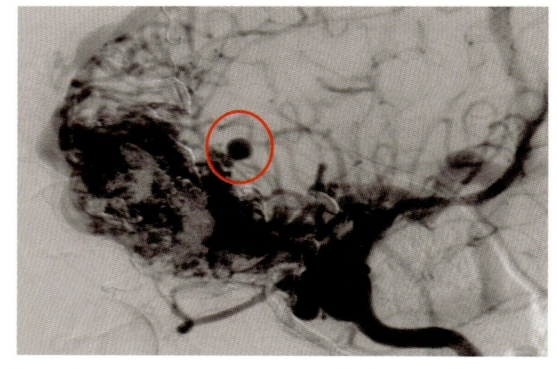

图 29.4d　部分栓塞的 V 级 AVM 合并畸形团内动脉瘤。

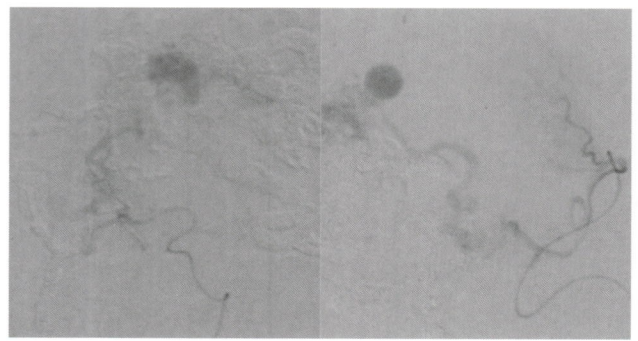

图 29.4e　微导管造影显示动脉瘤的动脉来源。

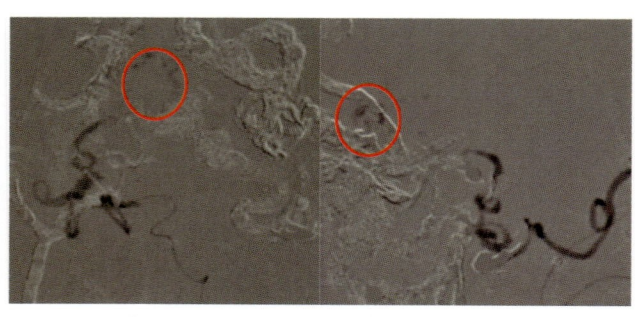

图 29.4f　将 n-BCA 注射进入 AVM 和动脉瘤（圆圈）。

29 液体栓塞剂治疗动脉瘤

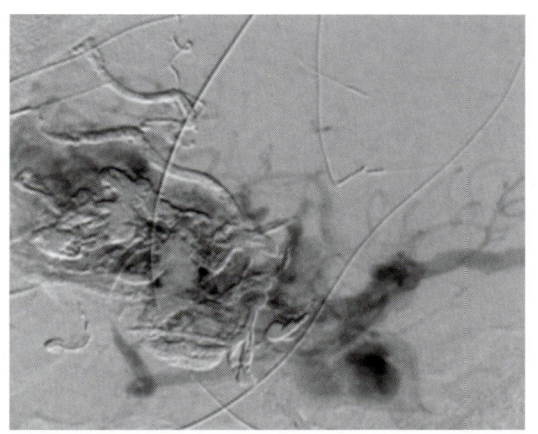

图 29.4g 畸形团内动脉瘤不再显影。

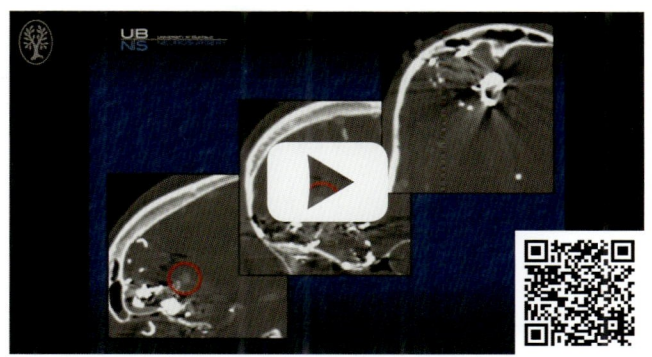

视频 29.4 液体栓塞剂治疗新发且破裂的 AVM 相关性动脉瘤。

> **手术过程**
>
> 　　在脑室外引流控制颅内压后立即对该患者进行脑血管造影和畸形团内动脉瘤的血管内栓塞。手术在全麻下通过右侧股动脉通路完成。术中仅使用 3 000 单位的肝素。

> **器械清单**
>
> - 股动脉通路。
>   - 微创穿刺套件。
>   - 6F 血管鞘。
> - 0.038 英寸超滑导丝。
> - Envoy XB DA 导引导管（Cook Medical）。
> - 远端通路导管 038（Concentric Medical）。
> - 0.017 英寸 Headway DUO 微导管（Microvention）。
> - 0.014 英寸 Synchro 2 微导丝（Stryker）。
> - n-BCA 栓塞剂（Medtronic）。
> - 6F Angioseal 经皮血管封堵装置。

> **器械说明**
>
> 　　AVM 畸形团内新发的动脉瘤可能是由于既往栓塞后血流动力学改变所致。所有新发的破裂动脉瘤都必须治疗。导引导管置入颈内动脉，多角度造影直到可以满意地显示动脉瘤为止。发现一枚发自大脑前动脉（ACA）的迂曲的分支直接进入动脉瘤。中间导管用于减少微导管的"蛇形摇摆"。在路图下，中间导管进入 ACA，微导管则被超选入载瘤动脉。葡萄糖水灌洗微导管后，注射 n-BCA 以闭塞动脉瘤及部分 AVM。

> **提示、技巧和避免并发症**
>
> - 有一项单中心的研究分析血流相关性动脉瘤与颅内 AVM 出血风险的相关性。526 个 AVM 中仅 69 个（7.6%）有血流相关性动脉瘤。这些 AVM 更常位于小脑。动脉瘤的出现明显增加蛛网膜下腔出血的风险［Neurosurgery. 2018（Epub ahead of print）］。
> - AVM 相关的动脉瘤都是血流相关的，可发生于 Willis 环、扩张的供血动脉或畸形团内。
> - 大多数 AVM 相关的动脉瘤在 AVM 治疗后会退缩，很少需要治疗。然而，如果 AVM 无法治疗，或治疗需要较长时间（放射外科），则推荐对这些动脉瘤进行治疗。
> - 无论 AVM 是否接受治疗，所有破裂的 AVM 相关动脉瘤都应治疗。

30 血管痉挛的腔内治疗
Endovascular Vasospasm Treatment

Gary B. Rajah and Leonardo Rangel-Castilla

概 述

脑血管痉挛是动脉瘤性蛛网膜下腔出血的常见并发症,可导致严重的脑梗死,甚至死亡。在这些患者中造影证实的血管痉挛发生率为30%~70%,症状性血管痉挛发生率为20%~30%。缺血的严重程度与影像学上血管痉挛的程度有关,有时在早期就需启动积极的血管内治疗。经颅多普勒超声、CTA 和 CTP 是无创诊断工具,可在早期识别正在发生的血管痉挛,甚至在出现神经功能障碍之前。血管内治疗之外,药物治疗也是有价值的。

适应证

血管内治疗通常被用于药物治疗(如诱导性高血压、高血容量和高血液稀释度,3H 治疗)难以控制的放射学或症状性血管痉挛。通过与初始状态的比较,将狭窄率<25%者定义为轻度,50%者为中度,>75%者为重度。神经重症协会指出,启动有创治疗通常用于最佳药物治疗下仍出现新发神经功能障碍,或不得不考虑药物治疗并发症之时。文献综述在美国心脏病协会(AHA)相关指南的基础上,推荐将钙通道阻滞剂用于治疗其余药物治疗无效的血管痉挛(Ⅱb 级推荐,B 级证据)。

神经血管解剖

考虑腔内治疗血管痉挛时,初始造影是重要的依据,否则需将对侧影像用于比较(如初始血管直径)。介入医生必须仔细识别血管痉挛与发育不全的动脉(如大脑前动脉 A1 段、后交通动脉或硬膜内的椎动脉)。因为对这些血管进行球囊扩张可能导致灾难性的后果。针对破裂动脉瘤伴发血管痉挛时,如考虑采用支架辅助栓塞或血流导向装置治疗,应谨记血管扩张剂的使用可能会导致装置尺寸的选择不当。

腔内血管成形术的术式选择

腔内治疗血管痉挛有两种选择,包括药物血管成形术(如动脉内推注血管扩张剂)和球囊扩张血管成形术。

药物血管成形术

药物血管成形术或称为动脉内血管扩张剂治疗,指的是在动脉内直接推注血管扩张剂,包括钙通道阻滞剂(如维拉帕米、尼卡地平或尼莫地平)和磷酸二酯酶抑制剂(米力农)。关于钙通道阻滞剂的研究最多,显示的效果也是最好的。其中最广泛使用的是维拉帕米。

球囊扩张血管成形术

球囊扩张血管成形术的机制不明。针对收缩状态下的平滑肌细胞进行扩张,可以拉伸或撕裂血管壁中细胞外基质结缔组织以及平滑肌中的连接纤维。

围手术期药物处理

如果患者清醒且没有气管插管,我们通常进行药物和球囊扩张成形治疗,无须全麻。回到神经重症监护室后,先静脉团注米力农,通常为 30 分钟内推注 8 mg,然后予静脉滴注维持 14 天,耐受者可缓慢增加剂量,从 0.5 μg/(kg·min)到 1.5 μg/(kg·min)。米力农可能导致心动过速和低血压。鉴于血管扩张剂有引起低血压的风险,腔内治疗期间持续的血压监测是很有必要的。

药物血管成形术的具体技术和关键步骤

(1) 首先股动脉血管造影确认没有夹层等异常,透视下将诊断性导管在弯头导丝(0.035 英寸,Terumo)支撑下推进至主动脉弓。

(2) 我们通常使用 6F 的股动脉鞘(如需考虑球囊血管成形术时)。

(3) 诊断导管推进至症状侧的颈内动脉行正侧位造影。

(4) 路图证实颈部动脉无狭窄或夹层等异常后,诊断性导管推进至颅骨下方的 C2 椎体处,或椎动脉的 V2 段。

(5) 在 2~4 分钟内,动脉内团注维拉帕米(10~20 mg,溶解于 10~20 mL 生理盐水),此时需要麻醉医生的密切合作,因为维拉帕米注射过快可能会导致低血压和癫痫发作。

(6) 维拉帕米给药完成后,导管超选其余血管(对侧颈内动脉和椎动脉),三支血管均评估完成并且在症状区域完成给药后,复查造影以观察血管痉挛改善情况。

(7) 如症状缓解和(或)管径有所恢复,则结束手术。

(8) 严重的难治性血管痉挛可能需要每隔 24 小时甚至 12 小时重复上述操作。

球囊扩张血管成形术的具体技术和关键步骤

(1) 如局部的难治性血管痉挛持续不缓解,则需进一步行球囊扩张血管成形术。

(2) 6F 导引导管超选进入颈内动脉。

(3) 球囊选择,有顺应性球囊(HyperGlide, Medtronic;Scepter C,MicroVention;美敦力的 Hyperform 顺应性太好以致用处不大,因此并不推荐)、半顺应性球囊(例如冠脉球囊)和非顺应性球囊(Gateway 球囊,Stryker)可供选择。合适的尺寸是至关重要的,我们推荐选择基线下正常直径 80%~85%的球囊(如动脉直径为 3 mm 时,我们选用直径 2.5 mm 的球囊)。球囊的长度也很重要,应根据痉挛节段的直线长度来测量和选择。

(4) 静脉内推注肝素(4 000~5 000 单位),使活化凝血时间大于 250 秒。

(5) 在放大的工作角度路图下,将准备好的球囊通过微导丝支撑推送至狭窄节段(图 30.1,视频 30.1)。

(6) 到位后缓慢充盈球囊直至命名压(视频 30.1)。

(7) 密切观察血管直径变化,以及是否出现并发症(如血管破裂)。球囊扩张可重复进行。行终末造影。

器械选择

在我们的临床实践中,常用于药物或球囊血管成形术中的器械如下。

- 6F 血管鞘。
- 5F 诊断导管(Angle,Bio2 Mecical 或 Simmons 2 Glide,Terumo)。
- 6F 导引导管——仅在需要进行球囊扩张血管成形术时使用。
- 0.035 英寸弯头的超滑丝。
- HyperGlide,Scepter C,半顺应性的冠脉球囊或者 Gateway 颅内球囊,尺寸为 2.5~4 mm。
- 通过负压真空进行球囊准备,造影剂与生理盐水 50∶50 配比。
- 0.014 英寸微导丝(Synchro 2,Stryker)。
- 每支血管 10~20 mg 维拉帕米(颈内动脉和椎动脉)。
- 持续肝素盐水滴注。

注 意 点

- 症状性血管痉挛是急诊,需等同于急性卒中进行处理。
- 通知 ICU 团队启动腔内治疗血管痉挛及后续治

疗的可能性，这可以确保他们在需要时能及时跟进。
- 重复穿刺可能损伤股动脉，因此我们通常会选择对侧穿刺。另一个选择是留鞘，当然，这需要ICU团队熟悉股动脉鞘的管理。
- 缓慢团注维拉帕米是很重要的，因为速度太快会降低其药物血管成形的效果，除此之外，其神经元毒性可能会引起癫痫发作。
- 对任何一种球囊来说，准备不规范或者不显影是非常危险的。应当确保整套系统准确无误地被建立，如球囊泄压困难，可选用更大的注射器进行抽吸。
- 如发生血管破裂，充盈球囊以助止血。要有耐心，应反复确认是否仍有造影剂外渗。
- 在血管痉挛治疗后的造影复查中，应时刻关注动脉瘤的变化，如是否再通，支架是否移位。
- 在未处理的动脉瘤附近，应避免使用球囊扩张血管成形术。
- 如果充盈过程中看不见球囊，应当注意可能有血液或空气混入其中，而这有可能导致过度充盈甚至血管破裂。如怀疑这种可能，应当撤出球囊并重新准备。
- 撤出球囊之前必须将其充分泄压（视频30.1），这可以通过回撤微导丝至球囊近端的标记点来确认。

参考文献

[1] Fraticelli AT, Cholley BP, Losser MR, Saint Maurice JP, Payen D. Milrinone for the treatment of cerebral vasospasm after aneurysmal subarachnoid hemorrhage. *Stroke*. 2008;39(3):893–898.

病例概览　病例 30.1　蛛网膜下腔出血后多发严重血管痉挛：Transform 球囊导管

- 73 岁女性，基底动脉尖动脉瘤破裂出血。其初始 Hunt-Hess 评分为 3 分，接受了血管内栓塞，同时予以脑室外引流以处理脑积水。
- 初始 CT 显示基底池和双侧侧裂池的弥漫性蛛网膜下腔出血（SAH）。
- 术后 5 天患者情况保持稳定；此后出现昏睡，不再遵嘱，并出现左侧偏瘫。
- 经颅多普勒显示所有颅内动脉血流速度上升。
- 患者随后接受了急诊诊断性脑血管造影以评估是否需要进一步干预。

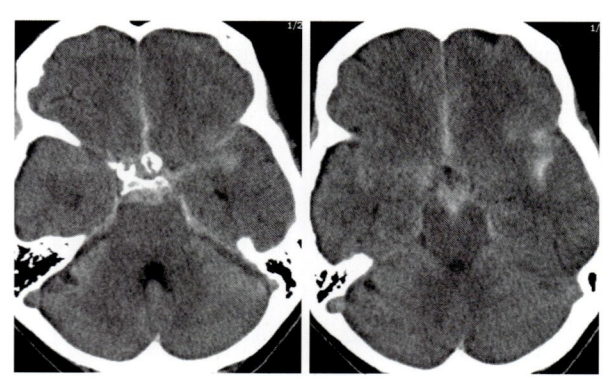

图 30.1a　初始 CT 显示弥漫性 SAH。

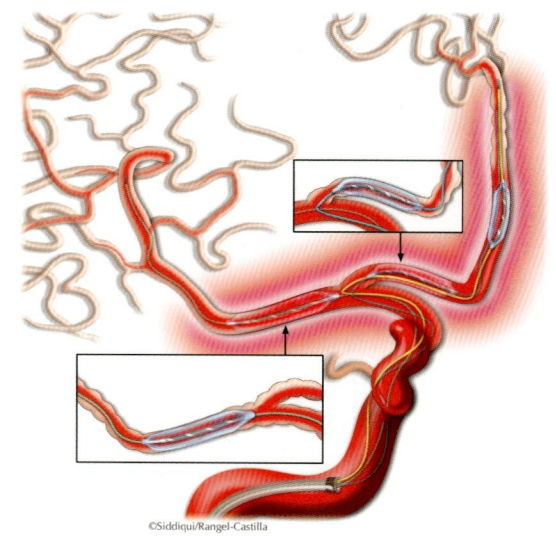

图 30.1b　示意图演示球囊扩张血管成形术治疗多发血管痉挛。

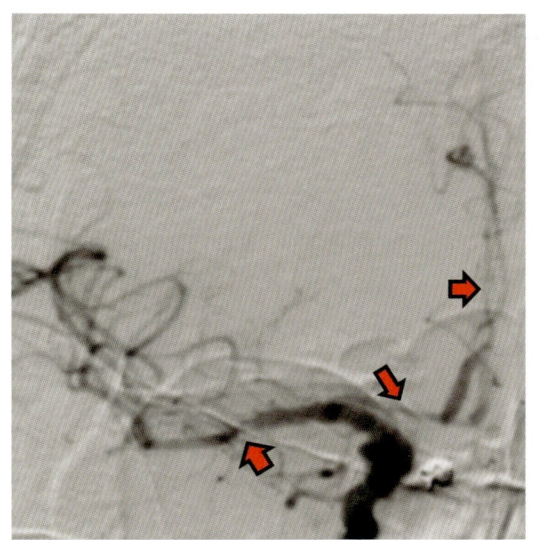

图 30.1c 脑血管造影显示多发的脑血管痉挛。

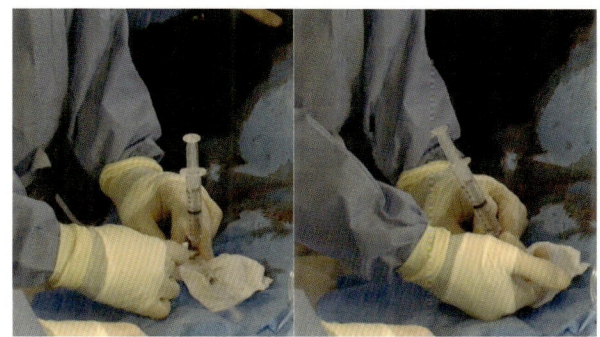

图 30.1d 球囊准备和手动充盈。

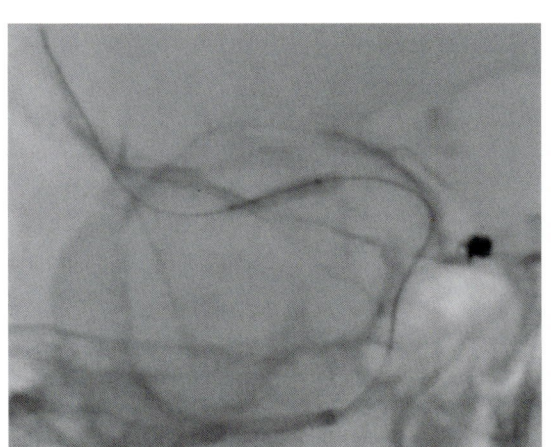

图 30.1e 右侧 MCA 的球囊扩张成形。

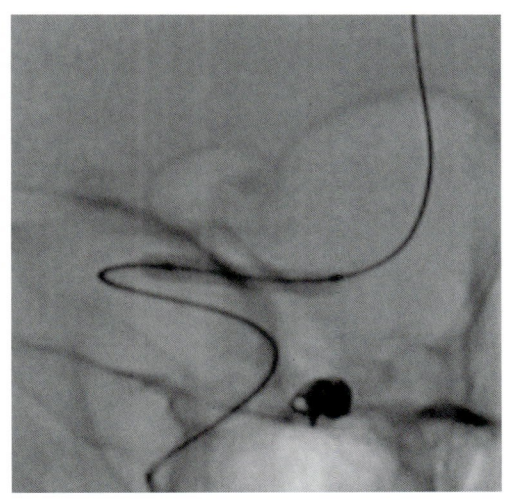

图 30.1f 右侧 ACA 的球囊扩张成形。

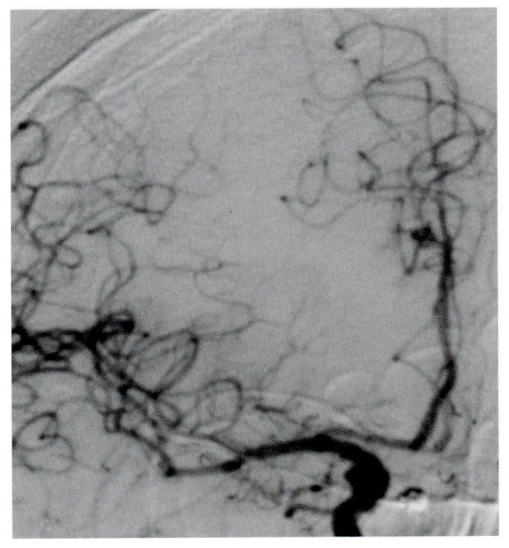

图 30.1g 球囊成形后复查显示痉挛明显缓解。

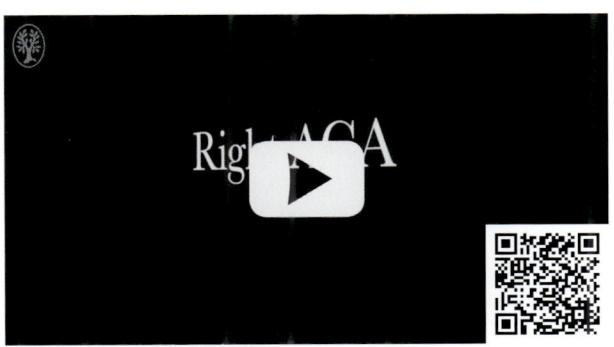

视频 30.1 球囊扩张血管成形术治疗严重的颅内动脉痉挛。

手术过程

该患者进行了脑血管造影评估，维拉帕米的药物血管成形以及球囊扩张血管成形。手术在全麻下通过右侧股动脉通路完成。术中使用了4000单位的肝素。

器械清单

- 股动脉通路。
  - 微创穿刺套件。
  - 6F血管鞘。
- 0.038英寸超滑导丝。
- Envoy XB DA 导引导管（Codman）。
- 3 mm×10 mm Transform 球囊导管（Stryker）。
- 0.014英寸 Synchro 2 微导丝（Stryker）。
- 维拉帕米（每侧 ICA 30 mg，每侧 VA 20 mg）。
- 6F Angioseal 经皮血管封堵装置。

器械说明

症状性脑血管痉挛在动脉瘤性蛛网膜下腔出血后很常见，大多数时候药物治疗是有效的（3H）。某些情况下血管内治疗则是必要的。药物（维拉帕米）或者机械性（球囊）是腔内血管成形术的两个选择。球囊扩张血管成形术多在严重病例药物治疗无效时采用，正如这个病例。该患者在多个区域出现了严重的血管痉挛（双侧MCA和ACA区域）。

5F诊断性导管推进至双侧颈内动脉（IA）和椎动脉，每根动脉内推注维拉帕米30 mg，10分钟后仅观察到极小的改善。

6F导引导管推进至右侧ICA，路图下将3 mm×10 mm的Transform球囊在0.014英寸微导丝支撑下推进至右侧MCA狭窄处。缓慢地手动充盈球囊并维持20～30秒。在对侧MCA和双侧ACA内重复上述步骤。

提示、技巧和避免并发症

- 在这类患者中，脑血管痉挛和迟发性脑缺血仍然是迟发性致残致死的重要原因。造影证实的血管痉挛可见于高达70%的患者，1/3～1/2的患者会出现神经功能缺损。
- 目前，AHA/ASA关于SAH后血管痉挛的治疗指南指出，针对症状性血管痉挛，采用血管成形术和（或）选择性动脉内血管扩张剂治疗是合理的，尤其是那些无法对高血压治疗做出快速反应者（Ⅱa级推荐，B级证据）。
- 非顺应性和半顺应球囊用于治疗脑血管痉挛是安全有效的。非顺应性球囊的径向张力大于顺应性球囊。虽然顺应性球囊的径向张力更小，但仍有可能导致动脉夹层，甚至破裂，与最终充盈的尺寸有关。
- 非顺应性球囊的直径选择，通常根据目标血管痉挛之前或对侧血管的直径来定，在其基础上减去0.5 mm（例如，2.5 mm的球囊用于直径3 mm的血管）。以每分钟2～4 bar的速度将球囊充盈到命名压。
- 为了预防球囊在充盈过程中移位，需要一位术者拉住球囊于原位，另一位术者缓慢充盈球囊。
- 精心准备球囊，采用80%的造影剂并排除所有可能的气泡。可视化不好或混杂空气都可能导致意外的过度充盈，而这可能会引起夹层或动脉破裂。

第 6 部分

大脑动静脉畸形和瘘

Brain Arteriovenous Malformations and Fistulas

31	Onyx 栓塞大脑动静脉畸形	*333*
32	NBCA 栓塞动静脉畸形	*355*
33	血管腔内栓塞治疗硬脑膜动静脉瘘	*362*
34	脊髓动静脉畸形及瘘的栓塞	*375*
35	颈动脉海绵窦瘘的栓塞	*384*

31 Onyx 栓塞大脑动静脉畸形
Arteriovenous Malformation Embolization with Onyx

Gary B. Rajah and Leonardo Rangel-Castilla

概 述

动静脉畸形（AVM）是一种在供血动脉和静脉之间的异常病灶连接。某些动静脉畸形的治疗具有挑战性。很多评分量表已经被开发用来帮助神经介入医生选择哪些病变应该进行干预。最常用的分类是补充后的 Spetzler-Martin（SM）量表。术后神经功能损害的风险，SM 1~2 级、SM 3 级和 SM 4 级分别为 8%、18% 和 32%。脑动静脉畸形患者可表现为头痛、癫痫发作或出血等。该病变每年估计有 3%~5% 的出血风险。病灶位置深、仅深静脉引流、高流量病变和静脉狭窄是增加破裂的高危风险因素。病灶内部和周边的血流相关动脉瘤（特别是位于后颅窝的）容易破裂，应该接受治疗。终身的出血风险通常使用 Ondra 等人的 105 减去患者年龄的方程式来计算[1]。

液体栓塞剂 Onyx 的使用革新了 AVM 的治疗。Onyx 栓塞剂是醋酸乙烯共聚物，需要二甲基亚砜（DMSO）作为载体投送。Onyx 并非有黏性的聚合物，这点和以前使用的 NBCA 胶不同。实际使用的剂型包含 Onyx 的浓度为 6% 和 8%，分别叫 Onyx 18 和 Onyx 34。Onyx 用于 AVM 栓塞的初步研究始于 2001 年，从那时起，大量的研究支持 Onyx 用于小 AVM 的闭塞或者巨大 AVM 手术或者放疗前的分期栓塞。Onyx 可减少手术时 AVM 的整体大小和出血量。手术时不易触及的畸形血管蒂可以用 Onyx 进行栓塞。此外因为我们可以对清醒的患者施行 AVM Onyx 栓塞术，在血管蒂栓塞前可以应用异戊巴比妥和利多卡因进行清醒下超选择性动脉内 Wada 试验。

适 应 证

Onyx 栓塞的作用取决于治疗方案，可用于治疗：小的、非手术可达的动静脉畸形；作为根治性手术切除的术前前期治疗；有针对性的用以消除出血源头；作为放射疗法的前期治疗；减轻高流量分流症状的姑息性栓塞。Onyx 栓塞可以用来闭塞病灶内部和周边的血流相关动脉瘤，并降低凝血功能障碍患者的手术致残率。Onyx 栓塞的相关研究结果表明，在小型 AVM 中有高达 50% 的完全闭塞率，平均 75% 的 AVM 体积缩小[2]。

神经血管解剖

在栓塞手术之前，必须对 AVM 的血管构筑和周围解剖结构进行充分的研究和理解。诊断性脑血管造影可以了解动静脉畸形的解剖结构和生理特征。AVM 的供血动脉应小心地与过路血管区分。当计划栓塞手术时，供血动脉的长度、大小和弯曲程度是重要的解剖考虑因素，因为这些将决定微导管超选进入 AVM 血管巢的难易程度以及导管可以接受的 Onyx 反流量。Onyx 可通过动脉或静脉途径注射。额部病灶的血供来自大脑前动脉以及根据距中线的距离或多或少的大脑中动脉（MCA）的血供；它们也可以从深部豆纹状动脉得到供血。顶叶病灶血供来源于 MCA 分支和诸如顶枕分支的大脑后动脉（PCA）分支。颞部内侧病灶的血供直接来源于颈内动脉供血，或由 MCA 和脉络膜动脉的直接分支供应。后颅窝病灶通常接收来自 PCA、小脑前下动脉或小脑后下动脉的血流。颈外动脉分支也应检查，因为一些 AVM 会有硬脑膜的动静脉瘘样成分。脊髓 AVM 可采用经神经根供血动脉栓塞治疗，尽管根据我们的经验，这些 AVM 更适合手术切除。脑室和深部病变存在脉络膜血管供血时，计划手术时需要非常小心。血流相关性动脉瘤发生在血管蒂分支点和血管巢内，通过仔细查看斜位血管造影，可以帮助诊断巢内动脉瘤。

AVM 的解剖评估下一步是静脉引流，包括深静脉或浅静脉的引流、引流静脉的数量和大小、静脉高压、皮质静脉反流以及引流静脉狭窄。需要注意的是，静脉流出道梗阻和静脉血栓形成，因为这些特征可使 AVM 更容易破裂。AVM 可通过皮质静脉的浅表引流或深静脉（如大脑内静脉、室管膜静脉、基底静脉、脑桥中脑前静脉、后颅窝的岩静脉）引流。如果一些动脉蒂被 Onyx 封闭了，静脉通路对于完成栓塞手术就很重要了。

最后，血管巢的紧实度也很重要。弥漫性病灶的 AVM 颇具挑战性，为了保护大脑的功能区而不造成神经功能损害，可能栓塞比手术更适合。相反，有致密血管巢的 AVM 适合手术，如果位置浅表，甚至可能根本不需要栓塞治疗。

围手术期药物处理

AVM 栓塞可在清醒镇静或全身麻醉下进行。我们倾向于在清醒镇静下进行，从而获得更精确的神经系统功能检查和更准确的 Wada 测试。除非有绝对禁忌证，否则推荐全身肝素化用于所有未破裂的 AVM 和大多数破裂的 AVM 的栓塞。维拉帕米（异搏定）可用来治疗导管引起的血管痉挛。也应常备抗癫痫药物。

我们在所有的栓塞手术中选择清醒状态下行超选择性 Wada 试验。一旦微导管被引导到所需的位置，并通过微导管血管造影确定其位置，继续注射 75 mg 不含防腐剂的异戊巴比妥，续接 30 mg 利多卡因，随后进行神经系统功能检查。异戊巴比妥和利多卡因被用来抑制大脑灰质中的 γ-氨基丁酸（GABA）受体以及大脑白质中的钠离子（Na）通道。

具体技术和关键步骤

（1）股动脉通路建立完成后，进行血管造影以确认没有夹层等异常病变。诊断性导管在弯头导丝（0.035 英寸成角导丝，Terumo）引导下置入（在透视引导下置入主动脉）。

（2）导引导管应采用路图导航下置入所选择的颅外血管。

（3）一旦进入感兴趣的大血管（比如颈内动脉），采用高频的正侧位基线血管造影仔细评估血流动力学（图 31.1～图 31.7，视频 31.1～视频 31.7）。

（4）如果可行，微导丝引导微导管超选进入供血动脉或 AVM 血管巢。目标是导航下尽可能靠近病灶的血管蒂，以限制对正常脑组织的栓塞（图 31.1～图 31.7，视频 31.1～视频 31.7）。如果需要超选进入远端血管（如 M2 或 A2 段以远），建议使用中间导管提供进一步支撑。

（5）再次通过微导管进行超选择性血管造影后，清醒状态下行超选择性 Wada 测试。如果没有明显症状，那么栓塞血管蒂是安全的。

（6）通常使用 Onyx 18 或 34，注射器抽取 1 mL 栓塞剂。Onyx 18 适合更远端血管的穿透，因为它黏性更小。DMSO 也抽取在 DMSO 兼容的注射器内。

（7）在注射 Onyx 之前，兼容 DMSO 的微导管（Headway DUO，MicroVention；SL 10，Stryker；Apollo，Medtronic）用 DMSO 灌注（视频 31.1～视频 31.7）。因为 DMSO 对脑血管具有腐蚀性，因此必须以 0.1 mL/min 的速度灌注。由于微导管通常有 0.3 mL 的无效腔，因此前 0.2 mL DMSO 推入导管后，最后的 0.1 mL DMSO 需要缓慢推入导管（图 31.2、图 31.4）。

（8）DMSO 填充微导管无效腔完成后，需用少量冲洗注射器接口，以液面对液面的方式连接 Onyx。定时器设定后，Onyx 以 0.1 mL/min×3 min 的速度缓慢推注，最后 1 分钟填满微导管无效腔后在减影模式下看到 Onyx 的钽成分显影。

（9）第一次尝试对血管蒂/血管巢的栓塞通常是最有成效和最成功的（视频 31.1～视频 31.7）。仔细观察血管巢的填充渗透，如果出现不希望的静脉或动脉反流，立即停止灌注！Onyx 用大拇指快速跳动的方式注入。一些术者会首先在微导管周围形成一个塞子，而另一些则会直接向远端推注。要当心微导管周围的反流，因为这可能导致拔管困难。

（10）一旦取得对血管蒂或血管巢的满意栓塞，就可以取出微导管并再次造影和进行神经系统功能检查，以确认无不良事件发生。

(11) 以上步骤可用于多个血管蒂的治疗，对于大的病灶(SM Ⅲ～Ⅴ)，每次栓塞一两个血管蒂的分期治疗策略要比一次性广泛栓塞来得更安全。每一次 Onyx 灌注后，微导管必须丢弃。

(12) 一旦治疗结束，做最后一次血管造影后撤出所有的导管。

器械选择

以下是 Onyx 栓塞 AVM 的常用的器械和耗材。
- 6～8F 鞘。
- 90～100 cm 长的 6F 导引导管。
- 0.044～0.058 英寸的中间导管 [Sofia，MicroVention；distal access catheter(DAC)，Stryker；Navien，Medtronic；Catalyst 5，Stryker]。
- 0.035 英寸的成角导丝。
- DMSO 兼容的 0.016 英寸的微导管(如 Headway DUO，SL-10 或者头端可解脱的微导管 Apollo)。
- 0.014 英寸的微导丝(Synchro 2，Stryker)。
- DMSO。
- Onyx 18 或者 34。
- 颅内球囊(Scepter，MicroVention)，治疗区域靠近重要血管时需要。
- 连续肝素化冲洗。

注 意 点

- 适当的患者选择、对 AVM 解剖结构和生理学特征的全面了解以及对每种治疗策略优缺点的理解是取得治疗成功的关键。
- 神经介入医生应该了解栓塞技术的局限性，并安全地尝试减少流入大型 AVM 的血流。残余的 AVM 可以通过手术切除或者放疗处理(图 31.3，视频 31.3)。
- 微导管留置是 Onyx 栓塞治疗最常见的并发症。遇到微导管拔除困难，需要透视下非常缓慢地持续用力以避免血管破裂。如果微导管不能安全取出，可以在腹股沟处截断或者万不得已通过手术取出。
- 识别容易造成微导管留置的解剖结构。一般来说，细小的供血血管、弯曲的通路血管、长段的 Onyx 反流，都会造成拔除微导管困难。
- 特别危险的是沿着血管的曲折处潜行反流，反流应尽可能地限制在供血动脉的直线段。
- 我们建议使用中间导管进行远端血管的导航和支撑，因为微导管有嵌在 Onyx 中的危险。中间导管在拔除微导管时可以起到反向牵拉的作用(图 31.7，视频 31.7)。
- 我们建议通过中间导管或导引导管注射维拉帕米(异搏定)以减少栓塞血管和微导管之间的机械牵引所引起的血管痉挛。
- 静脉通路可用于 AVM 治疗通路。然而在 AVM 完全闭塞之前，应注意不要破坏静脉蒂(图 31.6，视频 31.6)。
- 如果注射速度过快，DMSO 也会导致血管损伤，所以注射速度要慢。
- 如果静脉蒂部分闭塞，考虑输注肝素以避免血栓形成。
- 如果微导管黏滞在 Onyx 上，可将微导管切断后中间导管在其外层推进，进行反向牵引。球囊也可以用来进行反向牵引。套圈也可以用来移除导管。
- 如果 Onyx 铸型在不合适的位置，取栓支架可以用来取出不需要的 Onyx。
- 严格的血压控制以及至少在重症监护病房住上一晚对于接受 AVM 栓塞手术的患者是必要的。
- 时刻关心 Onyx 沿导管的反流量，导管在 Onyx 内的时间少于 35 分钟。这两项技术都将有助于减少微导管留置的发生率。
- 血流相关性动脉瘤在其血管蒂栓塞后通常会缩小；然而，我们提倡治疗任何与 AVM 相关的动脉瘤，特别是血管巢内的。
- 如果发现静脉分流增加，最后的血管造影是必要的，因为病变可能有破裂的风险。

参考文献

[1] Ondra SL, Troupp H, George ED, Schwab K. The natural history of symptomatic arteriovenous malformation of the brain: A 24-year follow-up assessment. *J Neurosurg*. 1990;73(3):387-391.

[2] Van Rooij WJ, Sluzewski M, Beute GN. Brain AVM embolization with Onyx. *AJNR Am J Neuroradiol*. 2007;28(1):172-177.

病例概览　　病例 31.1　Ⅴ级额叶 AVM：眼动脉栓塞

- 48 岁女性，癫痫发作，右侧额叶Ⅴ级动静脉畸形（AVM）。既往史无殊，三种不同的抗惊厥药控制癫痫发作无效。
- 由于症状严重，决定先分期栓塞治疗 AVM，再准备手术切除或放疗。
- 计划在 6 个月的时间内进行多阶段分期栓塞。

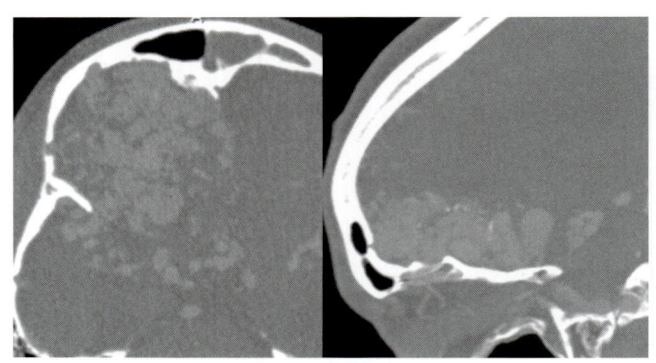

图 31.1a　初始 CTA 提示额叶Ⅴ级 AVM。

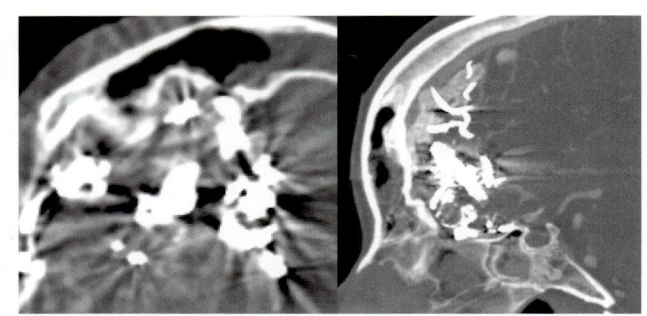

图 31.1b　最近几次栓塞后的 CTA。

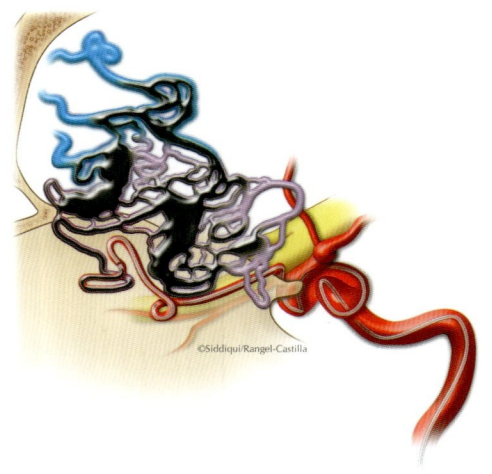

图 31.1c　通过眼动脉进行额叶 AVM 的血管内栓塞的示意图。

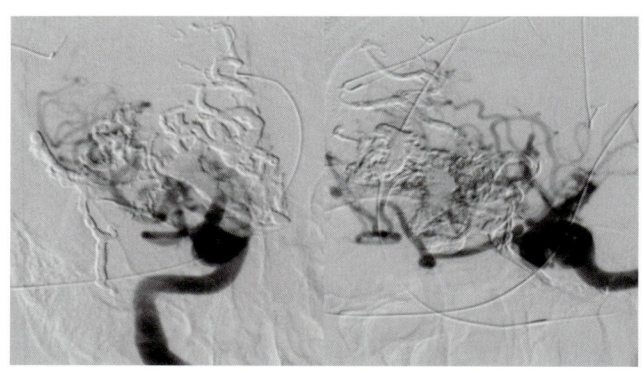

图 31.1d　Ⅴ级 AVM。

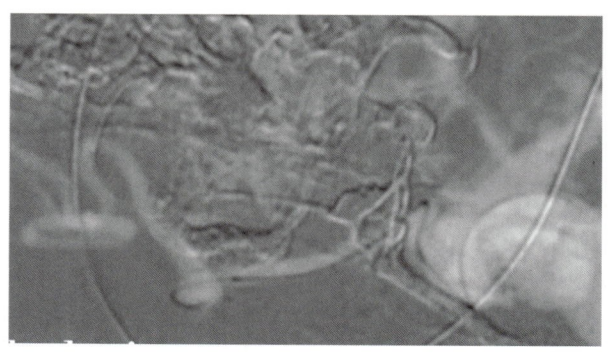

图 31.1e　眼动脉远端的微导管。

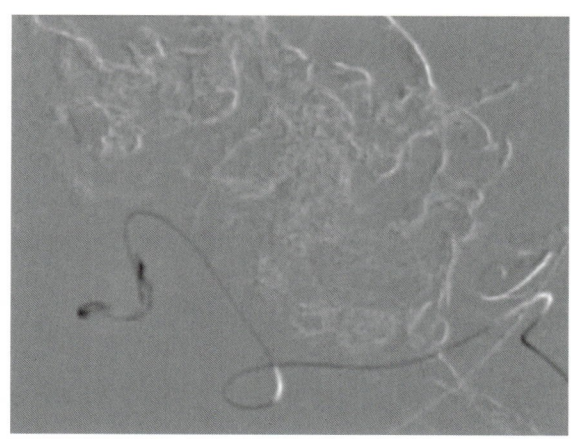

图 31.1f　Onyx 推注。

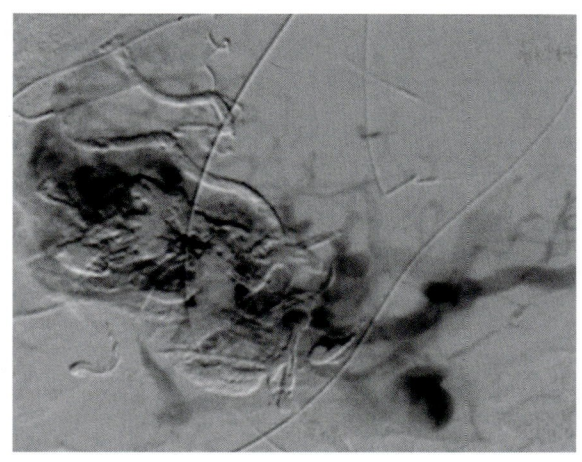

图 31.1g 眼动脉栓塞进一步减少部分血流。

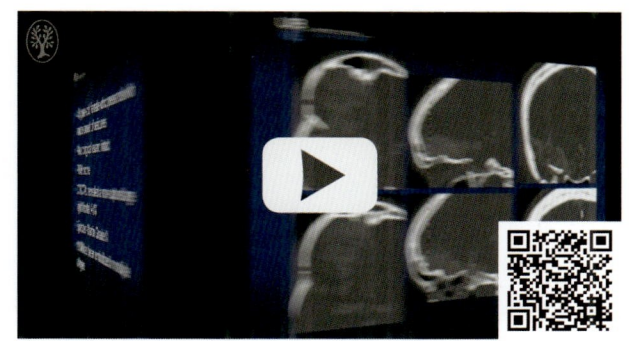

视频 31.1 经眼动脉通路栓塞额叶 V 级 AVM。

手术过程

患者在全麻下经右侧股动脉通路接受脑血管造影和 AVM 血管内栓塞治疗。给予 5 000 单位的肝素,直到活化凝血时间超过 250 秒。

器械清单

- 股动脉通路:穿刺套件和 6F 鞘。
- 0.038 英寸导丝。
- Envoy XB DA 导引导管(Cook Medical)。
- 0.016 5 英寸 Excelsior SL-10 微导管(Stryker)。
- 0.014 英寸 Synchro 2 微导丝(Stryker)。
- DMSO(Medtronic)。
- Onyx 18(Medtronic)。
- 6F AngioSeal 经皮血管封堵装置。

器械说明

一般而言,除非出现癫痫、盗血现象等症状时,未破裂的 V 级 AVM 采用保守治疗。该患者的右侧额叶 AVM 产生症状,选择血管腔内治疗作为手术或放疗前的准备。前期的分期栓塞治疗都是通过大脑前动脉分支进行的。本次手术通过眼动脉分支进行分期栓塞。

在颈内动脉置入 6F 导引导管。在放大路图下,DMSO 兼容的 0.016 5 英寸微导管通过 0.014 英寸的微导丝引导超选进入眼动脉和 AVM。眼动脉与筛动脉有多处吻合,为 AVM 供血。在注射 Onyx 之前,通过微导管血管造影确认微导管超过视网膜中央动脉的起始部后,缓慢注射 DMSO 和 Onyx。尽可能避免 Onyx 栓塞时反流进入视网膜中央动脉。

> **提示、技巧和避免并发症**
>
> - 术前栓塞会显著增加出血、正常灌注压突破以及进一步血流动力学并发症的风险。这些罕见但潜在的灾难性并发症，必须通过渐渐地而非快速地闭塞 AVM 血管来将风险最小化。多次分阶段手术以真正实现分期栓塞。术前栓塞的效果可能不会持久（液体栓塞剂时间更长），因为会诱导新的供血动脉生成。分期栓塞的间隔不应超过 2~3 周，并在最后一次栓塞后几天进行手术或放射治疗。
> - 分期栓塞后的血流动力学改变会增加形成新生动脉瘤和 AVM 破裂的风险。如果近期没有计划手术或放疗，一次栓塞不超过 AVM 的 20%~25%。
> - 直到现在没有数据支持单一的血管腔内栓塞来作为治愈性尝试，血管内栓塞应序贯治愈性手术或者放疗。
> - Ⅲ~Ⅴ级 AVM 应安排分期栓塞治疗，Ⅰ级或Ⅱ级 AVM 可通过显微外科手术安全切除。

病例概览　　病例 31.2　Ⅲ级顶枕叶 AVM

- 18 岁男性，临床表现为全身性强直阵挛性癫痫。既往史无殊，神经系统功能检查正常。初步 CT 检查显示右侧枕叶小的蛛网膜下腔出血。
- 进一步的 CTA 和 MRI 显示右侧枕叶一个大的Ⅲ级动静脉畸形（AVM）。CTA 显示 AVM 的供血动脉来自大脑后动脉（PCA）、部分大脑中动脉分支，通过浅表引流静脉汇入上矢状窦。

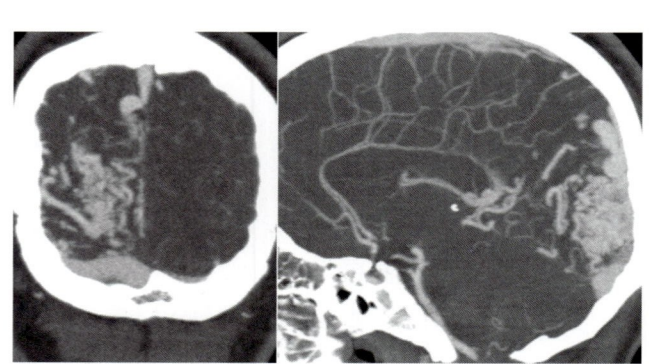

图 31.2a　CTA 显示大的动静脉畸形。

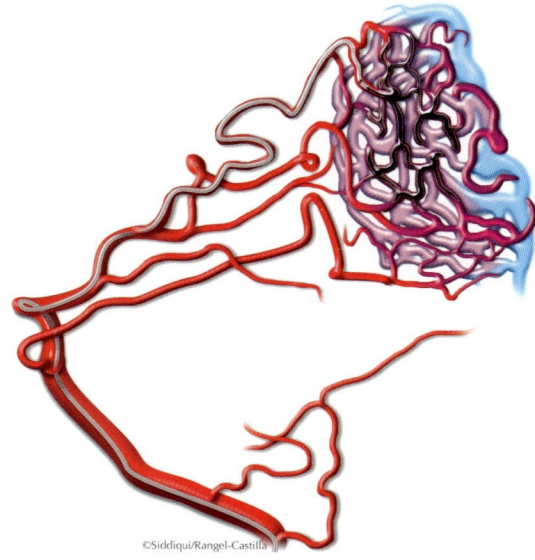

图 31.2b　血管腔内 Onyx 栓塞治疗顶枕部 AVM 示意图。

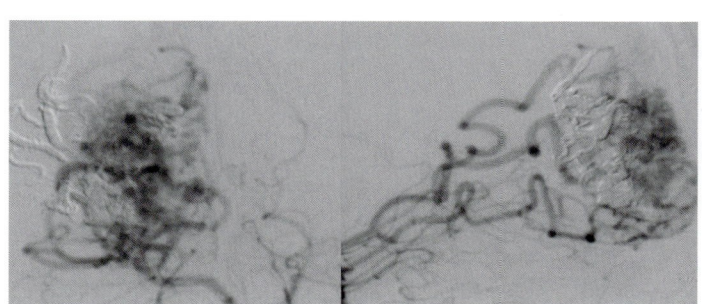

图 31.2c 栓塞Ⅲ级 AVM。

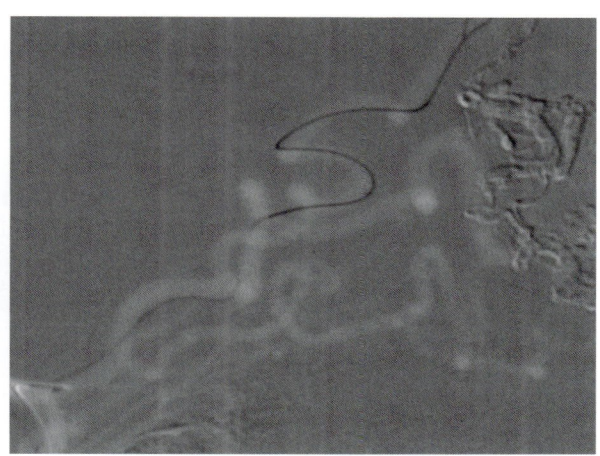

图 31.2d 微导管超选进入右侧大脑后动脉。

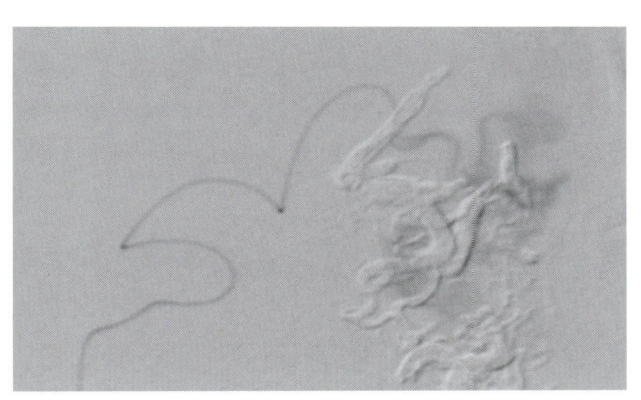

图 31.2e 确认微导管位置。

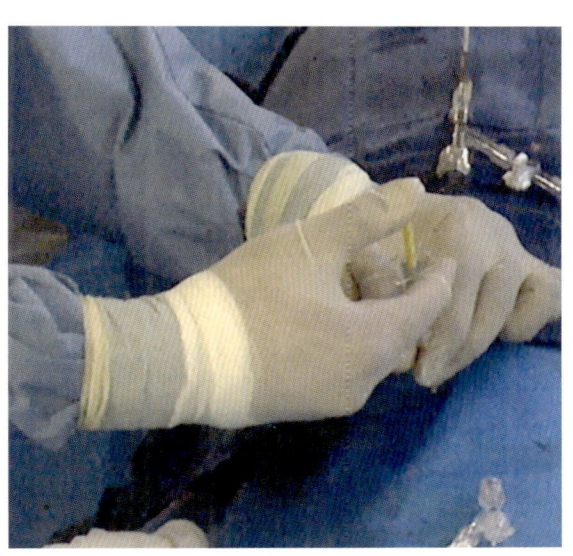

图 31.2f DMSO 冲洗微导管。

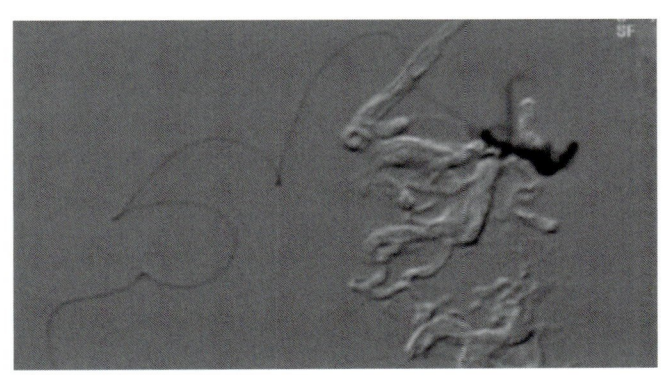

图 31.2g 推注 Onyx。

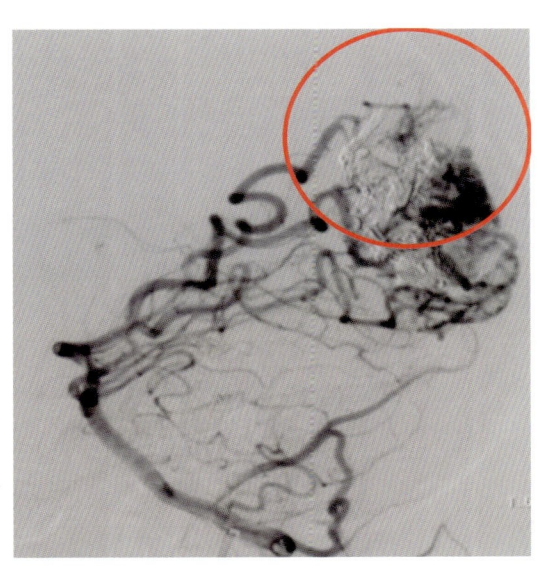

图 31.2h 进一步闭塞 AVM。

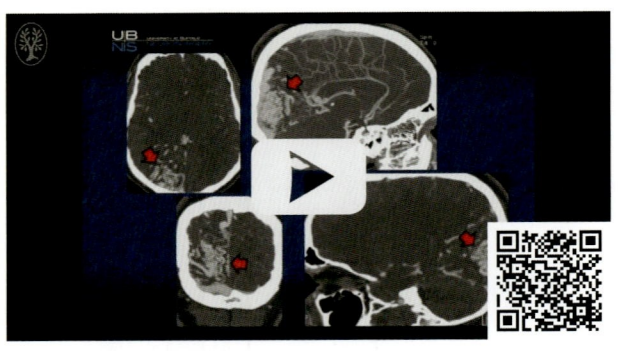

视频 31.2　栓塞枕叶Ⅲ级 AVM。

手术过程

患者在清醒镇静下经过股动脉通路接受了脑血管造影和 AVM 血管腔内部栓塞治疗。给予 5 000 单位的肝素，直到活化凝血时间超过 250 秒。

器械清单

- 股动脉通路：微创穿刺套件和 6F 鞘。
- 0.038 英寸导丝。
- Benchmark 071 导引导管（Penumbra）。
- 0.017 英寸 Headway DUO 微导管（Microvention）。
- 0.014 英寸 Synchro 2 微导丝（Stryker）。
- DMSO（Medtronic）。
- Onyx 18（Medtronic）。
- 6F AngioSeal 经皮血管封堵装置。

器械说明

在清醒镇静状态下，将 6F 导引导管超选置于椎动脉远端。血管造影确认向 AVM 供血的血管蒂。在放大的路图下，DMSO 兼容的 0.017 英寸微导管通过 0.014 英寸的微导丝引导超选进入右侧大脑后动脉，多个供血动脉起源自此。我们选择更远端可用的一支供血动脉，实现由远端到近端栓塞治疗。如果选择近端分支并进行栓塞，则有发生 PCA Onyx 反流并阻挡远端分支的超选通路的风险。

通过微导管血管造影确认导管位置后，评估计划栓塞的 AVM 段与引流静脉的关系。DMSO 以 0.1 mL/min 的速度缓慢注射避免血管毒性，Onyx 缓慢推注直到闭塞 20%～25% 的 AVM 或者微导管头端出现明显的反流。

提示、技巧和避免并发症

- 我们的大部分 AVM 栓塞都是在患者清醒镇静状态下操作的，这样方便我们术中持续精准的评估神经功能。在栓塞前，患者通过异戊巴比妥和利多卡因进行超选择性 Wada 试验。
- 对于无法耐受镇静的成人及儿童患者，手术在全麻下完成，需要体感诱发电位和脑电图的监测。
- 所有患者接受 5 000 单位的肝素，直到活化凝血时间超过 250 秒。
- 使用 DMSO 兼容的微导管（Headway DUO，Excelsior SL10，Echelon，Marathon，Apollo）。
- 一旦微导管放置到血管巢周边，超选择性血管造影确认供血动脉和 AVM 的解剖结构。建议使用更高的帧率来更好地观察 AVM。血管造影评估供血动脉并将其与过路血管相区分，评估造影剂流经血管巢的速率以及引流静脉的解剖结构。

| 病例概览 | 病例 31.3　术前栓塞小脑 AVM |

- 33 岁男性，因进行性头痛和眩晕至急诊就诊，神经系统功能检查正常，既往病史无殊。
- CT 检查正常，CTA 提示小脑蚓部上部中线部位的 AVM。供血动脉来源于双侧小脑上动脉（SCA），以两条引流静脉汇入直窦。

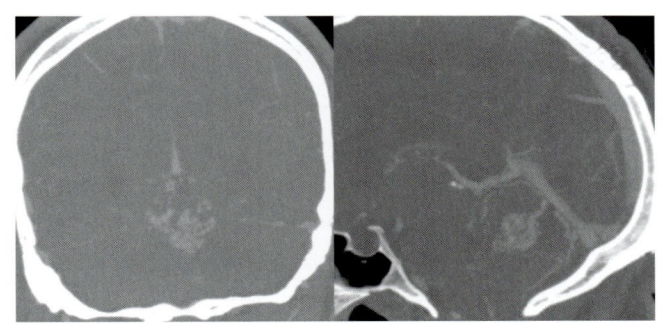

图 31.3a　CT 血管造影发现小脑 AVM。

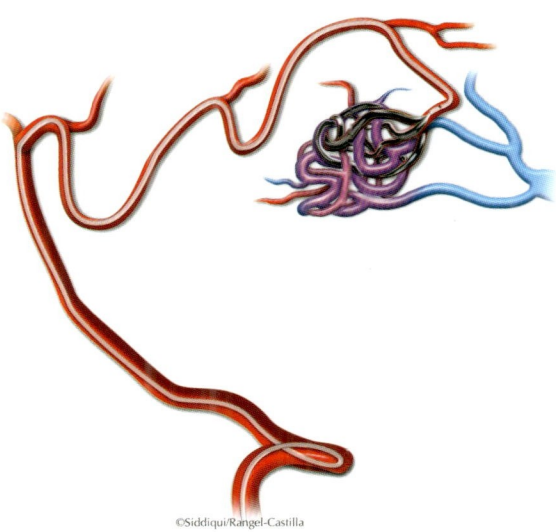

图 31.3b　血管腔内 Onyx 栓塞治疗小脑 AVM 图解。

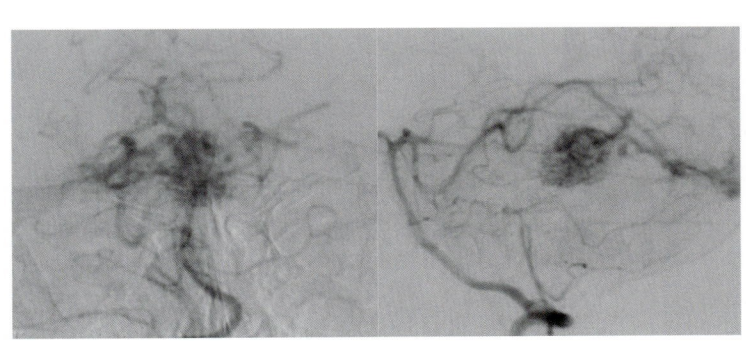

图 31.3c　血管造影确认小脑 AVM。

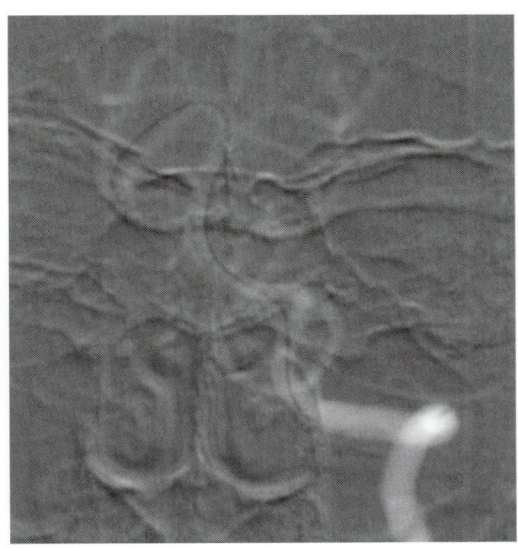

图 31.3d　微导管往远端超选进入右侧小脑上动脉。

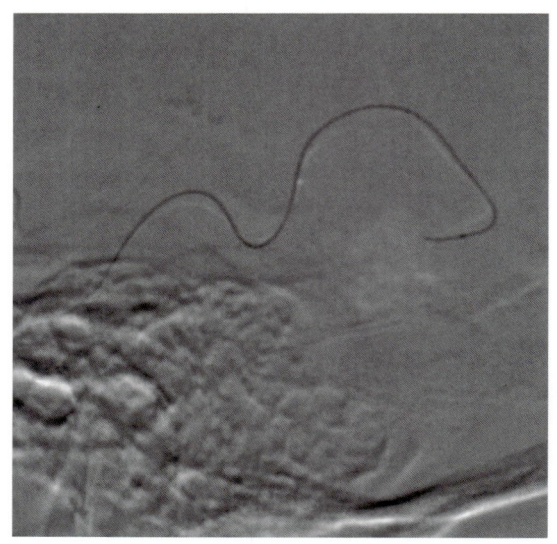

图 31.3e 微导管超选 AVM 血管巢。

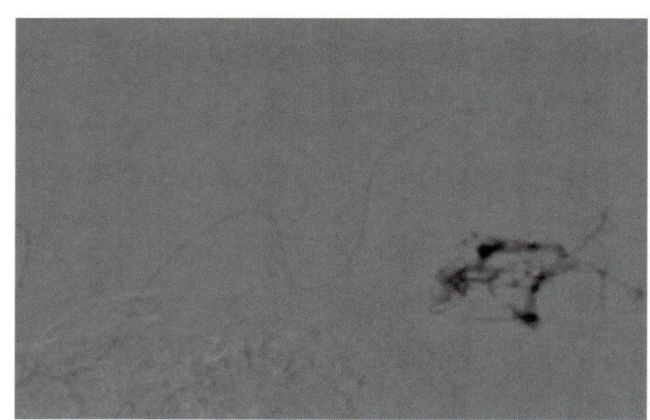

图 31.3f 推注 Onyx 34。

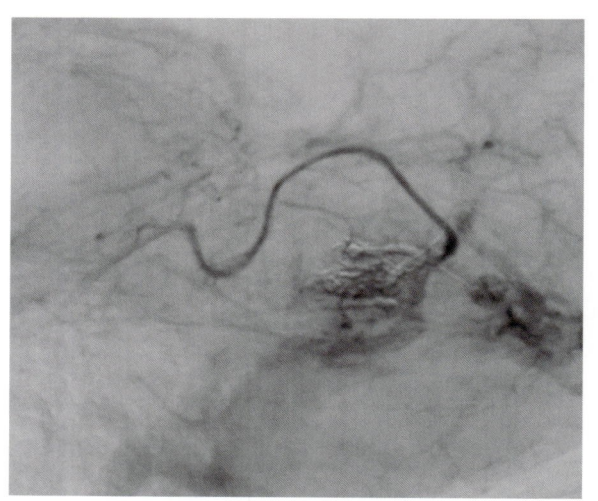

图 31.3g 部分闭塞 AVM。

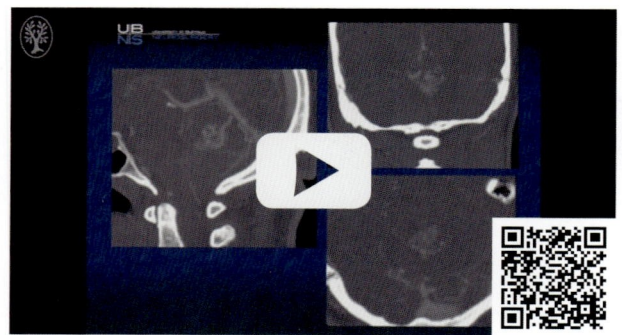

视频 31.3 栓塞小脑 Ⅱ 级 AVM。

手术过程

患者在清醒镇静下经过股动脉通路接受脑血管造影和 AVM 血管腔内部分栓塞治疗。给予 5 000 单位的肝素,直到活化凝血时间超过 250 秒。

器械清单

- 股动脉通路：微创穿刺套件和 6F 鞘。
- 0.038 英寸导丝。
- Benchmark 071 导引导管（Penumbra）。
- 0.017 英寸 Headway DUO 微导管（Microvention）。
- 0.014 英寸 Synchro 2 微导丝（Stryker）。
- DMSO（Medtronic）。
- Onyx 34（Medtronic）。
- 6F AngioSeal 经皮血管封堵装置。

器械说明

这是一例伴有症状的 II 级小脑 AVM，存在破裂的高危因素，术前进行一次栓塞治疗。在清醒镇静状态下，6F 导引导管超选进入左侧椎动脉。给予 5 000 单位的肝素直到活化凝血时间超过 250 秒。在放大的路图下，DMSO 兼容的 0.017 英寸微导管通过 0.014 英寸的微导丝引导超选进入右侧小脑上动脉和 AVM 较大的供血动脉。DMSO 和 Onyx 34 缓慢推注直到微导管头端出现反流。等待 45~60 秒后，再次推注 Onyx 进一步栓塞 AVM 直到更明显的反流出现。等待片刻后第三次尝试推注 Onyx 后立即出现了反流。注射器回抽后轻柔地牵拉拔除微导管。

提示、技巧和避免并发症

- 推注 Onyx 前，仔细评估引流静脉的解剖结构和显影时间，防止胶弥散及闭塞引流静脉。如果 AVM 合并有高流量的瘘口，在供血动脉内释放弹簧圈有助于避免栓塞时 Onyx 直接进入静脉。
- 需不时地进行血管造影以检查栓塞剂的迁移，在空白的透视路图下推注 Onyx。
- 推注 Onyx 直到发现反流。栓塞可以暂停 2 分钟，重新做路图并确定 Onyx 的迁移程度。我们的目标是重建顺行的 Onyx 进入 AVM。暂停使得 Onyx 在导管周围沉淀，增加了顺行栓塞的机会。

病例概览　　病例 31.4　破裂的 V 级丘脑 AVM

- 19 岁女性，因突发严重头痛、恶心和呕吐至急诊就诊。神经系统功能检查：清醒、警觉、定向力、言语和四肢活动正常，没有局灶性神经功能损害，既往史无殊。
- CT 检查发现轻度的脑室内出血，不伴有脑积水。
- CT 血管造影发现巨大的丘脑 AVM，其供血动脉大部分来源于双侧大脑后动脉，以一条粗大的引流静脉汇入直窦。

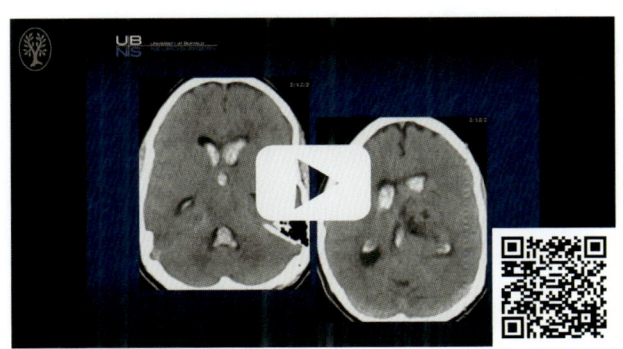

视频 31.4　栓塞破裂的丘脑 V 级 AVM。

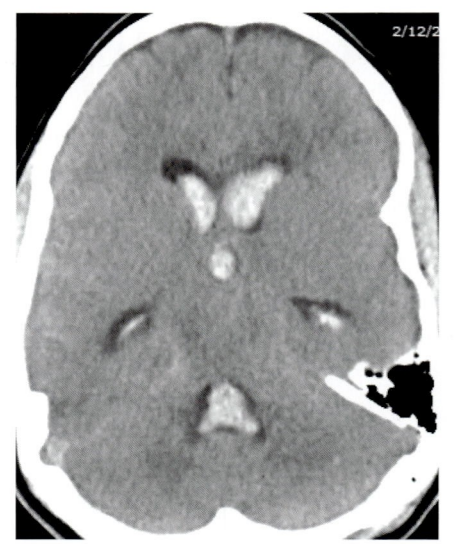

图 31.4a CT 发现脑室内出血。

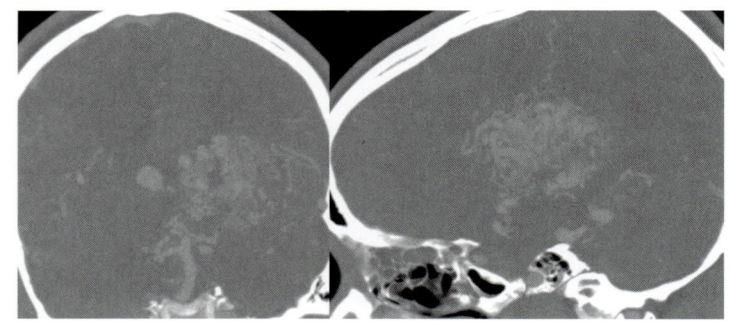

图 31.4b CT 血管造影发现巨大的丘脑 AVM。

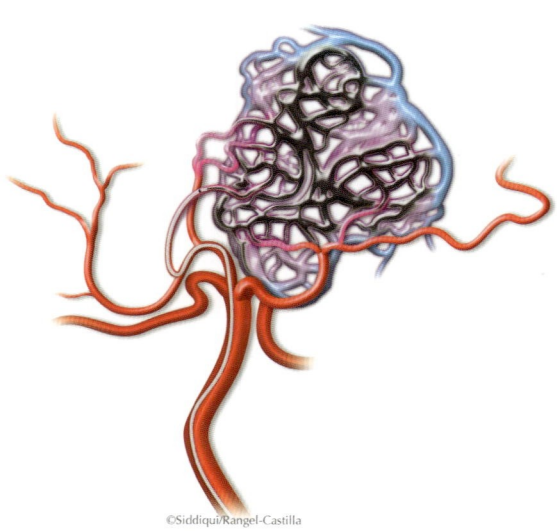

图 31.4c 血管腔内治疗丘脑 AVM 图解。

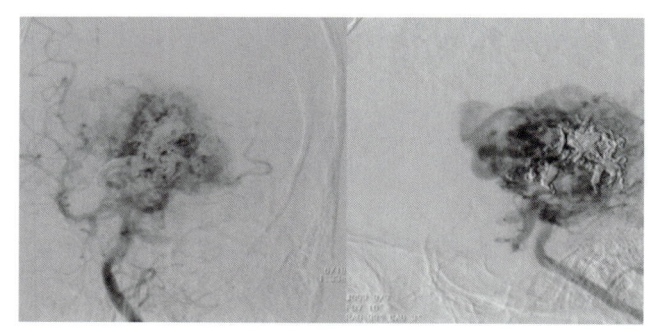

图 31.4d 部分栓塞巨大丘脑 AVM。

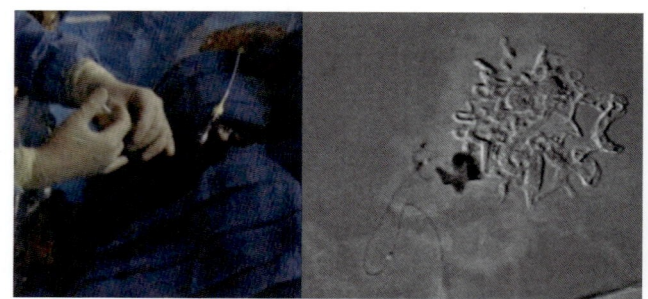

图 31.4e 微导管经右侧 PCA 置入 AVM 血管巢后推注 Onyx。

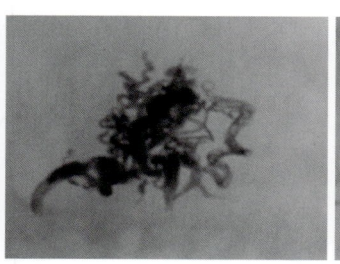

图 31.4f 经过两次栓塞后的 Onyx 铸型。

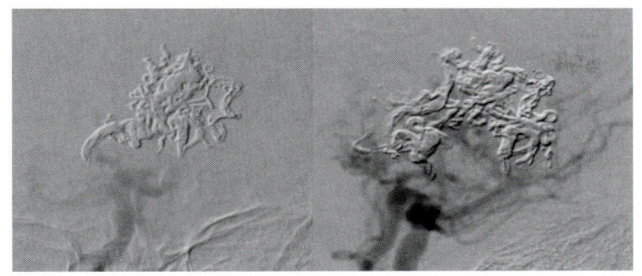

图 31.4g 几乎完全闭塞 AVM,患者还需要接受第三次栓塞。

> **手术过程**
>
> 一旦患者从脑室内出血完全恢复,应全麻下接受多次经股动脉通路的栓塞治疗。给予 5 000 单位的肝素,直到活化凝血时间超过 250 秒。这里我们展示了第二次的栓塞情况。

> **器械清单**
>
> - 股动脉通路:微创穿刺套件和 6F 鞘。
> - 0.038 英寸导丝。
> - ENVOY XB DA 导引导管(Cook Medical)。
> - 0.017 英寸 Headway DUO 微导管(Microvention)。
> - 0.014 英寸 Synchro 2 微导丝(Stryker)。
> - DMSO(Medtronic)。
> - Onyx 18 和 Onyx 34(Medtronic)。
> - 6F AngioSeal 经皮血管封堵装置。

> **器械说明**
>
> 一例年轻患者的巨大丘脑破裂 AVM 应该接受治疗,因为进一步出血的话,可能明显增加致死率和致残率。全麻下经股动脉通路,6F 导引导管超选进入左侧椎动脉的 V3 段。在放大路图下,0.017 英寸微导管通过 0.014 英寸的微导丝引导超选进入右侧大脑后动脉(PCA)。多支异常增粗的丘脑穿支血管起源于双侧 PCA。选取一支起源于右侧 PCA 的供血动脉,微导管向远端进入 AVM 血管巢。DMSO 和 Onyx 18 以 0.1 mL/min 的速度缓慢推注。经过一定时间的凝固,在丘脑穿支动脉内形成 Onyx 塞子后再向 AVM 内推注 Onyx。本次第二阶段的栓塞闭塞了 35%~40% 的 AVM,两三周后安排第三次栓塞之后再行放疗。

提示、技巧和避免并发症

- 放疗前的栓塞可以通过减少 AVM 的大小和体积做好放疗前准备。栓塞治疗的目标是处理那些不适合放疗的 AVM 结构,比如动脉瘤和动静脉瘘。
- "塞子-推注"技术是个有效的方法,可以用来栓塞 AVM 的大部分病变。这项技术可以用 2 根或 1 根导管进行。单导管技术适用于小而曲折的供血血管,一般和更远端的 AVM 相关。
- 有力地推动注射器,让极少量的 Onyx 34 从微导管中流出并在头端形成塞子。我们的目标是在微导管顶端精确地形成一个小塞子。短小而紧致的塞子有助于预防反流,并使 Onyx 顺行。
- 塞子的长度交由术者判断。更长的塞子虽然能减少反流的风险,但是却会增加手术结束后拔管的困难。通常 1 cm 或 2 cm 的塞子就足够了。供血动脉的形态同样重要,流出道大而直的血管在保证安全拔除微导管的前提下可以允许相对更长的塞子。当进入小或曲折的血管时,形成的塞子要更小,以免栓塞结束时拔管困难。

| 病例概览 | 病例 31.5　面部复发的动静脉畸形 |

- 29 岁女性，患有左侧面部血管畸形，在本次发病前的数年曾在另一家医院接受过治疗。患者现在出现了左脸和头皮部位发红伴刺痛的新发症状。其神经系统功能检查无殊，既往史无殊。
- CT 血管造影发现左侧面部复发增大的 AVM。
- 为了进一步评估和栓塞治疗，患者接受了诊断性脑血管造影。

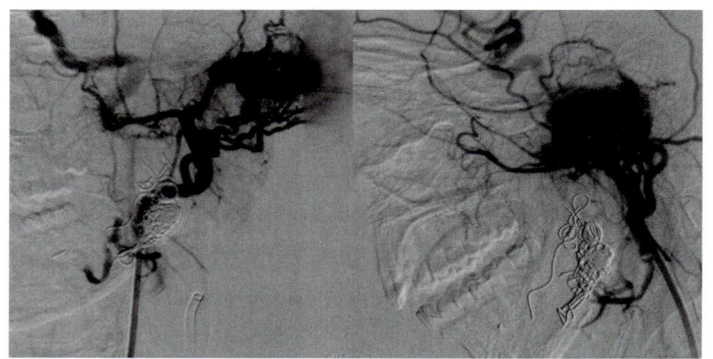

图 31.5a　左侧面部血管瘤/AVM。

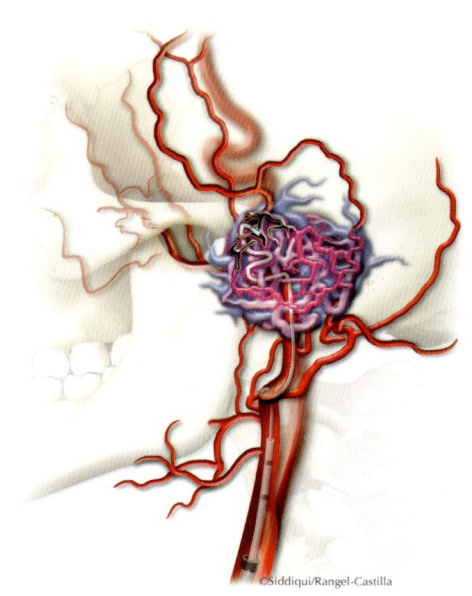

图 31.5b　血管腔内栓塞治疗面部 AVM 图解。

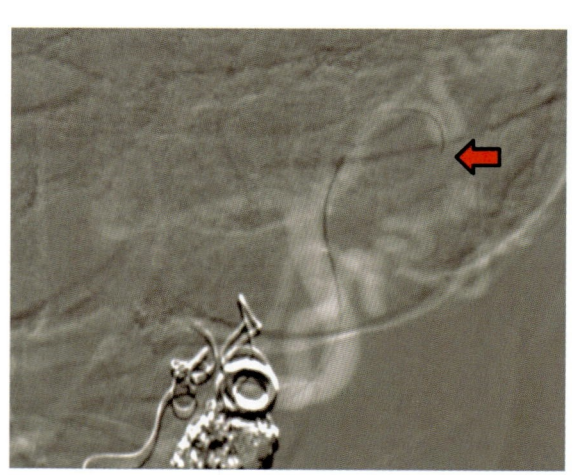

图 31.5c　血管病变内的微导管。

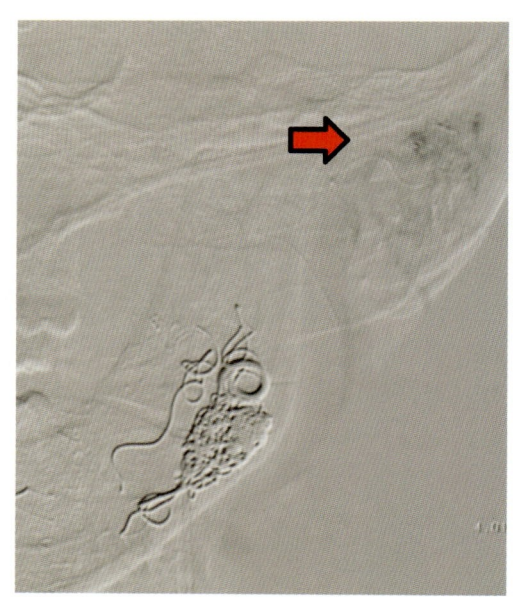

图 31.5d　微导管血管造影调整恰当的导管位置。

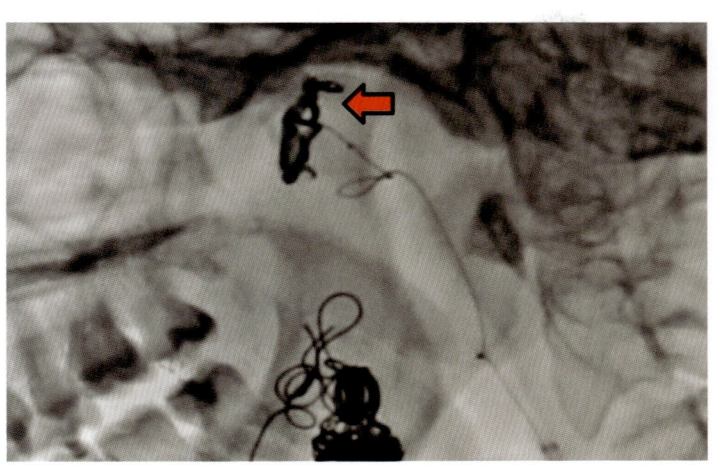

图 31.5e 初步的 Onyx 塞子。

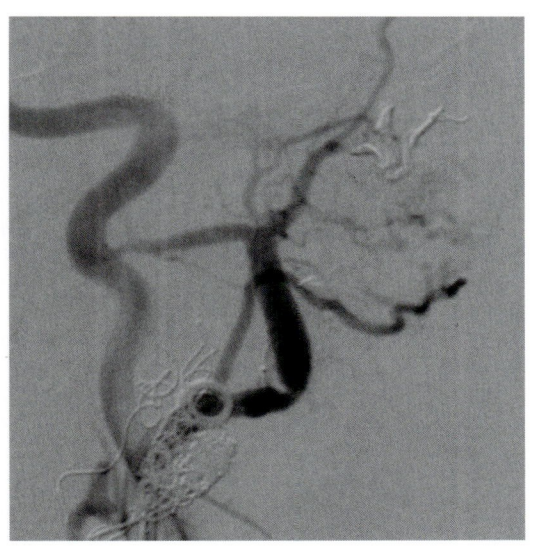

图 31.5f 完全栓塞血管病变。

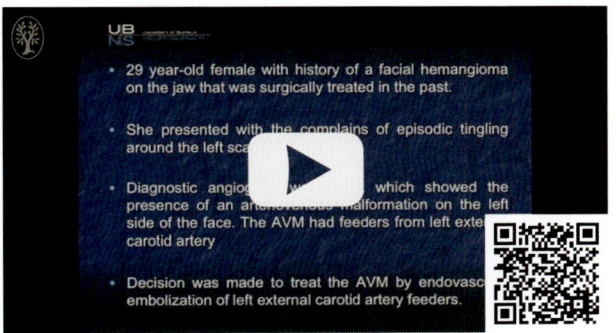

视频 31.5 面部复发的动静脉畸形。

手术过程

患者在全麻下经股动脉通路行血管腔内部分栓塞治疗面部血管畸形。给予 5 000 单位的肝素，直到活化凝血时间超过 250 秒。这里我们展示了第二次的栓塞情况。

器械清单

- 股动脉通路：微创穿刺套件和 6F 鞘。
- 0.038 英寸导丝。
- Benchmark 071 导引导管 (Penumbra)。
- 0.017 英寸 Headway DUO 微导管 (Microvention)。
- 0.014 英寸 Synchro 2 微导丝 (Stryker)。
- DMSO (Medtronic)。
- Onyx 18 (Medtronic)。
- 6F AngioSeal 经皮血管封堵装置。

器械说明

面部复发的动静脉畸形由于既往栓塞会造成大的供血动脉闭塞，难以再次进入 AVM 会给治疗带来困难。这个病例有着直接来自上颌、枕、咽升、舌、面动脉的供血动脉。6F 导引导管超选进入颈外动脉。在放大路图下，0.017 英寸微导管通过 0.014 英寸的微导丝引导超选进入枕动脉。多次造影以了解 AVM 的血管巢和引流静脉的范围。DMSO 和 Onyx 18 缓慢推注直到完全闭塞 AVM，枕动脉可以耐受大量的 Onyx 反流。

> **提示、技巧和避免并发症**
>
> - 颅外 AVM 虽然不太常见,但是有着较高的复发率。因为来自颈外动脉、椎动脉和锁骨下动脉的侧支会滋养 AVM 的再生。
> - 相对于颅内 AVM,颅外 AVM 的栓塞在技术上的挑战性更低。更多的栓塞物反流和更积极的 Onyx 注射是允许的,因为微导管留置的风险更低。但需要时刻留意和颅内血管之间的吻合(筛动脉、内眦动脉)。
> - 颅外 AVM 的栓塞需要在全麻下进行,因为三叉神经受体会导致推注 DMSO 和 Onyx 时极其痛苦。
> - 禁止在以下动脉内推注液体栓塞剂:咽升动脉(后组脑神经麻痹的风险),脑膜中动脉岩骨段(面神经麻痹的风险),筛动脉(眼动脉和视网膜中央动脉栓塞的风险),脑膜垂体干(颈内动脉栓塞的风险)。

病例概览 病例 31.6 丘脑动静脉畸形:一过性心脏停搏辅助下经静脉栓塞术

- 16 岁女性,新发严重的急性头痛、呕吐和左侧肢体乏力。患者有轻微的左半偏瘫和向上凝视麻痹,既往史无殊。检查发现患者后部丘脑的破裂动静脉畸形。患者没有出现脑积水症状,也不需要任何脑脊液分流手术。其从最初的脑出血中完全恢复了。
- 诊断性脑血管造影发现了丘脑及中脑 AVM,仅由一条增粗的起自右侧大脑后动脉的丘脑穿支供血,只以一条大的引流静脉汇入直窦。
- 经增粗的丘脑穿支供血动脉施行部分栓塞。

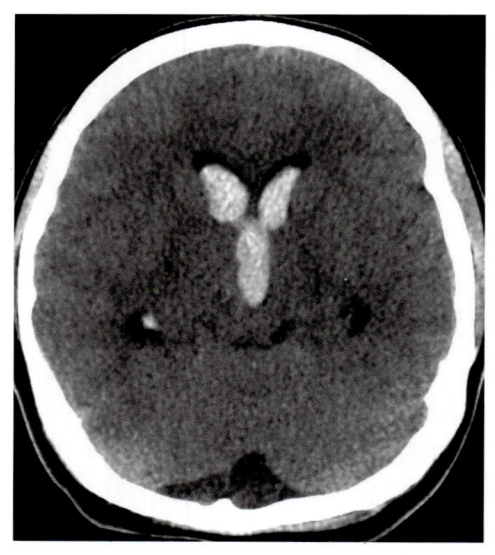

图 31.6a CT 发现脑室内出血。

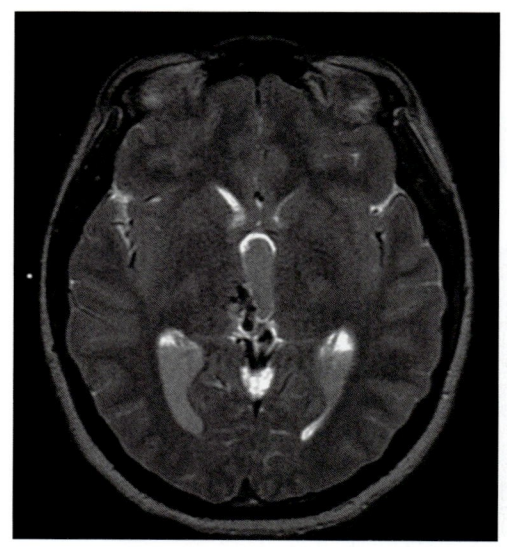

图 31.6b 磁共振发现右侧后部丘脑、中脑和四叠体池 AVM。

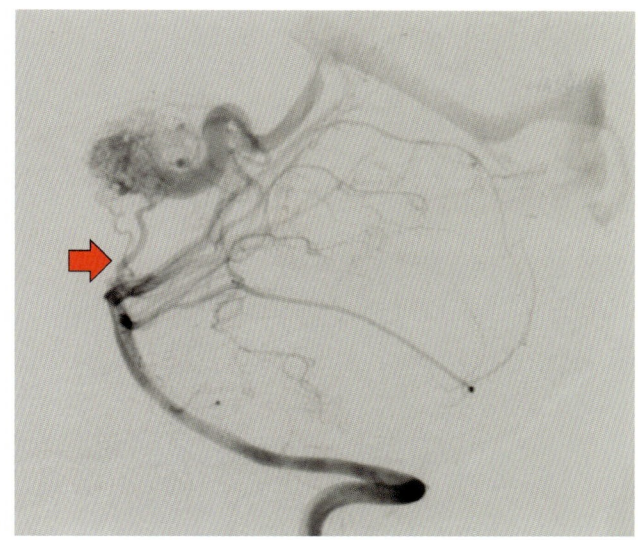

图 31.6c 初步血管造影发现只有一根供血动脉。

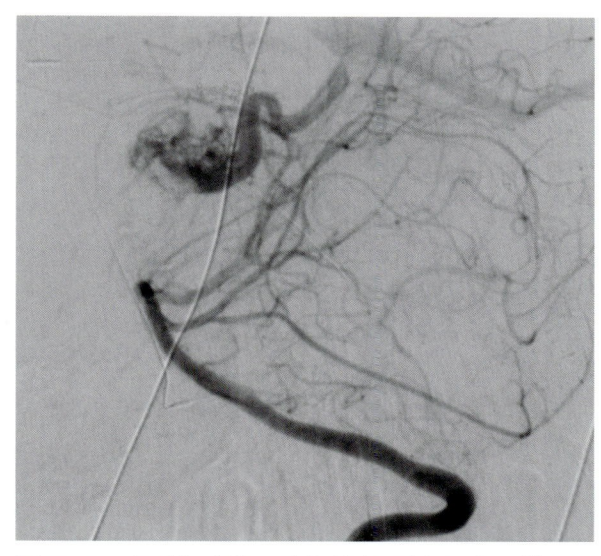

图 31.6d 经过初步的经动脉栓塞，再也没有可供进一步栓塞的明显供血动脉。

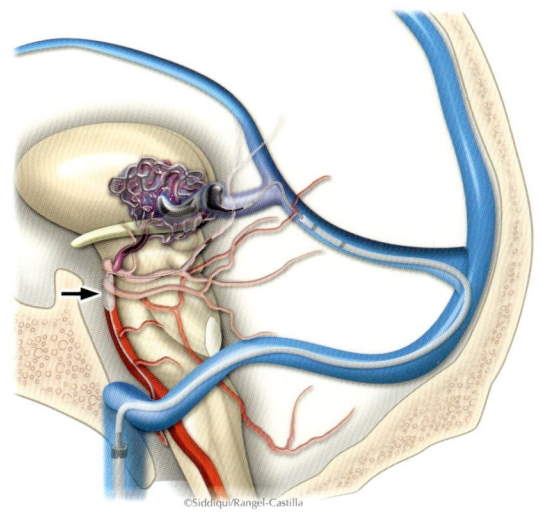

图 31.6e 心脏停搏下经静脉栓塞丘脑 AVM 的图解。

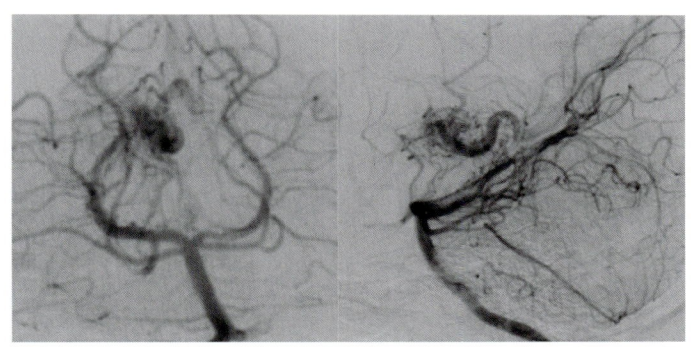

图 31.6f 丘脑 AVM。

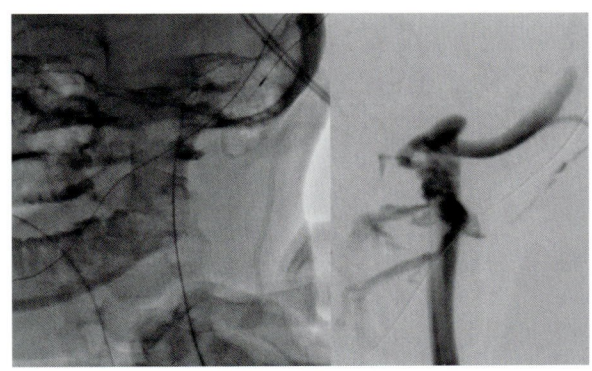

图 31.6g 静脉通路。

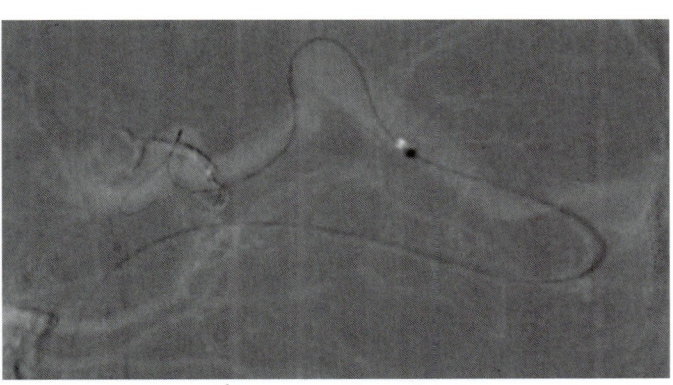

图 31.6h 微导管和中间导管经乙状窦、横窦、直窦到达引流静脉。

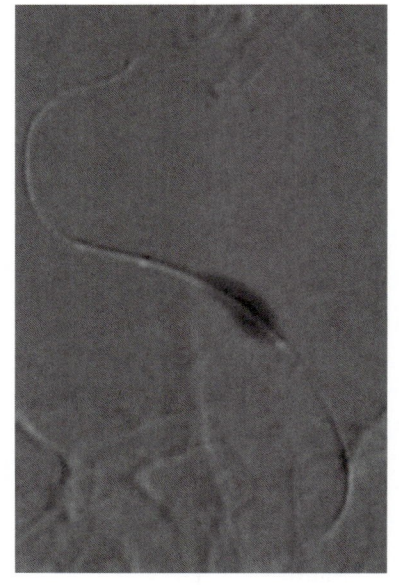

图 31.6i 心脏停搏时球囊阻断基底动脉并推注 Onyx。

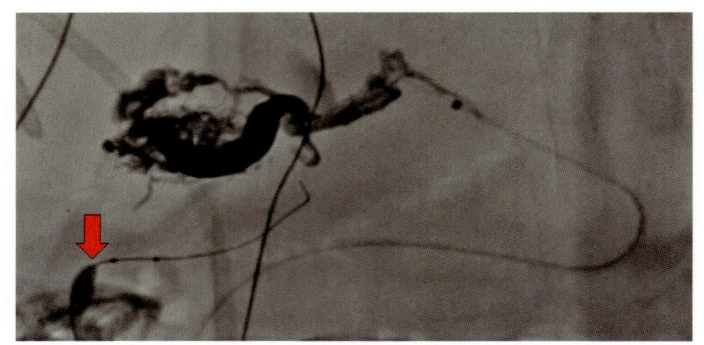

图 31.6j 心脏停搏、球囊阻断时推注 Onyx。

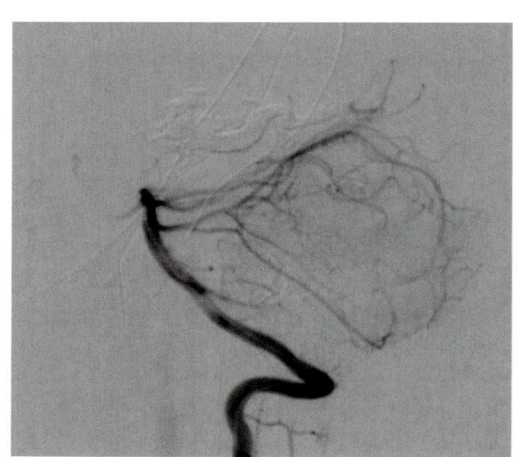

图 31.6k 完全栓塞 AVM。

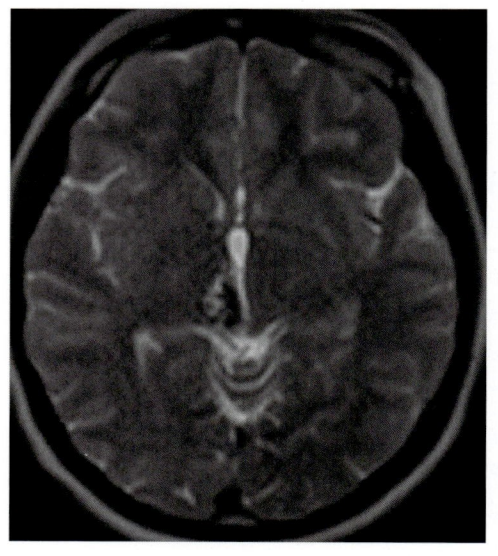

图 31.6l 6 个月后随访磁共振没有发现 AVM。

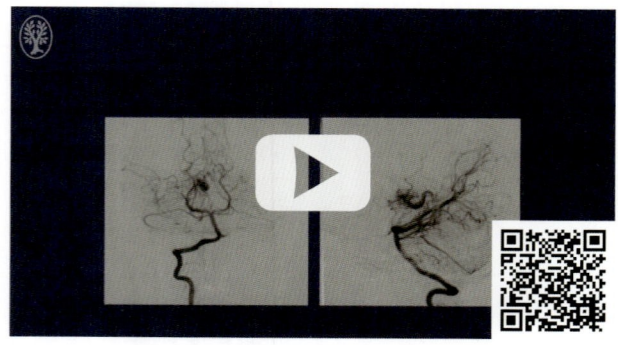

视频 31.6 心脏停搏辅助经静脉栓塞丘脑中脑 AVM。

手术过程

患者在全麻下经股动脉及左侧颈内静脉通路行脑血管造影及快速心室节律下心脏停搏辅助经静脉血管腔内栓塞丘脑 AVM。给予 5 000 单位的肝素,直到活化凝血时间超过 250 秒。

器械清单

- 股动脉通路：微创穿刺套件和 6F 鞘。
- Benchmark 071 导引导管（Penumbra）。
- 0.038 英寸导丝。
- 3 mm × 7 mm Hyperform 阻断球囊（Medtronic）。
- 0.014 英寸 Synchro 2 微导丝（Stryker）。
- 6F AngioSeal 经皮血管封堵装置。
- 股静脉通路：微创穿刺套件和 6F 鞘。
- 0.035 英寸导丝。
- 0.058 英寸 Navien 颅内支撑导管（Medtronic）。
- 0.013 英寸 Apollo 头端可解脱微导管（Medtronic）。
- 0.010 英寸 Synchro 2 微导丝（Stryker）。
- DMSO（Medtronic）。
- Onyx 18 和 Onyx 34（Medtronic）。

器械说明

首先在右侧股动脉和左侧颈内静脉建立血管通路，导引导管前进至椎动脉，中间导管深入到左侧乙状窦。阻断球囊放置到基底动脉，头端可解脱的微导管经横窦、直窦和 Galen 静脉置入 AVM。通过微导管静脉造影确认微导管位置。微导管使用 DMSO 冲洗并用 Onyx 填充无效腔。

麻醉医生通过快速的心室节律（180～200 次/分）来降低心排血量，与此同时充盈基底动脉内的球囊。缓慢推注 Onyx 直到完成 AVM 闭塞，微导管周围有些静脉反流。Onyx 推注持续了 45 秒，一旦 AVM 完全栓塞微导管，在颈内静脉处切断并原位保留。

提示、技巧和避免并发症

- 明确和理解静脉的解剖结构对于经静脉通路成功通过静脉系统进入 AVM 仍然是至关重要的。
- 经静脉微导管导航面临独特的挑战。脆弱的皮质静脉更容易造成 AVM 穿孔。通过动脉微导管和导引导管的血管造影来提供导航路图对于通过静脉系统、经动脉微导管的超选推注更好地了解血管巢及优化静脉的微导管位置是至关重要的[Neurosurg Focus. 2018;45(1):E13]。
- 经颈静脉通路采用三轴系统可以用于经静脉 AVM 的栓塞。经颈静脉通路可以允许栓塞剂留置的微导管在颈部切断，避免经股静脉通路时保留的微导管经过心脏而诱发心律失常。具有可分离头端的新型微导管使得栓塞后的微导管取出更加安全，从而提高经股静脉通路的经静脉 AVM 栓塞的可行性。
- Onyx 沿着血管壁分层，黏着性更差，却更有凝聚力。NBCA 因为聚合速度很快，所以不适合经静脉栓塞，因为引流静脉的即刻闭塞是灾难性的。Onyx 较慢的聚合速度和内聚性使其可以在几分钟到 1 小时多的时间内注入，以实现更可控的栓塞。与经动脉通路相反，Onyx 在引流静脉内推注的时间应尽可能短，以形成初始塞子，相对经动脉栓塞恢复推注所需的时间间隔也较短（大约 20 秒）。在注射 Onyx 之前，可以在引流静脉的上游放置弹簧圈，以限制栓塞物反流、引流静脉的过早闭塞和肺栓塞。
- 单根引流静脉的 AVM 通常被认为更适合经静脉通路，因为更容易实现血管巢的渗透。以下情况应该考虑经静脉通路栓塞 AVM：没有明确动脉蒂、细小的穿支动脉、过路动脉供血、持续引流确认难以接近的血管巢残留、手术残余及放疗失败。

病例概览　　病例 31.7　妊娠期破裂颞部动静脉畸形：栓塞治疗

- 妊娠 18 周的 35 岁女性，因急性发作的严重头痛和言语改变至急诊就诊。神经系统功能检查正常。磁共振检查发现左侧颞后部破裂的动静脉畸形。
- 由于担心妊娠期有进一步破裂的风险，决定手术切除治疗 AVM。然而患者并不耐受全身麻醉和手术的风险。因此，为了达到治疗目的，患者接受了血管腔内栓塞治疗。

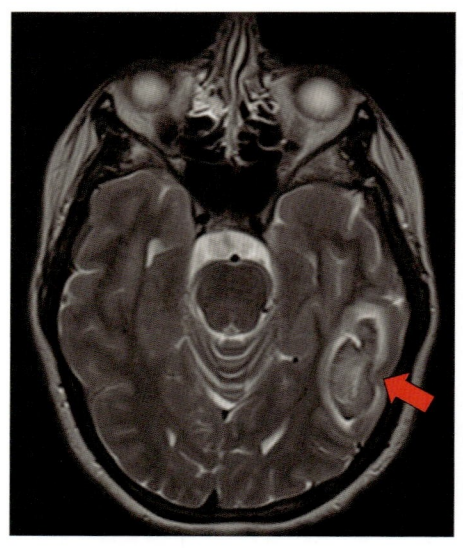

图 31.7a　初步的磁共振检查发现左侧颞部脑出血。

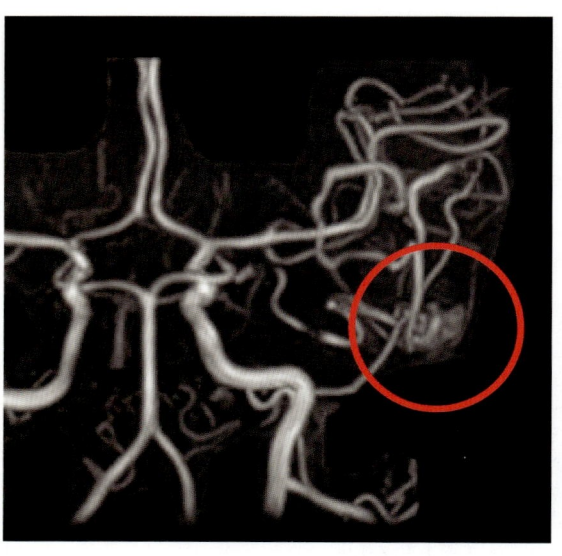

图 31.7b　初步的磁共振血管成像检查发现左侧颞部 AVM。

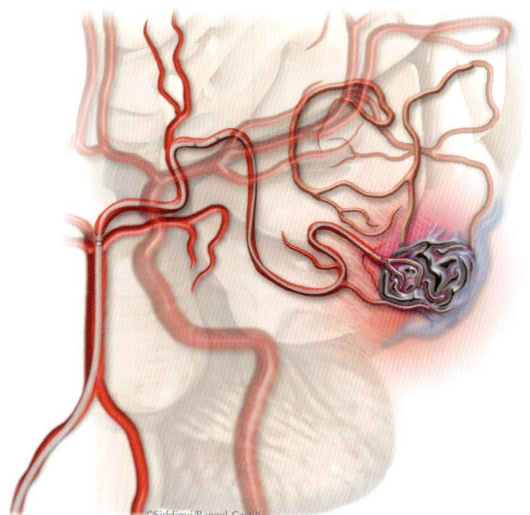

图 31.7c　使用中间导管栓塞颞部破裂的 AVM 图解。

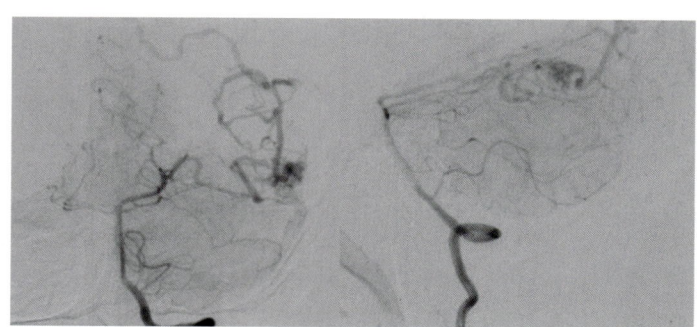

图 31.7d　左侧后颞部基底侧的 AVM。

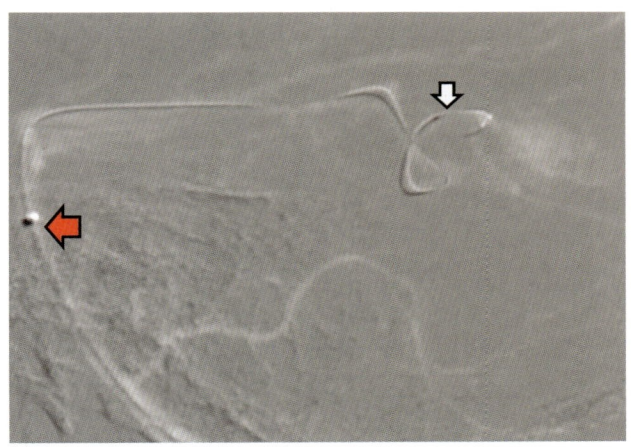

图 31.7e 椎动脉中的导引导管,基底动脉中的中间导管(红箭头),PCA 远端的微导管(白箭头)。

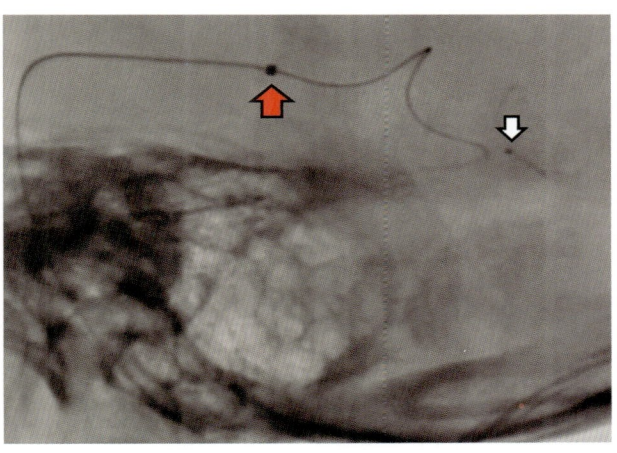

图 31.7f 中间导管(红箭头)和微导管(白箭头)向远端前进。

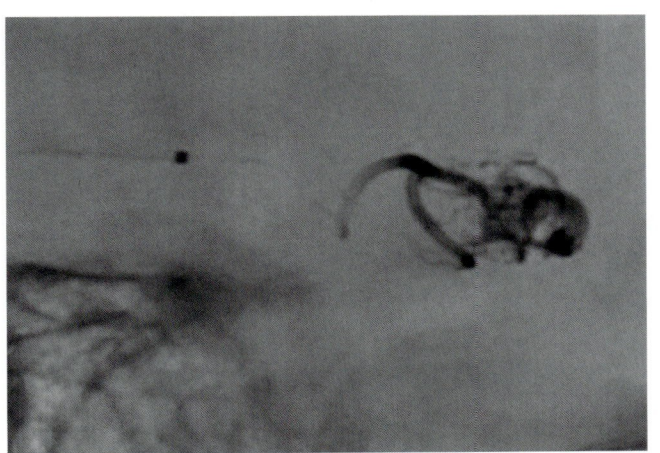

图 31.7g 推注 Onyx。

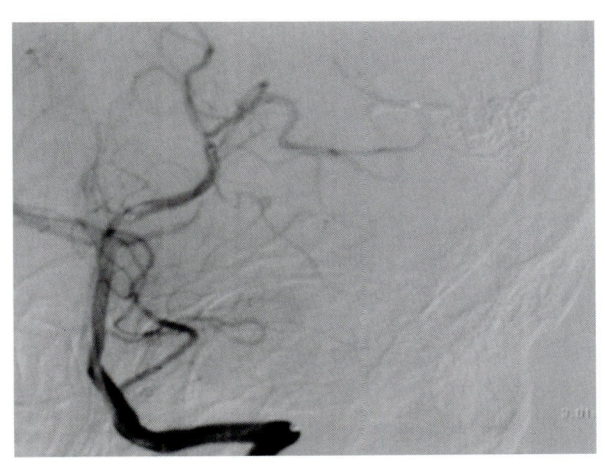

图 31.7h 完全栓塞 AVM。

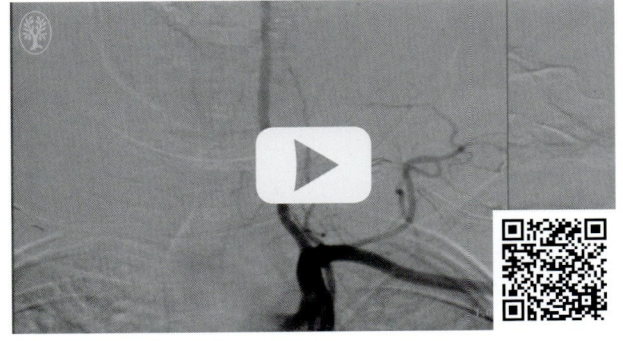

视频 31.7 左侧颞部 AVM 栓塞。

手术过程

患者在清醒镇静下经股动脉通路行诊断性脑血管造影和血管腔内栓塞 AVM。给予 5 000 单位的肝素,直到活化凝血时间超过 250 秒。手术尽量减少射线暴露,并用铅屏蔽腹部来保护胎儿。

器械清单

- 股动脉通路：微创穿刺套件和6F鞘。
- 0.038 英寸导丝。
- Benchmark 071 导引导管（Penumbra）。
- 0.038 英寸 136 cm 的长导管（Stryker）。
- 0.017 英寸 Headway DUO 微导管（Microvention）。
- 0.014 英寸 Synchro 2 微导丝（Stryker）。
- DMSO（Medtronic）。
- Onyx 18（Medtronic）。
- 6F AngioSeal 经皮血管封堵装置。

器械说明

清醒镇静下经右侧股动脉通路，6F导引导管进入左侧椎动脉的V3段。在放大路图下，0.038英寸导引导管超选进入基底动脉，0.017英寸微导管通过0.014英寸的微导丝引导超选进入左侧大脑后动脉（PCA）。微导管第二次血管造影以获得路图。微导管进一步前进靠近AVM，中间导管同时进一步深入PCA。DMSO和Onyx 18缓慢推注直到完全闭塞AVM。微导管注射器回抽并轻柔地牵拉微导管；我们看到血管和Onyx铸型明显移动，而这会损伤血管。中间导管稍前进以支撑微导管，便于其从Onyx内剥离。

提示、技巧和避免并发症

- 据报道，妊娠期间AVM破裂的风险在2.65%~11.1%，大多数发生在血容量和心排血量达到峰值的孕中晚期。AVM破裂的发病时间可能与血流动力学和激素的变化有关。一旦AVM破裂，强烈建议治疗。
- 手术切除和（或）血管腔内栓塞是妊娠期相对安全的治疗方案。辐射对母体和胎儿的影响因发育阶段和辐射剂量而异。妊娠15~20周时辐射剂量的安全阈值为120 mGy。AVM栓塞或动脉瘤栓塞所需的辐射远远低于安全阈值剂量（Arch Gynecol Obstet. 2003;268:325-328）。

32 NBCA 栓塞动静脉畸形
Arteriovenous Embolization with N-butyl-2-cyanoacrylate

Kunal Vakharia, Muhammad Waqas, Michael K. Tso, Adnan H. Siddiqui, and Elad I. Levy

概 述

NBCA 和 Onyx 是仅有的两种获得美国 FDA 批准用于脑动静脉畸形(AVM)栓塞的药物。理论和实践都证明脑动静脉畸形经过多种不同通路的治疗是成功的,包括经动脉栓塞孤立的血管蒂或者完全闭塞,以及经静脉途径。NBCA 是最老、最常用的丙烯酸栓塞剂。当它与血液中的羟基离子接触时聚合。NBCA 可以用于更容易地投放到导管头端远端病变,以及便于经验丰富的神经介入专家滴定血流导向粒子可以注射到多远。

AVM 栓塞的临床证据

- 在一项前瞻性随机试验中,NBCA 患者的导管留置率低于 Onyx 患者(1.6% vs. 9.3%),该试验结果使得 Onyx 被批准用于 AVM 的栓塞。
- 1995 年,Wikholm 等人[1]证明 NBCA 注射后可有效永久闭塞脑 AVM。
- 2010 年,Loh 和 Duckwiler[2] 发现使用 Onyx 的病例中,AVM 至少减少 50% 的比例为 96%,而 NBCA 的比例为 85%,虽然结果的差异没有统计学意义。

适应证

NBCA 几乎总是永久闭塞。当混合 NBCA 时,经验丰富的神经介入医师能够通过滴定乙碘醇和冰醋酸的混合来调整聚合速率。这种改变聚合速率能力使 NBCA 成为一种多用途药物,但也会增加与用药相关的并发症比例。聚合胶比其他药剂更坚固,在有明显回流的情况下会增加导管拔除的难度。利用血流导向微导管,NBCA 可以被引导到大的 AVM 血管蒂。这些颗粒会流经很长一段距离,迫使神经介入医生意识到 AVM 与正常血管结构间的吻合和危险动脉连接。使得 NBCA 成为一种多用途药物的特性包括:当与钽粉混合时,透视下清晰可见;即使微导管处于目标近心端,同时输注 5% 葡萄糖溶液可以让神经介入医师使用推注技术强化 NBCA 向靶点的渗透。

神经血管解剖

脑 AVM 解剖复杂,为了明白动脉解剖、吻合连接以及病灶潜在的复杂静脉引流,规划栓塞治疗前一个完整的全脑血管造影是至关重要的。了解 AVM 的动脉床和动静脉畸形的高危特征(包括血管巢内动脉瘤)决定了哪个血管蒂需要栓塞。Spetzler-Martin 分级系统所关注的 AVM 解剖学重要特征是必须要考虑的,包括大脑功能区、深部或者浅表的静脉引流以及 AVM 血管巢的大小。任何的颅内动脉分支都可能向动静脉畸形供血,包括颈内动脉所有的 7 个节段。分支或血管蒂可起源于大脑中动脉、大脑前动脉、大脑后动脉和后循环穿支。区分每个循环或供血动脉对于计划分期栓塞很关键。理解深静脉解剖结构并确保在栓塞前路图成像上清晰可见,对于预防引流静脉的过早闭塞同样重要。

值得注意的是,对颈外动脉循环的作用有一个全面了解是非常重要的。在栓塞前风险评估中,动脉蒂、颈外动脉循环的参与以及血管吻合必须要考虑。

围手术期药物处理

Wada 试验可以在顾虑吻合连接或者累及功能区时进行。在作者的机构中,常规使用异戊巴比妥和利多卡因进行 Wada 试验,可以在栓塞前对患者进行良好的功能评估。

由于术中血栓形成的风险,术中要进行全身肝素化治疗。根据体重静脉注射肝素,目的是使活化凝血时间控制在 250～300 秒,可限制血栓栓塞的并发症。在急性破裂或急诊手术时经常需要术中抗凝。如果使用了肝素,应时刻准备鱼精蛋白用以拮抗肝素的作用。在此过程中,血小板糖蛋白Ⅱb/Ⅲa 抑制剂(例如依替巴肽)可用于急性血栓的形成。

具体技术和关键步骤

(1) 股动脉内置入 6F 或 8F 的血管鞘。
(2) 经股动脉血管造影排除夹层等异常病变后,导引导管在 0.035 英寸弯头导丝引导下进入主动脉,全程透视。
(3) 完善全脑血管造影(图 32.1,图 32.2,视频 32.1、视频 32.2)。
(4) 导引导管可以在 0.035 英寸导丝及造影管引导下被推进至感兴趣的部分血管。
(5) 通过脑血管造影以获得颅内血管结构的基线影像(视频 32.1、视频 32.2)。
(6) 在路图下,塑形的微导丝置入微导管系统内,用于引导超选进入 AVM 的动脉蒂(视频 32.1、视频 32.2)。
(7) 微导管进行超选择性血管造影,确认定位在动脉蒂内并描记 AVM 血管巢的形态。
(8) 在手术区的后方另外铺设无菌桌,用以物理上同其他无菌区隔离以预防生理盐水同 NBCA 接触。在混合 NBCA 之前,应更换手套和手术衣。
(9) 胶水的配制包括混合装在标记注射器中乙碘醇(2.1 mL)、胶水兼容注射器中 NBCA(0.9 mL)和钽粉(0.5 g)(视频 32.1、视频 32.2)。
(10) 加入冰醋酸(一般 7 滴),为了改变溶液的黏度和聚合速率。

经验法则:如果输送时间＜1 秒,NBCA 胶水混合浓度至少 70%;如果输送时间＞2 秒,浓度需要稀释到 50% 左右。

(11) 在没有破裂的情况下,患者全身肝素化使活化凝血时间控制在 250～300 秒。
(12) 通过微导管注入 5% 葡萄糖冲洗导管 3～4 次后,缓慢注射 NBCA(视频 32.1、视频 32.2)。
(13) 在空白路图下,NBCA 混合物被快速、稳定、可控地注入 AVM,胶柱应持续不断向前移动。
(14) 当栓塞完成(即 NBCA 渗透进入血管巢)或者出现反流,回抽注射器并从导引导管中移除微导管。
(15) 完成最后一次血管造影后,撤出导引导管。

器械选择

根据作者和编辑的临床实践,以下是 NBCA 栓塞脑 AVM 的常用的器械和耗材。

- 6F 或者 8F 鞘。
- 6F 导引导管(Envoy DA XB 导管,Codman Neuro;Benchmark,Penumbra)。
- 0.035 英寸的成角导丝。
- 5F 中间诊断导管(Vitek,Cook)。
- Synchro 2 微导丝(Stryker)。
- 微导管或者血流导向微导管(Headway DUO,MicroVention;Marathon,Medtronic;Magic,Balt USA;Ultraflow,Medtronic)。
- 持续肝素化冲洗。

注意点

- 对于动静脉瘘口的直接连接,于栓塞前在动脉蒂内放置弹簧圈将有所裨益。
- 5% 葡萄糖溶液推注技术可以在 NBCA 停止注射后增强 NBCA 向血管巢的渗透。这种技术可以允许在动脉蒂被栓塞后更好地向远端穿透。
- 在笔者单位,AVM 的栓塞是分期进行的,以避免从血流相关和血流动力学改变到正常灌注压突破现象所带来的有害影响(图 32.1,视频 32.1)。
- 栓塞前超选择性微导管造影对于栓塞前确认导管位置至关重要。在高流量病变中,1 mL 注射器可提供更好的对比剂注射和血管解剖描绘。

- 血管巢前方和之中的动脉瘤可以用 NBCA 与 AVM 同时闭塞。
- 如果 NBCA 的反流导致微导管留置,持续轻柔地发力移除导管。若仍不能拔出,可在右侧股总动脉通路部位切断微导管,随后给予患者双联抗血小板药物治疗。

参考文献

[1] Wikholm G. Occlusion of cerebral arteriovenous malformation with N-butyl cyanoacrylate is permanent. *AJNR Am J Neuroradiol*. 1995;16(3):479-482.

[2] Loh Y, Duckwiler GR, Onyx Trial Investigators. A prospective, multicenter, randomized trial of Onyx liquid embolic system and N-butyl cyanoacrylate embolization of cerebral arteriovenous malformations. Clinical article. *J Neurosurg*. 2010;113(4):733-741.

病例概览　　病例 32.1　NBCA 栓塞额叶 AVM

- 70 岁男性,因突发严重左腿无力至急诊就诊。神经系统功能检查:清醒、警觉,对人、时间、地点的定位都正常。除了左下肢轻度无力,其余肢体运动、肌力正常。既往有高血压病史。
- CT 检查发现丘脑后部脑出血并破入脑室。
- CT 血管造影发现左侧额叶 AVM。
- 丘脑和脑室的出血不太可能与额叶 AVM 相关。患者先接受了保守治疗,康复后对额叶 AVM 开展了血管内和显微外科手术治疗。

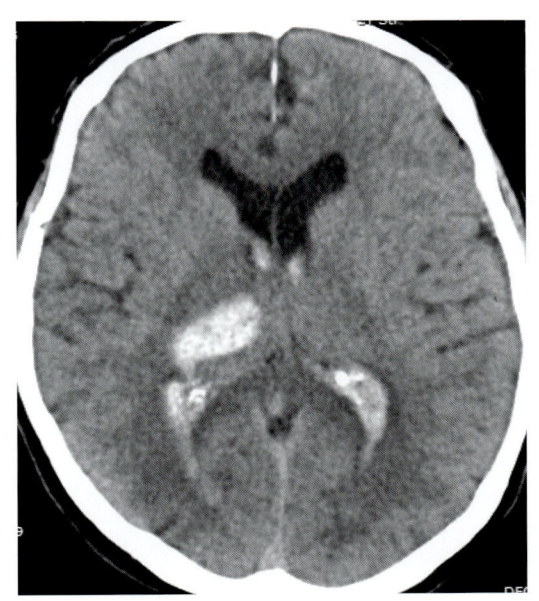

图 32.1a　初步的 CT 检查发现丘脑后部和脑室出血。

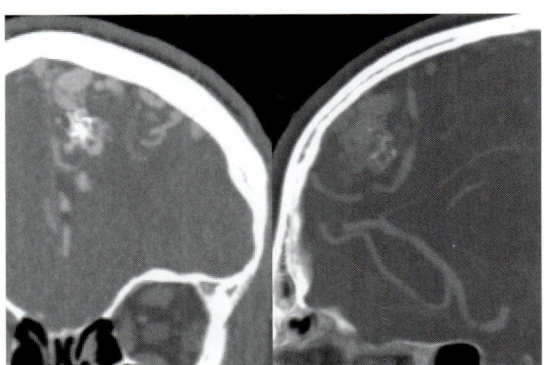

图 32.1b　CT 血管造影检查发现左侧额叶 AVM。

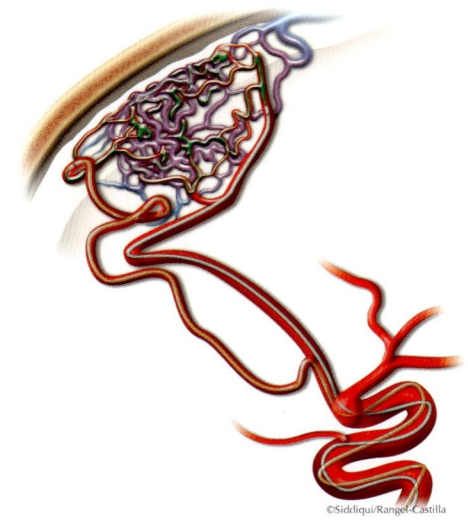

图 32.1c 液体栓塞剂 NBCA 栓塞治疗额叶 AVM 图解。

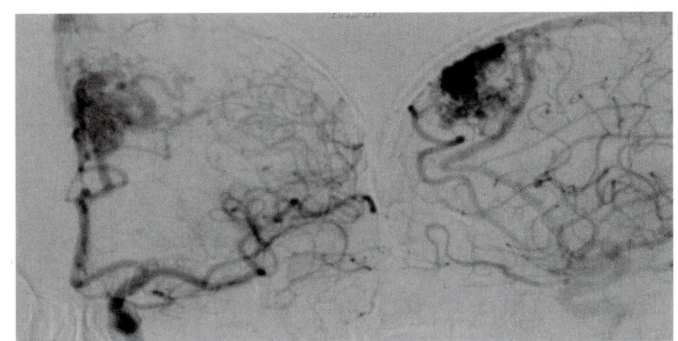

图 32.1d 左侧额叶内侧的 AVM。

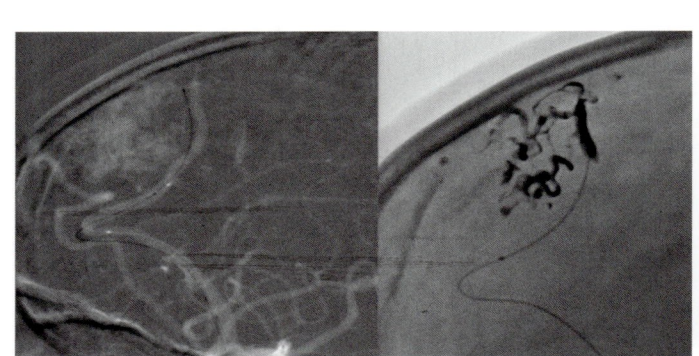

图 32.1e 微导管在 ACA 后部分支注射 NBCA。

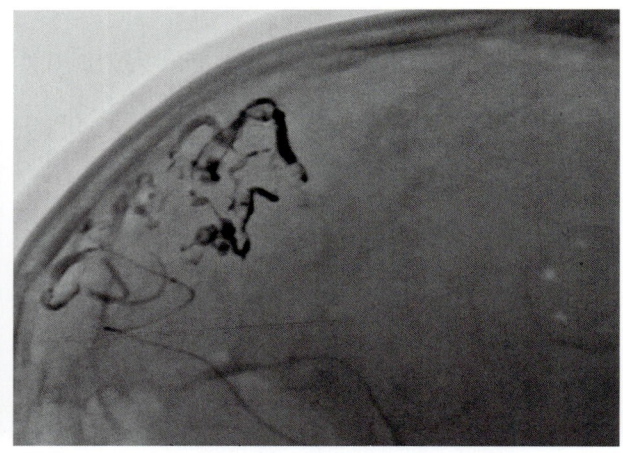

图 32.1f 在 ACA 额支注射 NBCA 进入 AVM。

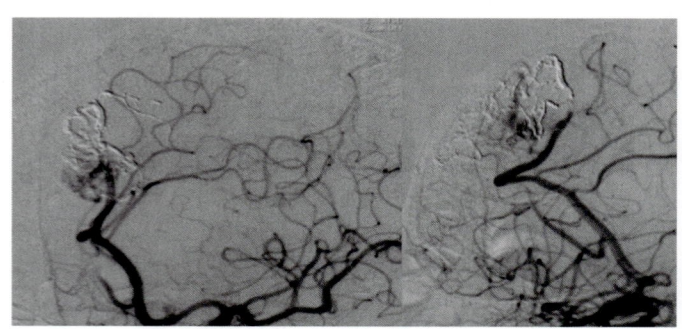

图 32.1g AVM 的近全栓塞为手术做好准备。

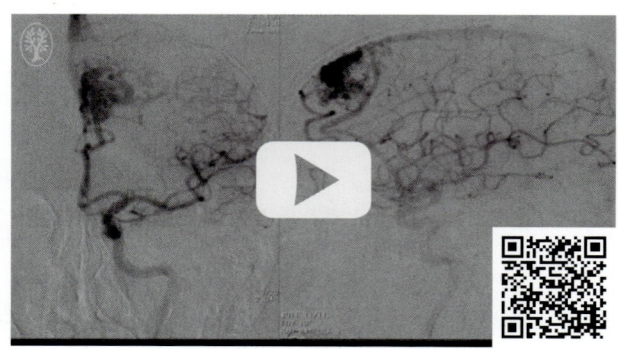

视频 32.1 栓塞额叶 Ⅱ 级 AVM。

手术过程

患者接受了经动脉通路 NBCA 血管内栓塞治疗，锁定了来自大脑前动脉（ACA）的两个分支作为 AVM 的供血动脉。患者在清醒镇静下经股动脉通路接受了手术。给予 5 000 单位的肝素，直到活化凝血时间超过 250 秒。

器械清单

- 股动脉通路：微创穿刺套件和 6F 鞘。
- 0.038 英寸导丝。
- Envoy XB DA 导引导管（Cook Medical）。
- 0.017 英寸 Echelon-10 微导管（Medtronic）。
- 0.014 英寸 Synchro 2 微导丝（Stryker）。
- TRUFILL NBCA 液体栓塞剂 DePuy Synthes。
- 6F AngioSeal 经皮血管封堵装置。

器械说明

丘脑和脑室的出血不太可能与额叶 AVM 相关。患者先接受了保守治疗，待其从脑出血康复后择期安排了手术前栓塞。清醒镇静下，6F 导引导管置于颈内动脉。在路图下，0.017 英寸微导管通过微导丝引导超选进入大脑前动脉（ACA）。血管造影发现两个 ACA 的分支直接进入 AVM。微导管被进一步推进到 AVM 的后方，因为血管迂曲无法直接进入 AVM。原本计划是推注 Onyx，然而微导管无法前进到足够靠近 AVM，所以改用了 NBCA。NBCA 可以在沉淀前流动得更远，用 5% 葡萄糖冲洗微导管多次后注射 NBCA，快速拔除微导管预防和血管粘连。在 AVM 前支重复同样的操作，成功地在手术切除前部分栓塞了 AVM。

提示、技巧和避免并发症

- NBCA 的准备：使用新的手套及单独的手术桌预防离子物质（血、生理盐水）的污染。NBCA 从药瓶中抽取到 1 mL 的注射器中。从小瓶中提取碘油倒入玻璃量杯中，加入 NBCA 并用注射器推柱搅拌混合。钽粉应在加入 NBCA 之前先与乙碘油混合，以获得均匀的不透明混合物。
- 胶的成分取决于目标病灶的血流动力学。NBCA 和乙碘油最常见的比例为 1∶2 和 1∶4。栓塞混合物的黏度随加入的乙碘油量的增加而升高。
- 用 5% 葡萄糖冲洗微导管以防止 NBCA 提前聚合，使目标血管内充满非离子液体以促进穿透。注射 5% 葡萄糖后，应尽快注射 NBCA，防止血液进入微导管。

病例概览　　病例 32.2　破裂的额叶微小 AVM：血管腔内探查及 NBCA 栓塞

- 65 岁男性，因突发左侧肢体无力至急诊就诊。神经系统功能检查：除左侧肢体轻瘫和面瘫外，患者清醒警觉，对人、时间定位正常。既往有高血压、糖尿病和丙型肝炎病史。
- CT 检查发现右侧额顶叶脑出血。
- CT 血管造影发现可疑的小 AVM。

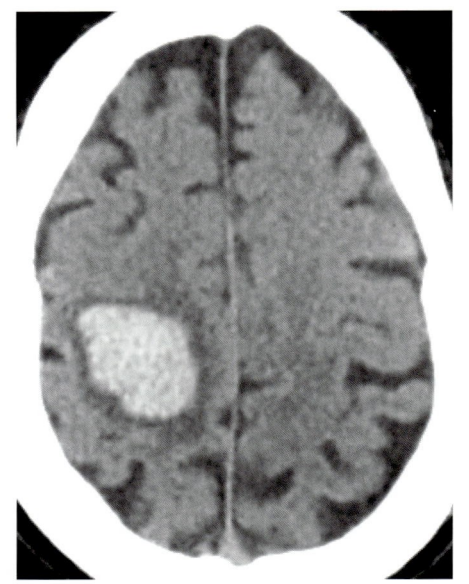

图 32.2a　初步的 CT 检查发现右侧额叶脑出血。

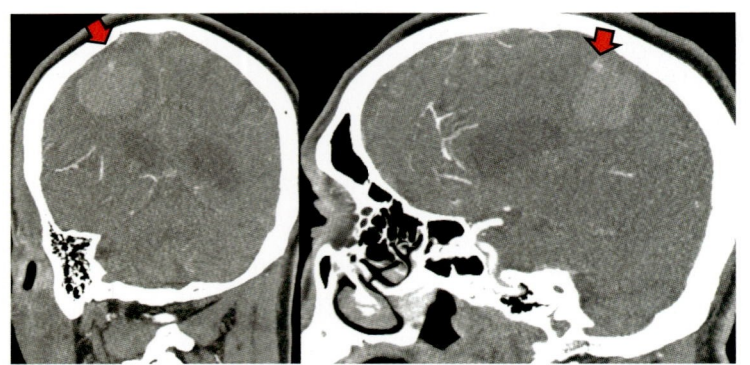

图 32.2b　CT 血管造影检查发现可疑的小 AVM。

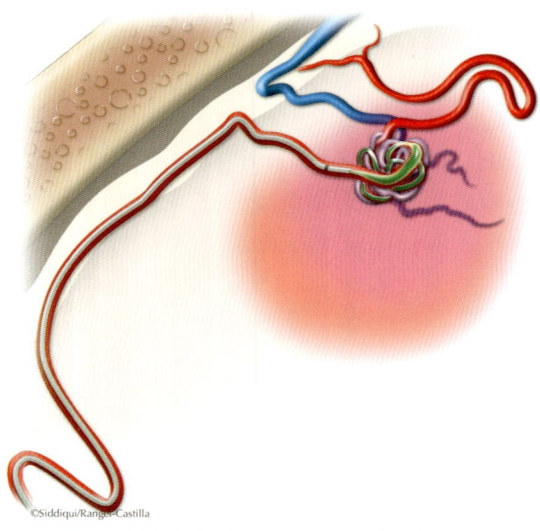

图 32.2c　液体栓塞剂 NBCA 栓塞治疗额叶的破裂微小 AVM 图解。

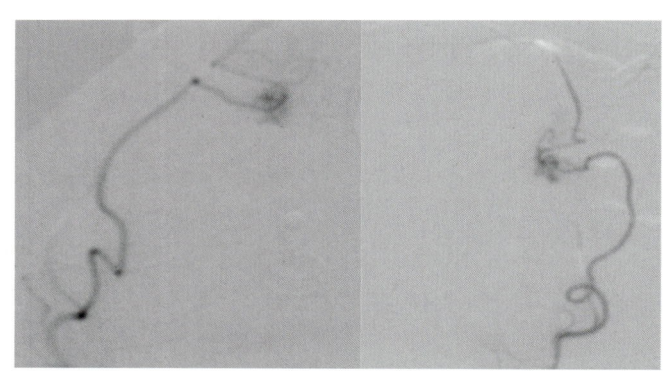

图 32.2d　右侧额叶的微小 AVM。

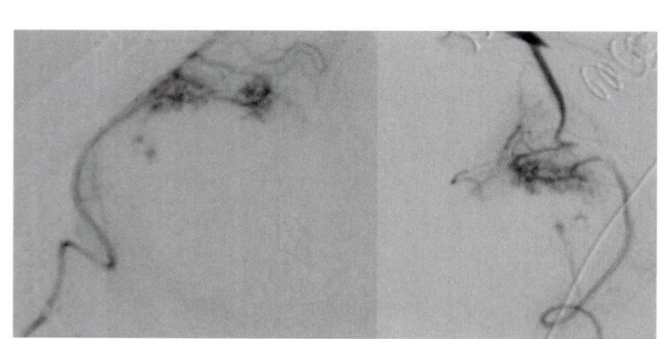

图 32.2e　微导管定位到小 AVM 的供血动脉。

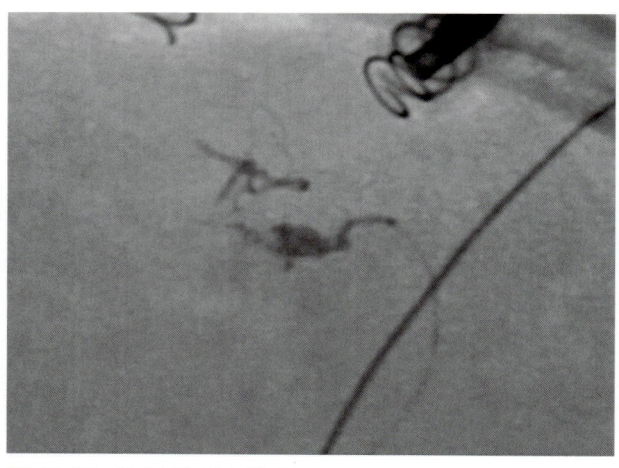

图 32.2f　注射 NBCA 进入 AVM。

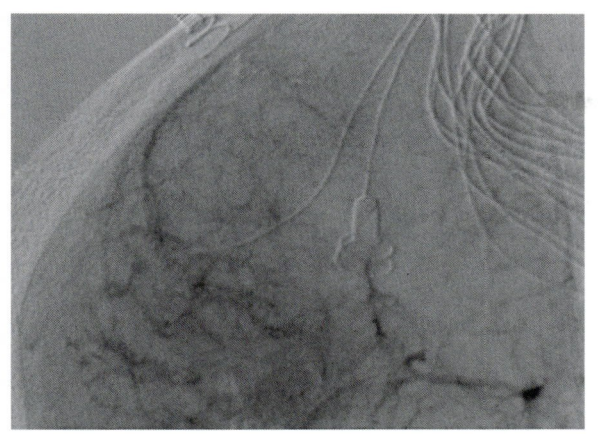

图 32.2g　完全栓塞 AVM。

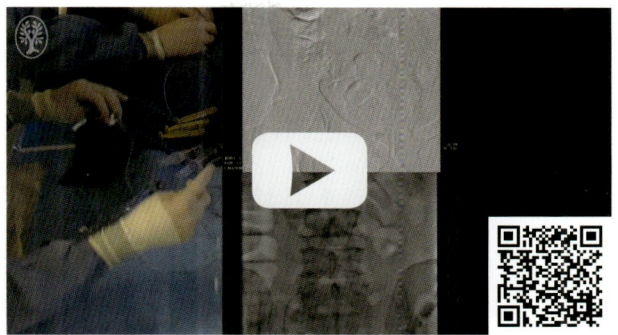

视频 32.2　治愈性栓塞破裂的微小 AVM。

手术过程

患者在清醒镇静下经股动脉通路接受了血管腔内探查及 NBCA 栓塞微小 AVM。给予 5 000 单位的肝素，直到活化凝血时间超过 250 秒。

器械清单

- 股动脉通路：微创穿刺套件和 6F 鞘。
- 0.038 英寸导丝。
- Envoy XB DA 导引导管（Cook Medical）。
- 0.017 英寸 Echelon-10 微导管（Medtronic）。
- 0.014 英寸 Synchro 2 微导丝（Stryker）。
- TRUFILL NBCA 液体栓塞剂（DePuy Synthes）。
- 6F AngioSeal 经皮血管封堵装置。

器械说明

患者的脑实质内出血由右侧运动区内一个非常小的 AVM 引起。因为外科 AVM 切除及血肿清除术可使患者神经功能恶化，所以安排了血管内治疗。对于栓塞微小 AVM，找到供血动脉是一个挑战。

清醒镇静下，6F 导引导管置入右侧颈内动脉。在放大路图下，中间导管放置在 M2 上干，而微导管向远端深入 M3 段。通过多次微导管造影确认 AVM 供血动脉。微导管被推进到尽可能远的位置，但仍无法靠近 AVM 近端，所以使用了 NBCA。微导管用 5% 葡萄糖冲洗后快速注入 NBCA，并快速拔除微导管。栓塞后血管造影显示完全栓塞了 AVM。

提示、技巧和避免并发症

- 栓塞前消除向远端输送微导管过程中积累的张力，以减少微导管滞留的风险。
- 栓塞前检查微导管位置，使用 3 mL 或 1 mL 的注射器进行超选择性注射。缓慢注射造影剂以防止血管破裂。
- 对于颅内 AVM 只允许最小回流（<5 mm），取出微导管时又轻又快。
- 如果在接下来的几天里没有手术切除 AVM 的计划，我们强烈建议分 2~3 期栓塞治疗。如果条件允许，每次栓塞不要超过病灶的 30%。
- 耐心磨炼液体栓塞技术，一开始手术倾向于保守一些。

33 血管腔内栓塞治疗硬脑膜动静脉瘘
Endovascular Embolization of Dural Arteriovenous Fistulas

Enrico Giordan，Giuseppe Lanzino，and Leonardo Rangel-Castilla

概　述

颅内硬脑膜动静脉瘘（dAVF）是一种罕见的脑膜动脉与硬脑膜静脉窦或静脉之间的病理吻合。瘘管位于硬脑膜小叶内，由动脉和静脉窦或硬脑膜静脉之间的直接沟通组成。dAVF 占所有颅内血管畸形的 10%～15%，最常发生在 50～60 岁人群，没有明显的性别偏好或遗传易感性。大多数 dAVF 位于横窦和乙状窦的交界处，其次是海绵窦（具有良性的自然病程）、上矢状窦、前颅窝、天幕及其他地方。dAVF 形成的病理机制仍有争议。大多数 dAVF 是后天获得性的，包括脑外伤、感染、开颅手术史、肿瘤及硬脑膜静脉窦血栓。同样，静脉血栓的危险因素，比如抗凝血酶、C 蛋白和 S 蛋白缺陷，同 dAVF 的发生相关。

症状通常与静脉窦血流量增加有关，并与瘘口的位置和静脉引流模式有关。搏动性耳鸣是横窦和乙状窦病变的常见症状，而海绵窦 dAVF 则出现眼部症状。严重的临床表现包括颅内出血和其他神经功能障碍，比如癫痫、帕金森症、小脑综合征、淡漠、无应答和脑神经异常。脑出血在高级别 dAVF 中更为常见，影像学评估包括 CT 血管造影和磁共振。所有的 dAVF 都必须常规通过作为金标准的血管造影来确认和分级。

适应证

历史上血管内治疗是姑息性的，因为随着供血动脉闭塞，会募集新的额外动脉血供。只有当微导管足够靠近血管巢使得栓塞材料同时闭塞瘘口和引流静脉，经动脉或静脉途径的治愈性栓塞才能达到。液体栓塞剂 Onyx（Medtronic）和 NBCA 的出现使得 dAVF 的治疗安全而有效。一般而言，症状性 I 级和所有 II～V 级 dAVF 应考虑接受治疗。

神经血管解剖

dAVF 与实质或者皮质 AVM 相区分的是，硬脑膜动脉供血及缺乏嵌入脑实质的血管巢。最常用的分级是 Borden 分级，根据不同的静脉引流特征区分 dAVF，尤其是皮质静脉引流（CVD）的缺乏。Borden I 型瘘：硬脑膜动脉直接汇入硬脑膜静脉窦，血流正向；II 型瘘：汇入硬脑膜静脉窦，同时有静脉窦的正向血流和皮质静脉的逆向血流；III 型瘘：只汇入皮质静脉，逆向血流。另一种常用的分级（Cognard 评分）是根据瘘口位置、引流静脉特征及静脉流出道血管结构。Cognard I 型，血流正向只进入静脉窦。Cognard II 型，血流逆行只进入静脉窦；II b 型，血流正向进入静脉窦合并血流逆向进入皮质静脉；II a 型，血流逆行进入静脉窦合并皮质静脉引流。Cognard III 型，直接引流进入皮质静脉。Cognard IV 型，直接引流进入皮质静脉造成静脉扩张。Cognard V 型，只引流进入脊髓的髓周静脉。

Borden II 和 III 型及 Cognard II b～V 型被认为是高级别 dAVF，自然病程凶险。

血管内治疗通路

血管内治疗已经成为大多数颅内 dAVF 的一线

治疗,手术的目的是完全闭塞动静脉分流。血管腔内治疗可以分为三大类:经动脉栓塞(TAE)、经静脉栓塞(TVE)以及联合通路。TAE 需要供血动脉的超选择性置管,微导管头端楔入供血动脉,栓塞剂穿透渗入瘘口和引流静脉近端。当 dAVF 引流进入平行于通畅静脉窦内的一个分隔管道或者引流进入一个紧靠大而通畅并不分割的静脉窦的静脉湖时,推荐 TAE 通路。TVE 通过受累硬脑膜静脉窦或皮质静脉逆行置管,在瘘口附近释放弹簧圈和(或)液体栓塞剂。血管内治疗的目的是闭塞动静脉瘘和(或)阻断软脑膜或皮质静脉反流并保留正常的静脉引流。

血管内治疗用器械

可用的栓塞材料包括颗粒、弹簧圈、乙醇、NBCA 和 Onyx。一般避免使用颗粒,因为它们常常导致不完全和不永久的瘘口闭塞。弹簧圈可用于高流量 dAVF 治疗中液体栓塞剂的辅助工具,以减少高流量并防止 Onyx 栓塞远端不需要的静脉或静脉窦。弹簧圈单独使用时并不能治愈,而 NBCA 可促进治疗后即刻血管造影所见的残余异常血流的进行性闭塞,具有极好的治愈率。Onyx 一个主要优势是它能够通过单个血管蒂治疗复杂的多个瘘口。

围手术期药物处理

术中完全的肝素化对于预防血栓栓塞性并发症是必要的。手术可以在清醒镇静状态下进行,但如果患者在液体栓塞剂注射过程中无法保持静止不动或经历不适或疼痛,则可能需要全身麻醉。

具体技术和关键步骤

(1)经股动脉血管造影排除夹层等异常病变后,透视下,导引导管在 0.035 英寸导丝引导下进入主动脉。

(2)导引导管进入颈外动脉、颈总动脉及椎动脉,在路图导航下进入栓塞用到的血管(图 33.1~图 33.4,视频 33.1~视频 33.4)。

(3)在 ECA 重度迂曲的情况下,建议使用中间导管。中间导管连接到肝素化冲洗并通过导引导管引入(视频 33.1~视频 33.4)。

(4)DMSO 兼容的微导管(Headway DUO,MicroVention;Excelsior XL-10,Stryker 或者头端可解脱的 Apollo,Medtronic)连接到肝素化冲洗并通过导引导管或者中间导管引入。

(5)正侧位放大透视下找到瘘口的最佳工作角度。

(6)微导丝、微导管尽可能靠近瘘口病灶。对于横窦或者乙状窦的 dAVF,进入瘘口病灶的初步动脉途径是脑膜中动脉或其分支(图 33.2、图 33.3,视频 33.2、视频 33.3)。

(7)通过微导管进行超选择性血管造影来确定其位置。

(8)通常使用 Onyx 18 或 34,栓塞剂以 1 mL 抽取在注射器。Onyx 18 适合更远端血管的穿透,因为它黏性更小。DMSO 也抽取在 DMSO 兼容的注射器内。

(9)在注射 Onyx 之前,微导管用 DMSO 灌注。因为 DMSO 对脑血管具有腐蚀性,因此必须以 0.1 mL/min 的速度灌注。由于微导管通常有 0.3 mL 的无效腔,因此前 0.2 mL DMSO 推入导管后,最后的 0.1 mL DMSO 需要缓慢推入导管。

(10)以液面对液面的方式连接 Onyx 和微导管。定时器设定后,Onyx 以 0.1 mL/min×3 min 的速度缓慢推注,最后 1 分钟填满微导管无效腔后在减影模式下看到 Onyx 的钽成分显影。

(11)第一次尝试对瘘口病灶的栓塞通常是最有成效和最成功的。仔细观察病灶的穿透渗透、动静脉的充盈和动脉反流。颅外注射 Onyx 比颅内注射能容忍更多的动脉反流。手术的目标是填充静脉蒂,但是静脉窦通常需要避免 Onyx 推注进入静脉窦(视频 33.1~视频 33.4)。

(12)一旦取得对瘘口病灶的满意栓塞,就可以取出微导管并再次造影,对清醒患者进行体检,并确认没有不良事件发生。

(13)以上步骤可用于多个瘘口的治疗,对于大的病灶,每次栓塞一两个瘘口的分期治疗策略要比一次性广泛栓塞来得更安全。每一次 Onyx 灌注后,微导管必须丢弃。

(14)以相同的方式行 TVE 治疗。导引导管进入乙状窦,中间导管导航经过横窦、直窦和上矢状窦,微导管被引导通过引流静脉进入瘘口。DMSO 和 Onyx 用前述的方式注射。

(15)介入医师应该意识到 TVE 对栓塞剂反流

的耐受性较低(图 33.4,视频 33.4)。

(16)一旦治疗结束,做最后一次血管造影后撤出所有的导管。

器械选择

以下是 Onyx 栓塞 dAVF 的常用的器械和耗材。
- 6F~8F 鞘。
- 90~100 cm 长的 6F 导引导管。
- 0.044~0.058 的中间导管(Sofia,MicroVention;DAC,Stryker;Navien,Medtronic;Catalyst 5,Stryker)。
- 0.035 英寸的成角导丝。
- DMSO 兼容的 0.016 英寸的微导管(如 Headway DUO,SL-10,Stryker)或者头端可解脱的微导管(Apollo 导管,Medtronic)。
- 0.014 英寸的微导丝(Synchro 2,Stryker)。
- DMSO。
- Onyx 18 或者 34。
- 颅内球囊(Scepter,MicroVention),治疗区域靠近重要血管时需要。
- 连续肝素化冲洗。

注意点

- 适当的患者选择、对 DAVF 解剖和生理的全面理解以及每种治疗策略的优缺点是取得治疗成功的关键。
- 较之颅内血管,微导管在颅外血管发生粘管的风险更低,但无论如何,都要求采用缓慢、持续的张力来拔除微导管。
- 识别容易导致微导管粘管的危险因素。一般来说,细小的供血血管、弯曲的通路血管、长段的 Onyx 反流,都会造成拔除微导管困难。
- 我们建议使用中间导管进行远端血管的导航和支撑,因为微导管有嵌在 Onyx 中的危险。中间导管在拔除微导管时可以起到反牵拉的作用(视频 33.1~视频 33.4)。
- 静脉通路可用于 DAVF 的血管内治疗;然而在 DAVF 完全闭塞之前,应注意不要提前闭塞引流静脉主干(图 33.4,视频 33.4)。
- 少量液态栓塞剂进入正常的静脉窦通常并无大碍。
- 如果注射速度过快,DMSO 也会导致血管损伤,所以注射速度要慢。
- 时刻关心 Onyx 沿导管的反流量,导管在 Onyx 内的时间应当少于 35 分钟。这两项技术都将有助于减少微导管留置的发生率。
- 不能停止注射 Onyx 超过 2 分钟,因其会在导管中硬化。
- 正常引流静脉的误栓可能会导致神经功能受损,颈外动脉与颈内或椎动脉之间的吻合如被意外栓塞,也是如此。
- 避免使用咽升动脉作为栓塞 DAVF 的通路。因为该动脉的分支闭塞可能导致后组脑神经障碍。
- 避免使用脑膜中动脉的岩支来栓塞 DAVF。部分或完全闭塞该分支会导致面瘫。

病例概览 | **病例 33.1 前颅底动静脉瘘:经动脉和经静脉通路**

- 49 岁男性,因单纯部分性癫痫发作被送入急诊室。患者清醒、警觉,时、地、人定向准确,无局灶性神经功能障碍。他有高血压、冠心病和近期的冠脉支架植入史。患者目前接受阿司匹林和普拉格雷治疗。
- 计算机断层扫描(CT)显示右侧额叶急性出血伴水肿。
- 磁共振(MRI)显示可疑的额部动静脉畸形或动静脉瘘。

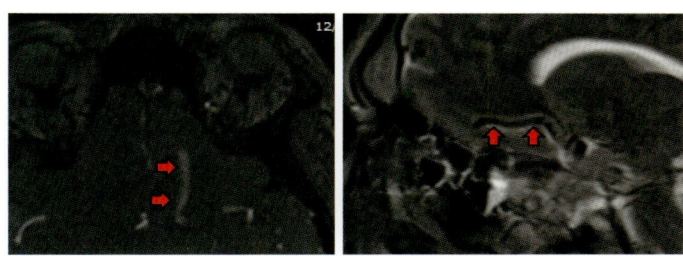

图 33.1a　初始的 MRI 显示右侧额部的血管畸形。

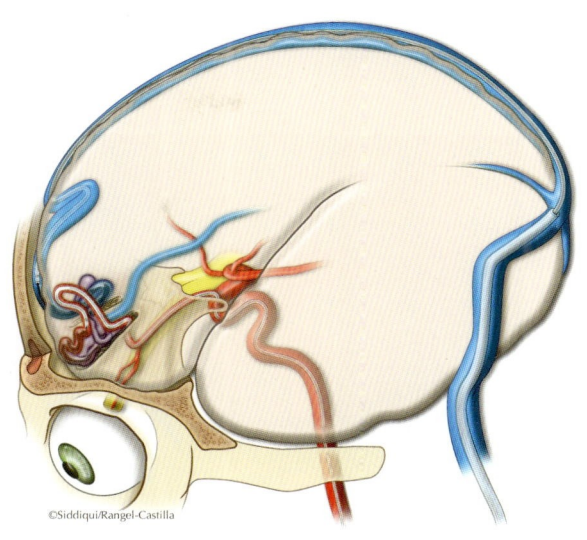

图 33.1b　经动脉和经静脉通路栓塞前颅底动静脉瘘的图解。

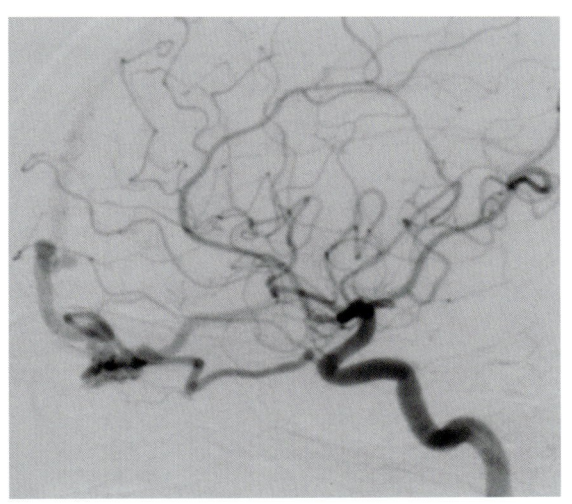

图 33.1c　前颅底动静脉瘘。

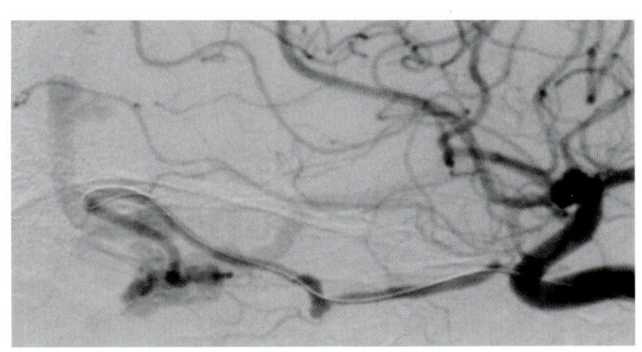

图 33.1d　微导管经动脉（眼动脉）通路到达瘘口。

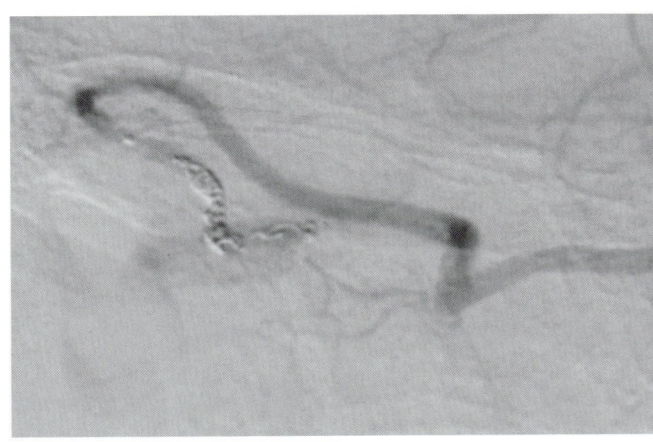

图 33.1e　经动脉弹簧圈栓塞。

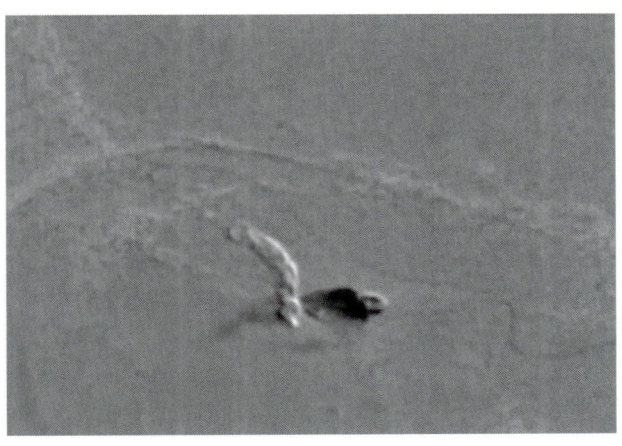

图 33.1f　经动脉 Onyx 栓塞。

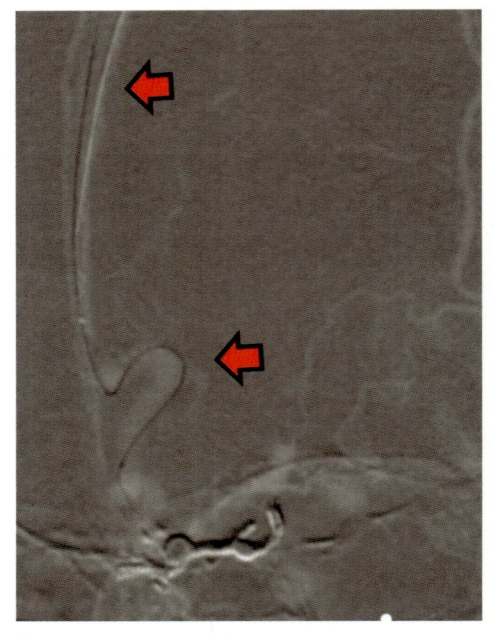

图 33.1g 微导管经静脉通路（岩上窦和引流静脉）到达瘘口。

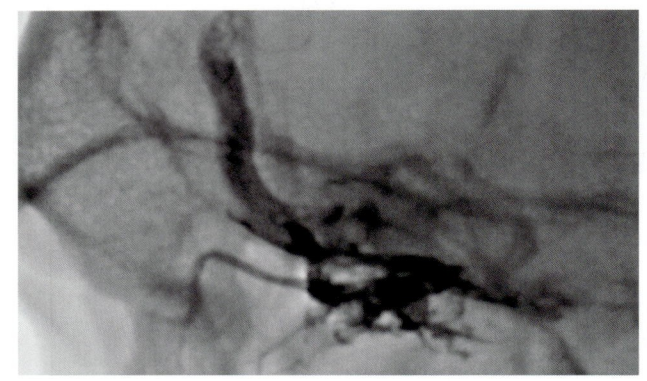

图 33.1h 经动脉和静脉栓塞后的 Onyx 铸型。

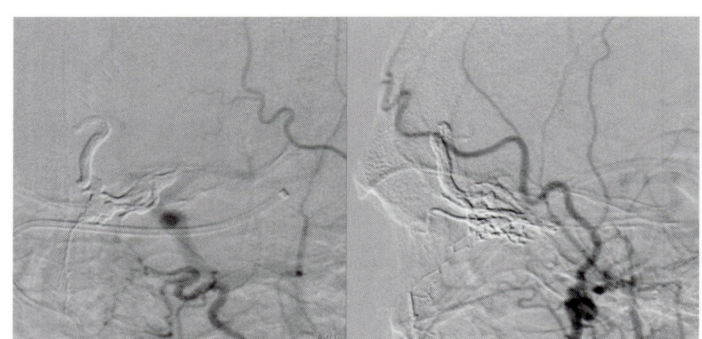

图 33.1i 动静脉瘘完全闭塞。

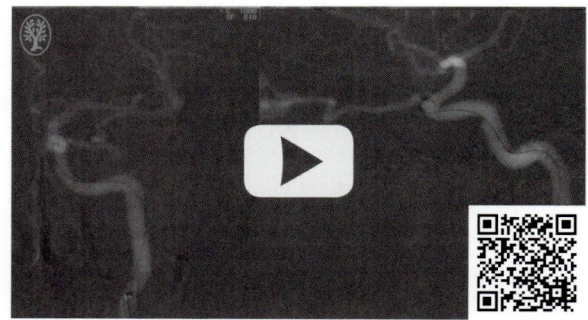

视频 33.1 筛板 DAVF 的栓塞。

手术过程

患者接受了前颅底动静脉瘘的血管内栓塞治疗。手术通过动脉和静脉联合通路。手术在全麻下通过股动脉和股静脉通路完成。术中使用 5 000 单位肝素将活化凝血时间维持在 250 秒以上。

器械清单

- 股动脉穿刺通路。
  - 穿刺套件。
  - 6F 导管鞘。
- 0.035 英寸导丝。
- Benchmark 071 导引导管（Penumbra）。
- 0.017 英寸 Headway DUO 微导管（Microvention）。
- 0.014 英寸 Synchro 2 微导丝（Stryker）。
- 多枚小弹簧圈。
- 二甲基亚砜（DMSO）（Medtronic）。
- Onyx 18（乙烯-乙烯醇共聚物）（Medtronic）。
- 6F AngioSeal 经皮血管封合器。
- 股静脉穿刺通路。
  - 穿刺套件。
  - 6F 导管鞘。
- 0.035 英寸导丝。
- Benchmark 071 导引导管（Penumbra）。
- 5F Sofia 中间导管（Microvention）。
- 0.013 英寸 Apollo 头端可解脱微导管（Medtronic）。
- 0.010 英寸 Synchro 2 微导丝（Stryker）。
- 二甲基亚砜（DMSO）（Medtronic）。
- Onyx 18（乙烯-乙烯醇共聚物）（Medtronic）。

器械说明

通过右侧股动脉和左侧股静脉建立通路后，将导引导管置入左侧颈内动脉（ICA）。在放大的路图下，Onyx 兼容的 0.017 英寸微导管超选进入眼动脉越过视网膜中央动脉的开口，靠近瘘口。确认微导管位置后，先填入数枚小弹簧圈，再注入 DMSO 和 Onyx。弹簧圈的目的是防止 Onyx 反流入眼动脉。极小量的 Onyx 反流是允许的。然后微导管被拔出。ICA 造影显示动静脉瘘不完全闭塞。已经没有其他的动脉通路可供选择；因此采用经静脉通路。

导引导管被置入右侧乙状窦。在放大的路图下，中间导管和一根 0.013 英寸的微导管被推送进入岩上窦和引流静脉。缓慢注射 DMSO 和 Onyx 以闭塞瘘口和引流静脉。中间导管为微导管向远端超选进入瘘口提供了支撑。

提示、技巧和避免并发症

- 前颅底或筛窦的动静脉瘘较为少见。传统上多采用"外科手术"治疗。然而在血管内时代，栓塞治疗对部分患者是有效和安全的。
- 为了通过眼动脉进行安全和有效的栓塞，应将微导管置于视网膜中央动脉的远端并靠近瘘口处。弹簧圈的使用有助于防止 Onyx 反流。手术的目标是采用液态栓塞剂闭塞瘘口的结合部。弹簧圈本身对于动静脉瘘的血流动力学并无任何效应。
- 经静脉通路栓塞筛窦动静脉瘘始终是个安全有效的选择。

病例概览 | 病例 33.2　Ⅲ型硬脑膜动静脉瘘：清醒镇静和经动脉通路

- 65 岁男性，被右侧颞枕部疼痛、耳鸣、眩晕、头晕和视物模糊困扰 8 个月。神经系统检查正常。他有高血压史。
- 计算机断层扫描（CT）显示颅内高密度病灶。
- 磁共振（MRI）显示右侧横窦区域和邻近的枕叶出现异常扩张的血管影。

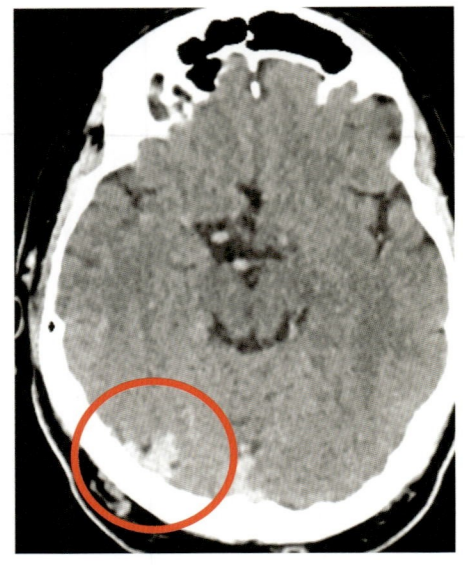

图 33.2a　CT 显示右枕叶高密度病灶。

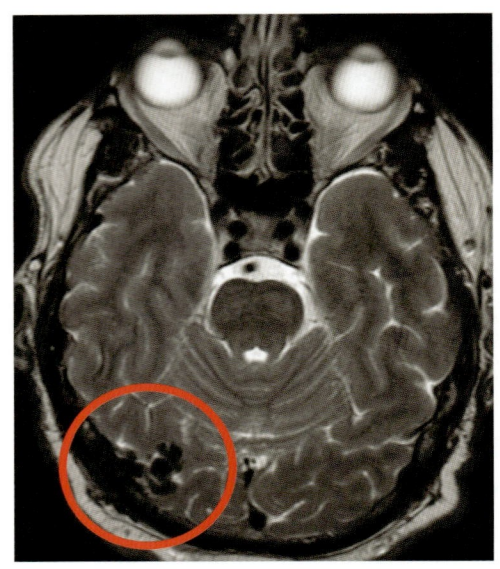

图 33.2b　MRI 显示右侧枕叶血管畸形。

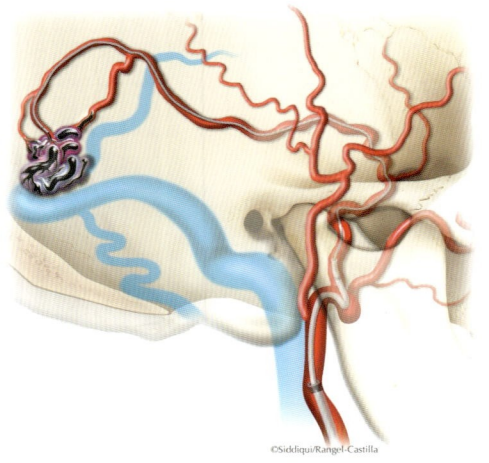

图 33.2c　Onyx 栓塞Ⅲ型硬脑膜动静脉瘘的图解。

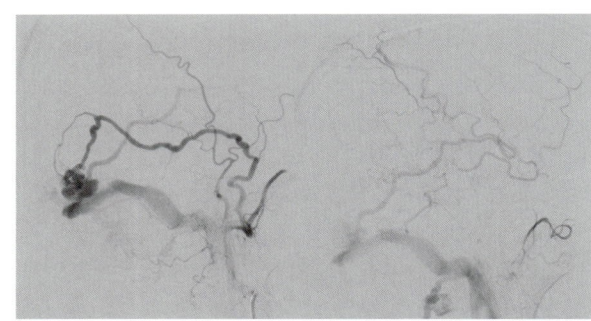

图 33.2d　Ⅲ型硬脑膜动静脉瘘伴明显的皮质静脉反流。

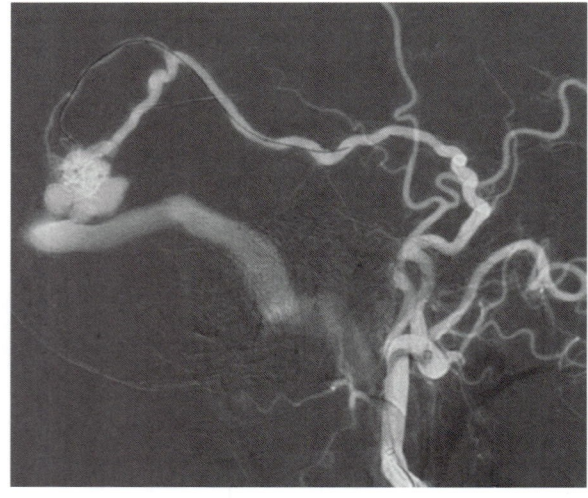

图 33.2e　微导管经 MMA 进入瘘口。

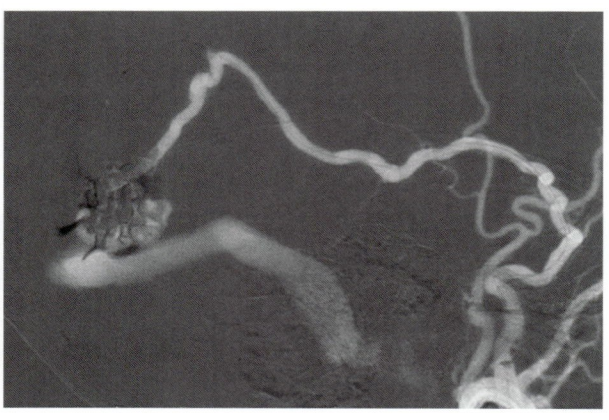

图 33.2f　注射 Onyx 进入瘘口。

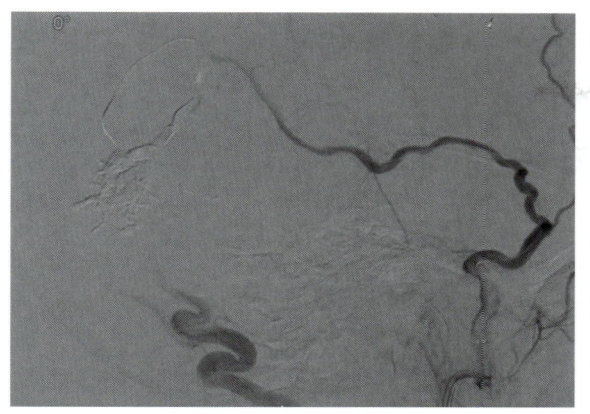

图 33.2g　硬脑膜动静脉瘘完全闭塞。

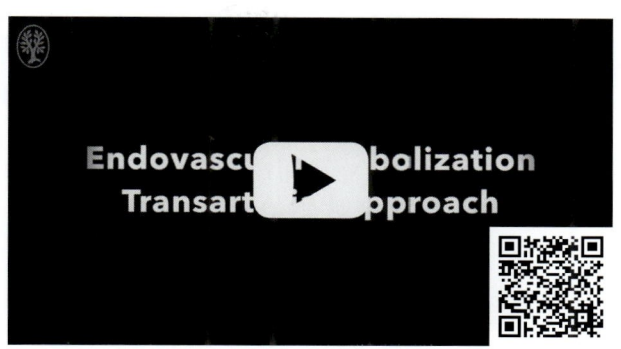

视频 33.2　Ⅳ型 DAVF 的栓塞。

手术过程

患者接受了硬脑膜动静脉瘘的血管内栓塞治疗。手术在清醒镇静下通过股动脉通路完成。术中使用 5 000 单位肝素将活化凝血时间维持在 250 秒以上。

器械清单

- 股动脉穿刺通路。
  - 穿刺套件。
  - 6F 导管鞘。
- 0.035 英寸导丝。
- Benchmark 071 导引导管(Penumbra)。
- 0.017 英寸 Headway DUO 微导管(Microvention)。
- 6F Sofia 中间导管(Microvention)。
- 0.014 英寸 Synchro 2 微导丝(Stryker)。
- 二甲基亚砜(DMSO)(Medtronic)。
- Onyx 18(乙烯-乙烯醇共聚物)(Medtronic)。
- 6F AngioSeal 经皮血管封合器。

器械说明

通过右侧股动脉建立通路后，将导引导管置入右侧颈外动脉。在放大的路图下，将中间导管超选进入颌内动脉，Onyx 兼容的 0.017 英寸微导管进入脑膜中动脉(MMA)。微导管继续推进进入瘘口。确认微导管位置后，缓慢注射 DMSO 和 Onyx 直至瘘口完全闭塞。我们非常警惕以免 Onyx 进入横窦，或 Onyx 向动脉端反流，并在任何必要的时刻停止注射。患者配合很好，轻微的疼痛，通过止痛药得以控制。

术中与患者的持续沟通是很重要的，有助于提高其配合度。

提示、技巧和避免并发症

- 目前，大多数硬脑膜动静脉瘘通过血管内注射液体栓塞剂治疗。据报道，其临床和影像学预后良好率超过 90%，复发率极低。
- 栓塞的目标是闭塞异常的瘘口连接处，包括引流静脉的起始段。对于横窦/乙状窦的瘘口，这可以通过 MMA 安全地实现。通过枕动脉(OA)的栓塞在技术上则更为困难。因为迂曲和缺乏支撑。跟 MMA 相比，枕动脉被软组织包绕而无骨性结构。避免通过 MMA 的岩支进行栓塞，因为这可能导致面瘫。
- 横窦的保护是很重要的，如果原本是通畅的，应不惜一切代价进行保护。
- 硬脑膜动静脉瘘的栓塞可以在清醒镇静下安全有效地进行。

| 病例概览 | 病例 33.3　复发的硬脑膜动静脉瘘（2 型） |

- 56 岁男性，因耳鸣、眩晕和双侧吹风样杂音超过 2 年，被怀疑血管畸形复发而转诊入院。除了左侧听力轻微下降以外，其他神经系统检查正常。他有高血压病史，曾因硬脑膜动静脉瘘在其他医院接受放射治疗。随访时患者被告知瘘口已治愈。
- 计算机断层扫描（CT）是正常的。
- 磁共振（MRI）显示复发的左侧横窦/乙状窦区硬脑膜动静脉瘘。

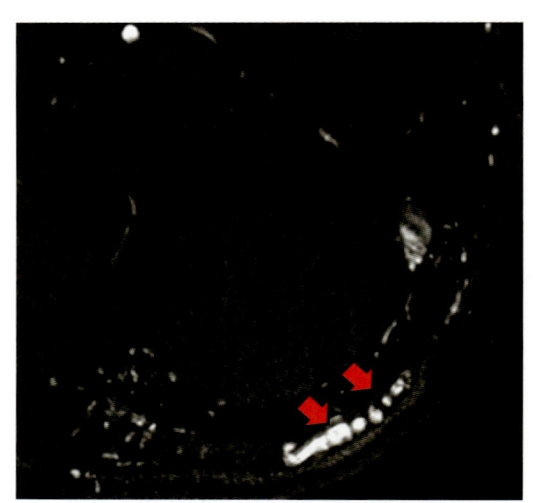

图 33.3a　MRI 显示左侧的硬脑膜动静脉瘘。

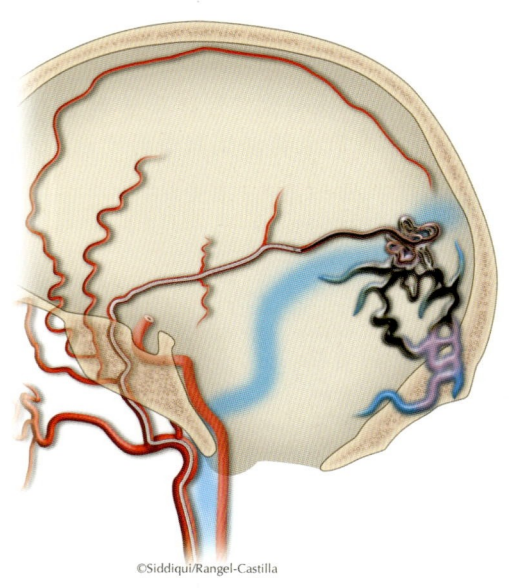

图 33.3b　n-BCA 栓塞 2 型硬脑膜动静脉瘘的图解。

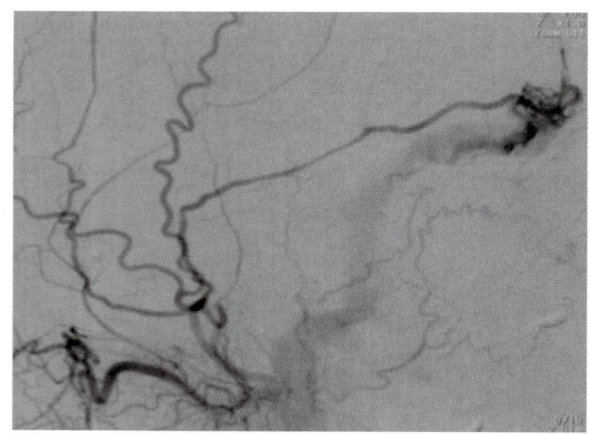

图 33.3c　2 型硬脑膜动静脉瘘。

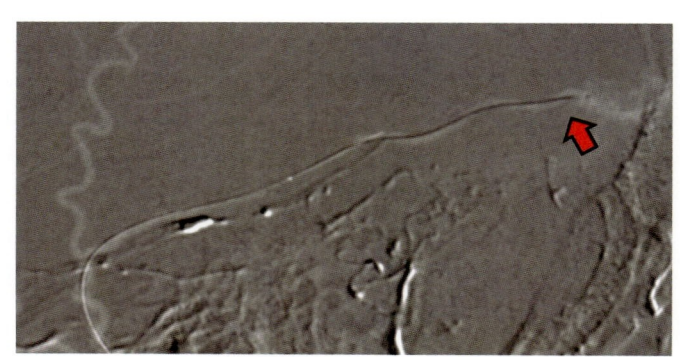

图 33.3d　微导管经动脉（脑膜中动脉）通路到达瘘口。

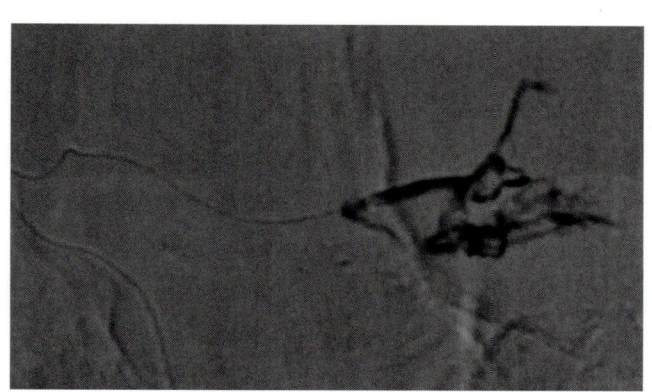

图 33.3e　Onyx 栓塞过程。

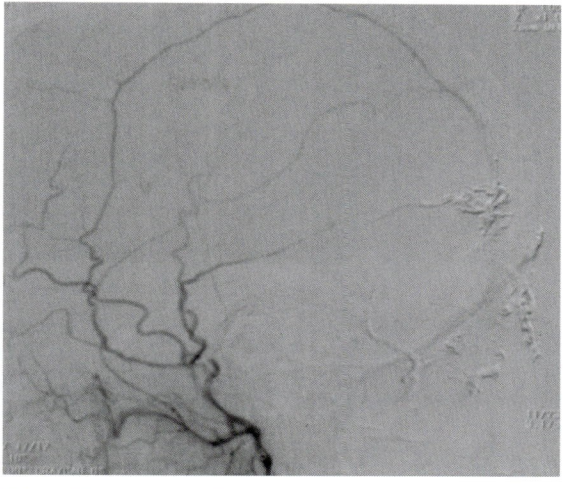

图 33.3f　硬脑膜动静脉瘘完全闭塞。

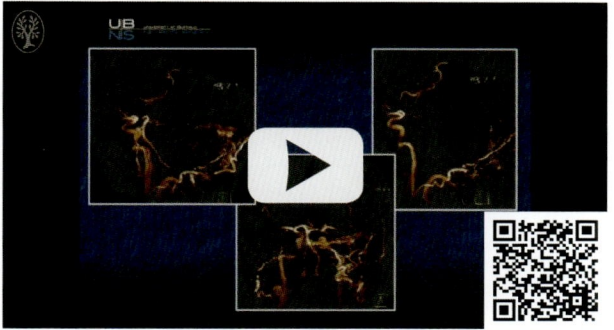

视频 33.3　Ⅲ型 DAVF 的栓塞。

手术过程

患者接受了硬脑膜动静脉瘘的血管内治疗。手术在全麻下通过股动脉通路完成。术中使用 5 000 单位肝素将活化凝血时间维持在 250 秒以上。

器械清单

- 股动脉穿刺通路。
  - 穿刺套件。
  - 6F 导管鞘。
- 0.035 英寸导丝。
- Benchmark 071 导引导管(Penumbra)。
- 0.017 英寸 Headway DUO 微导管(Microvention)。
- 0.014 英寸 Synchro 2 微导丝(Stryker)。
- 二甲基亚砜(DMSO)(Medtronic)。
- Onyx 18(乙烯-乙烯醇共聚物)(Medtronic)。
- 6F AngioSeal 经皮血管封合器。

器械说明

通过右侧股动脉建立通路后,将导引导管置入左侧颈外动脉。在放大的路图下将 Onyx 兼容的 0.017 英寸微导管超选进入脑膜中动脉(MMA)。导引导管进一步推进至颌内动脉。微导管进一步推进到达瘘口。确认微导管位置后,缓慢注射 DMSO 和 Onyx 直至瘘口完全闭塞。我们非常警惕,以免 Onyx 进入横窦,或 Onyx 向动脉端反流,并在任何必要的时刻停止注射。复发的瘘口很小,仅需少量 Onyx 就可以达到完全栓塞。

> **提示、技巧和避免并发症**
>
> - 立体定向放射外科(SRS)治疗颅内硬脑膜动静脉瘘的闭塞率是63%。海绵窦区者的闭塞率为73%,稍高于非海绵窦者(58%)。
> - 不适合血管内栓塞或外科手术者,SRS可作为一个治疗选项。出现皮质静脉反流的硬脑膜动静脉瘘不应当采用SRS治疗,因为破裂出血的风险很高。

病例概览　　病例 33.4　天幕 DAVF:经动脉和经静脉通路

- 80 岁女性,被严重的右侧搏动性耳鸣、眩晕和右侧听力下降困扰5年之久。除了右侧听力中度下降以外,神经系统检查无其他异常。她有高血压和房颤病史。
- 计算机断层扫描(CT)正常。
- 磁共振(MRI)显示沿着天幕游离沿的可疑血管性病变,其中一条巨大的静脉与脑干关系密切。

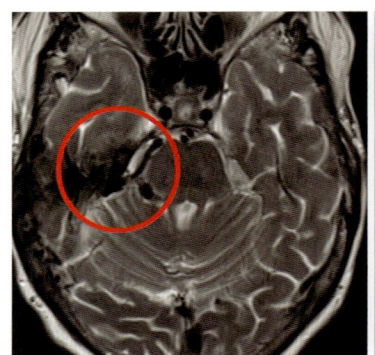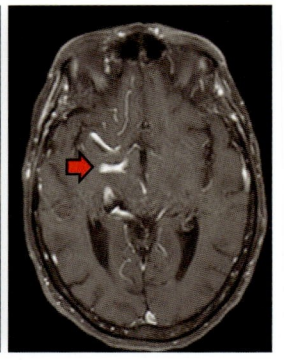

图 33.4a　MRI 显示天幕动静脉瘘和粗大的引流静脉。

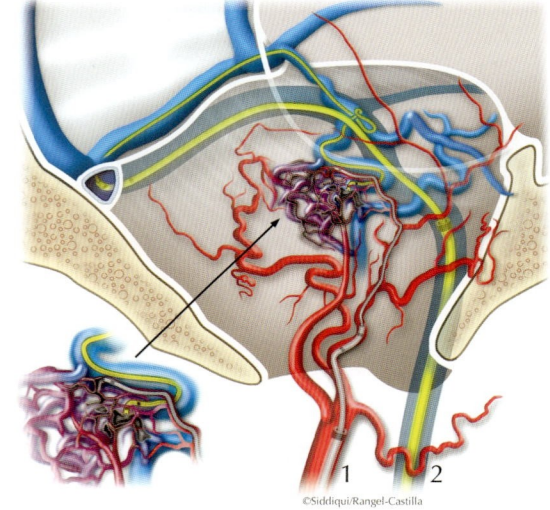

图 33.4b　经动脉和经静脉通路 Onyx 栓塞天幕动静脉瘘的图解。

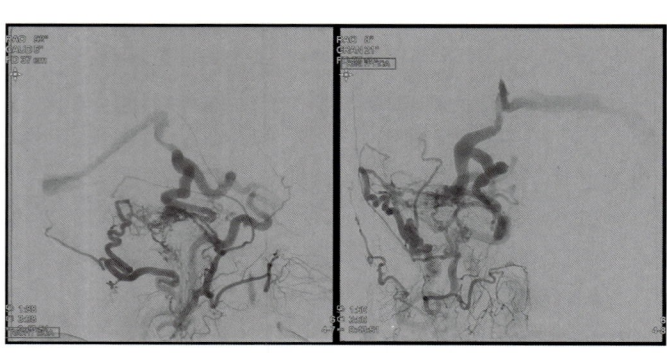

图 33.4c　天幕动静脉瘘。

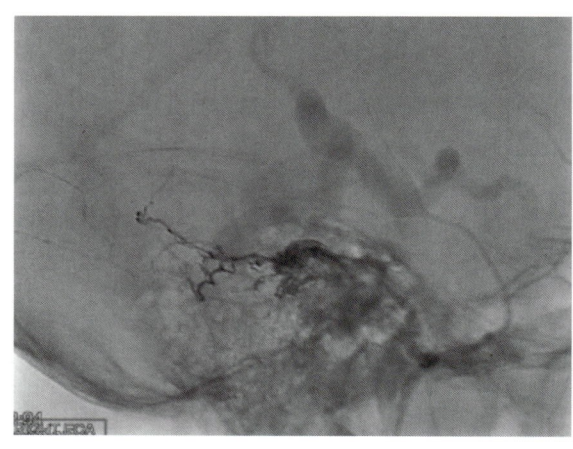

图 33.4d　微导管经动脉(脑膜中动脉)通路到达瘘口。

33 血管腔内栓塞治疗硬脑膜动静脉瘘

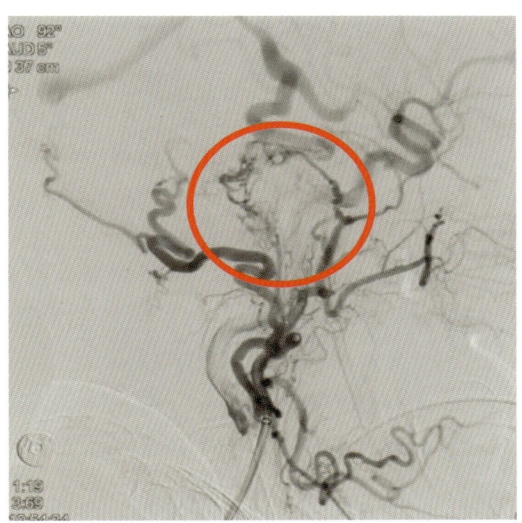

图 33.4e 经动脉注射 Onyx 后残留。

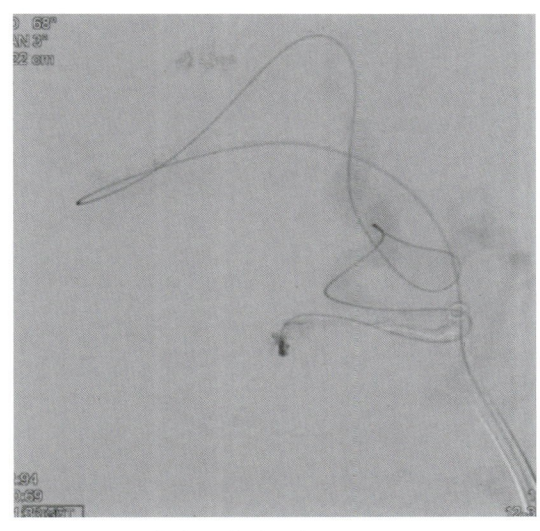

图 33.4f 经静脉通路到达瘘口。

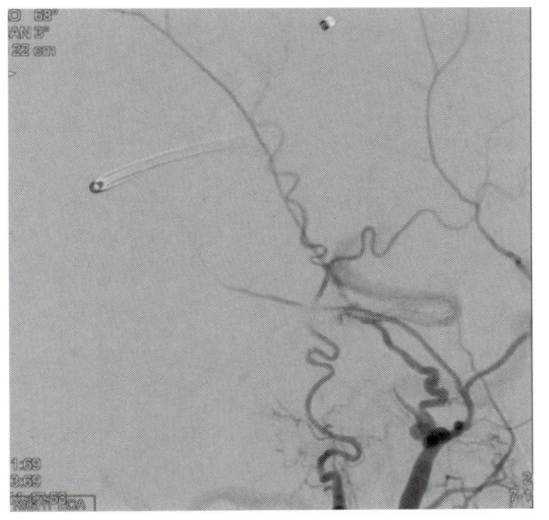

图 33.4g 天幕静脉瘘完全闭塞。

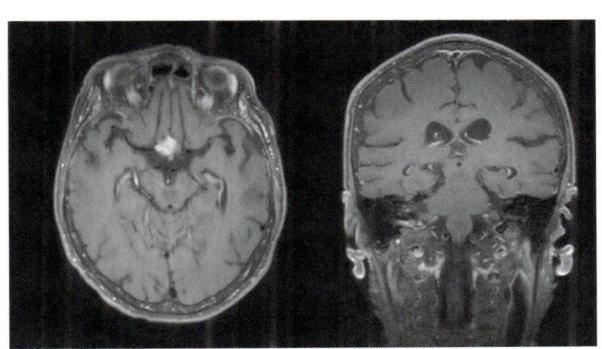

图 33.4h 6 个月后的 MRI 随访显示瘘口完全闭塞,粗大引流静脉消失。

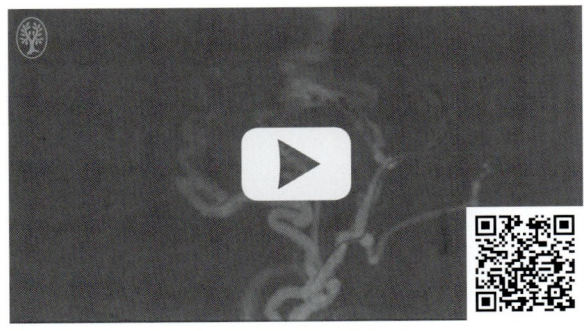

视频 33.4 大型天幕 AVF 的栓塞。

手术过程

患者接受了天幕动静脉瘘的血管内栓塞治疗。手术在全麻下通过右侧股动脉和左侧股静脉通路完成。术中使用 4 500 单位肝素将活化凝血时间维持在 250 秒以上。

器械清单

- 经动脉通路。
  - 股动脉通路。
    - 穿刺套件。
    - 6F 导管鞘。
  - 0.035 英寸导丝。
  - Benchmark 071 导引导管（Penumbra）。
  - 5F Sofia 中间导管（Microvention）。
  - 0.017 英寸 Headway DUO 微导管（Microvention）。
  - 0.014 英寸 Synchro 2 微导丝（Stryker）。
  - 二甲基亚砜（DMSO）（Medtronic）。
  - Onyx 18（乙烯-乙烯醇共聚物）（Medtronic）。
  - 6F AngioSeal 经皮血管封合器。
- 经静脉通路
  - 股静脉通路。
    - 穿刺套件。
    - 8F 导管鞘。
  - 0.035 英寸导丝。
  - Neuron MAX 088 导引导管（Penumbra）。
  - 5F Sofia 中间导管（Microvention）。
  - 0.017 英寸 Headway DUO 微导管（Microvention）。
  - 0.014 英寸 Synchro 2 微导丝（Stryker）。
  - 二甲基亚砜（DMSO）（Medtronic）。
  - Onyx 18（乙烯-乙烯醇共聚物）（Medtronic）。

器械说明

071 导引导管置于右侧颈外动脉；在放大的路图下，一根 0.017 英寸微导管在微导丝引导下进入脑膜中动脉（MMA）上干并到达瘘口。一根中间导管在棘孔处提供支撑。微导管造影以确定其位置。Onyx 18 缓慢推注以闭塞瘘口和其他供血动脉（枕动脉分支），注射后造影显示仍有残留需进一步栓塞。多次尝试进入 MMA 下干（仅存的供血动脉）未果。

将 088 的导引导管置于左侧颈静脉。在放大的路图下将一根中间导管超选进入直窦和窦汇结合部。0.017 英寸微导管在微导丝引导下依次进入 Galen 静脉、Rosenthal 静脉，并到达瘘口。缓慢注射 Onyx 18 以闭塞残留之瘘口直至少量 Onyx 反流进入 Rosenthal 静脉。

终末造影显示动静脉瘘完全闭塞。

提示、技巧和避免并发症

- 由于其所在部位和广泛的供血来源，天幕内侧的动静脉瘘被认为是最复杂的一种类型。该类型占所有硬脑膜动静脉瘘的 4%~8%。
- 血管内治疗可采用经动脉或经静脉通路，或者联合通路。MMA 是最常用的通路，因其走行较为平直、很少弯曲，而且较长的行程可容许更多的 Onyx 反流。
- 天幕硬脑膜动静脉瘘无法通过动脉通路完全栓塞时，经静脉通路是个合适的选择。强烈推荐使用中间导管，可以为微导管在迂曲静脉中的超选和推进提供足够的支撑。理想情况下，应将微导管头端置于引流静脉的近心端。

34 脊髓动静脉畸形及瘘的栓塞
Spinal Arteriovenous Fistula and Malformation Embolization

Kunal Vakharia，Muhammad Waqas，Elad I. Levy，and Adnan H. Siddiqui

概 述

脊髓血管畸形是一种罕见的病变，包括动静脉畸形（AVM）和动静脉瘘（AVF），据报道占所有脊髓病变的10%。症状往往在自发性出血后或以更缓慢的方式出现，进而导致脊髓功能障碍。10%的病变表现为出血，19%的病变在确诊后6个月内发生进行性运动无力，71%随着时间的推移进展较为缓慢。了解这些病变的血管结构对于了解治疗计划的高风险特征、患者选择和风险评估至关重要。症状进展的病因往往集中在髓内出血、由高流量病变引起的盗血、可能由硬膜动静脉瘘（dAVF）引起的静脉高压和占位效应。

治疗的循证医学证据

- dAVF的血管内治疗可使80%的中度残疾患者和65%的重度残疾患者的步态得到改善。
- 根据Merland的初步描述对硬膜内髓周瘘进行分类：1型，病变可通过外科手术治疗，血管内治疗的风险很高。2型，病变位于脊髓背侧，可有效栓塞。3型，病变是高流量扩张的血管，可能需要术前血管内治疗。Antonietti等报道栓塞后患者的症状在26%的1型病变、27%的2型病变和62%的3型病变中得到改善。
- 47个髓内AVM中的38个采用氰基丙烯酸异丁酯（n-BCA）治疗，53%的病灶消失，总体并发症发生率为11%。

分类和适应证

Rosenblum等人[1]将AVM分为四种类型。1型病变是dAVF。这些病变可以通过专注于在动静脉吻合处远端实现成功的栓塞来治愈。血管内治疗中利用静脉通道注入栓塞剂可显著改善患者预后并降低出血和静脉高压的风险。2型病变是潜在可切除的髓内AVM。血管结构在了解治疗适应证方面起着至关重要的作用。针对高危特征（如血管巢内动脉瘤）的集中栓塞可降低随后出血和临床恶化的风险，并可作为术前辅助手段。3型病变是幼年型AVM，术后很少获得完全闭塞。治疗适应证为需要栓塞以缓解症状的高风险特征。4型病变是髓周AVF，没有介入的病灶。几项小型病例系列研究报道通过经动脉途径成功栓塞了这些病变。

神经血管解剖

脊髓血管畸形通常起源于主动脉发出的节段性血管。了解根髓大动脉的起源以及圆锥和高颈椎的典型血管环和锁骨下分支在脊柱水平的吻合对于了解脊柱血管畸形的血管结构非常重要。脊髓内病灶多起自1个或多个椎体节段的血管巢。它们通常由具有高流-低阻分流的前后外侧神经根髓动脉供血。瘘的成分和dAVF主要发生在下胸椎和上腰椎管内。这些畸形由少量硬脑膜血管汇入单个硬膜内静脉组成。它们最常由根动脉分支、较小的节段分支和（或）脑膜根动脉分支供应。了解髓周静脉引流的解剖结构很重要。必须重视逆行流入脊髓髓周静脉的根髓静脉及其引流。血管的发夹环通常起源于椎骨的椎弓根下方,并可能导致数个节段以外的畸形。

具体技术和关键步骤(视频 34.1～视频 34.3)

脊髓血管造影具有挑战性,在接近这些病变之前确定这些病变的血管结构可能更加困难。诊断病变、找到主要的脊髓供血动脉并制订栓塞计划的分步方法很重要。关键步骤如下(图 34.1～图 34.3,视频 34.1～视频 34.3)。

(1) 将 6F 鞘置于右侧股动脉中。

(2) 将造影导管直接跟进到主动脉并用于超选节段血管或采用诊断性造影导管识别正确的供血动脉,0.035 英寸导丝用于将造影导管更换为 5F 或 6F 导引导管系统。

(3) 导引导管留在节段血管的开口处,微导管在微导丝引导下超选进入节段血管(图 34.1～图 34.3,视频 34.1～视频 34.3)。

(4) 微导管造影以帮助指导治疗并确定病变的血管结构。

(5) 在路图引导下,微导管向远端跟进。

(6) 可能需要中间导管来为僵硬的节段动脉中的微导管输送提供支持(远端通路导管,Stryker)。

(7) Wada 激发试验可能有助于识别提供过路供血或供应脊髓的血管区域。

(8) 根髓大动脉的识别对于避免脊髓血管损伤至关重要。

(9) Onyx(Medtronic)或小胶粒 n-BCA(Trufill,DePuy Synthes)可用于栓塞,具体取决于流速以及供血动脉和远端病灶的大小(图 34.1～图 34.3,视频 34.1～视频 34.3)。

(10) 通过导引导管进行栓塞后造影,以确认血管畸形的消失。

(11) 将导引导管从节段血管口取出。

器械选择

在作者和编辑的实践中,以下是用于通过血管内栓塞进行的脊髓血管造影的常见器械和耗材。

- 5F 或 6F 血管鞘。
- 完成 Mikaelson 或 Cobra 导管选择性造影后,采用 6F 导引导管或 5F 多功能造影导管(Cordis)。
- 0.035 英寸弯头导丝。
- 僵硬的节段动脉采用中间导管(例如远端通路导管)。
- Synchro 2 或 Synchro 10 微导丝(Stryker)。
- Marathon(Medtronic)或 Headway DUO 微导管。
- n-BCA 小胶粒栓塞剂(图 34.1,视频 34.1)。
- Onyx 18 或 34(图 34.2,视频 34.2)。
- 弹簧圈(图 34.3,视频 34.3)。

注意点

- 在 dAVF 患者中,供血动脉和脊髓前后动脉,包括根髓大动脉,均来自同一节段动脉。因此,识别并超选到正确的供血动脉以及超选到远端血管变得至关重要,以避免阻塞供应正常脊髓的血管。
- 用 n-BCA 栓塞对 dAVF 患者的改善率达 55%,再通率为 15%。根据病变的解剖结构,可以使用 Onyx。
- 放置在远端的弹簧圈可用于防止肌支的栓塞,主要是为了患者的舒适(图 34.2,视频 34.2)。
- 通过激发试验对髓内病变进行缓慢的小范围栓塞有助于实现安全栓塞。当压力超过 90% 时,来自微导管的连续压力测量可以指示何时停止栓塞;然而,这些测量值并不常规测得。
- 在全身麻醉期间,对具有体感诱发电位和运动诱发电位的髓内病变进行电生理监测非常有帮助,尤其是在超选脊柱的复杂血管解剖结构时。
- 在栓塞过程中,即使在引导微导管时,频繁地经导引导管推注造影剂,也有助于确保导引导管在节段性血管开口中保持固定。
- 为帮助在节段血管开口保持导引导管的位置,可使用同轴导丝(为系统提供额外支撑的第二根 0.014 英寸微导丝)使导管在微导丝跟进期间保持在原位。

参考文献

[1] Rosenblum B, Oldfield EH, Doppman JL, Di Chiro G. Spinal arteriovenous malformations: A comparison of dural arteriovenous fistulas and intradural AVMs in 81 patients. *J Neurosurg*. 1987;67(6):795-802.

34 脊髓动静脉畸形及瘘的栓塞

| 病例概览 | 病例 34.1　Ⅳ型髓周脊髓动静脉瘘 |

- 44 岁女性，既往无明显病史，表现为亚急性发作的左下肢麻木、刺痛和疼痛灼烧感。
- 腰椎磁共振成像表明椎管内可能存在血管畸形。
- 决定在 Wada 试验后行脊髓血管造影探查病变并采用液体栓塞治疗。

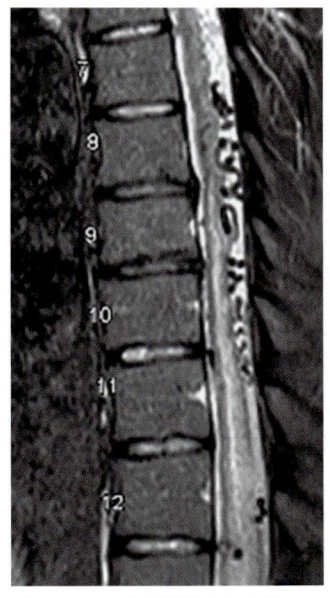

图 34.1a　髓周脊髓动静脉瘘。

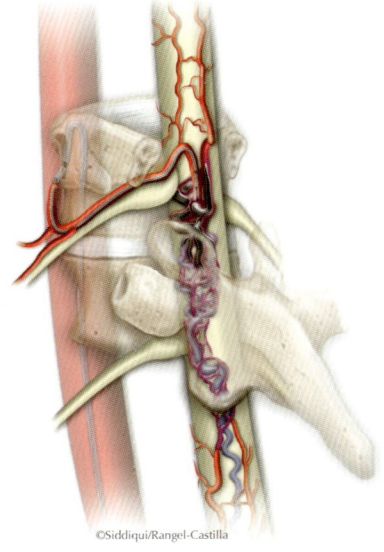

图 34.1b　用 n-BCA 进行的胸部动静脉畸形/瘘栓塞的示意图。

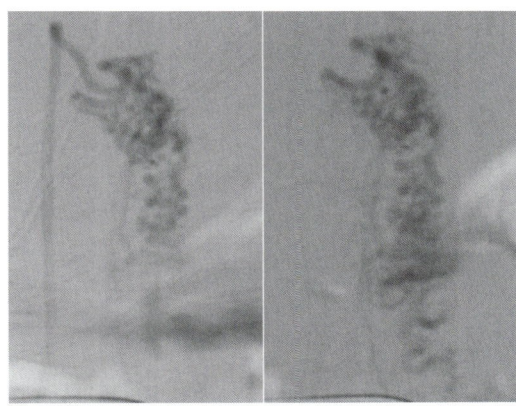

图 34.1c　脊髓髓周动静脉畸形/瘘。

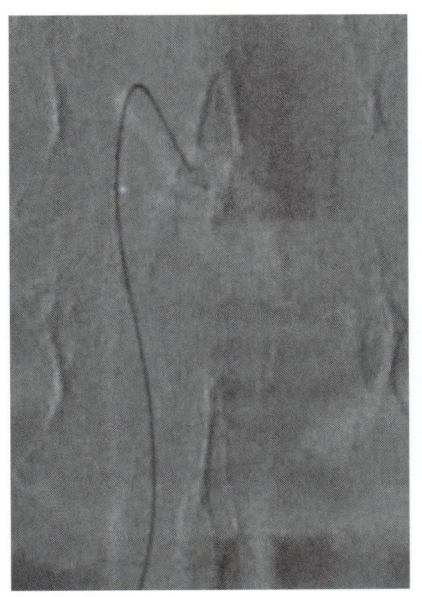

图 34.1d　微导管超选进入畸形的血管。

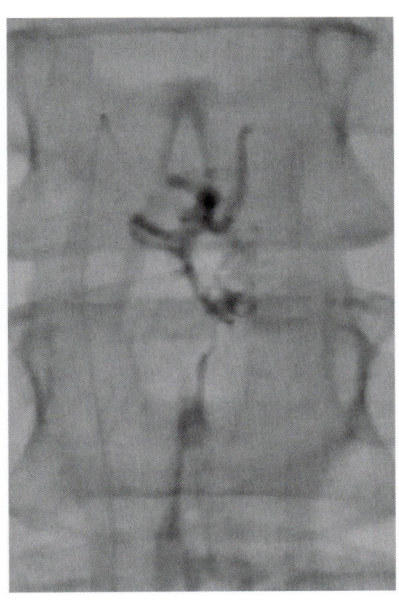

图 34.1e　n-BCA 栓塞。

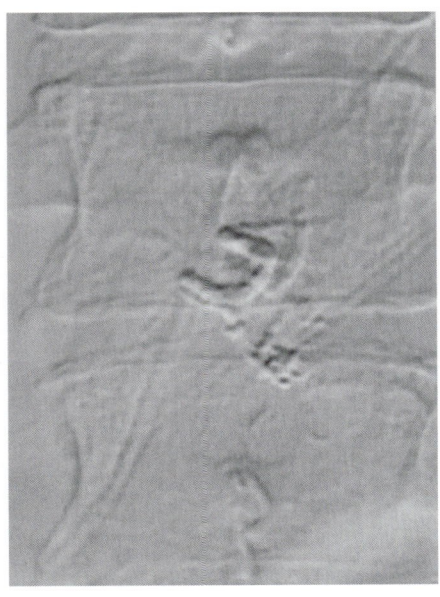

图 34.1f　瘘完全栓塞。未见早期静脉引流。

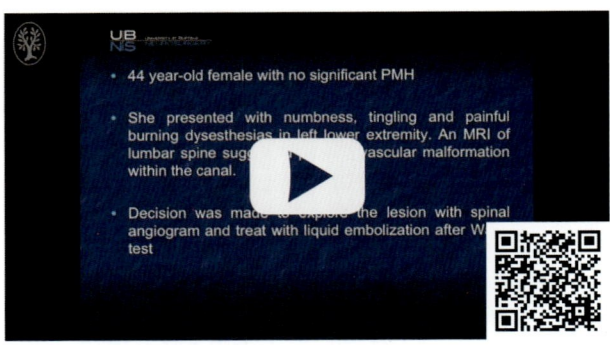

视频 34.1　Ⅳ型脊髓 AVM 栓塞。

手术过程

患者接受了髓周脊髓动静脉瘘的血管内栓塞。手术在清醒镇静下通过右侧股动脉通路进行。在手术过程中给予 5 000 单位的肝素直到 ACT 超过 250 秒。在栓塞之前进行了脊髓 wada 试验。

器械清单

- 股动脉通路。
  - 微创穿刺套件。
  - 6F 血管鞘。
- 0.035 英寸导丝。
- Cobra 脊髓造影导管（Cook）。
- 0.017 英寸 Headway DUO 微导管（Microvention）。
- 0.014 英寸 Synchro 2 微导丝（Stryker）。
- 多个弹簧圈。
- TruFill 液体栓塞系统（Codman）。
- 6F AngioSeal 血管封堵装置。

器械说明

在清醒镇静下，获得完整的诊断性脊髓血管造影，以评估与瘘相关的所有可能的供血动脉。只有一根胸正中动脉供血整个血管畸形。此血管畸形是一低流量型的瘘，弥漫性病灶沿胸髓背侧表面延伸。

将造影导管前进到胸主动脉，并在放大路图下，在瘘中跟进微导管。进行脊柱 Wada 测试。在整个手术过程中，患者的神经系统功能保持完好。用 5% 葡萄糖溶液清洗微导管后，注入 n-BCA 并迅速取出微导管。栓塞后血管造影显示完整的血管畸形。

提示、技巧和避免并发症

血管内治疗技术为手术提供了一种微创的替代方法。如果供血血管容易接近，可以用液体栓塞剂栓塞硬脊膜动静脉瘘（sDAVF）。然而，血管内治疗可能并不总是一个合理的选择，尤其是当 sDAVF 的供血动脉难以进入时。对于高流量瘘，术前栓塞是合理的选择，应予以考虑。当供血动脉可以接近并且可以合理栓塞时，可以尝试血管内治疗。我们认为 Wada 测试对于最大限度地减少脊髓组织的意外栓塞至关重要。如果无法实现导管稳定性，或者如果患者未通过 Wada 试验，则应停止栓塞并采用手术治疗。

对于软脑膜瘘，尝试栓塞只能通过合适宽大的供血血管进行，以降低痉挛或血管损伤的风险。在栓塞之前，应仔细检查微导管位置并尽量减少反流。一些神经外科医生在栓塞前使用超选择性阿莫巴比妥注射液。同样，引流静脉的栓塞渗透对于有效的治疗性闭塞至关重要。

| 病例概览 | 病例 34.2　腰段硬膜外动静脉瘘 |

- 64 岁男性,因进行性下肢神经根病就诊 6 个月,伴有麻木和无力。另诉括约肌失控和性功能障碍。此外,患者既往高血压病史,14 年前行腰椎椎间盘切除术,术后并发感染(椎间盘炎),需要长期使用抗生素。
- 检查时,患者坐在轮椅上,不能行走,双下肢肌力和感觉下降,反射减弱。
- 18 年前的磁共振成像显示 L4 – L5 椎间盘突出,但没有异常血管的证据。
- 目前的 MRI 显示严重的脊髓水肿、多个蛛网膜下腔血管和硬膜外巨大血管对胸腰段硬膜囊造成占位效应。

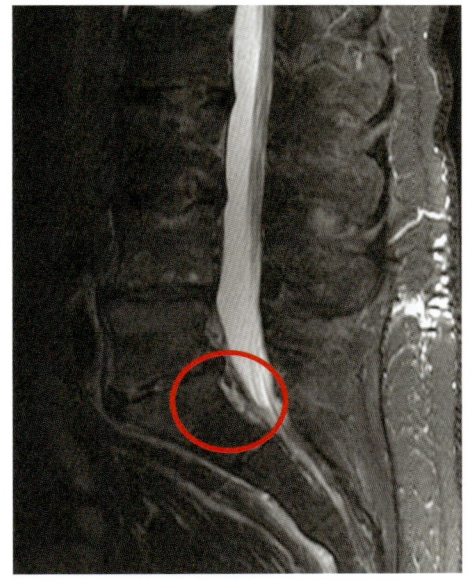

图 34.2a　初始腰椎 MRI 显示 L4 – L5 椎间盘突出。没有异常血管或脊髓水肿的证据。

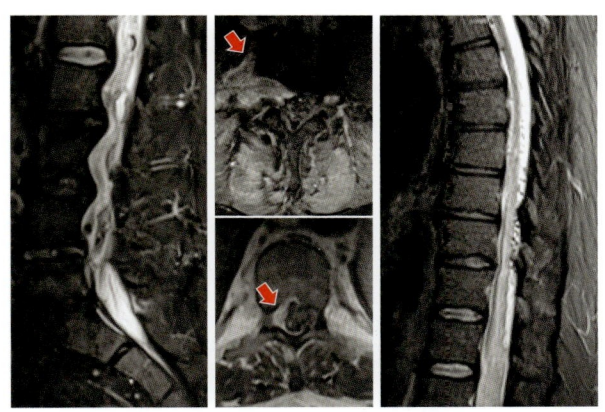

图 34.2b　多年后的腰椎 MRI 显示异常血管、脊髓水肿和硬膜外巨大静脉(箭头)。

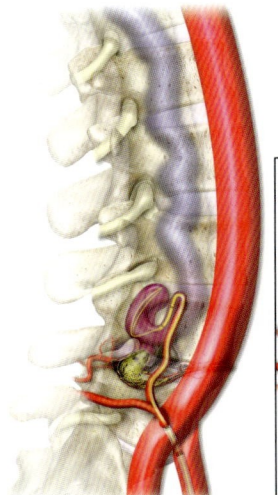
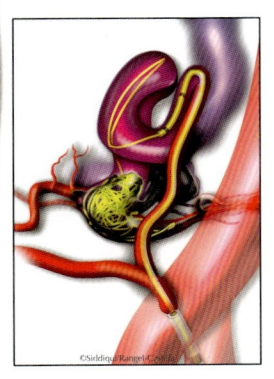

图 34.2c　弹簧圈和 Onyx 栓塞腰段硬膜外动静脉瘘的示意图。

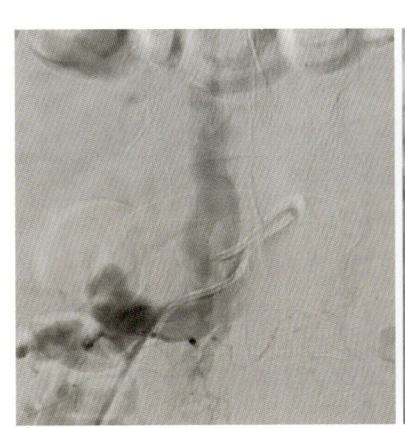
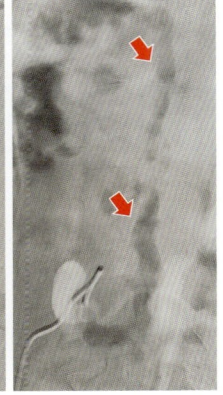

图 34.2d　右腰动脉造影显示一单通道硬膜外动静脉瘘和静脉晚期的硬膜外静脉(箭头)。

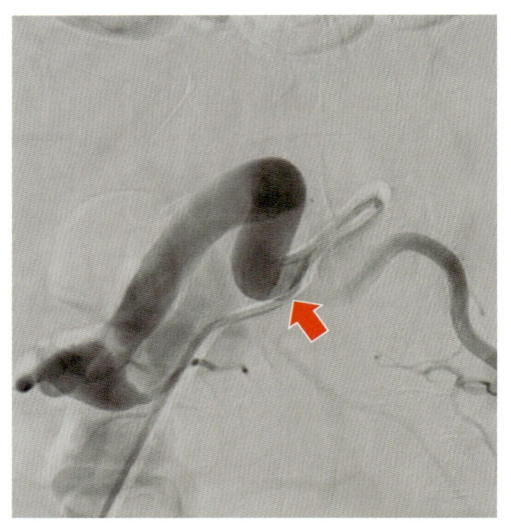

图 34.2e 一个单通道硬膜外动静脉瘘。

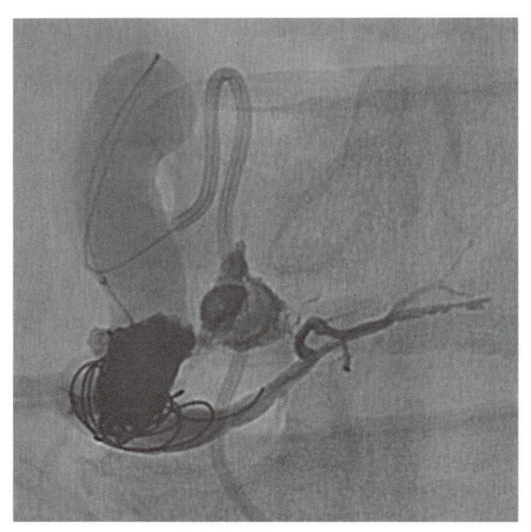

图 34.2f 弹簧圈和 Onyx 栓塞。

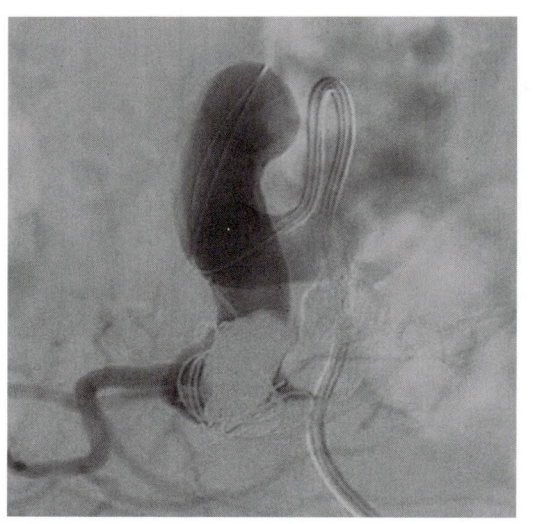

图 34.2g 瘘完全闭塞。未见早期静脉引流。

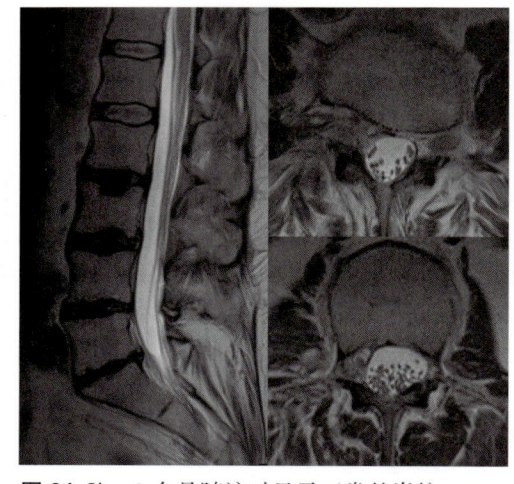

图 34.2h 3 个月随访时显示正常的脊柱 MRI。

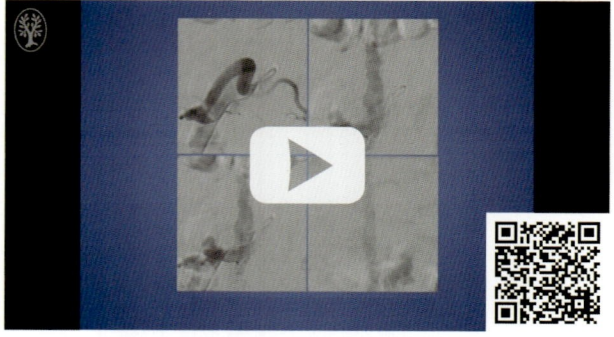

视频 34.2 高流量脊髓硬膜外动静脉瘘栓塞。

手术过程

患者行腰段硬膜外动静脉瘘的血管内栓塞术。手术在清醒镇静下通过右侧股动脉和左侧股静脉进行。在手术过程中给予 5 000 单位的肝素,直到 ACT 超过 250 秒。

器械清单

- 股动脉通路。
  - 微创穿刺套件。
  - 6F 血管鞘。
- 0.035 英寸导丝。
- Cobra 脊髓造影导管（Cook）。
- 0.017 英寸 Headway DUO 微导管（Microvention）。
- 0.014 英寸 Synchro 2 微导丝（Stryker）。
- 多个弹簧圈。
- 二甲基亚砜（DMSO）（Medtronic）。
- Onyx 18（Medtronic）。
- 6F AngioSeal 血管封堵装置。

器械说明

在建立右侧股动脉的通路后，将导引导管定位在右侧颈外动脉。在放大路图下，与 Onyx 兼容的 0.017 英寸微导管和中间导管分别进入脑膜中动脉和上颌内动脉。将微导管进一步向远端跟进到瘘中。确认微导管位置后，缓慢注入 DMSO 和 Onyx，直至瘘口完全闭合。我们特别注意横窦过早的 Onyx 栓塞和 Onyx 动脉反流，必要时停止注射。患者对手术的耐受性很好，疼痛最小，标准镇痛剂可缓解。

与患者的持续沟通很重要，并促进了患者的合作。

提示、技巧和避免并发症

- 脊髓硬膜外动静脉瘘是不常见的血管病变。根据硬膜囊受压程度和硬膜内引流静脉的存在，将它们分为 A、B1 和 B2 型。当前的瘘是 A 型，导致严重的硬膜囊和脊髓受压，硬膜内引流静脉导致脊髓水肿[J Neurosurg Spine. 2011;15(5):541-549]。
- 与硬脑膜瘘和硬脊膜瘘相似，硬脊膜外瘘的治疗包括通过血管内或显微外科手段将瘘阻断。在最近一项包括 125 例患者的 meta 分析中，分别有 67.5%、23.6% 和 8.95% 的患者接受了血管内、显微外科或两种方式的治疗。完全闭塞率为 83.5%，组间没有差异[J Neurointerv Surg. 2019;11(1):95-98]。
- 如果瘘有高流量成分，我们强烈建议使用弹簧圈来降低流量，然后在需要时进行液体栓塞剂栓塞。高流量可能会无意中将液体栓塞材料栓塞到正常的脊髓脉管系统中。

病例概览 ｜ 病例 34.3 遗传性出血性毛细血管扩张症患儿的巨大胸段动静脉瘘

- 3 个月大男婴，因进行性双下肢无力 10 天就诊。患者及其父亲患有遗传性出血性毛细血管扩张症。体检：患者双侧肌力下降，反射亢进。
- MRI 显示一巨大的胸段腹侧动静脉瘘，伴有脊髓受压和水肿以及引流静脉扩张。

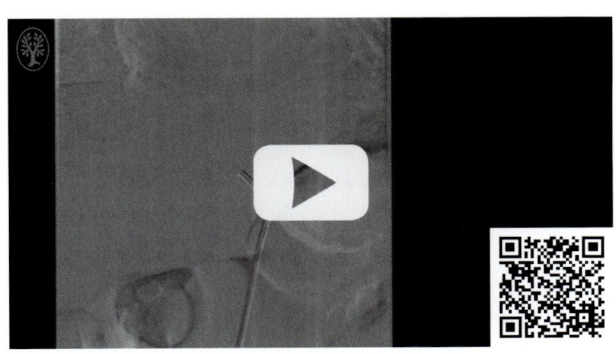

视频 34.3 小儿巨大胸段动静脉瘘栓塞术。

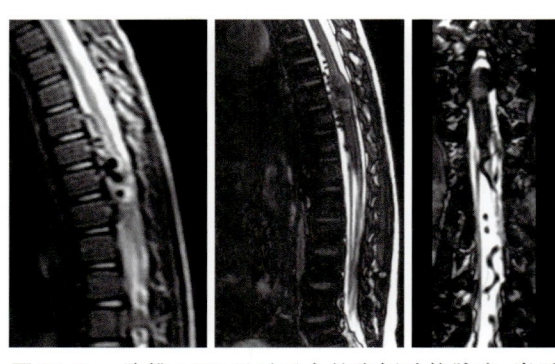

图 34.3a 胸椎 MRI 显示巨大的腹侧动静脉瘘、脊髓受压和水肿,以及引流静脉扩张。

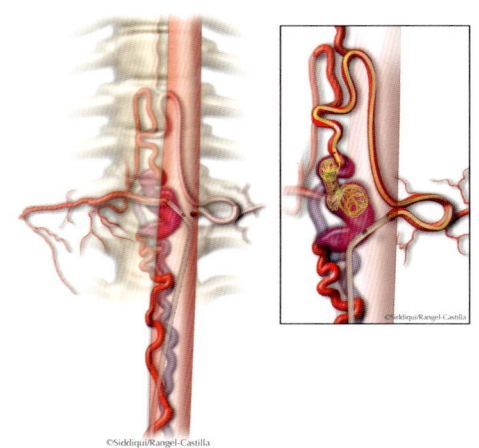

图 34.3b 用弹簧圈栓塞巨大胸段动静脉瘘的示意图

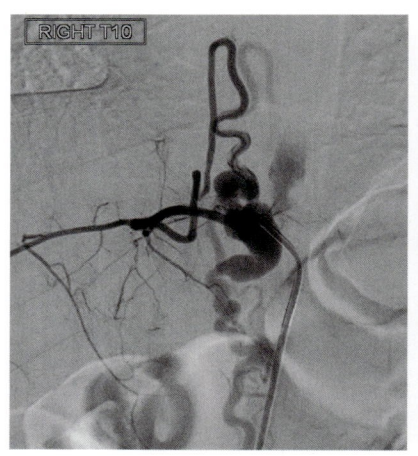

图 34.3c 巨大胸段动静脉瘘。

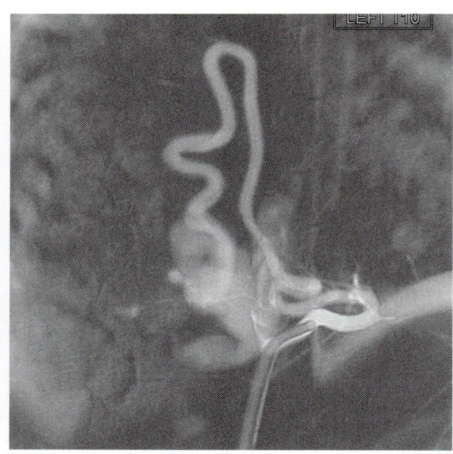

图 34.3d 左胸段根动脉向上经脊髓并向下形成瘘。

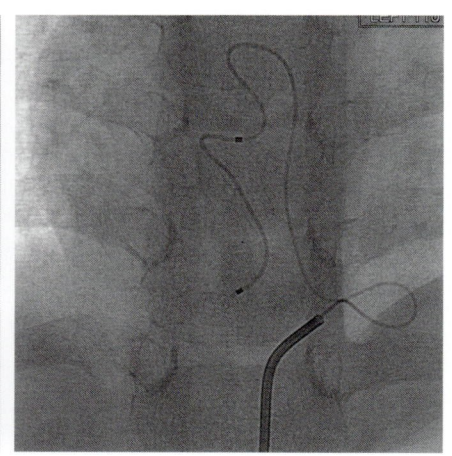

图 34.3e 单弯导引导管和微导管。

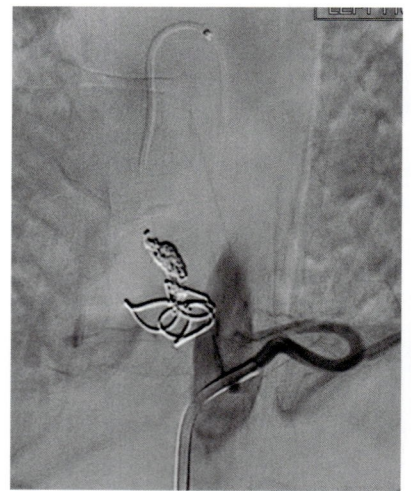

图 34.3f 缠绕。

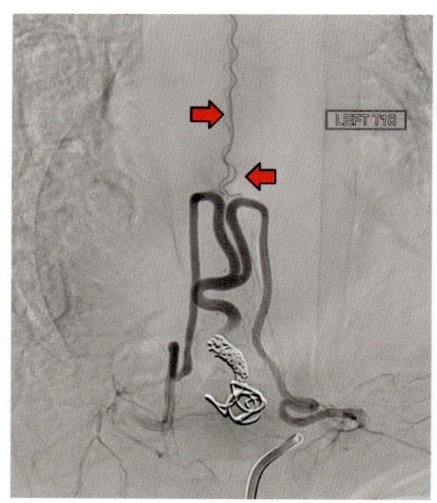

图 34.3g 瘘口完全闭合。未见早期静脉引流。两条脊髓动脉都通畅(箭头)。

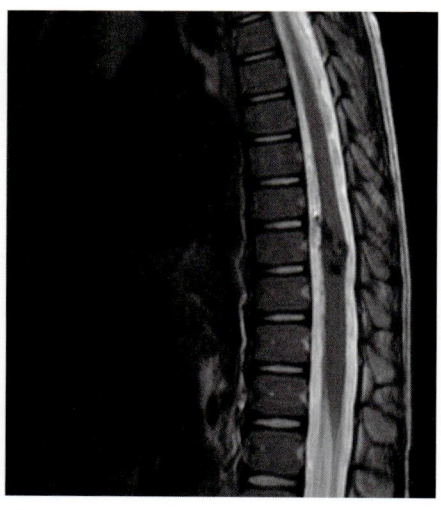

图 34.3h 3 个月随访时的正常脊柱 MRI。

34 脊髓动静脉畸形及瘘的栓塞

手术过程

患者接受了胸段动静脉瘘的血管内栓塞术。该过程在全身麻醉下通过右股动脉进行。在手术过程中给予1000单位的肝素,直到ACT大于250秒。

器械清单

- 股动脉通路。
  - 微创穿刺套件。
  - 4F血管鞘。
- 0.035英寸导丝。
- Cobra脊髓造影导管(Cook)。
- 0.017英寸 Headway DUO 微导管(Microvention)。
- 0.014英寸 Synchro 2 微导丝(Stryker)。
- 多个弹簧圈。

器械说明

在超声引导下进入右侧股动脉后,进行完整的脊髓血管造影以评估涉及瘘的所有主动脉分支。只有两条胸正中动脉分支在中线汇合,形成一条供应瘘的扩张动脉。此外,从这两条扩张的动脉中发出根髓大动脉并供应脊髓。Cobra造影导管勾入根动脉口,在路图和放大图像下,微导管在微导丝导引下跟进,直到到达瘘口。在供血动脉、瘘口和静脉湖处填入了多个弹簧圈。一旦动脉流量显著减少,就移除微导管。由于担心根髓大动脉栓塞的风险,未使用液体栓塞剂。

提示、技巧和避免并发症

- 小儿脊髓动静脉瘘很少见,通常与遗传性出血性毛细血管扩张症有关,如本例所示。
- 该脊髓动静脉瘘有高流量成分,双侧根动脉供血,一巨大的静脉瘤样扩张导致脊髓前部受压。两条脊髓前动脉出现在供应瘘的根动脉近端。出于这个原因,我们选择了弹簧圈栓塞。液体栓塞材料可能会进入其中一根脊髓前动脉并导致严重的脊髓卒中。
- 如本例所示,弹簧圈栓塞足以缓慢闭塞瘘口。中期随访显示瘘口完全闭合,占位效应和脊髓水肿显著改善。长期随访是强制性的,因为在儿科患者中复发并不少见。由于这种血管病变位于前部,对于新生儿来说,脊髓前方通路的手术方法会导致较高的死亡率。

35 颈动脉海绵窦瘘的栓塞
Carotid-Cavernous Fistula Embolization

Stephan A. Munich, Giuseppe Lanzino, and Leonardo Rangel-Castilla

概 述

颈动脉海绵窦瘘（CCF）的特征是颈内动脉或颈外动脉与海绵窦之间的异常沟通。最广泛地说，它们可以分为直接型或间接型。当 ICA 海绵窦段中的瘘口导致与海绵窦直接沟通（CCF 的 Barrow A 型分类）时，直接型 CCF 形成，如 ICA 海绵窦段动脉瘤破裂时所见。间接型 CCF 的特征是异常分流来自 ICA 的硬脑膜或脑膜分支（Barrow B 型）、ECA 的硬脑膜或脑膜分支（Barrow C 型）或 ICA 和 ECA 都通过硬脑膜或脑膜分支与海绵窦相通（Barrow D 型）。

循证医学证据

间接型 CCF 的自发闭塞可能发生在 20%～60%的患者中，大致与手动压迫同侧颈动脉的闭塞率相同，但直接型 CCF 的闭塞仅约为 17%。

由于可脱卸球囊退出市场，CCF 的血管内治疗包括弹簧圈栓塞或液体栓塞剂闭塞。在大多数研究中，这些技术的成功率＞85%，死亡率＜10%。然而，患者在手术后立即出现症状恶化并随后长期消退的情况并不少见。

适应证

间接型瘘流量低，可能会自发形成血栓或因压迫颈动脉导致闭塞。然而，大多数医生均建议治疗这些病变以避免潜在的视觉症状。直接型 CCF 作为高流量病变，不会自发形成血栓，故需要干预。

在以下情况下，任何 CCF 都需要紧急干预：
- 眼压升高（＞25 cmH$_2$O）。
- 视力受损。
- 伴有皮质静脉高压的颅内压升高。

虽然间接型 CCF 可能在不治疗的情况下形成血栓，但视觉症状的自发消退或眼内压升高需要血管造影进行评估。这些发现中的任何一个都可能代表眼上静脉（SOV）血栓形成和皮质静脉逆向引流的发生，这增加了出血的风险。

神经血管解剖

如前所述，CCF 的 Barrow 分型基于其动脉解剖结构（见概述）。临床表现受静脉解剖结构的影响更大。通过 SOV 引流的瘘会导致眼眶内出现静脉高压，从而导致这些患者出现典型的视觉不适。然而，当 SOV 血栓形成或严重充血时，静脉引流可能经皮质静脉逆行，进而导致颅内压增高使患者面临出血风险。

与海绵窦相关的静脉解剖结构也与治疗策略相关。经静脉栓塞是间接型瘘的首选方法（图 35.1，视频 35.1）。经静脉进入海绵途径首选途径是岩下窦（IPS）（图 35.2，视频 35.2）。另外的经静脉进入海绵窦的途径包括对侧 IPS、面静脉、岩上窦和 SOV。

围手术期药物处理

我们常规使用全身肝素，ACT 为 250～300 秒。

如果使用支架（如血流导向支架）进行经动脉治疗，则给予双联抗血小板治疗。对于择期病例，术前每天服用阿司匹林（325 mg）和氯吡格雷（75 mg），持续 5～7 天。对于紧急情况，在手术前给予负荷剂量（阿司匹林 650 mg 和氯吡格雷 600 mg）。

海绵窦栓塞或填塞后可能发生术后脑神经麻痹。文献报道眼肌麻痹发生在 2%～5% 的患者中。如果发生这种情况，我们通常会短期内使用地塞米松。

具体技术和关键步骤

经动脉通路

（1）确定直接型瘘。由于栓子回流到 ICA 的风险，经动脉栓塞在 Barrow B～D 型 CCF 中存在显著风险（图 35.1，视频 35.1）。

（2）在 ICA 颈段远端放置导引导管。导引导管的内径应足够大以容纳两个微导管系统。

（3）瘘口的辨认。ICA 内球囊扩张和微导管造影可能有助于确定瘘口的确切位置。

（4）通过瘘口将微导管输送进海绵窦（图 35.1、图 35.2，视频 35.1、视频 35.2）。

（5）向海绵窦注射液体栓塞剂或弹簧圈，尽可能地从海绵窦深处开始栓塞（远离瘘点）。

（6）在注射液体栓塞剂或填入弹簧圈期间，可以在 ICA 内放置球囊以起到保护作用（图 35.2，视频 35.2）。

经静脉通路

（1）经股静脉和动脉通路。需要动脉通路来帮助识别瘘管的部位，并确认栓塞后是否闭塞。

（2）使用导引导管进入颈内静脉。

（3）岩下窦的微导管超选。岩下窦通常可以插入微导管，即使它没有通过注射造影剂显影。

（4）向海绵窦注入液体栓塞剂或弹簧圈（图 35.2，视频 35.2）。

器械选择

我们在临床实践中使用以下器械治疗 CCF。
- 6F 或 8F 血管鞘。
- 6F 导引导管或 8F 导引导管。
- 微导管 SL-10（Stryker Neurovascular）、Headway DUO（MicroVention）、Marathon（Medtronic）。
- 微导丝 Synchro 2（Stryker Neurovascular）。
- 弹簧圈和（或）Onyx 34（Medtronic）。

注意点

- 正确识别 CCF 的类型至关重要。经动脉血管内治疗通常用于治疗直接型 CCF，因为存在栓塞物质回流到 ICA 的风险。
- 岩下窦不显影不应阻止导管置入的尝试。岩下窦通常可以根据其解剖位置进行超选，即使它没有通过注射造影剂显影。
- 栓塞材料的注射或弹簧圈的填塞应尽可能深入海绵窦，否则近端栓塞可能会阻碍其进入瘘的其余部分。
- 当经动脉和传统经静脉尝试治疗失败时，替代方法是直接进入（通过眼眶）眼上静脉或直接海绵窦穿刺。

病例概览	病例 35.1 间接型颈动脉海绵窦瘘：经面静脉栓塞术

- 56 岁女性，突发左眼后方痛及头痛。几天后出现轻度眶周水肿、复视伴眼球突出。患者在出现当前症状前 7 年有明显的面部外伤病史。经眼科医生评估后，患者因疑似颈动脉海绵窦瘘被转诊至神经外科。
- CT 和 CTA 显示海绵窦中有多个扩大的引流静脉，包括眼静脉及蝶顶窦。颈内动脉（ICA）发出细小的供血动脉。

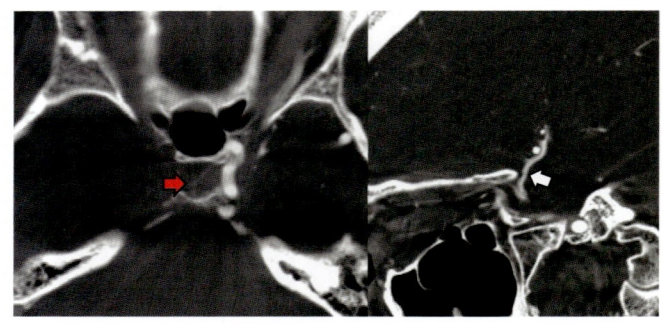

图 35.1a　CT 血管造影显示间接型 CCF。细小的动脉吻合（红色箭头）和扩大的引流静脉（白色箭头）。

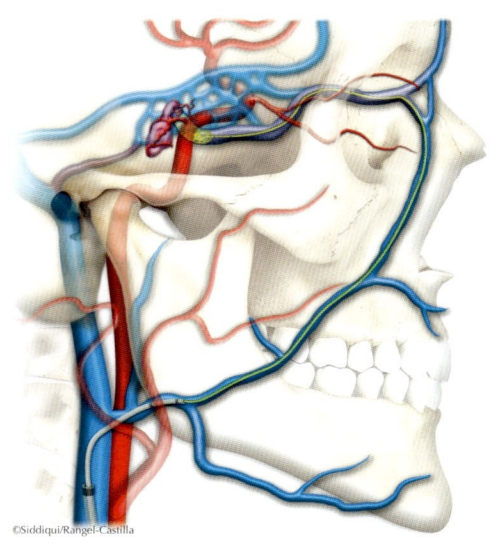

图 35.1b　间接型 CCF 的血管内栓塞示意图。

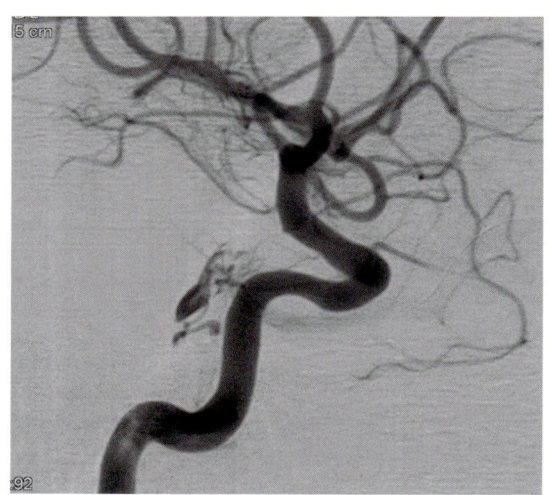

图 35.1c　间接型 CCF。

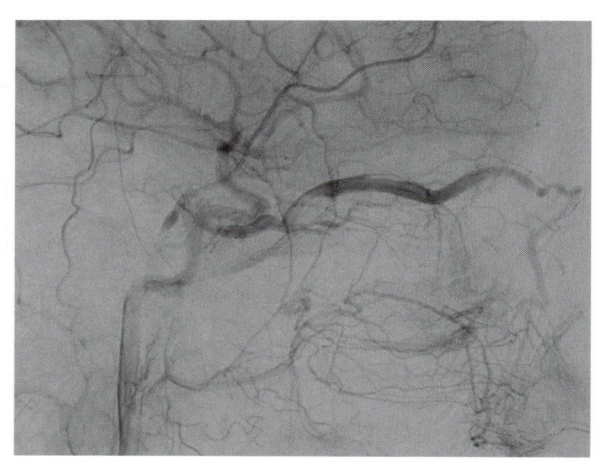

图 35.1d　眼上静脉。

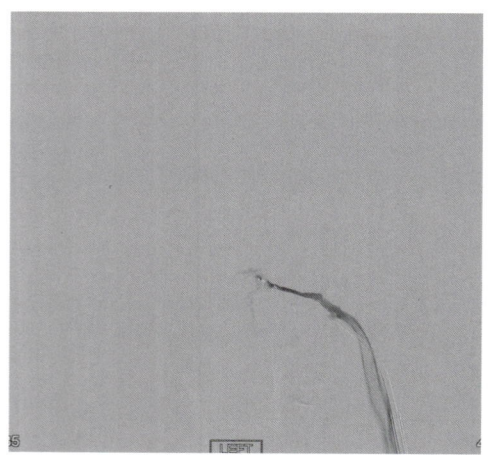

图 35.1e　岩下窦闭塞，无法进入瘘。

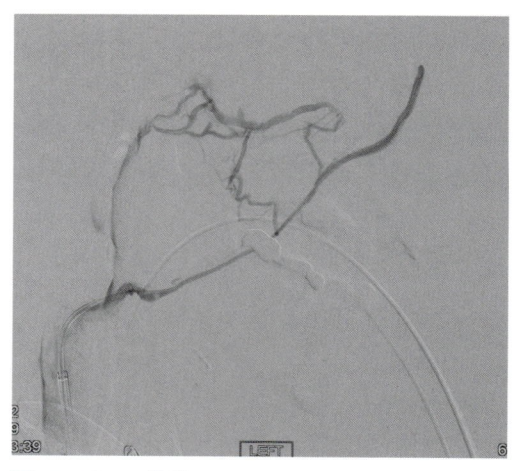

图 35.1f　面静脉。

35 颈动脉海绵窦瘘的栓塞

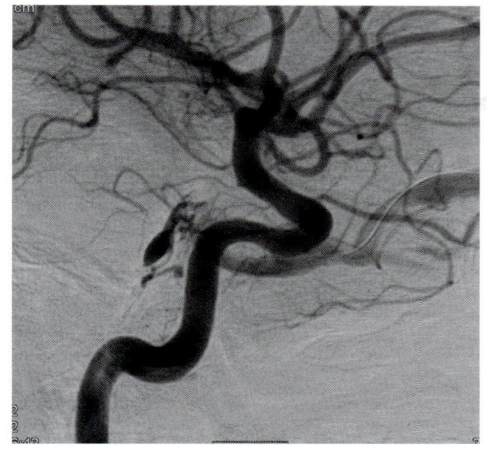

图 35.1g 眼上动脉中的微导管。

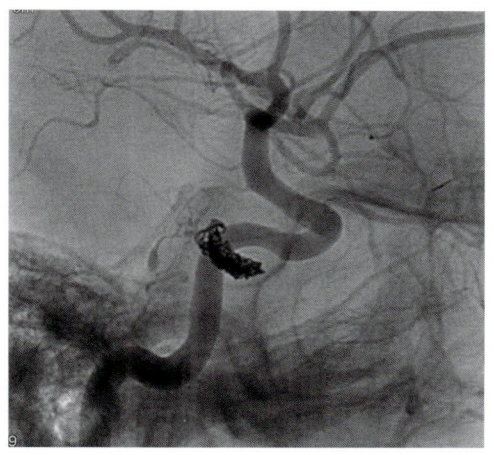

图 35.1h 弹簧圈。

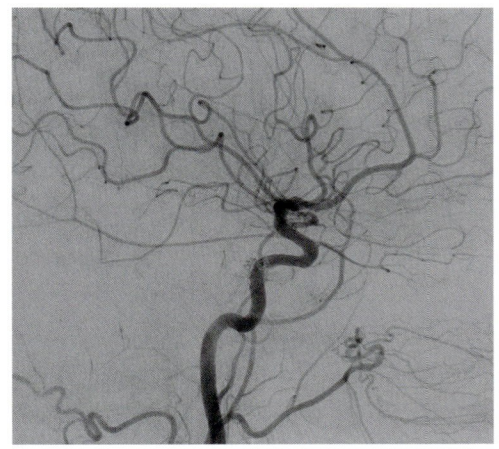

图 35.1i CC 瘘成功栓塞。

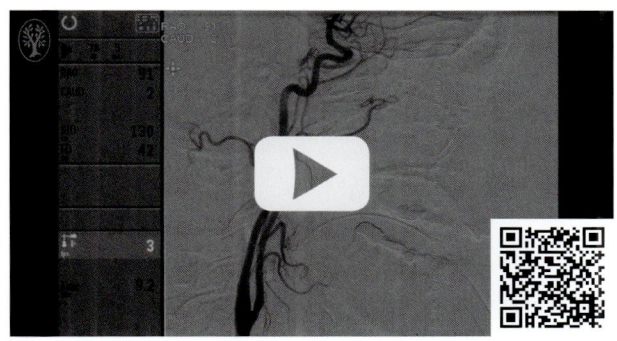

视频 35.1 间接型颈动脉海绵窦瘘经面静脉栓塞术。

手术过程

患者接受了脑血管造影/静脉造影并行间接型 CCF 的血管内栓塞。该过程在全身麻醉下通过右侧股动脉和股静脉通路进行。给予 5 000 单位肝素，使 ACT 大于 250 秒。

器械清单

- 标准股动脉和静脉通路。
  - 微创穿刺套件。
  - 6F 血管鞘。
- 0.038 英寸导丝。
- 6F Asahi Fubuki 导引导管（Asahi Intecc）。
- Cook 造影导管。
- 0.017 英寸 Headway DUO 微导管（Microvention）。
- 0.014 英寸 Synchro 2 微导丝（Stryker）。
- 多个弹簧圈。
- 6F AngioSeal 血管封堵装置。

器械说明

将 Cook 造影导管超选入左、右侧颈内动脉和颈外动脉，并获得完整的脑血管造影图像。将 6F 导引导管定位在左侧颈静脉球处，并尝试进入岩下窦（IPS），但由于 IPS 被阻塞而未能实现。撤回导引导管，并使用弯头导管进入颈外静脉。在路图和放大图像下，将微导管超选入面静脉一直到眼上静脉和瘘引流静脉。输送并解脱多个弹簧圈，直至瘘栓塞完全。

栓塞后动脉血管造影显示瘘完全闭塞。

> **提示、技巧和避免并发症**
>
> - 我们在临床实践中遇到的大多数 CCF 都是有症状的,具备治疗指征。治疗几乎完全是血管内栓塞。我们更喜欢通过岩下窦、对侧海绵窦或在极少数情况下通过眼上静脉的经静脉通路。通常使用弹簧圈和液体栓塞剂的组合。我们建议在 ICA 海绵窦段使用球囊阻断,以防止液体栓塞剂进入 ICA 和颅内动脉。有时,直到瘘被部分栓塞后才能很好地了解瘘的血管结构;因此,在手术的早期阶段,我们需要非常小心并注意潜在的动脉栓塞。

病例概览　　病例 35.2　直接型颈动脉海绵窦瘘:经静脉和经动脉栓塞

- 65 岁女性,突发双侧眶周水肿、复视和眼球突出。症状在 5～6 天内迅速进展。患者无重要既往病史。
- CT 和 MRI 血管造影显示多处扩大的引流静脉来自双侧海绵窦,包括眼静脉和蝶顶窦。

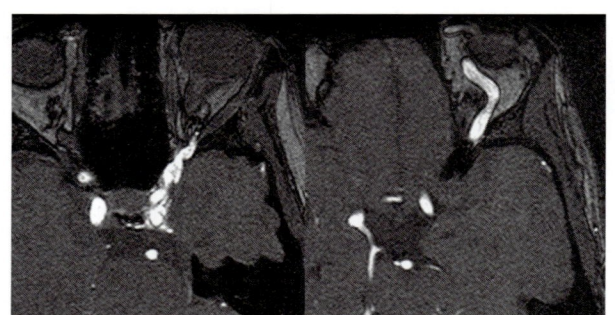

图 35.2a　MR 血管成像显示海绵窦动脉化和扩大的眼上静脉。

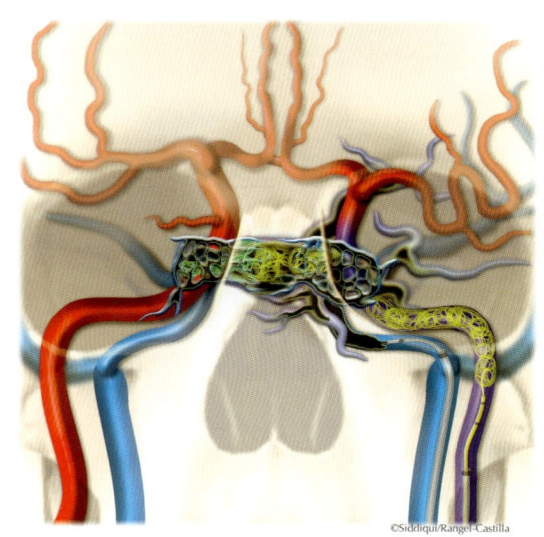

图 35.2b　直接型 CCF 血管内栓塞的示意图。

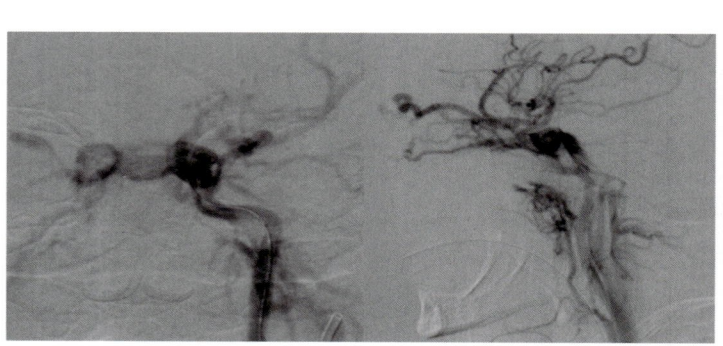

图 35.2c　直接型 CCF。

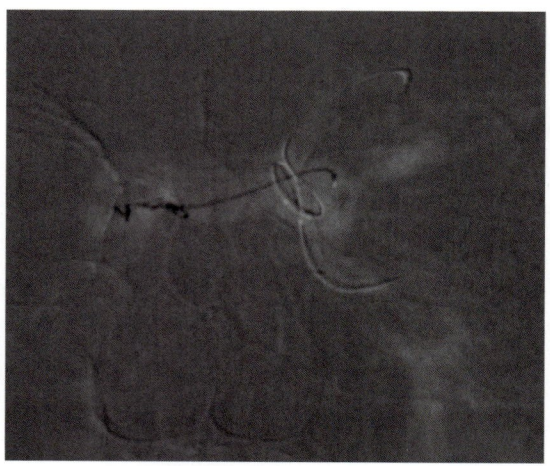

图 35.2d　对侧海绵窦弹簧圈栓塞。

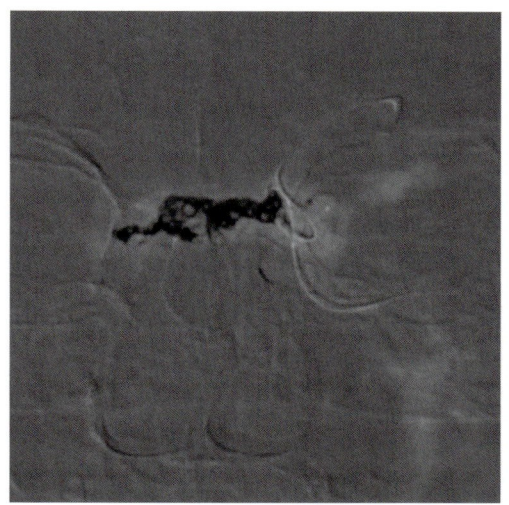

图 35.2e 对侧和同侧海绵窦弹簧圈栓塞。

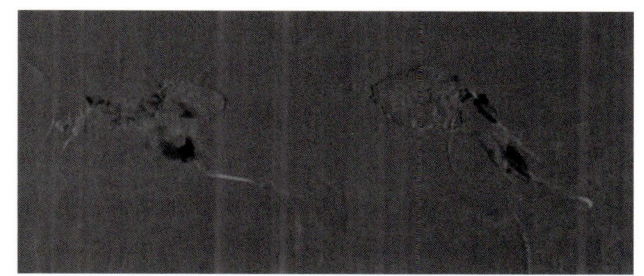

图 35.2f Onyx 胶。

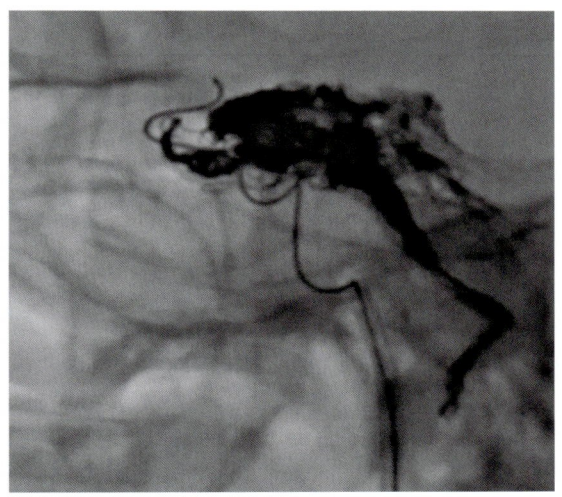

图 35.2g 通过球囊闭塞试验后弹簧圈闭塞颈内动脉。

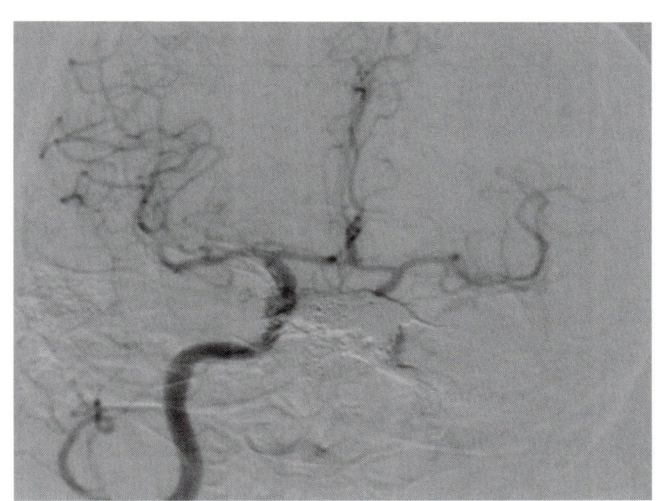

图 35.2h 右侧 ICA 血管造影显示瘘闭塞，大脑半球充分的血流代偿。

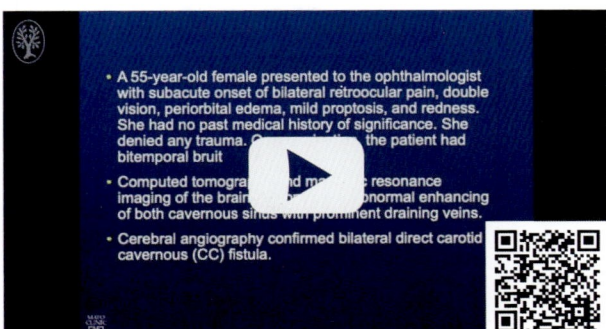

视频 35.2 双侧直接型高流量 CCF 栓塞术。

> **手术过程**
>
> 患者接受了脑血管造影/静脉造影和直接型 CCF 的血管内栓塞。该过程在清醒镇静下进行，并通过右侧股动脉和左侧股静脉通路。给予 5 000 单位肝素，使得 ACT 大于 250 秒。

器械清单

- 标准股动脉和静脉通路。
  - 微创穿刺套件。
  - 6F 血管鞘。
- 0.038 英寸导丝。
- 6F Envoy 导引导管（Cook）。
- 3 mm × 7 mm Hyperform 封堵球囊（Medtronic）。
- 0.017 英寸 Headway DUO 微导管（Microvention）。
- 0.014 英寸 Synchro 2 微导丝（Stryker）。
- 多个弹簧圈。
- 二甲基亚砜（DMSO）（Medtronic）。
- Onyx 34（Medtronic）。
- 6F AngioSeal 血管封堵装置。

器械说明

输送两根 6F 导引导管，一根至左颈内动脉（ICA），一根至左侧颈内静脉。在放大的路图下，微导管通过岩下窦进入对侧海绵窦。释放并解脱多个弹簧圈，直到弹簧圈完全填塞双侧海绵窦。通过相同的微导管并保持相同的位置，注入 Onyx 以填充弹簧圈之间的空隙使瘘完全闭塞。动脉血管造影显示瘘口仍然通畅，没有更多的静脉通路进入瘘口。患者顺利通过了球囊闭塞试验，遂继续用弹簧圈和 Onyx 阻塞颈内动脉。

栓塞后右侧 ICA 血管造影显示瘘完全闭塞，同侧和对侧血流充足。患者在手术过程中和手术后保持神经功能完整。

提示、技巧和避免并发症

- CCF 的治疗需要了解动脉和静脉的解剖结构。栓塞需要大量的时间、弹簧圈和液体栓塞剂才能达到良好的效果。
- 第一次尝试治疗是成功的最佳机会。一旦建立通路，外科医生必须栓塞直至瘘不再显影。最令人担忧的并发症是瘘栓塞失败并失去治疗通路，可能会使其转化为皮质静脉引流。
- 在经静脉栓塞不可能或不充分的情况下，可以通过牺牲 ICA 来治疗直接型 CCF。

第 7 部分

头颈部血管栓塞

Head and Neck Embolization

36	鼻出血的介入治疗	393
37	中枢神经系统肿瘤	399
38	颈动脉体瘤的栓塞	409
39	颈动脉爆裂综合征，血管牺牲与重建	414

36 鼻出血的介入治疗
Endovascular Treatment of Epistaxis
Gary B. Rajah and Leonardo Rangel-Castilla

概 述

鼻出血是一种常见的情况，有超过一半的成年人经历过鼻出血，然而只有少数病例需要接受血管内介入治疗。大多数病例可以通过压迫、鼻腔填塞或烧灼完成治疗。一般来说，由 Keisselbach 三角供血的前鼻出血，保守治疗就足够了。然而，后鼻出血可能需要鼻腔填塞，甚至辅以介入治疗干预。

鼻出血难以控制有很多原因，包括特发性、外伤性（最常见的是颈外动脉分支或假性动脉瘤）、术后（如鼻咽喉手术、经蝶窦手术）、肿瘤相关或与颈内动脉海绵窦段动脉瘤破裂相关、动静脉畸形或动静脉瘘，以及一些特殊的先天性综合征，如 Osler-Weber-Rendu 综合征等。

适应证

血管内栓塞适用于任何情况下的难以控制或者保守治疗无效的鼻出血。

神经血管解剖

大多数血管内治疗需要先做 ICA 和 ECA 的诊断性脑血管造影。仔细分析图像以确定是否存在颅外-颅内（EC-IC）吻合。鼻出血栓塞治疗的解剖病因主要是血管分支供血。难以确定的 EC-IC 侧支则可能是其他症状的一个来源，包括脑神经症状和失明。

前鼻出血多由 Keisselbach 血管丛供应，该血管网丛由以下 ECA 分支构成：蝶腭动脉、上唇动脉、角动脉、上腭动脉和筛前动脉。后鼻出血是由起自眼动脉（ICA 分支）的筛后动脉、起自颌内动脉（IMAX 动脉）或 ECA 的蝶腭动脉、咽升动脉（ECA 分支）、腭升动脉（面动脉的分支）引起。后咽部出血可起源于面动脉。任何栓塞手术都应超过下颌下腺的分支。

后鼻出血的栓塞包括单侧远端 IMAX 动脉栓塞。如果出血持续，则行对侧 IMAX 动脉栓塞。如果出血继续加重，也可以栓塞下颌下腺支远端的面动脉。我们需要避免双侧面部动脉栓塞，否则患者可能出现面部皮肤脱落或刺痛。

重要血管吻合

- 脑膜垂体干和（或）下外侧干（ICA 分支），圆孔动脉和（或）卵圆孔动脉或副脑膜动脉（IMAX 动脉分支）。
- 眼返动脉（眼动脉分支）和眶下动脉（IMAX 动脉分支）。
- 脑膜眼动脉（脑膜中动脉的分支）和眼动脉（ICA 的分支）。
- 筛动脉（起自眼动脉、脑膜中动脉或 IMAX 动脉）也可能形成 EC-IC 吻合。
- 眼动脉单纯由脑膜中动脉供血的情况不多。
- 在栓塞过程中，增加的压力会开放之前未显影的吻合口，因此必须时刻保持警惕。

围手术期麻醉和药物处理

全身麻醉适用于气管插管患者，特别是血液动力学不稳定或气道受损的患者。否则，手术是可以在患者清醒镇静情况下进行的。除非仍有持续性出血，常规给予全身肝素化使活化凝血时间超过 250 秒。

具体技术和关键步骤

（1）在进行股动脉造影以确认无夹层等异常病变后，弯头导丝引导诊断导管在透视下进入主动脉。

（2）对 ECA 和 ICA 进行诊断性造影（见第 6 个专题）。

（3）如果出血与 ICA 海绵窦段动脉瘤有关，请参见第 23～26 个专题。如果出血与原发或转移性肿瘤有关，请参见第 37～39 个专题。

（4）通过导丝引导造影导管并超选 IMAX 动脉和面动脉，行每支血管的正位（AP）和侧位造影（图 36.1，图 36.2，视频 36.1，视频 36.2）。

（5）首先选择症状较重侧行远端 IMAX 动脉栓塞。

（6）微导管可以通过造影导管或导引导管，在透视路图下放置在 ECA 中（视频 36.1，视频 36.2）。

（7）微导管通过微导丝引导超选 IMAX 动脉颌部分支，进行超选择性血管造影有助于识别任何 EC‑IC 吻合（视频 36.1，视频 36.2）。

（8）然后用聚乙烯醇（PVA）材料或液体栓塞剂进行栓塞。

（9）然后可以注射 PVA 颗粒（混合造影剂），直到远端血管出现滞留。

（10）液体栓塞剂，如 Onyx 18 或 34（Medtronic），可在减影下使用二甲基亚砜（DMSO）填充微导管无效腔（通常为 0.3 mL），并以 0.1 mL/min 的速度注射 DMSO 和初始 Onyx（清除导管无效腔的 DMSO）（视频 36.1，视频 36.2）。

（11）另一支 IMAX 动脉可以用类似的方式栓塞，如果鼻出血没有控制，可以栓塞一侧的面动脉。

（12）撤出导管。鼻腔填充物应放置至少 24 小时，患者在重症监护病房接受监护治疗。

器械选择

以下是血管内治疗鼻出血常用的器械。

- 6F 鞘。
- 0.035 英寸弯头导丝（Terumo）。
- 5F 造影导管。
- Onyx，0.016 英寸 DMSO 兼容微导管 Headway DUO（MicroVention）导管，或 Apollo 可解脱微导管（Medtronic）。
- 用于 PVA：Nautica 微导管（Medtronic）。
- 0.014 英寸 Synchro 2 微导丝（Stryker）。
- Onyx 18 或 34（Medtronic）和 DMSO，PVA 粒子（250 μm）。
- 持续肝素化滴注。

注 意 点

- 当栓塞某些区域时，如由咽升动脉（可通过神经脑膜干供应脑神经）供应的病变，液体栓塞注射应靠远端操作，以避免损伤脑神经血供。清醒患者应使用阿米妥（戊巴比妥）和利多卡因进行 Wada 试验。
- 并发症包括短暂头痛、疼痛、牙关紧闭、面部麻木、感觉异常、永久性缺血性涎腺炎、麻痹、脑神经麻痹、单眼失明和皮肤脱落。主要并发症的发生率一般小于 2%。
- Osler-Weber-Rendu 综合征和面部动静脉血管瘤或畸形患者可能需要重复干预。在这些病例中，不要使用弹簧圈或栓塞大动脉，因为这可能会影响后阶段的手术。
- ECA 或 ECA 分支的假性动脉瘤可在面部创伤或面部手术后数年出现，可能出现特发性的迟发性出血。
- 经蝶窦手术中医源性 ICA 损伤引起的鼻出血是一种外科急诊。快速鼻腔填塞手术完成后，患者被带到介入手术室进行血管内栓塞。
- 面部动静脉畸形或动静脉瘘应使用液体栓塞剂治疗（见第 31～33 个专题）。
- 颈动脉海绵窦瘘也可能是鼻出血的一个原因，应通过经动脉或经静脉栓塞处理。
- IMAX 动脉栓塞应在颞肌分支远端操作，防止并发症，如咀嚼暂停、牙关紧闭和疼痛。

病例概览 病例 36.1 严重鼻出血

- 69 岁男性，有骨髓增生异常病史，因恶心、呕吐和腹痛至急诊就诊。患者胃内被发现有血。实验室结果显示严重的血小板减少,白细胞减少和贫血(需要输血)。住院期间,需要放置鼻胃管。几天后,患者出现严重而无法控制的右鼻孔鼻出血。填塞不足以控制出血,耳、鼻、喉手术不能烧灼出血点。
- 患者接受急诊栓塞右蝶腭动脉(SA)手术。
- 未行头部或颈部影像学检查。

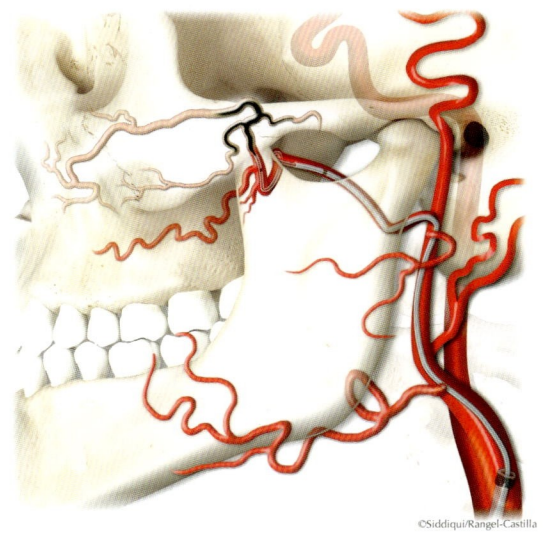

图 36.1a 鼻出血 SA 血管内栓塞示意图。

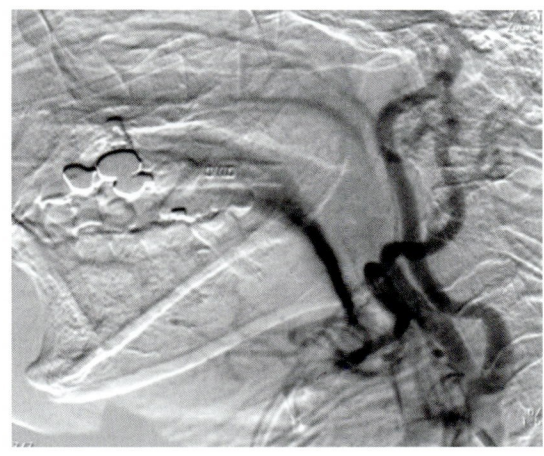

图 36.1b 颈外动脉血管造影。

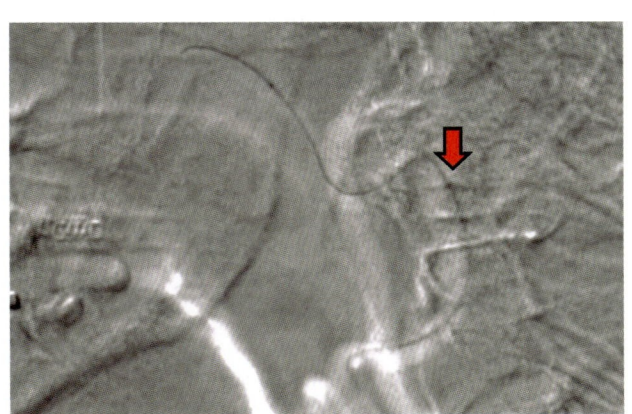

图 36.1c 微导管置入上颌动脉。

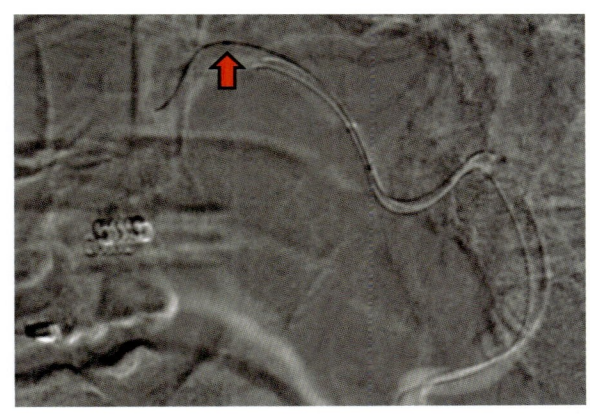

图 36.1d 微导管在 SA 中的位置。

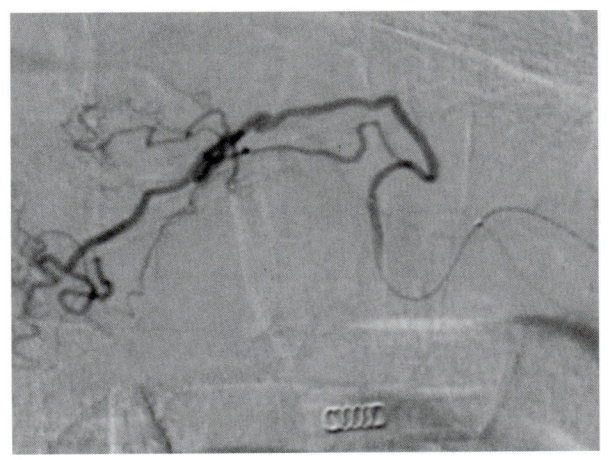

图 36.1e SA 血管造影。

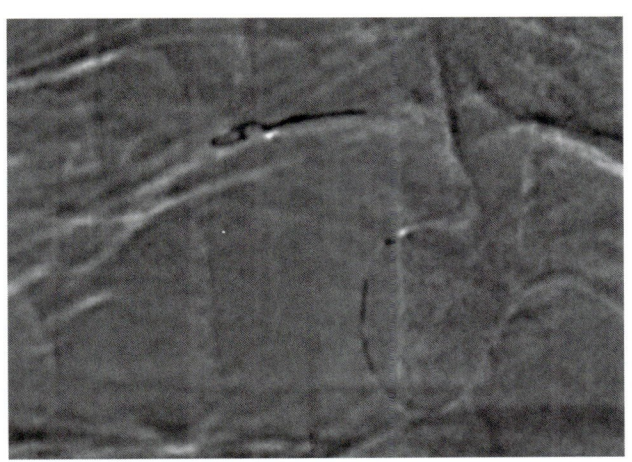

图 36.1f 使用 2×2 弹簧圈栓塞 SA。

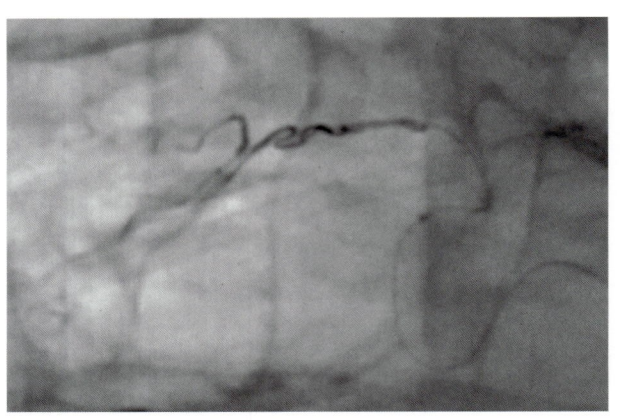

图 36.1g 注射 Onyx。

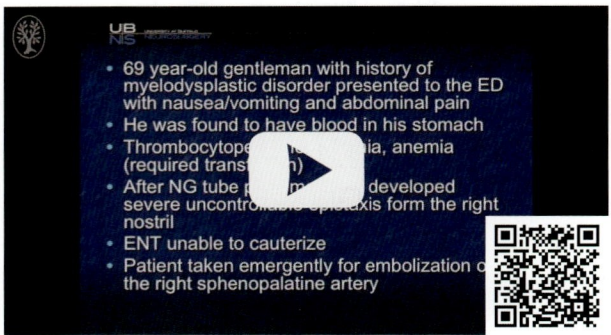

视频 36.1 蝶腭动脉栓塞治疗严重鼻出血。

手术过程

患者行脑血管造影及右侧 SA 血管内栓塞术。手术在有清醒镇静状态下通过右侧股动脉通路进行。未使用肝素。

器械清单

- 股动脉通路。
  - 微创穿刺套件。
  - 6F 鞘。
- 0.038 英寸超滑导丝。
- Envoy XB DA 导引导管 (Cook Medical)。
- 5F Sofia 再灌注导管 (Microvention)。
- 0.016 5 英寸 Excelsior SL - 10 微导管 (Stryker)。
- 0.014 英寸 Synchro 2 微导丝 (Stryker)。
- 多个弹簧圈。
- 二甲基亚砜 (DMSO) (Medtronic)。
- Onyx 18 (Medtronic)。
- 6F AngioSeal 经皮血管封堵装置。

器械说明

将 6F 导引导管置于右侧颈总动脉。在路图下将中间导管和 DMSO 兼容的微导管远端送至颈外动脉和上颌内动脉。中间导管用于方便微导管进入 SA。以微导管为标记进行血管造影，以排除与颅内血管的危险吻合。2 个小弹簧圈（2×2）置入动脉，然后使用 DMSO 和 Onyx 达到 SA 远端段闭塞。

大多数严重鼻出血患者同侧 SA 栓塞可以有效止血。双侧 SA 栓塞是在首次单侧栓塞后鼻出血反复的挽救方法。我们建议使用液体栓塞剂（Onyx）而不是颗粒栓塞，因为随着时间的推移，这些颗粒可能会被吸收，导致出血复发。

提示、技巧和避免并发症

- 颗粒是鼻出血最常见的栓塞剂。粒子的缺点包括无法控制其远端弥散，其弥散缺乏可视化，随着时间的推移能够被身体吸收，甚至可能导致迟发性血管再通。
- 单侧 SA 液体栓塞剂栓塞治疗严重后鼻出血的成功率为 80%～90%。少于 10% 的患者需要行二次栓塞。
- 如果没有特定的靶病灶，通常建议采用三支血管栓塞。双侧 IMAX 动脉远端蝶腭血管水平和出血症状侧或粗大侧的等于或高于面动脉上支水平的栓塞。

| 病例概览 | 病例 36.2　复发性严重鼻出血 |

- 68岁男性，因复发性严重不可控鼻出血至急诊就诊。患者4天前有类似发作，出血经鼻腔填塞和蝶腭动脉电烧灼得到有效控制。
- 1个月前因鼻中隔偏曲及慢性鼻窦炎行内镜下鼻中隔成形术、左鼻甲切除术及筛窦切除术。
- 既往病史无殊，未行头部或颈部影像学检查。
- 患者接受左侧蝶腭动脉和上颌动脉急诊栓塞。

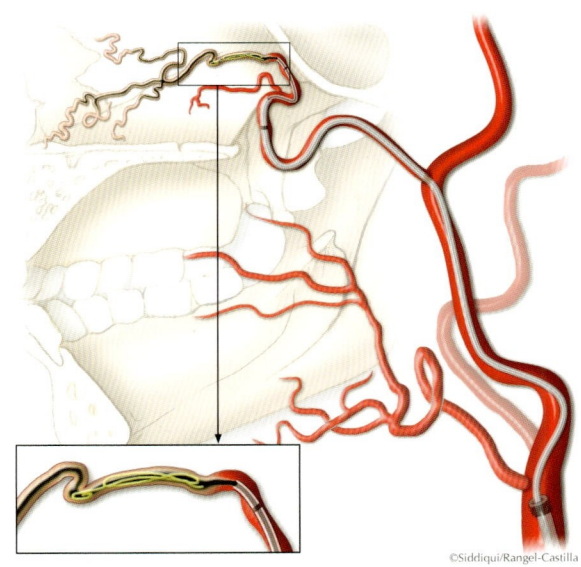

图 36.2a　蝶腭动脉和上颌内动脉血管内栓塞的示意图。

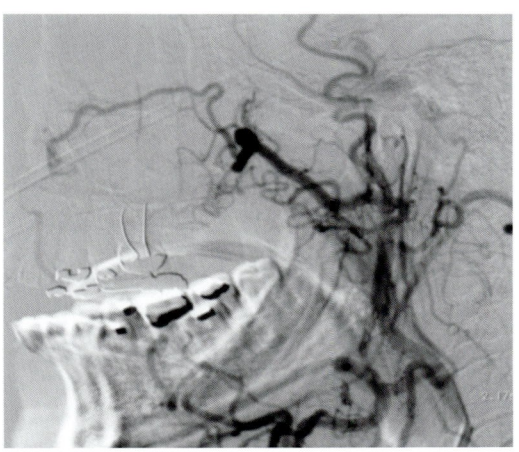

图 36.2b　Ⅴ级动静脉畸形。

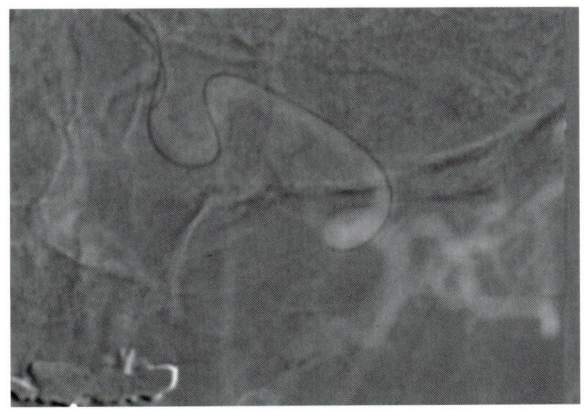

图 36.2c　微导管置入上颌内动脉。

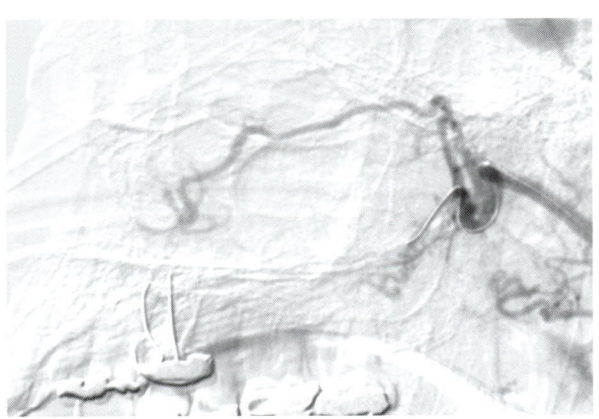

图 36.2d　微导管置入蝶腭动脉。

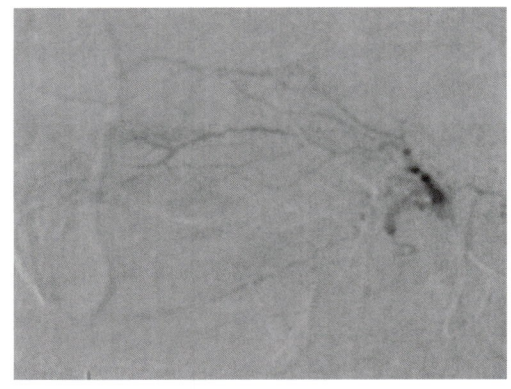

图 36.2e 蝶腭动脉栓塞前的血管造影。

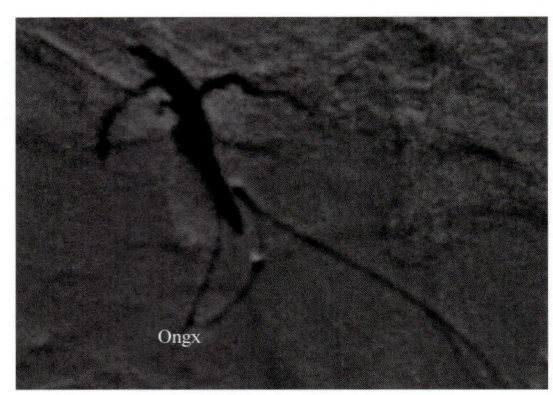

图 36.2f 蝶腭动脉和上颌内动脉的 Onyx 栓塞。

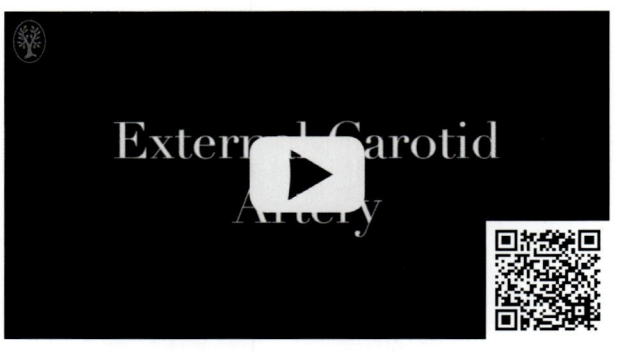

视频 36.2 蝶腭动脉和上颌动脉栓塞治疗复发性严重鼻出血。

手术过程

患者行脑血管造影及左侧蝶腭及上颌内动脉血管内栓塞术。手术在清醒镇静状态下通过右侧股动脉通路进行。未使用肝素。

器械清单

- 股动脉通路。
  - 微创穿刺套件。
  - 6F 鞘。
- 0.038 英寸超滑导丝。
- Envoy XB DA 导引导管(Cook Medical)。
- 5F Sofia 再灌注导管(Microvention)。
  0.017 英寸 Headway DUO 微导管(Microvention)。
- 0.014 英寸 Synchro 2 微导丝(Stryker)。
- 二甲基亚砜(DMSO)(Medtronic)。
- Onyx 18(Medtronic)。
- 6F AngioSeal 经皮血管封堵装置。

器械说明

将 6F 导引导管置于颈总动脉,在放大路图下将中间导管和微导管分别置入颈外动脉(ECA)和上颌内动脉(IMAX)。中间导管置于 ECA,微导管进一步推进至蝶腭动脉。进行血管造影以确认位置并排除可能存在的危险吻合。微导管内注入 DMSO,并以节律性推进的方式缓慢注射 Onyx 18 以达到远端栓塞。在保持 Onyx 持续注射的同时,微导管被慢慢撤回 IMAX 动脉。栓塞后的血管造影显示蝶腭动脉和 IMAX 动脉完全闭塞。

提示、技巧和避免并发症

- 严重鼻出血的血管内手术最常见的并发症包括短暂性脑缺血发作、卒中或失明,占 2%。其他不常见的并发症包括鼻子、嘴唇和下巴的组织坏死和溃疡。

37 中枢神经系统肿瘤
Central Nervous System Tumors

Kunal Vakharia, Muhammad Waqas, Elad I. Levy, and Adnan H. Siddiqui

概 述

中枢神经系统（CNS）肿瘤栓塞往往是在手术前对富血供肿瘤进行血管内栓塞。最适合这种干预的肿瘤包括脑膜瘤、血管母细胞瘤、副神经节瘤和血管纤维瘤。这些肿瘤往往有不同的位置和供血动脉，在血管造影上经常是扩张的。了解颈外动脉的解剖位置和解剖结构是手术规划和术前栓塞的关键。此外，栓塞后的手术时间规划变得越来越重要，因为接受栓塞的肿瘤容易肿胀并产生病灶周围水肿。此外，关于视网膜母细胞瘤的血管内治疗以及胶质母细胞瘤和其他中枢神经系统起源肿瘤的血管内干预的文献报道也越来越多。

肿瘤栓塞的循证医学证据

- Tesdale 等人（1984）[1] 和 Wakhloo 等人（1993）[2] 证明，脑膜瘤栓塞可以减少术中输血的需要，并缩短手术时间。
- 数据显示，在脑膜瘤和副神经节瘤中，供血血管接受小颗粒栓塞后的脑神经麻痹发生率为 1.6%～9%。
- 有报道称，栓塞后 7～10 天可出现新生侧支血管为肿瘤供血，因此栓塞后应尽早手术切除。
- Robertson 等人在 1979[3] 年首次描述了供血动脉栓塞治疗血管纤维瘤。从那时起，ECA 血管栓塞可以减少这类肿瘤的术中出血量。
- 血管母细胞瘤和血管外皮细胞瘤的栓塞在减少术中出血方面显示出一定的有效性。
- White 等人在 2008 年[4] 的研究结果表明，颈部副神经节瘤术前栓塞的风险较低，且术中止血效果显著。
- 大多数关于脊髓肿瘤栓塞的研究缺乏一个对照组。然而在这些病例中，术前栓塞被广泛接受以减少术中出血量。

适应证

富血供肿瘤可能需要选择性的化疗药物或栓塞干预。尽管化疗给药的原则是相似的，本专题主要讨论栓塞干预，如对血富血供的颅底病变进行栓塞治疗。术前，治疗目的应与患者讨论并明确告知。典型的适应证包括肿瘤基底血供降低、深处或难以暴露的供血动脉栓塞，或在某些病例中作为姑息性治疗。对于血管性脊柱肿瘤，如血管母细胞瘤、血管瘤、动脉瘤性骨囊肿、巨细胞瘤、成骨细胞瘤、肾细胞癌或甲状腺癌转移，手术往往比较困难。在手术切除这些肿瘤的过程中，患者可能会有大量的失血。血管增生、疾病严重程度、受累的椎体水平和分离接近肿瘤过程中的出血均可导致大量失血。

神经血管解剖

颈外动脉解剖

ECA 主要供应面部、颈部和头皮的组织。有许多颅外-颅内吻合，这对理解这一血管系统的治疗性栓塞至关重要。了解每种肿瘤的独特解剖结构是很重要的，尽管它们可能有相同的血液供应模式，因为它们的位置相似（例如，典型的位置往往由典型的动脉分支供应）。脑膜瘤和其他基于硬膜的病变往往发生在特定的位置。矢状窦旁脑膜瘤常由筛动脉和镰状动脉供血；鞍旁脑膜瘤常由上颌内动脉的副动脉和复发脑膜动脉供给；额基底脑膜瘤包括蝶平面脑膜瘤和蝶翼脑膜瘤，常由颈内动脉的下外侧干和上颌内动脉和圆孔动脉的筛前和筛后血管供应。小脑幕脑膜瘤被证明有来自 ICA 的小脑幕动脉、脑膜中动脉的岩鳞分支和枕动脉的经乳突分支的主要供应。同样，在计划颈静脉孔和颈部副神经节瘤的栓塞时，了解咽升动脉的复杂解剖结构是很重要的。复杂的咽前上行分支倾向于不参与副神经节瘤的血管供应。脑膜后分支和颧分支是这些肿瘤最常见的供血来源。在了解血管与颅底的关系的同时，尽可能远端规划通路，有助于避免脑神经麻痹。

脊髓解剖

脊髓由 3 条纵向动脉（1 条脊髓前动脉和 2 条脊髓后动脉）供应，它们接受节段动脉（也称为神经根髓动脉）的脊髓分支的供血。神经根髓动脉也供应脊髓根、硬膜和椎管的骨壁。每个神经根髓动脉分为前支和后支。神经根髓前动脉分为上行支和下行支，并在中线处吻合形成脊髓前动脉。神经根髓前动脉的降支以独特的"发夹"形状与脊髓前动脉中线连接，可在脊髓血管造影中识别。神经根髓后动脉和脊髓后动脉之间的连接也表现出典型的发夹状结构，但位于中线以外。75% 的患者，神经根髓前大动脉（俗称 Adamkiewicz 动脉）起于椎体 T9 - T12 节段，最常位于左侧。当它出现在 T8 椎体水平以上或 L2 水平以下时，通常有第二条主要的神经根髓动脉供应给脊髓前动脉。在颈椎水平，神经根髓动脉起源于椎动脉、颈升动脉和颈深动脉。通过枕动脉和咽升动脉与 ECA 吻合可能会造成其他影响。在胸腰椎水平，神经根髓动脉起源于最高肋间动脉、后肋间动脉和腰动脉。骶骨和马尾的血液供应是通过骶外侧动脉和髂腰动脉从髂内动脉获得的。也有一小部分来自骶正中动脉。

围手术期药物处理

术前，对于大型肿瘤和易引起神经压迫的肿瘤，可使用皮质类固醇激素治疗。此外，对于服用肿瘤特定药物的患者，术前用药或血管内治疗可能是必要的。例如，对于副神经节瘤患者，术前可能需要使用 β 受体阻滞剂。

利多卡因可在栓塞前在穿刺部位使用，以帮助防止局部水肿和疼痛。栓塞前在肿瘤内注射二甲基亚砜可能有助于在手术切除过程中液化肿瘤，尽管这种治疗的报道是个例。

由于术中血栓形成的风险，在手术过程中要进行全身肝素化治疗。以体重为基础计算静脉肝素用量，目标是活化凝血时间达到 250～300 秒，可以限制血栓栓塞并发症的发生。肝素是在选择性血管造影之前给药的。对于手术过程中形成的急性血栓，动脉内注射糖蛋白Ⅱb/Ⅲa 抑制剂（例如，依替巴肽）。

具体技术和关键步骤

这里描述了中枢神经系统肿瘤供血动脉栓塞的关键步骤（图 37.1～图 37.3，视频 37.1～视频 37.3）。这些原则也适用于化疗药物的介入注射。

（1）将 6F 或 8F 鞘置入股动脉。

（2）在进行股动脉造影以确认无夹层等异常病变后，在导丝引导下将导管置入主动脉。这个动作需要在透视下完成。

（3）根据主动脉弓的解剖结构，导引导管可以直接在 0.035 英寸导丝或 4F～5F 造影导管（如 Vitek 导管或 Berenstein 导管）导引下超选进入弓上血管。

（4）进行脑血管造影明确颅内血管和颅外血管的情况，以识别供血动脉（视频 37.1～视频 37.3）。

（5）双侧 ECA 造影对于了解这些肿瘤的血供是重要的。

（6）当肿瘤由脑膜血管供血时，对脑膜血管的超选造影对了解吻合口很重要。

（7）微导管超选进入目标血管，手推造影以显示肿瘤血管情况，并确认导管置于血管中尽可能远的位置，以防止脑神经损伤（图 37.1～图 37.3，视频 37.1～视频 37.3）。

（8）可供选择的栓塞剂包括 Onyx (Medtronic)，N-丁基-2-氰基丙烯酸酯聚乙烯醇和丙烯酸颗粒。较小的颗粒倾向于穿透肿瘤血管，但发生并发症的风险较高。常用的颗粒直径为＞150 μm。

（9）如果担心存在与眼动脉或其他颅内血管的吻合，可以进行 Wada 试验。

（10）在空白路图下，栓塞剂以自由流动模式注射，以清楚地显示在肿瘤内弥散的程度。

（11）栓塞剂堵管后，微导管需要从导引导管中拔出。

（12）建议最后再复查脑血管造影来评估灌注情况，特别需要观察延迟的毛细血管充盈或其他大血管有无闭塞。

脊髓血管源性肿瘤内的特殊情况

- 所有疑似脊髓血管性肿瘤的病例均应进行详细的脊髓血管造影，以显示肿瘤和正常脊髓的血管供应。
- 通常需要在病变水平上、下两个节段行超选造影。
- 对于颈髓肿瘤，在造影时必须完善椎动脉、ECA、甲状颈干、肋颈干和肋间动脉的造影。
- 对于腰骶部肿瘤，除了评估节段血管外，必须明确髂内动脉和骶正中动脉造影。在栓塞之前必须确认脊髓正常供血的血管和Adamkiewicz动脉以及其他过路血管。这对于避免脊髓缺血和梗死等严重并发症是非常重要的。

器械选择

- 6F或8F鞘。
- 6F导引导管（如Envoy DA XB，DePuy Synthes 或Benchmark，Penumbra）。
- 0.035英寸弯头导丝。
- 5F造影导管（Vitek，Cook Medical）。
- 微导管（Headway DUO，MicroVention；Marathon，Medtronic）。
- 微导丝（Synchro 2，Stryker；Synchro 10，Stryker；0.014英寸Asahi Chikai）。
- 如果近端血管迂曲严重，则需要远端通路导管（Stryker）。
  对于脊柱或脊髓病变，建议使用以下器械。
- 6F导引导管或5F多用途通路导管（Cordis）。
- Mikaelson导管（Soft-Vu）或Cobra（Cook Medical）导管。
- 0.035英寸弯头导丝。
- 稳固在病变节段动脉的中间导管（远端通路导管，Stryker）。
- Synchro 2或Synchro 10微导丝（Stryker）。
- Marathon（Medtronic）或Headway DUO微导管。

注意点

- 一般情况下，手术应在栓塞后2～4天内进行，以避免病变肿胀加重和坏死后出血。对于某些肿瘤（如脑膜瘤），栓塞后肿胀消退可以促进沿肿瘤包膜的切除。
- 识别不良事件非常重要，包括第7和第12对脑神经的损伤。并发症通常与栓塞颗粒的大小有关，也和脑膜垂体干、脑膜中动脉、脑膜副动脉和咽升动脉中的栓塞位置有关（视频37.3）。
- 在两个ECA中手推造影对于明确颅底肿瘤的血管解剖结构非常重要。位于颈静脉孔的副神经节瘤可由双侧咽升动脉供血（视频37.3）。
- 术前临床评估对于了解栓塞的风险以及控制血供相关的脑神经潜在并发症至关重要。
- 鉴别主要供血动脉，特别是脑膜瘤和副神经节瘤，造影剂浓聚和早期静脉充盈提示有血流分流。这种现象常见于侵袭性较强的肿瘤病理。

参考文献

[1] Teasdale E, Patterson J, McLellan D, Macpherson P. Subselective preoperative embolization for meningiomas. A radiological and pathological assessment. *J Neurosurg*. 1984;60(3):506-511.

[2] Wakhloo AK, Juengling FD, Van Velthoven V, et al. Extended preoperative polyvinyl alcohol microembolization of intracranial meningiomas: Assessment of two embolization techniques. *AJNR Am J Neuroradiol*. 1993;14(3):571-582.

[3] Roberson GH, Price AC, Davis JM, Gulati A. Therapeutic embolization of juvenile angiofibroma. *AJR Am J Roentgenol*. 1979;133(4):657-663.

[4] White JB, Link MJ, Cloft HJ. Endovascular embolization of paragangliomas: A safe adjuvant to treatment. *J Vasc Interv Neurol*. 2008;1(2):37-41.

病例概览　　病例 37.1　轴外富血供的小脑肿瘤：Onyx 栓塞术

- 46 岁女性，主诉急性和慢性头痛，体检发现颅内肿瘤。既往病史无殊。神经系统功能检查提示辨距不良和意向性震颤。
- CT 和磁共振成像（MRI）显示一个巨大的后颅窝富血供肿瘤，引起占位效应和小脑水肿。影像特点与脑膜瘤一致。

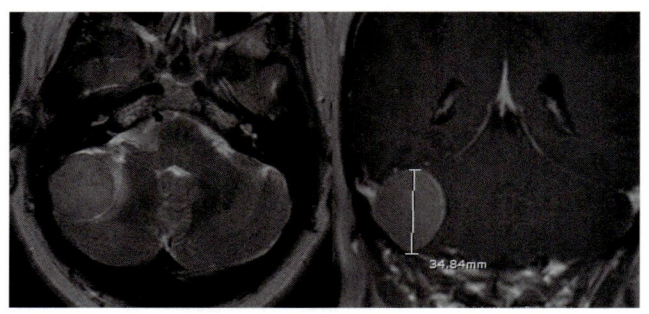

图 37.1a　MRI 显示后颅窝脑膜瘤。

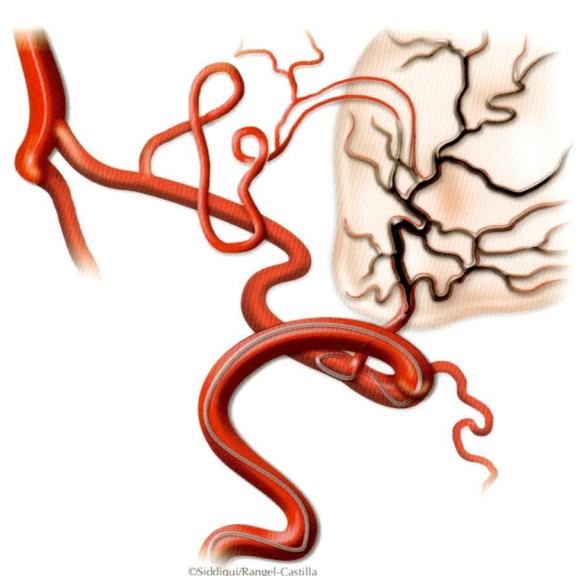

图 37.1b　巨大后颅窝脑膜瘤栓塞的示意图。

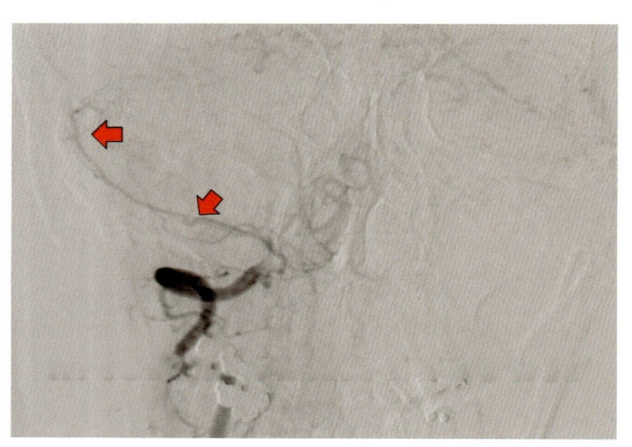

图 37.1c　直接来自 VA 的动脉供应。

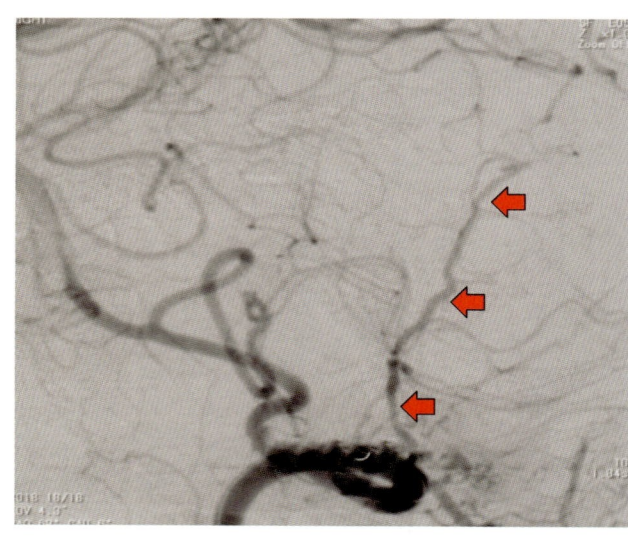

图 37.1d　直接来自 VA 的动脉供应。

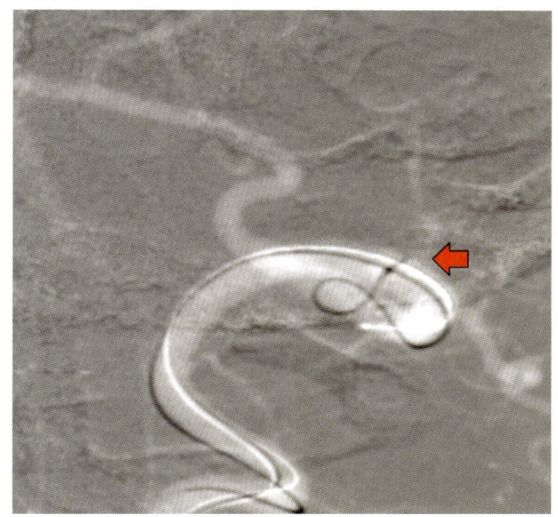

图 37.1e 微导管超选置入供血动脉。

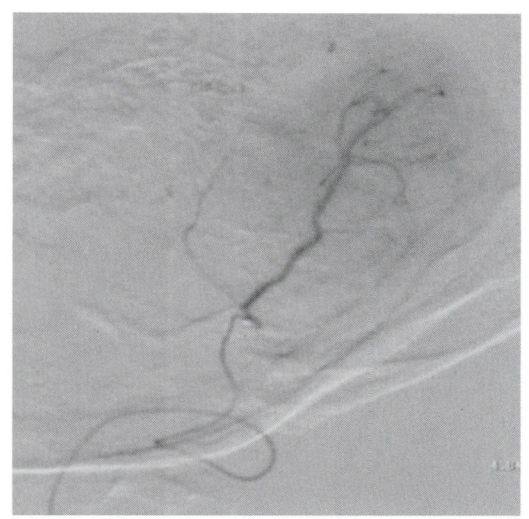

图 37.1f 富血供肿瘤染色。

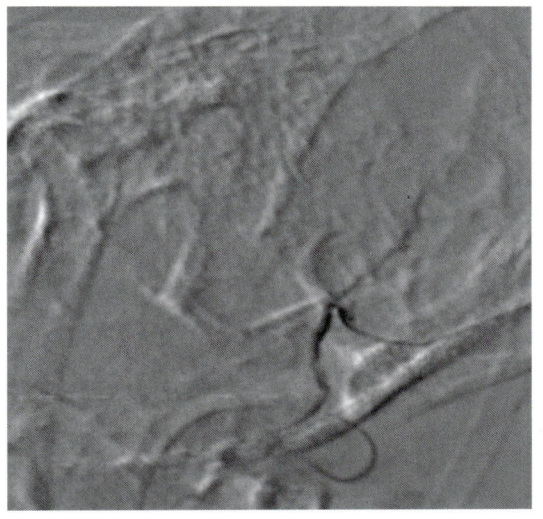

图 37.1g Onyx 注射。

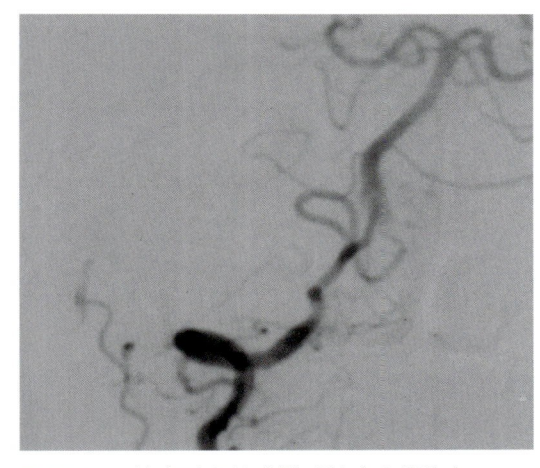

图 37.1h 栓塞后血管造影无肿瘤血管染色。

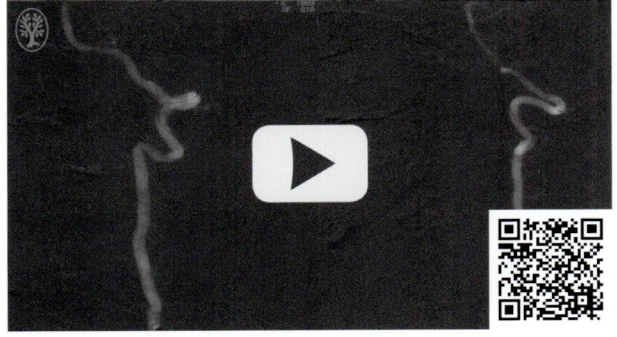

视频 37.1 富血供小脑肿瘤栓塞术。

> ### 手术过程
>
> 患者行右侧后颅窝脑膜瘤血管造影及血管内栓塞术。手术在清醒镇静状态下通过右侧股动脉通路进行。使用了 4500 单位的肝素，以达到超过 250 秒的活化凝血时间。

器械清单

- 股动脉通路。
  - 微创穿刺套件。
  - 6F 鞘。
- 0.038 英寸弯头导丝。
- Benchmark 071 导引导管（Penumbra）。
- 0.017 英寸 Headway DUO 微导管（Microvention）。
- 0.014 英寸 Synchro 2 微导丝（Stryker）。
- 二甲基亚砜（DMSO）（Medtronic）。
- Onyx 18（Medtronic）。
- 6F AngioSeal 经皮血管封堵装置。

器械说明

将 071 柔性导引导管置于右侧椎动脉（VA）。多次颅内血管造影以获得足够的工作角度进行栓塞。肿瘤供血动脉起源于右侧 VA 的颅外 V3 段。

在放大路图下，DMSO 兼容的 0.017 英寸微导管通过微导丝引导置入较大的肿瘤供血动脉。从微导管进行血管造影以评估导管位置和肿瘤血管供应情况。微导管经 DMSO 清洗后，以脉动的方式缓慢注射 Onyx 以穿透肿瘤内的液体栓塞物质。警惕 Onyx 栓塞材料反流进入 VA。

提示、技巧和避免并发症

- 栓塞的方法包括经动脉栓塞、直接穿刺以及这些方法的组合。理想的肿瘤栓塞是通过肿瘤内非常小的血管闭塞来实现的，同时保留对正常邻近组织的供应。液体和颗粒栓塞材料在穿透小血管时是有效的，谨慎使用这些材料是必不可少的，以防止意外闭塞。
- 与血液接触后，DMSO 扩散，Onyx 这种聚合物首先在表面硬化，然后在几分钟内逐渐向核心聚合。这一特性使这种材料的注入时间更长。利用这种技术，Onyx 可以用来栓塞肿瘤床。该液体栓塞剂可穿透肿瘤床，并可对肿瘤血管床进行有控制的栓塞，具有良好的渗透性。经皮 Onyx 栓塞也有报道。
- 在注射液体栓塞材料之前必须排除危险的血管吻合。

病例概览 　病例 37.2　富血供小脑肿瘤的 Onyx 栓塞

- 54 岁男性，表现为亚急性步态失衡、眩晕和缺乏协调性。既往病史无殊。其神经系统功能检查与运动障碍和眼球震颤有关。
- CT 及磁共振成像（MRI）显示在左侧小脑半球有一个大的囊性肿瘤。肿瘤呈血管充盈增强结节及大囊肿，可在小脑、脑干及第四脑室形成团块效应。图像与血管母细胞瘤一致。

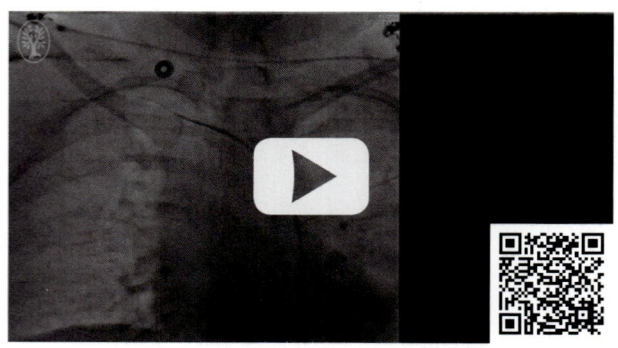

视频 37.2　后颅窝富血供肿瘤栓塞术。

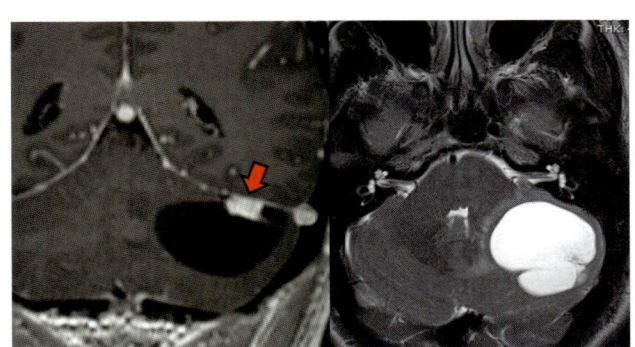

图 37.2a　MRI 提示小脑大的囊性肿瘤伴强化结节。

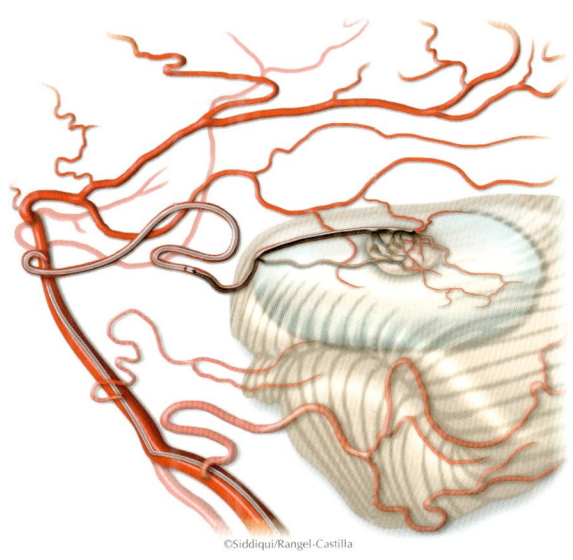

图 37.2b　小脑肿瘤栓塞的示意图。

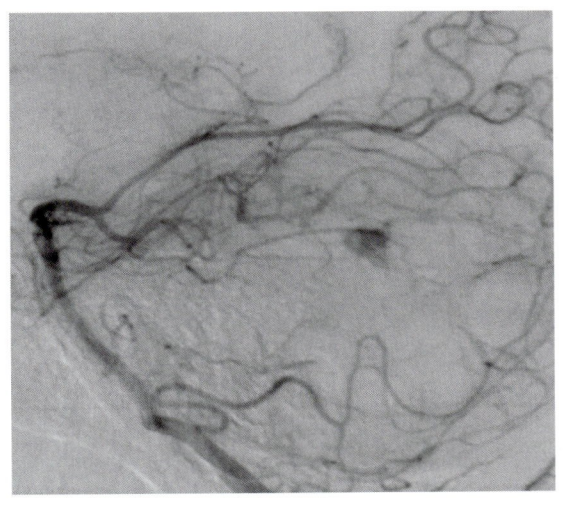

图 37.2c　血管母细胞瘤由左小脑上动脉供应。

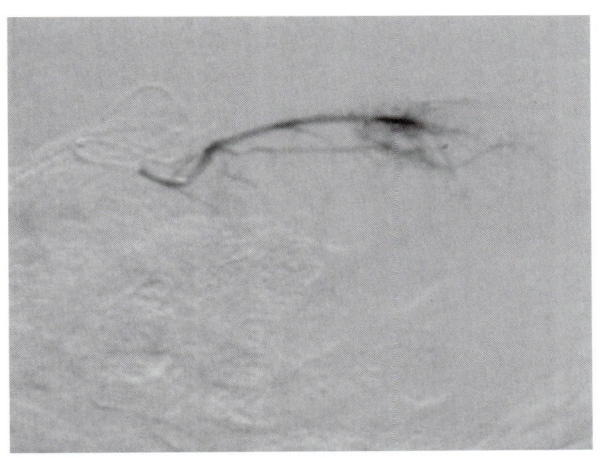

图 37.2d　栓塞前小脑上动脉分支的选择性血管造影。

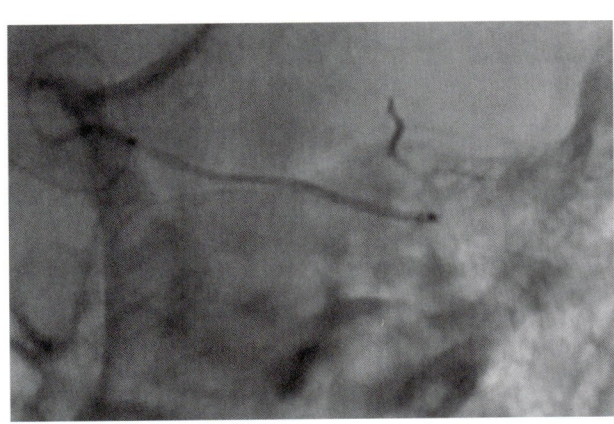

图 37.2e　Onyx 栓塞。

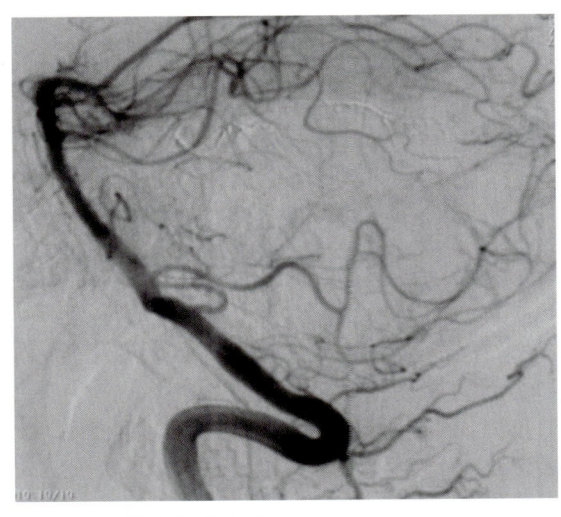

图 37.2f　肿瘤栓塞完成。

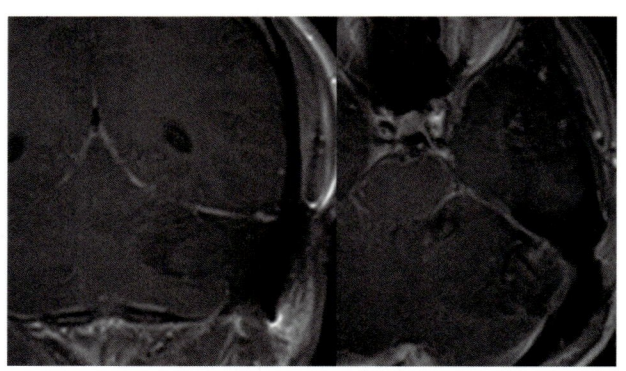

图37.2g 肿瘤完整切除。

器械清单

- 股动脉通路。
  - 微创穿刺套件。
  - 6F 鞘。
- 0.038 英寸导丝。
- Benchmark 071 导引导管（Penumbra）。
- 0.013 英寸 Appolo 微导管（Medtronic）。
- 0.010 英寸 Synchro 2 微导丝（Stryker）。
- 二甲基亚砜（DMSO）（Medtronic）。
- Onyx［乙烯乙烯醇（EVOH）共聚物］18（Medtronic）。
- 6F AngioSeal 经皮血管封堵装置。

手术过程

患者行脑血管造影及血管内栓塞治疗。手术在清醒镇静状态下通过右侧股动脉通路进行。使用 4500 单位的肝素以获得超过 250 秒的活化凝血时间。

器械说明

将 6F 导引导管置于左侧椎动脉。在放大路图下，将一根头端可解脱微导管置入基底动脉和左侧小脑上动脉（SCA）。由于 SCA 远端支尺寸较小，有 Onyx 反流的可能性，因此选择了头端可解脱微导管。微导管尽可能接近肿瘤。使用微导管进行超选造影，以明确肿瘤大小和微导管尖端到肿瘤的距离。微导管用 DMSO 清洗，然后缓慢注射 Onyx 18，直到肿瘤染色完全消失。由于肿瘤体积小，只需要 0.5 mL 的 Onyx。注射器回抽，在负压状态下拔出微导管，微导管头端没有脱落。患者神经系统功能检查无异常，后续行肿瘤切除手术。

提示、技巧和避免并发症

轴内肿瘤栓塞不如轴外肿瘤（如脑膜瘤）常见。大多数轴内肿瘤不需要术前栓塞；然而，某些特定的肿瘤（血管母细胞瘤，转移瘤）可以在手术切除前进行栓塞治疗。

应遵循与动静脉畸形栓塞相似的技术和预防措施，包括栓塞前的超选择性 Wada 试验、分辨过路血管和对可耐受 Onyx 反流的评估。

病例概览　　病例 37.3　颅底巨大富血供肿瘤：PVA 颗粒栓塞

- 18 岁男性，表现为亚急性起病的面部疼痛，间歇性复视、吞咽困难和下颌关节疼痛。既往无特殊病史。神经系统功能检查提示轻度面瘫。
- CT 和 MRI 提示右上颌和眶下区域一个非常大的增强肿块。肿瘤血供丰富伴中心坏死，对鼻窦和眼眶造成占位效应。

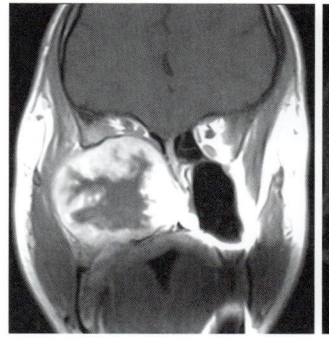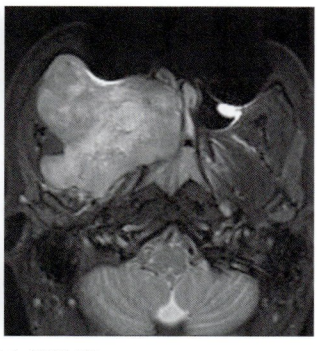

图 37.3a　MRI 示颅底巨大富血供肿瘤。

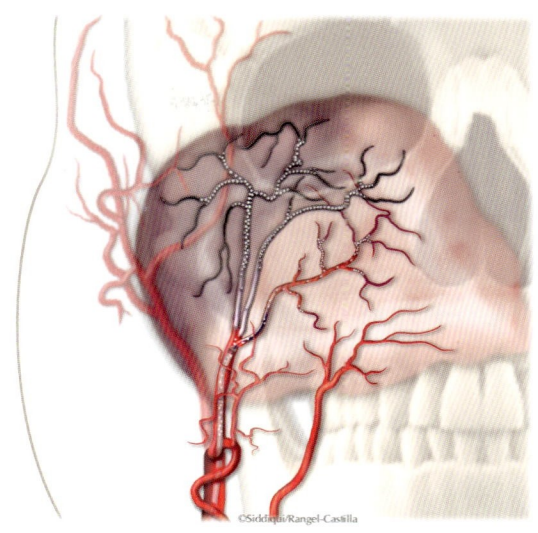

图 37.3b　颅底巨大富血供肿瘤栓塞的示意图。

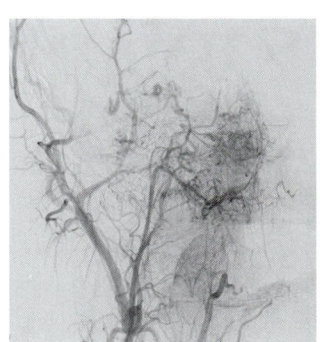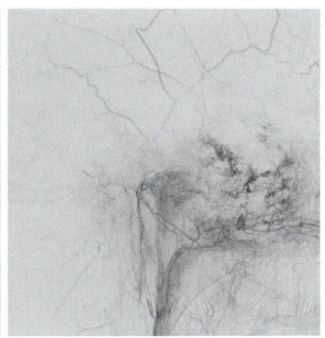

图 37.3c　颈外动脉正位（AP）及侧位血管造影显示肿瘤血管染色。

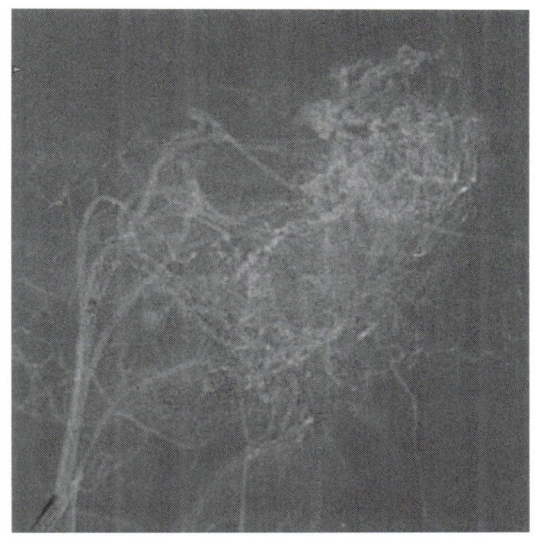

图 37.3d　颈外动脉路图下的颗粒注射。

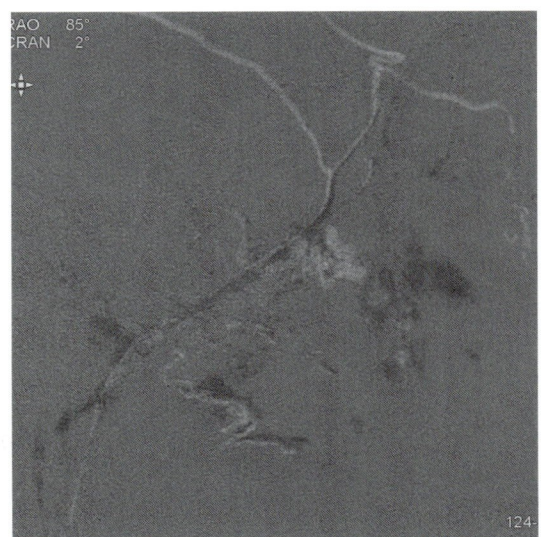

图 37.3e　脑膜中动脉超选路图下的颗粒注射。

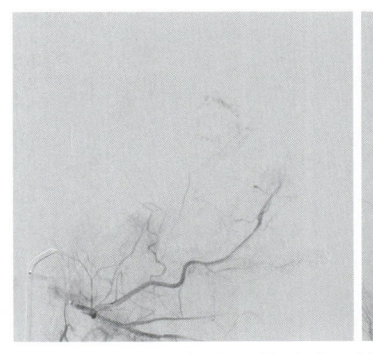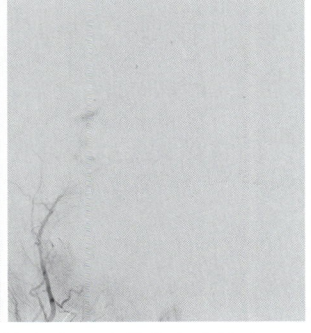

图 37.3f　AP 和侧位颈外动脉血管造影显示肿瘤完全栓塞。

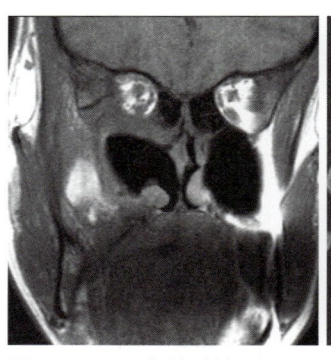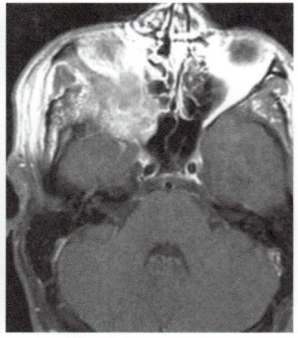

图 37.3g 3 个月随访 MRI 显示肿瘤大体全切除。

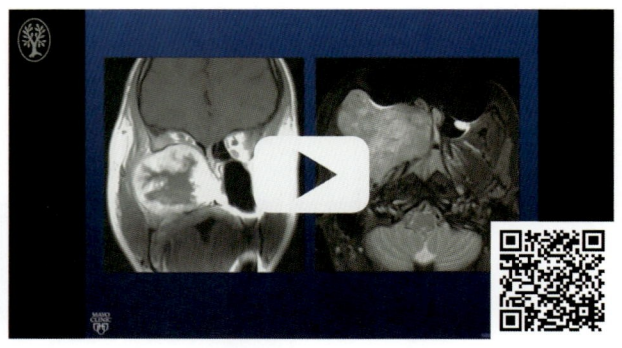

视频 37.3 颅底巨大富血供肿瘤栓塞术。

手术过程

患者接受脑血管造影及血管内栓塞治疗。手术在全身麻醉下通过右侧股动脉通路进行。使用 5 000 单位的肝素以获得超过 250 秒的活化凝血时间。

器械清单

- 股动脉通路。
  - 微创穿刺套件。
  - 6F 鞘。
- 0.038 英寸导丝。
- Benchmark 071 导引导管（Penumbra）。
- 0.027 英寸 Marksman 导管（Medtronic）。
- 0.010 英寸 Synchro 2 微导丝（Stryker）。
- 聚乙烯醇（PVA）颗粒（Boston Scientific）。
- 6F AngioSeal 经皮血管封堵装置。

器械说明

6 根血管造影以评估肿瘤供血动脉及进入颅内的危险吻合。6F 导引导管置于右侧颈外动脉（ECA），ECA 的多个分支为肿瘤供血，包括脑膜中动脉、上颌内动脉、面动脉。在放大路图下，一个较大尺寸（0.027 英寸）的微导管在微导丝引导下进入上颌内动脉。大的 PVA 颗粒与造影剂混合后缓慢注射直至不再出现肿瘤血管染色，在脑膜中动脉和面动脉进行同样的操作。在每次动脉栓塞前都要进行血管造影以排除颗粒注射时进入危险吻合。患者的神经系统功能保持完好，并在第二天接受了肿瘤的手术切除。

提示、技巧和避免并发症

- PVA 颗粒是由 PVA 泡沫板在真空干燥环境下磨成颗粒。这些颗粒经过筛网过滤，尺寸范围从 100 μm 到 1 100 μm 不等。
- 使用 45～150 μm 的 PVA 颗粒，然后再使用 150～250 μm 的 PVA 颗粒，可以成功栓塞肿瘤。45～150 μm 的小颗粒穿透肿瘤的毛细血管床有助于断流。这些颗粒常常断流到肿瘤坏死的部分；150～250 μm 较大的颗粒栓塞肿瘤床内的小动脉。如果怀疑有危险的吻合，可以使用更大的颗粒来防止意外的吻合分支的栓塞。
- 危险吻合包括上颌内动脉与颈内动脉（经翼管动脉）和眼动脉的吻合、脑膜中动脉与颈内动脉的吻合、颞浅动脉与眼动脉（经眶上动脉）的吻合。

38 颈动脉体瘤的栓塞
Embolization of Carotid Body Tumors

Kunal Vakharia, Muhammad Waqas, Alexander R. Neary, Adnan H. Siddiqui, and Elad I. Levy

概 述

副神经节瘤是一种罕见的神经内分泌肿瘤,起源于自主神经系统的肾上腺外副神经节。颈动脉体肿瘤通常位于颈总动脉的分叉处,位于颈总动脉外膜内。颈部副神经节瘤通常由颈外动脉(ECA)分支供应,最常见的是咽升动脉。颈动脉体肿瘤被描述为生长缓慢的肿瘤,每年的生长速度<0.5 cm。无症状老年患者可能适合保守观察治疗。充分评估放疗对患者的潜在风险和获益后,放疗可能适用于某些患者。自 1980 年 Schick 等人[1]在手术切除前对颈动脉体瘤进行第一次栓塞以来,这种特殊情况下处理的潜在优势存在诸多争议。重要的是要权衡血管内介入带来的相关潜在风险与术中对患者和外科医生的潜在益处。

肿瘤栓塞的循证医学证据

- 自 Shick 等人的首次报道以来,许多作者报道了他们在术前栓塞的经验以及对术中出血量、脑神经损伤、输血需求和卒中风险的相关影响。Abu Ghanem 等人[2]2015 年的一项多变量 meta 分析发现,术前栓塞对上述任何一个事件都没有统计学意义上的影响。
- 迄今为止的所有研究都仅提供回顾性分析,比较术前栓塞与无栓塞间的差异。
- Power 等人[3]在 2012 年报道了一项规模最大的单一回顾性研究,包括 131 例在术前或未在术前栓塞的情况下行颈动脉体肿瘤切除术的患者。结果发现,手术切除期间的估计失血量存在统计学意义上的差异(术前栓塞组 263 mL,术前无栓塞组 599 mL,P 为 0.002)。此外,33 例接受术前栓塞治疗的患者中有 21 例(54%)存在脑神经损伤,而 71 例未接受术前栓塞治疗的患者中有 39 例(55%)存在脑神经损伤(差异无统计学意义)。最常见的脑神经损伤涉及第 9、10 和 12 对脑神经。
- Gwon 等人[4]的研究表明,Shamblin 分类与卒中风险相关($P=0.041$),而肿瘤大小与卒中风险无关。

适应证

富血供的颈动脉体肿瘤可能需要术前栓塞。尽管多项研究和荟萃分析结果表明术前栓塞与术前未栓塞的颈动脉体瘤之间的手术结局没有统计学意义上的显著差异,但这是减少术中失血量的一个重要辅助手段。此外,没有前瞻性试验评估 Shamblin Ⅱ级和Ⅲ级病变或侵犯颈动脉中膜或内膜的病变,这些病变可能需要术前栓塞以帮助更安全的分离,并减少手术时间和脑神经损伤。

神经血管解剖

ECA 主要供应面部、颈部和头皮的组织。颈动脉内膜与颈内动脉(ICA)有许多吻合,这需要在颈内动脉体瘤术前栓塞计划中充分考虑。此外,识别周围 ECA 供应肿瘤组织的侧支是非常重要的,因为在栓塞过程中应保护侧支以获得术后康复的最佳机会。

咽升动脉区域是了解颈动脉体肿瘤血供和颅底

血供的关键,因为该动脉前接上颌内动脉区域,后接枕动脉区域,为中间区。胚胎学上,咽升动脉起源于第三鳃弓动脉,起源于颈动脉。当咽升动脉离开颅底时则对于供应脑神经很重要。

咽支往往起源于主干或咽干的前段。有许多分支与上颌内动脉相吻合,并与 ICA 下外侧干有潜在的分支吻合。神经脑膜干有两个主要分支——舌下动脉和角动脉。舌下动脉供应舌下管以及前后颅窝硬脑膜和枕骨大孔区,形成齿状动脉弓。角动脉倾向于穿过颈静脉孔,供应第 9~11 对脑神经,并与后循环有多处吻合。

围手术期药物处理

肿瘤巨大导致神经压迫的患者应该术前使用皮质类固醇激素。对于服用肿瘤特定药物的患者,术前用药或血管内治疗可能是必要的。对于副神经节瘤患者,术前需要使用β受体阻滞剂。

利多卡因可在栓塞前在穿刺部位使用,有助于防止局部水肿和疼痛。栓塞前在肿瘤内注射二甲基亚砜可能有助于在手术切除过程中液化肿瘤,尽管有关这种治疗的报道是个例。

由于术中血栓形成的风险,在手术过程中要进行全身肝素化治疗。以体重为基础计算静脉肝素用量,目标是活化凝血时间达到 250~300 秒,可以限制血栓栓塞并发症。在穿过狭窄病变前给予肝素可防止 ICA 内的血栓形成。对于手术过程中的急性血栓形成,使用糖蛋白Ⅱb/Ⅲa 抑制剂(如依替巴肽)。

具体技术和关键步骤

这里描述了颈动脉体肿瘤供血动脉栓塞的关键步骤(图 38.1,视频 38.1)。

(1) 将 6F 或 8F 鞘置入股动脉。

(2) 在进行股动脉造影以确认无夹层等病变后,导管在 0.035 英寸导丝的引导下置入主动脉。这个动作需要在透视下完成。

(3) 根据主动脉弓的解剖,导引导管可以直接通过 0.035 英寸导丝或 4F~5F 造影导管引导进入弓上血管。

(4) 进行脑血管造影明确颅内血管和颅外血管的情况,以识别供血动脉(视频 38.1)。

(5) 双侧 ECA 造影对于了解这些肿瘤的血供是重要的(视频 38.1)。

(6) 颅外供血动脉的超选造影对于了解危险血管吻合具有重要意义。

(7) 微导管进入目标血管,手推造影以显示肿瘤血管情况,并确认导管置入血管中尽可能远的位置,以防止脑神经损伤(图 38.1,视频 38.1)。

(8) 选择合适的栓塞剂非常重要,栓塞剂包括 Onyx(Medtronic),N -丁基- 2 -氰基丙烯酸酯聚乙烯醇和丙烯酸颗粒。较小的颗粒倾向于穿透肿瘤血管,但发生并发症的风险较高。常用的颗粒直径为 >150 μm。

(9) 如果担心与眼动脉或其他颅内血管存在危险吻合,可以进行 Wada 试验。

(10) 在空白路图下,栓塞剂以自由流动模式注射,以清楚地显示肿瘤穿透的程度(图 38.1,视频 38.1)。

(11) 栓塞剂堵管后,微导管需要从导引导管中拔出。

(12) 建议最后再复查脑血管造影来评估灌注情况,特别需要观察延迟的毛细血管充盈或其他大血管是否存在闭塞。

器械选择

以下是颈动脉体瘤栓塞常用的器械。
- 6F 或 8F 鞘。
- 6F 导引导管(如 Envoy DA XB,DePuy Synthes 或 Benchmark,Penumbra)。
- 0.035 英寸弯头导丝。
- 5F 造影导管(Vitek)。
- 微导管(Headway DUO, MicroVention;Marathon,Medtronic)。
- 微导丝(Synchro 2, Stryker;Synchro 10,Stryker;0.014 英寸,Asahi Chikai)。
- 如果近端血管迂曲严重,则需要远端通路导管(Stryker)。

注 意 点

- 识别不良事件非常重要,包括第 9、10 和 12 对脑神经损伤。并发症通常与栓塞颗粒的大小选择和咽升动脉神经脑膜主干、舌下动脉和颈静脉分支的栓塞位置有关。了解椎动脉的位置很重要。

当栓塞剂流向椎动脉时,应停止注射,因为这些侧支吻合在血管造影术中可能不容易被发现。
- 激发性试验,如超选择性注射巴比妥和利多卡因,以确定颅内吻合口和脑神经的血液供应,在栓塞前使用以减少脑神经麻痹的风险。
- 应告知患者栓塞部位周围可能引起的疼痛以及皮肤和黏膜坏死的潜在风险。这种并发症通常是由于供应肿瘤的皮肤动脉分支在栓塞过程中被阻塞所引起的,并可能导致术后伤口愈合不良。
- 手术可以在栓塞后 1~2 天进行,使水肿得以缓解,血管重建在这段时间不会出现,也不会出现炎症反应。
- 明胶颗粒或 PVA 注射是重要的辅助手段,特别是在小血管和非常远端的肿瘤床。
- 对于>3 cm 的较大病变或 Shamblin Ⅱ 或Ⅲ级病变,通常考虑栓塞(图 38.1,视频 38.1)。

参考文献

[1] Schick PM, Hieshima GB, White RA, Fiaschetti FL, Mehringer CM, Grinell VS, Everhart FR. Arterial catheter embolization followed by surgery for large chemodectoma. Surgery 1980 Apr;87(4):459-64.

[2] Abu-Ghanem S, Yehuda M, Carmel NN, Abergel A, Fliss DM. Impact of preoperative embolization on the outcomes of carotid body tumor surgery. A meta-analysis and review of the literature. Head Neck 2016 Apr;38 Suppl 1:E2386-94.

[3] Power AH, Bower TC, Kasperbauer J, Link MJ, Oderich G, Cloft H, Young WF Jr, Gloviczki P. Impact of preoperative embolization on outcomes of carotid body tumor resections. J Vasc Surg 2012 Oct;56(4):979-89.

[4] Gwon JG, Kwon TW, Kim H, Cho YP. Risk factors for stroke during surgery for carotid body tumors. World J Surg 2011 Sep;35(9):2154-8.

| 病例概览 | 病例 38.1　颈动脉体瘤栓塞术 |

- 26 岁女性,双侧颈部肿块及右侧颈部疼痛,没有任何其他神经系统症状。既往慢性头痛和高血压病史。右颈前部有一个可触及的大肿块。神经系统功能检查正常。
- CTA 显示双侧颈动脉分叉处强化肿物。右侧肿瘤明显大于左侧,造成中度占位效应和气管偏移。

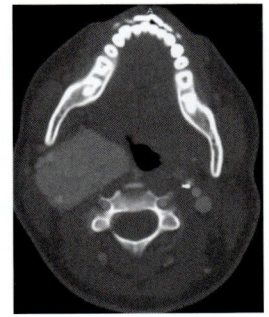
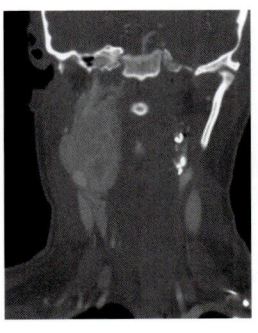

图 38.1a　CTA 提示右侧颈动脉体瘤。

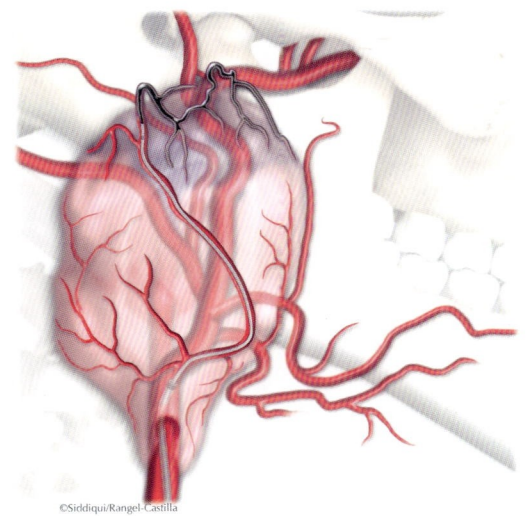

图 38.1b　颈动脉体瘤栓塞的示意图。

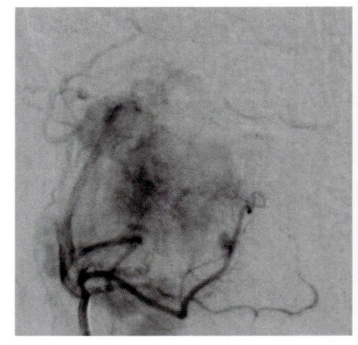
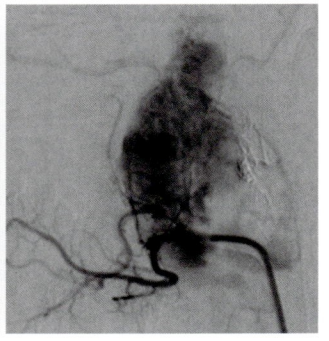

图 38.1c 颈动脉体瘤正、侧位图。

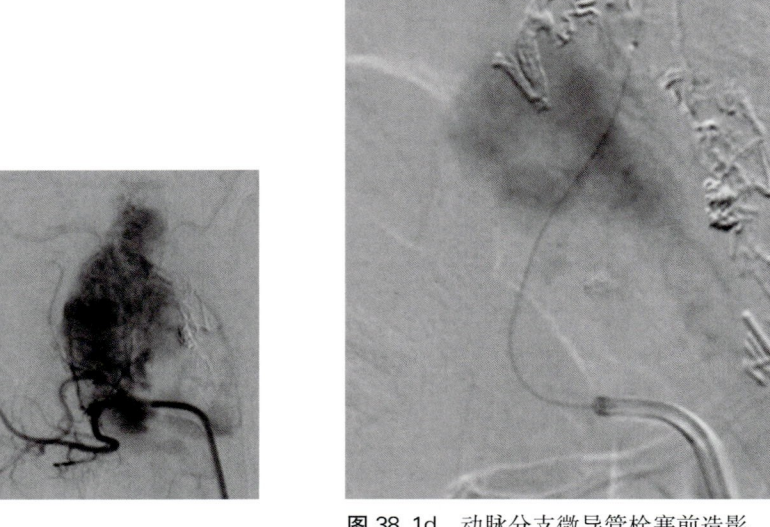

图 38.1d 动脉分支微导管栓塞前造影。

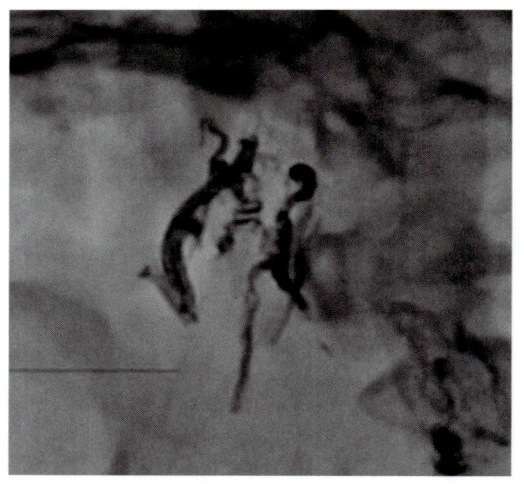

图 38.1e Onyx 栓塞。

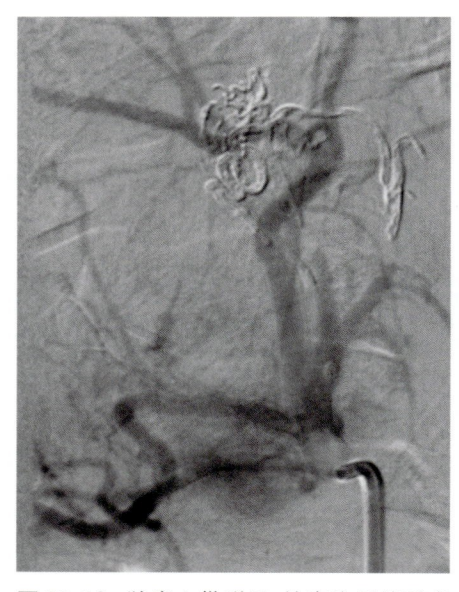

图 38.1f 肿瘤血供明显，栓塞为后续手术做准备。

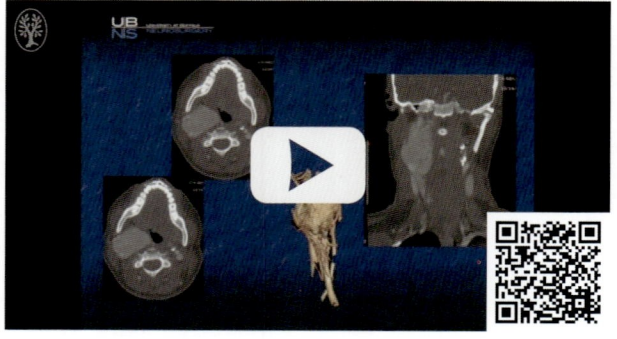

视频 38.1 颈动脉体瘤栓塞术。

手术过程

患者行脑血管造影及颈动脉体肿瘤血管内栓塞术。手术在清醒镇静下通过右侧股动脉通路进行。给予 5 000 单位肝素以达到超过 250 秒的活化凝血时间。

器械清单

- 股动脉通路。
  - 微创穿刺套件。
  - 6F 鞘。
- 0.038 英寸导丝。
- 6F 导引导管(Cook Medical)。
  0.017 英寸 Headway DUO 微导管(Microvention)。
- 0.014 英寸 Synchro 2 微导丝(Stryker)。
- 二甲基亚砜(DMSO)(Medtronic)。
- Onyx 34(Medtronic)。
- 6F AngioSeal 经皮血管封堵装置。

器械说明

6F 导引导管置于右侧颈外动脉(ECA)。在放大路图下,微导管通过远端 ECA 进入颈动脉体肿瘤的最上动脉分支。确认微导管位置,栓塞前行 Wada 试验。微导管用 DMSO 清洗,Onyx 34 缓慢注入肿瘤。一旦观察到明显反流就拔出微导管。用同样方法栓塞另外两支供血动脉。

栓塞后右侧 ECA 血管造影显示颈动脉体瘤血供明显减少。患者在介入治疗期间和之后无新发神经系统功能障碍,在第二天行后续外科切除手术。

提示、技巧和避免并发症

- 术前行超选择性供血动脉栓塞可显著减少失血,缩短手术时间。
- 栓塞可通过动脉通路或直接穿刺通路进行。最常用的材料包括 Onyx、n-BCA 和 PHIL。有效的栓塞应使得栓塞材料弥散入肿瘤实质。正因如此,弹簧圈不可使用。
- 并发症包括血栓栓塞和脑神经缺血。最常见的受累神经包括面神经、舌咽神经和迷走神经。
- 注意颅外与颅内循环之间潜在的危险吻合。

39 颈动脉爆裂综合征，血管牺牲与重建
Carotid Blowout Syndrome and Vessel Sacrifice or Reconstruction

Lorenzo Rinaldo，Giuseppe Lanzino，and Leonardo Rangel-Castilla

概 述

颈动脉爆裂综合征（CBS）是指颅内外颈动脉或其分支之一破裂所伴随的体征和症状，是头颈部癌症和放疗的一种危及生命的并发症。CBS通常发生在头颈部癌症和接受根治性颈部清扫术的患者中，其发生率估计为4.3%。CBS的危险因素包括既往的放射治疗（特别是放射引起的坏死）、肿瘤复发和咽-皮肤瘘。CBS的症状通常与口腔、鼻腔或气管周围的急性出血、喉周血肿产生的占位效应有关（如呼吸障碍）。

在介入技术出现之前，CBS的治疗包括颈部探查和颈动脉结扎。在既往放疗的部位进行手术探查具有挑战性，有极高的围手术期致残率和死亡率，分别达到40%和60%。因此，外科治疗CBS在很大程度上已经被介入技术所取代。最常见的血管内治疗策略有包含Onyx（Medtronic）栓塞的颈动脉栓塞术和颈动脉支架植入术，两种手术之间在技术成功率与围手术期致残率和死亡率方面相似。无论采用何种技术，最常见的并发症是颈动脉再出血，约25%的患者在手术后1周内发生颈动脉再出血，尽管迟发的再出血并不罕见。再出血在支架植入术患者中更常见，而弹簧圈栓塞则与术后脑梗死的较高发生率相关，但后一种说法仍存在争议。中位生存时间预计为3个月，CBS治疗后的总体预后仍然较差。

适应证

一般来说，CBS的表现可分为三类：①自限性或前哨性出血。②颈动脉爆裂导致的颈动脉外突。③难以控制的出血导致失血性休克。前两种表现具有后续发生危及生命的出血的高风险，需要紧急行血管内干预。

神经血管解剖

颈内动脉（ICA）通常起源于颈总动脉（CCA），位于颈椎的C3-C4或C4-C5水平。通常，ICA是两个CCA分支中较大的一个。然而，在存在颈部或面部恶性肿瘤时，颈外动脉（ECA）或其分支可能会异常增大。近端ICA最初位于ECA的后外侧，然后向上延伸至ECA的内侧。在病理情况下（如颈部癌症），ICA或ECA的行程、大小和整体解剖结构特征可能会发生改变，应仔细研究血管造影。必须时刻警惕在弹簧圈栓塞过程中可能被破坏的解剖结构，警惕后循环卒中。

仔细鉴别颈动脉爆裂的部位，确定颈动脉爆裂是在颈总动脉、ICA、ECA，还是在某个分支。血管内治疗方式根据动脉损伤的部位而有所不同。ECA或其分支可以行血管内闭塞而不出现症状，也无须进一步的检测。如果颈动脉损伤部位在颈总动脉或颈内动脉，则需要进一步评估是否存在来源于ECA、对侧颈动脉或后循环的侧支血供。应在CCA或ICA闭塞前进行球囊闭塞试验（BTO）。如果患者通过BTO，可以牺牲CCA或ICA；否则，血管内

重建或搭桥手术是一种替代方法。

围手术期药物处理

由于术中有血栓形成的风险，在血管内手术过程中需要全身肝素化。根据体重计算静脉肝素用量，目的是达到活化凝血时间 250～300 秒，可以限制血栓栓塞并发症。只要颈动脉没有活动性出血，则应全身肝素化。

颈动脉重建使用支架，双重抗血小板治疗使用阿司匹林（325 mg/d）和氯吡格雷（75 mg/d），目的是防止血小板聚集。在支架植入过程中或植入后均可能发生腔内血栓形成（见颈动脉支架和血管成形术内容）。

具体技术和关键步骤

（1）使用弹簧圈行颈动脉闭塞（图 39.1，视频 39.1）。

a. 改良 Seldinger 技术建立股动脉通路后置入 6F 或 8F 鞘。

b. 在弯头导丝引导下将导引导管置入主动脉。

c. 使用 4F～5F 造影导管将导引导管引导置于 CCA。造影导管可选用 Vitek（Cook Medical）或 Berenstein（Cook Medical）（图 39.1，视频 39.1）。

d. 行脑血管造影评估破裂颈动脉的活动性出血，以及责任颈动脉对颅内循环的影响（视频 39.1）。

e. 如技术可行，应在颈动脉闭塞前进行 BTO（见第 9 个专题）。

f. 将微导管置于所需闭塞部位的远端（视频 39.1）。

g. 路图下使用液体栓塞剂、弹簧圈或两者综合进行栓塞。

h. 建议使用球囊或球囊导引导管阻断血流，以防止弹簧圈或栓塞剂移位（图 39.1，视频 39.1）。

i. 在破裂点的上方和下方放置弹簧圈构建一个液体栓塞剂的框架（图 39.1，视频 39.1）。

j. 最终行血管造影确认颈动脉闭塞，确认是否出现并发症。

（2）颈动脉支架重建。

颈动脉支架重建技术与狭窄性疾病的颈动脉支架重建技术相似，参阅第 10～12 个专题。

器械选择

以下是使用弹簧圈和（或）Onyx 进行 CBS 血管内治疗的常见器械。

- 6F 或 8F 鞘。
- 80～90 cm 长的 6F 导引导管。
- 0.035 英寸弯头导丝。
- 0.044～0.058 英寸中间导管（Sofia，MicroVention；DAC，Stryker；Navien，Medtronic；Catalyst 5，Stryker）。
- 0.016 英寸 DMSO 兼容的微导管（如 Headway DUO，MicroVention；SL 10，Stryker）。
- 0.014 英寸微导丝（Synchro 2，Stryker）。
- 多种规格弹簧圈。
- DMSO。
- Onyx 18 或 Onyx 34（Medtronic）。
- 持续肝素化滴注。

注 意 点

- 血管内闭塞治疗适用于累及 ECA 的病变、可耐受 BTO 的 CCA/ICA 病变，没有足够时间执行 BTO 的 CCA/ICA 病变。
- 当 CBS 表现为危及生命的出血时，应迅速阻断颈动脉以实现止血，而无须进行闭塞性试验。
- 血管内动脉闭塞最常见的并发症是脑缺血，所以只要条件允许，则需要完成 BTO。能够耐受 BTO 的患者中迟发性缺血事件的发生率为 20%。
- 如行支架植入术等重建治疗，可以保留颈动脉的血流。然而，由于支架固有的支架内血栓形成特性，造成了急性血栓栓塞的风险。
- 如果组合使用弹簧圈和 Onyx，首先使用多个弹簧圈来显著减少血流量，然后注射 Onyx。这将减少 Onyx 颅内意外栓塞的风险（图 39.1，视频 39.1）。
- 病变动脉的近端和远端应被栓塞材料覆盖，以防止病变侧支流动和再通。

| 病例概览 | 病例 39.1　颈动脉爆裂综合征 |

- 55 岁男性，既往喉癌病史，表现为一个大的肿块和急性活动性颈部出血。患者还主诉亚急性起病的声音嘶哑。在检查时发现一个大的颈前部肿块和活动性出血。手压暂时止血。患者无神经系统功能缺损症状，血流动力学稳定后进行影像学检查。患者近期接受过颈部放疗和化疗。
- CTA 显示左侧颈前部有一个大的富血供肿瘤，有严重的占位效应和气管偏移。左侧颈内动脉（ICA）造影剂外渗，颈中动脉分叉处假性动脉瘤形成。ICA 不规则，近乎闭塞。

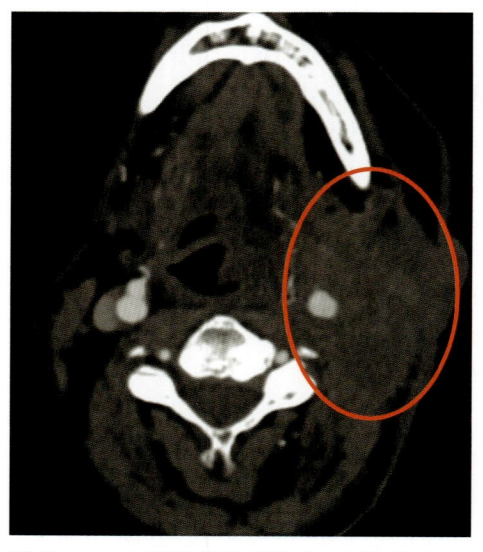

图 39.1a　左侧颈部肿瘤肿块，血管受压，气管偏移。

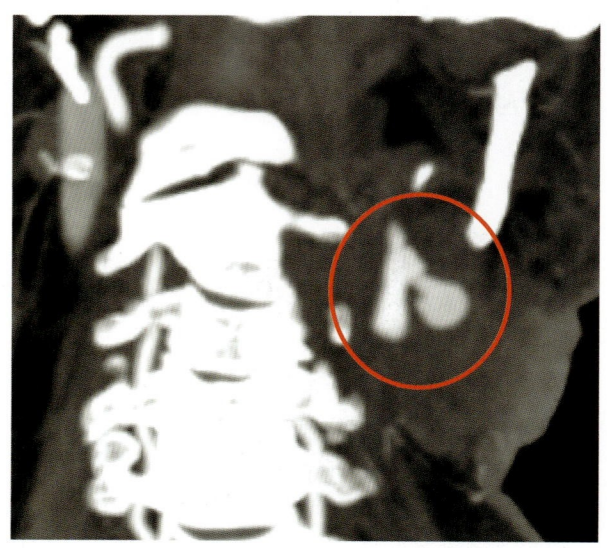

图 39.1b　颈部 CTA 显示急性 ICA 爆裂和造影剂外渗。

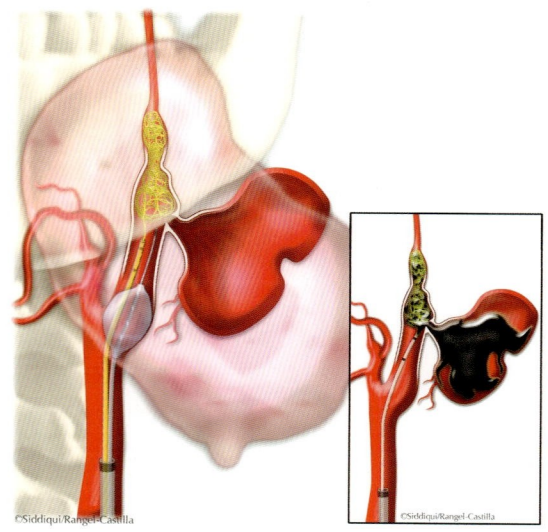

图 39.1c　颈动脉爆裂的弹簧圈和 Onyx 栓塞示意图。

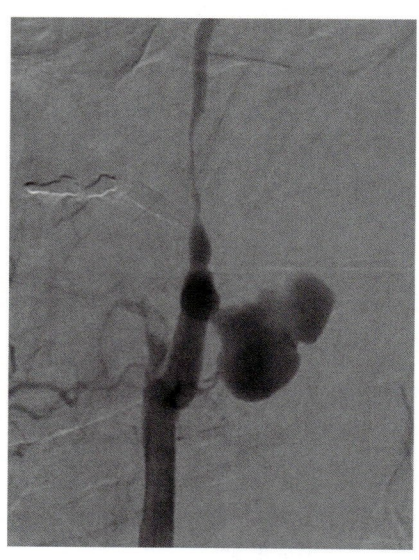

图 39.1d　严重 ICA 狭窄，假性动脉瘤和活动性外渗。

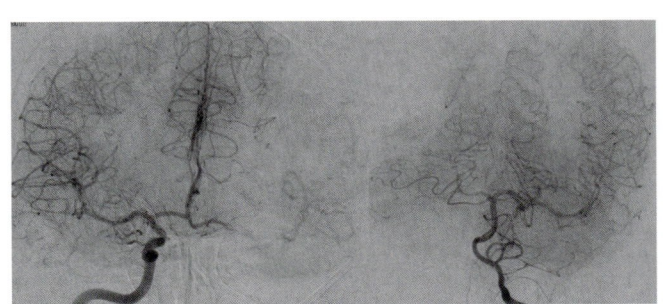

图 39.1e 右侧 ICA 和后循环形成充足的侧支。

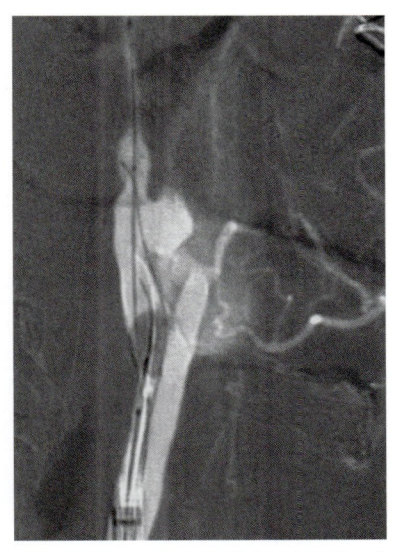

图 39.1f 颈总动脉的导引导管、微导管以及颈内动脉处扩张的球囊。

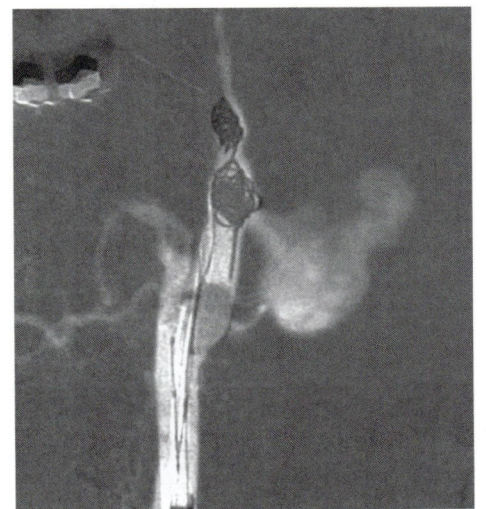

图 39.1g 弹簧圈栓塞。

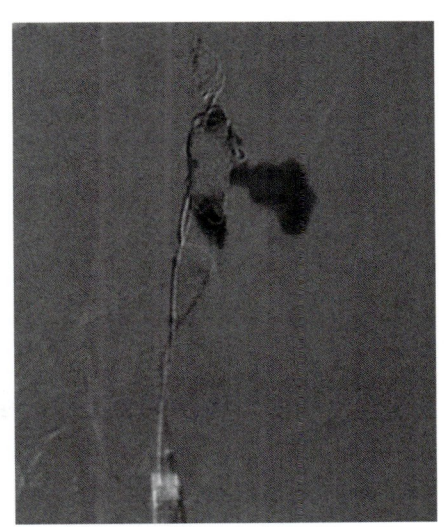

图 39.1h Onyx 栓塞。

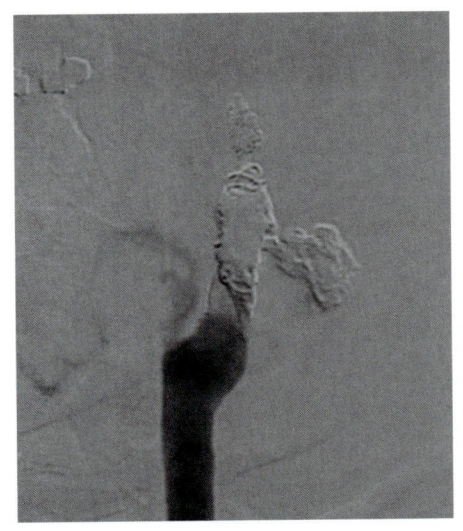

图 39.1i ICA 和假性动脉瘤闭塞成功。

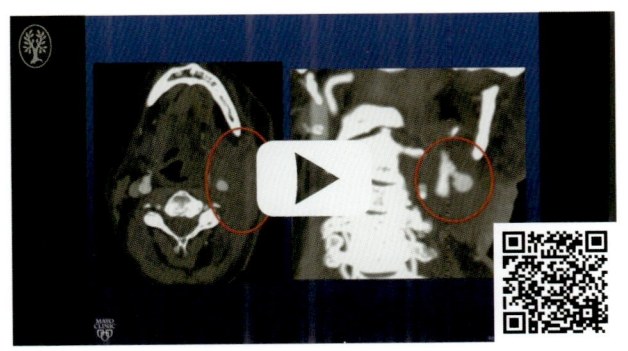

视频 39.1 急性颈动脉爆裂栓塞术。

手术过程

患者接受紧急脑血管造影及左侧 ICA 血管内闭塞术。手术在清醒镇静下通过右股动脉通路进行。未使用肝素。手动按压左颈部,直至患者推入神经放射导管室。

器械清单

- 股动脉通路。
  - 微创穿刺套件。
  - 8F 鞘。
- 0.035 英寸弯头导丝。
- Neuron MAX 088 导引导管(Penumbra)。
- 0.016 5 英寸 Excelsior SL-10 微导管(Stryker)。
- 7 mm × 7 mm HyperForm 球囊导管(Medtronic)。
- 0.014 英寸 Synchro 2 微导丝(Stryker)。
- 多个弹簧圈。
- 二甲基亚砜(DMSO)(Medtronic)。
- Onyx 34(Medtronic)。
- 8F AngioSeal 经皮血管封堵装置。

器械说明

在建立右侧股动脉通路后,使用诊断导管对右侧 ICA、左侧 ICA 和椎动脉进行脑血管造影。左侧大脑半球有来自右侧 ICA 和后循环的血流。在评估患者有足够的侧支循环后,我们决定闭塞 ICA。Neuron MAX 088 导引导管置于左侧颈总动脉。DMSO 兼容的微导管和球囊置入左侧 ICA。充盈球囊阻断血流,在 ICA 中放入多个弹簧圈直到几乎完全闭塞。松开球囊,在保持微导管位置的同时,用 DMSO 灌洗微导管后缓慢注射 Onyx 34 以闭塞假性动脉瘤,封闭外渗,完成 ICA 闭塞。

栓塞后颈动脉血管造影显示 ICA 完全闭塞。

提示、技巧和避免并发症

- 颈动脉爆裂的血管内治疗有几个风险。血管内液体栓塞剂闭塞远端动脉可发生卒中。支架内易形成血栓,支架内血栓事件使重建过程复杂多变。
- 首先评估对侧血流非常重要。当需要进行病变血管闭塞时,这些评估非常重要。
- 栓塞应在近端球囊闭塞下进行,以避免栓塞材料移位,也防止病变侧支血流和再通。
- 病变段近端和远端应覆盖栓塞材料(弹簧圈和 Onyx),以防止病变侧支血流形成和再通。

第 **8** 部分
血管内治疗的并发症及处理

Endovascular Complications and Management

40 血管内治疗的并发症 *421*

40 血管内治疗的并发症
Complications of Neuroendovascular Interventions

Jason M. Davies, Hussain Shallwani, and Leonardo Rangel-Castilla

概述

血管内介入治疗脑血管疾病的并发症可能与行血管造影所用导管、以导管为基础的介入操作以及特定治疗技术的具体风险有关。这里，我们回顾了许多神经血管内介入治疗中可能出现并发症的最常见的风险（表40.1）、预防和补救策略（表40.2）。

全身并发症

- 造影剂相关肾病：继发于造影剂诱导的肾小管坏死的急性肾损伤是一种被广泛报道的情况，在使用碘造影剂后不久即可出现。其特征是术后24~48小时内肌酐水平升高，随后3~7天内肌酐水平恢复正常。尽管造影剂引起的急性肾损伤通常是良性的，但在极少数情况下，可能需要透析治疗。
- 与镇静麻醉、全身麻醉相关的风险：心血管和呼吸系统并发症以及对麻醉药物的反应是与全身麻醉相关的已知风险。清醒镇静状态下治疗可以使风险降到最低。与全身麻醉相同，在整个手术过程中必须密切监测心血管和呼吸功能，以减少不良事件的发生率。及时地使用镇静和镇痛药物，并根据患者的情况对这些药物进行调整，可以帮助避免过度镇静引起的问题，如换气不足和高碳酸血症。在这种情况下，应随时备好逆转药物。
- 与辐射相关的风险：辐射诱发的脱发是最常见的辐射相关问题，其是一种剂量依赖现象。它可以表现为在密集治疗后的几天到几周内出现头发脱落。通常，这是自限性的，头发会及时重新生长。放射剂量增大时，患者的皮肤可能会被烧伤。辐射诱发的恶性肿瘤也可能出现较晚，有时是几年以后。为了避免这类并发症，手术时间较长的手术可以从剂量跟踪系统中获益，该系统可以测量患者的皮肤辐射接收剂量，并帮助医生评估何时适合重新定位X射线源，以便将剂量分布在更大的区域。

穿刺点相关并发症

- 穿刺部位血肿（图40.1，视频40.1）：血肿在穿刺部位较为常见，危险因素包括身体状况，使用抗凝、溶栓或抗血小板药物以及穿刺部位的不同。例如，多次穿刺时如果使用透壁技术，或封堵穿刺点失败，在手术完成时都有可能会出现血肿。发生血肿的风险可以通过常规使用超声导引穿刺，使用较小尺寸的导引针，以及使用更浅表的部位（如桡动脉）来降低。血肿可表现为皮肤下明显淤青，周围组织肿胀伴疼痛，极端情况下伴有低血压和心动过缓。血肿的处理从直接加压控制出血开始。对于浅表部位，压迫通常就足够了，但对于持续性出血或穿刺口较大者，可能需要血管外科会诊，以直接缝合修复或在血管壁缺损处放置覆膜支架。
- 腹膜后血肿：腹膜后血肿的最大风险来自股动脉通路时穿刺部位偏高。许多前面提到的风险因素也适用于此种情况，常规使用超声定位或透视下穿刺可将这些风险降至最低。通常，穿刺应低于在股骨头和腹股沟血管造影区域，低于腹壁下动脉，这些结构标记了腹股沟韧带的位置，也是进入腹膜后间隙的标志。腹膜后出血通常没有明显的体征，因此患者在出现症状前可能已经失血过多。低血压和心动过速是常见的症状。血肿可通过腹部和盆腔CT确诊。补液或输血，并使用血管升压药物通常是可行的，但如果有大量或持续的失血，则需要放置覆膜支架以封闭破口。

- 假性动脉瘤：穿刺处动脉壁薄弱，可导致血管部分增厚扩张。大多数假性动脉瘤表现为可触及的肿块，最好的评估方法是超声诊断和血管外科会诊。许多假性动脉瘤会自发形成血栓，随着时间的推移，肿块会消散。一些病变可能需要血管外科医生进行凝血酶注射；病变增大和流量增高的情况下，需要通过开放手术或覆膜支架修复。
- 动脉夹层：穿刺部位的夹层通常在建立通路后，通过鞘行血管造影后被发现。如果发现内膜瓣，最好血管外科会诊。无血流滞留可不进行干预，用阿司匹林治疗。如果发现血流受限，可能需要支架置入。
- 神经损伤：血管定位不佳，如患者体型较大或血管钙化，会使动脉穿刺困难。穿刺针可能会撕裂或刺穿神经，导致疼痛、麻木或感觉异常。通常可保守治疗，随着时间的推移，症状会逐渐改善，耐受不良的疼痛可以使用加巴喷丁或普瑞巴林。使用超声定位和仔细触诊，特别是在解剖定位困难的患者，可能有助于减少这类损伤。
- 接触部位感染或脓肿形成：感染可表现为表面红肿、渗液或可触及的肿块。超声影像可以有助于探明肿块与动脉的关系，并可以排除假性动脉瘤。体型较大或已有浅表感染的患者特别容易出现感染性并发症。对于这类患者，应考虑备选通路。浅表感染可以通过口服抗生素治愈，应密切监测脓肿的形成。如有脓肿，应积极处理，可请血管外科会诊，因为可能需要手术切开引流和清创。伤口愈合通常是腹股沟脓肿的一个问题，因为很难保持创面清洁和干燥。

手术相关一般并发症

- 血管痉挛：导管操作会刺激血管导致血管收缩。如果血管痉挛使血流受限，应撤回导管，避免缺血性并发症。血管扩张剂，如维拉帕米，可慢慢灌注以松弛血管，然后再进行手术。在外周部位（如进入桡动脉时），局部血管扩张剂（如硝酸甘油）和全身镇痛药也会引起痉挛。
- 血管穿孔（图40.2，视频40.2）：导丝穿孔可能由几个问题引起。微导管系统中张力的蓄积会导致能量释放失控，导致微导管或微导丝向前突刺。这在进入动脉瘤过程中尤其关键，因为微导管经常会卡住，压力的释放会导致导丝或导管刺穿已经很脆弱的动脉瘤顶。如果怀疑有血管穿孔，通常最好将器械留在原位，并通过导管造影以评估是否有持续外渗。如果没有观察到穿孔，医生可能有一些时间准备额外的器械来进行处理。理想情况下，在全身肝素化时，抗凝作用应被鱼精蛋白逆转，然后必须在穿孔部位进行止血处理。这可以通过球囊或栓塞材料来实现。如果在弹簧圈栓塞或液体栓塞过程中发生穿孔，则将导管撤回动脉瘤内，继续在蛛网膜下腔内进行栓塞，封堵穿孔。球囊也可用于控制穿孔部位的活动性出血。如有必要，可建立第二个通路，并将球囊系统推进到穿孔部位。充盈球囊，在血流停滞状态下收回穿孔的器械。每次维持球囊扩张3分钟，然后恢复血流并验证是否有进一步出血。重复这一过程，直到无进一步外渗为止。
- 远端血栓栓塞（图40.3，视频40.3）：栓子可能由许多操作问题引起，处理方法各不相同。注入的栓子包括空气和血块，这两种情况都可能因不恰当的滴注而发生。对于脑血管造影，双滴注技术或使用肝素化生理盐水压力袋是保持导管无血栓的必要手段。栓塞也可以由导管在有钙化的血管内操作时导致钙化碎片脱落至远端血管系统。对已知或怀疑有钙化的患者，尤其是在主动脉弓的钙化，应该小心选择通路以最大限度地减少操作，避免反复经过主动脉弓。大多数远端栓子是无症状的，只有在术后磁共振成像上发现弥散受限时才发现。然而，如果患者在血管造影过程中出现急性症状或血流滞留，则可能需要机械取栓或动脉溶栓。

血管封堵相关并发症

封堵失败：封堵失败通常出现在早期急性期，表现为动脉出血或穿刺部位迅速扩大的血肿。它也可能以延迟的方式表现为腹膜后血肿或腹股沟血肿。无论表现如何,都应在穿刺部位进行手动按压。夹紧式压迫装置在这种设置下可能有用,压迫通常持续20~30分钟,但在使用抗凝剂或使用大规格穿刺针的情况下,则需要更长的压迫时间。

- 穿刺部位血栓形成或远端血栓栓塞:当血管口径不允许血液沿动脉鞘向前流动时,穿刺部位可能发生血栓。因此,在穿刺前记录穿刺点远端脉搏是必要的,这样任何脉搏的变化都可以提示进一步的评估。通路部位或远端血栓通常最好由血管外科医生处理,因此及早寻求帮助(血管外科会诊)是必要的。如果术者在穿刺时就发现有可能有异常,可以当场请会诊,以防在动脉鞘置入后再进行补救治疗。

取栓相关并发症

- 取栓支架撤回时导致血管夹层:使用取栓支架造成内膜损伤相对少见,可导致血流受限或出血。每次支架取出后都应评估夹层情况。非血流限制的夹层可能不需要任何进一步的干预,可加用抗血小板药物防止血管壁受损引起的进一步血栓形成。然而如果出现血流受限,病例的治疗重点必须转移到支架置入以治疗夹层病变。如果没有出血,则开始使用抗血小板药物,介入医师可以通过微导管在局部使用。夹层必须成功寻找到血管真腔,在血管的真腔与真腔之间建立清晰的连接,这可以通过微导管造影验证:造影时发现血管内半透明情况。然后,该支架被推送穿过损伤部位。通常,这可以通过静脉注射糖蛋白(GP)Ⅱb/Ⅲa抑制剂来成功完成,然后在干预的急性期后调整为双重抗血小板药物。应注意避免对夹层血管进行不必要的血管成形术,以免使已经脆弱的血管壁破裂。如果发现出血,球囊填塞进行支架植入是一个合理的方法。在使用溶栓药物的情况下,血管牺牲可能是必要的。
- 远端血栓栓塞(图40.3,视频40.3):通过操作和血流恢复,血栓可能会破碎并迁移到更远端位置。根据它们的位置,建议取出这些血块,例如当颈内动脉末端血块迁移到M1或M2的位置。然而,需要在整个过程中评估额外取栓操作的相对风险和益处,因为远端病变可能存在穿孔或穿

支撕脱的风险,而这比卒中的风险更大。通常,在大血管闭塞转换为小血管闭塞后,尽管远端血栓栓塞,患者临床仍会改善。如果决定取出远端栓塞,我们倾向于合理地使用取栓支架,并倾向于仅使用抽吸技术以避免血管撕脱损伤。

- 血管痉挛:血管操作可能导致血管高反应性。这可能限制血流,从而增加血栓风险。如果发现血管痉挛,钙通道阻滞剂可以帮助扩张血管。在继续进行操作之前,应该持续给药一段时间来发挥作用,以避免进一步的血管损伤。
- 器械解脱或移位:尽管操作谨慎,取栓支架等设备故障仍可能会发生。处理这些不可预见的事件需要迅速做出判断。虽然有时也可以通过在支架内使用更大的取栓支架或从外部捕捉来回收支架,但这些操作都很困难,可能会导致进一步的血管损伤。如果该器械在一个较大的血管并阻碍血流,应采取合理手段尝试回收。然而,如果器械落在较小的血管中,或它们不限制血流,则合理的做法是保留它们,并采用GPⅡb/Ⅲa治疗,然后转换为双重抗血小板治疗。
- 症状性脑出血(图40.2,视频40.2):血管穿孔和再灌注出血均可导致症状性脑出血。如前所述,如果在手术时发现外渗,应采用球囊填塞或血管牺牲来控制。症状的严重程度和血肿的大小将指导进一步的治疗。小出血伴轻度症状可能最好的治疗方法是使用高渗药物,而较大的病灶可能需要手术清除。早期干预和密切监测是关键。
- 蛛网膜下腔出血:机械取栓过程中,由于对血管的牵拉导致穿支血管撕脱,可导致蛛网膜下腔出血。如果在手术时发现外渗,应采用球囊填塞或如前所述的血管牺牲来控制。然而,如果这种出血只是在术后CT扫描中发现,这种情况通常可以保守处理。连续CT扫描监测是合适的,但通常不需要像动脉瘤出血那样采用完整的蛛网膜下腔干预方案。

动脉瘤栓塞(弹簧圈或血流导向装置)相关并发症

- 弹簧圈移位或丢失:当弹簧圈盘在非理想的位置时,有一些合理的策略。可以尝试回收弹簧圈,通常是根据远端弹簧圈的长度使用取栓支架,使弹簧圈被拖回导引导管并回收。抓捕器也可用于取出支架。但血管较小且难以抓住弹簧圈的

限制使得支架取出成为我们首选的方法。如果回收不成功,将弹簧圈固定在固定位置并放置永久性支架是首选方案。如果两种方法都失败,则必须考虑手术取出。

- 动脉瘤破裂(图 40.4~图 40.6,视频 40.4~视频 40.6):术中破裂必须迅速处理,以避免患者在手术过程中出现出血性和缺血性并发症。理想情况下,全身肝素化的抗凝作用可使用鱼精蛋白逆转。止血可采用球囊来实现。如果在盘圈过程中发生穿孔,应将导管撤回动脉瘤,继续在蛛网膜下腔内栓塞以封堵穿孔。球囊也可以用来控制血流。如有必要,可构建另外一个通路进行操作,并将球囊微系统推进到穿孔部位。充盈球囊,在血流停滞状态下收回穿孔器械。每次维持充盈 3 分钟后恢复血流,获得验证性血管造影以评估是否有进一步出血。重复这一过程,直到不再出现外渗。

- 血流导向装置的迁移(向远端移位或进入动脉瘤)(图 40.7,视频 40.7):血流导向装置的移位是一个很难处理的问题,这取决于支架的位置。如果移位只暴露了动脉瘤的瘤颈部,那么通常很简单的方法就是额外放置支架使得其完全覆盖住动脉瘤的开口。然而,如果支架移位导致在大动脉瘤的瘤腔内释放,则有几种治疗选择。如果导管系统维持着远端通路,通常可以使用前面描述的伸缩支架操作法来跨越动脉瘤颈部。如果远端通路丢失,选择取决于是否重新获得远端通路。如果有可能使导丝穿过支架,则首选伸缩式操作。如果没有,则应尽一切努力回收支架,通常使用捕捉器装置。

- 动脉瘤复发或破裂(晚期并发症或治疗失败)(图 40.8,视频 40.8):弹簧圈栓塞致密程度不足和动脉瘤复发是血管内治疗的已知问题。每个病例都是个体化的,但可选择的方法包括重新栓塞、使用球囊或支架辅助治疗瘤颈残留,使用血流导向装置或手术夹闭。

- 双重抗血小板治疗的风险(如果使用支架):当前的血管内支架通常需要 6~12 个月的双重抗血小板治疗,以防止在支架内表面修复前形成腔内血栓。然而,在神经功能受损或老年患者中,这可能会导致多种并发症,从鼻出血到严重的胃肠道出血再到硬膜下血肿。在早期停止这些药物治疗之前,应与患者及其护理人员进行彻底的风险讨论。通常,抗血小板药物只有在危及生命的情况下才会在早期停用,如果可能的话,应继续使用单一药物,通常是阿司匹林。

AVM 栓塞相关并发症

- AVM 破裂:动脉或静脉通道的过早栓塞、血流动力学的改变可能导致手术期间 AVM 破裂。在这种情况下,关键的决定是进一步栓塞是否能停止出血。在单一血管出血的情况下,继续栓塞出血血管可能是有意义的。如果破裂是引流静脉阻塞导致的,往往是不可能通过单纯栓塞一根供血动脉来控制出血的。在大多数病例中,我们倾向于脑室造瘘和手术切除病变。

- 栓塞材料近端反流:必须仔细观察反流,因为它可能阻塞功能区的血管,并导致有症状的卒中。在手术过程中,确定能容忍多少反流是很有用的,如果超过了这个限度,就应中止栓塞手术。当发现了这个限度时,只需要简单地停止注射推力。通常这足以阻止栓子物质的流动。没有必要立即取出微导管,因为通常适量的反流会形成一个塞子,使后续栓塞得以成功实施。

- 正常血管或供血动脉中的胶栓:如果胶进入意想不到的区域,最好立即停止栓塞过程,以评估后果。可以对清醒患者进行检测,以确定非预期栓塞对功能的影响。如果发现神经系统功能缺陷,可以尝试使用支架回收器和抽吸装置机械取栓,就像对闭塞性卒中所做的那样。致密栓塞的血管对这些技术不适用,但尚未致密栓塞的材料可以做到回收。

- 导管末端的粘连(图 40.9,视频 40.9):导管周围的强力栓塞和胶水反流会使导管的拔管非常困难。虽然可解脱导管的使用缓解了这一问题,但重要的是有策略处理这一情况。持续的压力可以拔除大多数导管。在微导管上用一个夹子保持恒定的压力,每隔几分钟拉紧一次,直到导管松动,一般很有效,但有时需要 1 小时。如果施加压力后导管仍不松动,则可能需要在腹股沟处切断微导管。微导管被尽可能地拉伸,并与皮肤齐平切割,使其回缩到软组织中。保持压力以止血,并让患者服用抗血小板药物,使微导管的其余部分内皮化融入血管。

颈动脉支架植入术相关并发症

- 斑块破裂和血栓栓塞并发症：远端栓塞保护是颈动脉支架植入术的重要步骤，但在某些情况下，可能不可行或者完全无法进行。破裂的斑块含有栓子，可能滞留在远端滤网或颅内血管系统。如果在滤网内，可以加用一根抽吸导管，并在取出滤网之前使用它来清除血栓。如果该栓子是颅内发现的，则该病例成为典型的机械取栓病例，不同之处在于取栓支架不能通过无保护的颈动脉支架取出，它们必须完全套在抽吸导管内，或者引导导管尖端必须超过支架之外，以避免器械缠绕。
- 血流动力学不稳定：颈动脉球血管成形术常发生这种情况。预防性使用甘吡肟酸可将这种风险降至最低。如果患者在手术过程中出现心动过缓等症状，应泄除球囊。在一些患者中，可能需要进行几次短暂的球囊充盈以充分打开血管，而不会对心脏造成过度的压力。
- 过度灌注出血：颈动脉支架置入术时积极的血压管理对预防过度灌注状态至关重要。由于慢性缺血，脑血管可能出现了最大限度的扩张，并失去了自动调节功能。高血压时突然再灌注可导致脑功能障碍或血管破裂。一旦打开颈动脉病变，我们赞成使用尼卡地平将收缩压保持在 140 mmHg 以下，将这种风险降到最低。
- 心肌梗死：常规心电图和肌钙蛋白检测。术后每 8 小时进行一次血液检查，有助于发现心脏问题，防止更严重的后果。如果出现异常，立即咨询心脏病专家。
- 其他颅外血管支架置入相关并发症包括夹层、闭塞和支架移位（图 40.10、图 40.11，视频 40.10、视频 40.11）。

颅内血管成形术和支架植入的并发症

- 血管破裂或出血：同上。
- 血管解剖：同上。
- 血栓栓塞：同上。

表 40.1 与血管内手术相关的并发症发生率

项目	发生率
穿刺和封堵时的并发症	
• 穿刺点/腹股沟血肿	0.5%～14%[1-4]
• 假性动脉瘤形成	2.0%～8%[4]
• 腹膜后出血	0.1%～0.7%[4]
• 封堵失败	1.1%[5]
• 动静脉瘘形成	<1.0%[4]
机械取栓	
• 血管破裂（导丝或取栓支架所致）	0.6%～4.9%[6-12]
• 远端栓塞	1.0%～12.5%[7-12]
• 血管痉挛	3.0%～23.0%[7-12]
• 装置解脱/异位	0.7%～3.9%[12]
• 症状性颅内出血	3.6%～9.3%[7-12]
• 蛛网膜下腔出血	0.6%～5.5%[7-12]
动脉瘤栓塞（弹簧圈/血流导向装置）	
• 缺血性并发症（弹簧圈）	2.8%～11.0%[13-15]
• 出血性并发症（弹簧圈）	<1.0%[13]
• 弹簧圈移位	1.0%～2.0%[14]
• 动脉瘤生长（弹簧圈）	16.0%[15]
• 动脉瘤穿破（弹簧圈）	2.4%～4.7%[16]
• 缺血性并发症（血流导向装置）	1.6%～6.0%[17]
• 动脉瘤破裂/术后出血（血流导向装置）	0.6%～4.0%[17]
• 迟发性脑实质内出血（血流导向装置）	2.0%～7.0%[18]
• 血流导向装置功能异常	2.5%～15.1%[19]
AVM 栓塞	
• 缺血性并发症	不详
• 出血性并发症	不详
• 围手术期动脉破裂	5.2%[20]
• 围手术期致残率	3.0%～14.0%[21,22]
• 围手术期致死率	0.0%～4%[22]
颈动脉支架	
• 围手术期卒中	4.1%～7.1%[23,24]
• 血流动力学不稳定	2.3%[23]
• 过度灌注出血	0.2%～2.2%[23,25]
颅内动脉成形术和支架	
• 出血性并发症	0.6%～4.5%[26,27]
• 血栓栓塞/缺血性并发症	0.0%～10.3%[26,27]

表 40.2　防治或治疗并发症的技术——总结

穿刺和封堵并发症
• 穿刺点/腹股沟血肿，腹膜后血肿，假性动脉瘤形成 　■ 采用超声并仔细触摸动脉 　■ 采用更小的穿刺针来进行首次穿刺 　■ 选择更表浅的部位，例如桡动脉 • 动脉夹层/血栓形成 　■ 血管病变时更换穿刺点 • 穿刺点感染/脓肿形成 　■ 浅表感染时更换穿刺点 　■ 术前使用抗生素 • 封堵失败 　■ 手工压迫 • 动脉夹层/破裂 　■ 仔细选择动脉鞘的尺寸（小于动脉直径）
一般的手术并发症
• 血管痉挛 　■ 撤出导管 　■ 注射血管扩张剂 • 空气/血栓栓塞 　■ 仔细灌洗导管 　■ 持续的导管滴注 　■ 注射前回抽排气 　■ 碰到病变/钙化动脉时更换穿刺点 • 血管穿孔 　■ 透视路图下推进导丝（避免盲目操作）
机械取栓
• 血管损伤，夹层或穿孔（导丝或取栓支架所致） 　■ 颅内支架治疗夹层 　■ 出血时球囊压迫 　■ 大出血时术中球囊闭塞或牺牲血管 • 远端栓塞 　■ 取栓（如有可能时） 　■ 动脉内使用组织型纤溶酶原激活剂或 GP Ⅱb/Ⅲa 抑制剂 • 装置解脱/异位 　■ 回收解脱或异位的装置
动脉瘤栓塞（弹簧圈/血流导向装置）
• 弹簧圈移位/丢失 　■ 采用取栓支架或缠绕装置回收 　■ 支架或外科方式取出弹簧圈 • 动脉瘤破裂 　■ 球囊/弹簧圈填塞以止血 • 血流导向装置移位（向远端/进入动脉瘤） 　■ 套叠新的支架 　■ 回收血流导向装置 • 动脉瘤生长/破裂（远期并发症/治疗失败） 　■ 重新填塞弹簧圈，或支架辅助弹簧圈，血流导向装置，外科夹闭，和其他选项（因人而异）
AVM 栓塞
• AVM 破裂——过早地栓塞动/静脉通道引起血流动力学改变 　■ 详尽的术前计划 　■ 分期栓塞 • 胶的反流堵塞正常血管 　■ 缓慢地/控制性地注射 • 粘管 　■ 采用可解脱导管 　■ 持续、逐渐地加压拔管 　■ 穿刺点处剪断导管并手动压迫止血，后续双抗治疗直至内皮化

颈动脉支架
• 斑块破裂和血栓栓塞并发症 　■ 远端栓塞保护装置 　■ 近端球囊充盈阻断血流 　■ 支架取栓或抽吸取栓 • 血流动力学不稳定 　■ 预防性使用甘罗溴铵 　■ 序贯性球囊充盈成形术 • 过度灌注出血 　■ 术后严格的血压控制(如收缩压<140 mmHg)

(续表)

参考文献

[1] Hussain SI, Wolfe TJ, Lynch JR, Fitzsimmons BF, Zaidat OO. Diagnostic cerebral angiography: The interventional neurology perspective. *J Neuroimaging*. 2010;20(3):251-254.

[2] Meyerson SL, Feldman T, Desai TR, Leef J, Schwartz LB, McKinsey JF. Angiographic access site complications in the era of arterial closure devices. *Vasc Endovascular Surg*. 2002;36(2):137-144.

[3] Khaghany K, Al-Ali F, Spigelmoyer T, Pimentel R, Wharton K. Efficacy and safety of the Perclose closer S device after neurointerventional procedures: Prospective study and literature review. *AJNR Am J Neuroradiol*. 2005;26(6):1420-1424.

[4] Stone PA, Campbell JE. Complications related to femoral artery access for transcatheter procedures. *Vasc Endovascular Surg*. 2012;46(8):617-623.

[5] Wareham J, Luppe S, Youssef A, Crossley R, Mortimer A. Safety profile of an 8F femoral arteriotomy closure using the Angio-Seal device in thrombolysed acute stroke patients undergoing thrombectomy. *Interv Neuroradiol*. 2018;24(5):540-545.

[6] Mokin M, Fargen KM, Primiani CT, et al. Vessel perforation during stent retriever thrombectomy for acute ischemic stroke: Technical details and clinical outcomes. *J Neurointerv Surg*. 2017;9(10):922-928.

[7] Berkhemer OA, Fransen PS, Beumer D, et al. A randomized trial of intraarterial treatment for acute ischemic stroke. *N Engl J Med*. 2015;372(1):11-20.

[8] Campbell BC, Mitchell PJ, Kleinig TJ, et al. Endovascular therapy for ischemic stroke with perfusion-imaging selection. *N Engl J Med*. 2015;372(11):1009-1018.

[9] Goyal M, Demchuk AM, Menon BK, et al. Randomized assessment of rapid endovascular treatment of ischemic stroke. *N Engl J Med*. 2015;372(11):1019-1030.

[10] Jovin TG, Chamorro A, Cobo E, et al. Thrombectomy within 8 hours after symptom onset in ischemic stroke. *N Engl J Med*. 2015;372(24):2296-2306.

[11] Saver JL, Goyal M, Bonafe A, et al. Stent-retriever thrombectomy after intravenous t-PA vs. t-PA alone in stroke. *N Engl J Med*. 2015;372(24):2285-2295.

[12] Balami JS, White PM, McMeekin PJ, Ford GA, Buchan AM. Complications of endovascular treatment for acute ischemic stroke: Prevention and management. *Int J Stroke*. 2018;13(4):348-361.

[13] Algra AM, Lindgren A, Vergouwen MDI, et al. Procedural clinical complications, case-fatality risks, and risk factors in endovascular and neurosurgical treatment of unruptured intracranial aneurysms: A Systematic review and meta-analysis. *JAMA Neurol*. 2018. doi:10.1001/jamaneurol.2018.4165

[14] Park HK, Horowitz M, Jungreis C, et al.

Periprocedural morbidity and mortality associated with endovascular treatment of intracranial aneurysms. *AJNR Am J Neuroradiol*. 2005;26(3):506-514.

[15] Ross IB, Dhillon GS. Complications of endovascular treatment of cerebral aneurysms. *Surg Neurol*. 2005;64(1):12-18; discussion 18-19.

[16] Brilstra EH, Rinkel GJ, van der Graaf Y, van Rooij WJ, Algra A. Treatment of intracranial aneurysms by embolization with coils: A systematic review. *Stroke*. 1999;30(2):470-476.

[17] Walcott BP, Stapleton CJ, Choudhri O, Patel AB. Flow diversion for the treatment of intracranial aneurysms. *JAMA Neurol*. 2016;73(8):1002-1008.

[18] Rouchaud A, Brinjikji W, Lanzino G, Cloft HJ, Kadirvel R, Kallmes DF. Delayed hemorrhagic complications after flow diversion for intracranial aneurysms: A literature overview. *Neuroradiology*. 2016;58(2):171-177.

[19] Colby GP, Bender MT, Lin LM, et al. Declining complication rates with flow diversion of anterior circulation aneurysms after introduction of the Pipe-line Flex: Analysis of a single-institution series of 568 cases. *J Neurosurg*. 2018;129(6):1475-1481.

[20] Baharvahdat H, Blanc R, Termechi R, et al. Hemorrhagic complications after endovascular treatment of cerebral arteriovenous malformations. *AJNR Am J Neuroradiol*. 2014;35(5):978-983.

[21] Asadi H, Kok HK, Looby S, Brennan P, O'Hare A, Thornton J. Outcomes and complications after endovascular treatment of brain arteriovenous malformations: A prognostication attempt using artificial intelligence. *World Neurosurg*. 2016;96:562-569.e561.

[22] Starke RM, Komotar RJ, Otten ML, et al. Adjuvant embolization with N-butyl cyanoacrylate in the treatment of cerebral arteriovenous malformations: Outcomes, complications, and predictors of neurologic deficits. *Stroke*. 2009;40(8):2783-2790.

[23] Huibers A, Calvet D, Kennedy F, et al. Mechanism of procedural stroke following carotid endarterectomy or carotid artery stenting within the international carotid stenting study (ICSS) randomised trial. *Eur J Vasc Endovasc Surg*. 2015;50(3):281-288.

[24] Brott TG, Hobson RW 2nd, Howard G, et al. Stenting versus endarterectomy for treatment of carotid-artery stenosis. *N Engl J Med*. 2010;363(1):11-23.

[25] Narita S, Aikawa H, Nagata S, et al. Intraprocedural prediction of hemorrhagic cerebral hyperperfusion syndrome after carotid artery stenting. *J Stroke Cerebrovasc Dis*. 2013;22(5):615-619.

[26] Fiorella D, Derdeyn CP, Lynn MJ, et al. Detailed analysis of periprocedural strokes in patients undergoing intracranial stenting in Stenting and Aggressive Medical Management for Preventing Recurrent Stroke in Intracranial Stenosis (SAMMPRIS). *Stroke*. 2012;43(10):2682-2688.

[27] Miao Z, Song L, Liebeskind DS, et al. Outcomes of tailored angioplasty and/or stenting for symptomatic intracranial atherosclerosis: A prospective cohort study after SAMMPRIS. *J Neurointerv Surg*. 2015;7(5):331-335.

[28] Rudnick MR, Goldfarb S, Wexler L, Ludbrook PA, Murphy MJ, Halpern EF, Hill JA, Winniford M, Cohen MB, VanFossen DB. Nephrotoxicity of ionic and non-ionic contrast media in 1196 patients: A randomized trial. The Iohexol Cooperative Study. *Kidney Int*. 1995;47(1):254.

40 血管内治疗的并发症

病例概览　　病例 40.1　股动脉穿孔

- 48 岁女性，因突然发作的严重头痛和复视而就诊于急诊室。检查发现她的右侧动眼神经麻痹，其余神经系统检查正常。除吸烟外，她没有明显的既往史。
- CT 显示蛛网膜下腔出血（SAH）。
- CT 血管造影显示右侧后交通动脉（PCoA）动脉瘤。

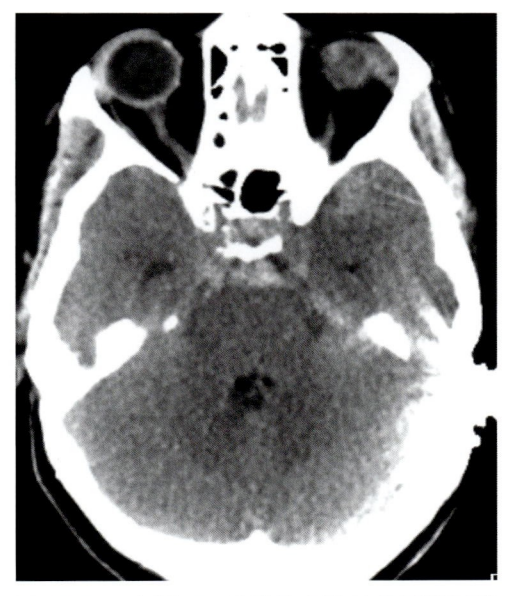

图 40.1a　头颅 CT 显示基底池的蛛网膜下腔出血。

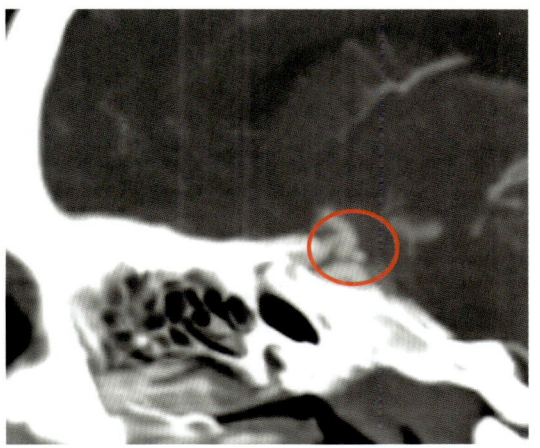

图 40.1b　CTA 显示 PCoA 动脉瘤。

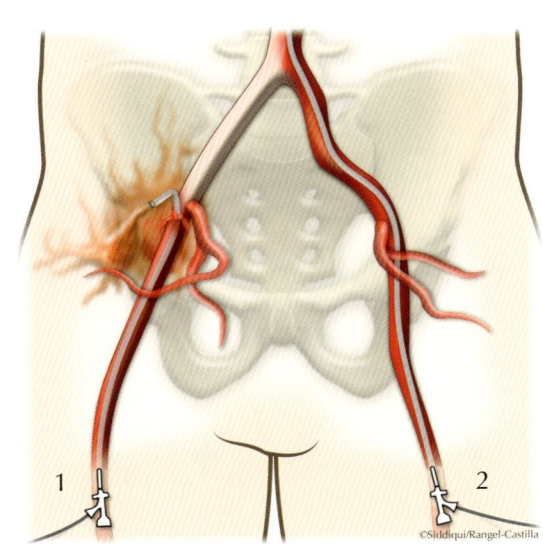

图 40.1c　股动脉穿孔示意图。

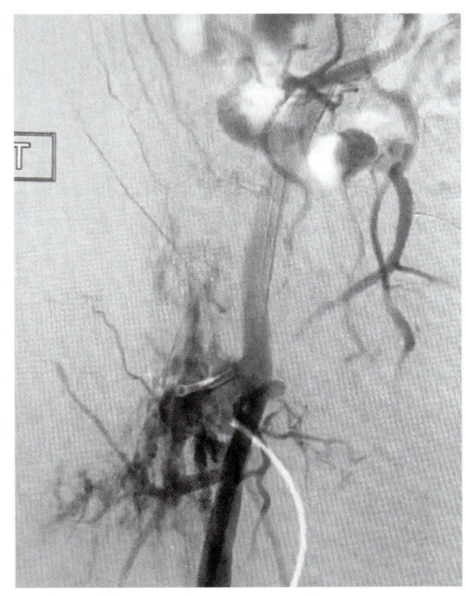

图 40.1d　股动脉造影剂活动性外渗。

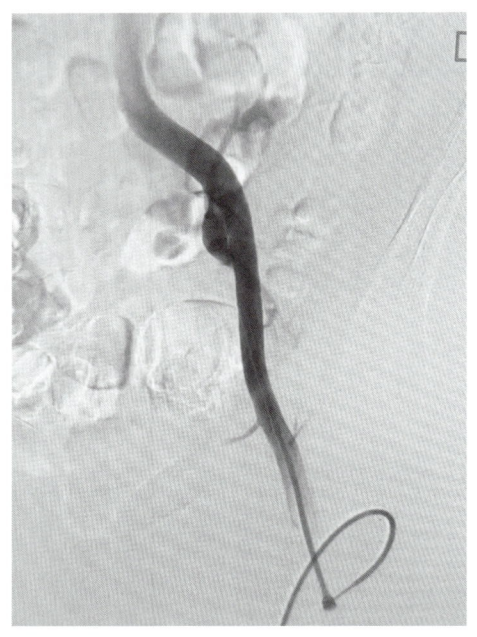

图 40.1e　对侧股动脉通路。

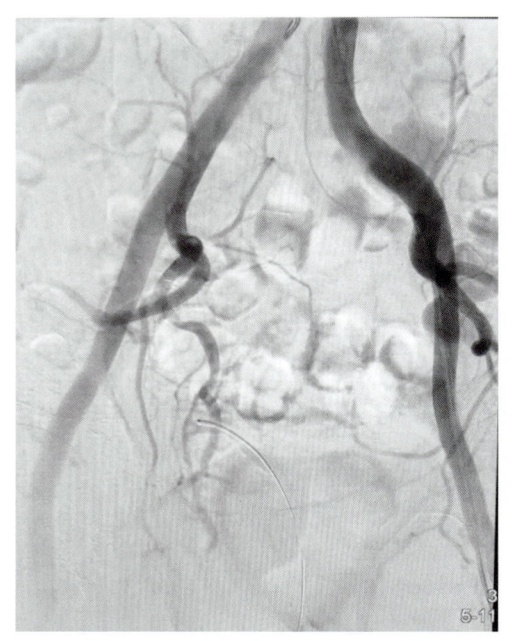

图 40.1f　双侧髂动脉造影。

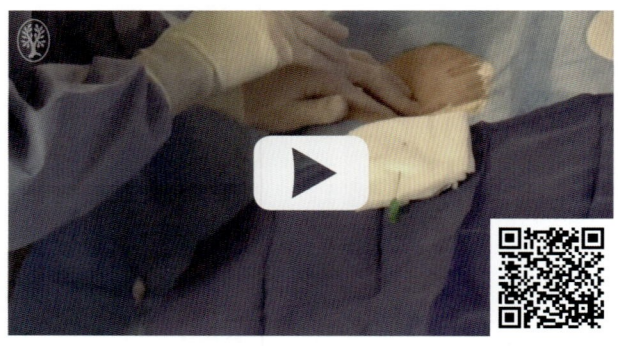

视频 40.1　并发症——股动脉穿孔。

手术过程

该患者接受了脑血管造影及破裂后交通动脉瘤的血管内栓塞治疗。手术在全麻下通过股动脉通路进行。术中并未使用肝素。

设备清单

- 标准股动脉通路。
- 微创穿刺套件。
  - 微穿刺针（21 号）。
  - 微导丝（0.010 英寸直径 Cope Mandril，Cook Medical）。
  - 微鞘（4F）。
- 6F 股动脉鞘。

器械说明

按照标准技术步骤尝试建立股动脉通路。通过 X 线确定右侧股骨头，通过触摸搏动定位股动脉。第一次尝试未能成功；第二次尝试进入了股静脉。静脉压迫止血 10 分钟后进行第三次尝试。最终成功建立了股动脉通路，造影显示活动性的造影剂外渗。

40 血管内治疗的并发症

> **提示、技巧和避免并发症**
>
> - 对于这种并发症,多次穿刺和可能的后壁穿孔是造成造影剂外渗的原因。股动脉造影未提示夹层。一旦发现穿孔,立即手动加压 15 分钟。建立对侧通路后,重复双侧髂动脉和股动脉造影以评估是否存在活动性出血。该例患者无任何不良后果,后续操作均按计划进行。
> - 在建立通路的过程中,对股动脉的损伤并不常见。但如果不及时发现,可能导致腹膜后血肿、股动脉闭塞以及继发的下肢缺血。
> - 股动脉损伤包括血管痉挛、夹层、穿孔或闭塞。
> - 在后续的脑血管造影或神经血管介入操作之前,常规进行股动脉造影以明确其是否完好无损,是非常重要的。
> - 在以下情况下,我们推荐使用超声来定位股动脉:股动脉搏动无法触及,既往髋关节或股动脉手术史,肥胖,以及严重的外周动脉疾病。

病例概览 | 病例 40.2　机械取栓术中颅内血管穿孔

89 岁女性,因突发性右侧上肢和下肢无力、右侧面部下垂、不能说话而就诊于急诊科。检查时,患者清醒,伴有严重失语、右侧偏瘫(0/5)和右侧偏盲。她最初的 NIHSS 评分为 19 分。既往有糖尿病和高血压病史。

计算机断层扫描(CT)正常。CT 血管造影显示左侧大脑中动脉(MCA)闭塞。CT 灌注显示左 MCA 区域达峰时间延长,脑血容量基本正常。

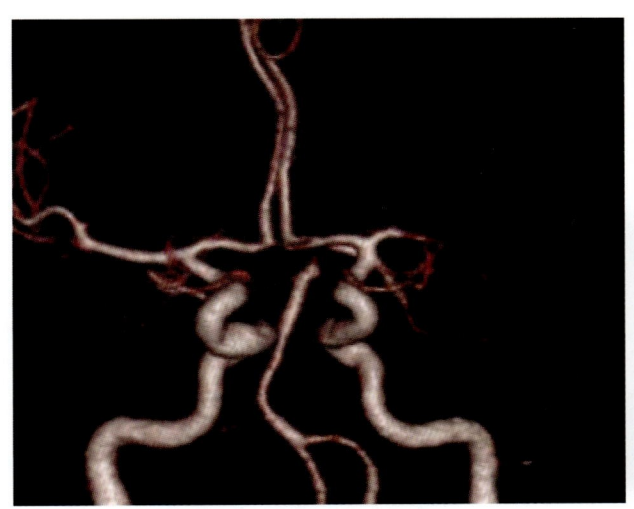

图 40.2a　CTA 显示左侧 MCA 闭塞。

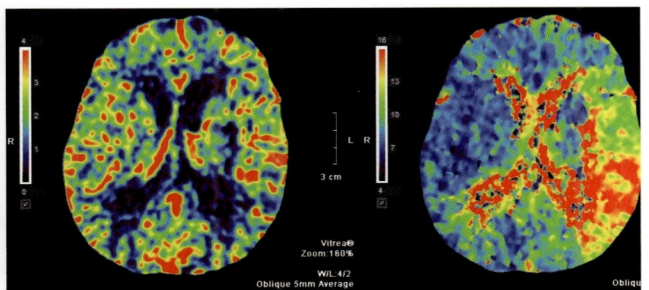

图 40.2b　CTP 显示左半球体积保留,峰值时间增加。

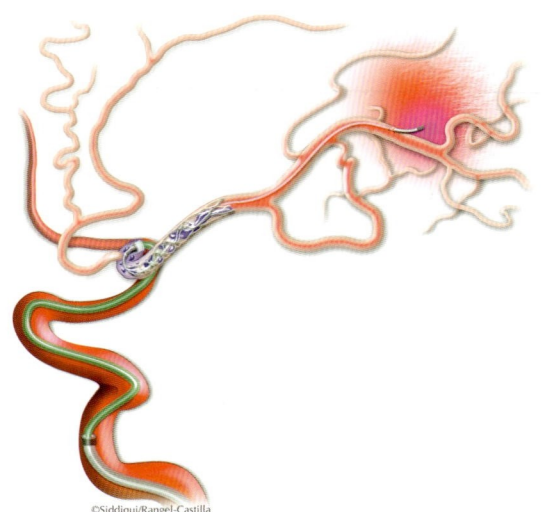

图 40.2c 卒中机械取栓时血管穿孔示意图。

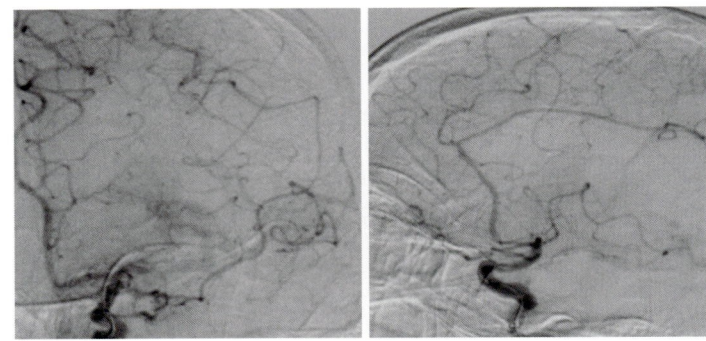

图 40.2d 左侧 MCA 闭塞（TICI 0 级）。

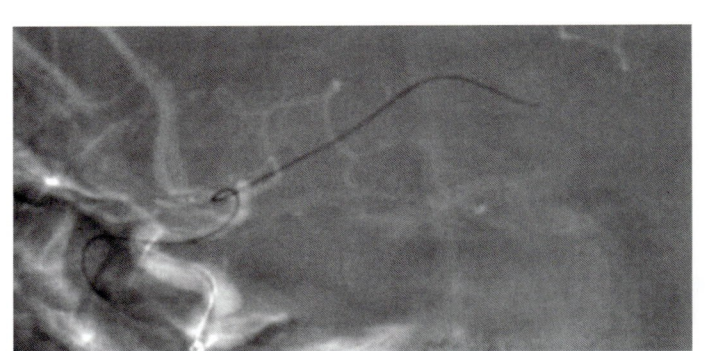

图 40.2e 微导丝在末梢 MCA 分支的不经意操作。

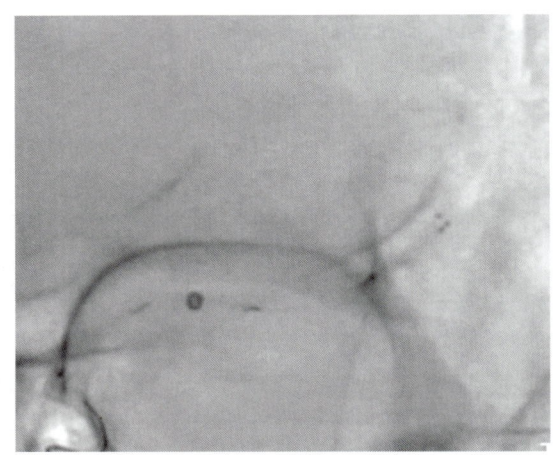

图 40.2f 支架回收器置入。

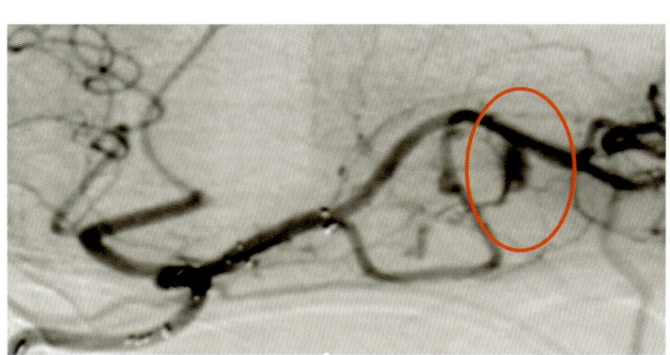

图 40.2g 造影剂外渗。

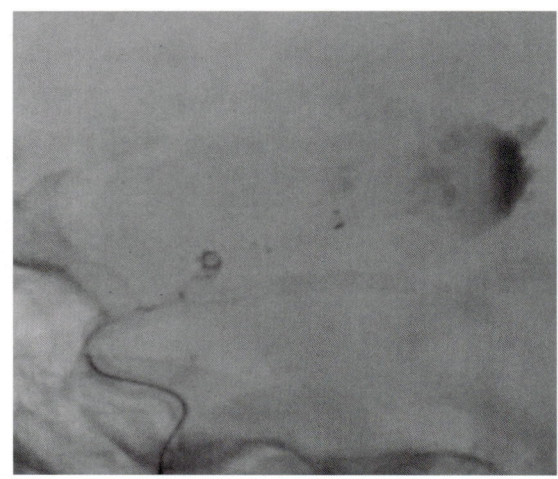

图 40.2h 造影剂外渗和滞留。

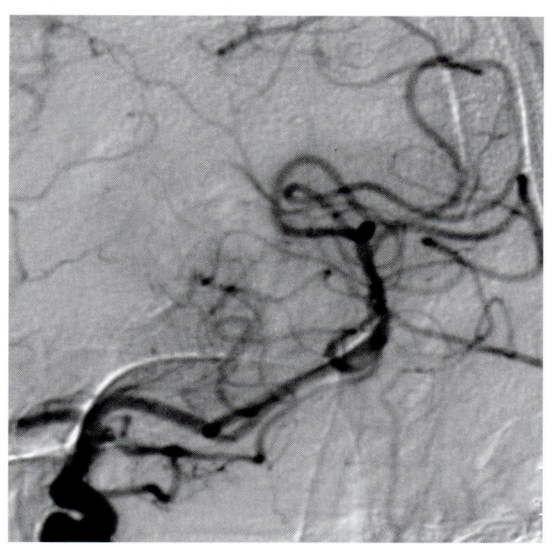

图 40.2i 部分 MCA 血运重建。

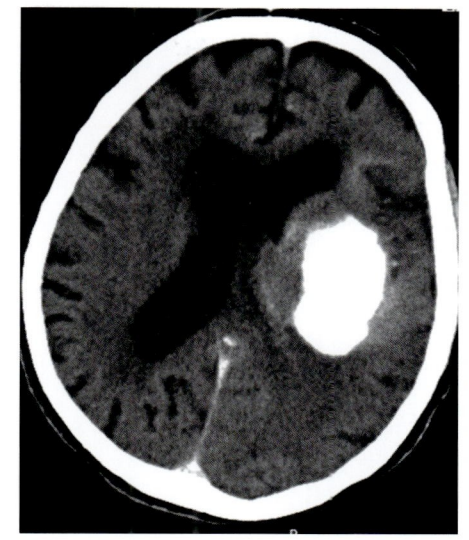

图 40.2j 术后 24 小时 CT 显示左侧脑出血伴造影剂外渗。

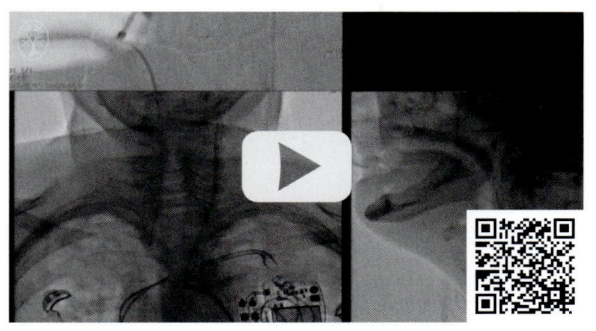

视频 40.2 并发症——支架机械取栓术中颅内血管穿孔。

> **手术过程**
>
> 先对该患者进行了诊断性的脑血管造影，并采用抽吸导管和支架捕捉器进行左侧 MCA 的机械取栓。

> **器械清单**
>
> - 股动脉通路。
>   - 微创穿刺套件。
>   - 8F 鞘。
> - 0.035 英寸导丝。
> - Neuromax 088 导管（Penumbra）。
> - 6F Sofia Plus 抽吸导管（Microvention）。
> - 0.027 英寸微导管（Penumbra）。
> - 0.014 英寸 Synchro 2 微导丝（Stryker）。
> - 4 mm×40 mm Solitaire 支架回收器（Medtronic）。
> - 8F AngioSeal 经皮闭合装置。

> **器械说明**
>
> 血管通路建立后将 088 导引导管超选进入左侧颈内动脉。在放大的路图下，将一个三轴系统（抽吸导管、微导管和微丝）推进到左侧 MCA。抽吸导管停留在 M1 段，而微导管和微丝则穿过血栓，进入远端 M2/M3 分支。将微导丝更换为支架。通过回撤微导管将支架释放在 M1/M2 交界处。在回撤支架之前先进行血管造影以评估血运恢复的情况，我们观察到足够的血运重建，同时在 M2 上干的一个小分支处发现了造影剂外渗，而在此之前微导丝曾到达过此处。微丝之前是超前的。撤出支架终止手术。该患者的神经功能障碍最终未能获得改善。

提示、技巧和避免并发症

- 尽管机械取栓过程中颅内血管穿孔相对罕见,但它可能是一种灾难性的并发症。
- 穿孔的风险通常发生在微导丝穿越血栓之后。微导丝可能会在不经意间卡在远端动脉的细小分支上并导致穿孔。颅内大血管(如颈内动脉,MCA)穿孔的可能性则更低,更为少见。
- 与抽吸相比,支架捕捉器造成血管穿孔的风险更高。
- 时刻关注微导丝尖端;如果遇到阻力,将其拉回并重新探路。理想情况下,微导丝在颅内推进时其尖端应维持 J 形。
- 我们建议在支架释放或回撤之前进行血管造影,以排除血管穿孔。
- 如果穿孔和造影剂外渗明显,应立刻回收支架,结束机械取栓。血栓本身能起到闭塞血管防止进一步出血的作用。

病例概览 病例 40.3 机械取栓时血栓碎裂和远端栓塞

- 80 岁女性,因突发口齿不清及左侧肢体活动困难而被送往急诊科。检查显示患者清醒但意识混乱,可对人定向,精神萎靡,失语,有严重的左侧肢体偏瘫。初始 NIHSS 评分为 22 分。患者既往有高血压、冠心病、房颤病史,近期因严重鼻衄停用香豆素。她接受了组织型纤溶酶原活化剂治疗但并无改善。
- 计算机断层扫描(CT)正常。CT 血管造影显示右侧大脑后动脉闭塞,左侧椎动脉严重狭窄。CT 灌注显示右侧 PCA 区域脑血容量正常,达峰值时间延长。

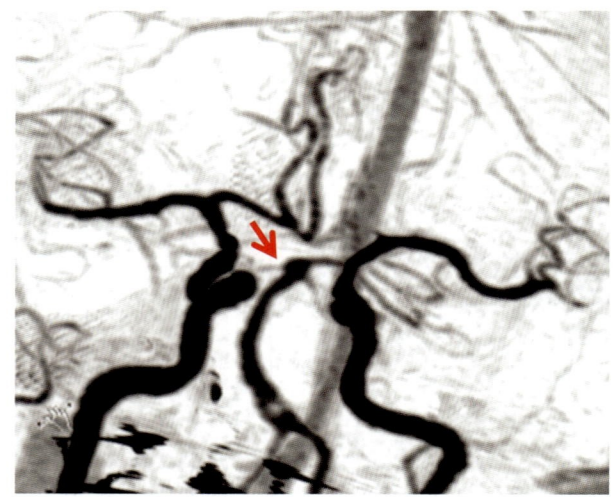

图 40.3a 三维 CTA 显示右侧 PCA 闭塞。

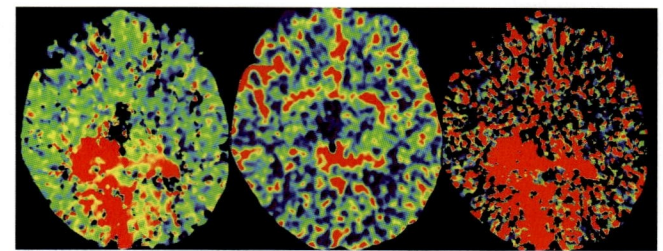

图 40.3b CT 灌注示在 PCA 的供血区达峰时间延长,脑血容量正常。

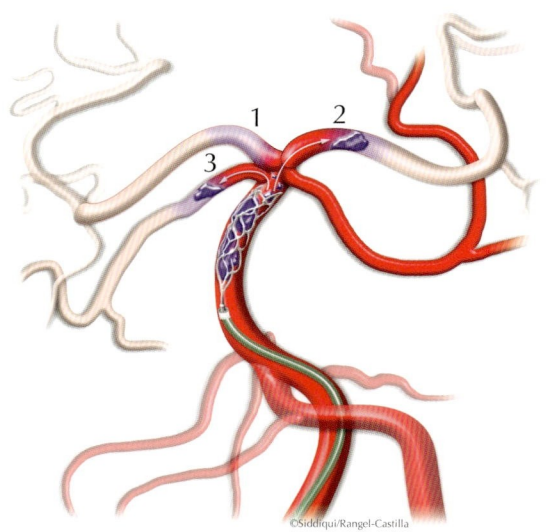

图 40.3c 血管内机械取栓术中血栓碎裂示意图。

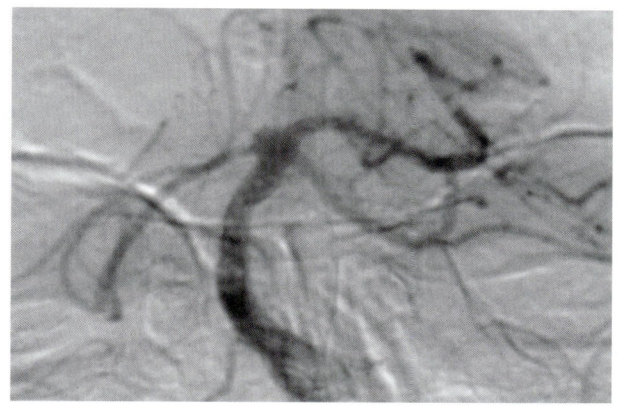

图 40.3d 右侧 PCA 闭塞。

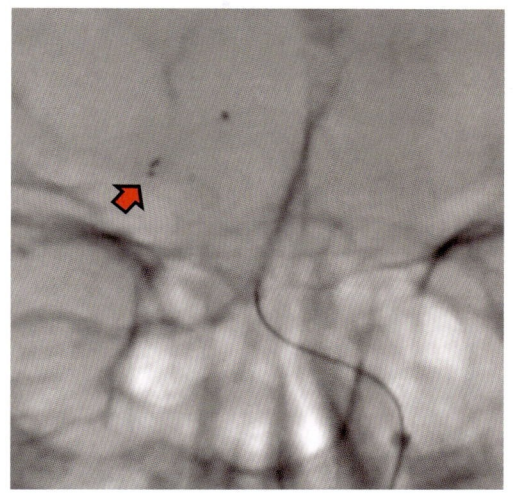

图 40.3e 右侧 PCA 远端通路和支架释放。

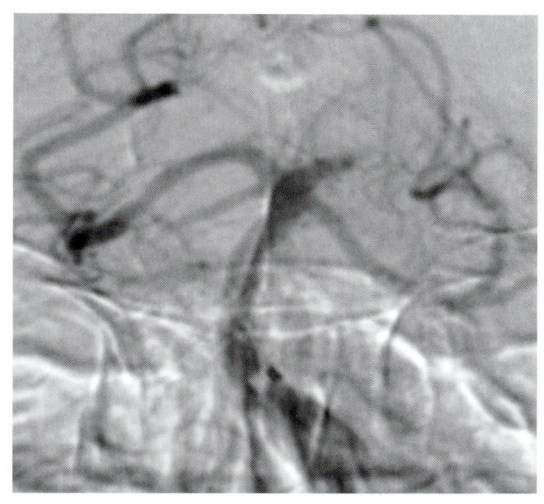

图 40.3f 右侧 PCA 血运重建和左侧 PCA 闭塞（血栓碎裂）。

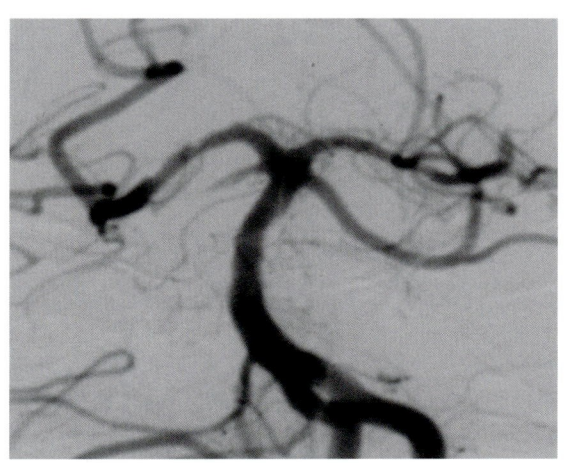

图 40.3g 双侧 PCA 血运重建和右侧 SCA 闭塞。

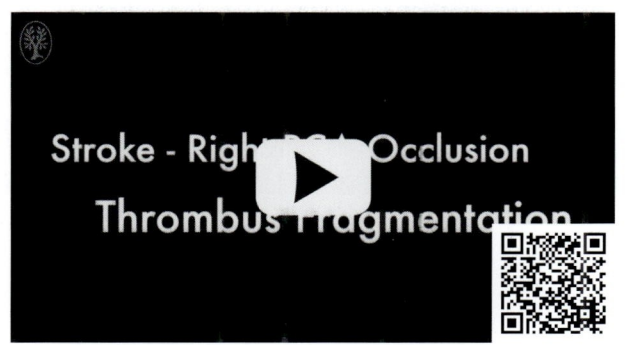

视频 40.3 并发症——支架机械取栓过程中血栓碎裂/逃逸。

手术过程

患者接受了急诊脑血管造影和血管内机械取栓术。手术在全麻下通过右侧桡动脉通路进行。术中没有使用肝素。

器械清单

- 股动脉通路。
  - 微创穿刺套件。
  - 6F 鞘。
- 0.035 英寸导丝。
- 5max ACE 再灌注导管（Penumbra）。
- 0.027 英寸微导管（Penumbra）。
- 0.014 英寸 Synchro 2 微导丝（Stryker）。
- 4 mm×40 mm Solitaire 支架捕捉器（Medtronic）。

器械说明

6F 经桡长鞘置入右侧锁骨下动脉，位于椎动脉开口的近端。在路图下将三轴系统（5F 抽吸导管，0.027 英寸微导管，0.014 英寸微丝）送入基底动脉。微导管和微导丝进一步进入右侧 PCA 并穿越血栓。释放支架。数分钟后，在持续抽吸下回收支架。此刻的血管造影显示右侧 PCA 获得再灌注，但左侧 PCA 闭塞了。血栓从右侧 PCA 逃逸到左侧 PCA。同样的操作将支架释放在左侧 PCA，并在持续抽吸下回收。复查血管造影提示双侧 PCA 均获得再灌注，但是右侧小脑上动脉（SCA）出现了新的闭塞。在尝试第三次机械取栓以恢复 SCA 血流之时，患者出现血流动力学不稳定，手术终止。

提示、技巧和避免并发症

- 在使用支架捕捉器进行机械取栓的过程中，血栓被推移，血栓碎片可能逃逸到一个新的区域。在 TREVO 和 MR CLEAN 试验中，有 5%～8% 的患者出现了这种情况。在 M1 再通术中发生新的大脑前动脉栓塞的比例为 11.4%。
- 预防血栓栓塞的策略包括通过中间导管进行远端抽吸，以及通过球囊导管进行近端阻断。
- 在机械取栓时，采用球囊导管进行近心端的血流控制，可以显著减少远端栓塞事件。
- 在机械取栓过程中，穿越血栓的操作对整个过程中产生的小颗粒总数有显著影响。因此，我们推荐只进行抽吸，不要穿越血栓。

病例概览　病例 40.4　采用临时载瘤动脉弹簧圈栓塞进行处理术中动脉瘤破裂

- 49 岁女性，因为严重头痛检查而意外发现右侧大脑中动脉（MCA）的宽颈动脉瘤。患者没有与此相关的既往病史。
- 她拒绝显微手术夹闭动脉瘤。由于瘤颈的解剖特点，支架是必要的。
- 建议该患者进行支架辅助弹簧圈栓塞。

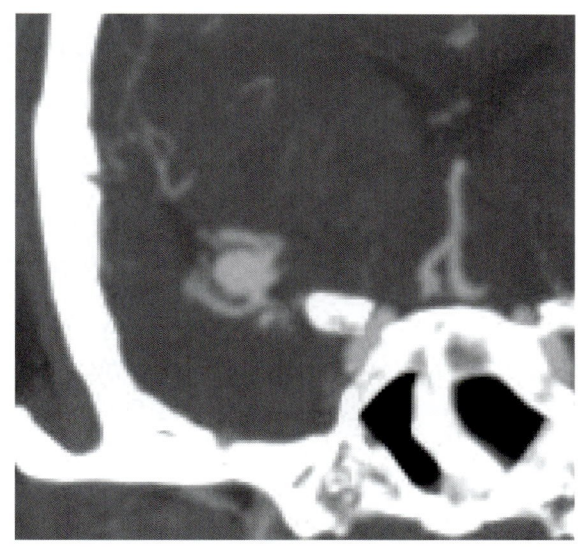

图 40.4a　CTA 显示右侧宽颈的 MCA 动脉瘤。

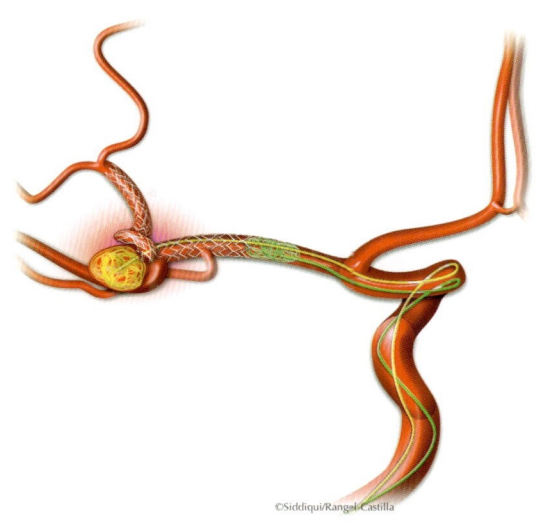

图 40.4b　在支架辅助栓塞术中 MCA 动脉瘤颈部破裂的示意图。

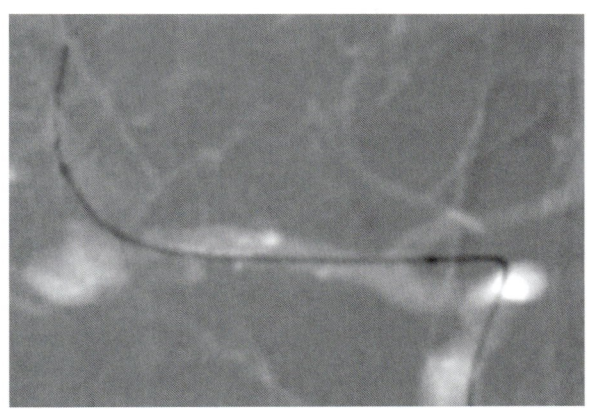

图 40.4c　在 M2 上干置入微导管。

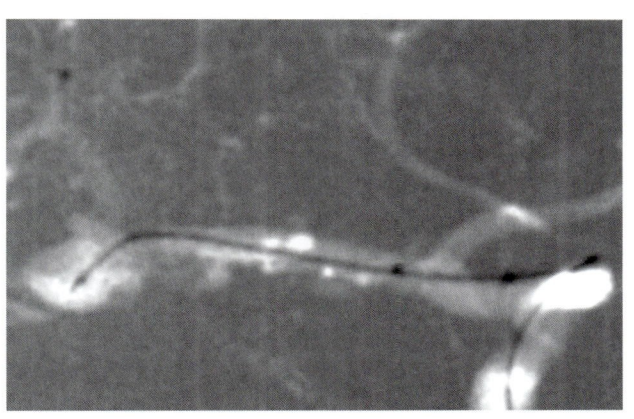

图 40.4d　动脉瘤内的栓塞微导管。

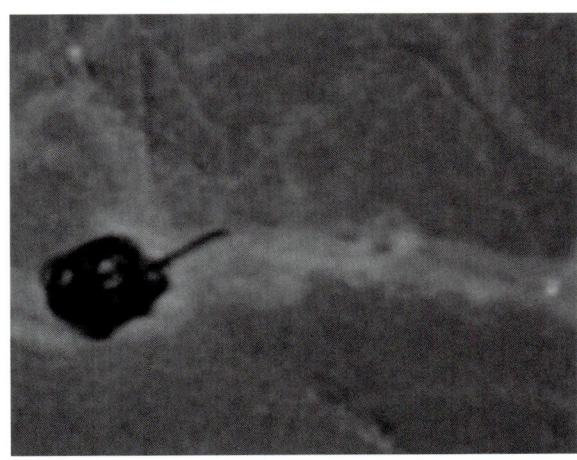

图 40.4e　支架释放后,弹簧圈填塞动脉瘤。

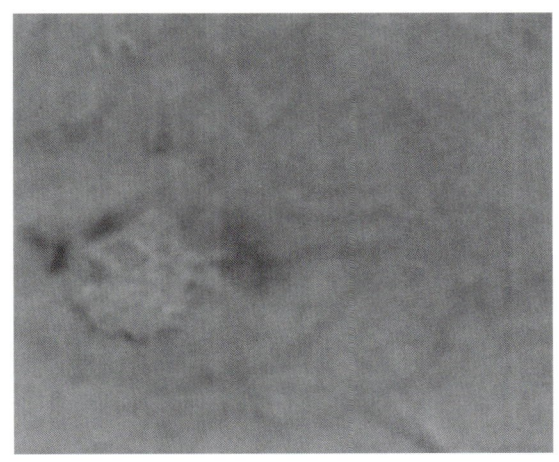

图 40.4f　动脉瘤颈部造影剂外渗。

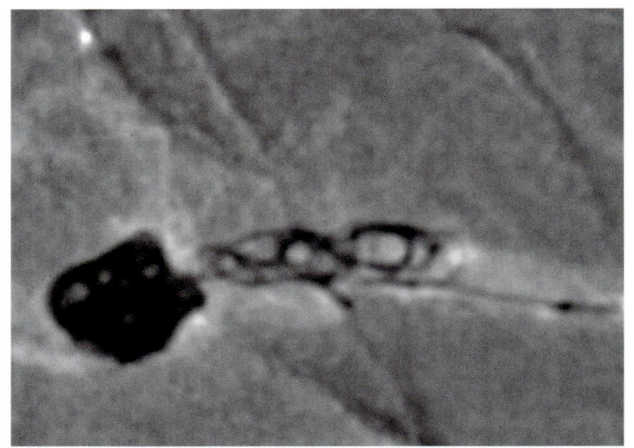

图 40.4g 弹簧圈临时部分闭塞载瘤动脉。

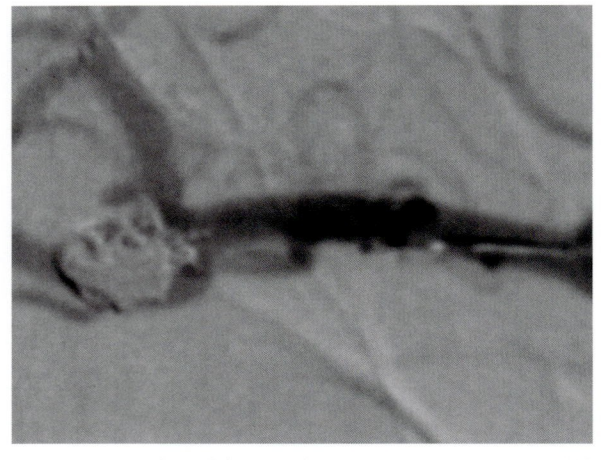

图 40.4h 载瘤动脉部分闭塞后复查造影显示造影剂外渗消失。

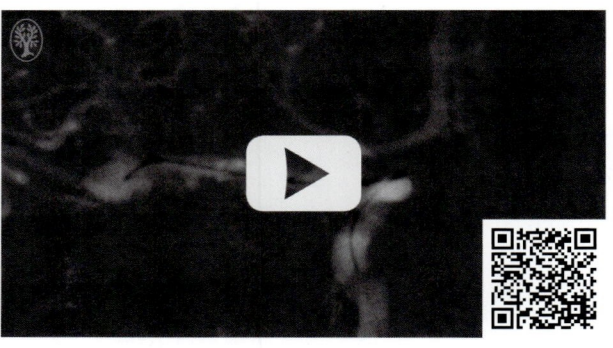

视频 40.4 并发症——支架辅助栓塞术中动脉瘤破裂。

手术过程

患者接受了诊断性的脑血管造影和宽颈 MCA 动脉瘤的栓塞治疗。每天服用阿司匹林 325 mg 和噻吡格雷 75 mg，连续 7 天。手术在清醒镇静下通过股动脉通路进行。术中使用 4 000 U 肝素以维持活化凝血时间在 250 秒以上。

器械清单

- 股动脉通路。
  - 微创穿刺套件。
  - 6F 鞘。
- 0.035 英寸导丝。
- Benchmark 071 导管（Penumbra）。
- 0.017 英寸 Headway DUO 微导管（Microvention）。
- 0.016 5 英寸 Excelsior SL-10 微导管（Stryker）。
- 0.014 英寸 Synchro 2 微导丝（Stryker）（2）。
- 3.2 mm×23 mm LVIS Jr 支架（Microvention）。
- 多个颅内弹簧圈。
- 6F AngioSeal 经皮闭合装置。

器械说明

在全麻下通过右股动脉通路将 071 导引导管送入右侧颈内动脉。在放大的路径图下，将直径为 0.017 英寸的微导管推进至 M2 上干，第二根 0.016 5 英寸的微导管推进至动脉瘤内。随后释放支架锚定弹簧圈导管。撤出支架微导管，继续在动脉瘤内填入数枚弹簧圈。填塞收尾圈时遇到轻微的阻力，但仍可继续推送。即刻造影显示造影剂外渗，可能来自瘤颈。

立即使用鱼精蛋白中和肝素。同时通过已在位的微导管，将一枚长圈释放（但并未解脱）于载瘤动脉内。5 分钟后再次造影显示造影剂外渗消失。撤出弹簧圈。患者无新增神经状态障碍。

40 血管内治疗的并发症

> **提示、技巧和避免并发症**
>
> - 术中动脉瘤破裂的发生率为 1%~5%。
> - 在手术过程中可能发生破裂的几个关键步骤包括：微导丝或微导管进入瘤腔的过程、初始成篮圈或收尾圈的填塞过程。弹簧圈尺寸过大、过度填塞以及硬质三维圈的使用，都与术中破裂有关。
> - 在弹簧圈的填塞过程中，应反复进行血管造影以便及早发现造影剂溢出，尤其是当患者处于全身麻醉状态下时。
> - 如果是过度填塞所致，撕裂的部位可能出现在瘤颈。可使用球囊或弹簧圈（不要解脱）来临时阻断载瘤动脉，达到止血目的。

病例概览　　病例 40.5　血管内栓塞术中胼周动脉动脉瘤破裂

- 60 岁女性，因严重头痛、左侧肢体无力和言语不利被送入急诊室。初步检查显示她是清醒的，人物和时间定向可，自主睁眼，瞳孔直径 3 mm，光反射存在，言语不利，中度左侧肢体偏瘫。她有高血压和吸烟史。在急诊室内她的神经功能状况突然急转直下；她出现昏迷，无法遵嘱，光反射迟钝，无法言语，双侧肢体仅对疼痛可做出定位反应。
- CT 提示严重的蛛网膜下腔出血、脑室积血和脑积水。
- CT 血管造影显示巨大的胼周动脉瘤，伴有活动性的造影剂外渗。

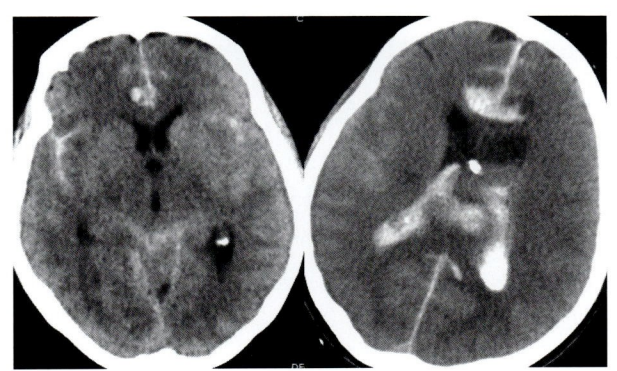

图 40.5a　头 CT 蛛网膜下腔出血及脑室内出血。

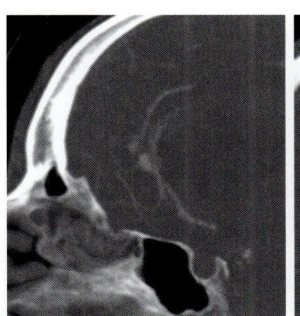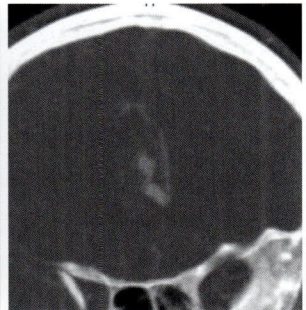

图 40.5b　CTA 显示胼周动脉动脉瘤。

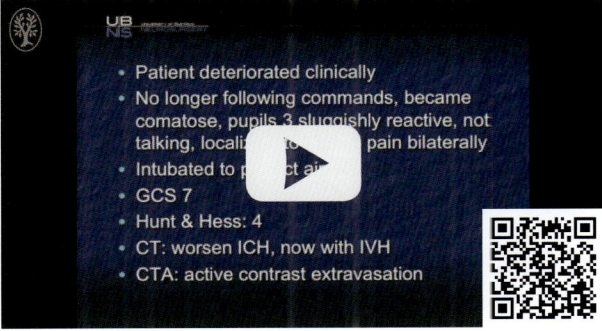

视频 40.5　并发症——动脉瘤在栓塞时再次破裂。

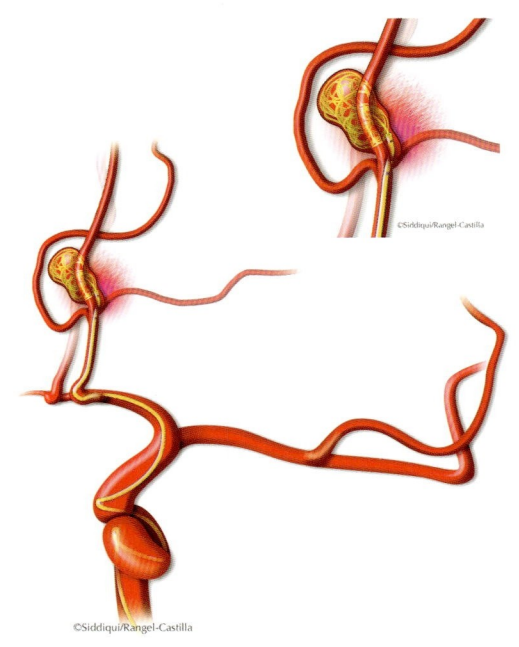

图 40.5c 血管内栓塞术中胼周动脉动脉瘤破裂示意图。

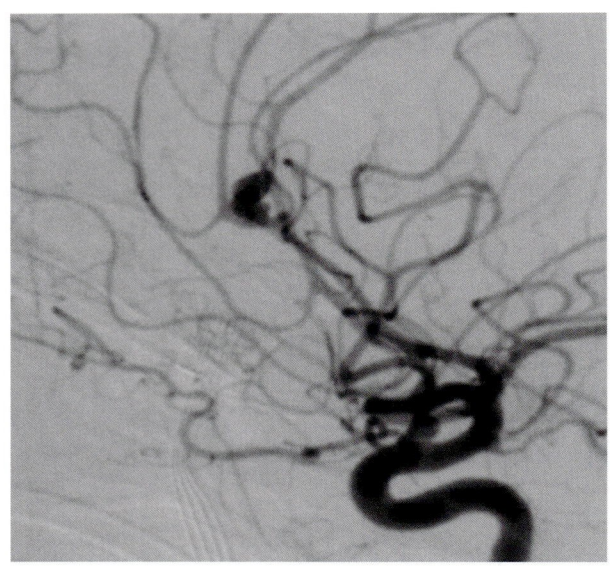

图 40.5d 胼周动脉动脉瘤。

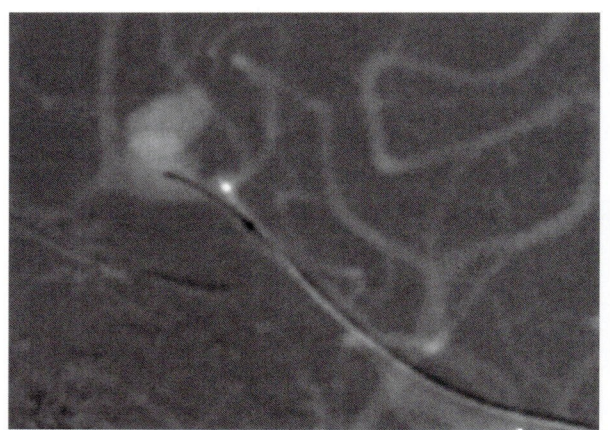

图 40.5e 动脉瘤内的微导丝和微导管。

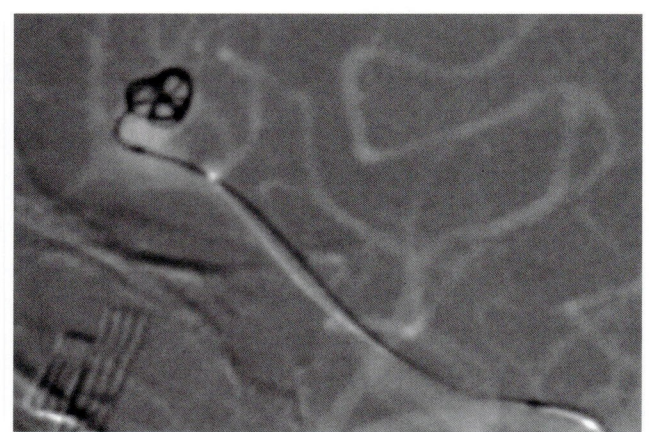

图 40.5f 初始的栓塞。

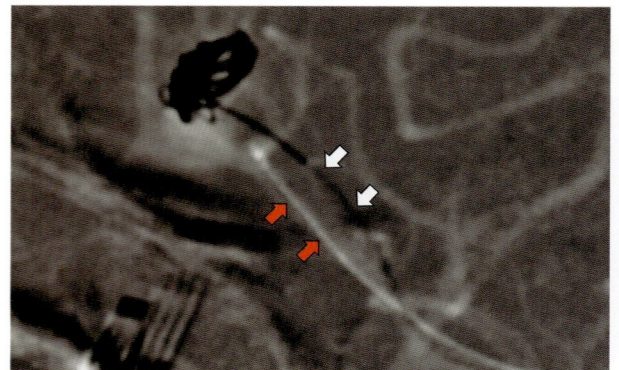

图 40.5g 微导管张力过大导致穿孔。可见微导管的原始位置（红色箭头）和当前位置（白色箭头）。

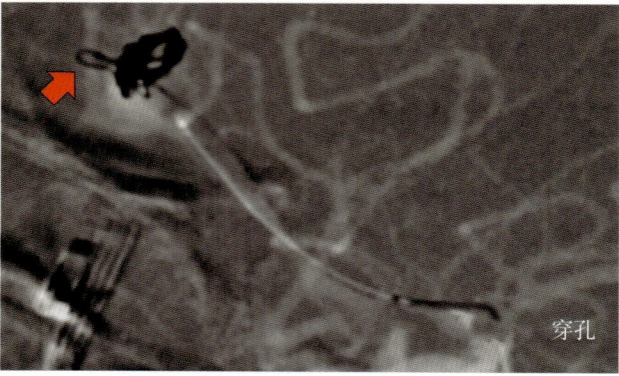

图 40.5h 微导管刺破动脉瘤。

40 血管内治疗的并发症

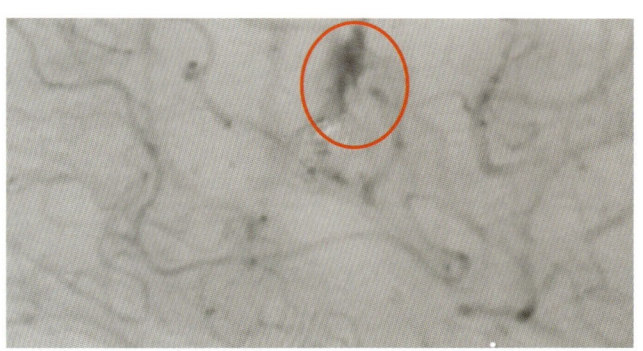

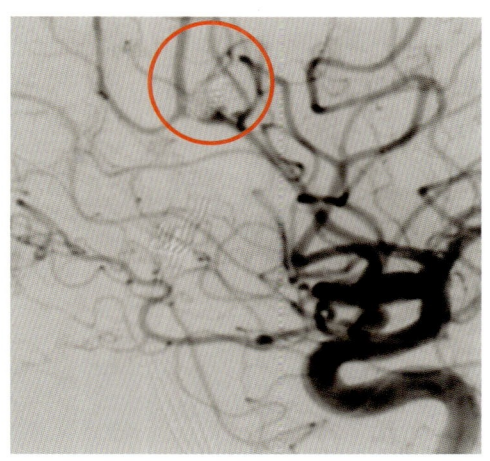

图 40.5i　造影剂外渗。

图 40.5j　动脉瘤完全填塞后,动脉瘤破裂消失。

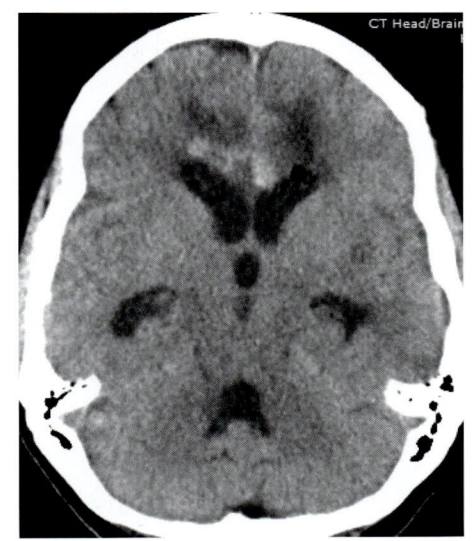

图 40.5k　患者临床症状明显恢复后 3 个月的随访 CT。

器械清单

- 股动脉通路。
  - 微创穿刺套件。
  - 8F 鞘。
- 0.035 英寸导丝。
- Benchmark 071 导尿管(Penumbra)。
- 0.016 5 英寸 Excelsior SL – 10 微导管 (Stryker)。
- 0.014 英寸 Synchro 2 微导丝(Stryker)。
- 多个颅内弹簧圈。
- 6F AngioSeal 经皮闭合装置。

手术过程

该患者在急诊室内进行气管插管和急诊脑室外引流术后,被转送至神经介入手术室。她接受了脑血管造影和针对破裂骈周动脉瘤的血管内栓塞治疗。手术在全麻下通过股动脉通路进行。没有使用肝素。

器械说明

右侧股动脉通路建立后,将 071 导导引管置入左侧颈内动脉。在放大的路径图下,将一根微导管依次超选进入大脑前动脉和骈周动脉。微导管进入瘤腔之前做第二次路图;微导管在微导丝之后缓慢推送进入瘤腔。释放并解脱成篮圈。然后是第二和第三枚螺旋圈。第三枚圈的末段填塞过程中,微导管有推出瘤腔的趋势,此时保持轻柔的推送张力将其维持在瘤腔内,同时继续推送弹簧圈。微导管突然跳动并刺破瘤体。在持续输送弹簧圈的同时缓慢地将微导管撤回瘤腔内。快速的血管造影显示造影剂外渗。通过第四枚弹簧圈完成动脉瘤的填塞;将微导管置于瘤外进行弹簧圈的推送。手术的最后,造影剂渗漏完全消失。

> **提示、技巧和避免并发症**
>
> - 如果穿孔是微导丝引起的,处理方法是继续栓塞。如果是微导管或弹簧圈引起的,不应将其撤回,因为这可能会导致更严重的损伤。在瘤外释放部分弹簧圈,然后将微导管撤回至瘤腔内,继续释放弹簧圈。在撤出导致初始穿孔的微导管之前,可以将第二根微导管超选进入动脉瘤内。
> - 处理破裂动脉瘤时,应选择稍小尺寸的初始成篮圈。例如,对于 6 mm×7 mm 的动脉瘤,安全的成篮圈尺寸应当在 5 mm×(8~10)cm。

病例概览　　病例 40.6　破裂前交通动脉瘤栓塞术中大脑中动脉闭塞

- 56 岁女性,因严重的头痛和意识障碍被送入急诊。体检显示她清醒而警觉,但思维混乱,没有局灶性神经功能障碍。她有高血压和吸烟史。
- 计算机断层扫描(CT)显示广泛的蛛网膜下腔出血(SAH)。
- CT 血管造影显示前交通动脉(ACoA)动脉瘤。

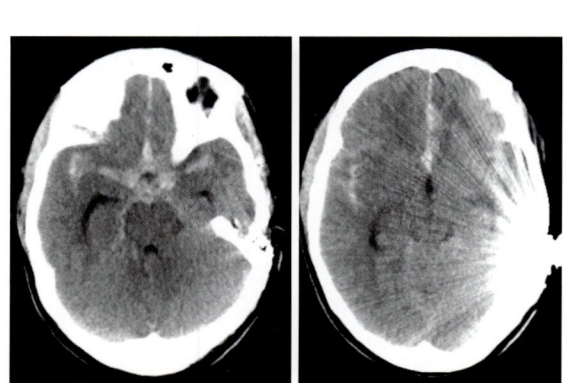

图 40.6a　头颅 CT 显示弥漫性 SAH。

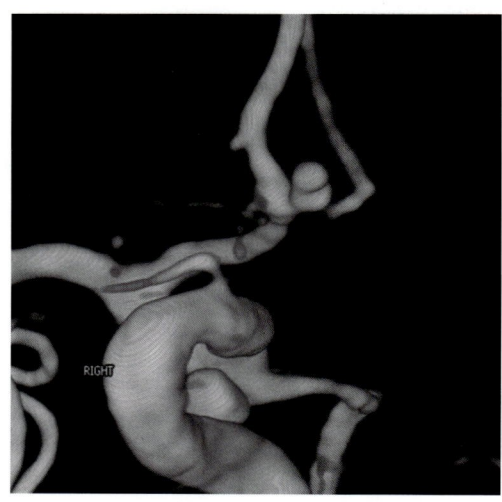

图 40.6b　前交通动脉瘤。

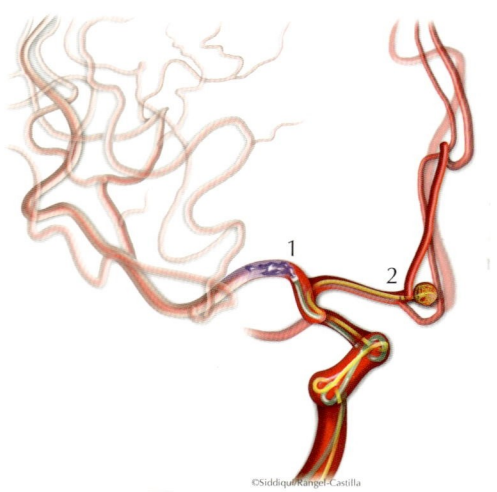

图 40.6c　血管内栓塞前交通动脉瘤过程中出现右侧 MCA 闭塞示意图。

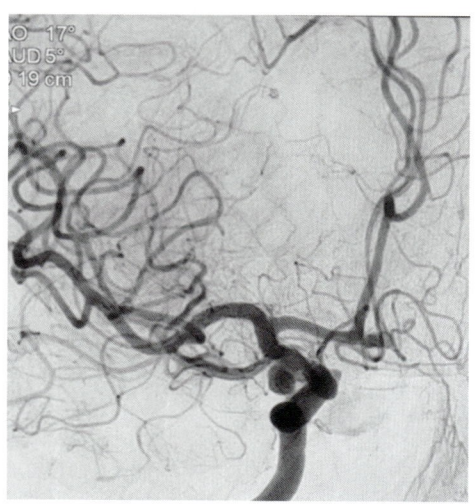

图 40.6d　初始的右侧 ICA 血管造影。

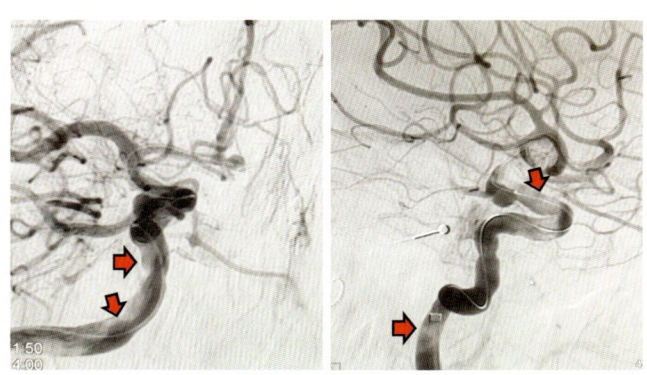

图 40.6e 前交通动脉瘤腔内的微导管。早期动脉内血栓形成（箭头）。

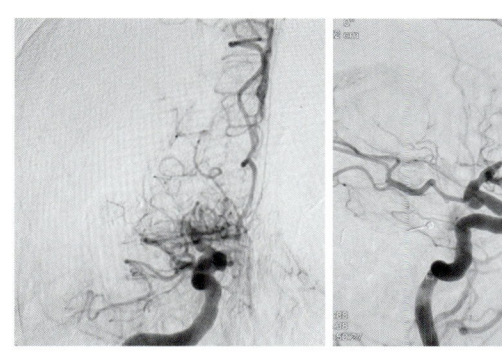

图 40.6f 右 MCA 闭塞（TICI 0 级）。

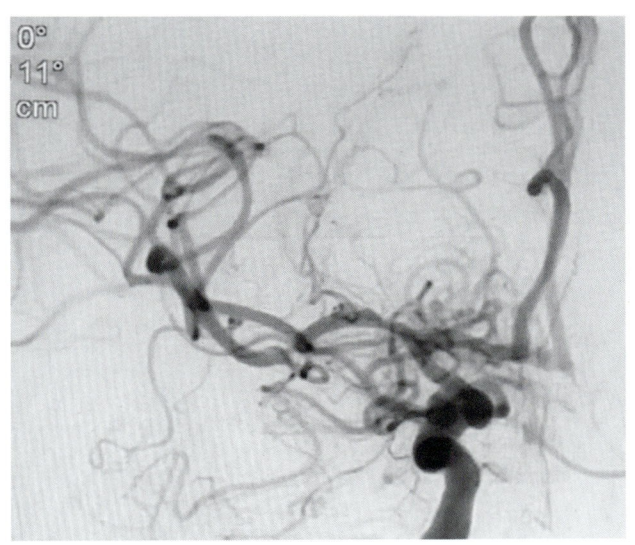

图 40.6g 机械取栓后右 MCA 血运重建（TICI 3 级）。

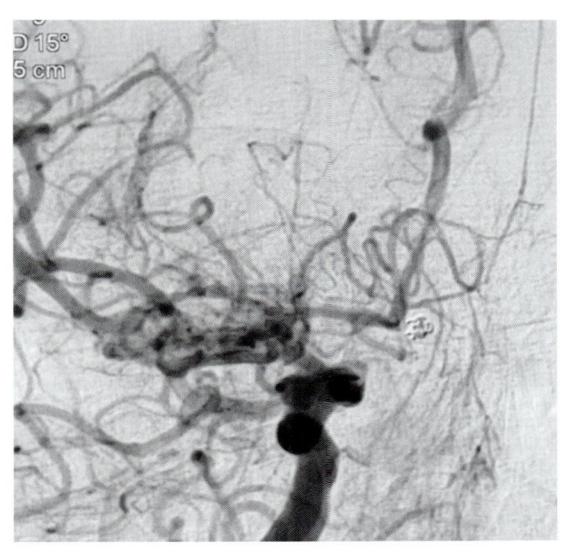

图 40.6h 弹簧圈将动脉瘤完全栓塞。

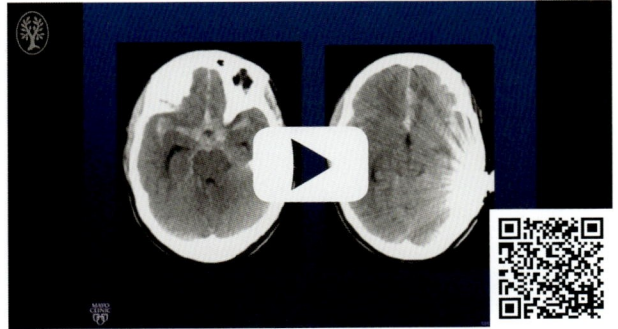

视频 40.6 并发症——破裂动脉瘤栓塞时急性血栓栓塞形成。

> **手术过程**
>
> 该患者进行脑血管造影和破裂前交通动脉瘤的血管内栓塞治疗。手术在全麻下通过股动脉通路进行。未使用肝素。

器械清单

- 动脉瘤栓塞手术。
  - 标准股动脉通路。
- 微创穿刺套件(2)。
- 6F 鞘。
  - 0.035 英寸导丝。
  - Envoy XB DA 管(Codman)。
  - 0.016 5 英寸 Excelsior SL-10 微导管(Stryker)。
  - 0.014 英寸 Synchro 2 微导丝(Stryker)。
  - 多个颅内弹簧圈。
- 机械取栓术。
  - 股动脉通路。
- 微创穿刺套件。
- 8F 鞘。
  - 0.035 英寸导丝。
  - Neuron MAX 088 导管(Codman)。
  - 6F Sofia Plus 导管(Microvention)。
  - 0.027 英寸微导管(Penumbra)。
  - 0.014 英寸 Synchro 2 微导丝(Stryker)。
  - 8F AngioSeal 经皮闭合装置。

器械说明

建立股动脉通路后,将 6F 导引导管置入右侧颈内动脉(ICA)。在放大的路径图下,将 0.016 5 英寸的微导管缓慢超选进入右侧大脑前动脉和动脉瘤腔内。填塞弹簧圈之前复查造影,我们观察到颈内动脉内沿着微导管走行出现非闭塞性的血栓。撤出微导管后推注 3 000 单位肝素。复查血管造影示右侧大脑中动脉闭塞(TICI 0 级)。迅速将 6F 导引导管更换为更大的导管。将一根更大直径的抽吸导管在 0.014 英寸微导丝的支撑下超选进入 MCA 达到血栓的近心端。撤出微导丝并将抽吸导管连接至抽吸泵。数分钟后撤出导管。血管造影显示 MCA 获得完全再灌注(TICI 3 级)。追加了 2 000 单位肝素之后继续填塞动脉瘤。将最初的 0.016 5 英寸微导管推送入动脉瘤后,仅需一个小的成篮圈就可以将动脉瘤完全闭塞。

提示、技巧和避免并发症

- 在颅内动脉瘤的血管内栓塞手术中,血栓形成的发生率为 2.9%~6%。这种并发症在女性和吸烟者中更为常见。
- 动脉瘤栓塞过程中发生血栓栓塞并发症时,动脉内使用低剂量的阿昔单抗(10~12 mg)是常用的有效处理方法。
- 应将颅内大动脉的血栓栓塞当成急性卒中,采用机械取栓的方法来处理。
- 针对血管内栓塞术中出现的血栓事件,尿激酶和组织型纤溶酶原激活物治疗中不再被视为首选,因为这些药物会引发颅内出血等并发症。
- 在破裂动脉瘤的血管内栓塞术中,我们推荐使用低剂量肝素(2 000~3 000 单位)。
- 在专注于动脉瘤的弹簧圈填塞时,请时刻关注整个颅内血管系统,并始终留意潜在的血栓栓塞风险。在手术前后进行完整的颅内血管造影以进行比对。

| 病例概览 | 病例 40.7　血流导向装置术中短缩 |

- 48 岁女性，因严重头痛前来就诊。她有偏头痛和高血压病史。神经系统检查正常。影像学检查显示右侧颈内动脉（ICA）海绵窦段动脉瘤。她采用保守治疗，每年复查。
- 1 年后，她前来进行临床和影像学随访。复查的计算机断层扫描（CT）血管造影显示右侧颈内动脉（ICA）动脉瘤增大。此刻的动脉瘤有了治疗的指征。由于其位置在 ICA 的侧壁，血流导向装置是一个治疗选择。

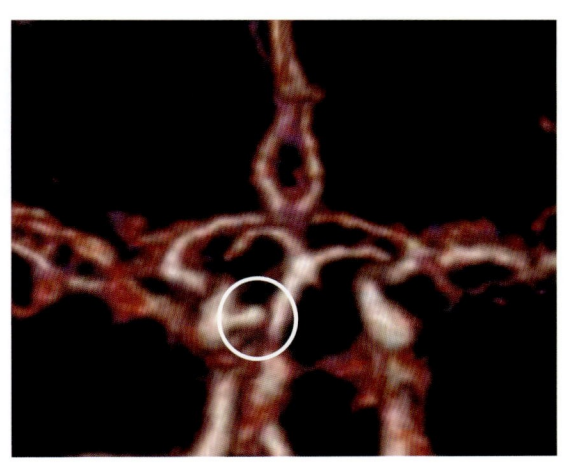

图 40.7a　CTA 显示右侧 ICA 动脉瘤增大。

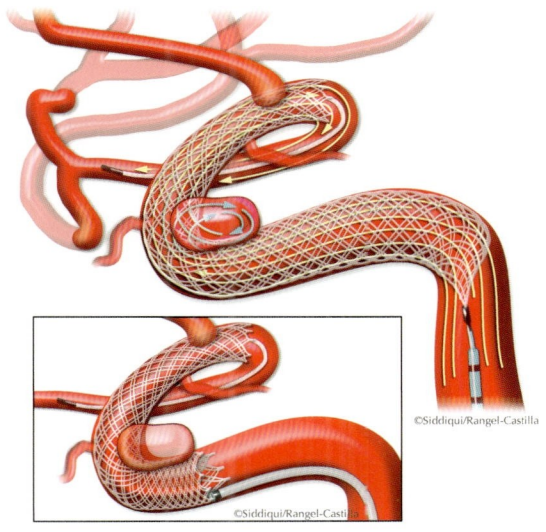

图 40.7b　血流导向装置短缩示意图。

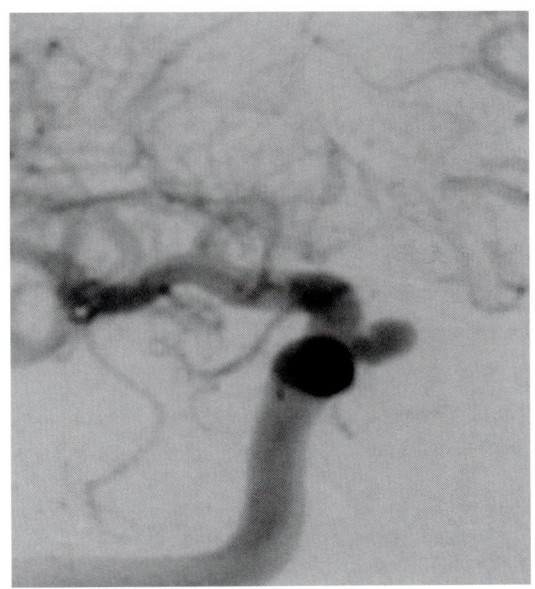

图 40.7c　ICA 动脉瘤。

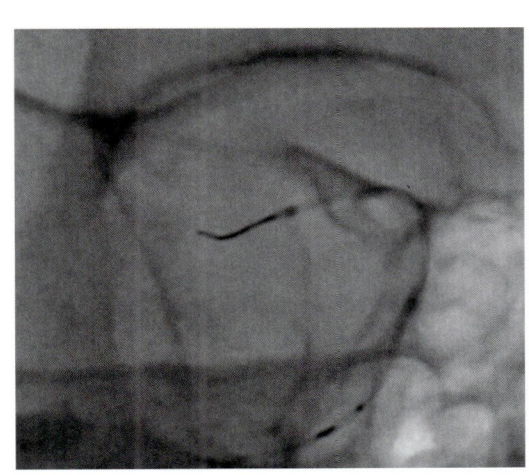

图 40.7d　血流导向装置植入前。

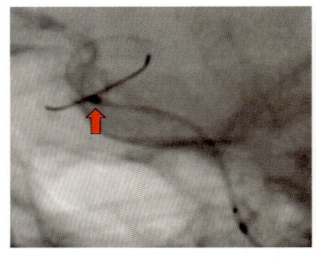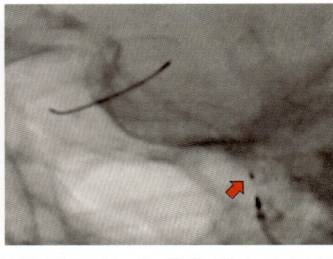 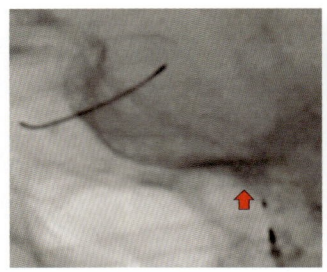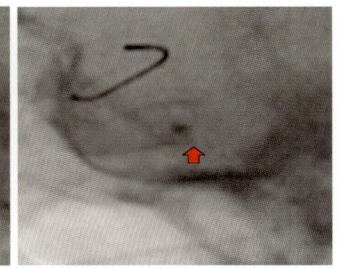

图 40.7e 血流导向装置的释放过程（红色箭头指向支架近端）。

图 40.7f 微导管跟进远端微导丝时，血流导向装置出现意外的短缩（红色箭头指向支架近端）。

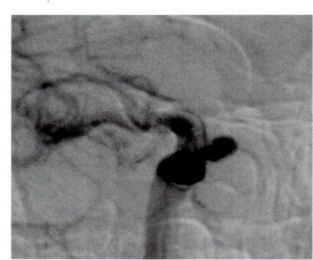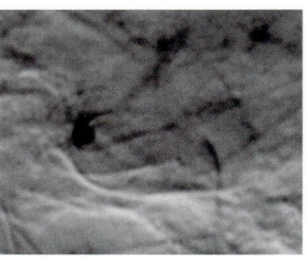 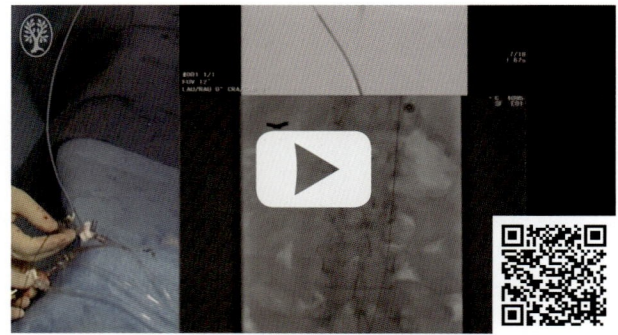

图 40.7g 单个血流导向装置完全覆盖瘤颈，瘤内出现血流淤滞。

视频 40.7 并发症——血流导向装置短缩。

手术过程

该患者接受了脑血管造影和右侧颈内动脉（窝）动脉瘤的血管内栓塞治疗。术前患者每天服用 325 mg 阿司匹林和 75 mg 氯吡格雷，连续 7 天。手术在全麻下通过股动脉通路进行。使用 4 000 单位肝素将活化凝血时间维持在 250 秒以上。

器械清单

- 股动脉通路。
  - 微创穿刺套件。
  - 6F 鞘。
- 0.038 交换导丝。
- Envoy XB DA 导管（Codman）。
- 0.021 英寸 Marksman 微导管（Medtronic）。
- 0.014 英寸 Synchro 2 微导丝（Stryker）。
- 3.5 mm×18 mm Pipeline Flex（Medtronic）。
- 6F AngioSeal 经皮闭合装置。

器械说明

针对 ICA 侧壁型动脉瘤，最佳治疗方法是血流导向支架。首先将 6F 导引导管置入 ICA 的岩骨段。在放大的路径图下，将 0.021 英寸微导管在微导丝引导下超选进入大脑中动脉。将微导丝更换为血流导向支架。微导管轻微回撤至 ICA 分叉处。从 ICA 末端至海绵段释放血流导向支架。一旦支架完全释放后，推送微导管穿越支架，继续向前以捕捉远端输送导丝的尖端；不幸的是，微导管推动支架导致明显前缩。血管造影仍显示良好的瘤颈覆盖而无末端内漏的证据。无须使用第二个支架重叠覆盖。

提示、技巧和避免并发症

- 血流导向支架的尺寸、释放和着陆点仍然是问题的关键。尺寸过大可能导致支架延长并失去血流分流的效果，而尺寸过小则可能导致贴壁不良、支架移位或短缩。
- 对于宽颈、大型和巨大颅内动脉瘤，短缩和支架移位往往更为常见。对于小型动脉瘤，支架短缩可能导致瘤颈覆盖不全但无脱垂现象，这可以通过第二枚支架来纠正，因为其远端通道还在。
- 延迟或即刻的前缩发生与否，取决于支架在腔内的拉伸程度，以及远、近两端着陆区静摩擦动力的大小。与其他支架相比，更低的径向支撑力会导致着陆区域的静摩擦力变得更小。
- 在大型或巨大动脉瘤腔内，支架的过度扩张和移位也是有可能发生的。因为血流的动能会直接作用在支架的悬空部分，在巨大或大型的动脉瘤腔内，其周围缺少足够的支撑。
- 在近端和远端着陆区套叠支架可以防止短缩和脱垂。

病例概览 — 病例 40.8 血流导向装置治疗基底动脉的巨大梭形动脉瘤后发生致命性脑干出血

- 62 岁男性，因眩晕、头晕和频繁摔倒就诊。他的神经系统检查正常，有高血压和吸烟史。
- 影像学检查显示迂曲扩张的基底动脉（BA）动脉瘤，给予阿司匹林保守治疗，并要求 6 个月后复诊。
- 4 年后患者症状明显加重，出现后组脑神经障碍，以及严重的眩晕、头晕、呕吐，并需要使用助行器。
- 血管造影复查显示迂曲扩张的 BA 动脉瘤显著增大。

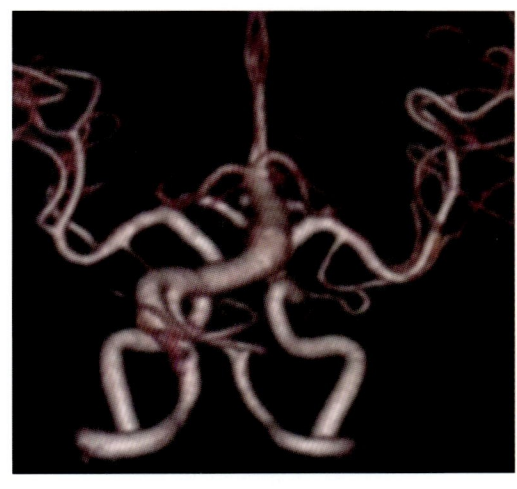

图 40.8a　CTA 显示基底动脉迂曲扩张的动脉瘤。

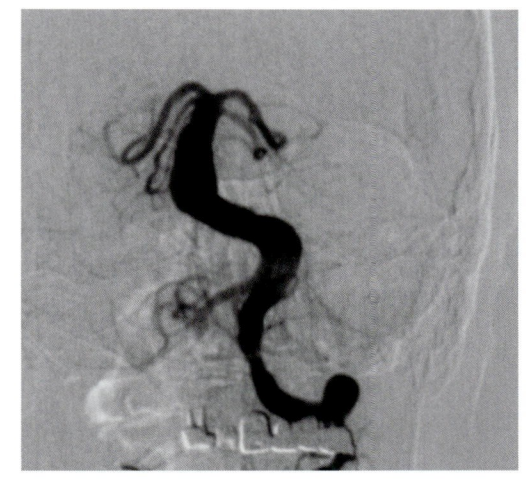

图 40.8b　初始的血管造影。

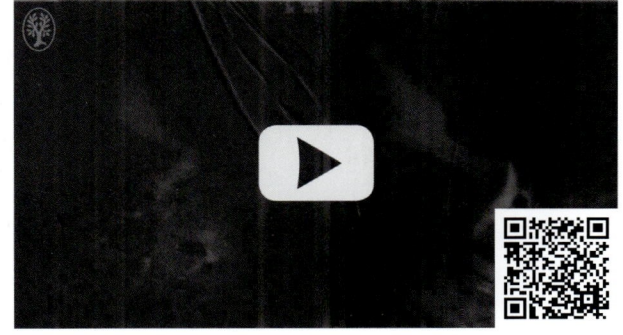

视频 40.8　并发症——急性致死性基底动脉动脉瘤破裂。

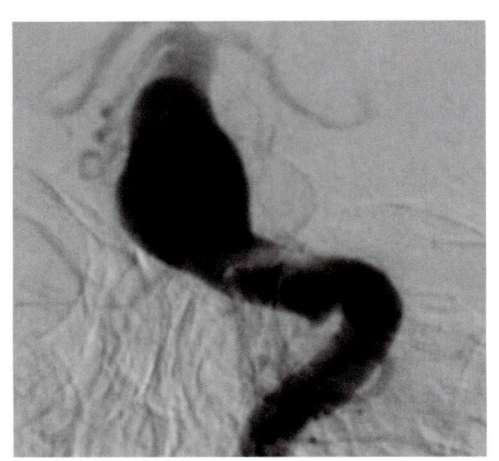

图 40.8c 4 年后复查的血管造影。

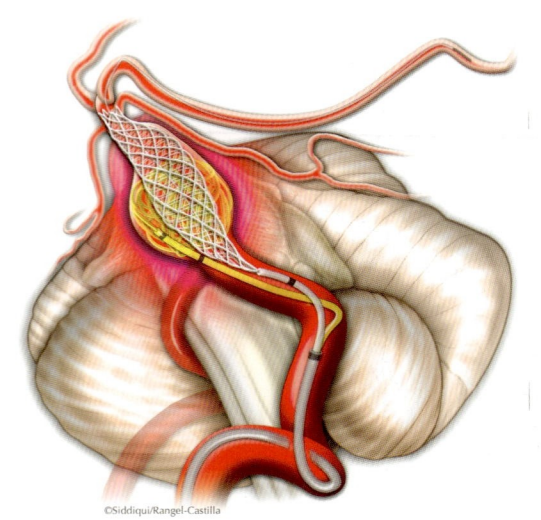

图 40.8d 颈动脉支架和弹簧圈治疗基底动脉蛇形动脉瘤的示意图。

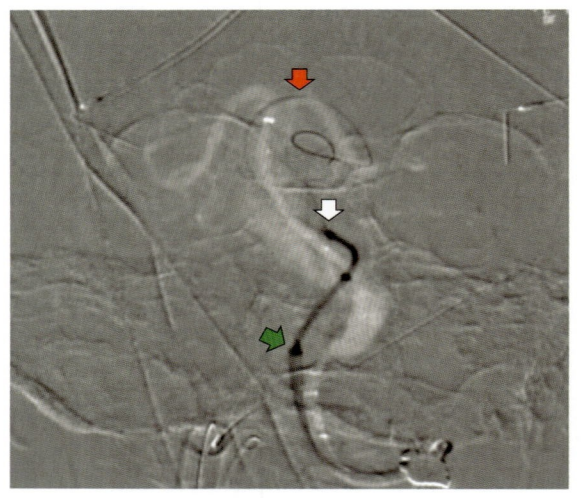

图 40.8e 左侧大脑后动脉的微导管（红箭头）、中间导管（白箭头）、导引导管（绿箭头）。

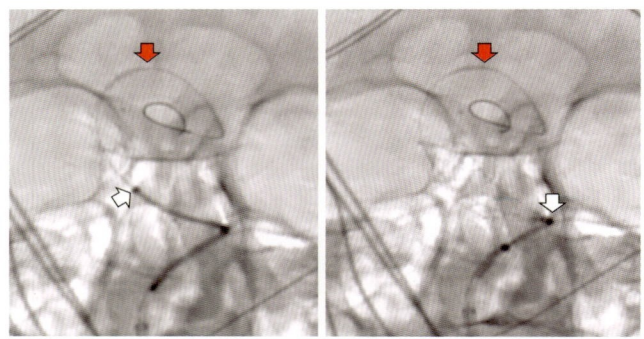

图 40.8f 逐渐释放支架。远端（红色箭头）和近端（白色箭头）。

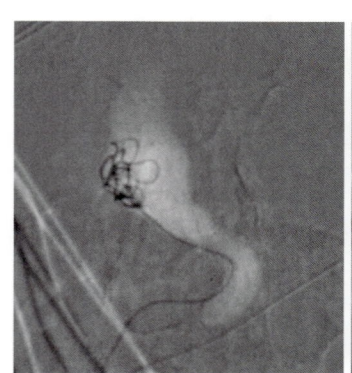
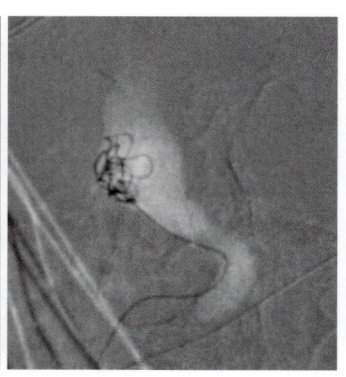

图 40.8g 填塞弹簧圈。

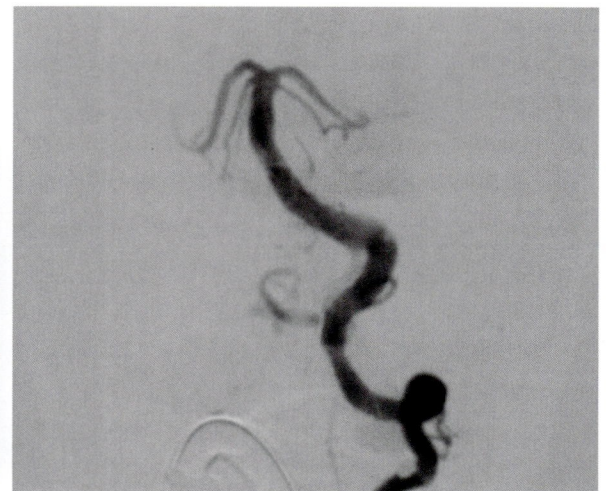

图 40.8h 血管内治疗后数小时，患者神经功能明显持续恶化，需要插管抢救。

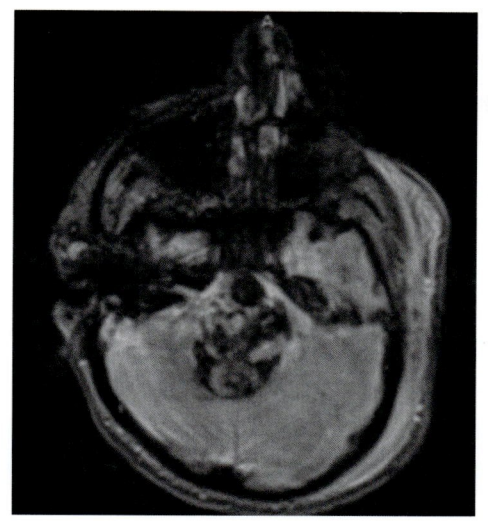

图 40.8i 手术后 24 小时，患者继续恶化，神经反射微弱。磁共振显示严重的脑干出血。

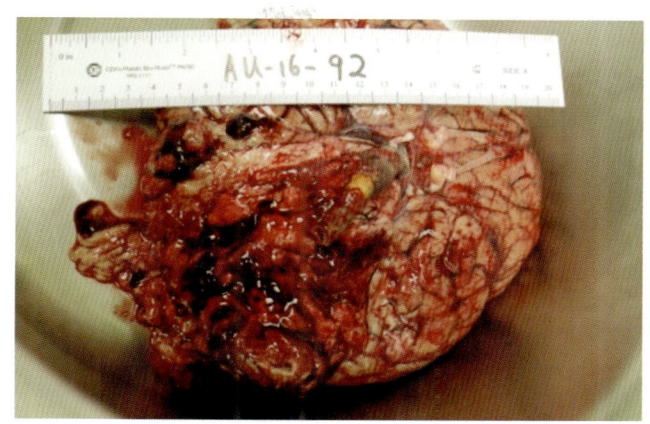

图 40.8j 病理标本显示致死性脑干出血。

手术过程

该患者采用血流导向装置和弹簧圈治疗他的基底动脉的巨大梭形动脉瘤。术前每天服用 325 mg 阿司匹林和 75 mg 氯吡格雷，持续 7 天。手术在全麻和神经电生理监测下进行。双侧股动脉置管。使用 5 000 单位肝素将活化凝血时间维持在 250 秒以上。

器械清单

- 双侧股动脉通路。
  - 微创穿刺套件(2)。
  - 8F 鞘(2)。
- 0.035 英寸泥鳅导丝。
- Neuron MAX 088 导管(Penumbra)。
- Benchmark 071 导管(Penumbra)。
- Sofia 5F 中间导管(Microvention)。
- 0.016 5 英寸 Excelsior SL-10 45°角微导管(Stryker)。
- 0.014 英寸 Synchro 2 微导丝(Stryker)。
- Roadsaver 颈动脉支架 7 mm × 25 mm(Terumo)。
- 多个颅内弹簧圈。
- 8F AngioSeal 经皮闭合装置(2)。

器械说明

迂曲扩张的基底动脉(BA)动脉瘤可能是治疗最为复杂且具有较高死亡率的颅内动脉瘤之一。由于患者神经系统迅速恶化，我们决定进行治疗动脉瘤。

由于椎基底动脉的尺寸排除了目前市场上所有的颅内血流导向支架；因此，在经过食品和药物管理局的批准后，我们采用了一种具有血流导向功效的颈动脉支架。Roadsaver 采用镍钛双层微网设计，提供良好的贴壁性和顺应性以适应迂曲的血管解剖，同时能保持穿支的通畅性。

在全身麻醉下，分别将 088 导引导管和 071 导引导管置入左和右侧椎动脉，随后将携带一枚支架的中间导管推送至基底动脉尖端。经过多次尝试，最终成功释放了支架。通过 071 导管，微导管穿越支架进入动脉瘤，对存在延迟性破裂风险的特定区域进行了多枚弹簧圈填塞治疗。

手术后，患者拔管并保持稳定状态，神经系统障碍与术前相同。

> **提示、技巧和避免并发症**
>
> - 迂曲扩张性动脉瘤的治疗仍然具有争议性,并在技术上面临着巨大挑战。抗凝和抗血小板治疗并未带来益处,但由于较低的破裂出血概率和较高的缺血性卒中风险,它们的使用仍然是合理的。
> - 微血管和血管内治疗的发病率和死亡率高。没有理想的治疗方案,每个患者都应当进行个体化治疗。
> - 一旦确诊为迂曲扩张性基底动脉动脉瘤,就应立即启动治疗。推迟治疗直到患者出现症状或症状加重是常见的错误。这些复杂动脉瘤的自然病史很糟糕,生长和病情恶化都很快。

病例概览 病例 40.9 Onyx 栓塞治疗动静脉畸形后微导管残留

- 18 岁男性,有癫痫病史,与右顶枕叶动脉静脉畸形(AVM)相关。患者的神经系统检查正常。
- 脑血管造影显示大型的Ⅲ级 AVM,其供血主要来自双侧大脑后动脉和大脑中动脉,通过浅表引流静脉进入上矢状窦。
- 患者曾接受了两次分阶段的栓塞治疗,并在手术切除前进行了第三次栓塞治疗。

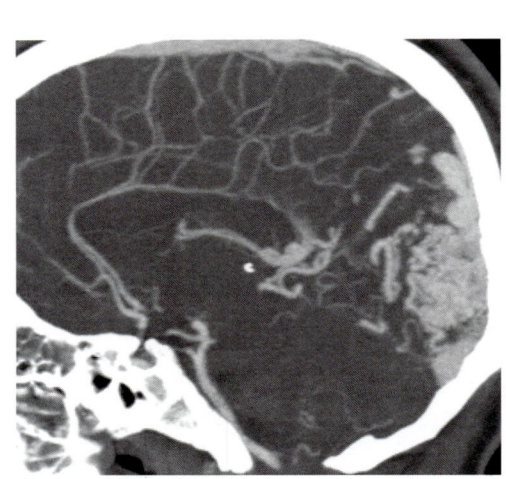

图 40.9a　CTA 显示枕部的大型 AVM。

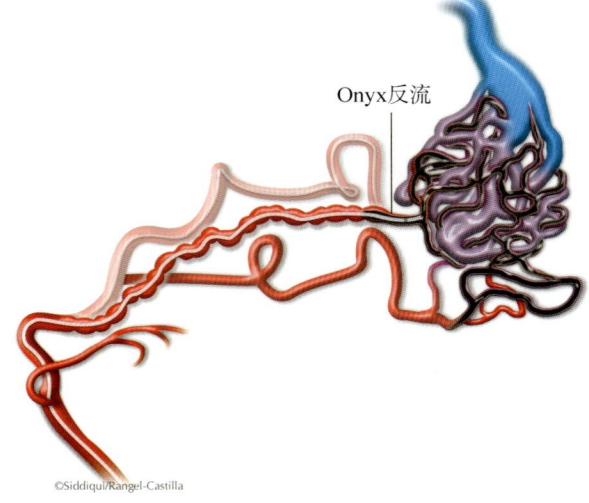

图 40.9b　Onyx 栓塞 AVM 时,微导管残留的示意图。

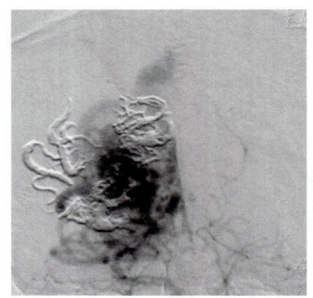

图 40.9c　血管造影显示部分栓塞后的大型 AVM。

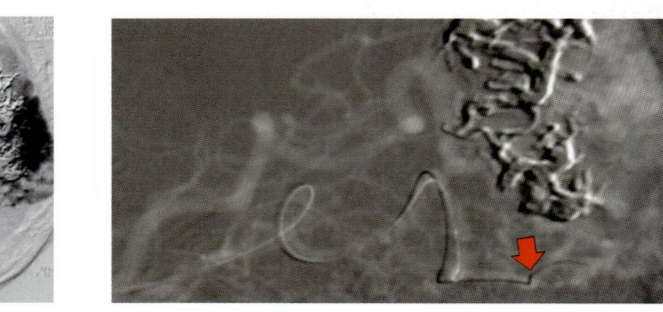

图 40.9d　微导管通过 PCA 下干进入 AVM 巢团底部。

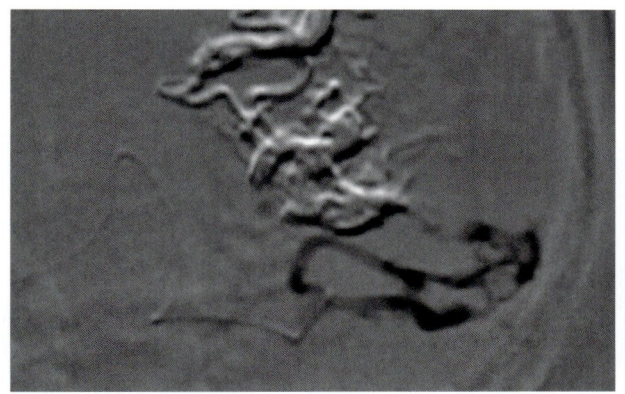

图 40.9e Onyx 栓塞过程。

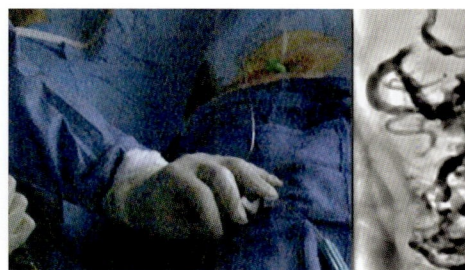

图 40.9f 明显的 Onyx 反流粘连微导管。

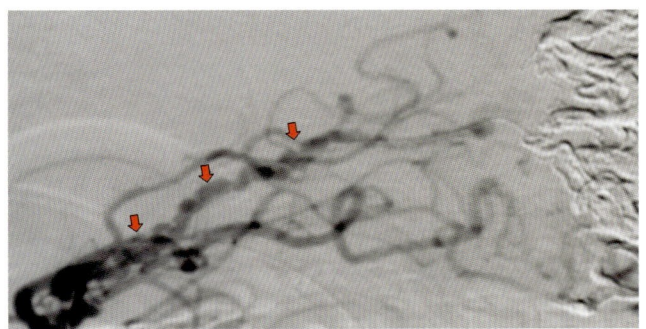

图 40.9g 轻微牵拉微导管导致 PCA 血管痉挛。

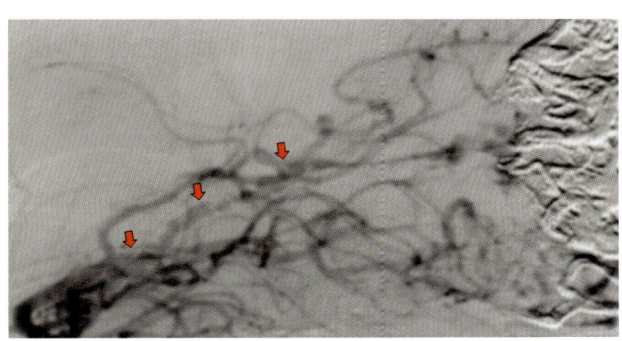

图 40.9h 严重的 PCA 血管痉挛导致 PCA 近全闭塞。

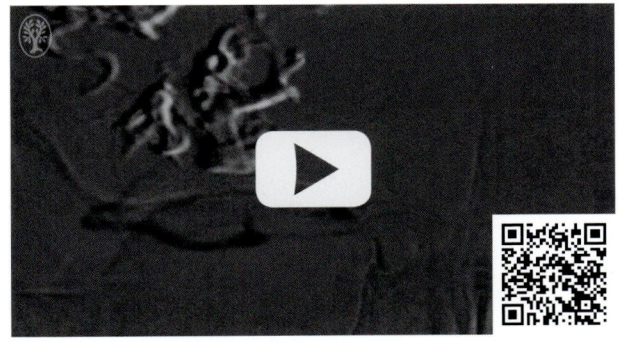

视频 40.9 并发症——Onyx 栓塞 AVM 后微导管残留。

手术过程

该患者进行了脑血管造影,并通过 Onyx 对大型 AVM 进行部分栓塞。手术在全麻下通过股动脉通路进行。应用 5 000 单位肝素将活化凝血时间维持在 250 秒以上。

器械清单

- 股动脉通路。
  - 微创穿刺套件。
  - 6F 鞘。
- 0.038 英寸导丝。
- Benchmark 071 导管（Penumbra）。
- 0.017 英寸 Headway DUO 微导管（Microvention）。
- 0.014 英寸 Synchro 2 微导丝（Stryker）。
- 二甲基亚砜（DMSO）（Medtronic）。
- Onyx（乙烯乙烯醇共聚物）18（Medtronic）。
- 6F AngioSeal 经皮闭合装置。

器械说明

将 071 导引导管置入左侧椎动脉 V3 段。在放大的路径图下，将直径为 0.017 英寸的 DMSO 兼容微导管通过右侧大脑后动脉的下干，到达 AVM 底部。微导管造影确认导管位置及其与 AVM 巢团和引流静脉的关系。先采用 DMSO 灌洗微导管，再缓慢向 AVM 注入 Onyx 18，直到出现回流。45 秒后继续注射 Onyx，相当一大部分的 AVM 被闭塞。由于前次和本次注入之 Onyx 铸型之间的混杂和干扰，不经意间忽略了沿着微导管的较为显著的 Onyx 反流（超过 3 cm）。回抽注射器的同时回撤微导管，但遇到明显的阻力。在 1 小时内缓慢、轻柔地多次尝试拔除微导管，均未成功。大脑后动脉出现严重的血管痉挛和狭窄。遂决定在髂部剪断微导管并留置于原位。启用阿司匹林以预防血栓形成。

提示、技巧和避免并发症

- 尽管 Onyx 具有不黏性，但仍有报道称微导管因 Onyx 而黏附在脑血管内的情况。使用尖端可解脱微导管（例如，Medtronic 的 Apollo）已降低了这种并发症的发生率。
- "推拉"技术包括推送容纳微导管的大口径的支撑导管，使其对 Onyx 铸型施加平衡的"推"力，从而增加作用在微导管上的拉力，并使周围血管的位移最小化。我们推荐在大多数 AVM 的栓塞治疗中使用中间导管。
- 应考虑残留微导管的血栓栓塞风险。对于残留微导管的处理尚无共识。我们主张使用单一的抗血小板药物。随着时间的推移，导管似乎会融入血管壁中。
- 通过持续不断地跟踪 Onyx 的反流、使用尖端可解脱微导管以及中间导管来产生平衡助推力，可以避免微导管的滞留。

病例概览　病例 40.10　使用血流导向装置 Floss 技术挽救椎动脉夹层及闭塞

- 28 岁男性，因头痛和癫痫检查发现 Spetzler-Martin 3 级的枕叶动脉静脉畸形（AVM）。患者的神经系统检查正常。
- 患者接受了数次分期栓塞治疗，目前正在进行另一次栓塞治疗。

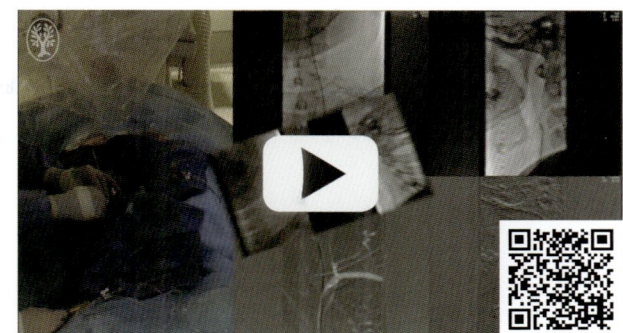

视频 40.10 并发症——血流导向装置治疗医源性椎动脉夹层。

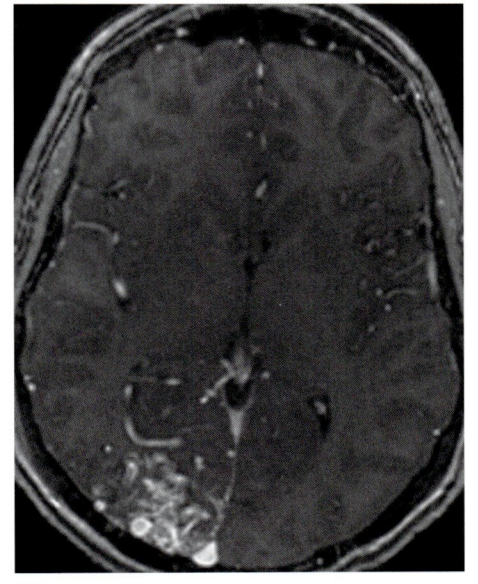

图 40.10a CTA 显示枕部 AVM。

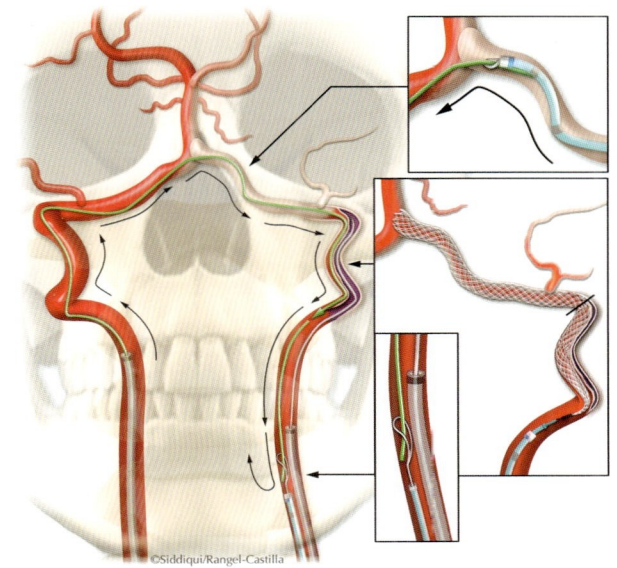

图 40.10b 使用血流导向装置 Floss 技术挽救椎动脉夹层/闭塞的示意图。

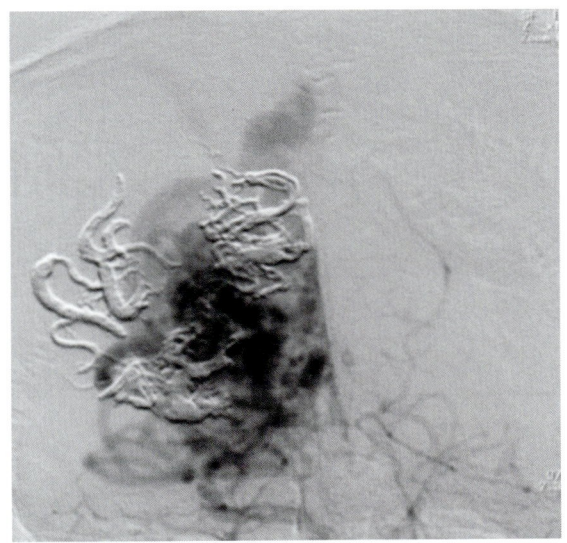

图 40.10c 血管造影显示对大型 AVM 进行的部分栓塞。

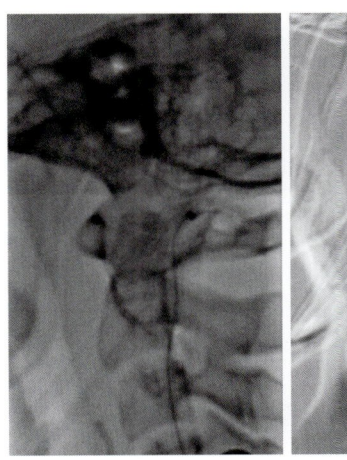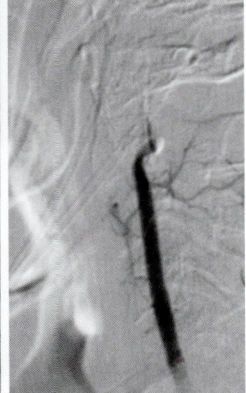

图 40.10d 导引导管在椎动脉 V3 段造成内皮损伤、夹层和闭塞。

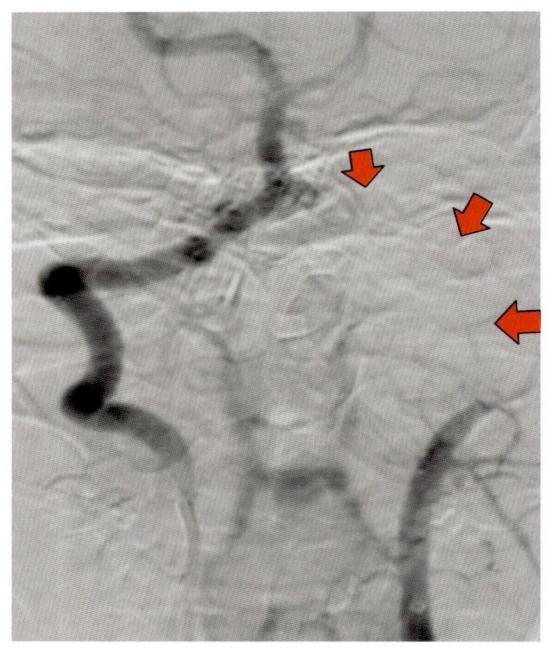

图40.10e 双侧椎动脉造影显示夹层段(箭头)。

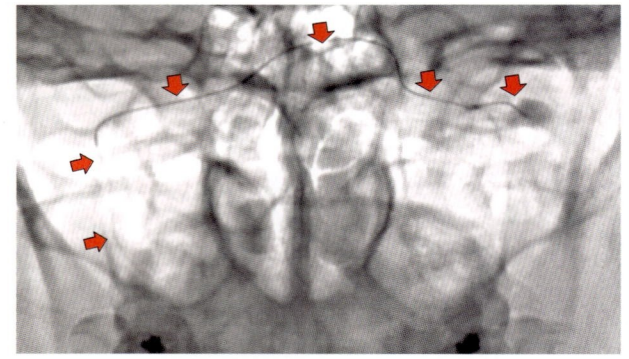

图40.10f 微导管从右侧椎动脉进入左侧椎动脉(Floss技术)。

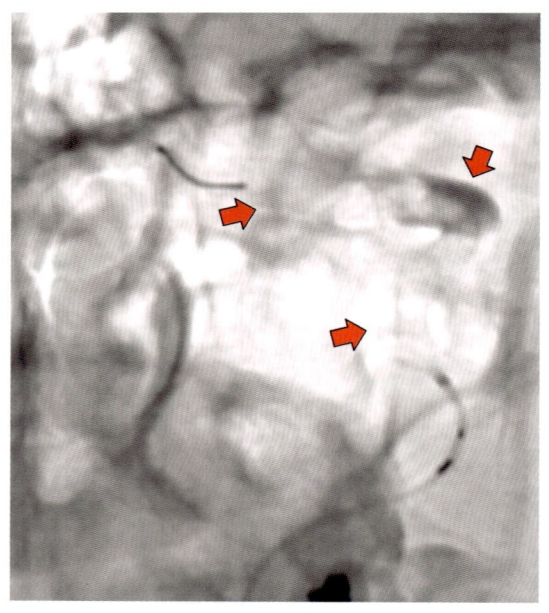

图40.10g 血流导向装置放置。

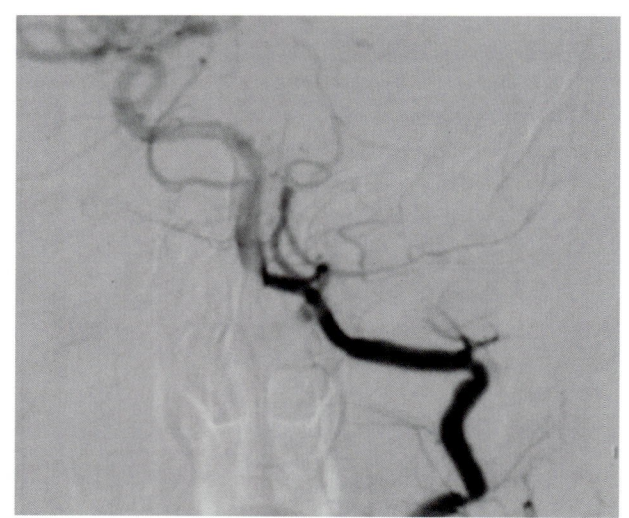

图40.10h 成功重建左侧椎动脉和PICA的血运。

> **手术过程**
>
> 　　该患者进行脑血管造影，并采用Onyx对大型AVM进行部分栓塞。手术在全麻下通过股动脉和左侧椎动脉通路进行。术中使用5 000单位肝素将活化凝血时间维持在250秒以上。在建立颅内动脉通路时，左侧椎动脉出现夹层并导致椎动脉和小脑后下动脉(PICA)的闭塞。建立左侧股动脉通路。给予负荷剂量的双抗(650 mg阿司匹林和600 mg氯吡格雷)。

器械清单

- 股动脉通路。
  - 微创穿刺套件。
  - 6F 鞘。
- 0.038 英寸泥鳅导丝。
- Benchmark 071 导管（Penumbra）。
- 0.017 英寸 Headway DUO 微导管（Microvention）。
- 4 mm ONE Snare（Merit Medical）。
- 0.027 英寸 Marksman 微导管（Medtronic）。
- 0.014 英寸 Synchro 2 微导丝（Stryker）。
- 4.5 mm×20 mm Pipeline Flex（Medtronic）。
- 6F AngioSeal 经皮闭合装置。

器械说明

建立右股动脉通路后，通过 0.038 英寸的导丝将 6F 导引导管置入左侧椎动脉（VA）的 V2～V3 段。不慎将导丝推进至椎动脉的 V4 段。立即行血管造影显示 VA 和 PICA 闭塞，这是人为损伤导致的动脉夹层进而闭塞。必须通过血管内治疗进行再通。

建立左侧股动脉通路后，将 5F 诊断性导管超选入右侧 VA。在血管造影的引导下，将 0.017 英寸的微导管依次超选进入右侧 VA、基底动脉和左侧 VA，并穿越左侧 VA 的夹层段。同时将 0.027 英寸的微导管通过左侧 VA 的导引导管向前推进。使用 4 mm 套圈将 0.027 微导管从左侧推送至右侧 VA（floss 技术）。进入右侧 VA 将 0.027 英寸的微导管引导至夹层的远端，确认微导管位置满意且位于动脉真腔中，而非夹层的假腔。

0.027 英寸导管进入左侧 V4 远端后，释放两枚支架（Pipeline）以重建 VA 和 PICA。

通过手术实现了足够的血管再灌流，患者的神经功能保持完好无损。

提示、技巧和避免并发症

- 医源性椎动脉损伤（夹层、穿孔、闭塞）可通过谨慎操作导丝和导管来预防。不应将粗大的导丝（0.035 英寸、0.038 英寸）推进至椎动脉的 V4 段。
- 大多数椎动脉或颈内动脉的夹层在没有引起明显的血流下降或血管闭塞的情况下，通常采用抗血小板药物或抗凝治疗。
- 对椎动脉夹层/闭塞的血管内修复包括将夹层的血管瓣和血管壁压在一起；可以通过球囊扩张术或支架重建来实现。在进行任何的后续修复之前，确认微导管位于血管的真腔内是极为重要的。

病例概览 | 病例 40.11 锁骨下动脉支架移位至主动脉弓及挽救性手术

- 51 岁女性，因颈部屈伸时头痛、头晕和眩晕的亚急性发作前来神经科就诊。她的神经系统检查正常。这些症状可通过屈伸颈部诱发。她没有明显的既往病史。颈椎的神经影像学检查结果为阴性。
- 多普勒超声检查显示左侧椎动脉（VA）呈现逆行血流，提示左侧锁骨下动脉（SA）窃血综合征。
- 数字减影血管造影显示右侧椎动脉通畅，左侧椎动脉之所以呈现逆行血流，是因其左侧锁骨下动脉严重狭窄。

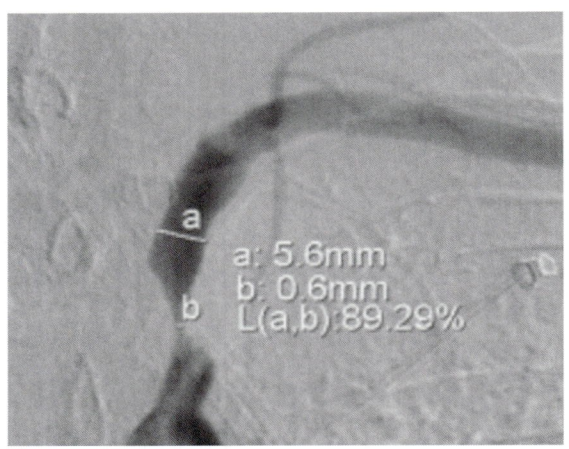

图 40.11a 左侧锁骨下动脉重度狭窄。

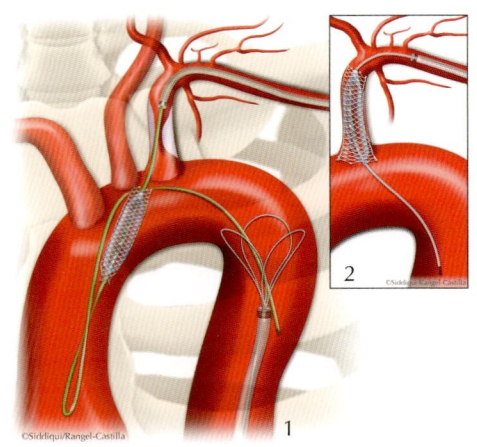

图 40.11b 锁骨下动脉支架移位入主动脉弓及挽救性手术的示意图。

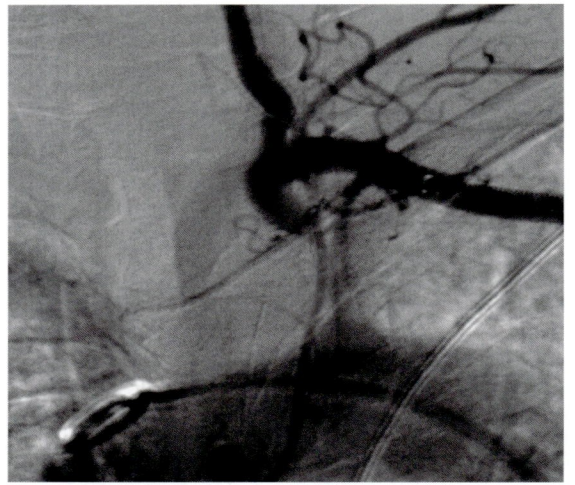

图 40.11c 主动脉造影显示狭窄长度。

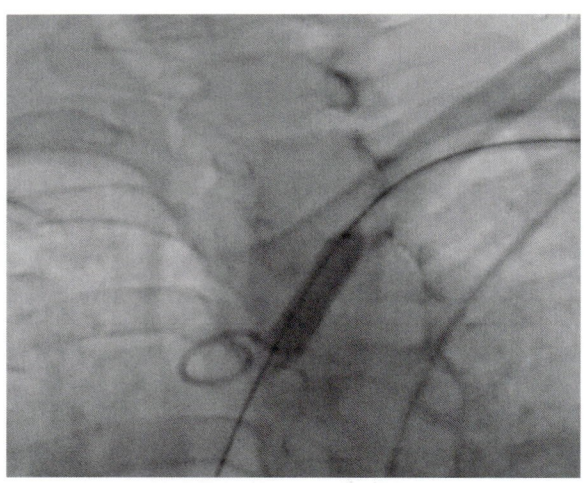

图 40.11d 球扩支架置入。

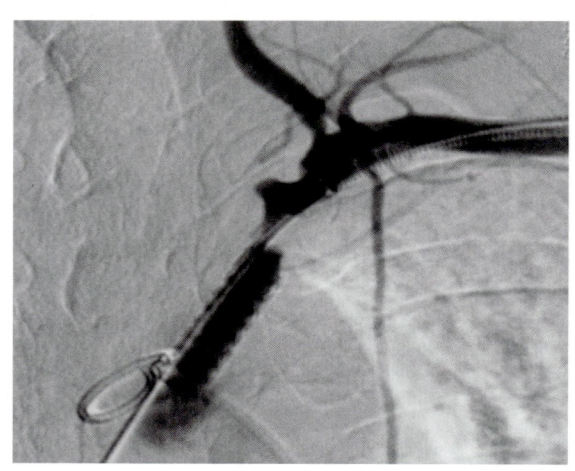

图 40.11e 支架到位。狭窄远端未能被支架覆盖（红色箭头），大部分支架位于主动脉弓内。

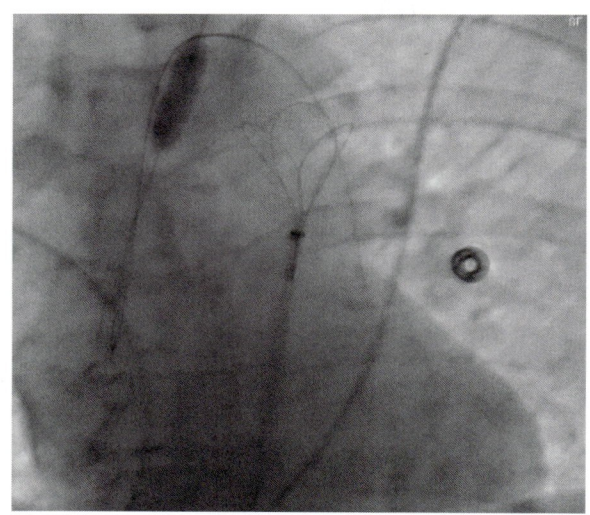

图 40.11f 用球囊和套圈捕获支架。

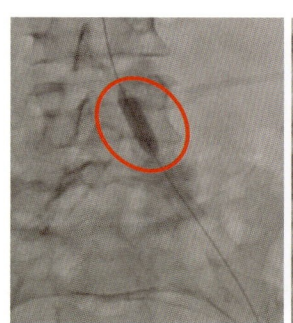 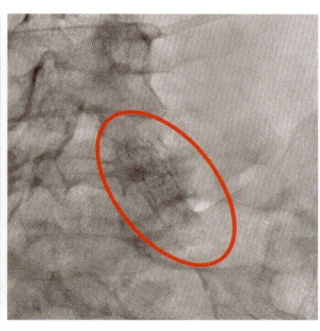

图 40.11g 支架捕获并置于左侧髂动脉。

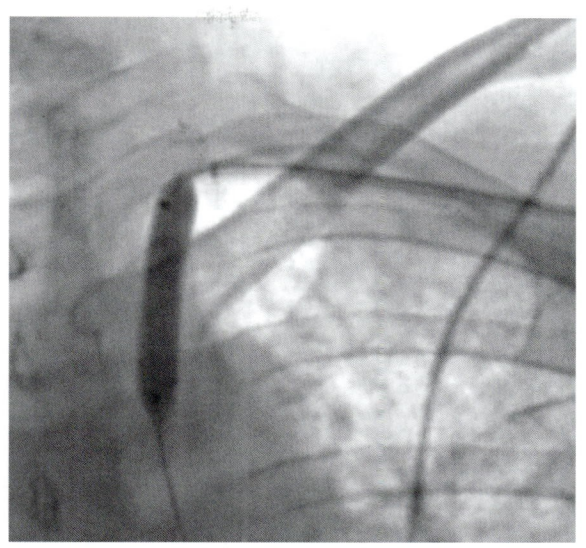

图 40.11h 第二次尝试置入支架。

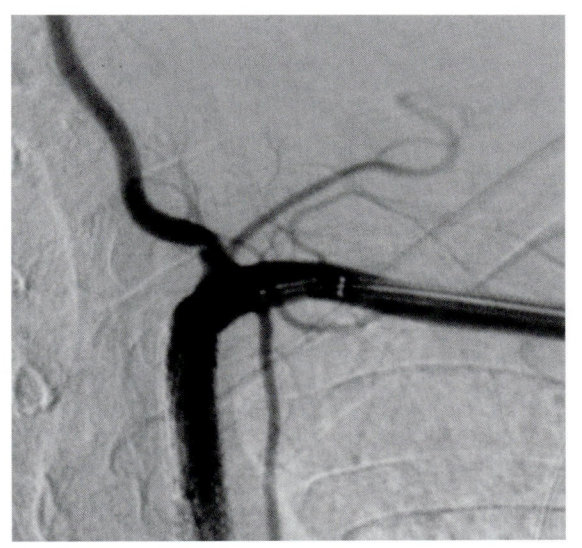

图 40.11i 左侧锁骨下动脉狭窄血运重建成功。

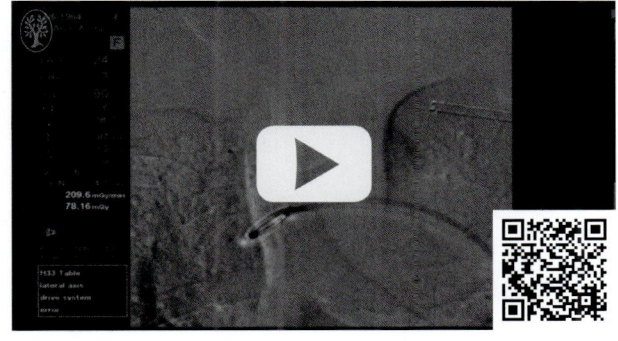

视频 40.11 并发症——主动脉弓移位后锁骨下动脉支架抢救。

手术过程

该患者进行脑血管造影,并通过支架成形术治疗锁骨下动脉(SA)狭窄和盗血综合征。手术在清醒镇静下通过股动脉和肱动脉通路进行。术中使用 5000 单位肝素将活化凝血时间维持在 250 秒以上。

器械清单

- 肱动脉通路。
  - 微创穿刺套件。
  - 7F 45 cm 鞘。
- 0.035 英寸 Amplatz Super Stiff J 形导丝。
- 0.035 英寸 135 cm 快速交换导管。
- 7 mm×22 mm×80 mm CAST 支架（移位并撤出）。
- 7 mm×22 mm×120 mm CAST 支架。
- 7 mm×20 mm EverCross 球囊。
- 股动脉通路。
  - 微穿套装。
  - 8F 鞘。
- 0.035 导丝。
- 猪尾导管。
- 18 mm×30 mm ONE Snare（Merit Medical）。

器械说明

建立左侧股动脉和肱动脉通路。猪尾导管进入主动脉弓进行造影以评估锁骨下动脉狭窄的长度。通过肱动脉，采用较硬的 0.035 英寸导丝穿过狭窄部位以建立远端通路。然后将球扩支架推进至锁骨下动脉的狭窄段并释放。我们的目标是将支架释放在椎动脉的远端。主动脉弓造影显示支架已经移位，并且超过 75% 的支架位于主动脉弓内。

在支架自由漂移至主动脉弓之前，我们用球囊将其捕获。使用套圈将外覆支架的球囊重新定位，并在左髂动脉处释放。支架无法通过血管内技术从循环中取出，必须进行开放式血管手术；我们决定将支架重新定位到另一根血管。

随后使用一枚更大的支架来治疗锁骨下动脉的狭窄。支架成形术后的血管造影显示狭窄部位有显著改善。

提示、技巧和避免并发症

- 盗血综合征的发病率为 0.6%~6.4%。大多数锁骨下动脉狭窄和盗血综合征均采用血管内支架成形术治疗。
- 血管内支架成形治疗的技术成功率为 98%。手术失败的主要原因是支架移位。
- 可通过选择适当的支架尺寸和准确的释放来避免支架移位。使用长度大于狭窄段的支架可实现足够的近端和远端锚定。
- 应同时获得两处动脉通路（尺动脉或肱动脉和股动脉）。
- 不要将部分释放的支架拉回鞘内或导管内；这样可能导致支架脱落。
- 在完成手术前，导丝应始终穿越病变部位，以免在不得已的情况下穿过未稳定的新植入支架，以重建通路。

索 引

B

鼻出血　393,394,397
鼻出血栓塞治疗　393
并发症　421
串联闭塞　181

D

大脑动静脉畸形　333
大脑后动脉闭塞　165
大脑前动脉闭塞　150
大脑前动脉瘤　324
大脑中动脉闭塞　121,123,128,142,144,147,153,173
大脑中动脉瘤　250,294,304
大脑中动脉狭窄　187
大血管闭塞　119
单纯弹簧圈栓塞　199,201,204,206,208
动静脉畸形　336,346,352,355,375,450
动脉瘤弹簧圈栓塞　197
动脉瘤破裂　436,439

F

复发性狭窄　99
富血供小脑肿瘤　404
富血供肿瘤　402

G

肱动脉通路　19,20,77
股动脉穿孔　429

股动脉通路　3,4,6,8
股静脉通路　15,16

H

后交通动脉瘤　267,297
后循环机械取栓　158

J

机械取栓　119,142,168,179
基底动脉闭塞　159,162
基底动脉尖动脉瘤　252,254,257,307,309,312
基底动脉重度狭窄　192
急性串联闭塞　179
急性大脑中动脉闭塞　139
脊髓动静脉瘘　377
夹层动脉瘤　222
经颈动脉血运重建术　94
经面静脉栓塞术　385
经皮血管封堵术　10
颈动脉爆裂综合征　414,416
颈动脉海绵窦瘘　384,385,388
颈动脉近全闭塞　88
颈动脉内膜切除术　71,74
颈动脉栓塞术　414
颈动脉体瘤　409
颈动脉体瘤栓塞术　411
颈动脉狭窄　69,83,85
颈动脉血运重建　80
颈动脉支架成形术　74,77,181
颈动脉支架内狭窄　103

颈动脉支架植入术　61,80,94,179,414
颈动脉直接通路　25
颈内动脉闭塞　170
颈内动脉血管成形术　63
颈内动脉支架植入术　66
静脉窦支架植入术　110
静脉栓塞术　348
静脉支架植入术　111,114
巨大的大脑中动脉瘤　230
巨大动脉瘤：血流导向装置　286
巨大后交通动脉瘤　246
巨大前交通动脉瘤　227
巨大梭形动脉瘤　447
巨大胸段动静脉瘘　381
巨大眼动脉动脉瘤　276

K

颗粒栓塞　406
库欣病　53,55

L

瘤颈重建　302,304,307,309,312
瘤颈重塑装置　300
瘤内扰流装置　290
瘘的栓塞　375
颅底巨大富血供肿瘤　406
颅内动脉瘤　260,290
颅内动脉粥样硬化　185
颅内血管成形术　142,185
颅内血管穿孔　431
颅内支架置入术　173

M

霉菌性大脑中动脉瘤　317
霉菌性动脉瘤　321

N

脑干出血　447
脑血管痉挛　326

P

破裂动脉瘤　290
破裂后交通动脉瘤　210,213

Q

前交通动脉瘤　232,240,243,291
前交通动脉瘤栓塞术中大脑中动脉闭塞　442
前颅底动静脉瘘　364
前循环机械取栓　176
前循环取栓　126
腔内治疗　326
丘脑动静脉畸形　348
球囊闭塞试验　47,48,50
球囊导引导管　131,134
球囊辅助栓塞　225,227,230,232
球囊血管成形术　101,326

R

桡动脉通路　22,23

S

双腔球囊术　107
锁骨下动脉支架移位　455

T

弹簧圈栓塞　197,213,436

W

网状覆盖支架　66
微导管残留　450

X

小脑后下动脉瘤　216,218
血管成形术　66,83,85,88,91,107,168,176,326
血管内超声　63
血管内栓塞　399
血管内栓塞术　439
血管内治疗　421

血管腔内栓塞 362
血管腔内探查 359
血流导向装置 260,262,265,267,269,273,276,279,281,283,445
血流逆转 95
血栓碎裂 434
血栓脱落 137

Y

亚满意血管成形术 162,173,187,190
岩下窦采血 53,55
眼动脉瘤 213
眼动脉栓塞 336
药物洗脱球囊血管成形术 103
药物血管成形术 326
液体栓塞剂 315,317,319,321
硬膜外动静脉瘘 379
硬脑膜动静脉瘘 362,367,370
远端栓塞 434

Z

载瘤动脉闭塞 222
诊断性脊髓血管造影 40,42
诊断性脑静脉造影 44,45
诊断性脑血管造影 31,33,35,37
支架成形术 95
支架辅助栓塞 235,237,240,243,246,250,252,254,257
支架内再狭窄 99
支架取栓技术 126
支架植入术 63,83,85,88,91
直接颈动脉通路 26,139
中枢神经系统肿瘤 399
肿瘤栓塞 409
重度颈动脉狭窄 91
椎动脉动脉瘤 283
椎动脉夹层 452
椎动脉巨大动脉瘤 50
椎动脉开口狭窄 107
椎动脉支架植入术 106
左侧颈动脉狭窄 71